C. Zalpour/H. von Piekartz (Hrsg.)

Differenzialdiagnostik in der Physiotherapie

Gewidmet
allen Physiotherapeutinnen und Physiotherapeuten,
die tagtäglich durch solides Clinical Reasoning und
Rückgriff auf die bestmögliche Evidenz in Diagnostik und
Behandlung eine hochwertige Versorgungsqualität für
ihre Patienten sicherstellen

Christoff Zalpour, Harry J.M. von Piekartz (Hrsg.)

Differenzialdiagnostik in der Physiotherapie

Screening, Pathologie, Red Flags

Mit Beiträgen von: Prof. Dr. Nikolaus Ballenberger, Osnabrück; RA Ulrike-Christin Borgmann, Hattingen; Malika Damian-Lichtenberg, BSc. Physiotherapie, M.A. Management im Gesundheitswesen, Hamburg; Prof. Dr. Tobias Erhardt; Karlsruhe; Peter Glatthaar, Arzt, PT-OMPT, Hamburg; Dr. Silke von der Heide, Göttingen; Renata Horst, MSc., Ingelheim; Marco Kauert, HP, MSc. Paediatric Osteopathy (GB), BSc. Sportosteopathie (DIU), DO, DPO, Altena; Hon. Prof. Dr.[in] Krenek Beate, MSc MEd., Wien/Österreich; Carolina Lares-Jaffé, BSc. Physiotherapie, Berlin; Dr. Fabian Moll, Physiotherapeut, OMPT, Hamm; Prof. Dr. Harry von Piekartz, PhD Rehabilitationswissenschaften, BSc, MSc PT, MT (OMPT), Osnabrück; Sandra Renfordt, M.A., BSc., Münster; Silke Rossow, Hamburg; Prof. Dr. med. Andreas Saleh, MBA, München; Prof. Dr. Hauke Schumann, Freiburg; Prof. Dr. med. Christoff Zalpour, Osnabrück

Mit einem Geleitwort von: John D. Heick, PT, PhD, DPT, OCS, NCS, SCS, Flagstaff, Arizona/USA und Catherine Cavallaro Goodman, MBA, PT, Daytona Beach, Florida/USA

ELSEVIER

Elsevier GmbH, Bernhard-Wicki-Str. 5, 80636 München, Deutschland
Wir freuen uns über Ihr Feedback und Ihre Anregungen an kundendienst@elsevier.com

ISBN 978-3-437-48690-6
eISBN 978-3-437-16976-2

1. Auflage 2024

Die medizinischen Wissenschaften unterliegen einem sehr schnellen Wissenszuwachs. Der stetige Wandel von Methoden, Wirkstoffen und Erkenntnissen ist allen an diesem Werk Beteiligten bewusst. Sowohl der Verlag als auch die Autorinnen und Autoren und alle, die an der Entstehung dieses Werkes beteiligt waren, haben große Sorgfalt darauf verwandt, dass die Angaben zu Methoden, Anweisungen, Produkten, Anwendungen oder Konzepten dem aktuellen Wissensstand zum Zeitpunkt der Fertigstellung des Werkes entsprechen.

Der Verlag kann jedoch keine Gewähr für Angaben zu Dosierung und Applikationsformen übernehmen. Es sollte stets eine unabhängige und sorgfältige Überprüfung von Diagnosen und Arzneimitteldosierungen sowie möglicher Kontraindikationen erfolgen. Jede Dosierung oder Applikation liegt in der Verantwortung der Anwenderin oder des Anwenders. Die Elsevier GmbH, die Autorinnen und Autoren und alle, die an der Entstehung des Werkes mitgewirkt haben, können keinerlei Haftung in Bezug auf jegliche Verletzung und/oder Schäden an Personen oder Eigentum, im Rahmen von Produkthaftung, Fahrlässigkeit oder anderweitig übernehmen.

Für die Vollständigkeit und Auswahl der aufgeführten Medikamente übernimmt der Verlag keine Gewähr.
Geschützte Warennamen (Warenzeichen) werden in der Regel besonders kenntlich gemacht (®). Aus dem Fehlen eines solchen Hinweises kann jedoch nicht automatisch geschlossen werden, dass es sich um einen freien Warennamen handelt.

Bibliografische Information der Deutschen Nationalbibliothek
Die Deutsche Nationalbibliothek verzeichnet diese Publikation in der Deutschen Nationalbibliografie; detaillierte bibliografische Daten sind im Internet über https://www.dnb.de abrufbar.

24 25 26 27 28 5 4 3 2 1

In ihren Veröffentlichungen verfolgt die Elsevier GmbH das Ziel, genderneutrale Formulierungen für Personengruppen zu verwenden. Um jedoch den Textfluss nicht zu stören sowie die gestalterische Freiheit nicht einzuschränken, wurde bei Patienten und Berufsbezeichnungen i.d.R. die grammatikalisch maskuline Form gewählt. Selbstverständlich sind in diesen Fällen **immer alle Geschlechter** gemeint.

Planung: Elisa Imbery, München; Rainer Simader, Wien
Projektmanagement: Ines Mergenhagen, München
Redaktion: Dr. med. Anne Schulz, Rechlin
Bildredaktion: Michael Kraft, mimo-booxx|textwerk. – Büro für Verlagsdienstleistungen, Augsburg
Rechteklärung: Katja Sieger-Schauer, München
Herstellung: Dietmar Radünz, Leipzig
Satz: Thomson Digital, Noida/Indien
Druck und Bindung: EGEDSA, Sabadell (Barcelona)/Spanien
Umschlaggestaltung: SpieszDesign, Neu-Ulm

Aktuelle Informationen finden Sie im Internet unter www.elsevier.de

Geleitwort

Es ist uns eine Ehre, das Vorwort für das Buch *Differenzialdiagnostik in der Physiotherapie* zu schreiben. Wie Ihnen vermutlich bekannt ist, sehen sich Physiotherapeuten auf der ganzen Welt aktuell vor die Aufgabe gestellt, ihre Tätigkeit und ihre Rolle bei der Arbeit für ihre Patienten auszuweiten. Wir freuen uns, unser Wissen über diesen faszinierenden Aspekt der Physiotherapie bei dieser Gelegenheit mit Ihnen zu teilen.

Erkrankungen des Bewegungsapparates sind weltweit die zweithäufigste Ursache für gesundheitliche Einschränkungen und Arbeitsunfähigkeit (Briggs et al. 2018). Als Experten für diese Erkrankungen bringen Physiotherapeuten daher die besten Voraussetzungen mit, Einfluss auf das Gesundheitswesen und die Gesellschaft weltweit zu nehmen. In einer kürzlich veröffentlichten systematischen Übersicht mit dem Titel *Effectiveness and consequences of direct access in physiotherapy: a systematic review* (Gallotti et al. 2023) wurden 28 wissenschaftliche Arbeiten analysiert, um festzustellen, ob Physiotherapeuten im Erstzugang effektiv, sicher und zuverlässig arbeiten. Der direkte Zugang nimmt weltweit zu und unterscheidet sich vom traditionellen Modell der ärztlichen Überweisung dahingehend, dass sich Patienten ohne ärztliche Überweisung in physiotherapeutische Behandlung begeben können. In dieser Situation müssen Physiotherapeuten über ein umfassendes Wissen über organisch-systemische Dysfunktionen verfügen, die sich in Form von muskuloskelettalen Beschwerden äußern können. Auch wenn Physiotherapeuten traditionell schon immer an einer ganzheitlichen Behandlung ihrer Patienten interessiert waren, hat dieser Paradigmenwechsel Auswirkungen auf ihre Arbeit, die sie verstehen müssen. Im neuen „Direct Access"-Modell erhält die Fähigkeit, Krankheiten zu erkennen, deren Ursachen außerhalb des Bewegungsapparates liegen, für die Arbeit der Physiotherapeuten entscheidende Bedeutung.

Gallotti et al. berichteten, dass die Patienten im Rahmen der Direct-Access-Physiotherapie treffsicher zum Arzt verwiesen wurden und der Anteil derer, die sich später noch einmal beim Arzt vorstellten, gering war. Die Autoren stellten fest, dass beim Modell der ärztlichen Versorgung häufiger bildgebende Verfahren eingesetzt, Medikamente verordnet und Überweisungen an Fachärzte ausgestellt wurden, was nicht selten zu einer Verzögerung des Behandlungsbeginns führte. Das Modell der Direct-Access-Physiotherapie ermöglichte einen früheren Behandlungsbeginn, war kosteneffektiver als das Arzt-Modell und führte zu besseren Ergebnissen bezüglich der Wiederherstellung der Arbeitsfähigkeit.

Die Ergebnisse von Gallotti et al. bedeuten aber nicht, dass wir Physiotherapeuten zu autonomen Praktikern werden sollten. Vielmehr sollten wir uns dessen bewusst sein, dass wir Experten mit Fachwissen über den Bewegungsapparat sind, und die Fähigkeit haben müssen, Erkrankungen zu erkennen, die eine Überweisung an Experten anderer Fachdisziplinen erfordern. Dafür ist man idealerweise in ein Netzwerk von vertrauenswürdigen Fachleuten eingebunden, die nach der Überweisung eine angemessene Versorgung gewährleisten. Peterson und Heick (2023) geben Empfehlungen zur Entscheidungsfindung, um durch zielführende Überweisungen die Versorgungskontinuität zu verbessern.

Wenn eine Physiotherapeutin oder ein Physiotherapeut einen Patienten untersucht, zieht sich der Clinical-Reasoning-Prozess durch die gesamte Untersuchung und sollte am Ende zu einer von drei Entscheidungen führen: den Patienten behandeln, den Patienten an einen Arzt zu verweisen und parallel dazu zu behandeln, oder den Patienten an einen Arzt zu verweisen und nicht zu behandeln. Manchmal muss auch aufgrund eines Notfalls oder für eine Behandlung, die über den Tätigkeitsbereich des Therapeuten hinausgeht, eine ärztliche Behandlung veranlasst werden. Die Grundlage für diese wichtigen Entscheidungen sind Kenntnisse über die komplexen Wechselbeziehungen der Systeme im menschlichen Körper, die zu der Erkrankung des Patienten geführt haben. Zusätzlich muss berücksichtigt werden, welche Medikamente der Patient einnimmt und welche Befunde ggf. durch die Bildgebung vorliegen, die der Patient in die Praxis des Physiotherapeuten mitgebracht hat. Das vorliegende Lehrbuch gibt dem Leser einen Leitfaden für das Verständnis dieser Inhalte an die Hand.

Dem Therapeuten und der Therapeutin in der Praxis bietet das Buch evidenzbasierte Informationen für die klinische Entscheidungsfindung, als wichtige Grundlage für die Entscheidung, ob der Patient physiotherapeutisch behandelt werden kann oder an einen anderen Gesundheitsversorger weiterverwiesen werden sollte. Der Leser findet einen Überblick über die wichtigsten pathologischen Grundlagen der Erkrankungen, mit denen er als Primärversorger im Erstkontakt konfrontiert werden kann. Passend dazu folgt ein Einblick in die Epidemiologie, die dem Physiotherapeuten helfen kann, die Pathogenese und die Prävalenz der Erkrankung seines Patienten zu bestimmen. Mit evidenzbasierter Physiotherapie kann die Therapeutin bzw. der Therapeut die Vortestwahrscheinlichkeit anhand der Prävalenz der Erkrankung berücksichtigen und mit evidenzbasierten Ansätzen die Nachtestwahrscheinlichkeit bestimmen, mit der die Untersuchung oder Intervention zu einer guten positiven Likelihood-Ratio, Sensitivität und Spezifität führt, um die Ergebnisse des Tests oder der Maßnahme zu bestätigen oder zu verwerfen. Ein solches Verständnis von Epidemiologie und Pathologie führt unmittelbar zu besseren Ergebnissen für den Patienten.

Dieses Lehrbuch verfolgt einen systembasierten Ansatz, mit dem der Leser alle Körpersysteme berücksichtigen kann, die sich auf den Erfolg seiner physiotherapeutischen Behandlung auswirken. Mit diesem Wissen können Therapeuten ihre Patienten ggf. parallel zur Physiotherapie an einen Arzt verweisen, wenn z.B. eine Erkrankung wie Bluthochdruck vorliegt, die bisher nicht festgestellt und behandelt wurde, aber eine Intervention benötigt, die außerhalb der Möglichkeiten der Physiotherapie liegt. In dem Buch werden außerdem die Besonderheiten verschiedener Patiententypen wie z.B. Sportler, Musiker und Kinder mit ihren spezifischen Krankheitsbildern und

Behandlungsbedürfnissen dargestellt. Es folgt ein Abstecher in die bildgebende Diagnostik, deren Befunde Physiotherapeuten im Rahmen der umfassenden Versorgung ihrer Patienten berücksichtigen müssen, verbunden mit Empfehlungen und Hinweisen dazu, wann eine bildgebende Diagnostik veranlasst werden sollte und wie die Ergebnisse die physiotherapeutische Behandlung beeinflussen können. Ein Abschnitt über die Pharmakologie, mit Informationen zu den Auswirkungen von Medikamenten auf die Wirksamkeit der Maßnahmen des Physiotherapeuten, rundet das Lehrbuch ab.

In der Tat scheint dieses Werk alles zu haben, was Physiotherapeuten benötigen, um sich den schnellen Veränderungen zu stellen, die aktuell in den Gesundheitssystemen weltweit stattfinden und das Berufsfeld der Physiotherapie beeinflussen, denn wir werden schon in naher Zukunft für unsere Patienten mehr sein, mehr wissen und mehr tun müssen als bisher.

Wir sprechen den Herausgebern, Dr. Zalpour und Dr. von Piekartz, unsere Anerkennung für ihre Arbeit und ihren herausragenden Beitrag zum Berufsstand der Physiotherapie aus!

John D. Heick, PT, PhD, DPT, OCS, NCS, SCS
Catherine Cavallaro Goodman, MBA, PT

Briggs AM, Woolf AD, Dreinhöfer K, et al. Reducing the global burden of musculoskeletal conditions. Bull World Health Organ 2018; 96(5): 366–368.

Galotti M, Campagnola B, Cocchieri A, et al. Effectiveness and consequences of direct access in physiotherapy: a systematic review. J Clin Med 2023; 12(18): 5832.

Peterson S, Heick J. Referral decision-making and care continuity in physical therapist practice. Phys Ther 2023; 103(5): pzad030.

Vorwort

Seit der Akademisierung der Physiotherapie in Deutschland, die vor mehr als 20 Jahren begann, ist die Debatte um eine stärkere Selbstständigkeit im professionellen Tun von Physiotherapeutinnen und Physiotherapeuten stetig geführt worden. Es sind Forderungen gewachsen, eine wirkliche Berufsautonomie zu schaffen, das heißt, professionelles Arbeiten auch unabhängig von ärztlicher Verordnung zu ermöglichen.

Dabei geht es nicht um die Entkopplung der vielfältigen Möglichkeiten interprofessioneller Zusammenarbeit zum Wohle des Patienten, sondern um ein Arbeiten auf „gleicher Augenhöhe". Die Physiotherapie als wissenschaftliche und klinische Disziplin hat auch in Deutschland eine eigene und von ärztlichem Wissen und Können unabhängige Kompetenzbasierung, die sich im internationalen Vergleich messen lassen kann, durch entsprechende Evidenzbasierung gesichert ist und stetig weiterentwickelt wird.

Für professionell arbeitende Physiotherapeuten ist die berufsautonome Tätigkeit mit mehr Verantwortung, aber auch mit mehr Berufszufriedenheit verbunden. In vielen hochentwickelten Ländern bzw. deren Gesundheitssystemen ist das eigenständige Arbeiten von Physiotherapeuten – unabhängig von ärztlicher Verordnung – üblich. Man nennt dies dann Direct Access (also Direktzugang), First contact practitioner (Behandler im Erstkontakt) oder auch Patient self-referral (Patienten-Selbstüberweisung). Letzterer Begriff wird gesundheitswissenschaftlich bevorzugt, weil er, gemäß der Auffassung von Gesundheit und dem Konzept der Weltgesundheitsorganisation (WHO), die Eigenverantwortung des Patienten in den Vordergrund stellt. Weltweit sollen Patienten fundiertes Wissen über gesundheitsgerechtes Verhalten erlangen (Health literacy = Gesundheitskompetenz) und die Gefahren für eine Krankheitsentwicklung kennen (Risikofaktoren vermeiden).

Das Arbeiten im Erstkontakt ist durch die Erweiterung des Heilpraktikergesetzes im Jahre 2009 um die neugeschaffene Position des „Sektoralen Heilpraktikers – Physiotherapie" ermöglicht worden. Die dafür erforderliche Kompetenz (mit den Aspekten Wissen, Fähigkeiten und Einstellungen) wird sowohl in Weiterbildungen als auch in Studienprogrammen auf Bachelor- und Masterniveau vermittelt und qualitätsgesichert geprüft. (Im Englischen spricht man von "knowledge, skills and attitude"; vgl. Bloom BS, Taxonomy of Educational Objectives, Handbook I: The Cognitive Domain. New York: David McKay, 1956.) An der Hochschule in Osnabrück z. B. wird dies maßgeblich von den Herausgebern dieses Buches in mittlerweile vier verschiedenen BSc- und einem MSc-Programm (Muskuloskelettale Therapie – Manuelle Therapie – OMPT) für Physiotherapeuten verantwortet. Gleichzeitig sind beide Herausgeber seit vielen Jahren auch in der außerakademischen Weiterbildung und Vermittlung entsprechender Inhalte tätig, z.B. beim Bundesverband selbstständiger Physiotherapeuten, IFK.

Das vorliegende Buch versteht sich sowohl als umfassendes Lehrbuch wie auch als Nachschlagewerk bei speziellen Fachfragen und soll als Referenzwerk zum Thema „Differenzialdiagnostik in der Physiotherapie" für die Anwendung im Erstkontakt verstanden werden.

Es umfasst 22 Kapitel, die jeweils von anerkannten Experten geschrieben sind, und gliedert sich dabei in drei Teile:

Im ersten Teil werden notwendige Grundlagen für das mittlerweile stark angewachsene Fachgebiet inklusive der notwendigen Bezugswissenschaften gelegt. Zentral ist dabei im ersten Kapitel das Vorgehen der **klinischen Urteilsfindung**, dem im zweiten Kapitel eine Einführung in die **allgemeine Pathologie** folgt. Wichtig u.a. für Risikostratifizierung ist ein Verständnis der **Epidemiologie** und auch das Vorgehen der **Evidenzbasierten Praxis**. Das Kapitel **Recht** schließt den ersten Teil ab. Der zweite Teil ist im Wesentlichen durch Organsysteme geordnet. Die Topografie und Physiologie des menschlichen Körpers gibt hier die Kapitelthemen vor: **Bewegungsapparat, Nervensystem, Atmung, Herz/Kreislauf, Blut und Abwehr, Hormon- und Immunsystem, Gastrointestinaltrakt, Haut, Urogenitalsystem** und **Psyche**. Außerdem wird kapitelweise auf weitere Besonderheiten eingegangen: **Syndromale Erkrankungen** und **Notfälle**, ebenso wie besondere Gruppen von Patienten: **Sportler, Musiker** und **Kinder**.

Der dritte Teil widmet sich der ergänzenden Diagnostik durch **Bildgebung** sowie einer Einführung in die notwendige **Pharmakologie**.

Allen Kapiteln gemein ist ein strukturierter didaktischer Aufbau:

- Am Anfang werden die wesentlichen Lernziele genannt.
- Besondere Informationen werden in **Infokästen** hervorgehoben:

Definitionen

bzw. grundlegende Informationen zu einem Begriff oder Thema

CAVE

Achtung, hier ist besondere Vorsicht geboten!

Klinische Tests zur Differenzialdiagnose

Anamnestische Leitfragen

bzw. wichtige Informationen zur Anamnese

FALLBEISPIEL

Typische klinische Situationen ergänzen als Kasuistiken in Form von Fallbeispielen immer wieder den Sachtext und stellen wichtige Bezüge zur Praxis her

Hervorgehobene Information

Inhalte, die besonders beachtet werden sollten

- Eine angemessene Visualisierung durch Tabellen, Schemata und Abbildungen sorgt für entsprechende didaktische Synergie.
- Zum Kapitelende findet sich stets eine Auswahl von Reflexions- und Prüfungsfragen.

- Literaturangaben gliedern sich in Quellenbelege der im Text zitierten Literatur sowie in weiterführende, also ergänzende Literaturempfehlungen.

Die Herausgeber danken allen Beteiligten für die hervorragende Zusammenarbeit, insbesondere dem Lektorat des Elsevier-Verlags mit Ines Mergenhagen, Elisa Imbery und Rainer Simader, der das Buch in seinen Anfängen begleitet hat. Ein ganz besonderer Dank gilt Frau Dr. med. Anne Schulz, die sich für dieses Werk sehr engagierte und mit großer fachlicher und redaktioneller Expertise viele wichtige Anregungen gegeben hat.

Die Herausgeber, die gleichzeitig auch Autoren mancher Kapitel sind, danken außerdem und im Besonderen ihren Mitautoren. Nur durch die großartige Zusammenarbeit, die Geduld aller Beteiligten und die besondere fachliche Expertise konnte das vorliegende Ergebnis erzielt werden.

Wir wünschen allen Leserinnen und Lesern nicht nur den notwendigen Erkenntnisgewinn, sondern auch Freude beim Lesen, und hoffen, dass dieses Buch ein steter Begleiter für all diejenigen wird, die sich intensiv dem Arbeiten im Erstkontakt widmen. Allen anderen möge es eine solide Grundlage sein, um die für das physiotherapeutische Handeln notwendigen Zusammenhänge systematisch zu verstehen.

Dezember 2023, die Herausgeber

Prof. Dr. med. Christoff Zalpour
z.Zt. Universidad de Ciencias Médicas de la Habana, Havanna/Kuba

Prof. Dr. Harry von Piekartz
Hochschule Osnabrück

Adressen

Prof. Dr. med. Christoff Zalpour
Professor für Physiotherapie und Direktor des Institutes für angewandte Physiotherapie, INAP/O
Hochschule Osnabrück
Caprivistraße 1
49076 Osnabrück
c.zalpour@hs-osnabrueck.de

Prof. Dr. Harry von Piekartz, PhD Rehabilitationswissenschaften, BSc, MSc PT, MT (OMPT)
Hochschule Osnabrück
Caprivistraße 1
49076 Osnabrück
h.von-piekartz@hs-osnabrueck.de
Praxis für Physiotherapie/Manuelle Therapie und angewandte Schmerzwissenschaften
Ootmarsum, Niederlande

Prof. Dr. Nikolaus Ballenberger
Hochschule Osnabrück
Fakultät Wirtschafts- und Sozialwissenschaften
Caprivistraße 30a
49076 Osnabrück
N.Ballenberger@hs-osnabrueck.de

RA Ulrike-Christin Borgmann
Asternweg 12
45525 Hattingen
ra.ulrike.Borgmann@gmail.com

Malika Damian-Lichtenberg, BSc. Physiotherapie, M.A. Management im Gesundheitswesen
info-damian-lichtenberg@gmx.de

Prof. Dr. Tobias Erhardt
SRH Hochschule für Gesundheit
Benzstraße 5
76185 Karlsruhe
Tobias.Erhardt@srh.de

Peter Glatthaar, Arzt, PT-OMPT (Maitland), Sport-Osteopathie
Borsteler Chaussee 5
22453 Hamburg
pglatthaar@t-online.de

Dr. Silke von der Heide
Kasseler Landstraße 25b
37081 Göttingen
mail@prm-praxis.de

Renata Horst, MSc.
N.A.P.-Akademie Ingelheim
Stiegelgasse 40
55218 Ingelheim
info@renatahorst.de

Marco Kauert, HP, MSc. Paediatric Osteopathy (GB), BSc. Sportosteopathie (DIU), DO, DPO
Auf dem Sürenfeld 18
58762 Altena
mail@osteopathie-mk.de

Hon. Prof. Dr.[in] Krenek Beate, MSc. MEd.
Fachbereichsleitung MTDG
Wiener Gesundheitsverbund, Klinik Hietzing
Institut für Physikalische Medizin und Rehabilitation/Therapie
Lungenabteilung/Therapie
Interne Abteilungen/Therapie
Wolkersbergenstraße 1
1130 Wien/Österreich
beate.krenek@gesundheitsverbund.at

Carolina Lares-Jaffé, BSc. Physiotherapie
Hochschule für Musik Hanns Eisler Berlin
Charlottenstraße 55
10117 Berlin
carolina.lares-jaffe@doz.hfm-berlin.de

Dr. Fabian Moll, Physiotherapeut, OMPT
Leitung der Gottfried Gutmann Akademie an der Klinik für Manuelle Therapie Hamm
Ostenallee 83
59071 Hamm
Physio Consult Dr. Fabian Moll
www.fabianmoll.de

Sandra Renfordt, M.A., BSc., Manualtherapeutin, Dozentin für Physiotherapie
Timmermeister Schule Münster
Sentruper Straße 157–161
48149 Münster
renfordt@timmermeister-schule.de

Silke Rossow
praxis@physioottensen.de

Prof. Dr. med. Andreas Saleh, MBA
Institut für Diagnostische und Interventionelle Radiologie und Kinderradiologie
München Klinik Schwabing
Kölner Platz 1
80804 München
andreas.saleh@klinikum-muenchen.de

Prof. Dr. Hauke Schumann, Prorektor Lehre, Professor für Medizinische Lehre
Katholische Hochschule Freiburg
Karlstraße 63
79104 Freiburg
Hauke.Schumann@kh-freiburg.de

Abkürzungen

A., Aa.	Arteria, Arteriae
AAA	abdominales Aortenaneurysma
aaO.	am angegebenen Ort
AC	Akromioklavikular-
ACE	Angiotensin-Converting Enzyme
ACTH	adrenocorticotropes Hormon
ADL	Alltagstätigkeiten (activities of daily living)
AED	automatischer externer Defibrillator
AIDS	aquired immunodeficiency syndrome
AK	Antikörper
ALL	akute lymphatische Leukämie
ALS	amyotrophische Lateralsklerose
AML	akute myeloische Leukämie
APTA	American Physical Therapy Association
Art., Artt.	Articulatio, Articulationes
ASS	Acetylsalicylsäure
AT1	Angiotensin 1
ATS	American Thoracic Society
AWMF	Arbeitsgemeinschaft der Wissenschaftlichen Medizinischen Fachgesellschaften
BÄK	Bundesärztekammer
BLS	Basic Life Support
BMI	Körpermasseindex (Body Mass Index)
BPH	benigne Prostatahyperplasie
BSG	Blutsenkungsgeschwindigkeit
BTM	Betäubungsmittel
BVerwG	Bundesverwaltungsgesetz
BWS	Brustwirbelsäule
C[1–7]	Halswirbel- oder HWS-Segment-Bezeichnungen
Ca.	Karzinom
CAP	critically appraised paper
CAS	Chemical Abstracts Service
CAT	critically appraised topic
CAT	COPD Assessment Test
cCT	craniale Computertomografie
CEA	carcinoembryonales Antigen
CES	Cauda-equina-Syndrom
CIDP	chronisch-inflammatorische demyelinisierende Polyneuropathie
CLL	chronische lymphatische Leukämie
CMD	craniomandibuläre Dysfunktion
CML	chronische myeloische Leukämie
cMRT	craniale Magnetresonanztomografie
CMV	Cytomegalie-Virus
COPD	chronisch-obstruktive Lungenerkrankung (chronic-obstructive pulmonary disease)
COX	Cyclooxygenase
CPR	kardiopulmonale Reanimation (cardiopulmonary resuscitation)
CR	klinische Entscheidungsfindung (Clinical Reasoning)
CRH	corticotropin releasing hormone
CRP	C-reaktives Protein
CRPS	komplexes regionales Schmerzsyndrom (complex regional pain syndrome)
CT	Computertomografie
CTSIB	Clinical Test of Sensory Interaction on Balance
CUP	Krebs mit unklarer Primärlokalisation (cancer of unknown primary)
DCARD	krankheitskontrollierende Antirheumatika (disease-controlling anti-rheumatic drugs)
DGAI	Deutsche Gesellschaft für Anästhesiologie und Intensivmedizin
DGI	Dynamic Gait Index
DM	Diabetes mellitus
DMARD	krankheitsmodifizierende Antirheumatika (disease-modifying anti-rheumatic drugs)
DNA	Desoxyribonukleinsäure (deoxyribonucleic acid)
DOAK	direkte orale Antikoagulantien
DRK	Deutsches Rotes Kreuz
DSA	digitale Subtraktionsangiografie
DSD	Detrusor-Sphinkter-Dyssynergie
DÜ	Detrusorhyperaktivität
DXA	dual energy X-ray absorptiometry
EBM	evidenzbasierte Medizin
EBPhy	evidenzbasierte Physiotherapie
EBV	Epstein-Barr-Virus
ECF	Epiphysiolysis capitis femoris
EKG	Elektrokardiogramm
EMG	Elektromyografie
ERCP	endoskopische retrograde Cholangiopankreatikografie
ERV	exspiratorisches Reservevolumen
ESI	Eppendorfer Schizophrenie-Inventar
FAQ	Häufig gestellte Fragen (frequently asked questions)
FBL	Funktionelle Bewegungslehre
FCP	Praktizierende im Erstkontakt (first-contact practitioner)
FEV1	forciertes exspiratorisches Volumen in 1 sec
FRC	funktionelle Residualkapazität
FRW	funktionelle Reichweite
FSH	Follikel stimulierendes Hormon
FVC	forcierte Vitalkapazität
GCS	Glasgow Coma Scale
GERD	gastrointestinale Refluxkrankheit (gastroesophageal reflux disease)
GI	Gastrointestinal-
GINA	Global Initiative for Asthma
GIS	Gastrointestinalsystem
GKV	gesetzliche Krankenversicherung
GOLD	Global Inititative for Chronic Obstructive Lung Disease
Hb	Hämoglobin
HbA1c	Glykohämoglobin A1c
HBV	Hepatitis-B-Virus
HCV	Hepatitis-C-Virus
HDL	High-Density-Lipoprotein

HDM	Herzdruckmassage
HeilprG, HPG	Heilpraktikergesetz
HIV	humanes Immunschwächevirus
Hk	Hämatokrit
HNO	Hals-Nase-Ohren(-Bereich)
Hp	Helicobacter pylori
HPFS	Syndrom des überaktiven Beckenbodens (hyperactive pelvic floor syndrome)
HPV	humanes Papillomavirus
HSV	Herpes-simplex-Virus
HWS	Halswirbelsäule
ICD	Internationale statistische Klassifikation der Krankheiten (International Statistical Classification of Diseases)
ICF	Internationale Klassifikation der Funktionsfähigkeit, Behinderung und Gesundheit (International Classification of Functioning, Disability and Health)
ICR	Intercostalraum
ICS	International Continence Society
IF	Intrinsic Factor
IfSG	Infektionsschutzgesetz
IgM	Immunglobulin M
INH	Isonikotinsäurehydrazid
INR	International Normalised Ratio
IQWiG	Institut für Qualität im Gesundheitswesen
IRV	inspiratorisches Reservevolumen
ISG	Iliosakralgelenk
JÜR	Jahres-Überlebensrate
KBR	Kreuzbandruptur
KG	Krankengymnastik
KHK	koronare Herzkrankheit
L[1–5]	Lendenwirbel- od. LWS-Segment-Bezeichnungen
LBP	Schmerzen im unteren Rücken (low back pain)
LDH	Laktatdehydrogenase
LDL	Low-Density-Lipoprotein
LH	luteinisierendes Hormon
Lig., Ligg.	Ligamentum, Ligamenta
LK	Lymphknoten
LWS	Lendenwirbelsäule
m	männlich
M., Mm.	Musculus, Musculi
MAS	Modified Ashworth Scale
MCID	minimale klinisch relevante Differenz (minimal clinically important difference)
MEP	maximaler exspiratorischer Druck (maximum exspiratory pressure)
MFT	Muskelfunktionstest
MIP	maximaler inspiratorischer Druck (maximum inspiratory pressure)
MODY	Maturity-onset Diabetes of the Young
MPFL	mediales patellofemorales Ligament
MPhG	Masseur- und Physiotherapeutengesetz
MPR	multiplanare Rekonstruktion
MR	Magnetresonanz-
MRC	Medical Research Council
MRT	Magnetresonanztomografie
MS	multiple Sklerose
MT	Massagetherapie
MT	Metatarsale
MTX	Metotrexat
N., Nn.	Nervus, Nervi
NHL	Non-Hodgkin-Lymphom
Nl./Nll.	Nodus lymphaticus/Nodi lymphatici
NMS	neuromuskuloskelettal
NNT	Number needed to treat
NOAK	neue orale Antikoagulantien
NP	neuropathischer Schmerz (neuropathic pain)
NRS	numerical rating scale
NS	Nervensystem
NSAR	nichtsteroidale Antirheumatika
NW	Nebenwirkungen
NYHA	New York Heart Association
O-O	Osteoidosteom
OAB	Drangblase (overactive Bladder)
OP	Operation
OSG	oberes Sprunggelenk
OTC	frei verkäuflich (over the counter)
pANCA	perinukleäre zytoplasmatische Neutrophilen-Antikörper (perinuclear anti-neutrophil cytoplasmatic antibodies)
paVK	periphere arterielle Verschlusskrankheit
PC	Personal Computer
PCF	maximaler Hustenstoß (Peak Cough Flow)
PCM	Paracetamol
PCT	Procalcitonin
PDA	Periduralanästhesie
PEF	partizipative Entscheidungsfindung
PET	Positronenemissionstomografie
PJ	Packungsjahre (Jahre x Packungen gerauchter Zigaretten)
PN, PNP	Polyneuropathie
PT	Physiotherapie
PTCA	perkutane transluminale coronare Angioplastie
PTH	Parathormon
QST	Quantitative Sensorische Testung
R.	Ramus
RA	rheumatoide Arthritis
RCT	randomisierte kontrollierte Studie (randomised controlled study)
RCX	Ramus circumflexus
RKI	Robert Koch-Institut
ROM	Bewegungsumfang (range of movement)
RP	Referred Pain
RR	Blutdruck
RR	relatives Risiko
RSO	Radiosynoviorthese
RTW	Rettungstransportwagen
RV	Residualvolumen
S[1–5]	Sakralsegmentbezeichnungen
SAB	Subarachnoidalblutung
SCM	M. sternocleidomastoideus
SERM	selektive Östrogenrezeptor-Modulatoren (selective estrogen receptor modulators)
SGB	Sozialgesetzbuch
SIAS	Spina iliaca anterior superior

SLR Lasegue-Manöver (Straight Leg Raise)
SMA supplementär motorisches Areal
SOMS Screening für Somatoforme Störungen
SP Stichprobe
SPECT single-photon emission computed tomography
SSRI selektive Serotoninwiederaufnahmehemmer (selective serotonin reuptake inhibitors)

TBI traumatische Hirnverletzung (traumatic brain injury)
TEP Totalendoprothese
TFCC triangulärer fibrocartilaginärer Komplex
Th[1–12] Brustwirbel- od. BWS-Segment-Bezeichnungen
TIA transitorische ischämische Attacke
TLC Totalkapazität
TMD temporomandibuläre Dysfunktion
TOS Thoracic-Outlet-Syndrom
TPO thyroidale Peroxidase
TSH Thyroidea stimulierendes Hormon
TVT tiefe Venenthrombose
TVT Vaginalband (tension-free vaginal tape)

ULNT Upper-Limb Neural Tension test
UMNS Upper Motor Neuron Syndrome

V., Vv. Vena, Venae
VAS visuelle Analogskala
VBG Verwaltungs-Berufsgenossenschaft
VC, VK Vitalkapazität
VHF Vorhofflimmern
VZV Varizella-Zoster-Virus

w weiblich
WAD Schleudertrauma (whiphlash-associated disorder)
WHO Weltgesundheitsorganisation (World Health Organisation)

ZNS zentrales Nervensystem

Abbildungsnachweis

Der Verweis auf die jeweilige Abbildungsquelle befindet sich bei allen Abbildungen im Werk am Ende des Legendentextes in eckigen Klammern.

A400 Reihe Pflege konkret, Elsevier/Urban & Fischer
C113 Schönberger W. Kinderheilkunde. 1.A. München: Gustav und Fischer, 1992.
E355 Goldman L et al. Cecil MEDICINE. 23. A. Philadelphia: Elsevier Saunders, 2008.
E355-027 Goldman l, Cooney KA. Goldman-Cecil Medicine. 27th ed.: Elsevier, 2024.
E385-001 Habif PH: Clinical Dermatology: a Color Guide to Diagnosis and Therapy, ed 5, St. Louis, 2010, Mosby.
E394 Yanoff M, Duker J. Ophthalomology. Elsevier/Mosby. 3. Aufl. 2009.
E422-001 Weston WL, Lane AT, Morelli JG: Color Textbook of Pediatric Dermatology, 3rd ed. St. Louis, MO, Mosby, 2002.
E460 Drake R et al. Gray's Atlas of Anatomy. 1. A.: Elsevier Churchill Livingstone, 2008.
E499-002 Ralston, Stuart H et al. Davidson's Principles and Practice of Medicine, Twenty-Third Edition, Elsevier Ltd, 2018.
E514-005 Herring W. Learning Radiology: Recognizing the Basics, 5th Edition. Elsevier 2023.
E1235 Emond RT, Rowland HAK, Welsby P: Colour atlas of infectious diseases, ed 3, London, 1995, Mosby.
E1239 Heick J, Lazaro RT. Goodman and Snyder's Differential Diagnosis for Physical Therapists Screening for Referral. 7th Edition. Elsevier 2022.
E1240 Seidel HM, Ball JW, Dains JE. Mosby's Physical Examination Handbook. 3rd ed. St. Louis: Mosby, 2003.
E1241 Perry AG et al. Clinical Nursing Skills & Techniques, 10th Edition. Mosby, 2021.
E1242 Leasia MS, Monahan FD. A Practical Guide to Health Assessment. 2nd ed. Philadelphia: WB Saunders, 2002.
E1243 Black JM, Matassarin-Jacobs E, eds. Luckmann and Sorensen's Medical-Surgical Nursing. 4th ed. Philadelphia: WB Saunders; 1993.
E1244 Czerniak B. Dorfman and Czerniak's Bone Tumors, 2nd ed. St Louis, Elsevier, 2016.
E1245 Heick J, Lazar RT et al. Differential Diagnosis for Physical Therapists - Elsevier, 6th Edition. Saunders, 2018.
E1246 Hochberg MC et al. Rheumatology, 2-Volume Set, 8th Edition, Elsevier, 2022.
E1247 Grant LA. Grainger & Allison's diagnostic radiology essentials, ed 2, Philadelphia, 2019, Elsevier.
E1248 Horst (Hrsg.), N. A. P. – Neuroorthopädische Therapie, 2. Aufl., Thieme, Stuttgart 2022 © Thieme.
E1251 Hildebrandt H, Pschyrembel W. Pschyrembel klinisches Wörterbuch, 258. Aufl., De Gruyter Berlin,1998.
F148-004 Bennett M. The LANSS Pain Scale: the Leeds assessment of neuropathic symptoms and signs. Pain. 2001; 92(1-2): 147-157. doi:10.1016/s0304-3959(00)00482-6.
F201-057 Korsten P, Blaschke S. Left flank pain in a 73-year-old man. Dtsch Ärztebl Int 2016; 113: 691.
F210-006 Wells PS, Anderson DR, Bormanis J, et al. Value of assessment of pretest probability of deep-vein thrombosis in clinical management. Lancet. 1997;350(9094):1795-1798. doi:10.1016/S0140-6736(97)08140-3
F210-010 Teasdale G, Jennett B. Assessment of coma and impaired consciousness. A practical scale. Lancet. 1974; 2(7872): 81–84. doi:10.1016/s0140-6736(74)91639-0.
F538-001 Abouliatim I, Gouicem D, Kobeiter H, Majeski M, Becquemin JP. Early type III endoleak with an Endurant endograft. J Vasc Surg. 2010; 52(6): 1665–1667. doi:10.1016/j.jvs.2010.07.020.
F759-007 Mahler DA, Wells CK. Evaluation of clinical methods for rating dyspnea. Chest. 1988; 93(3): 580–586. doi:10.1378/chest.93.3.580.
F842-003 Bollert G. et al. Bezugswissenschaften der Physiotherapie: Pädagogik und Psychologie. In: physioscience 2009; 5(3): 124–132. DOI: 10.1055/s-0028-1109656.
F857-008 Vaillancourt C, Stiell IG, Beaudoin T, et al. The out-of-hospital validation of the Canadian C-Spine Rule by paramedics [published correction appears in Ann Emerg Med. 2010 Jan;55(1):22]. Ann Emerg Med. 2009;54(5):663–671.e1. doi:10.1016/j.annemergmed.2009.03.008.
F993-001 Wells PS, Anderson DR, Rodger M, et al. Excluding pulmonary embolism at the bedside without diagnostic imaging: management of patients with suspected pulmonary embolism presenting to the emergency department by using a simple clinical model and d-dimer. Ann Intern Med. 2001;135(2):98–107. doi:10.7326/0003-4819-135-2-200107170-00010
F1065-002 Coleman RE. Metastatic bone disease: clinical features, pathophysiology and treatment strategies. Cancer Treat Rev. 2001;27(3):165–176. doi:10.1053/ctrv.2000.0210.
F1158-001 Cheung TC, Tank Y, Breederveld RS, Tuinebreijer WE, de Lange-de Klerk ES, Derksen RJ. Diagnostic accuracy and reproducibility of the Ottawa Knee Rule vs the Pittsburgh Decision Rule. Am J Emerg Med. 2013;31(4):641–645. doi:10.1016/j.ajem.2012.11.003.
F1161-001 Roy SF, Ghazawi FM, Veilleux B, Bouffard D, Bélisle A. A rare cause of blanching red legs: cutaneous collagenous vasculopathy. Int J Dermatol. 2018; 57(3): 349–350. doi:10.1111/ijd.13900.
G436-001 Hengeveld E, Banks, K. Maitland's Peripheral Manipulation – Management of Neuromusculoskeletal Disorders – Volume 2, 5th edition. Churchill Livingstone, 2013.
G721-002 Azar, F. M. et al. Campbell's Operative Orthopaedics, 14th Edition. Elsevier, 2020.
G809 Willmott R, et al. Kendig's Disorders of the Respiratory Tract in Children. Elsevier, 9. Aufl. 2019.
G951 Rich RR et al. Clinical Immunology: Principles and Practice. Elsevier, 5. Aufl. 2019.
J748-076 Mike Kiev, fotolia.com
J808-036 Shutterstock.com / Cheipanya
J808-037 Shutterstock.com / Miroslav Lukic
K116 Gudrun Kaiser, München
K183 Eckhard Weimer, Würselen
L106 Henriette Rintelen, Velbert
L134 Holger Keller, Freiburg.

L138	Martha Kosthorst, Borken
L190	Gerda Raichle, Ulm
L231	Stefan Dangl, München
L241	Tobias Helfen, München
L271	Matthias Korff, München
M122	Roman H.K. Strößenreuther, München
M123	Prof. Dr. med. Thomas Dirschka, Wuppertal
M136	A. Schäffler, München
M174	Prof. Dr. Gernot Rassner, Tübingen
M186	Prof. (em.) Dr. Harald Goebell, Essen
M251	Frank Kirsch, Schwäbisch Hall
M423	Renata Horst, Ingelheim
M431	Frau Prof. Dr. Susanne Pitz, Universitätsmedizin der Johannes Gutenberg-Universität Mainz, Augenklinik und Poliklinik
M507	PD Dr.med. B. Radeleff, MD, EBIR, Heidelberg
M554	Johanna Anneser, Neuried
M1297	Peter Glatthaar, Hamburg
O719	Almut Köwing, Buchholz
O721	Carolina Materna, Hamburg
P210	Prof. Dr. Beate Krenek, Wien
P794	Julia Holtmann, Düsseldorf
P1059	Prof. Dr. Harry von Piekartz, Osnabrück
P1234	Prof. Dr. Nikolaus Ballenberger, Osnabrück
P1343	Ulrike Borgmann, Hattingen
P1344	Silke Rossow, Hamburg
P1346	Prof. Dr. med. Christoff Zalpour, Münster
P1355	Sandra Renfordt, Münster
R132	Classen, M et al. Innere Medizin. Elsevier/Urban & Fischer Verlag, 5. Aufl. 2004.
R135-004	Muntau, AC. Intensivkurs Pädiatrie. Elsevier/Urban & Fischer, 4. Aufl. 2007.
R229	Forbes. Farbatlas Innere Medizin, Elsevier GmbH, Urban & Fischer Verlag, München 2008.
R236	Classen M, Diehl V, Kochsiek K. Innere Medizin, 6. Aufl., Elsevier GmbH, Urban & Fischer Verlag, München 2009.
R246	Gruber G, Hansch A. Kompaktatlas Blickdiagnosen in der Inneren Medizin. Elsevier/Urban & Fischer, 2. Aufl. 2009.
R285	Böcker W. et al. Pathologie. Elsevier/Urban & Fischer, 5. Aufl. 2012.
R299	Dirschka T, Hartwig, Oster-Schmidt C. Klinikleitfaden Dermatologie, 3. Aufl., Elsevier, Urban & Fischer Verlag, München 2011.
R356	Götte K, Nicolai. Pädiatrische HNO-Heilkunde. Elsevier, 1. Aufl. 2010.
R384	Kiechle M. Gynäkologie und Geburtshilfe. Elsevier/Urban & Fischer, 2. Aufl. 2011.
R415	Gruber G, Hansch A. Blickdiagnosen Innere Medizin, Elsevier/Urban & Fischer, 2019.
S700	Sobotta-Archiv: Sobotta. Atlas der Anatomie des Menschen, div. Aufl., Elsevier Urban & Fischer.
[S700-L126]/ [B500-T663/ L238]	K. Dalkowski aus Paulsen/Waschke. Sobotta Atlas der Anatomie. 25. A. 2022 nach Vorlage von K. Fleischhauer/ S. Klebe aus Benninghoff/Drenckhahn. Anatomie. 17. A. 2008 © Elsevier GmbH.
T127	Prof. Dr. med. Dr. h.c. Peter C. Scriba, München
T409	Fotosammlung des Dr. von Haunerschen Kinderspitals, München
T701	PD Dr. Pohl-Koppe Annette, München
T706	Prof. Dr. med. Martina Bacharach-Buhles, Hattingen
T934	Knochentumor-Referenzzentrum, Universitätsspital Basel
T1354	München Klinik gGmbH, München
V1027	ERGObrass – ergonomic brass support system, Sipoo (FIN)
V1031	MPV MEDICAL GmbH, Kirchheim b. München
W181	Kassenärztliche Bundesvereinigung (KBV), Berlin
W798	World Health Organization (WHO), Genf
W1275-001	Deutsche Gesellschaft für Psychosomatische Medizin und Ärztliche Psychotherapie (DGPM) e. V. – S3-Leitlinie Funktionelle Körperbeschwerden, 2018. AWMF Registernummer 051 – 001.
X221-050	Epidemiologisches Bulletin 47/2017, Robert Koch-Institut, November 2017.
X333	Wikimedia Commons (Wikipedia.org)

Fehler gefunden?

An unsere Inhalte haben wir sehr hohe Ansprüche. Trotz aller Sorgfalt kann es jedoch passieren, dass sich ein Fehler einschleicht oder fachlich-inhaltliche Aktualisierungen notwendig geworden sind.
Sobald ein relevanter Fehler entdeckt wird, stellen wir eine Korrektur zur Verfügung. Mit diesem QR-Code gelingt der schnelle Zugriff.

https://else4.de/978-3-437-48690-6

Wir sind dankbar für jeden Hinweis, der uns hilft, dieses Werk zu verbessern. Bitte richten Sie Ihre Anregungen, Lob und Kritik an folgende E-Mail-Adresse: kundendienst@elsevier.com

Inhaltsverzeichnis

I Grundlagen für differenzial-diagnostisches Vorgehen

KAPITEL

1

Harry von Piekartz, Christoff Zalpour

Klinische Urteilsfindung und die Bedeutung von Anamnese und Befund

Lernziele

Nach Durcharbeiten dieses Kapitels wird der Leser
- die Grundlagen der Diagnosekompetenz kennengelernt haben,
- eine umfassende und zielgerichtete Anamnese durchführen können,
- systematische klinische Untersuchungen nach Organsystemen durchführen können,
- Grundlagen des Clinical Reasonings verstanden haben und prozesshaft routiniert anwenden können,
- die Begriffe „Mustererkennung", „Forward Reasoning" und „Backward Reasoning" kennen und anwenden können,
- mit den Hypothesenkategorien und der klinischen Interpretation vertraut sein,
- die Einteilung der Schmerzmechanismen kennen,
- die beitragenden Faktoren, u. a. die psychosozialen Faktoren (Yellow Flags) kennengelernt haben,
- unterscheiden können zwischen den unspezifischen und spezifischen Red Flags,
- Quellen mit Schmerzmechanismen verbinden und das weitere Vorgehen (Behandlung und Prognose oder Überweisung) planen können,
- die Begriffe „Screening" und „Differenzialdiagnose" und die fünf verschiedenen Möglichkeiten einer Entscheidung bei der ersten Sitzung eines Patienten kennen.

1.1 Einleitung

In diesem Kapitel geht es darum, wie der Physiotherapeut zu einer klinischen Entscheidung kommt, ob es sich bei der Problematik eines Patienten mit großer Wahrscheinlichkeit um eine rein neuromuskuloskelettale Dysfunktion handelt, sodass darauf aufbauend eine Prognose abgegeben werden kann, wie gut diese physiotherapeutisch zu behandeln sein wird. Der Physiotherapeut sollte sich dabei bewusst sein, dass viele andere Organsysteme vermeintliche Schmerzen im Bewegungsapparat hervorrufen können und dadurch falsch positive klinische Tests verursachen. Weil ein neuromuskuloskelettaler Test an sich keinen eindeutigen diagnostischen Wert hat, kann er den untersuchenden Physiotherapeuten auf eine falsche Spur bringen, sodass ein Patient mit deutlicher Hintergrundpathologie falsch beurteilt und dementsprechend falsch behandelt wird.

Zusammenarbeit im therapeutischen Team

Alle Experten sind sich einig, dass es bei der Vielzahl von unterschiedlichen Berufen im Gesundheitswesen darauf ankommt, möglichst gut zusammenzuarbeiten. Gerade die Analyse von Behandlungsfehlern (z. T. mit tödlichem Ausgang oder schwerer Behinderung) zeigt, dass es häufig Kommunikationsprobleme im Behandlungsablauf waren, die sich negativ auf die Patientensicherheit ausgewirkt haben. Deshalb soll eine gute interdisziplinäre Zusammenarbeit, z. B. zwischen Ärzten und Physiotherapeuten, angestrebt werden, um die bestmöglichen Behandlungserfolge zu erzielen.

Für Physiotherapeuten, die im Erstkontakt arbeiten, ist es aber aus verschiedenen Gründen nicht immer möglich, auf eine ärztliche Vorbefundung zurückgreifen zu können. Insbesondere für diesen Fall ist die Vorgehensweise in diesem Kapitel beschrieben. Dabei geht es vor allem darum, herauszufinden, ob ein Patient für eine primäre physiotherapeutische Untersuchung und Behandlung geeignet ist oder ob evtl. sofort oder zu einem späteren Zeitpunkt eine ärztliche Untersuchung erforderlich sein könnte. Hat man es mit einem bisher unbekannten Patienten zu tun, der sich keiner aktuellen ärztlichen Voruntersuchung unterzogen hat, ist die Notwendigkeit besonders groß, sich ein umfassendes Bild des Patienten zu machen.

Das Erheben patientenrelevanter Informationen dient also nicht unbedingt nur einer Diagnosefindung, sondern vor allem der Abgrenzungsuntersuchung (Screening, s. u.) und fußt auf drei wichtigen Säulen, von denen die drittgenannte sowohl eine eigene Kompetenz darstellt als auch den Prozess beschreibt, wie man die Informationen der ersten beiden Säulen zu einem sinnvollen Ganzen integriert.

(Neuromuskuloskelettale) Diagnosekompetenz

Das Erstellen einer richtigen physiotherapeutischen Diagnose fußt auf drei wichtigen Säulen:
1. der Anamneseerhebung (international auch „subjektive Untersuchung" genannt),
2. der nachfolgenden klinischen („objektiven") Untersuchung und
3. dem Clinical-Reasoning-Prozess.

1.2 Der Prozess der klinischen Urteilsfindung

Das Konzept der klinischen Urteilsfindung (Clinical Reasoning) geht im Prinzip schon auf Hippokrates von Kos zurück und ist in der Neuzeit im physiotherapeutischen Kontext insbesondere von Mark Jones von der University of South Australia in Adelaide geprägt worden. Jones beschreibt hierbei den Prozess, mit dem der (Physio-)Therapeut in Interaktion mit dem Patienten (und evtl. weiteren Beteiligten) die Bedeutung, Ziele und Strategien eines Behandlungskonzepts strukturiert. Dabei stützt er sich auf klinische Daten, Präferenzen des Patienten sowie die eigene fachliche Urteilsfähigkeit und natürlich sein Fachwissen (Jones 2018).

Clinical Reasoning

Clinical Reasoning ist definiert als der Prozess, in dem der Therapeut in Interaktion mit dem Patienten und wichtigen weiteren Personen, z. B. den Angehörigen und anderen Mitgliedern des therapeutischen Teams, die Bedeutung, Ziele und Strategien eines Behandlungskonzepts strukturiert (Jones 2018).

Diese Art des Denkens und der Entscheidungsfindung in Verbindung mit klinischer Praxis befähigt den Therapeuten, jeden einzelnen Patienten nach bestem Ermessen zu betreuen. So spricht man in diesem Zusammenhang auch von der „*wise action*" dem „klugen Handeln". Dieses Handeln ist gekennzeichnet durch eine „*in einer therapeutischen Situation individuell und situativ angepasste, durchdachte und begründete Entscheidungsfindung, die auf fachlicher Expertise beruht*" (Klemme und Siegmann 2016, Jones und Rivett 2018).

Der Erfolg des Clinical-Reasoning(CR)-Prozesses wird von zahlreichen Variablen mitbestimmt, so u. a.:

- Den Eigenschaften des **Therapeuten:**
  - Umfang, Organisation und Tiefe seines Wissens
  - Vertrautheit und Erfahrung mit der Art der Behandlung des anstehenden Falles
  - Erfahrungen/Fertigkeiten im Clinical Reasoning
  - Kommunikations- und Anleitungsfähigkeit
  - Fachspezifische Fähigkeiten
- Den Eigenschaften des **Patienten:**
  - Bedürfnisse
  - Grundüberzeugungen/Einstellungen
  - Individuelle körperliche und psychosoziale Begleitumstände
  - Insbesondere die Bereitschaft, am CR-Prozess aktiv mitzuwirken
- Den Merkmalen des **Umfelds:**
  - Ressourcen
  - Zeit
  - Finanzierung
  - Gesetzliche Bestimmungen
  - Etc.

Patientenmanagement

Nach Jones (1997) sind drei zentrale Elemente im Clinical-Reasoning-Prozess voneinander abhängig: Kognition – Wissen – Metakognition.

Kognition

Kognition, allgemeinhin mit „Denken" übersetzt, beschreibt die klinische Datenanalyse und -synthese sowie alle Untersuchungsstrategien zur Datenerhebung, die zur gemeinsamen Entscheidungsfindung von Therapeut und Patient führen. Dazu gehören u. a. das Wahrnehmen relevanter Informationen, die Interpretation von klinischen Daten, das Ziehen von Schlüssen, die Hypothesengenerierung auf Basis der klinischen Zeichen und der Antworten aus der Anamnese sowie das Testen auf alternative Hypothesen (s. a. Klemme und Siegmann 2015). Die Hypothesenüberprüfung führt letztlich zur Erkennung bestimmter klinischer Muster, die durch fortwährende Übung und Patientenerfahrung stetig verfeinert und ergänzt werden (vgl. Jones 1997).

Analyse – Synthese

Der zugrunde liegende Denkprozess kennt sowohl den Vorgang der **Analyse** als auch den der **Synthese.** Erstere besteht aus der systematischen Zerlegung eines komplexen (klinischen) Problems in Teilaspekte (z. B. Erfassung des individuellen Patienten in seiner Gesamtheit als biopsychosoziales Wesen), Letztere in dem Neuzusammensetzen der analysierten Teilaspekte zu einem sinnvollen Resultat, z. B. einer physiotherapeutischen Funktionsdiagnose.

Bei der Fülle von Informationen, mit denen man im Untersuchungsprozess konfrontiert ist, ist es bedeutsam, auf relevante Informationen so reagieren zu können, dass man diese, wenn notwendig, weiter exploriert, um so (schneller) zur Hypothesengenerierung zu kommen (den Blick auf das Wesentliche lenken).

Wissen

Sinnvolle Handlungen basieren auf Wissensbeständen. Dies ist auch im Clinical Reasoning so, wobei es nicht nur darauf ankommt, seine Wissensbasis stetig zu vergrößern, sondern auch darauf, auf das in einer konkreten klinischen Situation jeweils angebrachte Wissen zugreifen zu können. Neben dem reinen Faktenwissen, das auch im vorliegenden Buch vermittelt wird, ist ein weiterer wichtiger Teil des Wissensbestands die (klinische) Erfahrung. Sie kann man nicht erlernen, sondern nur über die Zeit mit möglichst vielen Patientenkontakten erwerben. Gegenüber dem Faktenwissen, das auch explizites Wissen genannt wird, existiert also noch ein implizites Wissen, das eher aus dem Unbewussten kommt und durch langjährige Erfahrung gespeist wird, aber häufig nicht verbalisiert werden kann. Implizites Wissen wird dann offenkundig, wenn erfahrene Kliniker das Richtige tun, ohne immer erklären zu können, warum.

Metakognition

Metakognition bezieht sich sowohl auf die Wahrnehmung und Kenntnis der eigenen Denkprozesse als auch auf das Wissen um die eigene

Wissensbasis und deren Organisation (Klemme und Siegmann 2015). Die Metakognition ermöglicht die Reflexion im Clinical-Reasoning-Prozess; damit können, wie Jones (1997) es ausdrückt, *„klinische Ergebnisse … durch Reflexion nach und nach immer besser verstanden und optimiert werden.“*

Mustererkennung

Die Zusammenstellung eines Clusters aus Tests auf der Basis einer systematischen subjektiven Untersuchung (Befragung) verbessert die Diagnostik hinsichtlich einer Störung des neuromuskuloskelettalen Systems (NMS), schließt aber Einflüsse anderer Organsysteme wie des Urogenitaltrakts, des kardiorespiratorischen Systems etc. nicht aus (Prendergast und Weiss 2003, Jones 2018). Wegen dieser unsicheren Situation sollte der Physiotherapeut schon während des Prozesses der systematischen Befragung und Testung versuchen, klinische Muster zu erkennen.

Klinische Mustererkennung

Anhand von bestimmten Informationen aus der subjektiven Untersuchung und vorausgegangenen klinischen Tests werden zuvor gespeicherte Informationen oder Erfahrungen unmittelbar abgerufen. Diese gespeicherten Informationen resultieren aus den biomedizinischen/klinischen Kenntnissen, Fertigkeiten und Erfahrungen des Therapeuten (Jones 2018). Das bedeutet, dass ein erfahrener Physiotherapeut deutlich schneller ein klinisches Muster erkennt als ein Novize im Beruf (Stockhausen und Zimitat 2002).

Allgemeinhin sind zwei Strategien zur Förderung der Mustererkennung bei Anfängern und Experten zu unterscheiden:

Forward Reasoning (➤ Abb. 1.1a): Prozess der *Erkennung von Mustern,* wobei die Eigenschaften von Problemen ohne spezifisches Testen der Hypothese die Lösung offenbaren (Sefton et al. 2008). Diese Strategie wird von Experten verwendet, wenn sie mit einem Problem konfrontiert werden, mit dem sie vertraut sind (Richmond et al. 2020). Deshalb ist sie effizient, schnell und abhängig von einer guten Wissensgrundlage (James 2007).

Backward Reasoning (➤ Abb. 1.1b): Gesammelte Daten werden in Hypothesen kategorisiert und klassifiziert. Backward Reasoning wird auch Hypothesen deduzierendes Reasoning genannt. Ziel dieses Reasoning-Modells ist es, die Mustererkennung zu fördern und *neue Muster zu entdecken* (Horkoff und Yu 2010). Es wird von den meisten Anfängern, aber auch von Experten bei Konfrontation mit unbekannten Zeichen und Symptomen angewandt.

Backward Reasoning kostet in der Regel mehr Zeit, aber die Wahrscheinlichkeit, ein wichtiges Problem zu übersehen, ist kleiner. Ein Nachteil von Forward Reasoning bei klinischen Experten (erfahrenen Physiotherapeuten oder medizinischen Spezialisten) ist die erhöhte Gefahr des routinemäßigen Handelns, wodurch möglicherweise wichtige, aber unterschwellige Zeichen übersehen werden, die auf Hintergrundpathologien hinweisen. Während des Screenings und der Differenzialdiagnose (s. u.) greifen sowohl Experten als auch Anfänger häufig auf Backward Reasoning zurück (Hoffman et al. 2009).

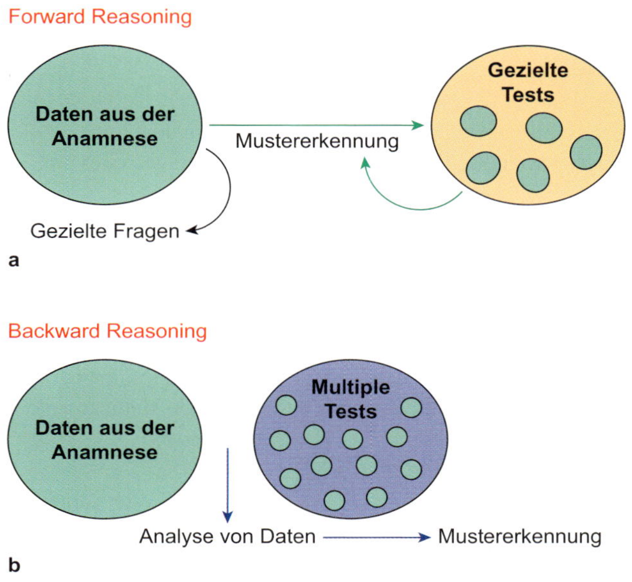

Abb. 1.1 Prozess des Forward Reasoning (a) und Backward Reasoning (b). [P1059, L231]

1.3 Hypothesenkategorien

Um den Prozess der Mustererkennung zu fördern, ist es wichtig, dass die gesamten gesammelten Daten der subjektiven Anamnese und der körperlichen Untersuchung in Hypothesenkategorien eingeteilt werden. Dies wird auch durch klinische und externe Evidenzen bestätigt (s. a. *Backward Reasoning*). In diesem Abschnitt wird eine Übersicht über die Hypothesenkategorien gegeben und diese werden jeweils kurz erläutert.

Hypothesenkategorien

- Pathobiologische Mechanismen (Heilung und Schmerzmechanismen)
- Dysfunktionen
- Quelle(n) der Symptome
- Beitragende Faktoren (u. a. Yellow Flags)
- Vorsichtsmaßnahmen und Kontraindikationen (u. a. Red Flags)
- Prognose
- Behandlung/Management

1.3.1 Pathobiologische Mechanismen

Die **Gewebemechanismen** hängen zusammen mit den zu erwartenden Heilungsstadien – Entzündung und Regeneration im Gewebe – und sind nicht notwendigerweise verbunden mit Schmerz. In der Regel verläuft die Regeneration der geschädigten muskuloskelettalen Struktur entsprechend den Wundheilungsphasen. Diese können also eine gute Stütze für Prognose und Behandlung sein.

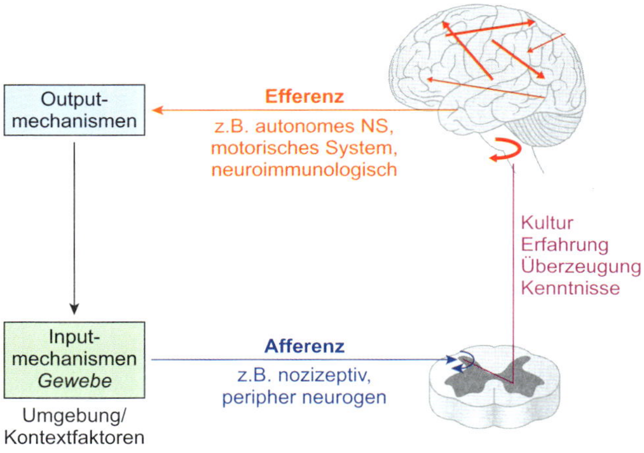

Abb. 1.2 Übersicht zur Schmerzklassifikation in Input-, Verarbeitungs- und Output-Mechanismen (NS = Nervensystem). [P1059, L231]

Wundheilungsphasen des Gewebes

Entzündungs- oder **Reizungsphase** (1.–5. Tag)
Proliferationsphase (6.–21. Tag)
Konsolidierungsphase (22.–60. Tag)
Organisations- oder **Umbauphase** (60.–365. Tag und länger)

Schmerzmechanismen können unterteilt werden in Mechanismen, die pathobiologisch in Verbindung stehen mit dem Input, mit der Verarbeitung und mit dem Output des Nervensystems (➤ Abb. 1.2). Bei der Klassifikation der Ergebnisse der subjektiven Untersuchung kann eine Schmerzklassifikation hilfreich sein, um Erwartungsprofile bezüglich klinischer Tests erstellen und Aussagen über die Hypothesenkategorien, Kontraindikationen, Prognose und Management treffen zu können (Catley et al. 2018).

Schmerzmechanismen in Verbindung mit Input

Nozizeptiver Input kann seinen Ursprung in muskuloskelettalem (Kapseln, Bänder, Muskeln), neuronalem und viszeralem Gewebe haben.

Muskuloskelettales Gewebe

Bei **muskuloskelettalen nozizeptiven Schmerzen** haben die Symptome ihren Ursprung in Kapseln, Bändern, Gelenken und Muskeln. Sie können mit einer deutlichen Entzündung oder Ischämie bzw. mit beiden in Kombination auftreten, z. B. wenn ein Patient mit einer degenerativen Erkrankung des Knies einen deutlichen Schmerz während des Gehens hat, das Knie aber auch leicht geschwollen ist (Entzündung).

Neuronales Gewebe

Bei peripher hervorgerufenen **neurogenen Schmerzen** haben die Symptome ihren Ursprung im neuronalen Gewebe „außerhalb" des Hinterhorns des Rückenmarks. *Beispiel:* die Symptome bei einer Einklemmung eines peripheren Nervs oder bei einem Neurom in den Nerven, die die Dura mater innervieren (sinuvertebrale Nerven). Nervenwurzelsymptome (radikuläre Symptome) gehören auch zu dieser Kategorie (s. a. ➤ Kap. 7).

Die folgende Übersicht zeigt die klassischen Symptome bei Inputmechanismen von Kapsel, Band, Gelenk und Muskel (entzündlich vs. ischämisch) und bei Problematik eines peripheren Nervs und kann für die Differenzierung zwischen muskuloskelettalen und neurogenen Inputmechanismen bei der subjektiven Untersuchung hilfreich sein.

Anamnestische Leitfragen

Symptome bei muskuloskelettalen vs. neurogenen Inputmechanismen

Muskuloskelettal nozizeptiv

Akut entzündlich:

- Klassische Entzündungszeichen
- „Scharfe" oder „stechende" Schmerzqualität
- Zeitlicher Zusammenhang zwischen dem Gewebeschaden und dem akuten Schmerz
- Hohe Sensibilität für thermische und mechanische Reizeinwirkungen
- Zusammenhang zwischen dem Reiz und der Reizreaktion
- Zusammenhang zwischen Wundheilung und Schmerzintensität (mit zunehmender Wundheilung nimmt die Schmerzintensität ab)
- Positive Reaktion auf entzündungshemmende Medikamente
- Gelenksteifigkeit durch lange Inaktivitätszeiten (langes Autofahren, langes Sitzen etc.)
- Morgendliche Anlaufschwierigkeiten (steifes Gefühl)
- Dosierte Bewegungen (through range) sind angenehm

Ischämie:

- Diffuse und verteilte Symptome
- Nicht punktgenau lokalisierbarer Schmerz
- „Müdes", „verspanntes" Gefühl
- Zusammenhang zwischen den Symptomen und lange gehaltenen Positionen, monotonen Bewegungen oder ungewöhnlichen Haltungen
- Symptome werden im Laufe des Tages oder gegen Abend stärker
- Bewegung ist angenehm
- Kein Nachtschmerz
- Morgens eher wenig Beschwerden
- Zusammenhang zwischen Stress und den Symptomen
- Wenig Reaktion auf entzündungshemmende Medikamente

Peripher-neurogen nozizeptiv:

- „Brennender", „juckender", „elektrisierender" oder „ameisenlaufender" Schmerz
- Nachtschmerz
- Schmerz vage, tief, einschießend
- Parästhesien

- Empfindlichkeit an bestimmten Engstellen (Karpaltunnel, M. supinator, erste Rippe etc.)
- Schmerz/Missempfindungen im Versorgungsgebiet des Nervs
- Symptome können von einem punktuellen Schmerz bis zu flächigen Schmerzen reichen
- Symptome können zu Beginn, während oder nach der Reizung auftreten
- Zusammenhang zwischen Stress und den Symptomen (vegetatives Nervensystem)
- Zusammenhang mit entzündlichen Prozessen

Nozizeptive vs. noziplastische Schmerzen

Seit 2018 wird in der Taxonomie der *International Association of Pain* (IASP) der noziplastische Schmerz als eigene Entität dargestellt. Er wird dort definiert als *„Schmerz, der aus einer veränderten Nozizeption resultiert, obwohl keine eindeutigen Hinweise auf eine tatsächliche oder drohende Gewebeschädigung vorliegen, die die Aktivierung peripherer Nozizeptoren verursacht"*. Obwohl keine Gewebeschädigung vorliegt, werden Nozizeptoren aktiviert.
Hinweis: Patienten können eine Kombination aus nozizeptiven und noziplastischen Schmerzen haben.

Viszerales Gewebe

Die Nozizeptoren der Viszera verursachen aufgrund ihrer anatomischen und neurophysiologischen Eigenschaften starke Projektionsschmerzen, deren exakte Mechanismen noch nicht genau geklärt sind.

Nozizeptoren haben viszeral, im Unterschied zu den somatischen Nervenfasern, spezifische Eigenschaften wie eine niedrige Rezeptorkonzentration, große Überschneidungen mit anderen Organen bei den Rezeptorfeldern im Gehirn und eine große Konvergenz in den afferenten Bahnen. Das bedeutet, dass keine deutliche Projektion ins Gehirn (zum somatosensorischen Kortex) passiert, wie sie z. B. von den Extremitäten aus stattfindet. Während einer Dysfunktion kommt es zu einer Intensivierung afferenter Impulse zum Thalamus. Dieser projiziert zu verschiedenen Gehirnregionen. Das Gehirn kann allerdings nicht gut unterscheiden, woher der Schmerz kommt. Die Folge ist, dass die Schmerzen auf verschiedene Regionen projiziert werden. Projektionsschmerzen können bei erwachsenen Menschen nach der traditionellen Medizin auf vier unterschiedliche Arten erklärt werden: embryologische Entwicklung, multiple segmentale Innervation, direkter (mechanischer) Druck und „geteilte" Bahnsysteme, die hier nicht weiter beschrieben werden (Jänig und Häbler 2002). ➤ Tab. 1.1 enthält eine Übersicht über die generellen Eigenschaften von viszeralen und somatischen Schmerzen, deren Kenntnis hilfreich sein kann für die weitere klinische Mustererkennung.

Schmerzmechanismen in Verbindung mit Verarbeitung

Hierbei werden die Schmerzsymptome durch abnorme Sensibilität, Verbindungen und/oder Entladungen von Neuronen des Zentralnervensystems verursacht bzw. verstärkt. Diese Neurone können eine Symptomquelle ohne peripheren Input werden und/oder den peripheren Input verstärken.

Alle Symptome werden sehr stark beeinflusst durch die Art und Weise, wie der Patient hinsichtlich seines Problems denkt **(kognitive Dimension)** und fühlt **(affektive Dimension);** ganz besonders aber trifft das auf die zentralen Schmerzzustände zu. In diesem Fall muss insbesondere im Hinblick auf beitragende Faktoren, u. a. die Yellow Flags, gescreent werden.

Tab. 1.1 Klassische Eigenschaften von viszeralen und somatischen Schmerzen bei der Anamnese und der körperlichen Untersuchung (zusammengestellt aus Jänig und Häbler 2002, Boissonnault 2010, Goodman et al. 2018)

	Somatische Schmerzen	Viszerale Schmerzen
Qualität (subjektive Wahrnehmung)	• Deutliche Trennung von oberflächlich und tief • Besser lokalisierbar • Lokale Ausbreitung	• Dumpf, diffus, tief • Großes Gebiet • Schwierig zu lokalisieren
Verhalten	• Abhängig von der Haltung und Bewegung • Konsistentes Verhalten • Dysfunktion und Schmerzen manifestieren sich häufig zusammen • Nachtschmerzen abhängig von der Haltung	• Rhythmischer Verlauf oder über die Zeit zunehmend (akkumulierend) • Nicht abhängig von Bewegungen • Abhängigkeit von der Haltung (Druck auf ein Organ) möglich • Nachtschmerzen
Spezifische Fragen und Vorgeschichte	• Keine deutlichen Red Flags • Eindeutiger Verletzungszeitpunkt oder Fehlgebrauch	• Allgemeine und spezifische Red-Flag-Fragen auffällig • Kein deutlicher Auslöser
Neuromuskuloskelettale (NMS) Bewegungsuntersuchung	• Klinisches NMS-Muster ist registrierbar	• Keine deutlichen NMS-Zeichen • Schmerz verändert sich nicht
Palpation	• Schmerzprovokation und Differenzierung von somatischen Strukturen möglich	• RP-Region: keine deutliche Schmerzzunahme • Manchmal angenehm • Organpalpation: hyperalgetisch
Periphere neurologische Untersuchung	• Wenn neurologische Dysfunktionen: deutlich vorhanden	• Keine Auffälligkeiten

Schmerzmechanismen in Verbindung mit Output und homöostatischen Systemen

Hierbei geht es um die autonomen, motorischen, neuroendokrinen, neuroimmunologischen und deszendierenden schmerzkontrollierenden Systeme, die häufig auch zu den zentralen Schmerzmechanismen gezählt werden. Schmerzen entwickeln sich dabei häufig langsam progredient und extrasegmental, in vielen Fällen auch in Kombination mit autonomen Reaktionen wie Temperatur- und/oder Hautfarbenwechsel, Veränderungen in der Schweißproduktion und (minimaler) Schwellung. Auch kann eine Hauterkrankung wie Psoriasis oder Ekzem hervorgerufen werden (➤ Kap. 13). Klassische durch Output-Mechanismen vermittelte Symptome kann man bei Migräne und dem komplexen regionalen Schmerzsyndrom (engl.: *complex regional pain syndrome,* CRPS) erkennen.

Pathobiologische Mechanismen überschneiden sich häufig und sind sehr dynamisch. So wechseln sie z. B. ihre Dominanz: zu einem Zeitpunkt mehr Input als Output, beim nächsten Mal weniger Input, mehr Output. Sie geben dem Therapeuten einen Hinweis, in welche Richtung die Erkenntnisse aus der klinischen Untersuchung gehen könnten, und können zur medizinischen Differenzialdiagnose einer zugrunde liegenden Pathologie führen.

1.3.2 Dysfunktionen

Der Begriff Dysfunktion meint den klinischen Ausdruck eines pathobiologischen Prozesses (Gifford 1998). Er beschreibt die Problematik des Patienten, die der Physiotherapeut bei der subjektiven und körperlichen Untersuchung vorfindet. Dysfunktionen lassen sich einfach klassifizieren in:

- Allgemeine physische Dysfunktion, z. B. bezüglich Fitness, ADL, Arbeitsfähigkeit etc.
- Spezifische physische Dysfunktion, z. B. ROM-Einschränkung, Schwäche, Gewebeveränderungen, Steifigkeiten etc.
- Mentale/psychologische Dysfunktion (Distress) wie Gefühle, Ängste, Unsicherheit etc., die der Patient wegen des Problems empfindet. Auch Coping, Yellow Flags, Katastrophisierung und sog. „thought viruses" sind dieser Kategorie zuzuschreiben.

Es sollte aber beurteilt werden, inwieweit die spezifischen physischen Dysfunktionen und der Distress für den weiteren Diagnoseprozess relevant sind. Dafür ist die Einbeziehung der Hypothesenkategorien, beitragenden Faktoren und Kontraindikationen (Red Flags) anzuraten.

1.3.3 Quelle(n) der Symptome

Dieser Teil der Evaluierung beschäftigt sich mit der eigentlichen Pathoanatomie bzw. primären Quelle des Problems. Aus der Reaktion bzw. dem Verhalten einer muskuloskelettalen Schmerzquelle kann häufig auf den verantwortlichen Schmerzmechanismus geschlossen werden. Die Schmerzklassifikation wiederum kann dem Behandler eine Übersicht verschaffen, welche Art von Therapie indiziert ist und wie die Prognose bezüglich der Beschwerden des Patienten aussieht.

Wenn die Quelle des Schmerzes deutlich zu sein scheint, aber die Art des Schmerzes nicht zur potenziellen Quelle passt, kann das ein Hinweis auf bestehende Red Flags sein (nötige Vorsichtsmaßnahmen, Kontraindikationen).

Interaktion der Hypothesenkategorien

Ein lokaler, punktueller Schmerz in der Schulter mit einer deutlichen Provozierbarkeit durch Bewegung hat eine bessere Prognose für die bevorstehende Behandlung als ein diffuser Schulterschmerz, der nicht klar an bestimmte Schulterbewegungen gekoppelt ist und unvermittelt auftritt. Ein anderes Beispiel wäre ein permanenter, punktueller Schmerz in der Schulter, der sich durch Schulterbewegungen in keiner Weise verändert, bei einer Patientin mit einer fünf Jahre zurückliegenden Krebserkrankung in der Vorgeschichte. Dies würde möglicherweise auf eine Red Flag hindeuten.

1.3.4 Beitragende Faktoren

Beitragende Faktoren sind alle Faktoren, die potenziell die Beschwerden des Patienten aufrechterhalten können. Das können prädisponierende Faktoren sein, ebenso wie Haltungswechsel oder auch z. B. eine falsche medikamentöse Behandlung.

Kurz zusammengefasst können die beitragenden Faktoren wie folgt klassifiziert werden:

- Biomechanisch: z. B. Kopfhaltung bei anhaltenden Kopfschmerzen
- Physische Konstitution: aktuelle allgemeine körperliche Verfassung
- Kognitiv: Denkkonzept des Patienten bezüglich der Ursache seines Problems
- Emotional : z. B. Angst vor Bewegung (Kinesiophobie)
- Sozial: z. B. erwarteter Arbeitsdruck des Patienten
- Verhalten: z. B. Bewegungsverhalten der Person, insbesondere zu wenig oder falsche Bewegung

Die **psychosozialen Faktoren** werden häufig als Untereinheit der beitragenden Faktoren gesehen und können (unbewusst) sehr stark die Beschwerden aufrechterhalten. In diesem Fall ist eine intensive Analyse der Yellow Flags (s. u.) nötig, um den Patienten optimal zu unterstützen. Auch sollte sich der Therapeut bewusst sein, dass die psychosozialen Faktoren *nicht* direkt in Zusammenhang mit den Beschwerden stehen müssen; sie können jedoch möglicherweise auf Red Flags hinweisen.

Auf Basis der Literatur können auch die Yellow Flags in Kategorien eingeteilt werden (➤ Tab. 1.3).

1.3.5 Vorsichtsmaßnahmen und Kontraindikationen – das Flaggensystem

Das Flaggensystem, das neben den roten auch gelbe, blaue, schwarze und nun auch orange Flaggen kennt, hat sich mit der Zeit entwickelt und wird auch in der ärztlichen Literatur verwendet. Es handelt sich dabei entweder um „klinische Flaggen" (rot und orange) oder um sogenannte „beitragende Faktoren" (gelbe, blaue und schwarze Flaggen), die ein Krankheitsgeschehen verstärken bzw. dessen Heilung verzögern können.

Rote Flaggen

Red Flags geben Hinweise auf Vorsichtsmaßnahmen und Kontraindikationen für eine unmittelbare physiotherapeutische Behandlung ohne ärztliche Abklärung. Sie weisen auf physische Risikofaktoren hin, denen eine „gefährliche" Situation zugrunde liegen könnte (Tumore, Frakturen, Anomalien, Kauda-Syndrom, rasch progrediente Zustände etc.; ➢ Tab. 1.2). Diese Situationen können neuromuskuloskelettale Dysfunktionen und Schmerzzustände imitieren und allein oder in Kombination mit neuromuskuloskelettalen Dysfunktionen auftreten.

Die Hauptfunktion der „Flaggen" besteht – vor allem, wenn sie kombiniert auftreten – darin, das Misstrauen des Therapeuten zu wecken (Finucane et al. 2020). Bei entsprechendem Verdacht sind dann dringend weitere Untersuchungen und häufig sogar eine ärztliche Abklärung erforderlich. Allerdings weisen ca. 80 % der Patienten eine rote Flagge auf. Die Symptome müssen demnach mit Vorsicht interpretiert werden und das klinische Muster sollte zu den nicht-neuromuskuloskelettalen Ursachen passen (➢ Tab. 1.3).

Der gesamte subjektive Befund eines Patienten muss berücksichtigt werden. Außerdem muss der Kliniker genügend Details erfragen, um den zugrunde liegenden Kontext hinter den Antworten bezüglich der Red Flags zu verstehen.

Ein Beispiel:

- Krebs in der Vorgeschichte: Es ist wichtig sich zu erkundigen, wo die ursprüngliche Krebserkrankung begonnen hat: Brust, Prostata oder Lunge würden den Verdachtsindex bezüglich Metastasierung in die Wirbelsäule erhöhen.
- Gewichtsabnahme: Eine unerklärliche Gewichtsabnahme ist ein Grund zur Besorgnis (wenn ein Patient eine Diät gemacht hat, mehr Sport treibt, neue bestimmte Medikamente nimmt, die den Appetit des Patienten unterdrücken, ist eine Gewichtsabnahme nachvollziehbar).
- Nachtschmerzen: Viele Rückenschmerzpatienten klagen über Nachtschmerzen. Es ist wichtig, mehr über die Qualität dieser Schmerzen zu erfahren. Ein Patient, der trotz Schmerzen wieder einschlafen kann, wird nicht das gleiche Misstrauen erzeugen wie ein Patient, der nicht wieder einschlafen kann oder gar aufstehen und sich auf einen Stuhl setzen muss, um weiterzuschlafen (Finucane et al. 2020).

Für die Beurteilung der Red Flags ist auch der Begriff der **atypischen klinischen Muster** gebräuchlich also von Mustern, die für einen muskuloskelettalen Zusammenhang der Beschwerden untypisch sind.

Red Flags können unterteilt werden in unspezifische und spezifische Flaggen. Als **unspezifisch** werden Beschwerden bezeichnet, die einen ersten allgemeinen Hinweis auf eine zugrunde liegende Pathologie geben, z. B. ein erhöhter Blutdruck, Nachtschmerzen oder ungewollte Gewichtsabnahme, aber auch eine Problematik ohne deutlich erkennbares klinisches Muster (siehe Kasten). **Spezifische** Red Flags weisen auf spezifische Organsysteme hin, die im weiteren Verlauf dieses Buches behandelt werden (Boissonnault 2010, Lüdtke et al. 2017).

Tab. 1.2 Red Flags und zugehörige Krankheitsentitäten.

Krebs
• Schmerzen in Ruhe/nachts • Bewegungsunabhängiger Schmerz • Allgemeines Unwohlsein • Unerklärlicher Gewichtsverlust > 5 kg innerhalb eines Monats • Krebserkrankung in der Vorgeschichte
Infektion
• Schmerzen in Ruhe/nachts • Unerklärliches Fieber • Nächtliche Schweißausbrüche
Frakturen
• Schmerzen in der Nacht • Kürzlich erlittenes Trauma • Starke Schmerzen, die sich nicht bessern • Längerer Einsatz von Kortikosteroiden in der Vorgeschichte
ZNS-Pathologie
• Allgemeiner Kraftverlust der Arme/Beine • Weiträumiger Gefühlsverlust in Armen/Beinen • Schwindelgefühl • Gleichgewichts- und Sehstörungen

CAVE

Red Flags

Unspezifische Red Flags

- Atypisches klinisches Muster
- Instabiles Symptomverhalten
- Keine oder zu schnelle Behandlungsreaktion mit rascher Abnahme oder Zunahme von neurologischen Zeichen
- Allgemeine Symptome wie Gewichtsabnahme, Nachtschmerzen, zunehmendes Schwitzen, erhöhter Blutdruck etc.

Spezifische Red Flags

= Symptome, die auf Pathologien eines der folgenden Organsysteme hinweisen:

- Neuromuskuloskelettales System
- Respirations-/pulmonales System
- Gastrointestinales System
- Kardiovaskuläres System
- Urogenitalsystem

Tipp

In ➢ Kap. 6 wird der Bewegungsapparat der oberen und unteren Körperregion besprochen. Hier findet sich jeweils ein Fragenbogen für die entsprechende Region, wodurch das Erkennen von Red Flags erleichtert werden kann, sodass schneller eine klinische Entscheidung getroffen werden kann, ob ein Patient ggf. zum Arzt geschickt werden sollte.

Orange Flaggen (Orange Flags)

Orange Flaggen sind das Äquivalent zu den roten Flaggen (Hinweis auf ernsthafte somatische Pathologien) bezüglich ernsthafter **psychischer Erkrankungen,** die nur durch Spezialisten (Psychiater, Psychologen)

Tab. 1.3 Kategorisierung der Yellow Flags und einige Beispiele.

Kategorie	Beispiele
Einstellungen und Überzeugungen hinsichtlich der Beschwerden	• Glaube, dass Schmerz schädlich oder behindernd ist (führt zu Angst-Vermeidungs-Verhalten, d.h. zur Entstehung von Schutzreaktionen und Angst vor Bewegung) • Überzeugung, dass alle Schmerzen verschwunden sein müssen, bevor versucht werden kann, die Arbeit oder normale Aktivitäten wieder aufzunehmen • Erwartung, dass Schmerzen bei gesteigerter Aktivität zunehmen; nicht einschätzen können, wozu man fähig ist • Katastrophisierendes Denken, das Schlimmste befürchten, körperliche Symptome falsch interpretieren • Glauben, dass der Schmerz nicht unter Kontrolle gebracht werden kann • Passive Haltung in der Rehabilitation: es ist die Aufgabe des Therapeuten, das Problem zu beheben
Verhaltensweisen	• Einhaltung von ausgedehnten Ruhe- oder unverhältnismäßigen „Inaktivitätszeiten" (lange Perioden mit Inaktivität/Ruhe) • Vermindertes Aktivitätsniveau und Rückzug von ADL • Unregelmäßige Teilhabe an und Compliance mit körperlichen Übungen, Ausführung von Aktivitäten in „Boom-Bust"-Zyklen • Vermeidung normaler Aktivitäten und allmählicher Lebensstilwandel weg von nützlichen Aktivitäten • Angabe eines extrem heftigen Schmerzes (VAS 10/10 oder sogar „11/10") • Übermäßige Abhängigkeit von und Verlass auf Hilfsmittel und Geräte • Schlechte/verminderte Schlafqualität seit Beginn der Beschwerden • Hoher Konsum von Alkohol oder anderen Substanzen seit Beginn der Beschwerden • Rauchen
Angelegenheiten in Verbindung mit finanziellen Entschädigungen	• Kein finanzieller Anreiz, die Arbeit wieder aufzunehmen • Auseinandersetzungen bzgl. eines Anspruchs auf Versicherungsleistungen • Vorgeschichte mit früheren Ansprüchen auf Erwerbsausfall-/Versicherungsleistungen • Involvierung in medizinisch-rechtliche Verfahren
Diagnostische und Behandlungsangelegenheiten	• Kliniker „sanktionieren" Behinderung, indem sie keine gezielten Interventionen für die Funktionsverbesserung veranlassen • Erfahrungen mit gegensätzlichen Diagnosen oder Erklärungen für Rückenschmerzen, welche Verwirrung beim Patienten bewirken • Unbekannte diagnostische Sprache, welche zum Katastrophisieren (Befürchtung eines unvermeidlich schlechten Ergebnisses) führt • Dramatisierung des Schmerzproblems durch den Kliniker, was zu Behandlungsabhängigkeit führt • Andauernde passive Behandlungsmethoden • Erwartung einer schnellen und einfachen Heilung • Unzufriedenheit mit früheren Behandlungen des Schmerzproblems • Empfehlung der Kliniker, die Arbeit zu wechseln oder aufzugeben
Emotionen	• Angst vor Zunahme der Schmerzen bei vermehrter Aktivität • Depression (vor allem langfristiges Schlecht-aufgelegt-Sein), Unfähigkeit sich zu freuen • Vermehrte Reizbarkeit • Besorgnis und erhöhte Wachsamkeit gegenüber körperlichen Empfindungen • Stressgefühl und Gefühl der Unfähigkeit, die Kontrolle zu behalten • Soziale Besorgnis oder Desinteresse an sozialer Aktivität • Sich nutzlos oder nicht gebraucht fühlen
Familie	• Übermäßig beschützender (Ehe-)Partner, der Angst vor Verletzung verstärkt oder Katastrophisieren fördert • Fürsorgliches Verhalten des Partners (nimmt Aufgaben ab) • Sozial bestrafende Reaktion des Partners (Ignorierung, Ausdruck von Frustration) • Fehlende Unterstützung der Arbeit/normalen Aktivität durch die Familienangehörigen • Fehlen einer Person, mit der über das Problem geredet werden kann
Arbeit	• Repetitive oder monotone Tätigkeit • Glaube, dass Arbeit schädlich ist, zu Verletzungen führt oder gefährlich ist • Nicht unterstützendes oder ungemütliches derzeitiges Arbeitsumfeld • Geringer Schulbildungsgrad, niedriger sozioökonomischer Status • Fehlendes Interesse des Arbeitgebers • Frühere Arbeitssituation, häufiger Stellenwechsel, Stress am Arbeitsplatz, Arbeitsunzufriedenheit und schlechte Beziehungen zu Arbeitskollegen oder Supervisoren • Fehlende Verfügbarkeit von Aufgaben, welche eine stufenweise Rückkehr zur Arbeit ermöglichen

adressiert werden können. Das Vorliegen oranger Flaggen soll also den Physiotherapeuten darauf aufmerksam machen, entsprechende Patienten – wie bei den roten Flaggen – weiter zu überweisen, in diesen Fällen aber nicht an Spezialisten des somatischen, sondern des psychischen Systems. Klassische orange Flaggen sind z. B. Persönlichkeitsstörungen, Depressionen oder Schizophrenien, Abhängigkeitserkrankungen (Alkohol, Drogen), Missbrauchserfahrungen oder eine posttraumatische Belastungsstörung.

Beitragende Faktoren (gelbe, schwarze und blaue Flaggen)

Gelbe Flaggen (Yellow Flags – Kontext: Psychosoziales)

Gelbe Flaggen ermöglichen es uns, psychosoziale Aspekte der Person, ihres Problems und ihres sozialen Kontexts zu identifizieren und zu beurteilen, wie diese Faktoren den Genesungs- und Rückkehrprozess beeinflussen (➢ Tab. 1.3). Gelbe Flaggen wurden Ende der 1990er Jahre durch Kendall (1998) als erste Ergänzung zu den roten Flaggen eingeführt und orientieren sich am biopsychosozialen Modell, das auch der ICF (➢ Kap. 2.1) zugrunde liegt. Sie können ein Hindernis für die (zu erwartende) Genesung anzeigen und weisen damit auf zusätzlichen Unterstützungsbedarf hin (z. B. um an den angestammten Arbeitsplatz zurückkehren zu können).

Blaue Flaggen (Blue Flags – Kontext: Schmerz, Arbeit, Gesundheit)

Die Farbe der blauen Flaggen orientiert sich an der Arbeitskleidung („Blaumann"), die manche körperlich schwer arbeitende Menschen tragen. Blaue Flaggen sind aber neben körperlich belastender Tätigkeit auch Mobbing, fehlende soziale Anerkennung der Arbeit, Arbeitsdruck oder Arbeitsunzufriedenheit (z. B. durch mangelnde Entscheidungsspielräume). Eine typische Aussage wäre: „An meinen alten Arbeitsplatz kann ich nicht zurückkehren, das macht meinen Rücken kaputt."

Schwarze Flaggen (Kontext: Gesundheitssystem, Finanzierung)

Schwarze Flaggen beziehen sich auf finanzielle Probleme, die mit einer Erkrankung verbunden sein können, z. B. durch Rentenbegehren oder Lohnfortzahlung im Krankheitsfall. Sie sind in Gesundheitssystemen mit unzureichendem Gesundheitsschutz (wie beispielsweise den USA) ausgeprägter, können aber auch im deutschsprachigen Raum auftreten.

1.3.6 Prognose

Es erscheint sinnvoll, eine Liste mit den positiven und negativen Faktoren der subjektiven Untersuchung und der klinischen Tests zu erstellen. Diese ermöglicht dem Behandler eine Übersicht auf Basis der anderen Hypothesenkategorien, welcher Behandlungsansatz indiziert ist, und es kann eine Einschätzung stattfinden, wie lange eine solche Behandlung dauern würde, ob Vorsichtsmaßnahmen zu ergreifen sind bzw. ob überhaupt physiotherapeutisch behandelt werden sollte/darf.

1.3.7 Management

„Management" meint die physiotherapeutische „Hands-on"-Behandlung (z. B. passive Mobilisation, Massage, Triggerpunkt-Behandlung), aber auch die Betreuung während der Therapiezeit und danach (Schmerzerklärung, Lebensstiländerung, Konditionsaufbau etc.). Hierzu gehören auch die Betreuung des Patienten bei Feststellung einer Red Flag und die damit verbundene Rücküberweisung an einen Arzt sowie das Erklären der erhobenen Daten *ohne* Suggestion einer medizinischen Diagnose.

Ein diesbezügliches Beispiel von einem 52 Jahre alten Patienten mit einem Tennisellbogen zeigt ➢ Tab. 1.4.

1.4 Diagnose, Differenzialdiagnose und Screening

Der Begriff **„Diagnostik"** geht – ebenso wie andere zentrale Begriffe der Pathologie (wie etwa „Therapie", „Ätiologie" oder „Prognose") – auf den griechischen Arzt Hippokrates von Kos zurück, der im 4. Jahrhundert vor Christus lebte und mit dem von ihm verfassten *Corpus Hippocraticum* über viele Jahrhunderte als *die* medizinische Autorität angesehen wurde. Auch der hippokratische Eid, ein frühes

Tab. 1.4 Managementstrategien für einen 52 Jahre alten Patienten mit Tennisellbogen aufgrund der Schmerzmechanismen, Quellen und Vorgeschichte.

Dominanter Schmerzmechanismus	Quellen der körperlichen Strukturen	Status der physischen Dysfunktion	Überlegungen zum Management
Input muskuloskelettal	Ellbogengelenke, Muskeln, Bursa etc.	Relativ einfach auffindbar	Auf die physische Dysfunktion und Aufklärung fokussieren
Input neurogen	Periphere Nerven und Nervenwurzel	Relativ einfach auffindbar anhand neurodynamischer Kenntnisse	Auf die physische Dysfunktion und Aufklärung fokussieren
Verarbeitung	ZNS	Viele physische Dysfunktionen feststellbar, kein deutliches Muster, falsch positive Tests	Die Gewebegesundheit sollte verbessert werden, aber in erster Linie sollte sich die Einstellung der ZNS-Reizschwelle ändern (Schmerzerklärung, Lebensstil anpassen)
Output	Autonomes NS	Die meisten Tests schmerzhaft, Schweißreaktionen, leichte Schwellung	Ellbogen behandeln ohne Schmerz, indirekte Behandlung z. B. BWS Th4–Th11 Schmerzerklärung, Lebensstilanpassung
Kombination Input, Verarbeitung	Weichteile Ellbogen ZNS andere ??	Kein deutliches klinisches Muster nach der Testung Vorgeschichte: Leberzirrhose Fragen zum Gastrointestinaltrakt positiv Leberpalpation schmerzhaft	Keine Behandlung, Taktik erklären und für weitere Diagnosestellung Verweisung an Arzt

Zeugnis der berufsethischen Selbstverpflichtung von Ärztinnen und Ärzten, geht auf ihn zurück.

Wortwörtlich bedeutet Diagnostik das „Hineinsehen" (griech.: *dia* = hindurch, hinein, *gnosis* = das Erkennen), also das genaue Erkennen der Krankheit und ihrer Ursachen – und damit auch die Basis für die richtige Therapie. Die moderne Bildgebung (➤ Kap. 21) gibt der ursprünglichen Wortbedeutung, „Hineinsehen", einen neuen Sinn. Gleichwohl aber wird Bildgebung auch oft überschätzt, da aus vielen Untersuchungen bekannt ist, wie wenig bildgebende Befunde häufig – beispielsweise an der Wirbelsäule – mit den klinischen Beschwerden korrelieren (z. B. Kim et al. 2015, Andersohn und Walker 2016, Jenkins et al. 2018, Herzog et al. 2017).

Funktionsdiagnostik

Auch wenn deutsche Physiotherapeutinnen und Physiotherapeuten den Begriff „Diagnostik" historisch bedingt sehr zurückhaltend verwenden und stattdessen lieber vom „Befund" sprechen, ist er international absolut gebräuchlich und keineswegs „ärztlich geschützt" – sonst würde er ja auch nicht beispielsweise problemlos in Kfz-Werkstätten plakatiert (➤ Abb. 1.3).

In der Physiotherapie sind vor allem **Funktionsdiagnosen** üblich. Sie beschreiben im Gegensatz zu **Stellungsdiagnosen,** die z. B. darlegen, in welchen statischen (Fehl-)Stellungen der kraniale zum kaudalen Wirbel steht, eine dynamische Bewegungseinschränkung und darauf basierende Funktionsbehinderung, z. B. als „schmerzhafte Bewegungsstörung im Segment L3/L4 bei eingeschränkter Rotation nach rechts".

Differenzialdiagnostik

Ganz allgemein bedeutet „Differenzialdiagnostik" das Voneinander-Unterscheiden mehrerer möglicher Diagnosen.
Beispiel: Umschriebene Klopfschmerzhaftigkeit eines Knochenabschnitts weist auf eine Substanzschädigung des Knochens hin. Differenzialdiagnostische Überlegungen können hier sein:

- Osteoporose
- Osteomyelitis
- Altersentsprechende Osteopenie des Hochbetagten
- Knochenmetastase
- Primärtumor des Knochens
- …

Welcher der möglichen Diagnosen am Ende der Vorzug gegeben wird, ist insbesondere an die relative Wahrscheinlichkeit geknüpft, mit der diese Diagnose auch zutrifft. Nahezu jedes Symptom könnte beispielsweise auch Anzeichen einer Krebserkrankung sein; dennoch führt nicht jedes Symptom zu einer Kaskade von medizinischen Maximaluntersuchungen, da dies das Gesundheitssystem und auch die Betroffenen völlig überlasten würde. Deshalb orientiert sich die diagnostische Einschätzung am Wahrscheinlichsten. Von dem New Yorker Serien-Bankräuber Willie Sutton stammt das nach ihm benannte „Gesetz" (Suttons's law): *„Häufiges ist häufig und Seltenes ist selten"*, das in der medizinischen Ausbildung weltweit gelehrt wird. Es zielt darauf ab, das Wahrscheinlichste zuerst anzunehmen: „Wenn Du Hufschläge hörst, denk an Pferde, nicht an Zebras", so hat es Prof. Theodore Woodward bereits vor 70 Jahren formuliert. (Sutton hatte eigentlich nur auf die Frage geantwortet, warum er Banken ausraube – *„Because that's where the money is…"*.)

Das Stellen der *wahrscheinlichsten* Diagnose impliziert, dass es weitere (weniger wahrscheinliche) Diagnosen gibt. Auch diese **Differenzialdiagnosen** werden im physiotherapeutischen Patient Self Referral gegeneinander abgewogen zur sicheren Beantwortung der entscheidenden Frage: „Kann mein Patient oder meine Patientin eine Grunderkrankung haben, die sich zwar muskuloskelettal äußert, aber nicht primär physiotherapeutisch zu behandeln ist?"

Bei Verdacht auf eine ernsthafte Hintergrundpathologie schließt der differenzialdiagnostische Abwägungsprozess daher ein **Screening** mit ein, d. h. eine systematische Suche nach Zeichen, die den Verdacht auf das Vorliegen einer ernsthaften, ärztlich abzuklärenden Pathologie wecken. Dieses Screening folgt grundsätzlich dem folgenden Muster: Sprechen alle klinischen Zeichen (aus Anamnese und körperlicher Untersuchung) für eine muskuloskelettale Erkrankung, die man physiotherapeutisch gut behandeln kann, oder gibt es Zeichen (atypische Muster), die dazu nicht passen? In letzterem Fall muss abgewogen werden, ob eine ärztliche Abklärung unmittelbar erfolgen muss oder später initiiert werden kann.

Die praktische Erfahrung lehrt uns, dass Informationen aus den subjektiven Fragen und klinischen Testverfahren einen guten Überblick über die neuromuskuloskelettalen Dysfunktionen geben können, jedoch Einflüsse von zugrunde liegenden Pathologien anderer Organsysteme dadurch nicht abgedeckt sind (Boissonnault 2010).

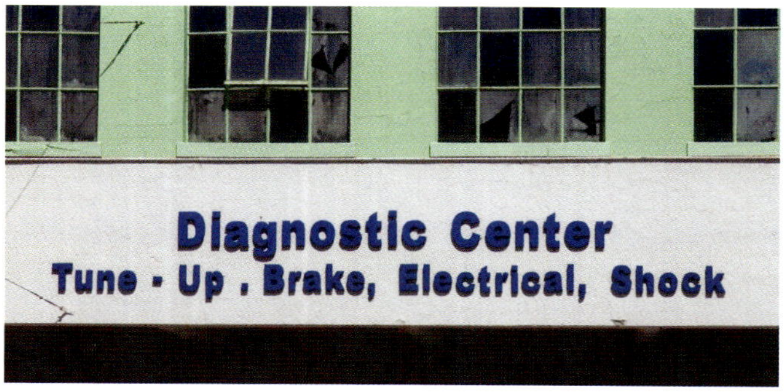

Abb. 1.3 Diagnostik in einer Kfz-Werkstatt in San Francisco. [P1346]

Differenzialdiagnostik und Screening

Differenzialdiagnostik: Dieser Begriff meint den Prozess von Befragungen und (spezifischen) klinischen Tests, um eine medizinische Diagnose zu bestätigen oder zu verwerfen, sodass eine medizinische Folgebehandlung eingeleitet oder ausgeschlossen werden kann. Es ist wichtig anzumerken, dass die Differenzialdiagnose sowohl alle Organsysteme als auch das neuromuskuloskelettale System einschließt.

Screening: Erfassung von klinischen Zeichen und Symptomen die eine ärztliche Abklärung notwendig machen. Screening ist also das gezielte Suchen nach atypischen Mustern, um eine (mögliche) ernsthafte Hintergrundpathologie aufzudecken. Es beinhaltet eine gezielte subjektive Untersuchung (Befragung) und die dazugehörigen klinischen Tests.

Der Prozess der Differenzialdiagnostik schließt also das Screening mit ein.

FALLBEISPIEL

Knieschmerz

Ein Patient hat einen diffusen Knieschmerz. Dieser kann durch klinische Tests provoziert werden, aber es ist kein deutliches Muster erkennbar. Die weitere Abklärung mittels MRT zeigt einen freien Gelenkkörper in der dorsolateralen Knieregion (muskuloskelettales System).

Bei einem anderen Patienten mit der gleichen Symptomatik und der gleichen muskuloskelettalen Diagnose (freier Gelenkkörper) wird ein Sarkom in der medialen Kondyle festgestellt.

Bei der Differenzialdiagnostik geht es um das spezifische Befragen und die spezifische klinische Testung in verschiedenen Phasen der klinischen Entscheidungsfindung. Der Entscheidungsprozess während der ersten bis dritten Sitzung läuft in der Regel auf eine der fünf folgenden Arten ab (➤ Abb. 1.4):

- *Überweisung von einem Arzt mit einer eindeutigen Diagnose und Verordnung für Physiotherapie mit einem klaren neuromuskuloskelettalen Muster (A)*
  Nach der subjektiven Untersuchung und den klinischen Tests werden die Daten in den Hypothesen zusammengefasst. Wenn keine Einwände aus der subjektiven Untersuchung und den spezifischen klinischen Tests entstanden sind, findet reguläre physiotherapeutische Behandlung statt. Die Hypothese wird nach einigen Behandlungen als richtig bestätigt, da die Dysfunktion und die Beschwerden abnehmen und die aufgestellte Prognose passt.
- *Überweisung von einem Arzt mit einer eindeutigen Diagnose und Verordnung für Physiotherapie mit einem unklaren neuromuskuloskelettalen Muster (B)*
  Während einer subjektiven Untersuchung und körperlichen Untersuchung ist das klinische Muster nicht ganz klar. Klinische Tests stützen ein neuromuskuloskelettales Muster, aber es bestehen auch atypische Beschwerden (unspezifische Red Flags). Spezifische (Red-Flag-)Fragen bzgl. der Organsysteme werden gestellt und es werden möglichst spezifische Tests durchgeführt, mithilfe derer eine Aussage bezüglich der Organsysteme getroffen werden kann (➤ Kap. 6). Wenn mehrere Items auffällig sind, wird der Patient mit einer schriftlichen oder telefonischen Nachricht an den Arzt verwiesen.
- *Ohne medizinische Verordnung mit einem deutlichen klinischen Muster (C)*
  Die Screening-Fragen sind negativ und es besteht ein deutliches neuromuskuloskelettales Muster. Physiotherapeutische Behandlung ist indiziert und es besteht eine gute Prognose.
- *Ohne medizinische Verordnung mit einem unklaren klinischen Muster (D)*
  Während der subjektiven Untersuchung wird systematisch pro Beschwerderegion (z. B. Schulter, Hüfte, Knie etc.) jeweils eine Screening-Tabelle abgearbeitet. Wenn mindestens zwei Fragen mit „Ja" beantwortet wurden, die körperliche Untersuchung auf kein deutliches neuromuskuloskelettales Muster hinweist und die Tests zur klinischen Differenzialdiagnose auf einen Zusammenhang mit einem Organsystem hinweisen, wird der Patient sofort zur weiteren Diagnosestellung an den Arzt zurückverwiesen.
- *Ohne medizinische Verordnung mit einem klaren klinischen Muster (E)*
  Die subjektive Untersuchung und körperliche Untersuchung weisen deutlich auf eine neuromuskuloskelettale Dysfunktion hin. Die Behandlung wird begonnen, aber während der ersten bis dritten Behandlung verändert sich das klinische Bild und es treten atypische Symptome – wie z. B. neurologische Zeichen oder eine progressive Verstärkung der Beschwerden bzw. für den Verlauf eines neuromuskuloskelettalen Problems atypische Beschwerden – auf. In diesem Fall wird der Patient nach drei Behandlungen zu einem Arzt überwiesen.

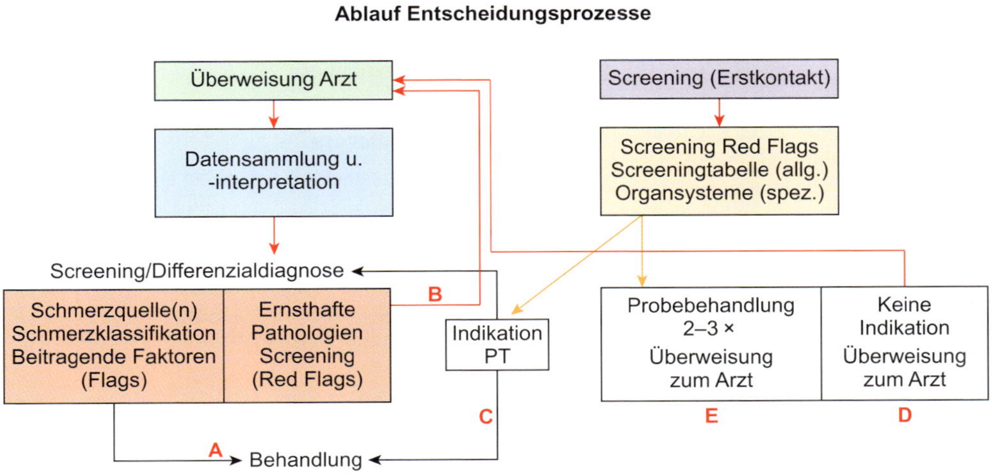

Abb. 1.4 Entscheidungen im differenzialdiagnostischen Prozess (siehe Text). [P1059, L231]

Allgemeinhin sollte die klinische Entscheidung zugunsten einer physiotherapeutischen Behandlung getroffen werden, wenn
- subjektive Untersuchung und körperliche Untersuchung passend sind,
- keine (progressiven) neurologischen Zeichen ersichtlich sind,
- Schmerz/Dysfunktion durch klinische Tests deutlich reproduzierbar sind,
- die Reaktion auf die ersten 2–3 Behandlungen gut ist.

In der Regel kann die Behandlung fortgeführt werden, wenn
- neurologische Zeichen deutlich abklingen,
- Symptome und Dysfunktionen des Patienten erwartungsgemäß deutlich zurückgehen,
- klinische Tests eindeutig eine Stimulus-Response-Vorhersagbarkeit zeigen,
- keine Red Flags neu aufgetreten sind,
- Schmerz/Dysfunktion deutlich reproduzierbar bleiben.

Die Behandlung sollte beendet und der Patient an einen Arzt verwiesen werden, wenn
- sich während der Behandlung wechselnde und unvorhersehbare Schmerzen in anderen Regionen ausbreiten,
- neurologische Zeichen zunehmen, auch wenn die Symptome reduziert werden,
- unspezifische und/oder spezifische Red Flags zunehmen.

Es liegt keine Indikation für eine physiotherapeutische Behandlung vor und eine direkte Rückverweisung zum Arzt sollte stattfinden, wenn
- sich mindestens zwei Red Flags aus der subjektiven Untersuchung/Screening-Tabelle und bestätigt durch die körperliche Untersuchung ergeben,
- das klinische Muster nicht deutlich ist.

1.5 Die Anamnese

Subjektive Untersuchung versus Anamnese

In der angelsächsischen Literatur für Physiotherapeuten wird generell die Bezeichnung *„subjective examination"* oder „subjektive Untersuchung" angewandt. Hier geht es um eine Befragung, die gesteuert wird durch verschiedene Arten von Clinical Reasoning wie das interaktive, prozedurale und narrative Reasoning (Hengeveld und Banks 2017). Das generelle Ziel ist es, anhand der Hypothesenkategorien (➤ Kap. 1.3) ein optimales Bild von dem individuellen Patienten mit seiner neuromuskuloskelettalen Dysfunktion zu bekommen und herauszufinden, inwieweit diese den Patienten in seiner Lebensqualität beeinflusst. Um in den Hypothesenkategorien Vorsichtsmaßnahmen und Kontraindikationen zu erfragen, gebraucht der Therapeut meistens eine systematische Abfragung von spezifischen und atypischen Red Flags sowie Fragen über Organsysteme (diagnostisches Reasoning). Fragen dieser Art sind denen vergleichbar, die der Arzt seinem Patienten stellt, um zu einer Entscheidung bezüglich medizinischer Tests zu kommen oder eine Diagnose zu formulieren (Anamnese). Unter anderem in den deutschsprachigen Ländern finden Wörter wie „Anamnese" regelmäßig auch durch Physiotherapeuten Verwendung, dies ist aus Sicht des Clinical-Reasoning-Prozedere aber erst teilweise korrekt. Weil es in diesem Buch vorrangig um die Differenzialdiagnose von neuromuskuloskelettalen Dysfunktionen in Verbindung mit Organsystemen geht, wird häufig auch das Wort „Anamnese" anstelle von „subjektiver Untersuchung" verwendet.

Die Anamnese (griech. *anamnesis:* Erinnerung) ist ein fester Bestandteil der Diagnosefindung und setzt auf die Befragung des Patienten (Eigenanamnese) bzw. von dessen Umfeld, z. B. der Angehörigen (Fremdanamnese). Erfahrene Kliniker wissen, dass die Anamnese einen sehr hohen Stellenwert in der Findung der Diagnose (bzw. der Hypothese, siehe ➤ Kap. 1.2 und ➤ Kap. 1.3) hat. Allein durch das Stellen der richtigen Fragen bekommt man bereits einen wichtigen Eindruck von der Problemlage des Patienten inklusive weiterer beeinflussender Faktoren. Man geht davon aus, dass ca. 80 % aller Informationen, die man braucht, um die Ursache der geschilderten Symptome aufzudecken, bereits durch die richtige Anamneseerhebung gesammelt werden können.

In der **Sozialanamnese,** beispielsweise, wird die soziale Position des Patienten erfasst: z. B. Schulbildung, zurückliegende und jetzige berufliche Tätigkeit (wird auch **Berufsanamnese** genannt), aber auch familiäre Situation, Partnerbeziehungen, Freundschaften.

In der **Familienanamnese** geht es hingegen um die Krankheiten, die evtl. familiär gehäuft auftreten, also erblich bedingt sein können. Man spricht auch von hereditären Erkrankungen. Eine positive Familienanamnese bedeutet in diesem Sinne, dass in der Familie des Patienten – beispielsweise bei den Eltern, Großeltern, Geschwistern etc. – eine bestimmte Erkrankung gehäuft auftritt, die also erblich bedingt sein kann und den befragten Patient mit erhöhter Wahrscheinlichkeit ebenso betrifft. Beispielsweise kann das Mammakarzinom eine erbliche Komponente haben; es existieren nachgewiesenermaßen mehrere sog. BRCA-Gene (BRCA steht dabei für *breast cancer*).

Nicht immer ist es eine bestimmte Erkrankung, die familiär verbreitet ist, sondern es können auch verschiedene Erkrankungen aus einer Erkrankungsgruppe beteiligt sein. So weiß man z. B., dass zum sog. atopischen Formenkreis das Asthma bronchiale gehört, das mit der Neurodermitis und der allergischen Rhinitis (Heuschnupfen) vergesellschaftet ist. Eine positive Familienanamnese bedeutet hier, dass verschiedenen Mitglieder der biologischen Familie unter einer oder mehrerer der o. g. Erkrankungen leiden und damit die Wahrscheinlichkeit größer wird, dass auch der Patient selbst hierzu eine Neigung hat. Häufig familiäre auftretende Erkrankungen sind unter anderem:
- Hyperlipidämie
- Diabetes mellitus
- Arterielle Hypertonie
- Alkoholismus
- Depression
- Osteoporose
- Krebserkrankungen

Ziel der Anamnese

Die Anamneseerhebung zielt darauf ab, vier grundlegende Fragen zu beantworten:
- Von welchem Organ(system)/welcher Struktur gehen die Beschwerden aus?
- Was ist die wahrscheinlichste Ursache?
- Gibt es irgendwelche Risikofaktoren?
- Liegen Komplikationen vor?

Bereits in der Anamneseerhebung wird deutlich, dass die Diagnosestellung („wahrscheinlichste Ursache") eine **Hypothese** ist, die auf Wahrscheinlichkeiten beruht und demzufolge auch im weiteren Verlauf gegebenenfalls verändert werden muss, wenn neue Aspekte offenkundig werden. Dies geschieht im Prozess der klinischen Urteilsbildung (➤ Kap. 1.2).

Mit der Anamnese wird durch gezielte Fragestellung ein individuelles Beschwerdeprofil des Patienten erstellt. Am Ende des ersten Patientengesprächs soll man ein klares Bild von der Persönlichkeit des Patienten, seinem sozialen Umfeld und seinen klinischen Beschwerden haben, um die notwendigen Überlegungen zur Differenzialdiagnose anstellen zu können. Zur vollständigen Anamnese gehören Fragen über aktuelle Beschwerden, sozialen Hintergrund, Ausbildung, beruflichen Werdegang, individuelle Gewohnheiten, familiäres Umfeld, familiär gehäufte Erkrankungen sowie über Erkrankungen der Hauptorgansysteme.

Das Wichtigste zur Anamnese-Erhebung

- Begrüßung
- Körpersprache des Patienten beachten
- Gesprächseröffnung mit offenen Fragen
- Erfragen der Vorgeschichte der augenblicklichen Beschwerden durch geschlossene Fragen (Welche Struktur ist betroffen? Wahrscheinlichste Ursache? Prädisponierende Faktoren? Komplikationen?)

Eine vollständige Anamnese eines bisher unbekannten Patienten umfasst vielfältige Lebensbereiche. Auch wenn manchmal die Anamneseerhebung vor allem symptomorientiert vorgenommen wird („Was sind ihre gegenwärtigen Beschwerden?"), sind für eine umfassende Anamneseerhebung alle in ➢ Abb. 1.5 aufgeführten Aspekte zu berücksichtigen.

Symptom

Die aktuellen Beschwerden des Patienten werden medizinisch als sog. Symptome erfasst. Dieser Begriff geht, ebenso wie der der Diagnose, Therapie und Prognose schon auf den berühmten Arzt der Antike, Hippokrates von Kos, zurück (469–379 v. Chr.). Ein Symptom ist ein Krankheitszeichen, das damit also auf das mögliche Vorliegen einer bestimmten Erkrankung hinweist. Viele Symptome sind unspezifisch (z. B. Fieber), d. h. erst durch das Vorliegen weiterer Symptome und die Durchführung von klinischen Tests wird die Diagnosestellung konkreter.

Einzelne Symptome, die bereits für sich allein genommen hinreichend für eine sichere Diagnosestellung sind, bezeichnet man als pathognomonisch. Beispielsweise ist das Ausscheiden von sog. Bence-Jones-Proteinen im Urin pathognomonisch für das multiple Myelom (s. a. ➢ Kap. 10), eine Erkrankung der B-Lymphozyten im Knochenmark, die mit deutlichen muskuloskelettalen Beschwerden einhergeht.

Anamnestische Leitfragen

Die sieben Charakteristika eines Symptoms

(am Beispiel Schmerz; nach Bickley 2000)

- **Lokalisation:** Wo treten die Schmerzen auf? Strahlen sie aus?
- **Qualität:** Womit lassen sich die Schmerzen vergleichen?
- **Quantität oder Stärke:** Wie stark sind die Schmerzen?
- **Zeitlicher Verlauf:** Wann setzen (setzten) sie ein? Wie lange dauern sie an? Wie oft treten sie auf?
- **Situationen,** in denen die Schmerzen auftreten (einschließlich äußerer Umstände, persönlicher Aktivitäten, emotionaler Reaktionen oder anderer Faktoren, die die Schmerzen mitverursachen können)
- **Faktoren,** die die Schmerzen lindern oder verschlimmern
- **Begleitsymptome**

Techniken des guten Patientengesprächs

Achten Sie auf die nonverbale Kommunikation zwischen Ihnen und dem Patienten. Beispielsweise ist eine übereinstimmende Körperhaltung ein Zeichen für einen Beziehungsaufbau. Ermunterung dient dazu, den Patienten durch aufmerksames Zuhören zum Weiterreden aufzufordern. Dies können Sie durch Ihre Körperhaltung, Ihr Verhalten, aber auch verbal zum Ausdruck bringen. Auch Wiederholungen des Gesagten dienen dazu, den Patienten mehr erzählen zu lassen. Die Zusammenfassung dessen, was der Patient bisher gesagt hat, dient dazu, dem Patienten zu zeigen, dass Sie aufmerksam zugehört haben, und klärt ab, was Sie wissen und was nicht. Mitfühlende Reaktionen setzen das Erkennen von Gefühlen des Patienten voraus. Fragen Sie ruhig nach, wenn Sie sich unsicher sind: „Wie haben sie sich dabei gefühlt?" Werden Gefühle seitens des Patienten geäußert, reagieren Sie mit Verständnis.

Die besondere Herausforderung der Anamneseerhebung liegt aber auch darin, zeitökonomisch vorzugehen, d. h. in angemessener (also nicht zu langer) Zeit das Nötige herauszufinden, was man für eine Diagnosestellung braucht (➢ Abb. 1.6).

(Über den Link https://else4.de/DD-PT bzw. den hier abgedruckten QR-Code gelangen Sie im Internet zu einer PDF-Datei der beiden Anamnesebögen (➢ Abb. 1.6 und ➢ Abb. 1.7). Diese Musterbögen können Sie dort auch herunterladen.)

Um die großen Organfunktionen anamnestisch abzuklären, eignet sich u. a. die Abfrage folgender Symptome (s. a. ➢ Abb. 1.7):

Für das **kardiovaskuläre System:**

- Schmerzen im Brustkorb (bei welcher Belastung?)
- Dyspnoe (bei welcher Belastung?)
- Ödeme an den Sprunggelenken (beidseits: Zeichen der Rechtsherzinsuffizienz)
- Palpitationen (mögl. Zeichen für Herzrhythmusstörungen)

Für das **respiratorische System:**

- Husten
- Hämoptysen (Blut im Sputum)
- Kurzatmigkeit
- Schmerzen

Für das **gastrointestinale System:**

- Gewichtsveränderungen
- Abdominalschmerz
- Erbrechen
- Stuhlverhalt (Obstipation)
- Veränderte Stuhlgewohnheiten
- Meteorismus (Blähungen)/Sodbrennen
- Dysphagie (Schluckbeschwerden)

Für das **urogenitale System:**

- Häufigkeit des Wasserlassens (am besten als Relation von Tag zu Nacht, z. B. 6/0–1)
- Schmerzen
- Störungen der Blasenfunktion
- Menstruation
- Sexuelle Aktivität

Aktivitäten und Partizipation

- Gegenwärtige und frühere Rollenfunktionen (z.B. selbstständige Körperpflege, Hausarbeit, Ausbildung, Arbeitsplatz, Sozialleben)

Gegenwärtige Beschwerden

- Hauptbeschwerden, die zur Konsultation des Physiotherapeuten geführt haben
- Erwartungen, Zielsetzungen, Bedenken und Bedürfnisse des Patienten für die bevorstehende Physiotherapie (einschl. Perspektive der Angehörigen und Betreuungspersonen)
- Frühere und gegenwärtige therapeutische Maßnahmen
- Unfall-/Erkrankungshergang, Zeitpunkt des Beginns der Symptome
- Beginn, Verlauf und (ggf.) Muster der Symptome
- Emotionale Belastung durch die gegenwärtigen Beschwerden (aus Sicht des Patienten, der Angehörigen und Betreuungspersonen)
- Früheres Auftreten der gleichen Symptome

Familienanamnese

- Erbliche Risikofaktoren

Allgemeine demografische Daten

- Alter
- Ausbildung
- Muttersprache
- Ethnie
- Geschlecht

Allgemeiner Gesundheitsstatus (aus Sicht des Patienten, der Angehörigen und Betreuungspersonen)

- Allgemeines Krankheitsverständnis
- Mentale Funktionen (z.B. Gedächtnis, Denkfähigkeit, Depression, Ängstlichkeit)
- Körperfunktionen (z.B. Beweglichkeit, Schlafmuster, Bettlägerigkeit)

Entwicklung

- Wachstum und Entwicklung
- Händigkeit

Lebensumstände

- Technische Hilfsmittel (Gehhilfen, Orthesen, Prothesen/Implantate, Lagerungshilfen etc.)
- Lebensumfeld (selbstständig zu Hause, im Heim, in helfender Nachbarschaft etc.)
- Erwartetes Lebensumfeld nach der Behandlung

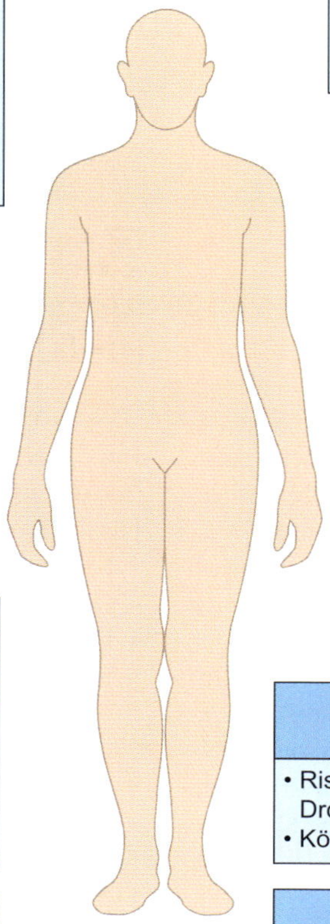

Medizinische Vorgeschichte

- Kardiovaskulär
- Endokrinologisch/metabolisch
- Gastrointestinal
- Urogenital
- Gynäkologisch
- Dermatologisch
- Muskuloskelettal
- Neuromuskulär
- Geburtshilflich
- Psychologisch
- Pulmonologisch
- Krankenhausaufenthalte, Operationen und bekannte Grunderkrankungen

Medikamente

- Wegen der gegenwärtigen Beschwerden
- Früher wegen gleicher Beschwerden
- Wegen anderer Gesundheitsprobleme

Andere medizinischen Befunde

- Laboruntersuchungen, Funktionstests
- Arztberichte vorangegangener Untersuchungen/Behandlungen
- Sonstige Parameter (z.B. Ernährungszustand/Hydrierung)

Organfunktionen

- Kardiovaskulär/pulmonal
- Endokrin
- Augen, Hals/Nase/Ohren
- Gastrointestinal
- Urogenital
- Hämatologisch/lymphatisch
- Dermatologisch
- Neurologisch/muskuloskelettal

Gesundheitsrelevantes Verhalten (früher und gegenwärtig)

- Risikoverhalten (z.B. Tabak-/Alkoholkonsum, Drogenmissbrauch)
- Körperliche Fitness

Sozialanamnese

- Arbeitsbedingungen
- Kulturelle Besonderheiten
- Unterstützung/Belastung durch Familie und Freunde
- Soziales Netz, Interaktionen und Aktivitäten

Abb. 1.5 Übersicht über mögliche Datenerhebung im Rahmen der Anamnese (aus: www.apta.org, mit freundlicher Genehmigung der *American Physical Therapy Association.* © 2016 *American Physical Therapy Association.* Alle Rechte vorbehalten. Die APTA übernimmt keine Gewähr für die Korrektheit der Übersetzung aus dem Englischen.). [E1239]

Für das **Nervensystem:**

- Kopfschmerz
- Bewusstlosigkeit
- Schwindel und Benommenheit
- Störung der Sprache und verwandter Funktionen
- Gedächtnis
- Hirnnervensymptome:
  - Sehstörungen
  - Doppeltsehen
  - Taubheitsgefühl im Gesicht
  - Oropharyngeale Dysphagie
- Motorische oder sensorische Störungen der Extremitäten
- Koordinationsstörungen

Für das **endokrine System:**

- Diabetes mellitus (Polydipsie, Polyurie)
- Hyper-/Hypothyreose

Für das **dermatologische System:**

- Exanthem
- Pruritus

Fehlerquellen bei der Anamneseerhebung

- Unterlassen wichtiger Fragen (z. B. nach einer psychischen Beeinträchtigung)
- Unsachgemäß formulierte Fragen (z. B. Suggestivfragen wie „Sie schlafen bestimmt gut?" statt „Haben sie Einschlaf- oder Durchschlafstörungen?"
- Fehlerhafte Interpretation von Patienteninformationen
- Ungenügende Aufmerksamkeit für die Körpersprache des Patienten

Besonderheiten der psychischen Anamnese

Patienten, die physiotherapeutische Hilfe suchen, haben natürlich in erster Linie organische Probleme; gleichwohl aber gehört zur umfassenden Erhebung des Gesundheitszustands des Patienten auch dessen psychisches Wohlbefinden (➤ Tab. 1.5, siehe auch ➤ Kap. 15).

Gute Einstiegsfragen sind hier z. B. die Frage nach „Stress" bzw. Stressverarbeitung, aber auch nach dem Schlaf. Wenn Schlafstörungen beklagt werden, kann man im Anschluss fragen, ob es sich eher um Einschlaf- oder um Durchschlafstörungen handelt. Grund für Ersteres sind häufig Sorgen, die sich der Patient macht z. B. über die Folgen seiner Erkrankung. Auch häufiges Aufwachen kann Kennzeichen von Nicht-zur-Ruhe-Kommen sein. Fragen nach dem (gesunden) Schlaf geben häufig einen guten Einstieg, um über seelische Belastungen ins Gespräch zu kommen.

Dokumentation

Physiotherapeuten wollen meist gern den Patienten gleich behandeln (und zuvor auch mehr oder weniger gründlich untersuchen), aber möglichst wenig Zeit mit der Dokumentation der Befunde und des Behandlungsverlaufs verbringen. Wenn im Erstkontakt nun auch noch eine umfangreiche Anamnese erhoben werden muss, kommt ein weiterer Dokumentationsaufwand hinzu. Dabei gilt in jedem Fall: eine umfassende Dokumentation ist absolut unerlässlich, denn sie dient der Darstellung der Situation des Patienten

- vor und zu Beginn der Behandlung,
- im weiteren Behandlungsverlauf
- und zum Abschluss der Behandlung,
- als Grundlage für eine Weiterbehandlung nach Therapeutenwechsel (z. B. krankheitsbedingt) und/oder
- als Grundlage für eine eventuelle Schadenersatzforderung seitens des Patienten.

Dies berührt also auch rechtliche Fragen, gerade im Erstkontakt! Man muss hier sicher zeigen können, dass man sich umfassend über das Vorliegen möglicher Risikofaktoren informiert und differenzialdiagnostische Überlegungen angestellt hat. Für das zeiteffiziente Arbeiten eignet sich der Einsatz relevanter Frage-/Anamnesebögen (➤ Abb. 1.6 und ➤ Abb. 1.7).

Insbesondere um den Behandlungsverlauf darzustellen, ist eine Status-quo-Erhebung am Anfang der Behandlung darzulegen, um einen objektiven Bezugspunkt für die Darstellung möglicher Behandlungserfolge zu gewährleisten.

Tab. 1.5 Attribute psychischer Elementarfunktionen.

Bewusstseinslage: unauffällig, verwirrt, delirant, benommen, somnolent, soporös, komatös
Orientierung *zur Person:* unauffällig, gestört; *zur Zeit:* unauffällig, gestört; *zum Ort:* unauffällig, gestört
Stimmung: ausgeglichen, euphorisch, heiter, gereizt, ängstlich, gedrückt, traurig
Affektivität: unauffällig, labil, bewegt, nüchtern, verflacht, verödet
Antrieb: unauffällig, enthemmt, umtriebig, impulsiv, verlangsamt, passiv, abulisch (willenlos)
Kontakt: unauffällig, distanzlos, überangepasst, oberflächlich, scheu, ablehnend, autistisch
Denken *formal:* unauffällig, ideenflüchtig, perseverierend, weitschweifig, zerfahren, gehemmt; *inhaltlich:* unauffällig, fixiert, überwertig, hypochondrisch, zwanghaft, phobisch, paranoid
Gedächtnis und Merkfähigkeit: unauffällig, amnestisch, lückenhaft, punktuell, zerstreut, konfabulatorisch, hypermnestisch

ANGABEN ZUM KONSULTATIONSGRUND

Hauptbeschwerde (Beginn)
- „Was führt sie zu mir?"
- „Wie sind Ihre Beschwerden entstanden?"
  Alternativ: „Was ist ihrer Meinung nach der Grund für die Beschwerden?"

Weiterführende Fragen
- „Wann hat das begonnen?"
- „Steht das Problem im Zusammenhang mit einem Sturz, Unfall oder eine ungewohnten körperlichen Aktivität (z.B. Renovierung des eigenen Heims, Gartenarbeit o.ä.)?"
- „War der Auslöser ein Schlag oder Stoß?"
- „Wann genau sind die Beschwerden aufgetreten, und kamen sie plötzlich oder haben sie sich schleichend entwickelt?"

Bei Systemerkrankungen (allmählicher Beginn ohne bekannte Ursache)
- „Haben Sie so etwas schon mal zuvor gehabt? Wann?"
- „Beschreiben Sie die genauen Umstände"
- „Wie oft ist das bisher schon aufgetreten?"
- „Ist es diesmal in irgendeiner Weise anders als das letzte Mal?"
- „Wie viel Zeit liegt zwischen den Episoden?"
- „Sind die Episoden über die Zeit häufiger oder seltener geworden?"

Achtung: Systemerkrankungen können ihre Symptomatik periodisch verändern, z.B. nach dem Muster schlecht, besser, wieder schlecht...

SYMPTOM-ANAMNESE
- „Sind ihre Beschwerden von Schmerzen begleitet?"
  Wenn ja: „Beschreiben sie bitte diese Schmerzen."

Lokalisation
- „Zeigen Sie mir möglichst genau, wo die Schmerzen sind."

Weiterführende Fragen
- „Haben Sie die gleichen Schmerzen noch irgendwo anders?"
- „Haben Sie noch weitere Schmerzen bzw. Symptome irgendwo anders?"
  Falls ja: „Was ist der Auslöser für diese anderen Beschwerden?"

Beschreibung
- „Wie fühlt es sich an?"

Weiterführende Fragen
- „Haben sich die Schmerzen/Beschwerden bezüglich ihrer Qualität, Intensität, Frequenz oder Dauer verändert, seit sie erstmals aufgetreten sind?"

Beschwerde-Muster
- „Gibt es ein Beschwerde-Muster?"
  Alternativ: „Bei welcher Gelegenheit schmerzt ihr Rücken/ihre Schulter etc.?"
  Alternativ: „Beschreiben Sie ihre Schmerzen/Beschwerden im Tagesverlauf, beginnend mit dem Aufwachen."

Weiterführende Fragen
- „Hatten sie so etwas schon mal irgendwann zuvor?"
  Wenn ja: „Sind die Episoden inzwischen häufiger oder seltener als am Anfang?"
- „Wie verändern sich ihre Beschwerden über die Zeit?"
- „Sind ihre Beschwerden morgens oder abends schlimmer?"

Häufigkeit (Frequenz)
- „Wie häufig treten die Schmerzen/Beschwerden auf?"

Weiterführende Fragen
- „Sind die Schmerzen gleichbleibend stark oder kommen und gehen sie?"
- „Haben sie gegenwärtig die Schmerzen?"
- „Waren die Schmerzen heute morgen schon nach dem Aufwachen da?"

Dauer
- „Wie lange dauern die Beschwerden an?"

Bei Systemerkrankungen sind Schmerzen meist konstant vorhanden.

Intensität
- „Wie stark sind ihre jetzigen Schmerzen auf einer Skala von 0 (kein Schmerz) bis 10 (stärkster vorstellbarer Schmerz)?"

Weiterführende Fragen
- „Welches Wort beschreibt ihre stärksten Schmerzen am besten?"
- „Welches Wort beschreibt die geringste Ausprägung ihrer Schmerzen?"
- „Welches Wort beschreibt die gegenwärtige Ausprägung ihrer Schmerzen?"

Bei Systemerkrankungen ist Schmerz meist ausgeprägt.

Abb. 1.6 Muster für detaillierte, strukturierte Anamnesefragen. [E1239]

Begleitsymptome
○ „Welche anderen Symptome ordnen sie ihren derzeitigen Hauptbeschwerden noch zu?"
Weiterführende Fragen
○ „Haben Sie gegenwärtig oder vor kurzem eines dieser Probleme gehabt:
- Blut im Urin, Stuhl, Erbrochenem, Ausgehustetem
- Schwindel, Ohnmacht, Bewusstseinsverlust
- Fieber, Schüttelfrost, Schweißausbrüche (tags/nachts)
- Übelkeit, Erbrechen Appetitlosigkeit
- Veränderungen der Blasen oder Stuhlfunktion
- Schmerzhaftes Druckgefühl im Bauch oder anderswo
- Hautausschlag oder andere Hautveränderungen
- Husten, Atemnot
- Harnverlust
- Unregelmäßigen Herzschlag
- Taubheitsgefühl, Kribbeln
- Schwellungen (auch von Lymphknoten) irgendwo
- Seh- oder Hörprobleme
- Ungewöhnliche Müdigkeit oder Schwäche
- Schluck- oder Sprechstörungen
- Gedächtnisverlust
- Verwirrtheitszustände
- Plötzliche Lähmung
- Schlafstörungen?"

Achtung: Bei Systemerkrankungen sind Symptome meist bilateral (z.B. Ödeme, Nagelbettveränderungen, Muskelschwäche, Parästhesien, Kribbeln, Brennen). Erfragen Sie die Häufigkeit, Dauer, Intensität und das Vorliegen von Symptom-Mustern. Sehstörungen, Doppelbilder, Gesichtsfeldausfälle (Skotome) oder vorübergehende Blindheit können erste Zeichen einer multiplen Sklerose (Encephalitis disseminata), einer Störung der Hirndurchblutung oder anderer neurologischer Erkrankungen sein.

Verschlimmernde Faktoren
○ „Was verschlimmert die Schmerzen?"
Weiterführende Fragen
○ „... z.B. essen, körperliche Aktivität, Ruhe, bestimmte Positionen, Aufregung, Stress?"

Erleichternde Faktoren
○ „Was macht es besser?"
○ „Wie wirkt sich Ruhe auf ihre Beschwerden aus?"
Bei Systemerkrankungen bessern sich Schmerzen meist nicht bei Positionsänderung oder in Ruhe.
Weiterführende Fragen
○ „Durch was werden ihre Beschwerden verschlimmert oder erleichtert?"
○ „Wie stark sind Sie durch ihre Beschwerden am Arbeitsplatz/zu Hause eingeschränkt?"
○ „Wie stark ist Ihre Selbstständigkeit eingeschränkt (Anziehen, Körperpflege, Kochen, Mobilität außer Haus)?"

MEDIZINISCHE VORGESCHICHTE EINSCHLIESSLICH MEDIKATION

○ „Welche andere(n) medizinische(n) Behandlung(en) haben sie wegen der gegenwärtigen Beschwerden schon erhalten?"
Weiterführende Fragen
○ „Wurden sie bereits durch einen Physiotherapeuten deswegen behandelt?"
○ „Wann?"
○ „Wo?"
○ „Wie lange?"
○ „Was hat geholfen, was nicht?"
○ „Gab es Behandlungen, die ihre Beschwerden verschlimmert haben?"

Medikation
○ „Nehmen sie regelmäßig verschreibungspflichtige oder freie Medikamente ein?"
Weiterführende Fragen
○ Falls der Patient dies verneint, fragen Sie nochmals aktiv nach, ob er/sie evtl. Laxantien, Aspirin oder andere Schmerz- u. Entzündungshemmer (Antiphlogistika) nimmt.
Wenn ja:
○ „Welche Medikamente nehmen Sie?"
○ „Wie oft?"
○ „In welcher Dosierung?"
○ „Aus welchem Grund nehmen Sie die Medikamente?"
○ „Wann haben Sie sie das letzte Mal genommen? Heute?"
○ „Falls ja, wie bald nach der Einnahme verspüren Sie eine Wirkung?"
○ „Wie lange nehmen Sie diese Medikamente schon?"

Abb. 1.6 *(Forts.)*

Fitness-Level
- „Wie ist ihre Fitness gegenwärtig?"

Weiterführende Fragen
- „Was für Sport treiben Sie?"
- „Wie oft in der Woche?" (Frequenz)
- „Seit wann?" (Dauer)
- „Wie lange pro Trainingseinheit?" (Intensität)
- „Welche Aktivitäten konnten Sie vor dem Beginn ihrer Beschwerden ausüben, die Sie jetzt nicht mehr ausüben können?"

Dyspnoe:
- „Hatten Sie jemals Luftnot während des Trainings oder anderer Aktivitäten (Laufen, Treppen steigen)?"

Weiterführende Fragen
- „Hatten Sie jemals Luftnot ohne körperliche Belastung?"
  „Wenn ja, wie oft? Wann war das?"
- „Sind Sie jemals nachts aufgewacht und hatten Luftnot?"
  „Wenn ja, wie oft? Wann war das?"

Schlafanamnese
- „Können Sie gut einschlafen?"
  Wenn nein: „Warum nicht?"
- „Können Sie auf ihrer schmerzhaften Seite liegen?"
- „Wachen Sie nachts schmerzbedingt auf?"

Weiterführende Fragen
- „Falls ja, wachen Sie auf, weil Sie unwillkürlich auf die betroffene Seite gerollt sind?"
- „Finden Sie danach leicht wieder in den Schlaf zurück?"
- „Haben Sie in letzter Zeit Fieber ohne erkennbare Ursache, Nachtschweiß oder unbegründetes Schwitzen festgestellt?"

Achtung: Fieber und Nachtschweiß sind klassische Zeichen einer Systemerkrankung.

Stressanamnese
- „Gibt es Änderungen in Ihren Lebensbedingungen oder Stressoren, die Sie mit ihren gegenwärtigen Beschwerden in Beziehung bringen?"
- „Auf einer Skala von 0 (kein Stress) bis 10 (stärkster vorstellbarer Stress), wo wäre da Ihr momentanes Stresslevel?"
- „Bekommen Sie bei Stress Luftnot, oder wird Ihnen schwindelig oder haben Sie dann das Gefühl, das Bewusstsein zu verlieren? (wäre ein Hinweis auf eine angstgetriebene Hyperventilation)

Abschlussfrage
- „Möchten Sie mir noch irgendetwas über Ihre Beschwerden, die Symptome oder Ihre allgemeine Gesundheit sagen, über das wir bisher noch nicht gesprochen haben?"
  Alternativ: „Gibt es aus Ihrer Sicht sonst noch etwas Wichtiges, über das wir noch nicht gesprochen haben?"

Abb. 1.6 *(Forts.)*

Name (Patient/in): ______________________________ Datum: ______________

Name (Therapeut/in): ______________________________

Sprachkompetenz:
- □ muttersprachlich deutsch
- □ Übersetzer/in notwendig
- □ Muttersprache (wenn andere als deutsch): ______________________________

Ärztliche Diagnose: ______________________________ Beschwerdenbeginn: ______________

Betreuender Arzt: ______________________________

Operationsdatum (falls post-op.): ______________

Haben Sie oder ein/e nahe/r Verwandte/r (Eltern, Geschwister, Kinder) eine der folgenden Erkrankungen:

Bitte ankreuzen			**Bitte nicht ausfüllen (füllt die/der Therapeut/in aus)**		
			Verwandtschafts-verhältnis	Erkrankungsbeginn	Gegenwärtiger Status
- Allergien	Ja	Nein			
- Brustschmerz (Angina pectoris)	Ja	Nein			
- Angst, Panikattacken	Ja	Nein			
- Arthritis	Ja	Nein			
- Asthma, Heuschnupfen/Atemprobleme	Ja	Nein			
- Krebserkrankungen	Ja	Nein			
- Abhängigkeitserkrankung (Alkohol, Drogen)	Ja	Nein			
- Lebererkrankungen/Zirrhose	Ja	Nein			
- Depression	Ja	Nein			
- Diabetes (Zuckererkrankung)	Ja	Nein			
- Essstörung (Bulimie/Anorexie)	Ja	Nein			
- Kopfschmerzen	Ja	Nein			
- Herzinfarkt	Ja	Nein			
- Hämophilie/Wundheilungsstörungen	Ja	Nein			
- Cholesterinerhöhung	Ja	Nein			
- Bluthochdruck	Ja	Nein			
- Nierenerkrankungen	Ja	Nein			
- Multiple Sklerose	Ja	Nein			
- Osteoporose	Ja	Nein			
- Schlaganfall	Ja	Nein			
- Tuberkulose	Ja	Nein			
- Andere Infektionskrankheiten: ____________	Ja	Nein			
- Andere Erkrankungen ______________	Ja	Nein			

Hinweis für die/den Therapeuten/in: Hier Ausgangsinformation eintragen (wichtig im Fall von Änderungen im Behandlungsverlauf). Dient auch zur Absicherung der Dokumentationspflicht von Begleiterkrankungen

Eigene Vorgeschichte

Hatten Sie jemals:

- Anämie (Blutarmut)	Ja	Nein	- Emphysem	Ja	Nein
- Epilepsie/Krampfanfälle	Ja	Nein	- Gastroösophagealen Reflux	Ja	Nein
- Fibromyalgie/myofasziales Schmerzsyndrom	Ja	Nein	- Gicht	Ja	Nein
- Hepatitis/Gelbsucht	Ja	Nein	- Guillain-Barré-Syndrom	Ja	Nein
- Künstlichen Gelenkersatz	Ja	Nein	- Hypoglykämie	Ja	Nein
- Morbus Parkinson	Ja	Nein	- Periphere Verschlusskrankheit	Ja	Nein
- Polio/Postpolio	Ja	Nein	- Lungenentzündung	Ja	Nein
- Atemnot	Ja	Nein	- Prostatabeschwerden	Ja	Nein
- Hautprobleme	Ja	Nein	- Rheumatisches Fieber	Ja	Nein
- Harninkontinenz	Ja	Nein	- Schilddrüsenprobleme	Ja	Nein
- Harnwegsinfektionen	Ja	Nein	- Magenbeschwerden/-geschwür	Ja	Nein
- Chronische Bronchitis	Ja	Nein	- Krampfadern	Ja	Nein

Abb. 1.7 Beispielbogen zur allgemeinen Anamneseerhebung (inkl. Familienanamnese). Hinweis: Der Fragebogen kann bereits vor dem Gespräch/der Untersuchung durch den Patienten (vor)ausgefüllt werden. [E1239]

Speziell für Frauen:

- Endometriose Ja Nein
- Entzündungen im Becken Ja Nein
- Sind Sie (möglicherweise) schwanger? Ja Nein
- Inkontinenzprobleme Ja Nein
- Fehlgeburt/Abtreibung Ja Nein

Anzahl bisheriger Schwangerschaften: _____ Anzahl der Lebendgeborenen: _______

Angaben über die allgemeine Gesundheit

1. Meine Gesundheitsstatus ist (bitte ankreuzen): ☐ exzellent ☐ gut ☐ befriedigend ☐ schlecht
2. Nehmen Sie Medikamente (sowohl ärztlich verordnete wie frei verfügbare) Ja Nein
   Bitte auflisten:____
3. Nehmen Sie Nahrungsergänzungsmittel? Ja Nein
4. Waren Sie innerhalb der letzten 3 Wochen krank (z.B. Erkältung, Grippe, Nieren- oder Blasenentzündungen) Ja Nein
5. Haben Sie geschwollenen Lymphknoten oder andere Haut- oder Muskelverdickungen an ihrem Körper bemerkt? Ja Nein
6. Haben Sie schlecht heilende Wunden oder Hauterscheinungen (Warzen, Muttermale), die sich in Größe, Form oder Farbe verändern? Ja Nein
7. Hatten Sie im letzten Monat eine unbeabsichtigte Gewichtsab- oder -zunahme Ja Nein
8. Rauchen Sie? Ja Nein
   Wenn ja: Wie viele Packungen am Tag? _____ Seit wann? __________ Wann aufgehört? __________
9. Wie viel Alkohol trinken Sie durchschnittlich in der Woche? _________ Drinks/Woche
   (1 Drink = 1 Fl. Bier, 1 Glas Wein oder 1 Schnaps)
10. Nehmen Sie Drogen (Marihuana, Kokain, Amphetamine...) Ja Nein
   Wenn ja, welche, wie viel, wie oft?
12. Wie viel Koffein trinken Sie durchschnittlich am Tag (Kaffee, Tee, Energydrinks..)? ________________
13. Halten Sie eine Diät ein? Ja/Nein
   Wenn ja: Welche? ____
14. Haben/Hatten Sie gegenwärtig oder vor kurzem eines dieser Probleme (bitte ankreuzen):

☐ Blut in Urin, Stuhl, Erbrochenem, Ausgehustetem
☐ Schwindel, Ohnmacht, Bewusstseinsverlust
☐ Fieber, Schüttelfrost, Schweißausbrüche (tags/nachts)
☐ Übelkeit, Erbrechen Appetitlosigkeit
☐ Veränderungen der Blasen- oder Darmentleerung
☐ Schmerzhaftes Druckgefühl im Bauch oder anderswo
☐ Hautausschlag oder andere Hautveränderungen
☐ Husten, Atemnot
☐ Harnverlust
☐ Unregelmäßiger Herzschlag
☐ Taubheitsgefühl, Kribbeln
☐ Schwellungen (auch von Lymphknoten)
☐ Seh- oder Hörprobleme
☐ Ungewöhnliche Müdigkeit oder Schwäche
☐ Schluck- oder Sprechstörungen
☐ Gedächtnisverlust
☐ Verwirrtheitszustände
☐ Plötzliche Lähmung
☐ Schlafstörungen
☐ Andere ______________
☐ Nichts dergleichen

Medizinische Vorgeschichte

1. Sind Sie schon einmal mittels Chemotherapie, Strahlentherapie oder Biologika behandelt worden? Ja Nein
   Wenn ja, mit welcher Therapie und wann: ____
2. Sind in letzter Zeit Untersuchungen mittels Röntgen, Ultraschall, Computertomografie, Kernspintomografie (MRT) oder andere bildgebenden Verfahren bei Ihnen durchgeführt worden? Ja Nein
   Wenn ja, was? ____________________ wann? _________ mit welchem Ergebnis? ____________________
3. Wurden in letzter Zeit Labor-Untersuchungen bei Ihnen durchgeführt (Blutentnahmen, Urinproben, Stuhlproben etc.) Ja Nein
   Wenn ja, was? ____________________ wann? _________ mit welchem Ergebnis? ____________________
4. Andere klinische Untersuchungen? Ja Nein
   Welche? ____
5. Bitte listen Sie alle Operationen auf, die Sie jemals hatten:
   Operation: ____________________________ Datum: __________
6. Haben Sie einen Herzschrittmacher, ein Organtransplantat, ein künstliches Gelenk, Brust- oder andere Implantate? Ja Nein
   Wenn ja, welche:? ____

Abb. 1.7 *(Forts.)*

Arbeitsplatz und häusliche Umgebung

1. Gegenwärtige Beschäftigung: ____________________

2. Geht Ihre jetzige Arbeit einher mit:

   - ☐ Viel Sitzen (z.B. am Schreibtisch, am Computer oder in einem Fahrzeug)
   - ☐ Viel Stehen (z.B. als Maschinenführer/in, als Verkäufer/in)
   - ☐ Viel Gehen (z.B. Kurier-/Lieferdienste)
   - ☐ Benutzung von kleinen oder größeren Hilfsmitteln (Telefon, Gabelstapler, Computer, Registrierkasse....)
   - ☐ Heben, Beugen, Drehen, Klettern
   - ☐ Kontakt zu Chemikalien, Pestiziden, Giften oder Gasen
   - ☐ Anderen Besonderheiten (bitte beschreiben): ____________________

3. Benutzen Sie Hilfsmittel wie:

   - ☐ Rücken- oder Nackenunterstützungskissen
   - ☐ Rückenorthese, Korsett
   - ☐ Andere Unterstützungssysteme für den Rücken oder anderswo
   - ☐ nicht notwendig

Stürze in der Vergangenheit

☐ Ich hatte keine Stürze im letzten Jahr
☐ Es beginnt gerade, dass ich Gleichgewichtsprobleme habe
☐ Ich stürze gelegentlich
☐ Ich stürze häufiger (mehr als zweimal in den vergangenen 6 Monaten)
☐ Ich werde in bestimmten Situationen vorsichtig (z.B. Bordsteine, eisiger Untergrund, Treppen, in die/aus der Badewanne steigen)

Ich lebe:

☐ alleine ☐ mit Familie/(Ehe-)Partner
☐ in betreuter Wohnung ☐ im Pflegeheim ☐ Sonstiges: ____________________

Für die Physiotherapie:

Bewegungsanamnese: Erheben Sie den Aktivitätslevel (Bewegung, Training, Fitness): was, wie intensiv, wie oft und wie lange?

____

Ruhepuls:

Körpertemperatur:

Atemfrequenz:

O_2-Sättigung:

Ruheblutdruck (syst: diast):

1. Messung: Position ☐ sitzend: ☐ stehend:
2. Messung: Extremität ☐ li.: ☐ re.:

Abb. 1.7 *(Forts.)*

1.6 Die klinische Untersuchung

Die typische physiotherapeutische klinische Untersuchung ist nicht Gegenstand dieses Unterkapitels, sondern wird als gekonnt vorausgesetzt. Hier geht es darum, orientierende Untersuchungen der Organsysteme so weit zu beschreiben, dass sie für den Screening- und differenzialdiagnostischen Prozess im Erstkontakt dienlich sind.

Die klinische Untersuchung ergänzt die Anamnese, keinesfalls ersetzt sie sie. Die gekonnt durchgeführte Anamnese ergibt bereits einen hochgradigen Verdacht auf das zugrunde liegende Problem des Patienten. Im Erstkontakt dienen aber gleichwohl klinische Untersuchungen nicht nur dazu, die Verdachtsdiagnose aus der Anamnese zu erhärten, sondern auch dazu, ernsthafte Pathologien, die nicht primär physiotherapeutisch zu behandeln sind, möglichst sicher auszuschließen.

Zur genauen Kenntnis der Abgrenzungsdiagnostik in den jeweiligen Organsystemen sind auch die Kapitel 6 bis 20 in Teil II zu beachten.

1.6.1 Methoden der klinischen Untersuchung

Die gekonnte körperliche Untersuchung ist unerlässlich zur Diagnosefindung und kann auch durch apparative Untersuchungen (z. B. diagnostischer Ultraschall) nicht ersetzt, sondern allenfalls ergänzt werden. Physiotherapeuten sind in vielen Techniken der körperlichen Befunderhebung sehr geübt. Für den physiotherapeutischen Erstkontakt sind aber zusätzlich einige aus dem ärztlichen Bereich stammende Techniken wichtig.

Inspektion

Mittels Inspektion, also der Inaugenscheinnahme, verschafft man sich einen ersten optischen Gesamteindruck vom Patienten, z. B. über Statur, Körperhaltung, Bewegungsabläufe, Gesichtsausdruck und Mimik. Spezielle Regionen (das geschwollene Knie, die schmerzende Schulter ...) werden detailliert angeschaut, dabei achtet man auch auf den Seitenvergleich.

Palpation

Physiotherapeuten sind sehr geübt und erfahren in der Palpation, d. h. dem Befühlen und Betasten von Gewebe und Körperstrukturen. Beurteilt werden Größe, Form, Struktur, Konsistenz, Temperatur, Beweglichkeit, feinste Resonanzen über vibrierenden Hohlräumen und Druckschmerzhaftigkeit der untersuchten Strukturen.

CAVE

Hygiene

Im Umgang mit Patienten ist eine sorgfältige Hygiene ausgesprochen wichtig. Nur regelmäßiges Händewaschen und Desinfizieren schützt davor, mögliche Keime von einem zum nächsten Patienten zu verbreiten. Dies gilt sicher für stationäre Patienten und im gesamten „Setting Krankenhaus", ist aber auch im ambulanten Bereich notwendig. Die Resistenzentwicklung von Antibiotika hängt u. a. davon ab, ob Übertragungsketten von Mensch zu Mensch im klinischen Alltag wirksam unterbrochen werden oder nicht.

Perkussion

Hiermit ist das Beklopfen von Körperstrukturen gemeint (➤ Abb. 1.8), die durch ihre unterschiedliche Dichte unterschiedlich schwingen (z. B. weisen luftgefüllte Lungen einen gänzlich anderen Klopfschall auf als dichtes Lebergewebe). Dadurch sind Rückschlüsse auf die Struktur möglich (➤ Tab. 1.6).

Klinische Tests zur Differenzialdiagnose

Klopfschmerzhaftigkeit des Knochens

(vgl. ➤ Abb. 19.1, ➤ Abb. 19.2, ➤ Abb. 19.4)

Zur orientierenden Untersuchung auf die Unversehrtheit knöcherner Strukturen eignen sich **Perkussionstests,** die man mit dem Finger (Finger der einen Hand klopft auf der zu untersuchenden Struktur aufliegende(n) Finger der anderen Hand) oder vorsichtig mit dem Reflexhammer durchführt. Gibt der Patient hier Schmerzen an – insbesondere in umschriebenen Bereichen, deren Grenzen präzise perkutiert werden können –, liegt der Verdacht auf eine Strukturschädigung des Knochens (Osteoporose, Osteomyelitis, Knochenmetastase ...) nahe. Eine ärztliche Abklärung unter Einbezug angemessener Bildgebung ist dann nötig.

Zur Frakturdiagnostik eignet sich auch der **Stimmgabeltest,** in diesem Fall mit dem Ziel, ein umschriebenes Areal am Knochen in Schwingung zu versetzen, was bei Vorliegen einer Fraktur durch das gut innervierte und meist mitbeteiligte Periost schmerzhaft ist. Auch hier gilt: bei positivem Test die weitere ärztliche Abklärung einleiten.

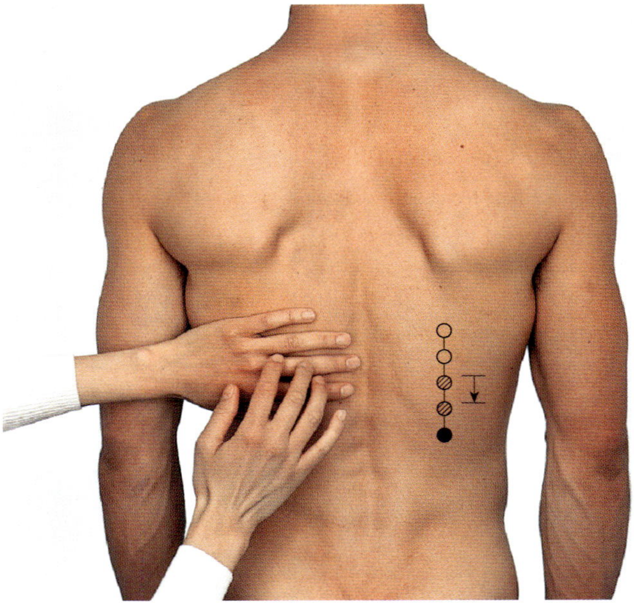

Abb. 1.8 Thoraxperkussion. [K116]

Tab. 1.6 Übersicht typischer Schallphänomene bei der Perkussion.

Schallphänomen	Typisches Organ	Klang	Besonderheit
Sonor	Lunge	Laut, tief, lang und „hohl" klingend	Typisch für eine gesunde Lunge
Hypersonor	Überblähte Lunge (luftreiches Lungengewebe)	Relativ laut, lang anhaltend, „hohl"	Z. B. bei Asthma, Lungenemphysem
Gedämpft (Schenkelschall)	Wie bei Beklopfen des Oberschenkels	Hell, leise, kurz	Hinweis auf Flüssigkeitsansammlung, z. B. bei Aszites, Lungenödem, Pleuraerguss, Pneumonie
Tympanitisch	Wie bei Beklopfen der aufgeblasenen Wange	Hell, trommelartig	Vor allem über gasgefüllten Organen (z. B. Darmschlingen)
Amphorisch	Über leeren Lungenkavernen	Metallisch klingend	Hinweis auf Tuberkulose

Auskultation

Auskultieren nennt man – übrigens auch auf Englisch (*auscultation*) – das Abhören, also das diagnostische Erfassen von Körpergeräuschen. Dazu wird meistens ein Stethoskop verwendet, das im Wesentlichen als Verstärker funktioniert. Früher wurde das bloße Ohr oder auch ein hölzernes Hörrohr verwendet, z. B. erstmals von Laënnec, dem Leibarzt Napoleons. In der Geburtshilfe ist ein starres Hörrohr aus Holz (das sog. Pinard-Rohr) nach wie vor gebräuchlich, um kindliche Herztöne zu erfassen.

Lungenauskultation

Bei der Lungenauskultation (➤ Abb. 1.9). achtet man auf die Atemgeräusche und sog. Atemnebengeräusche, wie beispielsweise das Rasseln, ein „feuchtes" Geräusch, das durch dünnflüssige Sekrete v. a. während der Einatmung auftritt und auf Schleim/Entzündungssekret hindeutet (Lungenödem, Bronchiektasien, Bronchitis, Pneumonie) – allesamt Befunde, die, soweit noch nicht bekannt, eine weitere ärztliche Abklärung zwingend erfordern.

„Trockene" Atemnebengeräusche sind als „Stridor", „Giemen", „Pfeifen" und „Brummen" wahrnehmbar. Stridor wiederum wird in inspiratorischen (weist auf eine Verlegung der zentralen/extrathorakalen Atemwege hin) und exspiratorischen Stridor (obstruktive Lungenerkrankung) unterschieden.

Einseitiges Giemen ist ebenfalls ein Hinweis auf eine Atemwegsverlegung (Fremdkörper), beidseitiges typisch für eine obstruktive Lungenerkrankung. Auch Pfeifen und Brummen (während der Exspiration) sind hierfür typisch. Bei der Lunge als paariges Organ eignet sich die Untersuchung im Seitenvergleich unter Beachtung der anatomischen Unterschiede zwischen linkem und rechten Mediastinum.

Herzauskultation

Bei der Untersuchung des Herzens spielt ebenfalls die Auskultation eine große Rolle. Hier unterscheidet man **Herztöne** (physiologisch) von **Herzgeräuschen** (pathologisch). Bei der Auskultation des Herzens achten Physiotherapeuten darauf, ob der Befund physiologisch ist oder nicht. Eine mögliche pathologische Abweichung muss differenzialdiagnostisch ärztlich beurteilt werden. Da durch das Herz als Muskelpumpe Blut bewegt wird (Herzminutenvolumen = ca. 5 Liter in Ruhe!), hört man die Herztöne/-geräusche nicht an ihrem anatomischen Ursprungsort am besten, sondern – bedingt durch ihre Fortleitung mit dem Blutstrom – an anderen, definierten Punkten (siehe dazu ➤ Tab. 1.7 und ➤ Abb. 1.10).

Zur Auskultation kann man den Patienten am besten in Rückenlage untersuchen und in Linksseitenlage (Mitralstenosen hört man so besonders deutlich).

Physiologisch sind Herztöne (kurzdauernd, mit hörbarer Schwingung) von durch Turbulenzen entstandenen Geräuschen (patholo-

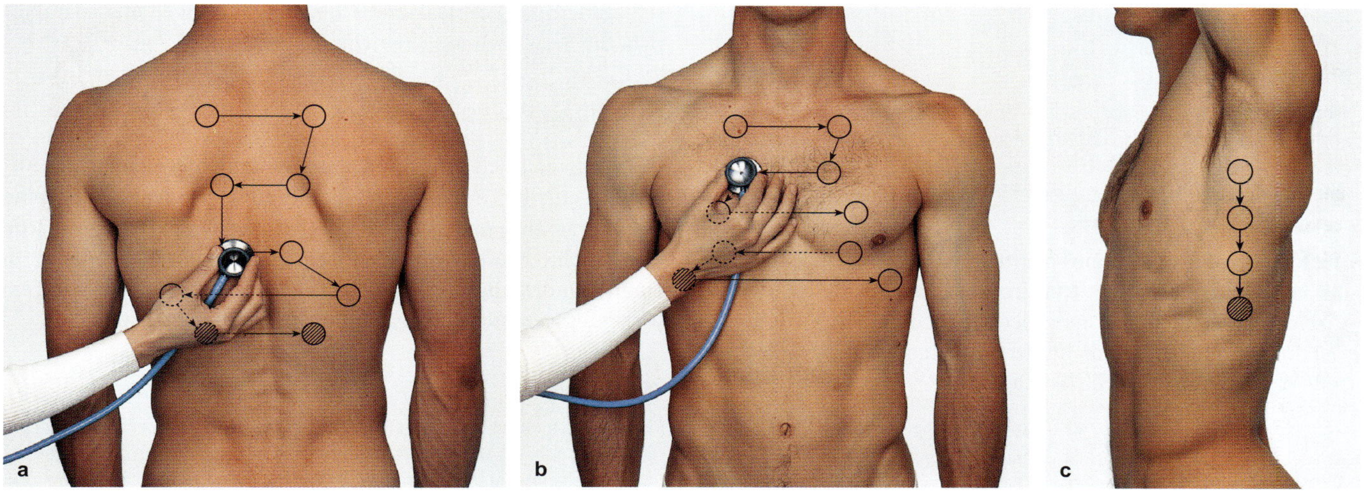

Abb. 1.9 Dorsale (a), ventrale (b) und laterale (c) Auskultationspunkte der Lunge. [K116]

Tab. 1.7 Auskultationspunkte für die Herzauskultation.

Auskultationsort	Position gemäß ➤ Abb. 1.10)	Was hört man hier am besten
Aortenklappe	2. ICR am rechten Sternalrand	Aortenstenose
Pulmonalklappe	2. ICR parasternal	Pulmonalstenose
Trikuspidalklappe	Über dem Ansatz der 5. Rippe am rechten Sternalrand	Trikuspidalinsuffizienz
Erb-Punkt	3. ICR links, parasternal	Mitralstenose, Aorteninsuffizienz
Herzspitze	5. ICR, 3 Querfinger lateral vom linken Sternalrand	Mitralstenose/-insuffizienz
ICR = Interkostalraum		

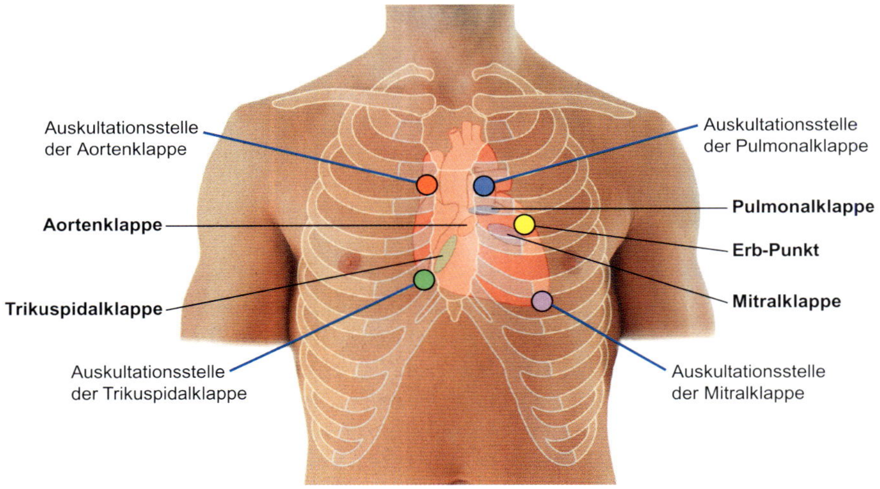

Abb. 1.10 Projektion der Herzklappen auf die Brustwand und Darstellung der Auskultationspunkte. [E460]

gisch) abzugrenzen. Die Herztöne entstehen durch Bewegungen der Herzklappen, der erste Herzton durch den Mitral- und der zweite durch den Aortenklappenschluss. Bei Kindern und jungen Heranwachsenden kann ein (physiologischer) dritter Herzton hörbar sein, der unmittelbar nach dem 2. Herzton als Ausdruck der raschen Abbremsung des Blutstroms an der Ventrikelwand auftritt. Herzgeräusche entstehen durch mangelhaften Klappenschluss (Klappeninsuffizienz mit Regurgitationsgeräusch) oder eine nicht ausreichende Öffnung der Klappe (Stenose).

CAVE

Herzgeräusche

Wenn bei der physiotherapeutischen Untersuchung Herzgeräusche festgestellt werden, die nicht in der Krankenvorgeschichte bekannt sind, muss eine ärztliche Abklärung erfolgen, um das Ausmaß des Befundes und mögliche therapeutische Konsequenzen zu eruieren.

Außerdem wird der Rhythmus beurteilt:

- Ist er gleichmäßig, und welche Frequenz hat er?
- Treten Extraschläge auf? Spürt der Patient diese?
- Ist die gesamte Herzaktion im Verlauf unregelmäßig (Verdacht auf Vorhofflimmern, siehe ➤ Kap. 9)?

CAVE

Unregelmäßiger Herzschlag

Treten nicht nur vereinzelte Extraschläge auf, sondern ist eine durchgehende Arrhythmie hörbar (auch tastbar bei der peripheren Pulsmessung), kann ein Vorhofflimmern vorliegen. Dieses muss stets weiter ärztlich abgeklärt werden, da es mit der Gefahr arterieller Thrombenbildung einhergeht (siehe auch ➤ Kap. 9.4.4, ➤ Kap. 10.1.3).

Auch **größere Gefäße** können auskultiert werden, z. B. die Halsschlagadern, da arteriosklerotisch bedingt Läsionen hier charakteristische Verwirbelungsgeräusche verursachen.

Auskultation des Abdomens

Des Weiteren spielt die Auskultation bei der Untersuchung des Abdomens eine Rolle: Man achtet hierbei auf **Darmgeräusche** (keine Darmgeräusche = mangelnde Peristaltik), verstärkte Darmgeräusche (z. B. durch verstärkte Arbeit gegen ein mechanischen Hindernis, z. B. einen Tumor), aber auch auf **Gefäßgeräusche,** z. B. typische Verwirbelungsgeräusche beim abdominellen Aortenaneurysma.

Stethoskop

Physiotherapeuten, die im Erstkontakt arbeiten, brauchen ein Stethoskop. Nicht nur um mit sicherer Methode den Blutdruck messen zu können – hierfür reichen einfache Stethoskope aus, die man für 10–20 € bekommt. Für eine differenzierte Auskultation aber reichen solche Stethoskope sicher nicht. Empfohlen werden kann ein Stethoskop, das mit zwei Mem-

branen (Doppelkopf-Bruststück) ausgestattet ist, einer kleinen (am besten trichterförmigen) und einer großen, flächigen. Man kann dann durch axiales Drehen des Bruststücks um 180° die jeweilige Membran „aktivieren".
Die kleinere Membran bzw. der Trichter eignet sich z. B. für die Auskultation kindlicher Herzen und großer Gefäße (z. B. der A. carotis communis) bei Erwachsenen.
Achtung 1: Die meisten hochwertigeren Stethoskope haben der Anatomie entsprechend geformte Ohrbügel, was zur Folge hat, dass man sie nur „richtig herum" benutzen kann.
Achtung 2: Hochwertige Stethoskope verstärken Schallphänomene sehr gut. Zur Überprüfung, ob das Stethoskop richtig herum in den Ohren steckt und die gewünschte Membran aktiviert ist, bitte vorsichtig(!) auf die Membran klopfen.

1.6.2 Die Untersuchung der wesentlichen Funktionen des Herz-Kreislauf-Systems

Nicht nur im Erstkontakt ist es unerlässlich, einen Eindruck über die wesentlichen Funktionen des Kreislaufs zu haben. Dazu gehören die Pulsmessung in Ruhe und unter Belastung sowie die arterielle Blutdruckmessung in Ruhe. Beide Parameter, arterieller Blutdruck und Puls, geben bereits guten Aufschluss über die Kreislaufsituation des Patienten. Abweichungen von Normwerten (z. B. unregelmäßiger Herzschlag) können vom Physiotherapeuten nicht immer bis ins Detail hinsichtlich Ursache und Gefährlichkeit interpretiert werden, sind dann aber Anlass, den Patienten – soweit diese Abweichung auch ihm nicht bekannt und er deswegen evtl. schon in Behandlung ist – aufzufordern, seinen Hausarzt oder einen Spezialisten aufzusuchen.

Puls messen

Puls

Puls ist eine sichtbare, tastbare, unter besonderen Umständen auch hörbare Ausdehnung eines blutgefüllten Gefäßes durch die Fortleitung der systolischen Blutdruckwelle. Die Palpation des Pulses gibt Aufschluss
- über die Kraft, mit der das Herz den Kreislauf unterhält,
- über die Frequenz des Herzens und
- über die Regelmäßigkeit der Herzaktion des Herzens.

Der arterielle Puls kann an bestimmten Körperstellen ohne besondere Hilfsmittel gemessen werden, indem der Untersucher zwei Finger (nicht den Daumen) parallel auf die oberflächlich verlaufende Arterie legt und diese so gegen eine harte Unterlage (meist Knochen) drückt, dass er die Pulswellen gut spüren und über den Zeitverlauf von 15 Sekunden zählen kann. Der so gewonnene Wert wird mal 4 genommen, also auf 60 Sekunden hochgerechnet, damit ergibt sich der Puls pro Minute.

CAVE

Messung des Karotis-Pulses

Die Pulsmessung an der A. carotis sollte nur mit geringem Druck und stets nur einseitig erfolgen (vergleichende Messung der anderen Seite im unmittelbaren Anschluss), da bei zu starker beidseitiger Gefäßkompression oder Überstimulation des Karotissinus-Reflexes eine zerebrale Minderperfusion ausgelöst werden kann, die eine Synkope zur Folge haben kann.

Die unterschiedlichen Lokalisationen (➤ Abb. 9.8) werden bei der Erhebung des Gesamtpulsstatus vollständig untersucht und sowohl im Seiten- als auch im Etagenvergleich interpretiert.

Da im arteriellen Blutgefäßsystem die Leitungsarterien miteinander verbunden sind, verteilt sich die durch die Systole vom Herzen erzeugte Pulswelle über alle Arterien hinweg. Strömungshindernisse (z. B. Gefäßstenosen) können sich durch abgeschwächte Pulse bemerkbar machen und geben so den Hinweis auf das Vorliegen z. B. einer Arteriosklerose.

Woraufhin untersucht man den Puls?

- *Ruhepuls als Frequenz (Schläge/Minute)*
  Normofrequent ist ein Ruhepuls zwischen etwa 60 und 80 Schlägen pro Minute (*beats per minute*, bpm), wobei dies auch von verschiedenen Faktoren wie Alter, Geschlecht und Allgemein- bzw. Trainingszustand des Patienten abhängt. Athleten zeichnen sich dadurch aus, dass sie bei hoch trainierter Herz-Kreislauf-Funktion oft mit einem Ruhepuls von weit unter 50 Schlägen/Minute auskommen. Spitzensportler wie beispielsweise der frühere Radrennfahrer Jan Ullrich hatten zu Trainingsbestzeiten einen Ruhepuls von 30 bpm.
  Herzfrequenzen unterhalb der Norm nennt man **Bradykardie,** Frequenzen oberhalb der Norm **Tachykardie.** Die belastungsabhängig auftretenden Anpassungsreaktionen der Herzfrequenz sind physiologisch. Die sog. **Herzfrequenzvariabilität** (*heart rate variability,* HRV) beschreibt dabei spontane Frequenzfluktuationen, die z. B. bei gestörter Sympathikusaktivität (z. B. bei der autonomen Neuropathie bei Diabetes mellitus) vermindert sind. Sie kann mittels EKG und einer speziellen Software einfach bestimmt werden und ermöglicht so indirekt die Messung von sympathischer und parasympathischer Aktivität.
- *Regelmäßigkeit des Pulses*
  Ein regelmäßiger peripherer Puls entspricht in der Regel dem Sinusrhythmus des Herzens. Letzterer kann aber, ebenso wie auch alle Abweichungen, nur durch ein Elektrokardiogramm (EKG) sicher diagnostiziert werden. Die physiotherapeutische Untersuchung des peripheren Pulses zielt also in erster Linie darauf ab, neben der Messung der Frequenz festzustellen, ob eine Regelmäßigkeit vorliegt oder nicht. Gründe für eine Unregelmäßigkeit können vielfältig sein: von eher harmlosen Extrasystolen oder der respiratorischen Arrhythmie bis hin zum intermittierenden Vorhofflimmern, das wegen der damit verbundenen Gefahr des akuten arteriellen Verschlusses unmittelbar ärztlich diagnostiziert und behandelt werden muss (s. a. ➤ Kap. 9.4 4).
- *Pulsstärke im Seitenvergleich*
  Zwar gibt es deutliche individuelle Unterschiede, wie stark der Puls sich beim Einzelnen offenbart (z. B. haben junge Frauen mit niedrigem Blutdruck einen eher schwach wahrnehmbaren Puls), beim Gesunden aber ist der Puls im Seitenvergleich stets gleich stark spürbar. Ist dies nicht der Fall, kann das ein deutliches Zeichen eines Strömungsproblems sein. Durch Wiederholungsmessung validierte Unterschiede können z. B. auf ein Aneurysma hindeuten, das unbedingt weiter ärztlich abgeklärt werden muss.

- *Pulsstärke pro Etage (insbesondere distal)*
  Selbstverständlich ist die Pulsstärke auch innerhalb einer Etage beim Gesunden gleich. Deswegen misst man auch von proximal nach distal und fahndet dabei nach einer evtl. Abschwächung nach distal hin, was den Verdacht auf eine periphere arterielle Verschlusskrankheit zulassen würde.

Klinische Tests zur Differenzialdiagnose

Verdacht auf Aneurysmata

Bei Seiten- und/oder Etagenunterschieden bezüglich der Tastbarkeit peripherer Pulse stets validierende Wiederholungsmessungen durchführen und um vergleichende Messungen des Blutdrucks (RR) ergänzen. Durch Wiederholungsmessung validierte RR-Unterschiede von > 10 mmHg im Seitenvergleich können auf das Vorliegen eines arteriellen Aneurysmas hinweisen.

Pulsdefizit

Die Messung des (peripheren) Pulses gibt ja die Kontraktion des Herzens in der Systole (fortgeleitet) wieder. Deshalb ist beim Gesunden natürlich die Frequenz der Herzaktion und die des peripher gemessenen Pulses gleich. Als **Pulsdefizit** bezeichnet man diejenige Ungleichheit, die dadurch zustande kommt, dass nicht jede Herzaktion in der Peripherie ankommt. Grund dafür sind Arrhythmien des Herzens, die ärztlich abgeklärt werden müssen.

Ein Pulsdefizit findet man heraus, indem man zeitgleich das Herz abhört und einen peripheren Puls (z. B. an der A. radialis) misst und die so gewonnenen Werte miteinander vergleicht.

Periphere Pulslosigkeit

Hinter einer peripheren Pulslosigkeit können sich schwerwiegende Pathologien verbergen:

- Periphere arterielle Verschlusskrankheit (chronische Progredienz)
- Akuter arterieller Verschluss (Notfallsituation)
- Zeichen eines Bauchaortenaneurysmas (ärztliche Abklärung über Art und Umfang dringend geboten)

(Siehe auch ➢ Kap. 9.)

Klinische Tests zur Differenzialdiagnose

Poplitea-Puls

Um den Puls an der A. poplitea zu palpieren, bietet es sich an, den auf dem Rücken liegenden Patienten zu bitten, das zu untersuchende Bein aufzustellen und es der Schwerkraft folgend locker in die Hände des Untersuchers fallen zu lassen, sobald dieser mit beiden Händen, Fingerkuppen nach oben, in die Kniekehle fasst. Es geht hierbei darum, die ansonsten nicht einfach oberflächlich zu palpierende A. poplitea gegen einen festen Widerstand zu drücken (in dem Fall das distale dorsale Femur) und die umgebende Muskulatur zu entspannen. Die entsprechende Messung in Bauchlage zeigt ➢ Abb. 1.11.

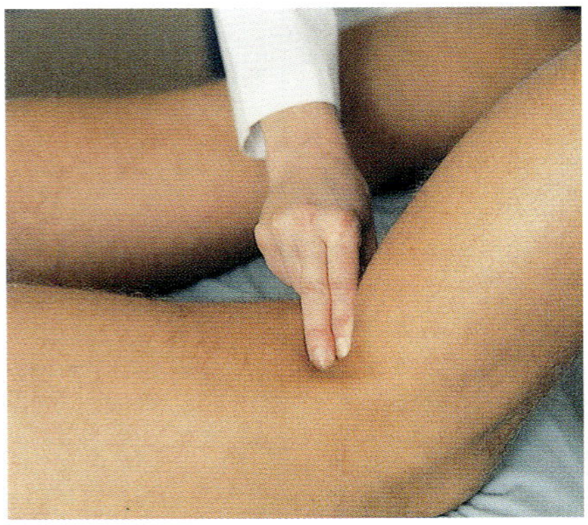

Abb. 1.11 Messung des Poplitea-Pulses in Bauchlage. [E1241]

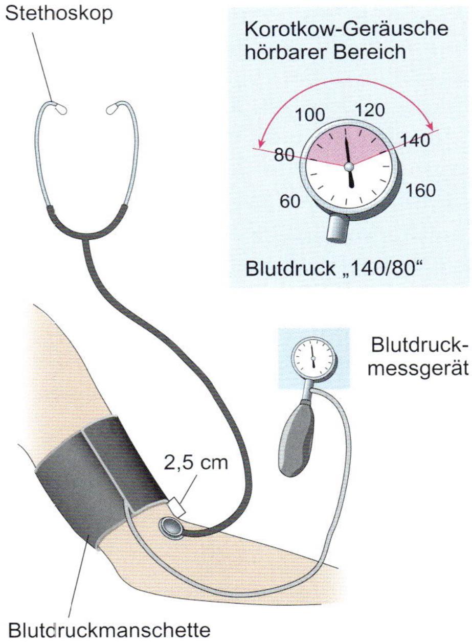

Abb. 1.12 Prinzip der RR-Messung. [L190]

Arteriellen Blutdruck messen

Gebräuchlich ist die Messmethode nach Scipione Riva-Rocci (1863–1937), dem Erfinder der pneumatischen Armmanschette (➢ Abb. 1.12). Blutdruck wird daher auch als RR abgekürzt.

Der arterielle Blutdruck besteht aus zwei Werten, dem **systolischen** und dem **diastolischen** Wert, die jeweils in mmHg angegeben werden. Diese Bezeichnung bedeutet mm Quecksilbersäule und geht auf Messgeräte zurück, bei denen der Druck, ähnlich wie bei einem herkömmlichen Fieberthermometer, auf ein Quecksilberreservoir wirkt, das in einem kleinen Röhrchen entlang einer mm-Skala analog zur Druckveränderung steigt oder sinkt, sodass man den Messwert dann ablesen kann. Nach wie vor sind solche Geräte im Einsatz, gebräuchlicher aber sind Oberarmmanschetten mit Manometer oder elektronische Messgeräte (s. u.).

Wird eine Oberarmmanschette zur Messung des Blutdrucks benutzt, so wird diese im nicht aufgepumpten Zustand um den Arm des

Patienten befestigt. Mit dem Handmanometer wird dann ein suprasystolischer Druck aufgepumpt (Achtung: Rändelschraube am Manometer vorher schließen), also ein Druck, von dem man erwartet, dass er über dem systolischen Druck des Patienten liegt (z. B. 160 mmHg, bei Hochdruckkranken auch höher). Wenn man nun vorsichtig die Rändelschraube am Handmanometer löst, entweicht langsam die Luft aus der Manschette und der Manschettendruck sinkt.

Unter der Manschette ist zuvor die Membranfläche des Stethoskops über der A. brachialis platziert worden. Beim vorsichtigen Ablassen des Drucks ist zunächst kein und dann ein pulssynchrones Geräusch des Herzschlags zu *hören* und bei genauer Betrachtung des Manometers sind parallel dazu auch kleine Zeigerschwankungen zu *sehen.* Das erste Auftreten eines akustisch wahrnehmbaren Geräuschs – so beschrieb es der russische Chirurg Nicolai Korotkov (1874–1920), der die Methode von Riva-Rocci weiterentwickelte – entspricht dem systolischen Blutdruck (x) und der Moment, wo es wieder ganz verschwindet, entspricht dem diastolischen Blutdruck (y), sodass die Messwerte x : y mmHg notiert werden können. Zu Norm- und Grenzwerten (u. a.) siehe auch ➤ Kap. 9.1.1 *Arterielle Hypertonie.*

Elektronische Blutdruckmessgeräte

Eine Vielzahl elektronischer Messgeräte erleichtert die RR/Puls-Messung, die auch von entsprechend eingewiesenen Rezeptionskräften bereits im Wartezimmer durchgeführt werden kann. Wichtig bei diesen Geräten ist die richtige Handhabung, denn viele Geräte sind sehr störanfällig, insbesondere wenn der Messaufnehmer peripher (am Handgelenk) liegt. Besser geeignet sind Geräte, die mittels Oberarmmanschette (also an typischer Stelle) messen. Auch hierbei ist wichtig, dass der Patient sitzt, die Messung im Ruhezustand stattfindet und sich das Messsystem etwa auf Herzhöhe befindet.

RR-Messungen, egal mit welchem Gerät durchgeführt, sollen den Blutdruck *in Ruhe* wiedergeben. Dazu ist es wichtig, den (u. U. aufgeregten oder ängstlichen) Patienten in eine entsprechende Situation zu bringen, bevor man mit der Messung beginnt. Bisher unbekannte Patienten sollte man in jedem Fall im Seitenvergleich messen und bei Auftreten von seitenunterschiedlichen und/oder pathologischen Werten unbedingt erneut messen, um sicherzugehen, dass man tatsächlich den richtigen Wert erfasst.

Ödeme untersuchen

Ödeme (entspricht dem generalisierten Entzündungszeichen „Tumor" im Sinne von Schwellung, nicht Geschwulst) können lokal, aber auch generalisiert auftreten.

Die vermehrte Wasseransammlung im Bindegewebe kann man vorsichtig gegen ein festeres Gewebe (z. B. Knochen) drücken, sodass nach plötzlichem Loslassen eine Delle entsteht, die sich erst sehr langsam wieder mit Flüssigkeit füllt (➤ Abb. 1.13). So unterscheidet man auch vermehrtes Subkutanfett von wirklich vermehrter Flüssigkeitsansammlung.

Periphere Ödeme, vor allem wenn sie beidseits auftreten, können Zeichen einer Rechtsherzinsuffizienz sein und sind damit ein wichtiges differenzialdiagnostisches Symptom, das u. U. von Patienten selbst gar nicht so stark beklagt wird. Weitere Erkrankungen, die mit Ödemen (insbesondere der Knöchelregion) einhergehen können, siehe ➤ Kap. 6.2.

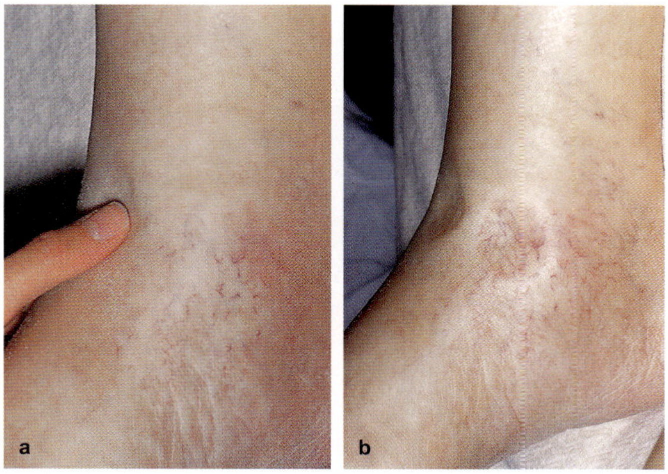

Abb. 1.13 Knöchelödem bei Herzinsuffizienz. [R229]

1.6.3 Die Untersuchung der wesentlichen Funktionen des Abdomens

Patienten mit abdominellen Beschwerden suchen eher den Rat eines Arztes, als zum Physiotherapeuten zu gehen. Wenn allerdings Physiotherapeuten ausstrahlende Schmerzen von den Viszera vermuten, ist eine Untersuchung des Abdomens hilfreich.

Einteilung des Abdomens

Das Abdomen wird von ventral gesehen in vier Quadranten eingeteilt, deren Ausgangspunkt der Bauchnabel **(Umbilikus)** ist (➤ Abb. 1.14). Eine horizontale Linie durch den Bauchnabel trennt die oberen von den unteren Quadranten, eine vertikale Linie die rechten von den linken. Zusätzlich teilt eine gedachte horizontale Linie welche die ventralen Spitzen des Brustkorbs miteinander verbindet, den epigastrischen Raum (**Epigastrium** oder Oberbauch) oben vom **Umbilikalraum** (Mittelbauch) darunter. Letzterer wir durch eine gedachte Horizontallinie zwischen den SIAS vom darunterliegenden hypogastrischen Raume (**Hypogastrium**) getrennt, der nach kaudal bis zur Symphysis pubica reicht.

Im Oberbauch liegen Magen (Ventriculus), Zwölffingerdarm (Duodenum), Bauchspeicheldrüse (Pankreas) sowie rechts die Leber (Hepar) mit der Gallenblase (Vesica fellea) und links unter dem Rippenbogen in der Tiefe die Milz (Splen).

Inspektion des Abdomens

Man achte auf **Narben** (die Aufschluss auf vorangegangene Operationen oder Unfälle geben). Bläuliche **Verfärbungen** um den Bauchnabel (Cullen-Zeichen) oder entlang der Flanken (Grey-Turner-Zeichen) können Ausdruck einer retroperitonealen Blutung sein (z. B. bei

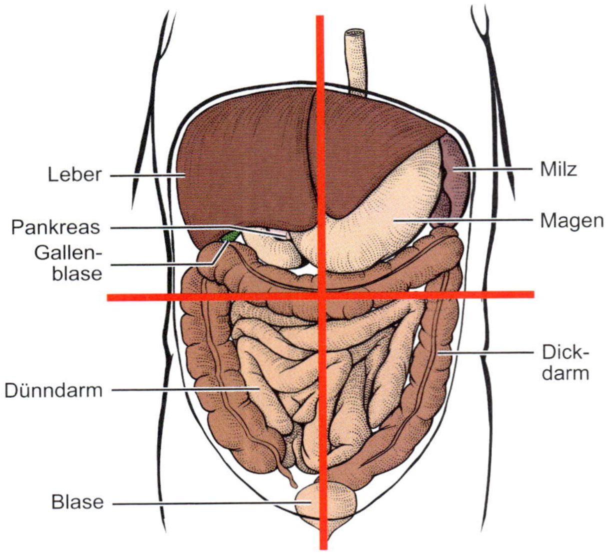

Abb. 1.14 Aufteilung des Abdomens in Quadranten in ventraler Ansicht (Hilfslinien kreuzen durch den Bauchnabel). Viszerale Schmerzen des rechten oberen Quadranten strahlen meist in die rechte, Schmerzen des linken oberen Quadranten in die linke Schulter aus. Die unteren Quadranten strahlen eher unspezifisch in Becken, Beckenboden, Leiste, unteren Rücken und nach sakroiliakal bzw. sakral aus. [E1239]

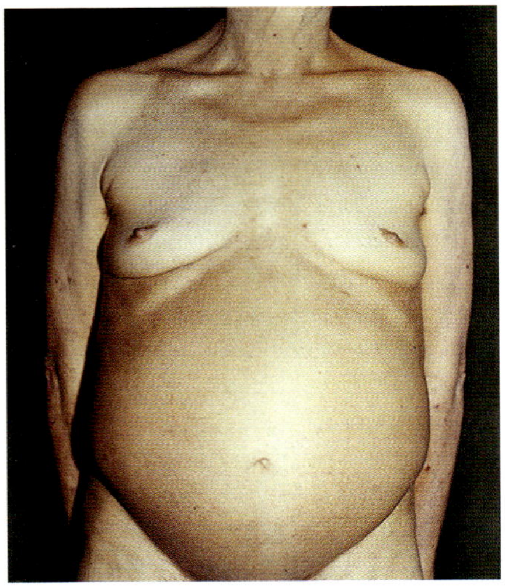

Abb. 1.15 Aszites kann auf Lebererkrankungen, Herzinsuffizienz oder Krebs zurückgehen. [R246]

Pankreatitis, rupturierter ektoper Schwangerschaft oder perforiertem Ulkus ➤ Kap. 12.5). Je nach Zerfall des Hämoglobins im zeitlichen Verlauf können die Verfärbungen auch blau-rot, livide oder grünbraun sein. In jedem Fall ist hier die unmittelbare weitere ärztliche Abklärung geboten.

Man achte darauf, ob der Bauchnabel nicht zentral liegt oder andere **Asymmetrien** vorliegen und ob sichtbare Vorwölbungen, Pulsationen oder abdominelle Bewegungen vorhanden sind. Diese könnten auf ein gastrointestinales Problem hindeuten, das ebenfalls ärztlich abgeklärt werden muss. Auch **Aszites** (Bauchwassersucht) ist ein wichtiger klinischer Befund, der auf ein generalisiertes Ödem hindeutet, das sich im Bauchgewebe besonders deutlich zeigt und z. B. Ausdruck eines gastrointestinalen Tumors sein kann (➤ Abb. 1.15).

Auskultation des Abdomens

Die Auskultation mit dem Stethoskop erfolgt quadrantenweise und dient dem Aufdecken von pathologischen Geräuschen bzw. peristaltischer Stille. Normal sind **Verdauungsgeräusche** (z. B. Gurgeln, Klicks etc.), die alle paar Sekunden als Ausdruck von natürlichen metabolischen Prozessen auftreten. Sehr wenige Geräusche oder absolute Stille sind verdächtig auf gastrointestinale Pathologien (s. a. ➤ Kap. 6.2.2, S. 123).

Auch auf **vaskuläre Geräusche** im Abdomen soll geachtet werden. Insbesondere die großen Arterien, z. B. die Aorta abdominalis, können pathologische Strömungsgeräusche verursachen, die auf ein Aneurysma zurückgehen (s. a. ➤ Kap. 9.2.5).

Palpation des Abdomens

Die vier Quadranten werden einzeln nacheinander beim auf dem Rücken liegenden Patienten mit zuvor (durch Aneinanderreiben) angewärmten Händen palpiert. Man achtet auf **Temperaturunterschiede,** unterschiedlichen **Widerstand** und mögliche Raumforderungen. Patienten mit Bauchschmerzen werden vorsichtig untersucht, man beginnt mit der Region, die am wenigsten schmerzt, und tastet sich vorsichtig an den druckdolenten Bereich heran (s. a. ➤ Kap. 6.2.2, S. 123).

Patienten mit bekanntem Bauchaortenaneurysma, Appendizitis, Nierenerkrankungen oder Zustand nach Nierentransplantation sollen nicht palpiert werden. Bei der Palpation soll die Mimik des Patienten beobachtet werden, um mögliche **Schmerzen** frühzeitig zu erkennen; ebenso achtet man auf **Abwehrspannung.**

CAVE

Akutes Abdomen

Ist die Bauchdecke durch massiv abwehrgespannte Muskulatur hart und sind die darunterliegenden Weichteile nicht zu palpieren, kann – vor allem wenn der Patient zusätzlich ein deutliches Unwohlsein zeigt – ein (beginnendes) akutes Abdomen vorliegen, das durch einen „bretharten Bauch" gekennzeichnet ist und unmittelbare weitere ärztliche Abklärung verlangt.

Druckschmerzhaftigkeit im Oberbauch findet sich bei Ulkusleiden (Magen- oder Zwölffingerdarmgeschwüren), Cholezystitis und Hepatitis. Bei adipösen Patienten ist die Palpation des Abdomens auch für den Geübten schwierig. Die meisten Bauchorgane sind ohnehin nur bei (pathologischer) Vergrößerung einer Palpation zugänglich.

Leber

Der untere Leberrand kann unter dem rechten Rippenbogen vorsichtig **palpiert** werden, wenn der Patient tief einatmet, da die Leber dann

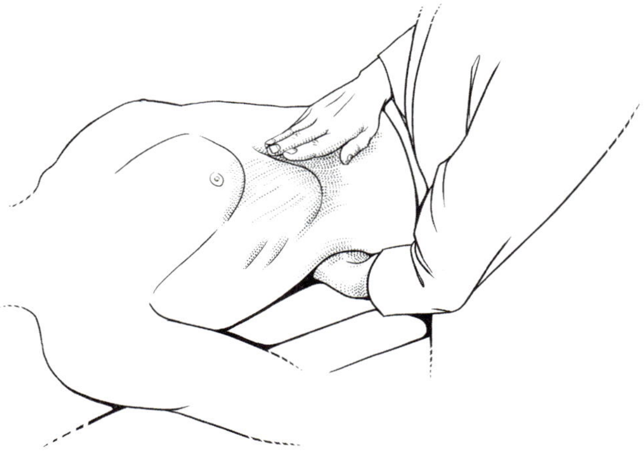

Abb. 1.16 Palpation der Leber. [E1239]

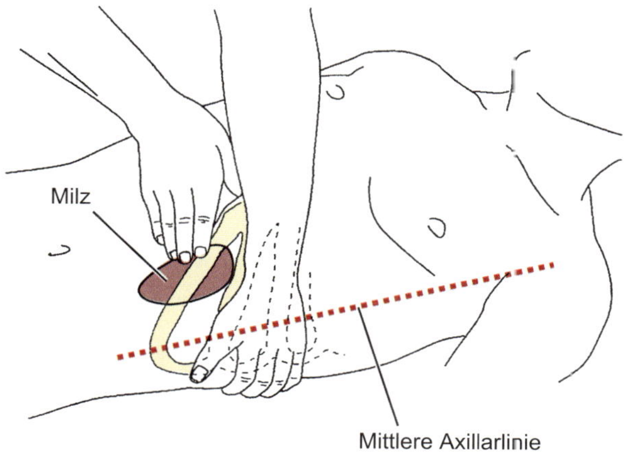

Abb. 1.17 Palpation einer vergrößerten Milz. [E1242]

vom Zwerchfell nach unten gegen die Fingerkuppen der Palpationshand gedrückt wird (➤ Abb. 1.16). Normalerweise ist die Leber nicht oder nur geringfügig tastbar. Ihre Konsistenz ähnelt dem Handballen. Eine vergrößerte Leber ist gut zu palpieren und fühlt sich prall-elastisch an. Bei einer Leberzirrhose ist eine höckerige Oberfläche zu tasten. Schmerzen bei der Palpation können beispielsweise auf eine Zirrhose oder Lebermetastasen hinweisen.

Zur Bestimmung der Lebergrenzen bei Verdacht auf eine Hepatomegalie kann die **Kratzauskultation** durchgeführt werden. Dafür wird das Stethoskop im Epigastrium (unter dem Proc. xiphoideus) aufgelegt und der Untersucher kratzt mit dem Fingernagel oder einem Spatel auf der Haut entlang der Medioklavikularlinie nach kranial und kaudal. An den Organgrenzen verändert sich der Schall gegenüber dem Geräusch beim Kratzen über der Leber.

Gallenblase und Pankreas

Die Gallenblase befindet sich auf der Leberunterseite und ist im gesunden Zustand nicht zu palpieren. Nur eine deutlich vergrößerte Gallenblase offenbart sich, nach wiederholter tiefer Einatmung, bei der die palpierenden Finger bei der zwischenzeitlichen Ausatmung in der Tiefe des Gewebes stehen bleiben, am unteren Leberrand. Auch entzündete, aber nicht vergrößerte Gallenblasen können bei Palpation einen heftigen Schmerzreiz auslösen, ohne dass eine Resistenz zu tasten ist.

Ebenso ist das gesunde Pankreas, das vom Magen überlagert ist und dessen Spitze fast die Milz berührt, nicht palpabel. Eine runde, fixierte Schwellung oberhalb des Bauchnabels, die sich auch mit der Einatmung nicht bewegt, kann hingegen ein Zeichen einer akuten Pankreatitis oder eines Pankreastumors sein.

Milz

Auch die gesunde Milz ist nicht zu palpieren und ihre Untersuchung gehört ebenso wie die Leberuntersuchung nicht zum Standardrepertoire der physiotherapeutischen Diagnostik. Eine vergrößerte Milz (Splenomegalie) ragt über den linken Rippenbogen hinaus (➤ Abb. 1.17).

CAVE

Milzruptur

Die Milz ist, bedingt durch ihre anatomische Lage, nicht zu tasten. Bei einer Milzvergrößerung die Palpation nicht fortsetzen, denn das Organ rupturiert leicht.

Gründe für eine Splenomegalie können stumpfe Bauchtraumata oder die infektiöse Mononukleose (Pfeiffer'sches Drüsenfieber) sein, aber auch Lymphome und Leukämien.

CAVE

Stumpfes Bauchtrauma

Stumpfe Bauchtraumata, z. B. durch den linken Lenker bei einem Sturz mit dem Fahrrad, können zu Milzrupturen führen. Diese sind häufig zweizeitig, d. h. nach einer fälschlich vermuteten Besserung kann es zu einem späteren Zeitpunkt, u. U. noch am selben Tag, zur Milzruptur mit erheblichem Blutverlust kommen. Bei Verdacht immer ärztliche Abklärung. Rupturen kann man im Ultraschall gut erkennen.

Appendix

Eine Appendizitis kann in jedem Lebensalter vorkommen und gehört bei Verdacht in die unmittelbare ärztliche Abklärung, da schwerwiegende Komplikationen drohen. Wichtige klinische Zeichen sind neben Übelkeit, Erbrechen und diffusen Oberbauchbeschwerden unter anderem

- Kontralateraler Loslassschmerz **(Blumberg-Zeichen):** Vorsichtiges Eindrücken des linken Unterbauchs und dann schnelles Loslassen – bei Appendizitis wird im rechten unteren Quadranten Schmerz empfunden.
- Druckschmerz am **McBurney-Punkt** zwischen den beiden lateralen Dritteln einer gedachten Linie zwischen Spina iliaca anterior superior (SIAS) und Bauchnabel.
- **Psoas-Zeichen:** durch Flexion der rechten Hüfte gegen Widerstand auslösbare Schmerzen im rechten Unterbauch. Der Schmerz entsteht durch Reizung der Psoas-Faszie bei Appendizitis und ist vor allem bei retrozäkaler Lage der Appendix auslösbar (s. a. Abbildungen in ➤ Kap. 6.2.2, S. 124f.).

Alle Appendizitis-Zeichen sind nicht beweisend, aber erhärten einen differenzialdiagnostischen Verdacht. Die ärztliche Abklärung besteht

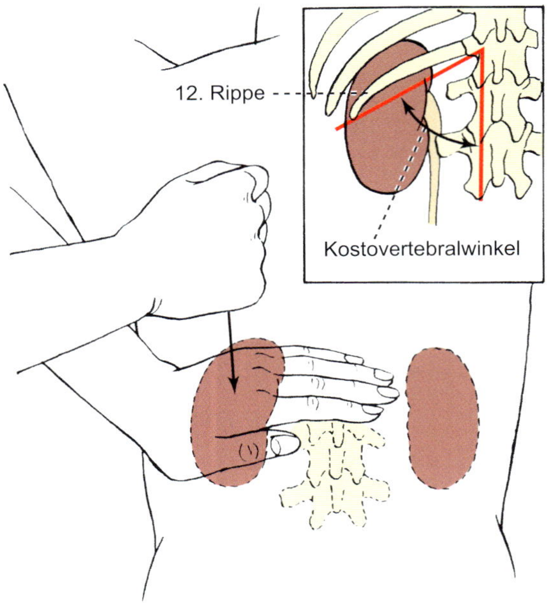

Abb. 1.18 Klopftest des Nierenlagers bei stehendem Patienten. Eine Hand liegt in Höhe der Niere dem Rücken direkt auf, die andere klopft mit der Faust beherzt in Richtung Niere darauf. Gesunde Patienten fühlen den dumpfen Schlag, aber keinen Schmerz. [E1243]

in Laboruntersuchung (Leukozytose), Abdomensonografie sowie evtl. MRT oder CT.

Niere

Die Nieren liegen tief im Retroperitonealraum in Höhe der beiden oberen Quadranten und erstrecken sich von Th12 bis L3. Die rechte Niere steht üblicherweise etwas tiefer als die linke. Insbesondere bei Entzündungen wird die Erschütterung der Niere als schmerzhaft empfunden am besten so:
(➤ Abb. 1.18, s. a. ➤ Kap. 6.2.2, S. 127 mit ➤ Abb. 6.24).

1.6.4 Lymphknotenpalpation

Physiotherapeuten, in der Regel auch in Lymphdrainage geübt, kennen sich mit der Anatomie und Funktionsweise des lymphatischen Systems gut aus. Die orientierende Palpation der Lymphknoten (LK) gehört auch zu den Basisuntersuchungstechniken beim Screening im Erstkontakt. Beim entspannten Patienten wird die Haut über dem darunterliegenden Gewebe mit der Beere des Zeige- und Mittelfingers bewegt. Die Untersuchung kann beidhändig im direkten Seitenvergleich erfolgen. Man sucht nach vergrößerten, verhärteten und/oder druckschmerzhaften LK als Ausdruck einer entzündlichen Reaktion im jeweiligen Drainagegebiet (➤ Abb. 1.19, ➤ Abb. 1.20). (Weitere Informationen zur Lymphknotenpalpation siehe auch ➤ Kap. 6.2.2.)

Normale, d. h. nicht vergrößerte Lymphknoten sind üblicherweise weder sichtbar noch leicht zu tasten. Nur Kinder haben auch normalerweise oft gut palpable LK als Ausdruck des sich noch entwickelnden Immunsystems.

Tastbare Lymphknoten fallen durch ihre Vergrößerung/Verhärtung auf und sind zunächst ein Zeichen dafür, dass sich im lokalen Drainagegebiet ein entzündliches Immungeschehen vollzieht. Dies *kann* auch Zeichen einer metastatischen Infiltration und damit wichtiges (u. U. Erst-)Symptom einer Krebserkrankung sein (s. a. ➤ Kap. 2.3) und ist damit besonders bedeutsam in der Erstbefundung. Allein vom Tastbefund kann aber über die Ursache der Lymphknotenvergrößerung keine Aussage gemacht werden. Dazu sind weiterführende, in der Regel ärztliche Untersuchungen notwendig.

CAVE

Besondere Vorsicht ist bei Lymphknoten geboten, die hart, nicht verschieblich oder unempfindlich sind. Eine ärztliche Abklärung ist dann nicht nur bei Krebs in der Vorgeschichte einzuleiten.

Die **axillären LK** können in drei Abflusszonen unterteilt werden, von denen nur Zone I und II palpiert werden können. Erstere sind eher oberflächlich und bevorzugt bei sitzender Patientin zu untersuchen (➤ Abb. 1.21). Die Palpation der LK der Zone II erfolgt ebenfalls in sitzender Position unterhalb der Klavikula in der Tiefe im Bereich des M. pectoralis.

Reflexionsfragen

1. Worum handelt es sich bei der klinischen Mustererkennung und warum läuft sie bei erfahrenen Physiotherapeuten schneller ab als bei Berufsanfängern?
2. Wann und von wem wird Forward Reasoning eingesetzt?
3. Nennen Sie einen entscheidenden Vorteil und einen entscheidenden Nachteil von Backward Reasoning.
4. Wie lässt sich die Ursache des „Referred Pain“ bei Schmerzen viszeralen Ursprungs erklären?
5. In welche Kategorien lassen sich Dysfunktionen einteilen? Nennen Sie ein Beispiel für jede Kategorie.
6. Was ist der Unterschied zwischen „unspezifischen“ und „spezifischen“ Red Flags?
7. Was sollten Sie beachten, wenn Sie einem Patienten Ihr Vorgehen/Ihre Untersuchungsergebnisse erklären, nachdem Sie bei ihm eine Red Flag festgestellt haben und ihn deshalb zur weiteren Diagnostik zurück zum Arzt schicken.
8. Warum ist es sinnvoll, eine Liste mit den positiven und negativen Faktoren aus der subjektiven Befundaufnahme und der klinischen Testung zu erstellen?
9. Definieren Sie den Begriff „Differenzialdiagnose“.
10. Welche fünf möglichen klinischen Entscheidungen kann der Physiotherapeut in der Regel während Screening und Differenzialdiagnose treffen?

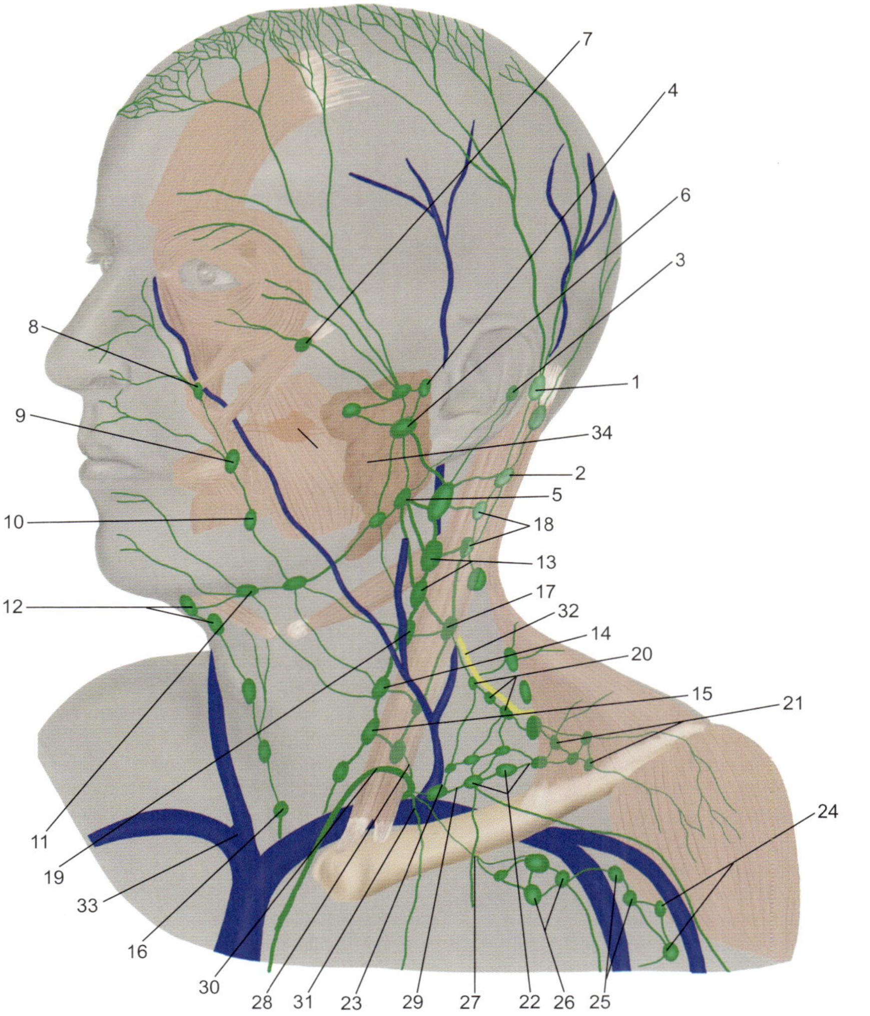

Abb. 1.19 Regionale Lymphknoten der Kopf- und Halsregion: 1 Nll. occipitales superficiales, 2 Nl. occipitalis profundus, 3 Nll. retroauriculares, 4 Nll. preauriculares, 5 Nll. infraauriculares, 6 Nll. parotidei profundi, 7 Nl. zygomaticus, 8 Nl. nasolabialis, 9 Lnn. buccales, 10 Nl. mandibularis, 11 Nll. submandibulares, 12 Nll. submentales, 13 Nll. jugulodigastrici, 14 Nl. juguloomohyoideus, 15 Nl. jugulo-omohyoideus inferior, 16 Nll. jugulares anteriores, 17 Nll. jugulares interni laterales, 18 Nll. substernocleidomastoidei, 19 Nl. jugularis externus, 20 Nll. comitantes n. accessorii, 21 Nll. subtrapezoidei cervicales, 22 Nll. supraclaviculares, 23 Scalenus-Lymphknoten, 24 Nl. deltoideopectoralis, 25 Nll. axillares centrales, 26 Nll. infraclaviculares, 27 Truncus subclavius, 28 Truncus jugularis, 29 Truncus supraclavicularis, 30 Ductus thoracicus, 31 Truncus tracheobronchialis, 32 N. accessorius, 33 Venenwinkel, 34 Parotis. [M122, L134]

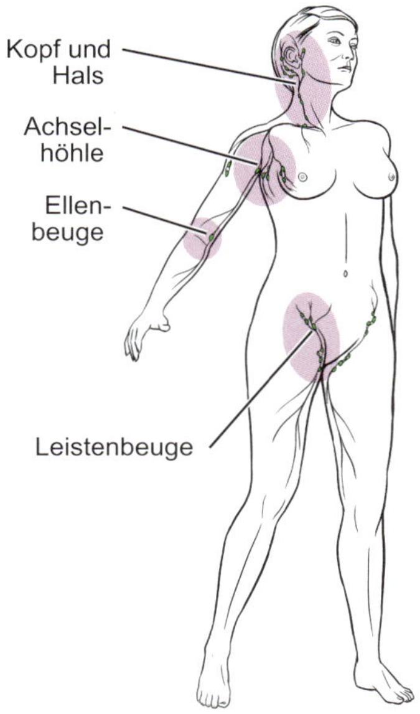

Abb. 1.20 Lokalisation leicht tastbarer Lymphknotengebiete. Epitrochleare LK finden sich an der medialen Seite des Arms über dem Ellbogen in der Vertiefung über dem und posterior des medialen Kondylus des Humerus. Horizontale und vertikale inguinale Lymphknotenketten sind in der Leistengegend vor allem dort palpabel, wo auch der Leistenpuls (A. femoralis) gesucht wird. Popliteale LK (nicht im Bild) sind zwar in der Tiefe verborgen, können aber evtl. bei leicht gebeugtem Knie erspürt werden. [E1239]

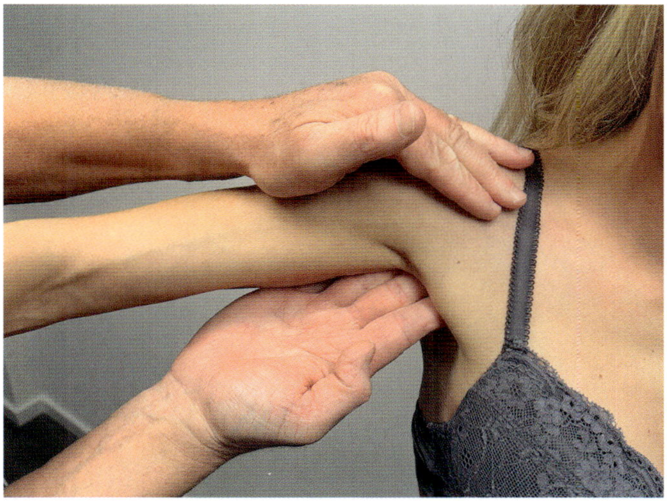

Abb. 1.21 Palpation der axillären Lymphknoten. [P1059]

LITERATUR

American Physical Therapy Association (APTA). Guide to physical therapist practice. 3rd ed. Alexandria VA: American Physical Therapy Association, 2014.

Andersohn F, Walker J. Faktencheck Rücken – Ausmaß und regionale Variationen von Behandlungsfällen und bildgebender Diagnostik. Gütersloh: Bertelsmann Stiftung, 2016.

Bickley LS (Hrsg). Bates' großes Untersuchungsbuch. Stuttgart: Thieme, 2000.

Boissonnault W. Primary Care for the Physical Therapist-E-Book: Examination and Triage. Elsevier Health Sciences, 2010.

Catley M, Moseley GL, Jones M. Pain science and clinical reasoning. In: Jones M, Rivett D. Clinical Reasoning in Musculoskeletal Practice. Edinburgh: Elsevier, 2018.

Gifford L. Pain, the tissues and the nervous system: a conceptual model. Physiotherapy 1998; 84(1): 27–36.

Goodman C, Heick J, Lazaro R. Differential Diagnosis for Physical Therapists, 6th ed. St. Louis, MO: Elsevier, 2018.

Hengeveld E, Banks K (Hrsg). Maitland – Manuelle Therapie und Manipulation der Wirbelsäule. München: Elsevier, 2017.

Herzog R, et al. Variability in diagnostic error rates of 10 MRI centers performing lumbar spine MRI examinations on the same patient within a 3-week period. Spine J 2017; 17 (4): 554–561.

Horkoff J, Yu E. Finding solutions in goal models: an interactive backward reasoning approach. In: Parsons J et al (eds). Conceptual Modeling – ER 2010. ER 2010. Lecture Notes in Computer Science, vol 6412. Berlin–Heidelberg: Springer, 2010. p. 59–75.

Hoffman KA, Aitken LM, Duffield C. A comparison of novice and expert nurses' cue collection during clinical decision-making: verbal protocol analysis. Int J Nurs Stud 2009; 46: 1335–1344.

James GA. Modelling diagnosis in physical therapy: a blackboard framework and models of experts and novices. Ergonomics 2007; 50(3): 335–351.

Jänig W, Häbler HJ. Physiologie und Pathophysiologie viszeraler Schmerzen. Der Schmerz 2002; 16(6): 429–446.

Jenkins HJ, Downie AS, Maher CG, et al. Imaging for low back pain: is clinical use consistent with guidelines? A systematic review and meta-analysis. Spine 2018; 18(12): 2266–2277.

Jones M. Clinical reasoning: fast and slow thinking in musculoskeletal practice. In: Jones M, Rivett DA (eds). Clinical Reasoning in Musculoskeletal Practice. Edinburgh: Elsevier, 2018.

Jones M. Clinical Reasoning: Fundament der klinischen Praxis und Brücke zwischen den Ansätzen der Manuellen Therapie, Teil 1. Manuelle Therapie 1997, (4): 3–9.

Jones M, Rivett DA (eds). Clinical Reasoning in Musculoskeletal Practice. Edinburgh: Elsevier, 2018.

Kendall NAS, Linton SJ, Main C. Psychosocial yellow flags for acute low back pain: 'Yellow flags' an an analogue to 'red flags'. Eur J Pain 1989; 2(1): 87–89.

Kim C, et al. Association of hip pain with radiographic evidence of hip osteoarthritis: diagnostic test study. BMJ 2015; 351: h5983.

Prendergast SA, Weiss JM. Screening for musculoskeletal causes of pelvic pain. Clin Obstetr Gynecol 2003; 46(4): 773–782.

Lüdtke K, Grauel L, Laube D. Screening als Verantwortung von Physiotherapeuten–Entscheidend handeln. physiopraxis 2017; 15(06): 30–34.

Richmond A, et al. The student is key: a realist review of educational interventions to develop analytical and non-analytical clinical reasoning ability. Med Educ 2020; 54(8): 709–719.

Sefton A, Gordon J, Field M. Teaching clinical reasoning to medical students. Clinical Reasoning in the Health Professions. 3rd ed. Edinburgh: Elsevier, 2008: p. 469–478.

Stockhausen L, Zimitat C. New learning: Re-apprenticing the learner. Educational Media International 2002; 39(3–4): 331–338.

WEITERFÜHRENDE LITERATUR

Klinische Untersuchung

Bickley LS (Hrsg). Bates' großes Untersuchungsbuch. Stuttgart: Thieme, 2000.

Boissonnault W. Primary Care for the Physical Therapist-E-Book: Examination and Triage. Elsevier Health Sciences, 2010.

Clinical Reasoning.

Klemme B, Siegmann G . Clinical Reasoning. 2. Aufl. Stuttgart: Thieme, 2015.

ten Cate O, Custers EJFM, Durning SJ. Principles and Practice of Case-based Clinical Reasoning Education. Springer open (https://doi.org/10.1007/978-3-319-64828-6).

Red Flags

Finucane LM, Mercer C, Greenhalgh SM, et al. International Framework for red flags for potential serious spinal pathologies. J Orthop Sports Phys Ther 2020; 50(7): 350–372.

Greenhalgh S, Selfe J. Red Flags and Blue Shields – Managing Serious Spinal Pathologies. 2nd Ed. Edinburgh: Elsevier, 2019.

Greenhalgh S, Selfe J. Red Flags – A guide to identifying serious pathology of the spine. Edinburgh: Elsevier Churchill Livingstone, 2010.

Greenhalgh S, Selfe J. Red Flags II – A guide to solving serious pathology of the spine. Edinburgh: Elsevier Churchill Livingstone, 2010.

ICF, Funktion und Dysfunktion

Allmendinger SG. Das biopsychosoziale Modell anwenden – Systemtheoretische Aspekte in der Physiotherapie. Teil 1. pt_Zeitschrift für Physiotherapeuten 2020; 72(11): 46–50.

Allmendinger SG. Funktionen und Dysfunktionen erklären – Systemtheoretische Aspekte in der Physiotherapie. Teil 2. pt_Zeitschrift für Physiotherapeuten 2020; 72(12): 42–45.

KAPITEL

2 Allgemeine Pathologie

Christoff Zalpour

Lernziele

Nach Durcharbeiten dieses Kapitels kann der Leser
- beschreiben, was der Begriff Pathologie bedeutet,
- besondere Begriffe der Pathologie unterscheiden und erläutern,
- verschiedene Krankheitsauslöser unterscheiden,
- unterschiedliche Diagnostik-Begriffe voneinander abgrenzen,
- Methoden der Pathologie unterscheiden,
- Entzündungen und Wundheilung beschreiben,
- Gut- und Bösartigkeit von Tumoren unterscheiden,
- unterschiedliche Wege der Metastasierung kennzeichnen,
- Entstehungsgründe für Malignome beschreiben,
- Präkanzerosen und Paraneoplasien voneinander abgrenzen,
- grundsätzliche Diagnostik- und Therapieprinzipien bei Krebserkrankungen benennen,
- körpereigene Schutzfunktionen vor Krebs aufzeigen,
- die häufigsten gutartigen Knochentumore voneinander abgrenzen,
- die häufigsten bösartigen Knochentumore voneinander abgrenzen,
- die Entstehung und klinische Bedeutung ossärer Metastasen richtig zuordnen,
- regressive von progressiven Veränderungen unterscheiden und an einem Beispiel erläutern,
- die Ischämietoleranz unterschiedlicher Gewebe voneinander abgrenzen.

2.1 Was ist Pathologie?

Die Pathologie ist die Lehre von den Krankheiten (griech. *pathos:* Leiden, *logos:* die Lehre von etwas). In diesem Kapitel soll das Grundsätzliche bestimmter Krankheitsgruppen, z. B. von Entzündungen, Krebs- oder Autoimmunerkrankungen zusammengefasst werden. Dazu gehören auch die Entstehungsmechanismen von Krankheiten **(Pathogenese),** die entsprechenden Prozesse **(Pathophysiologie)** und die Krankheitsursachen **(Ätiologie).**

Die wissenschaftliche Pathologie geht auf Giovanni Battista Morgagni (1682–1771) von der Universität Padua zurück, der in seinem 5-bändigen Werk *De sedibus et causis morborum* Sitz und Ursachen von Krankheiten systematisierte. Für die heutige Zeit ist insbesondere der deutsche Pathologe Rudolf Virchow (1821–1902) von Bedeutung, der den Grundstein der sog. **Zellularpathologie** legte, also die Krankheitsentstehung durch Veränderungen in und an der Zelle selbst beschrieb. Auch der Name „Leukämie" (für Blutkrebs; ➤ Kap. 10) geht auf ihn zurück. Die nach ihm benannte Virchow'sche Trias zur Entstehung von Thrombosen ist ebenfalls im Kapitel *Blut und Abwehr* beschrieben. Virchow hat sich im Übrigen auch mit Fragen der Hygiene (Abwassermanagement) und Sozialpolitik beschäftigt.

Besondere Begriffe der Pathologie

Gesundheit und Krankheit

Darüber, was Gesundheit und Krankheit sind, existieren verschiedene Vorstellungen und Modelle, die u. a. kulturell geprägt sind und auch einem Zeitenwandel unterliegen. „*Gesundheit als Zustand vollständigen körperlichen, seelischen und geistigen Wohlbefindens*" ist zwar die gängige Definition der Weltgesundheitsorganisation (WHO), aber zugleich auch eine Utopie, da sie in ihrer Absolutheit vermutlich jedem Erdenbürger verwehrt wird und damit unerreichbar ist. Das Gesundheits-Krankheits-Kontinuum nach Aaron Antonovsky (1923–1994) geht von den jeweils gleichzeitig vorliegenden unterschiedlichen Anteilen von Gesundheit und Krankheit aus und ist als **Salutogenese-Konzept** (Franke 1997) weltbekannt. Die Salutogenese geht davon aus, das ein sog. Kohärenzgefühl darüber bestimmt, wie widerstandsfähig man gegenüber Krankheit ist, und setzt auf das Konzept der Ressourcen zur Förderung der Gesundheit und zur Resilienzsteigerung. Unter **Resilienz** versteht man die Fähigkeit, krisenhafte Lebensumstände ohne psychische oder physische Einbußen zu bewältigen.

In den modernen Gesundheitswissenschaften hat sich das **biopsychosoziale Krankheitsmodell** durchgesetzt, das auch dem Konzept der *Internationalen Klassifikation der Funktionsfähigkeit, Behinderung und Gesundheit* (ICF; ➤ Abb. 2.1) zugrunde liegt (s. a. Repschläger 2013) und das Gesundheit als funktionelles, dynamische Geschehen begreift.

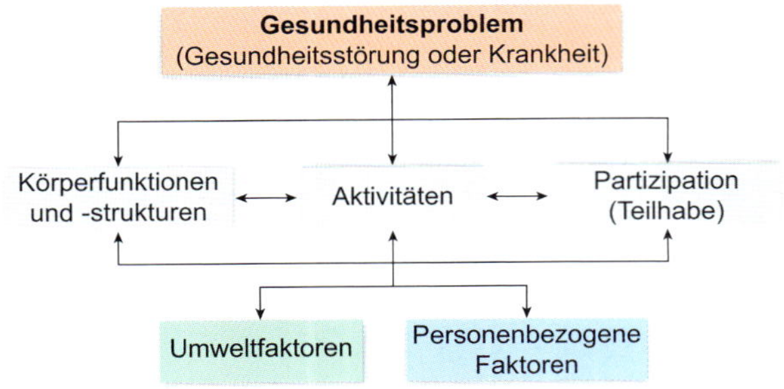

Abb. 2.1 Internationale Klassifikation der Funktionsfähigkeit, Behinderung und Gesundheit (ICF). [L231]

Gesundheit kann auch als Regulationsfähigkeit bzw. **Fähigkeit zur Homöostase** aufgefasst werden, der eine gewisse Anpassungsfähigkeit zugrunde liegt. Störungen führen zu Krankheit bis hin zum Tod.

Ätiologie

Die Ätiologie befasst sich mit den Auslösern von Krankheit. Ganz allgemein werden *angeborene* Erkrankungen von den *erworbenen* unterschieden. Angeborene Erkrankungen sind genetisch bedingt, entweder durch Spontanmutationen oder als Erbkrankheit (hereditär) von einer Generation an die nächste weitergegeben. Solche Krankheiten können sich bereits vor der Geburt äußern (z. B. Trisomie 21) oder erst viel später auftreten (z. B. Muskeldystrophien). Erworbene Erkrankungen entstehen im Laufe des Lebens durch Wechselwirkung mit der Umgebung (➤ Tab. 2.1).

Tab. 2.1 Erworbene Erkrankungen.

Krankheitsauslöser	Beispiele	Mögliche Symptome
Traumatisch	Marschfraktur	Schmerzen im Bewegungsapparat
Erregerbedingt	Lungenentzündung durch Pneumokokken	Allgemeines Krankheitsgefühl, Fieber
Autoimmunologisch	Diabetes mellitus Typ 1	Hyperglykämischer Schock
Tumorbedingt	Knochenmetastasen bei Mammakarzinom	Schmerzen im Bewegungsapparat
Degenerativ	Arthrose	Schmerzen im Bewegungsapparat

Pathogenese

Die Pathogenese beschreibt die Reaktionen des Organismus von der primären Schädigung (Ätiologie) bis zu den Folgereaktionen (➤ Tab. 2.2). Die Dauer der Reaktion kann kurz (akut) oder lang (chronisch) sein. Sie kann zur vollständigen Wiederherstellung führen (**Restitutio ad integrum** = Regeneration), mit einer **Defektheilung** (also einem bleibenden morphologischen u./o. funktionellen Defekt) einhergehen oder zum Tod führen **(Exitus).** Ein (u. U. nur vorübergehendes) Verschwinden der Symptome wird als **Remission** bezeichnet, das Wiederauftreten der Krankheit als **Rezidiv.**

Disposition und Resistenz

Die Krankheitsbereitschaft bzw. -anfälligkeit eines Organismus nennt man auch **Disposition.** Sie resultiert aus einer vorübergehenden oder ständigen Verminderung der optimalen Anpassungsfähigkeit (Homöostase) und kann ebenso genetisch bedingt wie verhaltensbedingt sein. Eine gesunde Lebensweise, die ausreichende körperliche Aktivität und vitaminreiche Ernährung einschließt, kann einer Krankheitsdisposition entgegenwirken, macht also **resistent.**

Diagnostik

Die Begriffe, Diagnose, (Differenzial-)Diagnostik und Screening sind bereits im ersten Kapitel ausführlich erläutert worden (➤ Kap. 1.4).

Risikofaktoren

Risikofaktoren

Risikofaktoren sind im Gegensatz zu (eigenständigen) Krankheitsursachen alle endogenen und exogenen Faktoren, deren Vorhandensein zu einem erhöhten Krankheitsrisiko führt (s. a. ➤ Kap. 3 *Epidemiologie*).

Die Risikofaktoren für die Entstehung von Beinvenenthrombosen sind z. B. (neben einer möglichen angeborenen Disposition) weibliches Geschlecht, inhalatives Zigarettenrauchen, Einnahme oraler Kontrazeptiva, Übergewicht und Bewegungsmangel.

Methoden der Pathologie

Die Methoden der Pathologie reichen von der makroskopischen Betrachtung (z. B. Obduktion) bis hin zur (elektronen-)mikroskopischen Untersuchung von Geweben, Zellen oder sogar Zellorganellen

Tab. 2.2 Ätiologie, Pathogenese, Komplikationen (modifiziert nach Böcker et al. 2012) [R285].

Ätiologie	Pathogenese	Pathologische Veränderung/ Symptome	Komplikationen
Staphylokokkus aureus	Entzündliche Reaktion des Organismus	Eitrige Gewebeeinschmelzung, Abszess	Septikämie, Narben
Zigarettenrauch	Mutationen in den Zellen des Bronchusepithels	Bronchialkarzinom	(Knochen-)Metastasen
Hüftgelenksdysplasie	Fehlbelastung im Hüftgelenk mit Schädigung des Gelenkknorpels	Koxarthrose	Veränderte Biomechanik distal des Hüftgelenks

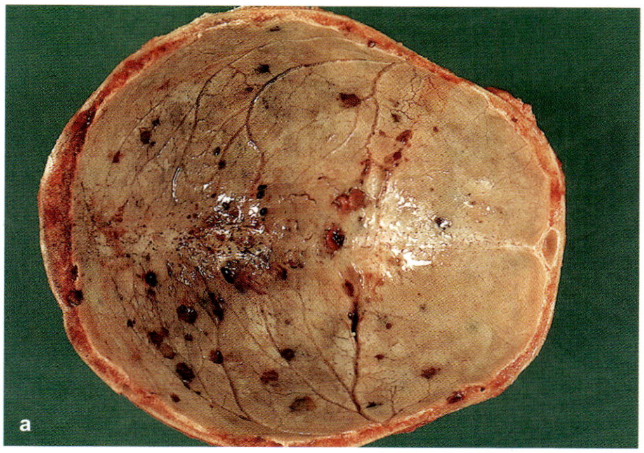

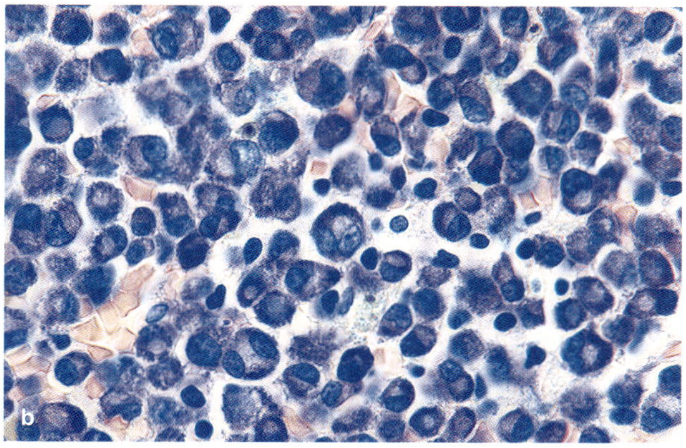

Abb. 2.2 Plasmozytom. a) Makroskopischer Befund: Innensicht der Schädelkalotte mit multiplen Osteolysen; b) Histologie: hyperzelluläres Knochenmark mit diffuser Infiltration durch atypische Plasmazellen (Färbung Giemsa; 600-fache Vergrößerung). [R285]

(➤ Abb. 2.2). In der Tumorabklärung geht es dabei häufig um die Frage, ob ein Tumor vorliegt oder nicht, bzw. wie ausgeprägt dieser ist.

Die Diagnose „Krebs"

Die Diagnose einer Krebserkrankung stellt immer der Pathologe aufgrund von feingeweblichen Untersuchungen, nicht der behandelnde Kliniker.

Häufige Verfahren in der **Mikroskopie** sind das Anfärben von Geweben, auch mit Spezialfärbungen, zur Sichtbarmachung bestimmter Gewebskomponenten, z. B. des Bindegewebes. Die **Zytopathologie** erfasst Veränderungen im Zytoplasma oder im Zellkern einzelner Zellen. Zu den Spezialtechniken gehören die **Durchflusszytometrie** (bedeutsam in der Hämatologie), **Enzymhistochemie** (Nachweis von bestimmten Enzymen, z. B. der Acetylcholinesterase, im Gewebe) und die **Immunhistologie** (z. B. zur Phänotypisierung einzelner Tumore). Auch **molekularbiologische Verfahren,** z. B. DNA-Sequenzanalysen spielen heutzutage eine große Rolle.

2.2 Entzündungen

Eine Entzündung (Inflammation) kann zwar vielfältige Ursachen haben, zeigt sich aber stets auf sehr ähnliche Weise. Man spricht auch von der **universellen Entzündungsreaktion** des Körpers. Vorwiegend das angeborene Immunsystem ist initial an der Entzündungsreaktion beteiligt und im weiterem Verlauf auch das erworbene. Entzündungen können akut auftreten oder chronisch verlaufen.

Entzündung

Die Entzündung ist ein Schutzmechanismus des Organismus zur Erhaltung seiner Integrität und beruht auf einer Immunantwort gegenüber verschiedenen Auslösern (Noxen). Die Entzündungsreaktion betrifft das Gefäßsystem sowie Blutzellen und Bestandteile des Blutplasmas. Ihr Ziel ist die Beseitigung der Noxe bzw. ihrer Folgen und die Wiederherstellung des ursprünglichen Gewebezustands.

Am Beginn jeder akuten Entzündungsreaktion steht die Veränderung der Blutgefäße im betroffenen Gewebe, die durch (vasoaktive) Entzündungsmediatoren (z. B. Histamin, Serotonin, Prostaglandin) hervorgerufen werden. Die Folge ist eine Vasodilatation (Gefäßerweiterung) und Permeabilitätssteigerung der Gefäßwand. Neben Flüssigkeit wandern auch Leukozyten (genauer: Granulozyten, Monozyten und Lymphozyten) aus der Blutbahn in das geschädigte Gewebe aus (➤ Abb. 2.3). Der weitere Verlauf hängt von der Art der Schädigung ab.

Entzündungsursachen

Unterschiedliche **Noxen** (von lat.: noxa = Schaden), können eine Entzündung verursachen (➤ Tab. 2.3).

Tab. 2.3 Entzündungsursachen.

Noxenart	Beispiele	Beispielerkrankung
Erreger	Bakterien, Viren, Pilze, Protozoen, Würmer	Gelenkempyem (siehe Fallbeispiel)
Chemische Substanzen	Säuren, Laugen, Fremdstoffe	Säureverätzung
Physikalische Faktoren	Hitze, Kälte, Bestrahlung, Trauma	a) Sonnenbrand b) Sehnenscheidenentzündung nach Überbelastung im Handgelenk
Immunreaktionen	Autoimmungeschehen, Allergien	a) Hashimoto-Thyreoiditis b) Pollenallergie

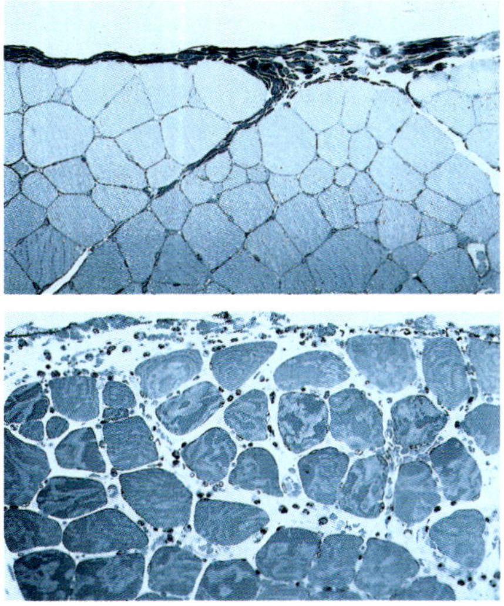

Abb. 2.3 Ödembildung ist Bestandteil der Entzündungsreaktion. Oben: normaler Skelettmuskel. Unten: Nach Reizung der Muskeloberfläche hat sich ein entzündliches Ödem gebildet, das die quer angeschnittenen Muskelfasern auseinanderspreizt. [M136]

FALLBEISPIEL

In die Praxis kommt eine 38-jährige Tänzerin, die in der Vergangenheit bereits mehrfach wegen verschiedener Probleme v.a. im rechten Sprunggelenk in Behandlung war, aber seit ca. eineinhalb Jahren nicht mehr physiotherapeutisch gesehen wurde. Nun stellt sie sich mit akuten Schmerzen im linken Knie vor, die seit ca. einer Woche bestehen und im Verlauf schlimmer geworden sind. Auf Nachfrage berichtet sie, dass ihr rechtes Knie 10 Tage zuvor ambulant arthroskopiert wurde, da sie nach einer anstrengenden Tournee wiederkehrende Schmerzen im rechten Kniegelenk hatte, die ihr fast den Auftritt vermasselt hätten. Bei der körperlichen Untersuchung zeigt sich eine starke Schwellung mit Bewegungseinschränkung sowohl der Flexion als auch der Extension. Die Haut über dem Gelenk ist gerötet, druckempfindlich und überwärmt. Einseitiger Stand auf dem betroffenen Bein ist schmerzbedingt nicht möglich. Auch gibt die Patientin an, leichtes Fieber zu haben und sich allgemein ermattet zu fühlen. Die Patientin zeigt also alle fünf Zeichen einer Entzündung, die unbedingt ärztlich abgeklärt werden muss. Das lokale Auftreten der Beschwerden weist auf eine Gelenkentzündung hin, die u. U. in Zusammenhang mit der vorangegangenen Arthroskopie stehen können. Eine physiotherapeutische Behandlung könnte die Beschwerden eher verschlimmern, da sich die Entzündung dadurch weiter ausdehnen und eine Sepsis verursachen könnte.

Entzündungszeichen

Einzelzeichen	Zustandekommen
Rubor (Rötung)	durch Vasodilatation
Calor (Überwärmung)	durch vermehrte Gewebedurchblutung
Dolor (Schmerz)	durch Nervenreizung
Tumor (Schwellung)	durch entzündliches Exsudat
Functio laesa (Funktionsausfall)	Nach R. Virchow resultiert die Funktionsstörung aus dem Zusammenwirken der anderen Entzündungszeichen.

Zu den ursprünglich vier bekannten Entzündungszeichen, die bei jeder Entzündung in unterschiedlichem Ausmaß vorhanden sind hat Rudolf Virchow als fünftes noch den Funktionsausfall hinzugefügt.

CAVE

Floride Entzündung

Eine akute Entzündung ist eine relative Kontraindikation für eine aktive physiotherapeutische Behandlung.

Wundheilung

Die Wundheilung ist ein Vorgang, der aus Entzündung, anschließender Regeneration und Reparation besteht.

In der **exsudativen Phase** wird der entstandene Defekt mit Blut und Fibrin (Gewebeklebstoff) aufgefüllt. Fibronektin, ein Glykoprotein der extrazellulären Matrix, sorgt für eine Stabilisierung der Wunde, indem es u. a. Kollagen und Fibrin miteinander verknüpft. Der Abbau des Exsudats erfolgt in der **resorptiven Phase** durch Einwanderung von neutrophilen Granulozyten und Monozyten/Makrophagen. Vom Rand her entsteht in der **Proliferationsphase Granulationsgewebe** aus neugebildeten Fibroblasten und Kapillaren. Damit beginnt die **Reparationsphase,** bei der über Wochen bis Monate das Granulationsgewebe in reifes Narbengewebe umgewandelt wird. Dies geschieht unter Herstellung von massenhaft Typ-III-Kollagen, das bei späterer Reifung der Narbe wieder abgebaut und durch Typ-I-Kollagen ersetzt wird. In der dann einsetzenden **Regenerationsphase** regeneriert sich das Gewebe je nach Gewebeursprung (Wechsel- oder Dauergewebe).

Ausbreitung einer Entzündung

Eine lokalisierte Entzündung kann sich innerhalb eines Organs, durch Kontakt mit einem benachbarten Organ oder durch anatomisch vorgebildete Wege wie z. B. das Bronchialsystem ausbreiten. Neben der lymphogenen ist insbesondere die hämatogene Verbreitung dann gefährlich, wenn der Körper einer abwehrgeschwächten Person auf dem Blutweg mit Erregern überschwemmt wird und dadurch eine **Sepsis** entsteht. Diese zeigt sich in hohem Fieber, Leukozytose und katabolem Stoffwechsel.

2.3 Tumore

Der Begriff „Tumor“ ist unscharf. In der Entzündungslehre bezeichnet er eine Schwellung und imponiert als eines der fünf Entzündungszeichen (s. o.). In der Onkologie (Krebslehre) aber ist mit „Tumor“ eine Geschwulst gemeint, die nach ihrem biologischen Verhalten in gut- (benigne) und bösartig (maligne) klassifiziert werden kann.

Tumor

- *Tumorbegriff im Allgemeinen:* Schwellung/Raumforderung – so auch als eines der Entzündungszeichen bekannt.
- *Tumor im Sinne von „Krebs“:* Abnorme Gewebsmasse, die durch eine progressive Vermehrung körpereigener, aber entarteter Zellen entsteht und auch dann noch weiterwächst, wenn der auslösende Reiz nicht mehr besteht. Synonyme: Geschwulst, Neoplasma.

Wechselgewebe/Dauergewebe

Die verschiedenen Gewebe des Körpers haben auch ein unterschiedliches Zellteilungsverhalten. Während beispielsweise die blutbildenden Zellen des Knochenmarks oder Haut und Schleimhäute hochproliferativ sind (man nennt sie deshalb auch **Wechselgewebe**), sind andere Gewebe, z. B. Skelettmuskulatur oder Nervengewebe (sog. **Dauergewebe**) quasi postmitotisch, d. h. ihre Zellen teilen sich nicht bzw. nur selten oder unter ganz bestimmten Bedingungen. Da jeder Tumorentstehung eine „falsche", missratene Zellteilung (Transformation) zugrunde liegt, ist einleuchtend, dass vor allem Wechselgewebe Tumore hervorbringen. Aus einer solchen Zellteilung (Zellgröße etwa 1 µm) entsteht in rund 30 Verdopplungszyklen eine Geschwulst von 10^9 Tumorzellen, was in etwa einer Masse von 1 g bzw. einem Durchmesser von 1 cm entspricht. Dies entspricht etwa dem frühesten Entdeckungszeitpunkt. Er könnte theoretisch in wenigen Monaten zu erreichen sein, tatsächlich aber dauert dieser Prozess – von der Transformation bis zur Ausprägung (Manifestation) des Tumors – oft Jahre bis Jahrzehnte. Dann aber reichen weitere 10 Verdoppelungen, um die maximale mit dem Leben noch zu vereinbarende Tumorgröße zu erreichen (10^{12} Zellen), was häufig auch mit der Ausbildung von Metastasen einhergeht. Deshalb ist die frühestmögliche Erkennung bzw. Verdachtsdiagnose bei einem möglichen Tumorleiden so wichtig.

Gut- und Bösartigkeit

Gut- und Bösartigkeit kennzeichnen das *biologische Verhalten* eines Tumors und werden unter dem Oberbegriff der **Dignität** zusammengefasst (➤ Tab. 2.4, ➤ Abb. 2.4). Sog. **semimaligne Tumore**

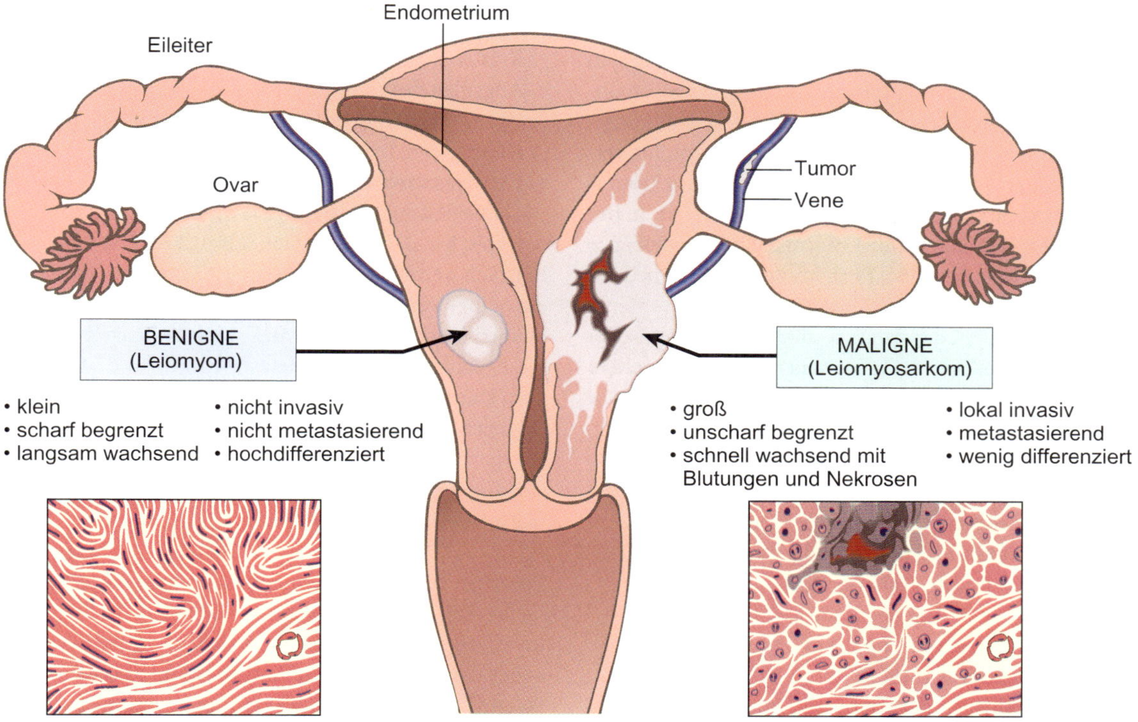

Abb. 2.4 Gut- und bösartige Tumore im Vergleich: gutartiger Tumor des Myometriums (Leiomyom, linke Bildhälfte) im Vergleich zu einem bösartigen Tumor in gleicher Lokalisation (Leiomyosarkom). [R285]

Tab. 2.4 Merkmalsunterschiede von gut- und bösartigen Tumoren (modifiziert nach: Böcker et al. 2012) [R285].

Merkmal	Benigner Tumor	Maligner Tumor
Wachstumsrate	• Langsam	• Langsam bis schnell
Lokale Ausbreitung	• Meist zusammenhängender, gut begrenzter Tumor • Expansiv-verdrängendes Wachstum, oft fibröse Tumorkapsel	• Meist schlecht begrenzter Tumor; • Invasives, destruierendes Wachstum
Umgebendes Gewebe	• Kompression • Druckatrophie	• Invasion • Destruktion
Klinik	• Oft keine Beschwerden verursachend • Z. B. Kompressionssyndrome • Z. B. Hormonsekretion	• Rezidive • Metastasen
Metastasierung	• Nein	• Ja

sind eine Sonderform, sie verhalten sich lokal wie maligne Tumore, metastasieren aber (fast) nie. Typische Vertreter sind das häufige Basaliom der Haut (➤ Kap. 13.6.2) und das (seltene) Osteoklastom.

CAVE

Genauso wie für Malignome gilt für semimaligne Tumore: Früherkennung ist prognoseentscheidend. Bei differenzialdiagnostischen Hinweisen für das mögliche Vorliegen eines Malignoms muss eine unmittelbare ärztliche Abklärung eingeleitet werden.

Benigne Tumore

Kennzeichen benigner Tumore ist ihr langsames und verdrängendes Wachstum. Typische Lokalisationen sind beispielsweise die Haut (Leberflecken = Pigmentnävi) oder die Schleimhaut (Polypen).

Maligne Tumore

Malignome sind zwar weitaus seltener als benigne Tumore, stellen dafür aber umso ernsthaftere Erkrankungen dar. Dies gilt insbesondere auch, weil viele der bösartigen Organtumore, z. B. von Lunge, Ösophagus oder Pankreas, häufig keine spezifischen Symptome verursachen und deshalb erst dann erkannt werden, wenn das Tumorwachstum bereits fortgeschritten ist. Umso wichtiger ist es, in der physiotherapeutischen Erstdiagnostik Verdachtsfälle unmittelbar in die ärztliche Abklärung weiterzuleiten. Ein auch prognostisch bedeutsames Kriterium maligner Tumore ist deren Neigung, im weiteren Verlauf Metastasen zu bilden, die sich u. a. aufgrund anatomischer Besonderheiten unterschiedlich im Organismus ausbreiten können.

Hanahan und Weinberg (2000) fassten die wichtigsten Merkmale bösartiger Tumore in einem Aufsehen erregenden Artikel im Fachblatt *Cell* wie folgt zusammen:

- Ungezügeltes Wachstum (Onkogene)
- Ausschaltung von Schutzgenen (Suppressor-Genen)
- Widerstehen dem programmierten Zelltod (Apoptose)
- Unsterblichkeit der Krebszelle (Telomerase)
- Aufbau eigener Blutgefäße (Angiogenese)
- Tochtergeschwülste (Metastasierung)
- Tarnung vor natürlichen Killerzellen

Das Kriterium „Unsterblichkeit der Krebszelle" mag einen verwundern, denn mit dem Wirt stirbt ja auch der Tumor, aber Krebszellen lassen sich in Zellkulturen über Generationen vervielfältigen. Die erste Zelllinie, die zu Forschungszwecken für Anti-Krebsmittel seit Jahrzehnten genutzt wurde und noch heute intensiv genutzt wird, sind die **HeLa-Zellen.** Sie entstammen einem Zervixkarzinom, an dem **He**nrietta **La**cks (1920–1951) erkrankte und an dessen Folgen sie schließlich im Johns-Hopkins Hospital in Baltimore verstarb (vgl. Lorenz 2006). Sie dienten später auch Jonas Edward Salk, der auf ihnen Viren züchtete, mit denen er einen Impfstoff gegen die Poliomyelitis entwickelte. „Polio" war eine Erkrankung, die maßgeblich zur Popularität der Physiotherapie beigetragen hat, weil ihre Folgen umfangreiche Rehabilitationsanstrengungen erforderlich machten, für die Physiotherapeuten prädestiniert waren.

Metastasierung

Tochtergeschwülste (Syn.: Filiae, Metastasen) sind Absiedlungen des Primärtumors. Sie können lymphogen (also zunächst relativ lokal) oder, schlimmer, hämatogen (als sog. Fernmetastasen) in andere Organsysteme verschleppt werden. Immerhin bei 9 von 10 Krebspatienten sind Metastasen die Ursache für den krebsbedingten Tod. Warum sich Metastasen von einem Primärtumor ablösen und dann Anschluss an die Lymph- bzw. Blutbahn finden, um sich in anderen Stromgebieten abzusiedeln, ist biochemisch noch nicht vollständig verstanden.

Man unterscheidet prinzipiell drei Phasen:

- **Invasion:** Die Tumorzelle löst sich von ihrem Primärtumor (Entkopplung von Zell-Zell-Kontakten und der extrazellulären Matrix des Tumors).
- **Zirkulation:** Die Tumorzelle muss nun Anschluss an ein Blutgefäß finden, in dieses durch die Blutgefäßwand eindringen und mit dem Blutstrom fortgespült werden, ohne den physikalischen Kräften des Blutstroms nachzugeben, und sich ebenso den Angriffen des Immunsystems (das physiologischerweise körpereigene, aber entartete Zellen erkennt und unschädlich macht) widersetzen.
- **Extravasation:** Die Tumorzelle lässt sich nach Durchdringen der Gefäßwand als Fernmetastase im Kapillarbett des Zielorgans (typisch z. B. Leber, Lunge, Skelett, Gehirn) nieder.

Beispielsweise bei Metastasen des Knochens ist auch beschrieben, dass eingewanderte Tumorzellen in einen Ruhezustand übergehen können („*dormancy*"), der u. U. Monate bis Jahre dauert. Was genau diese „schlummernden" Metastasen aktiviert, ist bisher unklar. Ganz grob kann man mehrere Metastasierungswege unterscheiden. Eine Übersicht gibt ➤ Abb. 2.5.

Geschwulstsystematik

Bösartige Tumore (Malignome) kann man in solche *epithelialen* und solche *mesenchymalen* Ursprungs einteilen. Bei Ersteren ist Epithelgewebe (z. B. Drüsengänge in der weiblichen Brust oder Bronchialepithel in der Lunge) der zelluläre Ausgangspunkt für die Tumorentstehung. Solche Tumore werden **Karzinome** genannt (Mammakarzinom, Bronchialkarzinom etc.). Malignome mesenchymalen Ursprungs kommen viel seltener vor (zu ca. 1 %) und werden **Sarkome** genannt. Sie sind nicht epithelialen Ursprungs, sondern gehen z. B. auf Muskelgewebe (Myosarkome), Knochengewebe (z. B. das Osteosarkom) oder Knorpelgewebe (z. B. das Chondrosarkom) zurück.

Zellteilung als Ausgangspunkt für Entartung

Jeder Tumor geht auf eine missglückte Zellteilung zurück, hat also zunächst *eine* entartete körpereigene Zelle als Ausgangspunkt.

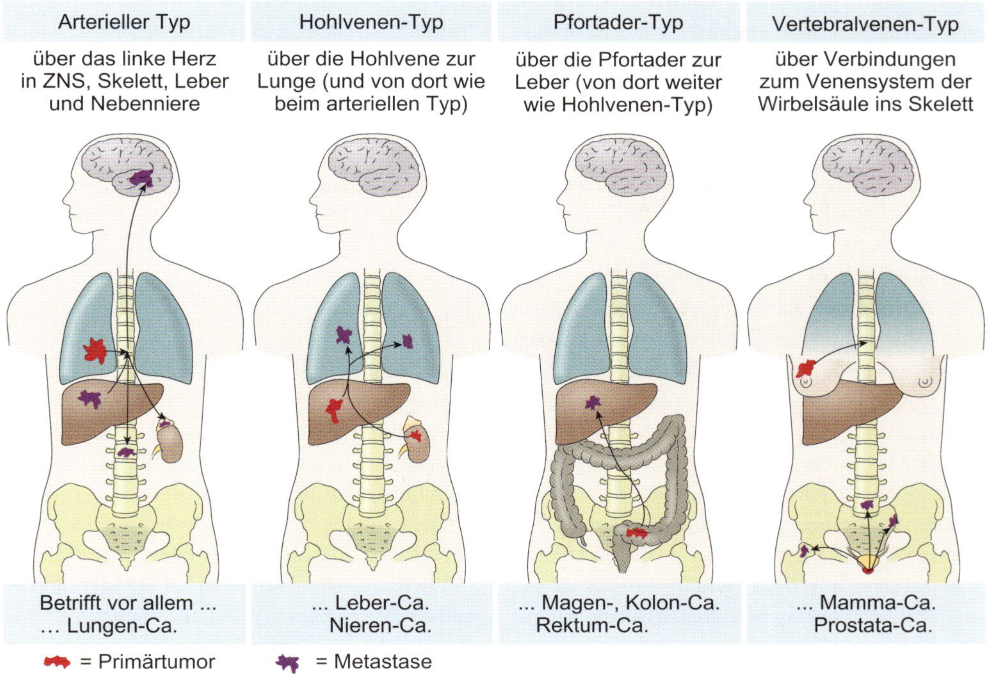

Abb. 2.5 Hämatogene Metastasierung: die vier häufigsten Metastasierungswege. [L190]

Kanzerogenese

Wie entstehen Tumore überhaupt? Warum sterben Kettenraucher wie der frühere Bundeskanzler Helmut Schmidt nicht viel früher an einem Bronchialkarzinom, sondern in hohem Alter an den Folgen der Arteriosklerose?

Wie entstehen Tumore?

Jede Tumorerkrankung ist das Resultat einer ungünstigen Wechselwirkung zwischen Umwelt- und Erbfaktoren.

Man unterscheidet ca. 230 verschiedene Arten von Krebs. Die Inzidenz von Krebserkrankungen beträgt weltweit über 18 Millionen Neuerkrankungen/Jahr; in Deutschland liegt die Inzidenz bei 480.000/Jahr und ca. 220.000 Menschen sterben jedes Jahr an Krebs (Brenner und Mons 2019). Dass die Inzidenz in den Industriestaaten, also auch in Deutschland, zunimmt, liegt an der stetig steigenden durchschnittlichen Lebenserwartung und dem demografischen Wandel: je mehr Ältere eine Population hat (in Deutschland ist gegenwärtig der Geburtsjahrgang 1964 der häufigste Jahrgang), desto stärker steigt auch der Anteil der Krebserkrankten, da das Lebensalter einer der wichtigen Risikofaktoren für die Krebsentstehung ist.

Krebs ist deshalb aber keine „Geißel" des Industriezeitalters, sondern eher *„der blinde Passagier der Evolution"*, wie der Oxforder Onkologe Greaves (2002) ausführte: Nur die Evolution hat es uns ermöglicht, dass sich aus zwei Keimzellen (unterschiedlichen Geschlechts) ein so hochkomplexer Organismus mit sehr unterschiedlichen und hochspezifischen Geweben aus insgesamt 10^{14} Zellen entwickeln kann wie der menschliche. Kehrseite der dafür notwendigen hohen Proliferationsleistung aber ist nach Greaves' Ansicht die stete Gefahr, dass sich eben auch Malignome in diesem Organismus entwickeln können.

Der älteste bisher beschriebenen bösartige Tumor beim Menschen ließ sich als Schädelmetastase eines Mammakarzinoms bei einer Frau aus der mittleren Bronzezeit (1900–1600 v. Chr.) identifizieren. Aber bereits Hominiden, die vor 1,7 Millionen Jahren auf dem afrikanischen Kontinent lebten, hatten Krebs: Odes beschrieb 2016 den Fall eines Osteosarkoms am 5. Metatarsalknochen bei einem Knochenfund in der Swartkranshöhle in Südafrika, der damit den bisher ältesten nachgewiesen Krebsfall darstellt. Auch in den Schriften der Mediziner des antiken Griechenlands und der Römerzeit wird der Krebs thematisiert, ebenso in denen des ca. 2.500 Jahren alten indischen Ayurveda. Hippokrates von Kos (460–370 v. Chr.) nutzt bereits die Begriffe *carcinos* und *carcinoma* für Geschwülste jeder Art und Galen (praktizierte im 2. Jahrhundert in Rom) hob die Häufigkeit von Mammakarzinomen hervor.

Kanzerogene Noxen

Vier große Gruppen von kanzerogen Noxen können unterschieden werden: chemische Kanzerogene, Onkoviren, Onkogene und Strahlung. Das Präfix „Onko-" steht dabei für Krebs.

Chemische Kanzerogene

Auf der Welt sind ca. 3,9 x 10^6 organisch-chemische Verbindungen bekannt, von denen aber nur 67.000 in praktischer Verwendung und von der *American Chemical Society* im sog. *Chemical Abstracts Service* gelistet und mit einer CAS-Nummer eindeutig identifizierbar sind. Die *International Agency for Reserach on Cancer* ist eine Unterorganisation der WHO mit Sitz in Lyon. Sie untersucht diese Stoffe auf ihre Kanzerogenität hin und veröffentlicht die Ergebnisse frei zugänglich (aktuelle Liste siehe: https://monographs.iarc.who.int/monographs-available/. Von den bisher untersuchten Stoffen sind mindestens 120 sicher, weitere 393 potenziell krebserregend. Dazu gehören z. B. **Asbest** (dessen Fasern klein genug sind, um bis in die Alveolen vorzudringen, aber zu groß, um vom Alveolarmakrophagen entsorgt zu werden), **Tabakrauch, Alkohol** und **Formaldehyd,** aber auch **Eichen**- bzw. **Buchenstaub.**

Ob eine Tumorerkrankung durch Kanzerogene ausgelöst wird, hängt aber auch von der Abwehrfunktion des Betroffenen und ganz entscheidend von der Expositionsdauer mit der Noxe ab. Wer z. B. in der Holz- und Möbelverarbeitung gewerbsmäßig mit Schleifstäuben aus Buche und Eiche zu tun hat, muss, arbeitsrechtlich vorgeschrieben, regelmäßig alle 5 Jahre von speziell dafür ermächtigten Ärzten auf das Vorliegen von Nasopharynxkarzinomen untersucht werden.

Arbeitsmedizinisch versucht man im Arbeitsschutz soweit wie möglich auf kanzerogene Stoffe zu verzichten (z. B. als Verhältnisprävention durch Asbestersatzstoffe) bzw., wenn ihr Einsatz unvermeidbar ist (z. B. in der Asbestsanierung betroffener Gebäude), mit speziellen Schutzmaßnahmen und regelmäßigen ärztlichen Untersuchungen zur Früherkennung die Gefahr einer Krebsentstehung einzuschränken. In der Erhebung der Berufsanamnese ist es wichtig, Patienten auf eine mögliche Noxenexposition hin zu befragen.

Onkoviren

Dem 2008 mit dem Nobelpreis für Medizin geehrten Prof. Dr. Harald zur Hausen († 2023) kommt das große Verdienst zu, nicht nur über Jahrzehnte das Vorliegen von Onkoviren postuliert, sondern auch deren Existenz bewiesen zu haben. Zudem hat er für eine bestimmte Gruppe von Onkoviren, die sog. **humanen Papillomaviren** (HPV) einen Impfstoff entwickelt, der mittlerweile bei Jungen und Mädchen vor Aufnahme von sexueller Aktivität als Prophylaxe gegeben wird, um der Entstehung von Zervixkarzinomen vorzubeugen. Es wird geschätzt, dass Onkoviren in 10–15 % aller Zervixkarzinom-Fälle für die Krebsentstehung verantwortlich sind.

Neben HPV sind viel weitere Onkoviren bekannt, z. B. das Hepatitis B- und das Hepatitis-C-Virus (HBV, HCV), das Epstein-Barr-Virus (EBV) oder das Cytomegalie-Virus (CMV).

Onkogene

Auch Gene können Krebs auslösen – eine familiäre Häufung von Krebserkrankungen bei Blutsverwandten konnte man schon beobachten, bevor die Möglichkeit bestand, spezifische Gene als Ursache zu identifizieren. Ganz augenscheinlich ist dies z. B. beim Brustkrebs: (Enkel-)Töchter von betroffenen Frauen haben ein statistisch belegtes höheres Risiko, ebenso zu erkranken. Dafür verantwortlich sind Mutationen in den sog. *BRCA*-Genen (= Breast-Cancer-Genen), die auf dem Chromosom 17 und 13 zu finden und für etwa 10 % aller Mammakarzinome verantwortlich sind.

Im Prinzip sind alle Gene, die den Zellzyklus kontrollieren, potenzielle Onkogene. Insgesamt gibt es über 100 verschiedene Onkogene. Eine weitere wichtige genetische Besonderheit ist das physiologische Vorhandensein bzw. die pathologische Abwesenheit des Tumorsuppressor-Gens *TP-53,* das ebenfalls auf dem Chromosom 17 liegt. Es reguliert die Bildung des Proteins p53, welches auch „Wächter des Genoms" genannt wird, weil es die Selbstreparatur der DNA bei missglückter Zellteilung (Mitose) steuert, und wenn das nicht ausreicht, auch den programmierten Zelltod (Apoptose) initiiert, d. h. eine weitere Teilung von Zellen mit geschädigter DNA verhindert. In 50 % aller Krebsfälle liegt eine Mutation des Gens vor.

Strahlung

Strahlung bedeutet die Ausbreitung von Teilchenströmen oder elektromagnetischen Wellen und den damit verbundenen Energietransport. Zu der sog. **ionisierenden Strahlung** gehören die **elektromagnetische Strahlung** (Gamma-, Röntgen-Strahlung) und die **Teilchenstrahlung** (Alpha-, Beta- u. Neutronenstrahlung). Strahlenbelastung wird in Millisievert gemessen. Die *durchschnittliche natürliche Strahlenbelastung* liegt in Deutschland bei 2,1 mSv/Jahr.

Wichtige Strahlenquellen für ionisierende Strahlung sind radioaktiver Zerfall (Kernkraftwerke, medizinische Anwendungen in der Strahlentherapie – aber auch die natürliche terrestrische Strahlung (mit unterschiedlichem Verteilungsmuster in Deutschland) sowie die kosmische Strahlung, mit der man z. B. bei Flugreisen konfrontiert ist. In der medizinischen Diagnostik sind Röntgenstrahlen beim konventionellen Röntgen und besonders bei der Computertomografie (Ganzkörper-CT beim Erwachsenen: 10–20 mSv) zu berücksichtigen. Hohe Strahlenbelastung tritt auch bei der Positronen-Emissions-Tomografie (PET) und bei der Szintigrafie auf. Gegenüber einem konventionellen Röntgen-Thorax (0,01–0,03 mSv) hat eine Herzszintigrafie beispielsweise eine etwa 400-fach höhere Belastung von 8 mSv. In der ärztlichen Diagnostik ist daher der Nutzen einer Bildgebung immer vor dem Hintergrund der Belastung für den Patienten abzuwägen.

Präkanzerosen

Präkanzerosen sind gutartige Vorerkrankungen die mit einem erhöhten Entartungsrisiko behaftet sind. **Fakultative Präkanzerosen,** z. B. bestimmt Polypen, *können* später entarten, **obligate** tun dies im weiteren Zeitverlauf *immer* (z. B. die familiäre Adenomatosis coli) und werden deshalb engmaschig kontrolliert (und bei Malignitätsverdacht entfernt).

Karzinome mit unklarer Primärlokalisation (CUP)

CUP-Syndrome sind histologisch verifizierte Karzinome, bei denen sich nach abgeschlossener Diagnostik ausschließlich Metastasen finden, ohne dass ein Primärtumor nachweisbar ist. Nimmt man alle CUP zusammen, handelt es sich dabei immerhin um den sechsthäufigsten Tumor in Deutschland, der 2–4 % aller neu diagnostizierten Krebserkrankungen und 2–3 % aller tödlich verlaufenden Malignome ausmacht. CUP haben keine Geschlechterpräferenz, allerdings ist die Prognose bei Männern etwas schlechter. Die häufigste Lokalisationen sind Lymphknoten, Leber, Knochen und Lunge (vgl. Zaun et al. 2018).

Paraneoplasien

Paraneoplasien sind Begleitsymptome von malignen Tumoren, die nicht unmittelbar durch den Primärtumor selbst bzw. seinen Metastasen ausgelöst werden. Sie können das klinische Bild einer Tumorerkrankung erheblich beeinflussen. Grundsätzlich unterscheidet man allgemeine und spezielle Paraneoplasien.

Die *allgemeinen Paraneoplasien* sind v. a. **Fatigue** (Müdigkeit/Schwäche), **Kachexie** (Auszehrung) und **Tumoranämie.** Alle drei Symptome belegen deutlich, dass es sich bei Malignomen um auszehrende Krankheiten handelt, die die Patienten erheblich schwächen können. Entsprechende Anamnesefragen beziehen sich auf Müdigkeit, Leistungsknick, Abgeschlagenheit, ungewollte Gewichtsabnahme und stellen bekannte Red Flags dar.

Spezielle Paraneoplasien kommen nur bei bestimmten Malignomen vor und erklären sich z. B. durch eine chaotische Interferenz mit dem Hormonsystem. So gibt es z. B. bestimmte Bronchialkarzinome, die unkontrolliert ACTH bilden, das adrenokortikotrope Hormon, das die Nebennierenrinde dazu stimuliert, Kortisol zu bilden. Die Kortisolbildung unterliegt ja physiologischerweise einem Regelkreis, der darauf beruht, dass im Hypothalamus im Gehirn der Blutkortisolspiegel gemessen und geregelt wird. Muss dieser erhöht werden, schüttet der Hypothalamus ein Kortikotropin-Freisetzungshormon aus (CRH), das im Hypophysenvorderlappen entsprechende Rezeptoren findet, die die ACTH-Bildung anregen. ACTH wiederum wird in die Blutbahn abgegeben, um in der Nebennierenrinde die Bildung von Kortisol zu stimulieren, das wiederum im Gehirn gemessen wird. Bildet nun ein Tumor – unabhängig vom hormonellen Regelkreis – unkontrolliert ACTH, wird in der Nebennierenrinde übermäßig viel Kortisol produziert, was im klinischen Bild dazu führt, dass der Patient einerseits kachektisch erscheint (dünner, ausgezehrter Körper), andererseits aber ein typisches „Cushing-Gesicht" aufweist, also ein Vollmondgesicht, wie es bei übermäßiger Kortisolproduktion (bzw. externer Kortisonaufnahme typisch ist (➤ Abb. 2.6).

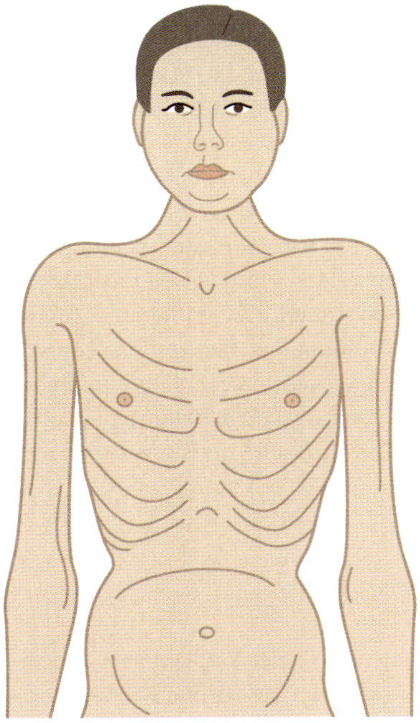

Abb. 2.6 Paraneoplastisches Syndrom am Beispiel eines ACTH-produzierenden Bronchialkarzinoms. Das „Vollmond-Gesicht" (Cushing) steht im Widerspruch zu dem ausgezehrten Körper. [L231]

Diagnostik-Prinzipien bei Verdacht auf Krebs

Da im Prinzip *jedes* Symptom krebsbedingt sein kann, müssen Therapeuten eine Risikostratifizierung beherrschen, sich also vergegenwärtigen, wie wahrscheinlich das Vorliegen eines bösartigen Tumors ist. Dazu dienen **Red Flags,** wie beispielsweise Lebensalter (die Tumorinzidenz steigt mit dem Lebensalter) oder unklare und ungewollte Gewichtsabnahme. Grundsätzlich gilt natürlich auch das Gesetz von Sutton, „*Häufiges ist häufig und Seltenes selten*": Der Knochenschmerz eines 55-jährigen Kettenrauchers mit 15 kg Gewichtsabnahme in den letzten 6 Monaten und Bluthusten ist sicherlich eher verdächtig auf ein Bronchialkarzinom mit Skelettmetastasen als das gleiche bei einer 17-jährigen Leichtathletin, die ein Supinationstrauma in der Vorgeschichte beklagt. Erfahrene Kliniker beschleicht zudem manchmal auch nur ein „komisches Gefühl", auch wenn sich nicht immer mehr oder weniger eindeutige Verdachtsmomente kristallisieren. Geben Sie diesem Gefühl nach und leiten Sie den Patienten lieber einmal zu viel als einmal zu wenig in die fachärztliche Diagnostik weiter. Auch bei Verdacht auf Krebs steht die Anamneseerhebung und körperliche Untersuchung im Vordergrund, wird aber durch die vielfältigen Möglichkeiten der Bildgebung ebenso ergänzt wie durch Laboruntersuchungen und gegebenenfalls eine Probeentnahme verdächtigen Gewebes. Die Diagnose „Krebs" wird durch einen Pathologen auf der Grundlage der feingeweblichen Untersuchung gestellt, nicht vom behandelnden Kliniker.

Therapieprinzipien bei Krebserkrankungen

Bedingt durch die Vielzahl der verschiedenen Erkrankungen mit z. T. auch ganz unterschiedlichen Prognosen kann an dieser Stelle nur auf bestimmte Behandlungsprinzipien eingegangen werden. Bei pathologisch gesicherter Diagnose eines Primärtumors ergeben sich meist sofort zwei weitere prognostisch wichtige Fragen, die sich auch auf die Auswahl der geeigneten Therapie auswirken:

- Wie groß ist der Tumor und inwieweit hat er sein anatomisches Umfeld infiltriert?
- Existieren (Fern-)Metastasen?

Die erste Frage beantwortet die **Grading**-Untersuchung, die zweite das **Staging,** bei dem mit unterschiedlichen bildgebenden Verfahren die verschiedenen Ausbreitungsgebiete auf mögliche Metastasen hin abgesucht werden. Das Ergebnis von beiden lässt sich im **TNM-System** klassifizieren, einem Standard, der für jeden bösartigen Tumor international festgelegt ist.

Es existieren auch zunehmend sog. **Biomarker,** die über das Vorliegen von Krebserkrankungen Aufschluss geben können. Für viele Malignome sind Therapieregime bekannt, die auf dem Boden internationaler Evidenz allgemein akzeptiert sind und sich auch stetig weiterentwickeln. Daher ist die Behandlung in einem spezialisierten onkologischen Zentrum zielführend.

Als Behandlungsoption unterscheidet sich der **kurative Therapieansatz** vom **palliativen:** Ersterer will heilen, Letzterer bei eingeschränkter Lebenserwartung die verbleibende Zeit z. B. schmerzfrei gestalten. Welcher Ansatz möglich ist, hängt von der Erkrankung bzw. ihrem Fortschritt ab. Daher ist es von höchster Bedeutung, bei Tumorverdacht (auch in der physiotherapeutischen Erstpraxis) schnell eine relevante (d. h. ärztliche) Diagnostik einzuleiten, denn die Frühzeitigkeit der Diagnose hat wesentlichen Einfluss auf die Prognose. Neben chirurgischen Interventionen sind medikamentöse Therapien (Zytostatika, im Volksmund „Chemotherapie" genannt) und Bestrahlungen, auch in Kombination, anzutreffen. Adjuvante Immun- und Hormonbehandlungen können ebenfalls eine Rolle spielen.

Die „beste Therapie" ist die **Vorbeugung** (Rauchen beispielsweise ist die häufigste Einzelursache für Krebs), die zweitbeste die **Früherkennung!**

Prävention von Krebs

Grundsätzlich positiv sind der Verzicht aufs Rauchen (nicht nur bezüglich der Entwicklung eines Bronchialkarzinoms, sondern auch vieler weiterer Malignome) sowie eine gesunde Ernährung mit viel Obst und Gemüse und regelmäßige Bewegung. Der Einfluss der Bewegung für die Risikoreduktion ist allerdings bei der Prävention kardiovaskulärer Erkrankungen stärker ausgeprägt als bei onkologischen Erkrankungen. Die Supplementation mit Vitamin D oder Omega-3-Fettsäuren zeigte bezüglich der Reduktion der Auftretenswahrscheinlichkeit weder von Krebs- noch von kardiovaskulären Erkrankungen einen Effekt (Manson et al. 2019a,b).

Der Rückgang der altersstandardisierten Sterberate an Krebs zwischen 1994 und 2014 blieb mit 23,2 % erheblich hinter dem Rückgang der Gesamtsterberate (32,1 %) und insbesondere dem Rückgang an Herz-Kreislauf-Erkrankungen (47,9 %) zurück.

Ein Beispiel dafür, dass sich Präventionsanstrengungen lohnen, sieht man:

- bei der Neuerkrankungsrate beispielsweise von Magenkrebs (55 %); Gründe hierfür sind bessere Hygiene und die Eradikationstherapie des Magenkeims Helicobacter pylori,
- beim Darmkrebs (29,2 %) durch Vorsorge-Darmspiegelungen,
- beim Lungenkrebs (31,4 %) durch Rückgang der Raucherprävalenz durch Anti-Raucher-Kampagnen (Brenner und Mons 2019).

Abwehrmechanismen des Organismus gegen Entartung

Auf die Bedeutung des Proteins **p53** wurde oben schon eingegangen. Deutlich wird dadurch, dass der Organismus spezifische Abwehrmechanismen gegen die Entstehung von Krebs ausgebildet hat. Entartung entsteht durch eine DNA-Kopie bei der Zellteilung (Mitose), die zwar fehlerhaft, aber zufällig mit dem Leben vereinbar ist. Dies muss fast als normal angesehen werden, ist aber bei funktionierendem Immunsystem nicht weiter bedrohlich, da eben diese körpereigenen (aber entarteten) Zellen aufgespürt und vernichtet werden. Was p53 am Ort der Entstehung nicht schafft, schaffen sog. **natürliche Killerzellen** im gesamten Organismus. Diese sind Lymphozyten, die weder als B- noch als T-Lymphozyten geprägt werden (siehe dazu Lehrbücher der Physiologie). Sie patrouillieren durch Blutbahn und Interstitium, u. a. mit dem Ziel, körpereigene entartete Zellen sofort zu vernichten. Ein gesundes Immunsystem schützt daher auch vor Krebs.

Aber bitte nicht missverstehen: Die zahlreichen zweifelhaften, angeblich immunstimulierenden Therapien im Alternativspektrum der Heilpraktik sind absolut nicht geeignet, eine Krebserkrankung zu heilen, auch wenn solche Heilversprechen – meist mit hohen Privatzahlungen verbunden – fälschlicherweise immer wieder gemacht werden. In diesem Zusammenhang ist es mehrfach zu Todesfällen (zuletzt in Bracht am Niederrhein) gekommen. Die Krebsdiagnose und -therapie muss evidenzbasiert erfolgen und gehört in fachärztliche onkologische Hand und nicht in die von Scharlatanen.

2.4 Knochentumore und -metastasen

In der physiotherapeutischen Differenzialdiagnose bestehen gelegentlich Befürchtungen, evtl. einen „Knochenkrebs" zu übersehen und damit den Zeitpunkt der Diagnosestellung hinauszuzögern und die Prognose des Patienten dadurch zu verschlechtern. Diese Befürchtungen können einerseits berechtigt, andererseits völlig haltlos sein. Ein Primärtumor am Knochen ist, Gott sei Dank, sehr selten (insgesamt nur 0,2 % aller malignen Tumore), die Gefahr, ihn zu übersehen, von daher also gering. Allerdings sind ossäre Metastasen, also Absiedlungen von Primärtumoren aus anderen Organen, recht häufig.

Pathologien am Knochen machen sich zunächst nur unspezifisch bemerkbar mit:

- Schmerzen am Bewegungsapparat
- Schwellung, Verdickung, Funktionseinschränkungen
- Pathologischen Frakturen

Knochentumore werden in gutartige (benigne) und bösartige (maligne) unterteilt. Wichtigste Kennzeichen der malignen Tumore sind ihr aggressives, destruierendes Wachstum und die Metastasenbildung (siehe auch ➤ Kap. 2.3).

Klinisch bedeutsam für das Skelettsystem ist neben den Knochentumoren und den ossären Fernmetastasen aus anderen Organen auch das multiple Myelom, das streng genommen nicht aus dem Knochengewebe selbst, sondern aus dem Knochenmark stammt, sich allerdings mit Knochenschmerzen manifestiert und deshalb ebenfalls hier abgehandelt wird.

Klinische Tests zur Differenzialdiagnose

Klopfschmerzhaftigkeit am Knochen

Um mit den Mitteln der physiotherapeutischen Diagnostik den Verdacht auf mögliche Pathologien des Knochens zu erhärten, eignen sich der **Klopftest** (mit dem Knöchel oder dem Reflexhammer) sowie der **Vibrationstest** mittels Stimmgabel (➤ Kap. 19.1.2). Umschriebene Klopfschmerzhaftigkeit am Knochen sollte stets daraufhin weiteruntersucht werden, ob hier eine Pathologie vorliegt. Dies kann natürlich jede Art von Substanzschädigung am Knochen sein, z. B. Osteoporose, Osteomyelitis, oder aber auch eine ossäre Metastase oder sogar ein Primärtumor des Knochens.

Benigne Knochentumore

Benigne Knochentumore können symptomfrei und nicht behandlungsbedürftig, aber auch durch massive Schmerzsymptomatik gekennzeichnet sein. Ein Charakteristikum aber haben sie im Gegensatz zu den malignen Tumoren gemeinsam: sie metastasieren nicht.

FALLBEISPIEL

Eine allein erziehende Mutter, die schon zuvor öfter erfolgreich physiotherapeutisch von Ihnen behandelt wurde, kommt mit ihrem 14-jährigen Sohn in die Praxis, der seit drei Monaten unter Schmerzen im rechten Unterschenkel leidet. Diese treten relativ umschrieben kniegelenksnah auf und, was besonders belastend sei, häufig des nachts. Allerdings helfe dann immer „eine Aspirin", und der Junge könne dann gleich wieder einschlafen. Trotz dieser Therapie kommen die Beschwerden aber regelmäßig wieder.

Diese Befundkonstellation ist typisch für ein Osteoidosteom (O-O). Differenzialdiagnostisch könnten auch sog. „Wachstumsschmerzen" vorliegen, die zwar gelegentlich in der Pubertät auftreten, aber stets selbstlimitierend sind, während die Beschwerden beim O-O bis zur ärztlichen Therapie persistieren.

Das Osteoidosteom

Es handelt sich dabei um einen benignen Tumor in der Kortikalis der langen Röhrenknochen (meist proximales Femur, aber auch Tibia/Fibula), der vorwiegend bei männlichen (m : f = 2 : 1) Jugendlichen auftritt und kleiner als 2 cm im Durchmesser ist. 80 % der Betroffenen sind jünger als 20 Jahre. Typisch ist die – allerdings nur radiologisch zu erkennende – Nidusbildung: ein Nest von Tumorzellen, das von einer Sklerosezone umgeben ist und sich in der Röntgenaufnahme als schwarzer Punkt in weißer Umgebung innerhalb der Kortikalis darstellt (➤ Abb. 2.7).

Typisch ist das prompte Ansprechen auf Salizylate (z. B. ASS/Aspirin®) bei den vor allem nachts auftretenden Schmerzen. Nachts vor Schmerzen wach zu werden, ist ein ernsthaftes Symptom, das bei Knochenschmerzen ansonsten kaum mit sog. „kleinen Analgetika" bekämpfbar ist. Insofern ist die gezielte Anamnesefrage danach bei Verdacht auf ein O-O richtungsweisend.

Die ärztliche Diagnose (bei Verdacht stets mit der Bitte um Abklärung überweisen) umfasst die Bildgebung (Röntgen, evtl. MRT) und gegebenenfalls Probenentnahme. O-O müssen entfernt werden, entweder offen chirurgisch oder durch Verödung mittels Radiofrequenzablation oder MRT-gesteuerter fokussierter Ultraschalltherapie. Eine klassische Kasuistik findet sich auch bei von Piekartz und Zalpour (2017).

Anamnestische Leitfragen

Verdacht auf ein Osteoidosteom

Wachst du nachts vor Schmerzen auf? Und helfen dann Salizylate oder andere „kleine Analgetika" (ASS, Diclofenac, Ibuprofen …) schnell gegen den Schmerz?

Osteochondrom

Das Osteochondrom wird auch *kartilaginäre Exostose* genannt und bezeichnet einen benignen Tumor, der meist symptomlos ist und daher oft nur als radiologischer oder palpatorischer Zufallsbefund entdeckt

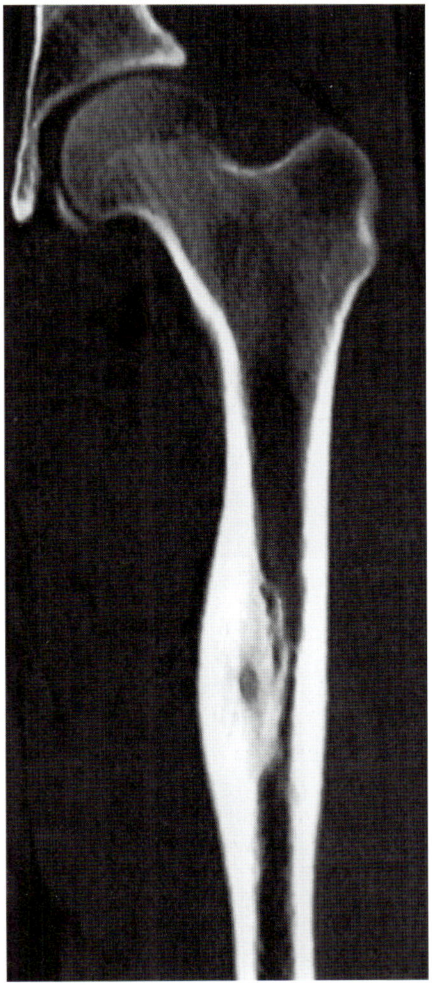

Abb. 2.7 Diskreter Befund am proximalen, dorsalen Femur: Osteoidosteom. [T934]

wird (➤ Abb. 2.8). Er tritt vor allem bei Jugendlichen und jungen Erwachsenen an den langen Röhrenknochen auf, meist am Femur (seltener an der Tibia oder am Humerus). Ebenso wie beim O-O ist das männliche Geschlecht doppelt so häufig betroffen wie das weibliche. Eine spätere maligne Entartung in ein Chondrosarkom ist nicht gänzlich ausgeschlossen, aber äußerst selten und geht mit Schmerzen einher.

Die ärztliche Diagnose des Osteochondroms benötigt die Bildgebung (Röntgen, MRT, CT). Eine chirurgische Behandlung erfolgt nur bei symptomatischen Befunden.

Enchondrom

Enchondrome sind gutartige Knorpeltumore ohne Geschlechterpräferenz, die meist zwischen dem 20. und 50. Lebensjahr auftreten, und zwar entweder in den Diaphysen der Phalangen (ca. 60 %) oder in den Metaphysen langer Röhrenknochen, seltener auch in Fuß- oder Beckenknochen. Schmerzhaft symptomatisch werden vor allem die Enchondrome der Finger, bis hin zu pathologischen Frakturen. Die ärztliche Diagnostik erfolgt mittels Bildgebung (Röntgen, CT, MRT, Szintigrafie; ➤ Abb. 2.9). Eine Therapie (Kürettage mit Spongiosaplastik) ist nur bei symptomatischen Enchondromen notwendig.

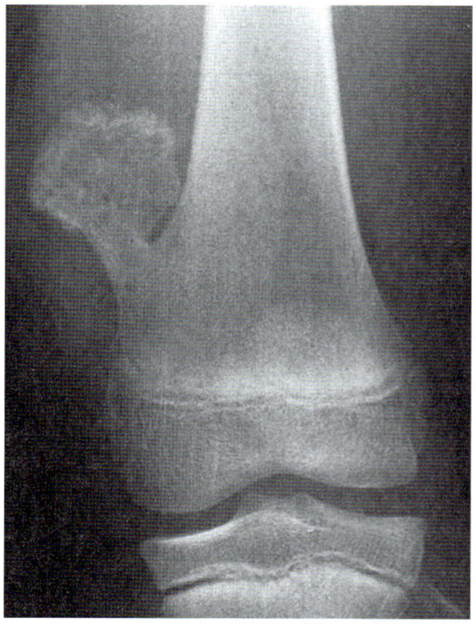

Abb. 2.8 Gestieltes Osteochondrom. Deutlich sichtbar auch die noch offenen Epiphysenfugen. [T934]

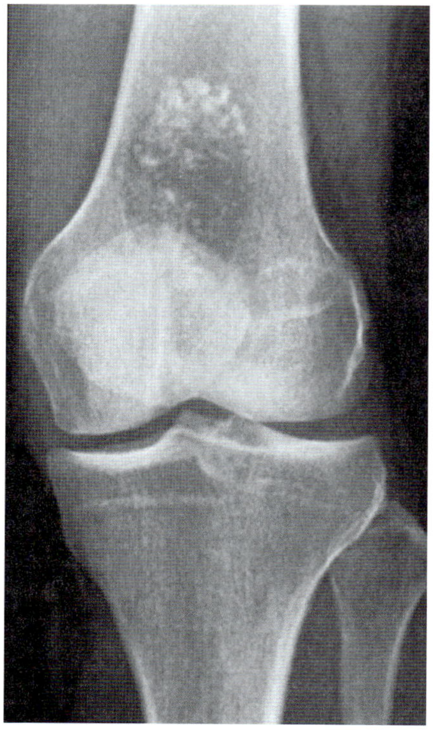

Abb. 2.9 Enchondrom im distalen Femur mit Osteolysen. [T934]

Knochenzysten

Sowohl die *juvenile* wie auch die *aneurysmatische Knochenzyste* zählen zu den sog. **Tumoren undefinierter neoplastischer Natur;** sie sind per definitionem gutartig und werden deshalb an dieser Stelle aufgeführt. Ein entsprechender Red-Flag-Fall wurde von Affolter und Zalpour (2013) beschrieben.

Juvenile Knochenzyste

Die juvenile Knochenzyste wird auch als **solitäre Knochenzyste** beschrieben. Sie ist nicht selten – kommt etwa so häufig vor wie kartilaginäre Exostosen – und hat auch die gleiche Geschlechterpräferenz für Jungen (m : f = 2 : 1). 80 % der Fälle treten zwischen dem 5. und 15. Lebensjahr auf. Prädilektionsstellen (zu 95 %) sind die proximale Metaphyse des Femurs und des Humerus. Nach entsprechender Bildgebung (Röntgen, CT, MRT) erfolgt die ärztliche Diagnosestellung. Da spontane Ausheilungen nicht selten, aber auch nicht sicher vorhersagbar sind, muss die chirurgische Therapie sorgsam abgewogen werden. Hierbei gilt es auch, pathologische Frakturen zu verhindern.

Aneurysmatische Knochenzyste

Die aneurysmatische Knochenzyste zählt ebenso zu den benignen Tumoren, verhält sich aber lokal aggressiv. Sie kommt bei Männern häufiger vor als bei Frauen, überwiegend im Lebensalter unter 30 Jahren (Durchschnittsalter 19 Jahre). Prädilektionsstellen sind die Metaphysen der langen Röhrenknochen (Femur, Humerus, Tibia), das Becken und die Dornfortsätze der Wirbelkörper. Die Läsionen treiben den Knochen auf und verursachen typischerweise exzentrisch gelegene, expansive Osteolysen. Radiologisch ist die diagnostische Abgrenzung von juvenilen und aneurysmatischen Knochenzysten nicht immer gut möglich. Deshalb wird zusätzlich ein MRT angefertigt (➤ Abb. 2.10). Die Therapie erfolgt durch chirurgische Sanierung.

Maligne Knochentumore

Insgesamt ohnehin selten, werden nur die vier häufigsten hier vorgestellt: der Riesenzelltumor, das Osteosarkom, das Chondrosarkom und das Ewing-Sarkom.

Riesenzelltumor

Riesenzelltumore wurde früher auch als *semimaligne* charakterisiert, da sie trotz ihres lokal aggressiven Wachstums relativ selten metastasieren: meist erst nach 3 bis 4 Jahren und nur in 2 % der Fälle. Männer und Frauen sind gleichermaßen betroffen und in mindestens der Hälfte der Fälle tritt der Tumor zwischen dem 20. und 40. Lebensjahr auf. In der Bildgebung zeigen Riesenzelltumore ein relativ typisches Bild. Die wirksame Therapie ist die operative Entfernung in einem erfahrenen Zentrum für Knochentumoren.

Osteosarkom

Das Osteosarkom ist der häufigste maligne Knochentumor; er tritt vorwiegend bei Kindern und Jugendlichen (m : f = 1,35 : 1) und meistens in den Metaphysen der langen Röhrenknochen auf (60 % in der Knieregion: distales Femur und proximale Tibia; ➤ Abb. 2.11). Der Tumor wächst sehr aggressiv, über 90 % der Osteosarkome sind hochmaligne. Bei Diagnosestellung haben sich häufig bereits zumindest Mikrometastasen abgesiedelt, sodass die chirurgische Entfernung allein nicht ausreicht, sondern von einer sog. neoadjuvanten Chemotherapie begleitet werden muss.

Eine eindrucksvolle Kasuistik einer 21-jährigen Frau mit einer seit mehren Monaten bestehenden schmerzhaften Schwellung am

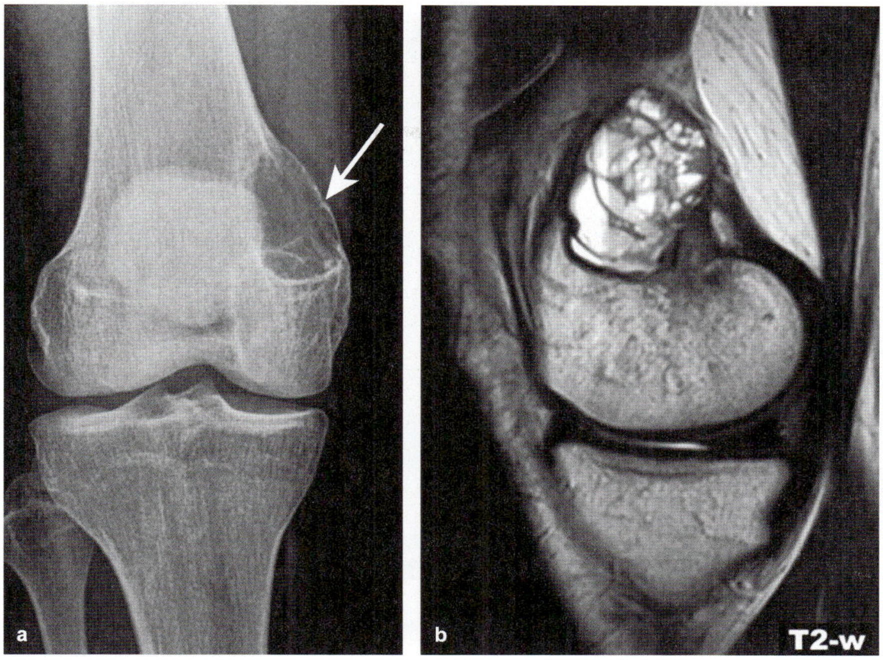

Abb. 2.10 a) Aneurysmatische Knochenzyste in der Metaphyse des distalen Femurs. b) Im MRT erkennt man die flüssigkeitsgefüllten Hohlräume (T2-Wichtung). [T934]

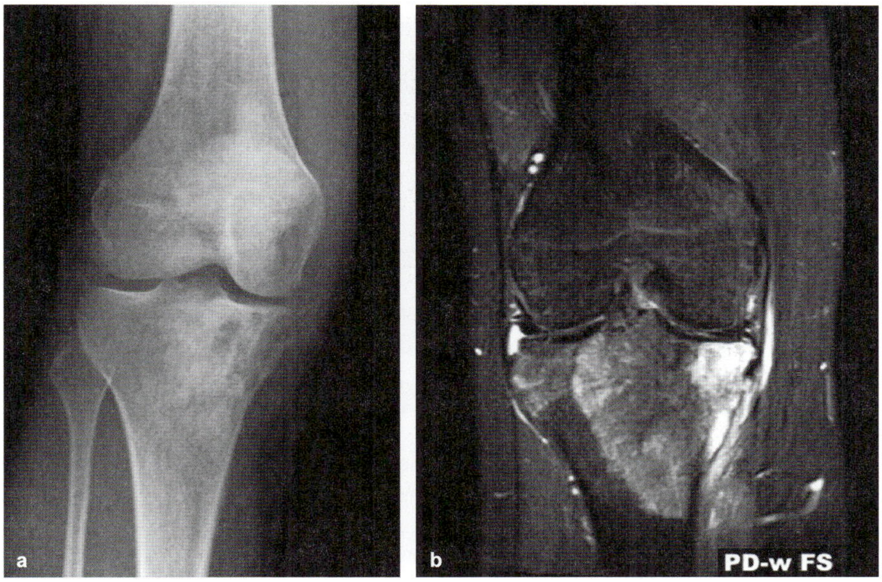

Abb. 2.11 Osteosarkom der proximalen Tibia a) im Röntgen, b) im MRT. [T934]

rechten Oberschenkel und in Folge sich entwickelnder Kurzatmigkeit bei massivem pulmonalem Metastasenbefall beschrieben Hamdani und Grethlein (2018).

Chondrosarkom

Chondrosarkome haben ein vielfältiges Erscheinungsbild. Sie treten zwischen dem 20. und 60. Lebensjahr auf und befallen Männer etwas häufiger als Frauen. Prädilektionsstellen sind Becken, Femur und Schultergürtel/Humerus. Die Bildgebung umfasst Röntgen, CT, MRT und Skelettszintigrafie (➤ Abb. 2.12). Die Therapie ist chirurgisch.

Ewing-Sarkom

Das Ewing-Sarkom ist nach dem Osteosarkom und dem Chondrosarkom der dritthäufigste hochmaligne Knochentumor. Tragischerweise sind Kinder und Jugendliche – mit einer Bevorzugung des männlichen Geschlechts (m : f = 1,4 : 1) – am häufigsten betroffen. 80 % der Erkrankten sind jünger als 20 Jahre. Auch dieser Tumor kennt bevorzugte Lokalisationen, kann aber prinzipiell im gesamten Knochensystem entstehen. Vor allem tritt er in den Diaphysen der langen Röhrenknochen (Femur, Tibia und Humerus; ➤ Abb. 2.13) sowie am Becken und auch an den Rippen auf. Wie bei allen Knochentumoren sind die Symptome eher unspezifisch. Es dominieren vor allem Knochen-

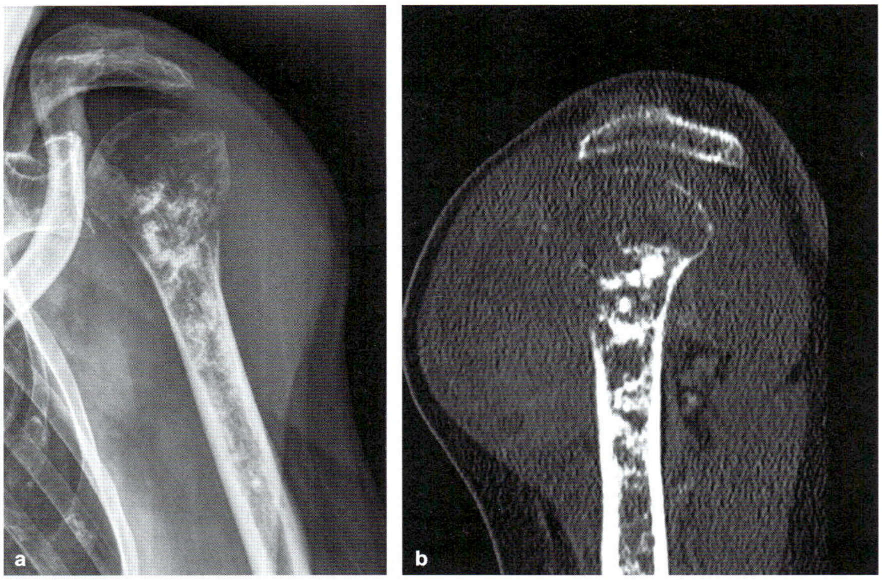

Abb. 2.12 Chondrosarkom mit langstreckiger Ausbreitung im Humerus a) im Röntgen, b) im MRT. [T934]

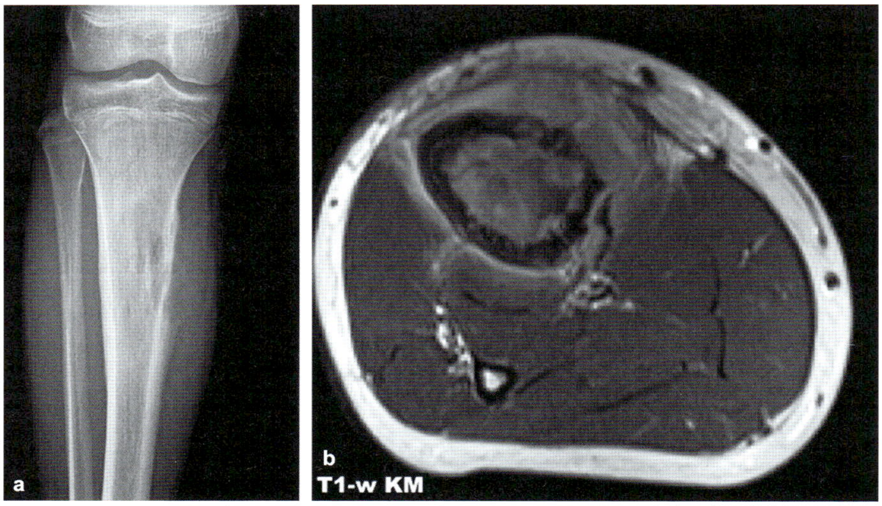

Abb. 2.13 Ewing-Sarkom an der proximalen Tibia. [T934]

schmerzen, evtl. begleitet von Allgemeinsymptomen wie Fieber, Blässe und Leukozytose. In der ärztlichen Differenzialdiagnose ist das Ewing-Sarkom mit einer Osteomyelitis verwechselbar. Kennzeichnend ist auch, dass der Tumor das umgebende Weichgewebe infiltriert. Die Therapie umfasst die neoadjuvante Chemotherapie ebenso wie eine Bestrahlung und sollte hoch spezialisierten Zentren überlassen werden.

Fazit: Maligne Knochentumore sind eher selten, aber meist schnell wachsend. Die Prognose der Patienten hängt ganz entscheidend von der frühestmöglichen ärztlichen Diagnosestellung und Einleitung einer adäquaten Therapie ab. Verdachtsfälle in der physiotherapeutischen Diagnostik müssen daher schnell und lieber einmal zu viel als einmal zu wenig weitergeleitet werden.

Skelettmetastasen

Der metastatische Befall des Skelettsystems ist das häufigste ossäre Malignom im Erwachsenenalter, mit einer Prävalenz von bis zu 70 % aller Tumorpatienten mit Mamma- oder Prostatakarzinom (Heindel et al. 2014). Gerade die häufigsten Tumore sowohl der Frau wie des Mannes haben eine Neigung, ins Skelettsystem zu metastasieren: das Mammakarzinom, Bronchialkarzinom und Prostatakarzinom, außerdem auch das Hypernephrom der Niere und das Thyroideakarzinom (➤ Tab. 2.5). Deshalb verwundert es auch nicht, dass das Skelett das am häufigsten von einer Metastasierung betroffene Organ ist. Prinzipiell kann jeder Knochen betroffen sein, bevorzugt werden allerdings das Achsenskelett (Wirbelsäule, Rippen, Becken) und die langen Röhrenknochen (v. a. Femur und Humerus) befallen.

Die Wirbelsäule ist insbesondere deswegen stark betroffen, weil hier klappenlose paravertebrale Gefäßgeflechte eine retrograde Metastasierung ermöglichen. So können Tumorzellen die pulmonale Zirkulation umgehen und aufgrund von niedrigen Druckverhältnissen aus dem Gefäßgeflecht in alle Richtungen auswandern sowie über einen längeren Zeitraum darin verweilen.

Tab. 2.5 Inzidenz der Knochenmetastasen bei Krebserkrankten nach Autopsiebefunden. [F1065-002]

Tumor	Inzidenz in %
Brust	65–75
Prostata	65–75
Multiples Myelom	70–95
Schilddrüse	60
Malignes Melanom	14–45
Blase	40
Lunge	30–40
Niere	20–25

FALLBEISPIEL

(in Anlehnung an McGarry 2000)
Ein 45-jähriger Raucher (ca. 70 Packungsjahre [PJ]; 1 PJ = 1 Päckchen Zigaretten pro Tag über ein Jahr) stellt sich mit einer schmerzhaften Schwellung im rechten Fuß in Höhe des Außenknöchels vor. Kein Trauma in der Vorgeschichte. Da die physiotherapeutische Untersuchung kein eindeutiges Bild hinsichtlich einer funktionellen Störung ergibt, wird der Patient in die ärztliche Diagnostik überwiesen. Dort erfolgt wegen der erheblichen Nikotin-Anamnese eine Röntgenübersicht des Thorax (unauffällig) und eine Röntgenaufnahme des Fußes (uneindeutig). Erst nach einem MRT und der Probenentnahme verdächtigen Gewebes entpuppt sich der Knöchelbefund als Skelettmetastase bei zuvor unbekanntem und offenbar symptomlosem Bronchialkarzinom. Der Patient entwickelte erst 4 Monate danach Husten und Atembeschwerden als erste Symptome seines Lungentumors.
Dieser nicht untypische Fall weist darauf hin, dass in der muskuloskelettalen Diagnostik mit Knochenmetastasen gerechnet werden muss, auch wenn (bisher) kein Primärtumor bekannt bzw. klinisch auffällig ist.

CAVE

Knochenschmerz

Das Vorliegen von Skelettmetastasen ist differenzialdiagnostisch v. a. bei älteren Patienten mitzuerwägen, auch wenn kein Primärtumor bekannt oder klinisch apparent ist.

Multiples Myelom

Das multiple Myelom (auch **Plasmozytom** oder **Morbus Kahler** genannt; ➤ Abb. 10.2, ➤ Abb. 10.3, ➤ Abb. 10.4) kommt wesentlich häufiger vor als alle bösartigen Knochentumore zusammen, die Inzidenz liegt bei 6–7/100.000. Männer erkranken häufiger als Frauen, der Erkrankungsgipfel liegt in der 7. Lebensdekade. Näheres siehe ➤ Kap. 10 *Blut und Abwehr.*

FALLBEISPIEL

Solis und Gonzales (2018) beschreiben den Fall eines 46-jährigen Mannes, der sich wegen seit einem Monat bestehenden unteren Lumbalbeschwerden in der Praxis vorstellt. Nebenbefundlich bestehen auch eine allgemeine Erschöpfung sowie Luftnot (Dyspnoe) und Blässe. Erst auf Nachfrage berichtet der Patient zudem, dass er im letzten Jahr ungewollt deutlich an Gewicht verloren hat. Die nicht mit dem Bewegungsapparat assoziierten Symptome weisen auf die Differenzialdiagnose Plasmozytom hin.

2.5 Degeneration und Alterung

Kennzeichen der Alterung ist die Sklerosierung, also die zunehmende Verhärtung vormals elastischer Gewebe. Mit dem Alter nimmt in allen Organen einerseits der Wassergehalt ab, andererseits das Fettgewebe zu. Die bindegewebige Matrix wird in verstärktem Maße quervernetzt und der Mineralgehalt des Knochens nimmt ab. Auch die Adaptationsfähigkeit gegenüber veränderten Umweltbedingungen, Stress oder Stoffwechselbelastungen sinkt, ebenso wie die Wundheilungskapazität. Im Alter überwiegen **regressive Veränderungen** (➤ Tab. 2.6).

Gleichwohl aber ist Alter für sich genommen auch einer der wichtigsten Risikofaktoren für die Entwicklung von Krebs, einer typisch **progressiven Veränderung** (➤ Tab. 2.7).

Exemplarisch für das Phänomen der Sklerosierung (Verhärtung von Gewebe = Elastizitätsverlust) wird hier die **Arteriosklerose** (syn. Atherosklerose) besprochen, die klinisch sehr bedeutsam ist, weil sie mit ihren Folgen – u. a. Herzinfarkt, Herzinsuffizienz, Hirninfarkt – den Hauptrisikofaktor für den Tod des Menschen darstellt. Zwar geht der normale Alterungsprozess des Menschen ohnehin mit einer Skleroseneigung einher, die auch vor den Arterien nicht halt macht, aber dieser Prozess kann durch zahlreiche Risikofaktoren erheblich beschleunigt bzw. durch entsprechende Prävention wirksam verlangsamt werden. Natürlicher Gegenspieler der Risikofaktoren ist die insbesondere für Physiotherapeutinnen und -therapeuten wichtige (regelmäßige) Bewegung.

Die Risikofaktoren der Arteriosklerose sind vor allem durch die *Framingham-Studie* gut belegt. Diese prospektive Kohortenstudie wurde 1948 in dem kleinen Örtchen Framingham begonnen, das in der Nähe der *Harvard-Universität* in der Gegend von Boston/MA liegt. Ausgangspunkt war der überraschende Tod des sehr beliebten amerikanischen Präsidenten Franklin D. Roosevelt, der 1945 mit 63 Jahren nach dem Genuss einer Zigarette mit einem Ruheblutdruck von 300/190 mmHg starb. Man wollte mit der Studie herausfinden, welche Risikofaktoren für den kardialen Tod verantwortlich sind und wie man diesen vorbeugen kann. Dazu wurde jeder zweite Bewohner

Tab. 2.6 Regressive Veränderungen.

Art	Wesen	Beispiel
Atrophie	Verkleinerung/Verminderung von Gewebe	Muskulatur nach Ruhigstellung
Nekrose	Lokaler Gewebstod	Sequester bei der Osteomyelitis
	Sonderform **Infarkt** = Nekrose aufgrund einer Ischämie	Herz- oder Hirninfarkt nach Verlegung eines arteriellen Gefäßes
Degeneration	Morphologische Veränderung der Zelle mit Funktionseinschränkung	Thymusdegeneration

Tab. 2.7 Progressive Veränderungen.

Art	Wesen	Beispiel
Hypertrophie	Zunahme an Größe der Zellen	Muskulatur nach Training
Regeneration	Ersatz verloren gegangener Zellen durch neue derselben Art*	Leberregeneration
Geschwulstwachstum	Zellvermehrung auf Grundlage einer „falschen" Zellteilung	Jegliche Tumore

* Die Regenerationsfähigkeit verschiedener Gewebe ist unterschiedlich.

Tab. 2.8 Ischämietoleranz verschiedener Gewebe.

Gewebeart	Ischämietoleranz (in h)
Haut	12
Muskulatur	6–8
Nervengewebe	2–4

zwischen 30 und 62 Jahren der damals 28.000 Einwohner zählenden Stadt zunächst per Fragebogen befragt. Später folgte auch eine Erhebung von klinischen Daten und der Abgleich mit dem Sterberegister der Stadt bezüglich der Todesursachen. Die Studie wird weiterhin fortgesetzt, mittlerweile nehmen über 15.000 Individuen daran teil, die alle 2 Jahre über 4 Stunden zu ihren Lebensgewohnheiten befragt und körperlich untersucht werden. Seit 1961 gelten folgende Risikofaktoren für die Entstehung der Arteriosklerose als gesichert:

- Inhalatives Rauchen
- Bluthochdruck
- Bewegungsmangel
- Diabetes mellitus
- Fettstoffwechselstörung (Cholesterin-Erhöhung) (Bedeutung umstritten)

Zur klinischen Bedeutung siehe auch den Abschnitt zur Arteriosklerose in ➤ Kap. 9.

2.6 Durchblutung und Sauerstoffversorgung

Für den funktionierenden Organismus, der sich auch äußeren Belastungen stets optimal anpassen kann, ist es notwendig, sowohl gut mit arteriellem, sauerstoffreichem Blut versorgt zu werden, wie auch durch entsprechende venöse Drainage einen konstanten Austausch von Wasser und gelösten Stoffen im Interstitium (also interzellulär), aber auch mit der Zielzelle (also intrazellulär) aufrechtzuerhalten.

Ischämietoleranz

Gewebe haben unterschiedliche Ischämietoleranzen, d. h. die Zeit bis zum Eintreten irreversibler Gewebeschäden bei Mangeldurchblutung ist verschieden lang (➤ Tab. 2.8). Die kürzeste Ischämiezeit hat das Nervengewebe im Gehirn: Bei Unterbrechung der Sauerstoffzufuhr reagiert das Organ nach wenigen Sekunden mit Funktionsausfällen (Bewusstlosigkeit), nach wenigen Minuten mit dem Zelltod einzelner Neurone.

Reflexionsfragen

1. Was ist Gesundheit?
2. Nennen Sie verschieden Krankheitsauslöser, erläutern Sie an einem Beispiel inklusive möglicher Symptome.
3. Was ist „Suttons Law"?
4. Nennen Sie die unterschiedlichen Entzündungsursachen.
5. Wie ist ein Tumor definiert?
6. Wie unterscheidet sich Gut- von Bösartigkeit?
7. Welche Phasen kennt die Metastasierung?
8. Welche Metastasierungswege kann man prinzipiell unterscheiden?
9. Welche Merkmale haben Malignome gemeinsam?
10. Nennen Sie unterschiedliche Gruppen von Kanzerogenen und erläutern Sie an einem Beispiel.
11. Was ist eine Paraneoplasie – erläutern Sie an einem Beispiel.
12. Welche Prävention schützt vor der Krebsentstehung?
13. Welche Bedeutung hat das Protein p53 beim Schutz vor Krebs?
14. Welche Symptome können Knochentumore einschließlich knöcherner Metastasen verursachen?
15. Welche diagnostischen Tests gibt es, um maligne Veränderungen am Knochen aufzudecken?
16. Charakterisieren Sie das Osteoidosteom.
17. Was sind kartilaginäre Exostosen?
18. Welche Symptome können Knochenzysten verursachen?
19. Können Riesenzelltumore metastasieren?
20. Wo treten Osteosarkome überwiegend auf?
21. In welchem Lebensalter treten Chondrosarkome und in welchem Ewing-Sarkome bevorzugt auf?
22. Welche Primärtumore metastasieren bevorzugt ins Skelettsystem und warum?
23. Nennen Sie 3 regressive und 3 progressive Veränderungen.
24. Nennen Sie Risikofaktoren für die Entstehung der Arteriosklerose.
25. Differenzieren Sie verschiedene Gewebe nach ihrer Ischämietoleranz.

LITERATUR

Affolter Helbling J, Zalpour C. Red flags erkennen: Ein Schritt nach vorne, zwei zurück. Physiopraxis 2013; 11(3): 32–36.

Böcker W, Denk H, Heitz PU, Höfler G, Kreipe H, Moch H (Hrsg). Pathologie. 5. Aufl. München: Elsevier Urban&Fischer, 2012.

Brenner H, Mons U. Große Potentiale der Prävention. Dtsch Arztebl 2019; 116(4): A132–133.

Franke A (Hrsg). Salutogenese: Zur Entmystifizierung der Gesundheit. Tübingen: dgvt, 1997.

Greaves M. Krebs - der blinde Passagier der Evolution. Heidelberg: Springer, 2002.

Hamdani H, Grethlein SJ. Pulmonary metastases from chondroblastic osteosarcoma. N Engl J Med 2018; 378(15): 1429.

Hanahan D, Weinberg RA. The hallmarks of cancer. Cell 2000; 100(1): 57–70.

Heindel W, et al. Bildgebende Diagnostik von Knochenmetastasen. Dtsch Arztebl Int 2014; 111(44): 741–747.

Lorenz F. Ein bisschen Unsterblichkeit. DIE ZEIT 2006; 52: 38.

Manson JA et al.; VITAL Research Group. Marine n-3 fatty acids and prevention of cardiovascular diesease and cancer. N Engl J Med 2019a; 380(1): 23–32.

Manson JA et al.; VITAL Research Group. Vitamin D supplements and prevention of cancer and cardiovascular disease. N Engl J Med 2019b; 380(1): 33–44.

McGarry RC. Images in clinical medicine: Lung cancer presenting as ankle metastasis. N Engl J Med 2000; 343(4): 268.

Odes EJ, et al. Earliest hominin cancer: 1.7 million-year old osteosarcoma from Swartkrans cave South Africa. South African J Science 2016; 112(7/8): Art# 2015-0471.

Repschläger U. Die internationale Klassifikation der Funktionsfähigkeit, Behinderung und Gesundheit. In: Zalpour C (Hrsg). Springer-Lexikon Physiotherapie, Bd. 1 (A-K), 2. Aufl. Berlin–Heidelberg: Springer, 2013: 657–663.

Solis F, Gonzales C. Raindrop Scull. N Engl J Med 2018; 378(20): 1930.

von Piekartz H, Zalpour C. Red flags erkennen: Wenn nur Schmerzmittel helfen. Physiopraxis 2017; 15(11/12): 36–41.

Zalpour C. Gesundheit und Krankheit. In: Zalpour C (Hrsg). Anatomie. Physiologie – Für die Physiotherapie. 4. Aufl. München: Elsevier Urban&Fischer, 2016: 93–118.

Zaun G, et al. CUP-Syndrome – Metastasierte Krebserkrankungen mit unbekanntem Primärtumor. Dtsch Arztebl 2018; 115(10): 157–162.

WEITERFÜHRENDE LITERATUR

Cooper ME, Mess D (2000) Isolated skeletal metastasis to the patella. Am J Orthop 29(3): 210–212.

Ganjoo KN, et al. Lung Cancer with solitary bone metastases. J Clin Oncol 1999; 17(9): 2995–3001.

Kurth A, Lange U (Hrsg). Fachwissen Osteologie. München: Elsevier Urban&Fischer, 2018.

Lemanne D, Cassileth B, Gubili J. The role of physical activity in cancer prevention, treatment, recovery and survivorship. Oncology 2013; 27(6): 580–585.

Meddeb N, et al. Métastase rotulienne d'un cancer broncho-pulmonaire primitif [Patellar metastasis of primary lung cancer]. Rev Pneumol Clin 2003; 59(3): 176–178.

Pauzner R, Istomin V, Segal-Lieberman G, Matezky S, Farfei Z. Bilateral patellar metastasis as the clinical presentation of bronchiogenic adenocarcinoma. J Rheumatol 1996; 23(5): 939–941.

Siegmund-Schulze N. Auf der Suche nach der Achillesferse der Tumoren. Dtsch Arztbl 2014; 111(37): C1239–1243.

Sun EC, Nelson SD, Seeger LL, Lane JM, Eckadt JJ. Patellar metastasis from a squamous carcinoma of the lung: a case report. Clin Orthop Relat Res 2001; 391: 234–238.

Wang J, et al. Effect of exercise training intensity on murine T-regulatory cells and vaccination response. Scand J Med Sci Sports 2012; 22(5): 643–652.

Yang P, He X, Malhotra A. Epigenetic targets of polyphenols in cancer. J Environ Pathol Toxicol Oncol 2014; 33(2): 159–165.

Zalpour C. Muskuloskelettale Beschwerden mit internistischem oder viszeralem Hintergrund. Man Ther 2019; 23(2): 77–65.

KAPITEL

3

Nikolaus Ballenberger

Epidemiologie

Lernziele

Nach Durcharbeiten dieses Kapitels wird der Leser
- die Definition und die Ziele der Epidemiologie kennen,
- einen Einblick in die Anwendungsgebiete der Epidemiologie haben,
- sich der Relevanz der Epidemiologie für die Physiotherapie bewusst sein,
- die Kriterien für einen kausalen Zusammenhang kennen,
- zwischen zufälligem und systematischem Fehler unterscheiden können,
- die drei grundsätzlichen Formen von Bias/Verzerrung von Studienresultaten differenzieren können,
- die Voraussetzung für valide Studienresultate kennen,
- die wichtigsten epidemiologischen Maßzahlen zuordnen können,
- die wichtigsten Studiendesigns und deren Charakteristika kennen.

3.1 Beginn, Definition und Ziele der Epidemiologie

Beginn der Epidemiologie

Diese Einführung in die Epidemiologie beginnt mit einem historischen Ereignis, welches als eines der Schlüsselereignisse in der Geschichte der Epidemiologie betrachtet wird.

Zwischen 1831 und 1854 kostete die Cholera Tausenden von Londonern das Leben. Die weit verbreitete Theorie, dass die sogenannten „Miasmen" (übelriechende aufsteigende Dämpfe aus der Themse) für die Seuche verantwortlich seien, konnte sogar scheinbar durch Daten untermauert werden. Personen, die in niedriger gelegenen, themsenahen Gebieten wohnten, waren häufiger erkrankt als Personen in höher gelegenen Vierteln der Stadt. Dr. Snow, ein Londoner Arzt, war jedoch der Auffassung, dass der Konsum von verschmutztem Trinkwasser die Ursache sei. Zu der damaligen Zeit bezogen die Londoner ihr Wasser aus Brunnen, die hauptsächlich von zwei Gesellschaften versorgt wurden. Der Versorger „Southwark and Vauxhall" bezog das Wasser aus verunreinigten stadtnahen, „Lambeth" dagegen aus stadtfernen, deutlich saubereren Regionen der Themse. Snow ging systematisch vor: Er zählte die Haushalte mit Todesfällen durch Cholera in einem bestimmten Zeitraum und notierte zusätzlich, welche Haushalte ihr Wasser von welchem Brunnen bezogen. Er dokumentierte die Todesfälle in einer Stadtkarte (➤ Abb. 3.1) und markierte die entsprechenden Brunnen der beiden Gesellschaften.

Damit führte er eine lupenreine Querschnittsstudie durch. Er stellte den Zusammenhang zwischen einem potenziellen Risikofaktor (Exposition) und einer Erkrankung (Zielvariable) her. Die Ergebnisse waren überzeugend. Während in Haushalten, die das saubere Wasser von „Lambeth" konsumierten, die Anzahl Todesfälle durch Cholera bei 38 aus 10.000 lag, waren Haushalte, die verunreinigtes Wasser der Gesellschaft „Southwark and Vauxhall" bezogen, in 315 von 10.000 Fällen und somit ca. 8-mal häufiger von Todesfällen betroffen. Überzeugt von der deutlichen Datenlage veranlasste die Stadtverwaltung die Stilllegung der verunreinigten Brunnen, was prompt zu einer Verminderung der Todesrate durch Cholera führte. Aus diesem historischen Ereignis lassen sich zum einen die Ziele epidemiologischer Forschung ableiten und zum anderen einige grundlegende epidemiologische Methoden veranschaulichen, auf die im weiteren Verlauf des Kapitels eingegangen wird.

Definition und Ziele der Epidemiologie

Die Ziele der Epidemiologie lassen sich einteilen in a) die Erkennung und Beschreibung eines Problems, b) die Identifikation von dessen Ursachen und c) die Lösung des Problems. Diese Ziele sind in der Regel zugleich die Schritte epidemiologischer Studien, die in dieser Reihenfolge bei der Erforschung einer bestimmten Erkrankung durchgeführt werden.

Zur **Erkennung und Beschreibung** einer Erkrankung gehört zunächst die *Identifikation* der Erkrankung. Im Falle der Cholera, deren Symptome durch eindeutige Beschwerden bis hin zum Tode charakterisiert sind, ist dies offensichtlich. Deutlich schwieriger gestaltet es sich bei Erkrankungen mit weniger trennscharf als pathologisch einzustufenden Beschwerden, wie z. B. der neuerdings in die ICD aufgenommenen Internetsucht.

Anschließend muss das *Auftreten* der Erkrankung beschrieben und quantifiziert werden. Hierzu zählen die Beschreibung des natürlichen Verlaufs, wie z. B. Symptome, Prognose, Schweregrad etc., sowie die

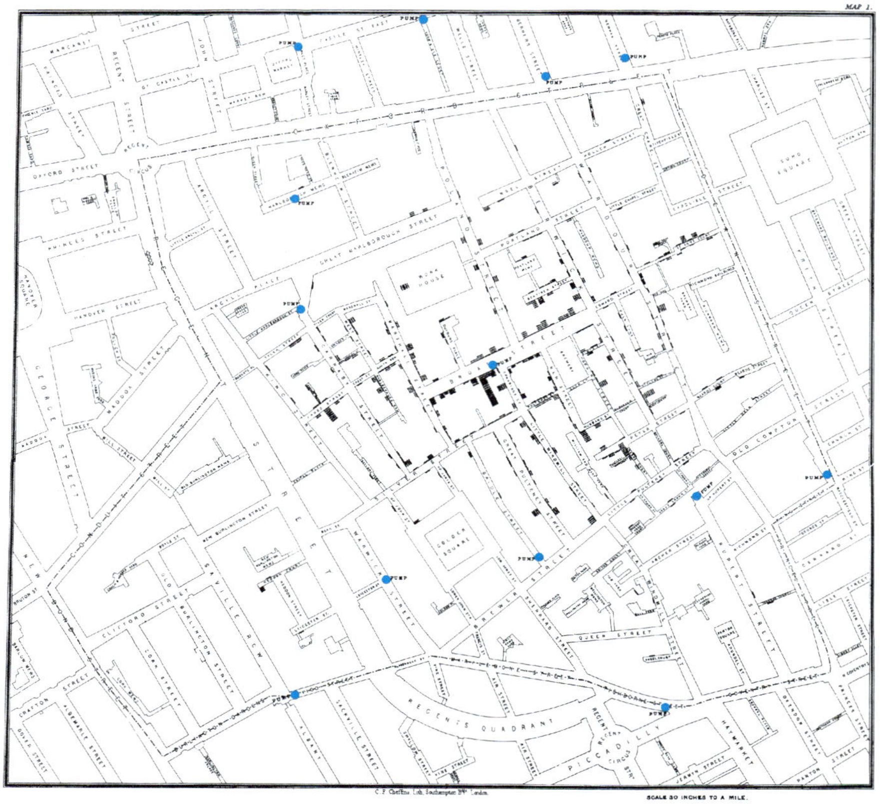

Abb. 3.1 Stadtkarte von London: blau gekennzeichnet die Brunnen, in schwarz die dokumentierten Todesfälle durch Cholera. [X333]

Ermittlung der Auftretenshäufigkeit. Snow beobachtete den meist tödlichen Verlauf der Erkrankung in wenigen Tagen. Das Wissen um den Verlauf einer Erkrankung und deren Auftretenshäufigkeit ist unter anderem wichtig, um zu evaluieren, ob zwischen Exposition und Erkrankung ein Zusammenhang vorliegt oder ob durch Ergreifung bestimmter Maßnahmen eine Veränderung des Krankheitsverlaufs zu beobachten ist. Snow konnte anhand der ermittelten Todesraten in Abhängigkeit vom Wasserkonsum schlussfolgern, dass der Konsum von verseuchtem Wasser zu einer Infektion mit Cholera führt.

Aus dem Wissen über Verlauf und Auftretenshäufigkeit ergibt sich zum einen die *Belastung für das Individuum,* wie z. B. das Risiko, von einer Erkrankung betroffen zu sein, oder der Schweregrad der Erkrankung. Zum anderen ist die *Belastung für die Gesellschaft* von Interesse. Es lassen sich z. B. Infektions- und Mortalitätsraten berechnen und somit der Anteil der Bevölkerung oder Gesellschaft ermitteln, der von der Erkrankung betroffen ist oder in Zukunft sein wird. Im Falle von Choleraausbrüchen können sich innerhalb von wenigen Wochen Zehntausende mit der Krankheit infizieren, daran erkranken und ihr erliegen. Ist das Auftreten der Erkrankung in einem üblichen Rahmen, spricht man von **Endemie.** Liegt ein gehäuftes, allerdings örtlich und zeitlich begrenztes Vorkommen einer Erkrankung vor, spricht man von einer **Epidemie.** Verbreitet sich eine Epidemie über Populationen hinweg, ist von **Pandemie** die Rede.

Zudem spielt neben dem gesundheitlichen Aspekt auch der ökonomische Aspekt der Krankheitsfolgen eine erhebliche Rolle. Je nach Häufigkeit und Verlauf der Erkrankung können der Gesellschaft und ihren Gesundheitssystemen, falls vorhanden, extrem hohe Kosten und Produktivitätseinbußen durch Arbeitsausfall und therapeutische bzw. Präventivmaßnahmen entstehen.

Ist die Erkrankung identifiziert und ihr Verlauf bekannt, müssen ihre **Ursachen** erforscht werden (Ätiologie). Snow hatte durch seine systematische Beobachtung herausgefunden, dass der Konsum von verseuchtem Themsewasser mit dem Ausbruch von Cholera assoziiert ist. Der Zusammenhang zwischen Wasserkonsum und Cholera konnte durch Abstellen der entsprechenden Brunnen bestätigt werden: Die Todesrate nahm ab. Demnach lag eine Kausalität vor, da der verursachende Faktor beseitigt wurde. Interessant ist dabei die Tatsache, dass dieser Zusammenhang nur auf empirischer Beobachtung beruhte und nicht auf dem Nachweis des noch unbekannten Bakteriums *Vibrio cholerae.*

Der Schritt der Erkennung zugrunde liegender Ursache-Wirkungs-Mechanismen ist eine wesentliche Grundlage für die **Etablierung von Maßnahmen** zur Verbesserung bzw. Beseitigung einer Erkrankung. Hier werden Maßnahmen untersucht, die die Erkrankung erfolgreich bekämpfen oder sogar eliminieren. Solche Maßnahmen können präventiver oder therapeutischer Natur sein. Snow vermerkte einen Rückgang der Todesrate nach Abstellen der entscheidenden Wasserpumpe.

Schaffung von Grundlagen für gesundheitspolitische Entscheidungen

Basierend auf dem Nachweis der Effektivität von therapeutischen und präventiven Maßnahmen werden gesundheitspolitische Entscheidungen getroffen, die fundamental die Erkrankung sowohl auf individueller als auch auf gesellschaftlicher Ebene beeinflussen. Snows Enthüllungen führten dazu, dass die betroffenen Brunnen abgestellt wurden und somit eine weitere Ausbreitung der Choleraepidemie in der Londoner Bevölkerung verhindert werden konnte.

Epidemiologie

Die Epidemiologie beschäftigt sich mit der Verteilung von Krankheiten, deren Vorstufen und Folgen sowie mit den Faktoren, die deren Verteilung beeinflussen.

Ziele

1. *Erkennung und Beschreibung einer Erkrankung*
   - Identifikation
   - Beschreibung des natürlichen Verlaufs
   - Auswirkungen auf die Gesellschaft
2. *Identifikation von Ursachen für eine bestehende Erkrankung*
   - Erforschung von Risikofaktoren (Expositionen)
3. *Lösung für ein Erkrankungsproblem*
   - Evaluation der Effektivität von Maßnahmen
   - Schaffung von Grundlagen für gesundheitspolitische Entscheidungen

3.2 Anwendungsgebiete der Epidemiologie

Aufgrund der Allgemeingültigkeit und Grundsätzlichkeit epidemiologischer Methoden und Fragestellungen ist die Epidemiologie als eine Art Grundlagenwissenschaft so gut wie in allen medizinischen und gesundheitswissenschaftlichen Fachbereichen verankert. Es haben sich diverse epidemiologische fachspezifische Teilgebiete entwickelt, wie z. B. Infektionsepidemiologie, genetische Epidemiologie, Gesundheitsökonomie, Epidemiologie der Orthopädie und muskuloskelettalen Erkrankungen, Epidemiologie der chronischen Erkrankungen etc. Die Ziele und Herangehensweise der Epidemiologie bleiben dabei stets dieselben, unabhängig vom medizinischen und gesundheitswissenschaftlichen Fachbereich.

Relevanz für die Physiotherapie

Aus der eben genannten Grundsätzlichkeit epidemiologischer Forschung ergibt sich auch die Relevanz für die Physiotherapie, die sich prinzipiell auf zwei Ebenen ansiedelt:

- Zum einen bedient sich die Physiotherapieforschung epidemiologischer Methoden. Auch in der Physiotherapie werden Krankheiten identifiziert, beschrieben, nach deren Ursachen geforscht und anschließend Maßnahmen evaluiert, die ursächlich das Vorkommen der Erkrankung beeinflussen. Nicht zuletzt im Zuge der Akademisierung der Physiotherapie sollte daher physiotherapeutische Forschung durch Physiotherapeuten selbst durchgeführt werden. Damit dies auf hohem wissenschaftlichem Niveau geschieht, sind Kenntnisse und Fähigkeiten auf dem Gebiet der epidemiologischen Forschungsmethoden unabdingbar.
- Zum anderen stützt der moderne Physiotherapeut seine klinischen Urteile und Entscheidungen auf einen Clinical-Reasoning-Prozess. Er stellt eine physiotherapeutische Diagnose inklusive entsprechender Differenzialdiagnostik, identifiziert potenzielle Risikofaktoren des Patienten, gibt Auskunft über den zu erwartenden Verlauf der Erkrankung (Prognose) und wählt die bestmögliche Therapie für den Patienten. Grundlage seiner klinischen Urteile und Entscheidungen sind im besten Fall Evidenzen.

Evidenzen

Evidenzen sind Erkenntnisse, die auf mit epidemiologischen Methoden durchgeführten Studien basieren.

FALLBEISPIEL

Beispielsweise behandelt ein PT einen adipösen Patienten mit Rückenschmerzen. Eine Empfehlung an den Patienten ist möglicherweise die Reduktion seines Gewichts. Nicht zuletzt bei so einem sensiblen Thema muss der Therapeut natürlich sicher sein, dass Adipositas ein Risikofaktor für Rückenschmerzen ist und dass eine Gewichtsreduktion mit einer gewissen Wahrscheinlichkeit zu einer Verbesserung der Symptomatik führt. Mithilfe von epidemiologischer Forschung lassen sich in Anlehnung an die oben beschriebenen epidemiologischen Ziele für den Physiotherapeuten folgende Fragen beantworten:

- Leiden adipöse Menschen häufiger unter Rückenschmerzen (Beschreibung)?
- Wenn ja, wie häufig treten Rückenschmerzen bei adipösen im Vergleich zu normalgewichtigen Menschen auf (Auswirkung)?
- Ist Adipositas tatsächlich ursächlich verantwortlich für Rückenschmerzen (Ursache)?
- Wie hoch ist die Wahrscheinlichkeit, durch Adipositas innerhalb von 10 Jahren an Rückenschmerzen zu leiden (Prognose)?
- Wie vielen adipösen Menschen können Rückenschmerzen erspart werden, wenn sie eine gewisse gewichtsreduzierende Maßnahme ergreifen (Lösung)?

Es existieren diverse epidemiologische Studien- und Studiendesigns, die unterschiedlich geeignet sind, um derartige Fragen beantworten. Beispielsweise sollte nach Lektüre dieses Kapitels klar sein, dass man bei der Beurteilung von Risikofaktoren für die Entstehung bestimmter Erkrankungen keine Querschnittsstudien zugrunde legen sollte, da diese u. a. nicht geeignet sind, um Kausalitäten abzuleiten. Dieser Zusammenhang erschließt sich aber nur, wenn ein Grundverständnis der epidemiologischen Forschungsmethoden vorhanden ist. Somit stellt die Kenntnis der Epidemiologie und ihrer Methoden eine grundlegende Kernkompetenz für die Anwendung evidenzbasierter Physiotherapie dar.

3.3 Kausalität

Um die oben beschriebenen Ziele zu erreichen, verwendet die Epidemiologie ein systematisches methodisches Vorgehen. Wie bereits beschrieben, beschäftigt sich Epidemiologie nicht nur mit der Verteilung von Krankheiten, deren Vorstufen und Folgen, sondern auch mit den Faktoren, die diese Verteilung beeinflussen. Es geht also um Kausalität, und zwar in zweierlei Hinsicht. Erstens: welches ist die Ätiologie einer Erkrankung, d. h., welche Faktoren führen ursächlich zu dieser Erkrankung? Zweitens: welche Maßnahmen sind wirksam, führen also ursächlich zur Vermeidung bzw. Bekämpfung der Erkrankung?

Dass dies zu beantworten häufig nur bedingt möglich ist, lässt sich an folgendem Beispiel erklären: Eine Querschnittsstudie (unten mehr zu Studiendesigns) findet heraus, dass die Punktprävalenz von Rückenschmerz (also die Anzahl der Personen, die zu einem bestimmten Zeitpunkt unter Rückenschmerzen leiden) bei adipösen Menschen im Vergleich zu normalgewichtigen erhöht ist. Was kann man daraus folgern? Adipositas führt ursächlich zu Rückenschmerzen? Sicherlich nicht, denn es besteht die Möglichkeit, dass Personen mit Rückenschmerzen adipös geworden sind durch eine schmerzbedingt eingeschränkte Bewegungsmöglichkeit. Damit man also in der Epidemiologie auf kausale Zusammenhänge zwischen Einflüssen/Risikofaktoren/Expositionen und Erkrankungen schließen kann, müssen wenigstens drei Bedingungen gegeben sein:

1. **Zeitliche Abfolge von Exposition und Erkrankung:** Der Risikofaktor muss der Erkrankung vorausgehen: Der Konsum von verschmutztem Wasser findet beispielsweise vor dem Choleraausbruch statt, bzw. im Falle der Rückenschmerzen sollte die Adipositas bereits vor dem Auftreten von Rückenschmerzen bestehen.
2. **Einer Veränderung der Exposition folgt eine Veränderung der Erkrankung:** Beispielweise führt eine Stilllegung der verseuchten Trinkquellen zu einer Reduktion der Cholera bzw. einer Gewichtsreduktion folgt die Verbesserung der Rückenschmerzen.
3. **Der Zusammenhang zwischen dem potenziellen Risikofaktor und der Erkrankung ist nicht durch einen dritten Faktor erklärt:** Im Falle der Cholera führt der Konsum von verseuchtem Wasser direkt, ohne Erklärung durch eine dritte Variable, zu Cholera. Wenn dagegen adipöse Personen mit Rückenschmerzen mit Bewegungstherapie behandelt werden und dies sowohl zur Gewichtsreduktion als auch zur Verbesserung der Rückenschmerzen führt, ist unklar, ob der Therapieeffekt auf die Verminderung des Risikofaktors (Gewichtsreduktion) oder auf die intensivere Bewegungsaktivität zurückzuführen ist. Das heißt, der Zusammenhang zwischen Adipositas und Rückenschmerz wäre möglicherweise nicht kausal, sondern durch einen dritten Faktor, nämlich die Bewegungsaktivität erklärt.

In unserem Cholera-Beispiel sind alle drei genannten Bedingungen erfüllt. Es lässt sich also schlussfolgern, dass der Zusammenhang von verseuchtem Wasser und Cholera kausaler Natur ist. Es werden in der Literatur noch weitere Kriterien beschrieben, die auf einen kausalen Zusammenhang hinweisen. Auf diese wird hier allerdings nichts näher eingegangen.

3.4 Qualität epidemiologischer Studien

Die Grundidee von epidemiologischen Studien bzw. generell der empirischen Forschung liegt darin, dass man ein möglichst genaues Abbild der **Grundgesamtheit** schaffen möchte. Da man aus Mangel an Ressourcen nicht die komplette Grundgesamtheit untersuchen kann, zieht man eine oder mehrere **Stichproben** aus selbiger und zieht von diesen Stichproben Rückschlüsse auf die Grundgesamtheit. Angenommen man möchte herausfinden, wie hoch der Anteil der Bevölkerung ist, der zur Zeit unter Rückenschmerzen leidet, dann könnte man Stichproben ziehen, die jeweils aus einer bestimmten Anzahl an Individuen bestehen. Das Prinzip ist in ➤ Abb. 3.2 dargestellt.

Man kann nun in jeder einzelnen Stichprobe den Anteil der Personen mit Rückenschmerzen ermitteln. Wie aus der Abbildung erkennbar ist, sind die Werte in den einzelnen Stichproben unterschiedlich. Das ist durch das Zufallsprinzip zu erklären, da ja jede Stichprobe aus anderen Individuen besteht und somit Schwankungen im Ergebnis der jeweiligen Stichproben entstehen. Um nun den Anteil an Rückenschmerzpatienten in der Grundgesamtheit (A) zu ermitteln, bildet man (sehr vereinfacht gesagt) aus den einzelnen Ergebnissen den Mittelwert:

$$A=\frac{Anteil\,in\,SP1+Anteil\,in\,SP2+\cdots}{Anzahl\,der\,Stichproben}=\frac{35\%+40\%+30\%+37\%}{4}=35{,}5\%$$

Zufälliger und systematischer Fehler

Die Qualität epidemiologischer Forschung kann dann als hoch eingestuft werden, wenn die Untersuchung fehlerfrei ist. Das bedeutet, dass die Ergebnisse zum einen valide (gültig) und zum anderen reliabel (wiederholbar) sind. **Validität** ist gegeben, wenn das ge-

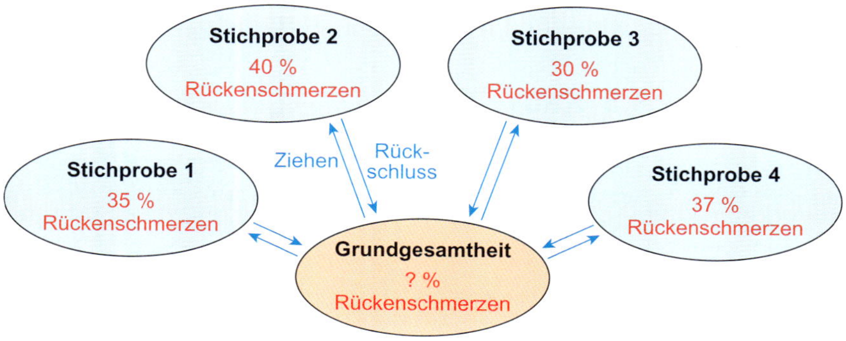

Abb. 3.2 Grundgesamtheit und Stichproben. [P1234, L231]

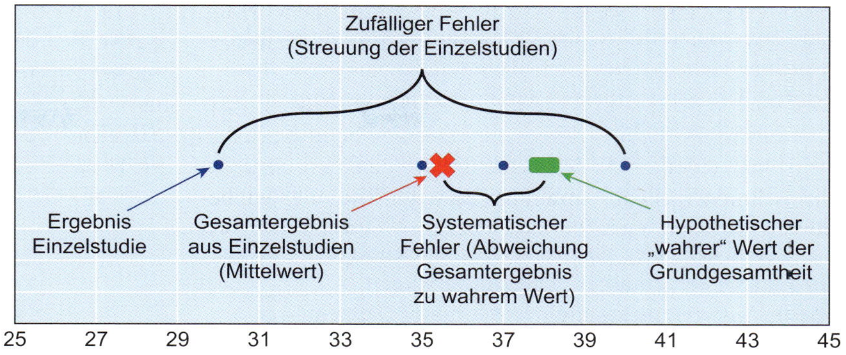

Abb. 3.3 Systematischer und zufälliger Fehler. [P1234, L231]

mittelte Ergebnis der einzelnen Stichproben (hier 35,5 %) dem wahren Ergebnis in der Grundgesamtheit möglichst nahe kommt. Liegt eine Abweichung zum Ergebnis der Grundgesamtheit vor, spricht man von einem **systematischen Fehler (Verzerrung, Bias)**. Das Ergebnis ist nicht valide. Die Höhe des systematischen Fehlers kann in der Realität nicht exakt bestimmt werden, da ja der wahre Wert (z. B. Anteil der Bevölkerung mit Rückenschmerzen) in der Grundgesamtheit nicht bekannt ist. **Reliabilität** ist gegeben, wenn die Einzelergebnisse der Stichproben wenig schwanken, also wiederholbar sind. Liegt eine Schwankung vor, spricht man von einem **zufälligen Fehler.** Die Höhe des zufälligen Fehlers kann ermittelt werden, indem die Streuung der Einzelergebnisse der Studien ermittelt wird. Das Prinzip der Fehler ist in ➤ Abb. 3.3 dargestellt.

Formen von Bias

Folgende drei Verzerrungsmechanismen können vorliegen:

Bias

Selection Bias: Verzerrung durch nicht zufällige oder nicht repräsentative Auswahl für die Stichprobe.
Information Bias: Verzerrung durch fehlerhafte Erfassung gesundheitsrelevanter Informationen und Messungen.
Confounding Bias: Verzerrung durch mangelhafte Berücksichtigung von Störgrößen.

- *Selection Bias* liegt beispielsweise vor, wenn in einer Studie die Häufigkeit und der natürliche Verlauf von Rückenbeschwerden in der Allgemeinbevölkerung untersucht werden sollen und hierzu arbeitende Personen aus Firmen ausgewählt werden. Das würde zu einer Fehleinschätzung der tatsächlichen Situation führen, da arbeitsunfähige, berentete und andere Bevölkerungsschichten in der Stichprobe nicht repräsentiert sind.
- Würde man in dieser Studie bei Verwendung des Oswestry Disability Index ein oder mehrere Items weglassen und die Ergebnisse mit Normdaten vergleichen, dann würde das zu einer verzerrten Einschätzung der Resultate führen. Es läge ein *Information Bias* vor.
- Möchte man in selbiger Studie den Zusammenhang zwischen Rückenschmerz und Übergewicht untersuchen und findet heraus, dass Personen mit Rückenschmerzen einen höheren BMI aufweisen, könnte ein *Confounding Bias* vorliegen: Da Personen mit Rückenschmerzen sich möglicherweise weniger bewegen und Bewegungsmangel mit Übergewicht assoziiert ist, wäre der gefundene Zusammenhang zwischen erhöhtem BMI und Rückenschmerz lediglich ein scheinbarer und das erhöhte Körpergewicht bei Personen mit Rückenschmerzen ist durch Bewegungsmangel erklärt.

Auch im Falle der Cholera lag ein Confounding Bias vor: Man ging von Miasmen als Ursache für den Choleraausbruch aus, da höher gelegene Regionen (mit weniger Miasmen) in London weniger betroffen waren. Da diese allerdings auch mit nicht verunreinigtem Wasser versorgt wurden, war der beobachtete Zusammenhang zwischen Miasmen und Cholera nur ein scheinbarer.

Es existieren diverse Formen von Bias, die aber im Prinzip alle den oben genannten drei Mechanismen zuzuordnen sind. Eine Auflistung aller Formen von Verzerrung würde über den Rahmen dieses Kapitels hinausgehen.

Inwieweit Studienresultate auf zugrunde liegende Verzerrungen zurückzuführen sind, lässt sich mithilfe von Checklisten wie PEDro und QUADAS ermitteln. Diese enthalten, abhängig vom Studiendesign, Leitfragen, die potenzielle Verzerrungen anhand von Aspekten wie der vorgenommenen Verblindung oder der Vergleichbarkeit der untersuchten Gruppen aufdecken können (siehe auch Punkt 3 in ➤ Kap. 4.5 *Schritte für EBPhy*).

Voraussetzung für valide Studienergebnisse

Eine saubere Planung ist Grundvoraussetzung, um den zufälligen und systematischen Fehler in Studien zu minimieren. Im Wesentlichen sind es drei Aspekte, die hier erheblichen Einfluss haben: Das Studiendesign, die Auswahl und das Verhalten der Studienteilnehmer und die Erfassung gesundheitsrelevanter Daten.

- Die Wahl des **Studiendesigns** richtet sich danach, welche epidemiologische Fragestellung beantwortet werden soll oder welche epidemiologischen Maßzahlen (vgl. ➤ Kap. 3.6 *Studiendesigns*) erhoben werden. Die verschiedenen Studiendesigns sind unterschiedlich anfällig für Verzerrung.
- Bei der **Auswahl der Stichprobe** ist zum einen auf deren Repräsentativität zu achten und zum anderen auf deren Größe. Die

Repräsentativität der Stichprobe wird u. a. durch die gewählten Ein-/Ausschlusskriterien, die Ausfallrate, die Anzahl der nicht teilnehmenden Personen, die Zufälligkeit der Stichprobe etc. determiniert. Diese Aspekte beeinflussen insbesondere den systematischen Fehler.
Die Stichprobengröße erfordert eine adäquate A-priori-Kalkulation und hat erheblichen Einfluss auf den zufälligen Fehler. Auf die Prinzipien der Stichprobenauswahl und Stichprobengrößenkalkulation kann hier nicht näher eingegangen werden. Hierzu wird auf die weiterführende Literatur verwiesen.
- Für die **Auswertung gesundheitsrelevanter Daten** müssen diese gültig und zuverlässig erhoben werden, d. h. fehlerfrei sein. Das gilt zum einen für die Information bezüglich der Exposition (Risikofaktor ja/nein) und zum anderen für die Information bezüglich des Gesundheitsstatus (Erkrankung ja/nein). Auch bei Daten auf individueller Ebene sollte weder ein systematischer noch ein zufälliger Fehler vorliegen.

Hierzu betrachten wir folgendes Beispiel: Eine Studie untersucht das Vorliegen von Rupturen des vorderen Kreuzbands bei Männern im Alter von 40–50 Jahren. Aus ethischen Gründen und Mangel an Ressourcen verzichtet man in der Studie darauf, die Teilnehmer mittels Arthroskopie (Goldstandard) auf das Vorliegen einer Ruptur zu untersuchen, und wählt stattdessen den Lachmann-Test.

Validität (Messgenauigkeit)

Um herauszufinden, wie valide (messgenau) der Lachmann-Test hinsichtlich der Diagnose von Kreuzbandrupturen ist, benötigt man die Resultate sowohl des klinischen Tests als auch des Goldstandard-Tests (Referenztest). Bei den Ergebnissen des Goldstandard-Tests geht man davon aus, dass diese zu annähernd 100 % richtig diagnostizieren, also dem tatsächlichen Zustand entsprechen.

Mithilfe von Sensitivität und Spezifität wird die Validität des zu überprüfenden Tests **(Indextest)** überprüft. Die folgende Tabelle zeigt das zugrunde liegende Prinzip.

	Tatsächlich krank	**Tatsächlich gesund**	
Test positiv	A (richtig positiv)	B (falsch positiv)	T+ (Summe Test positiv)
Test negativ	C (falsch negativ)	D (richtig negativ)	T– (Summe Test negativ)
	W+ (Summe krank)	W– (Summe gesund)	G (Gesamtanzahl)

- Zelle W+ enthält die Anzahl der tatsächlich Erkrankten.
- Zelle W– enthält die Anzahl der tatsächlich Gesunden.
- G ist die Gesamtanzahl der untersuchten Personen.
- Zelle A enthält die Anzahl der tatsächlich erkrankten Personen, die der Test auch als erkrankt einstuft (richtig positiv).
- Zelle B enthält die Anzahl der tatsächlich gesunden Personen, die der Test aber als erkrankt einstuft (falsch positiv).
- Zelle C enthält die Anzahl der tatsächlich erkrankten Personen, die der Test aber als gesund einstuft (falsch negativ).
- Zelle D enthält die Anzahl der tatsächlich gesunden Personen, die der Test auch als gesund einstuft.

Erkennt nun der Test sowohl die tatsächlich Erkrankten als auch die tatsächlich Gesunden zu 100 %, ist der Test der maximal valide.

In der folgenden Tabelle sind die Ergebnisse der Studie dargestellt:

	Tatsächlich Kreuzbandruptur (KBR+)	**Tatsächlich keine Kreuzbandruptur (KBR–)**	
Lachmann positiv	80	300	380
Lachmann negativ	20	700	720
	100	1.000	1.100

Der Anteil der Personen, die tatsächlich eine Kreuzbandruptur (KBR) haben, liegt bei 10 % (10/1.000). Von 100 Personen, die tatsächlich eine Kreuzbandruptur haben (W+), erkennt der Test 80 korrekt (A). Das entspricht einer Sensitivität von 0,8. Von 1.000 Personen, die tatsächlich keine Kreuzbandruptur haben (W–), erkennt der Test 700 (D) korrekt. Das entspricht einer Spezifität von 0,7.

Offensichtlich entsteht durch die gegebene Sensitivität von 0,8 und Spezifität von 0,7 eine Fehlklassifikation von 320 Personen. Würde man, wie in der Studie geplant, die Prävalenz von Kreuzbandrupturen lediglich auf Basis des Lachmann-Tests (T+) ermitteln, entstünde eine geschätzte Prävalenz von ca. 35 % (380/1.100, T+) im Gegensatz zur tatsächlichen Prävalenz von 9 % (KBR+/G). Das entspricht einer Differenz (also einem systematischen Fehler) von 26 % und die wahre Prävalenz würde in dieser Studie um ein Vielfaches überschätzt!

Youden-Index

Als Maß der diagnostischen Validität (Messgenauigkeit), das sowohl Sensitivität als auch Spezifität berücksichtigt, kann der Youden-Index verwendet werden:

Youden-Index = Sensitivität + Spezifität – 1

Der Youden-Index nimmt Werte zwischen 0 und 1 an:
- 1 = maximale Messgenauigkeit
- 0 = keine Messgenauigkeit

In unserem Beispiel liegt der Youden-Index bei 0,8 + 0,7–1 = 0,5.

Reliabilität

Die Reliabilität ist ein Maß für die **Wiederholbarkeit** von Messungen und adressiert den zufälligen Fehler. **Intratesterreliabilität** (auch **Test-Retest-Reliabilität**) bedeutet, dass bei zwei oder mehr Messzeitpunkten das Messergebnis identisch ist, sofern der (klinische) Status des Messobjekts (Probanden) unverändert ist. **Intertesterreliabilität** (auch **Objektivität** genannt) bedeutet, dass die Messergebnisse zweier oder mehrerer Untersucher identisch sind.

Die folgende Tabelle zeigt das zugrunde liegende Prinzip der Reliabilität.

	Test 1 positiv	Test 1 negativ	
Test 2 positiv	A (+ +)	B (– +)	T2+ (Summe Test 2 positiv)
Test 2 negativ	C (+ –)	D (– –)	T2– (Summe Test 2 negativ)
	T1+ (Summe Test 1 positiv)	T1– (Summe Test 1 negativ)	G

- Zelle T1+ enthält die Anzahl der positiven Testergebnisse von Test 1.
- Zelle T1– enthält die Anzahl der negativen Testergebnisse von Test 1.
- G ist die Gesamtanzahl der Testergebnisse.
- Zelle T2+ enthält die Anzahl der positiven Testergebnisse von Test 2.
- Zelle T2– enthält die Anzahl der negativen Testergebnisse von Test 2.
- Zelle A enthält die Anzahl der übereinstimmenden positiven Testergebnisse.
- Zelle B enthält die Anzahl der Testergebnisse, bei denen Test 1 negativ und Test 2 positiv ausgefallen ist.
- Zelle C enthält die Anzahl der Testergebnisse, bei denen Test 2 negativ und Test 1 positiv ausgefallen ist.
- Zelle D enthält die Anzahl der übereinstimmenden negativen Testergebnisse.

In der folgenden Tabelle sind die Ergebnisse einer fiktiven Studie dargestellt, die die Intratesterreliabilität des Lachmann-Tests untersucht.

	Lachmann-Test Zeitpunkt 1 positiv	Lachmann-Test Zeitpunkt 1 negativ	
Lachmann-Test Zeitpunkt 2 positiv	30	5	35
Lachmann-Test Zeitpunkt 2 negativ	10	45	55
	40	50	90

In den Zellen A (30) und D (45) besteht Übereinstimmung bei beiden Zeitpunkten, in den Zellen B (5) und C (10) dagegen nicht. Um diese Daten zu quantifizieren und einen interpretierbaren Wert zu erhalten, wird der sogenannte Kappa-Koeffizient verwendet. In diesem Beispiel nimmt der Kappa einen Wert von 0,66 an, was einer moderaten Übereinstimmung entspricht.

Kappa-Koeffizient

Der Kappa-Koeffizient als Maß für die Reliabilität nimmt Werte zwischen 0 und 1 an.
→ 1 bedeutet maximale Übereinstimmung.
→ 0 beutet keinerlei Übereinstimmung (nicht besser als der Zufall).
Für die Berechnung des Kappa-Koeffizienten wird auf die weiterführende Literatur verwiesen.

3.5 Epidemiologische Maßzahlen

Um die Verteilung von Krankheiten, deren Vorstufen und Folgen sowie die Faktoren, die deren Verteilung beeinflussen, untersuchen zu können, muss die Erkrankung bzw. die Erkrankungshäufigkeit quantifiziert werden. Hierzu werden verschiedene Maßzahlen verwendet. Prinzipiell unterscheidet man dabei zwischen der **Prävalenz,** also der Anzahl der *Erkrankten zu einem bestimmten Zeitpunkt* oder in einem bestimmten Zeitraum, und der **Inzidenz,** also der Anzahl an *Neuerkrankungen in einem bestimmten Zeitraum.* Anhand von ➤ Abb. 3.4 werden die Konzepte erklärt.

3

Prävalenz

Prävalenz

Unter Prävalenz oder auch Punktprävalenz versteht man die Anzahl der Erkrankten innerhalb einer bestimmten Bevölkerungsgruppe zu einem bestimmten Zeitpunkt.

$$(Punkt\text{-})\,Prävalenz\ P = M\,/\,N$$

M ist die Anzahl der Erkrankten, N repräsentiert die Größe der Bevölkerungsgruppe.

In unserem Fall (➤ Abb. 3.4) besteht die Bevölkerungsgruppe N aus 10 Personen. Zum Stichtag t_1 (2009) ist genau eine Person von einer Lumbago betroffen. Somit liegt die Lumbago-Prävalenz bei 1/10 oder 10 %. Mit der Prävalenz kann man lediglich die Frage nach der Verteilung oder Häufigkeit einer Erkrankung in der Bevölkerungsgruppe zu einem bestimmten Zeitpunkt beantworten, nicht aber das Erkrankungsrisiko für die Individuen der Bevölkerungsgruppe bestimmen. (Dieser Sachverhalt wird später erläutert, s. u. Abschnitt *Inzidenz*). Die Prävalenz ist vor allem für gesundheitspolitische bzw.

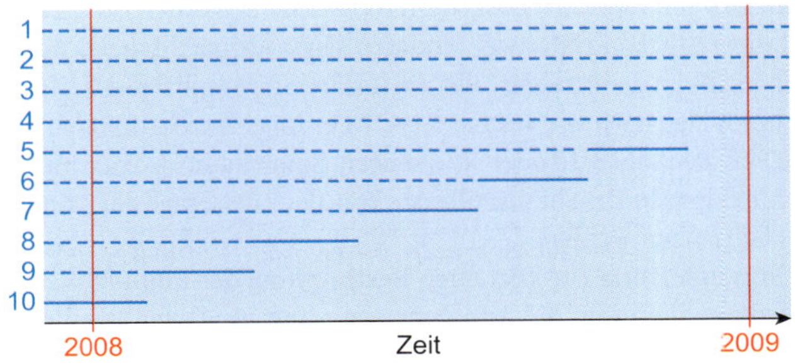

Abb. 3.4 Inzidenz und Prävalenz. [P1234, L231]
Die Grafik bildet vereinfacht eine modellhafte Bevölkerungsgruppe von 10 Individuen ab, die über einen Zeitraum von einem Jahr beobachtet werden. Die gestrichelte Linie repräsentiert einen krankheitsfreien Zustand, während die durchgezogene Linie den Erkrankungszustand darstellt, z. B. eine akute Lumbago. Individuen 1 bis 3 sind somit über den gesamten Beobachtungszeitraum gesund, 4 bis 10 erleiden zu unterschiedlichen Zeitpunkten jeweils zum ersten Mal eine Lumbago, die jeweils 2 Monate anhält. Person 4 erkrankt nach 11 Monaten, Person 5 nach 9 Monaten usw.

gesundheitsökonomische Fragestellungen relevant. Da sie im Prinzip den aktuellen Krankheitsstand zu einem Stichtag angibt, kann abgeschätzt werden, wie viele Personen behandlungsbedürftig sind und wie hoch die daraus resultierenden Kosten sind.

Inzidenz

Inzidenz

Unter **Inzidenz** oder auch **kumulativer Inzidenz** versteht man die Anzahl der Neuerkrankungen in einem bestimmten Zeitraum innerhalb einer Bevölkerungsgruppe. Essenziell ist dabei, dass die Bevölkerungsgruppe zu Beginn der Beobachtungszeit noch nicht erkrankt sein darf, aber prinzipiell ein Erkrankungsrisiko haben muss. Die kumulative Inzidenz gibt demnach an, wie hoch die Wahrscheinlichkeit ist, in einem festgelegten Zeitraum an einer bestimmten Erkrankung neu zu erkranken.

$$Kumulative\ Inzidenz\ CI = I\ /\ N_0$$

I ist die Anzahl der Neuerkrankten, N_0 repräsentiert die gesunde Bevölkerungsgruppe unter Risiko.

In unserem Beispiel gibt es 6 Neuerkrankungen (I = 6) innerhalb eines Jahres (zwischen t_0 und t_1). N_0, also die gesunde Bevölkerung unter Risiko, besteht aus 9 Individuen. Person 10 leidet bei Beginn der Studie bereits an einer Lumbago und zählt von daher nicht zur gesunden Bevölkerungsgruppe unter Risiko, da sie nicht mehr neu erkranken kann. Für die kumulative Inzidenz (im Gegensatz zur Inzidenzdichte; s. u.) werden Wiedererkrankungen in der Regel nicht erfasst und dementsprechend nicht als neuer Krankheitsfall im Zähler berücksichtigt. (Aus diesem Grund wird auch in ➤ Abb. 3.4 die gestrichelte Linie jeweils nach Beendigung der Erkrankung nicht fortgeführt). Diese Thematik soll aber hier aber nicht vertieft werden. Die kumulative Inzidenz liegt in unserem Beispiel also bei 6/9 oder ca. 67 %, d. h., die Wahrscheinlichkeit oder das Risiko, eine Lumbago innerhalb eines Jahres (neu) zu erleiden, liegt bei ca. 67 %.

Die Maßzahl kumulative Inzidenz, im Gegensatz zur Prävalenz, wird verwendet, um Risikofaktoren für eine Erkrankung zu ermitteln. Das soll folgende Tatsache verdeutlichen: Würden die Rückenschmerzattacken statt zwei Monaten sechs Monate dauern, ändert sich nichts an der Inzidenz, also am Risiko, eine Lumbalgie zu erleiden – dieses läge nach wie vor bei 67 %. Allerdings würde am Stichtag t_1 die Prävalenz auf 3/10 oder 30 % steigen. Somit kann also nur mithilfe der Inzidenz und nicht mithilfe der Prävalenz der Frage der Ätiologie nachgegangen werden.

Voraussetzung zur korrekten Bestimmung der kumulativen Inzidenz ist allerdings die Annahme einer unveränderten Population, d. h., man lässt während des Beobachtungszeitraums keine Zuwanderungen, Abwanderungen, Todesfälle oder Geburten zu und alle Individuen befinden sich gleich lang unter Beobachtung. Da diese Annahme aber nicht selten unrealistisch ist, wird häufig ein anderes Konzept verwendet, welches unten im Abschnitt *Inzidenzdichte* beschrieben ist.

Zusammenhang zwischen Inzidenz und Prävalenz

Inzidenz und Prävalenz sind über folgenden Zusammenhang assoziiert:

$$(Punkt\text{-})\ Prävalenz = I \times t_K\ /\ N$$

I ist die Anzahl der Neuerkrankungen im Beobachtungszeitraum und t_K repräsentiert die durchschnittliche Erkrankungszeit pro Beobachtungszeitraum.

Angewandt auf unser Beispiel folgt daraus:

$$(Punkt\text{-})\ Prävalenz = \frac{6\ Personen}{12\ Monate} \times 2\ Monate\ /\ 10\ Personen = 10\%$$

Aus der Formel lässt sich erkennen, dass die Prävalenz sowohl von der Anzahl der Neuerkrankungen als auch von der durchschnittlichen Krankheitsdauer abhängt. Das bedeutet, dass die erhobene Prävalenz zu einem bestimmten Zeitpunkt keinerlei Auskunft darüber gibt, ob es sich um eine Erkrankung mit wenig Neuerkrankungen und langer Krankheitsdauer handelt oder umgekehrt (d. h., in unserem Beispiel könnte eine Prävalenz von 10 % ebenso aus 1 Neuerkrankung mit einer Krankheitsdauer von 12 Monaten entstanden sein). Aus der ermittelten Punktprävalenz lässt sich weder auf die Krankheitsdauer noch auf das Krankheitsrisiko schließen.

Erkrankungen mit kurzer Dauer, wie z. B. Kopfschmerzen, können mit dieser Maßzahl nicht ausreichend quantifiziert werden. Erhebt man die Punktprävalenz von Kopfschmerzen zu einem Zeitpunkt x mit der Frage: „Haben sie gerade Kopfschmerzen?", werden wohl wenige Menschen mit „Ja" antworten. Die Frage: „Hatten Sie innerhalb des letzten Jahres wenigstens einmal Kopfschmerzen?" würde dagegen sicherlich ein Großteil der Befragten bejahen. Um diese Problematik zu berücksichtigen, wird häufig die Periodenprävalenz berechnet.

Periodenprävalenz

Periodenprävalenz

Die Periodenprävalenz verknüpft die Anzahl der erkrankten Personen zu einem Stichtag mit der Anzahl der Neuerkrankungen in einem bestimmten Zeitraum.

$$Periodenprävalenz = \frac{M + I}{N}$$

M ist die Anzahl der Erkrankungen zu einem Stichtag, I ist die Anzahl der Neuerkrankungen in einem bestimmten Zeitraum und N ist die Größe der Bevölkerungsgruppe.

Angewandt auf das Beispiel Lumbago ergibt sich eine Periodenprävalenz von (1 + 6)/10 = 70 %, d. h. 70 % der Personen litten innerhalb eines Jahres an einer akuten Lumbalgie. Vergleicht man den Wert der Periodenprävalenz von 70 % mit dem Wert der Punktprävalenz von

10 %, erkennt man, dass die Periodenprävalenz die Problematik der Lumbalgie deutlich besser abgebildet.

Inzidenzdichte

Wie bereits beschrieben, ist eine unveränderte Population Voraussetzung zur korrekten Bestimmung der kumulativen Inzidenz. Wie geht man aber vor, wenn man es mit einer veränderbaren, einer sogenannten dynamischen Population zu tun hat, in der die Personen nicht alle gleich lang im Beobachtungszeitraum verweilen? Angenommen, Person 4 würde nach 6 Monaten (noch nicht erkrankt) aus der Beobachtungsgruppe ausscheiden:

- Wenn man sie als Person unter Risiko in der Studie lässt, tut man so, als würde sie ein Jahr lang keine Lumbago erleiden. Entsprechend würde die kumulative Inzidenz von 6/9 auf 5/9 fallen, da Person 4 ja nicht mehr als Neuerkrankung im Beobachtungszeitraum erfasst wird.
- Würde man diese Person von der Studie ausschließen, würde die Zeit ohne Lumbago ignoriert und diese wertvolle Information nicht verarbeitet werden. Die kumulative Inzidenz würde von 6/9 auf 5/8 fallen.

In beiden Fällen käme es also zu einer inkorrekten Verwertung der vorhandenen Information. Als Lösung wird die sogenannte Inzidenzdichte berechnet.

Inzidenzdichte

Die Inzidenzdichte ist die Anzahl der Neuerkrankungen pro Gesamtpersonenzeit unter Risiko.

$$\mathit{Inzidenzdichte} = I \,/\, \sum_{i=1}^{N} PZ(i)$$

I ist die Anzahl der Neuerkrankungen. $\sum_{i=1}^{N} PZ(i)$ ist die Summe der Personenzeit unter Risiko, die alle Studienteilnehmer zusammen im Beobachtungszeitraum der Studie verbringen.

Mit **Personenzeit** ist die Zeit gemeint, die eine Person (im gesunden Zustand) unter Risiko im Beobachtungszeitraum der Studie verbringt. Die PZ_4 von Person 4 ist 11 Monate und die PZ_9 von Person 9 ist 1 Monat, da die Personen nach jeweils diesen Zeiträumen erkranken. Die Inzidenzdichte beschreibt demnach die Anzahl der Neuerkrankungen bezogen auf die Gesamtpersonenzeit unter Risiko.

Indem die Personenzeit ermittelt wird, ist man nicht mehr auf die Annahme der unveränderten Population angewiesen. Allerdings verändert sich die Interpretation: Während die (kumulative) Inzidenz das Risiko einer Erkrankung in einem bestimmten Zeitraum angibt, gibt die Inzidenzdichte die Häufigkeit der Neuerkrankungen pro Zeit an. In unserem Beispiel ist die Gesamtpersonenzeit 12 + 12 + 12 + 11 + 9 + 7 + 5 + 3 + 1 = 72 Monate. Bei 6 Neuerkrankungen ergibt das eine Inzidenzdichte von ca. 0,083 Neuerkrankungen pro Monat bzw. 1 Neuerkrankung pro Jahr.

Die Interpretation ist intuitiver, wenn man Zähler und Nenner vertauscht: Man gibt so die Zeitdauer bis zu einer Neuerkrankung an, d. h., bezogen auf unser Beispiel kann man folgende Aussage treffen: „Es dauert durchschnittlich 1 Jahr, bis eine Neuerkrankung (an Lumbago) auftritt."

Im Falle der Inzidenzdichte können Wiedererkrankungen erfasst werden. Nach Beendigung der Erkrankung können die Personen wieder als Personenzeit unter Risiko in den Nenner eingehen und jede weitere Erkrankung derselben Person wird im Zähler als Neuerkrankung verbucht. Ob dabei eine Wiedererkrankung als Rezidiv oder Neuerkrankung zu betrachten ist, ist zum einen abhängig von den spezifischen Charakteristika der Erkrankung und zum anderen von der epidemiologischen Fragestellung. Eine Vertiefung dieser Thematik ist hier nicht vorgesehen.

Sterblichkeit

Sterblichkeit

Unter Sterblichkeit (auch Mortalität) versteht man die Anzahl der Todesfälle in einem bestimmten Zeitraum innerhalb einer bestimmen Bevölkerungsgruppe.

$$\mathit{Sterblichkeit} = T \,/\, N$$

T ist die Anzahl der Todesfälle in einem bestimmten Zeitraum (meist ein Jahr), N repräsentiert die Größe der Bevölkerungsgruppe.

Bei der Berechnung der Sterblichkeit wird das Konzept der kumulativen Inzidenz herangezogen. Im Zähler steht die Anzahl der Todesfälle – allgemein (krankheitsunspezifisch) oder durch eine bestimmte Erkrankung (krankheitsspezifisch) – in einem bestimmten Zeitrahmen und im Nenner die Anzahl der Personen in der Bevölkerungsgruppe. Die Sterblichkeit ist auch die Maßzahl, die Snow verwendete, um den Zusammenhang zwischen Wasserkonsum und Tod durch Cholera darzustellen. Er ermittelte sowohl innerhalb der Bevölkerung, die Wasser von Southwark and Vauxhall konsumierte, als auch innerhalb der Bevölkerung, die Wasser von Lambeth erhielt, die Anzahl der Cholera-Todesfälle in einem bestimmten Zeitraum.

Letalität

Letalität

Unter Letalität (auch Tödlichkeit) versteht man die Anzahl der Todesfälle an einer bestimmten Erkrankung in einem bestimmten Zeitraum innerhalb der Bevölkerungsgruppe, *die an dieser Erkrankung neu erkrankt sind.*

$$\mathit{Letalität} = T \,/\, N_E$$

T ist die Anzahl der durch die Erkrankung verursachten Todesfälle in einem bestimmten Zeitraum (meist ein Jahr), N_E repräsentiert die Bevölkerungsgruppe, die an der Erkrankung neu erkrankt ist.

Die Letalität gibt demnach an, wie hoch die Wahrscheinlichkeit ist, innerhalb eines bestimmten Zeitraums dem Beginn einer Erkrankung an dieser Erkrankung zu versterben. Daher ist die Letalität eine Maßzahl, die angibt, wie tödlich eine Krankheit verläuft. Um dies zu ermitteln, hätte Snow zunächst die neu erkrankten Personen identifizieren müssen und anschließend, nach einem bestimmten Zeitraum (z. B. eine Woche), erfassen müssen, wie viele der Neuerkrankten an Cholera gestorben sind.

➤ Tab. 3.1 zeigt eine Übersicht der behandelten epidemiologischen Maßzahlen.

3.6 Studiendesigns

Um nun – im besten Falle kausale – Zusammenhänge zwischen Expositionen bzw. Interventionen einerseits und Erkrankungen andererseits herstellen sowie das Ausmaß von Erkrankungen in Form von Maßzahlen (siehe oben) quantifizieren zu können, verwendet die epidemiologische Forschung verschiedene Studiendesigns (➤ Abb. 3.5, ➤ Tab. 3.2). Bedingt durch ihre jeweiligen Limitationen und unterschiedliche Fehleranfälligkeit sind diese allerdings unterschiedlich gut geeignet, um Kausalitäten aufzuzeigen. Allen Studiendesigns gemein ist jedoch, dass repräsentative Stichproben aus der interessierenden Population gezogen und untersucht werden. Aus den Ergebnissen werden Rückschlüsse auf die Population gezogen, aus der die Stichprobe stammt.

Prinzipiell lässt sich unterscheiden zwischen Beobachtungsstudien und Interventionsstudien. **Beobachtungstudien** dienen primär dem Zweck die epidemiologischen Ziele 1 und 2 (s. Kasten *Epidemiologie* in ➤ Kap. 3.1) zu verfolgen, d. h. zur Identifikation von potenziellen Risikofaktoren, Beschreibung von Krankheitsverläufen und Quantifizierung von Erkrankungslasten für die Gesellschaft. In Beobachtungsstudien ist der Forscher passiv und beobachtet das Geschehen von außen ohne einzugreifen. **Interventionsstudien** hingegen zielen meist darauf ab, Lösungen für Erkrankungen zu finden (Ziel 3). Hier greift der Forscher in das Geschehen ein, indem er ein Experiment durchführt.

Beobachtungsstudien

Zu den Beobachtungsstudien zählen Fall-Kontroll-Studien, Querschnittsstudien, Kohortenstudien, ökologische Studien und diagnostische Studien mit diversen Subtypen. Hier werden wir exemplarisch die Kohorten- und die Querschnittsstudie kurz diskutieren.

Tab. 3.1 Epidemiologische Maßzahlen

Maßzahl	Definition	Beispielfrage
Punktprävalenz	Anzahl der Erkrankungen zu einem bestimmten Zeitpunkt innerhalb einer bestimmten Bevölkerung	Wie viele Personen leiden am 1.1.2019 unter Rückenschmerzen?
Kumulative Inzidenz	Wahrscheinlichkeit, in einem festgelegten Zeitraum an einer Erkrankung zu erkranken	Wie hoch ist das Risiko, innerhalb eines Jahres Rückenschmerzen zu erleiden?
Periodenprävalenz	Anzahl der Erkrankungen innerhalb eines bestimmten Zeitraumes innerhalb einer bestimmten Bevölkerung	Wie viele Personen litten zwischen 1.1.2019 und 1.1.2020 unter Rückenschmerzen?
Inzidenzdichte	Anzahl der Neuerkrankungen pro Gesamtrisikozeit	Wie lange dauert es durchschnittlich bis zum Auftreten der Erkrankung?
Mortalität	Anzahl der Todesfälle in einem bestimmten Zeitraum innerhalb einer bestimmten Bevölkerung	Wie viele Personen starben 2021 in Deutschland?
Letalität	Anzahl der Todesfälle an einer bestimmten Erkrankung in einem bestimmten Zeitraum innerhalb der Bevölkerungsgruppe, *die an dieser Erkrankung neu erkrankt ist*	Wie hoch ist das Risiko für erkrankte Säuglinge, innerhalb einer Woche an akuter bakterieller Meningitis zu versterben?

Tab. 3.2 Studiendesigns.

Studiendesign	Ziel	Kausalität	I. d. R. verwendete epidemiologische Maßzahlen	Bias-Risiko
Querschnittsstudie	Hypothesen generieren Ermittlung von Behandlungsbedarf	Nein	Prävalenz Prävalenzratio	Hoch
Kohortenstudie	Ermittlung von Risikofaktoren Beschreibung des Krankheitsverlaufs Prognose Bestimmung des Krankheitsrisikos	Ja	Prävalenz Inzidenz Prävalenzratio Risikoratio	Mittel
Interventionsstudie (RCT)	Lösung von Gesundheitsproblemen für Gesellschaft und Individuum Grundlage für gesundheitspolitische Entscheidungen	Ja	Risikoratio	Gering

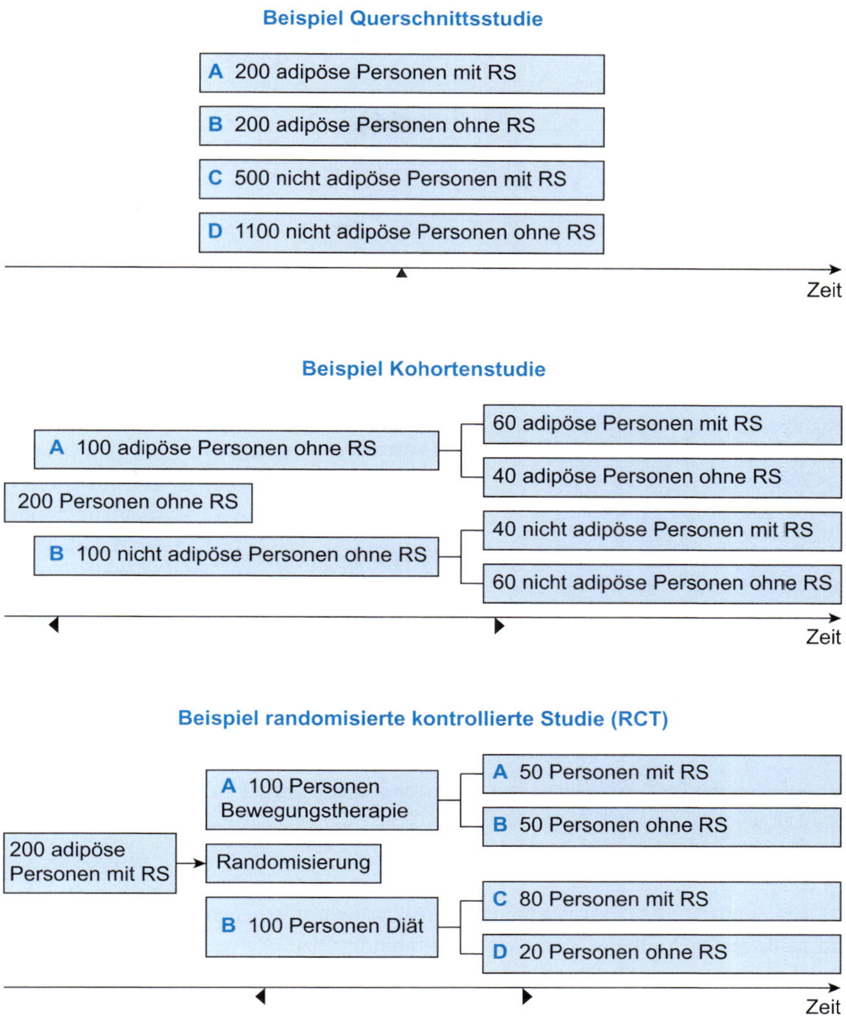

Abb. 3.5 Studienarten. [P1234, L231]

Querschnittsstudie

Querschnittsstudien sind dadurch gekennzeichnet, dass zu einem bestimmten Zeitpunkt an einer repräsentativen Stichprobe gleichzeitig der Expositionsstatus und der Erkrankungsstatus erhoben werden. Damit werden keine Inzidenzen erhoben, sondern Prävalenzen, d. h. es geht um die Frage, wie viele Menschen zum Erhebungszeitpunkt an einer bestimmten Erkrankung leiden.

Im Rahmen einer Querschnittsstudie können die Daten durch die sogenannte **Prävalenzratio** quantifiziert werden. Es wird das Vorliegen einer Krankheit bei exponierten Studienteilnehmern (Prävalenz unter Exposition) und bei nicht exponierten Studienteilnehmern (Prävalenz bei Nichtexposition) in Form einer Division in Bezug zueinander gesetzt.

Prävalenzratio

$$Prävalenzratio = \frac{Prävalenz\ in\ der\ exponierten\ Gruppe}{Prävalenz\ in\ der\ nicht\ exponierten\ Gruppe}$$

Beispiel Querschnittsstudie

Studie zur Ermittlung der Prävalenz von Rückenschmerzen bei Adipositas

Zu einem bestimmten Zeitpunkt wird in einer repräsentativen Stichprobe aus der Bevölkerung das Körpergewicht ermittelt und erfragt, ob die Studienteilnehmer momentan an Rückenschmerzen leiden (Punktprävalenz). Es werden Daten von 2000 Studienteilnehmern ausgewertet und in einer Kreuztabelle präsentiert:

	Krank	*Nicht krank*	
Adipös	A 200	B 200	A + B = 400
Nicht adipös	C 500	D 1100	C + D = 1600
	A + C = 700	B + D = 1300	G = 2000

- Zelle A repräsentiert die adipösen Studienteilnehmer mit Rückenschmerzen (n = 200).
- Zelle B repräsentiert die adipösen Studienteilnehmer ohne Rückenschmerzen (n = 200).

Demnach befinden sich insgesamt 400 adipöse Teilnehmer in der Studie (A + B).

- Zelle C repräsentiert die nicht adipösen Studienteilnehmer mit Rückenschmerzen (n = 500).
- Zelle D repräsentiert die adipösen Studienteilnehmer ohne Rückenschmerzen (n = 1100).

Demnach befinden sich 1600 nicht adipöse Teilnehmer in der Studie (A + B). Zusätzlich lässt sich erkennen, dass 700 Studienteilnehmer (A + C) Rückenschmerzen entwickeln und 1300 (B + D) nicht.
Aus der Kreuztabelle resultiert folgende Berechnung der Prävalenzratio für das Beispiel:

$$\frac{A/(A+B)}{C/(C+D)} = \frac{\text{200 erkrankte Adipöse / 400 Adipöse}}{\text{500 erkrankte Nichtadipöse / 1600 Nichtadipöse}} = 1{,}6$$

Die Interpretation der Prävalenzratio lautet: „Rückenschmerzen liegen zu einem bestimmten Zeitpunkt X bei adipösen Menschen 1,6-mal häufiger vor als bei nicht adipösen Menschen."

Da Querschnittsstudien Prävalenzen und nicht Inzidenzen erheben, sind sie ungeeignet, um das Risiko einer Erkrankung abzuschätzen. Wenn beispielsweise ein Patient in einem Zeitraum von einem Jahr eine Rückenschmerzattacke erlitten hat, aber diese durch ihren kurzen Verlauf zum Zeitpunkt der Erhebung wieder abgeklungen ist, würde dieser Proband nur einen Beitrag zur Inzidenz leisten, die aber in der Querschnittsstudie nicht erfasst wird. Er würde in der Querschnittsstudie nicht als erkrankt zählen, obwohl er offensichtlich das Risiko hatte, und daher nicht in der Prävalenzrechnung erscheinen. Aus diesem Grund lässt sich über Querschnittsstudien keine Abschätzung der Wahrscheinlichkeit/des Risikos für eine Erkrankung abgeben.

Des Weiteren geben Querschnittsstudien kaum Hinweise auf einen kausalen Zusammenhang, da keine der drei oben genannten Bedingungen erfüllt ist. So ist z. B. oft unklar, ob die Exposition oder die Erkrankung zuerst aufgetreten ist. Diesbezüglich müsste man sich auf das Erinnerungsvermögen des Patienten verlassen – ob aber z. B. ein adipöser Patient mit Rückenschmerzen sich genau daran erinnern kann, ob seine Rückenschmerzen vor oder nach der Adipositas begonnen haben, ist sicher fraglich.

Das Ziel von Querschnittsstudien liegt daher zum einen in der **Hypothesengenerierung.** Das bedeutet, man erhält Ideen bezüglich potenzieller Zusammenhänge zwischen Exposition und der Entstehung von Krankheiten, die allerdings in weiterer Forschung bestätigt werden müssen. Zum anderen sind Querschnittstudien **gesundheitspolitisch** von Interesse, da aus dem Wissen um die Punktprävalenz einer Krankheit der Behandlungsbedarf und die daraus entstehenden Kosten abgeleitet werden können.

Kohortenstudie

Kohortenstudien gehören zu den prospektive Studien oder Longitudinalstudien. Sie sind dadurch charakterisiert, dass alle Personen zu Studienbeginn frei von der zu untersuchenden Erkrankung sind und – im Gegensatz zur Querschnittsstudie – wenigstens zwei Messzeitpunkte vorliegen. Die Personen werden allerdings in Personen mit bzw. ohne Exposition/Risikofaktor eingeteilt. Anschließend werden sie über einen bestimmten Zeitraum beobachtet und die Neuerkrankungen (Inzidenz), also die Wahrscheinlichkeit der Entstehung einer Erkrankung, werden abhängig davon ermittelt, ob ein/e bestimmte/r Risikofaktor/Exposition vorlag.

Im Rahmen einer Kohortenstudie wird das sogenannte **relative Risiko** (RR) berechnet. Für das relative Risiko (auch **Risiko-Ratio**) wird sowohl das Krankheitsrisiko der exponierten Studienteilnehmer (Inzidenz unter Exposition) als auch das der nicht exponierten Studienteilnehmer (Inzidenz bei Nicht-Exposition) berechnet und die beiden Risiken werden in Form einer Division in Bezug zueinander gesetzt:

Relatives Risiko (RR)

$$RR = \frac{\text{Inzidenz (Krankheitsrisiko) der exponierten Gruppe}}{\text{Inzidenz (Krankheitsrisiko) der nicht exponierten Gruppe}}$$

Beispiel Kohortenstudie

Studie zur Untersuchung des Einflusses von Adipositas auf Rückenschmerzen

Zu Beginn der Studie werden 200 Personen ohne Rückenschmerzen rekrutiert und in zwei Gruppen à 100 Personen mit und ohne Adipositas (Exposition/Risikofaktor) eingeteilt. Man beobachtet nun, wie viele der adipösen Teilnehmer innerhalb eines bestimmten Zeitraums Rückenschmerzen entwickeln (Inzidenz). Im Beispielfall entwickeln 60 der 100 adipösen Personen und 40 der 100 nicht adipösen Personen Rückenschmerzen. Die Resultate werden wieder in Form einer Kreuztabelle präsentiert:

	Krank	*Nicht krank*	
Exposition (adipös)	A 60	B 40	A + B = 100
Keine Exposition (nicht adipös)	C 40	D 60	C + D = 100
	A + C = 100	B + D = 100	G = 200

Aus dieser Kreuztabelle resultiert folgende Berechnung des relativen Risikos für das Beispiel:

$$RR = \frac{A/(A+B)}{C/(C+D)} = \frac{\text{60 Adipöse mit Rückenschmerz / 100 Adipöse}}{\text{40 Nichtadipöse mit Rückenschmerz / 100 Nichtadipöse}} = 1{,}5$$

Interpretation: Das Risiko, innerhalb eines bestimmten Zeitraums Rückenschmerzen zu entwickeln, ist bei adipösen Menschen 1,5-fach höher als bei nicht adipösen Menschen.

Durch den zeitlichen Verlauf der Kohortenstudie hat man einen Hinweis auf eine Kausalität (s. o.). Da zuerst die Exposition (Adipositas) bestand und anschließend die Rückenschmerzen auftraten, ist Adipositas möglicherweise ursächlich für die Entstehung von Rückenschmerzen.

Es wäre auch möglich, entgegengesetzt vorzugehen: Ausgehend von adipösen Personen mit Rückenschmerzen würde man eine Einteilung vornehmen in adipöse Patienten, die begonnen haben an Gesundheitsförderungsmaßnahmen teilzunehmen, und Patienten, die nicht daran teilnehmen. Im Sinne des zweiten Kriteriums eines kausalen Zusammenhangs würde man durch Wegnahme des Risikofaktors – in dem Fall Adipositas – eine Verringerung der Rückenschmerzen erwarten. Allerdings bleibt die dritte Voraussetzung häufig offen, nämlich, ob möglicherweise ein dritter Faktor den Zusammenhang erklärt. Im Falle der Adipositas wäre dies z. B. Bewegungsmangel. Möglicherweise leiden Adipöse vermehrt an Rückenschmerzen, da sie sich wahrscheinlich auch weniger häufig bewegen als normalgewichtige Personen.

Zusammenfassend lässt sich sagen, dass Kohortenstudien Auskunft geben bezüglich der Wahrscheinlichkeit des Auftretens einer Erkrankung in Abhängigkeit von einer bestimmten Exposition sowie auch bezüglich potenzieller Risikofaktoren, die möglicherweise in einem kausalen Zusammenhang stehen.

Interventionsstudien

Interventionsstudien zählen wie Kohortenstudien zu den prospektiven Studien. Im Gegensatz zu Kohortenstudien sind sie jedoch dadurch charakterisiert, dass zu Studienbeginn alle Personen in der Regel eine Erkrankung aufweisen. (Ausnahmen sind beispielsweise Studien zur Evaluation der Effektivität von Präventivmaßnahmen, bei denen naturgemäß die Studienteilnehmer zu Studienbeginn das Gesundheitsproblem *nicht* aufweisen dürfen, dem es vorzubeugen gilt.)

Die am häufigsten verwendete Form der Interventionsstudien ist die **randomisierte kontrollierte Studie (RCT):** Die Versuchspersonen werden nach dem Zufallsprinzip in Gruppen eingeteilt, von denen die eine die zu untersuchende Intervention und die andere eine Alternativbehandlung, eine Placebobehandlung oder evtl. auch gar keine Intervention erhält. Anschließend werden die Gruppen über einen bestimmten Zeitraum beobachtet und die Veränderung über die Zeit wird in Abhängigkeit von der Gruppenzugehörigkeit verglichen.

Beispiel randomisierte, kontrollierte Studie (RCT)

Studie zur Wirkung der Bewegungstherapie im Vergleich zur Diät bei adipösen Personen mit Rückenschmerz

Zu Beginn der Studie werden 200 adipöse Personen mit Rückenschmerzen rekrutiert und per Zufall in zwei Gruppen à 100 Personen eingeteilt. Die eine Gruppe erhält eine bestimmte Bewegungstherapie und die andere eine Diät.

Man beobachtet nun, wie viele der Teilnehmer innerhalb eines bestimmten Zeitraums unter ihrer Therapie frei von Rückenschmerzen werden. Im Beispielfall sind 50 Personen mit Bewegungstherapie und 20 mit Diät frei von Rückenschmerzen geworden.

Diese Resultate werden wieder in Form einer Kreuztabelle präsentiert:

	Ohne Rückenschmerz	*Mit Rückenschmerz*	
Bewegungstherapie (BT)	A 50	B 50	A + B = 100
Diät	C 20	D 80	C + D = 100
	A + C = 70	B + D = 130	200

Auch die Daten der Interventionsstudie lassen sich mithilfe des relativen Risikos quantifizieren. Aus der Kreuztabelle resultiert für das Beispiel folgende Berechnung:

$$\frac{A/(A+B)}{C/(C+D)} = \frac{50\,\text{schmerzfreie Teilnehmer mit BT} / 100\,\text{Teilnehmer mit BT}}{20\,\text{schmerzfreie Teilnehmer mit Diät} / 100\,\text{Teilnehmer mit Diät}} = 2{,}5$$

Interpretation: Das Risiko (oder die Wahrscheinlichkeit), innerhalb eines bestimmten Zeitraums frei von Rückenschmerzen zu sein, ist bei Personen, die Bewegungstherapie erhalten 2,5-fach höher als bei Personen, die eine Diät erhalten.

Durch Randomisierung und Verblindung (➤ Kap. 4 *Evidenzbasierte Physiotherapie*) entstehen laborähnliche Bedingungen in RCTs, wodurch erreicht wird, dass die Gruppen sich im besten Fall nur durch die unterschiedlichen Interventionen unterscheiden. Dadurch wird das Risiko für Verzerrungen (Bias) im Vergleich zu den zuvor beschriebenen Studiendesigns reduziert. Somit sind die in RCTs gefundenen Zusammenhänge zwischen Therapie und Gesundheitsstatus kausaler Natur.

Häufig folgen RCTs auf Beobachtungsstudien, um die in diesen aufgestellten Hypothesen hinsichtlich der Kausalität zu bestätigen. Beispielweise zeigte sich in Querschnitts- und Kohortenstudien, wie zuvor beschrieben, dass Adipositas und Rückenschmerzen assoziiert sind. Allerdings blieb unklar, inwieweit der gefundene Zusammenhang durch Bewegungsmangel erklärt ist (3. Bedingung für kausale Zusammenhänge). Dies lässt sich nun durch die RCT aufklären: Die Personen mit Bewegungstherapie haben im Vergleich zu Personen mit Diät nach einem bestimmten Zeitraum deutlich weniger Rückenschmerzen, was dafür spricht, dass der Zusammenhang zwischen Adipositas und Rückenschmerz hauptsächlich durch reduzierte Bewegung erklärt ist. Somit wären nicht alle drei Bedingungen für einen kausalen Zusammenhang erfüllt (➤ Kap. 3.3) und Adipositas ist kein Risikofaktor für Rückenschmerz.

Prinzipiell werden neben der Möglichkeit, auf kausale Zusammenhänge zu schließen, RCTs vor allem eingesetzt, um die Effektivität von gesundheitsrelevanten Maßnahmen zu untersuchen.

Reflexionsfragen

1. Nennen Sie die Ziele der Epidemiologie und übertragen Sie diese auf ein selbstgewähltes Thema aus der Physiotherapie.
2. Erläutern Sie die Relevanz der Epidemiologie für die Physiotherapie.
3. Welches sind die Kriterien für einen kausalen Zusammenhang?
4. Überlegen Sie sich Beispiele für Zusammenhänge aus dem Bereich der Physiotherapie und prüfen Sie, ob diese kausaler Natur sind.
5. Nennen Sie die Formen von Bias und stellen Sie beispielhaft dar, inwieweit diese im Rahmen physiotherapeutischer Forschung auftreten können.
6. Welches sind die Voraussetzungen für valide Studienresultate?
7. Welche epidemiologischen Maßzahlen gibt es und welche gesundheitsrelevanten Fragen können damit beantwortet werden?
8. Welche Studiendesigns kennen Sie und welche epidemiologischen Ziele können durch das jeweilige Design adressiert werden?
9. Wie können die Daten in epidemiologischen Studien ausgewertet und interpretiert werden?
10. Lesen Sie eine epidemiologische Studie und versuchen Sie die gelernten Aspekte der Epidemiologie (Ziel, Kausalität, Bias, Maßzahlen, Studiendesign, Auswertung) zuzuordnen.

3

LITERATUR

Gordis L. Epidemiology. 5th ed. Philadelphia: Elsevier/Saunders, 2014.

Rothman KJ. Epidemiology. An Introduction. 2nd ed. New York: Oxford University Press, 2012.

Rothman KJ, Greenland S. Modern Epidemiology. 2nd ed. Philadelphia: Lippincott-Raven, 1998.

WEITERFÜHRENDE LITERATUR UND WEBTIPPS

Deutschsprachiges Standardwerk: Kreienbrock L, Ahrens W, Pigeot I. Epidemiologische Methoden. 5. Aufl. Heidelberg: Spektrum Akademischer Verlag, 2011.

Online Epi-Kurs: http://www.activepi.com/.

Webseite der deutschen Gesellschaft für Medizinische Informatik, Biometrie und Epidemiologie: https://gmds.de/aktivitaeten/epidemiologie/.

KAPITEL

4

Nikolaus Ballenberger

Evidenzbasierte Physiotherapie

Lernziele

Nach Durcharbeiten dieses Kapitels wird der Leser
- die Grundprinzipien der evidenzbasierten Physiotherapie (EBPhy) kennen,
- sich der Bedeutung und Notwendigkeit für EBPhy bewusst sein,
- einen Einblick in die geschichtliche Entwicklung der evidenzbasierten Medizin (EBM) haben,
- wissen, in welchen Schritten die EBPhy durchgeführt wird, und diese in Grundzügen anwenden können,
- im Rahmen dessen in der Lage sein, ein klinisches Problem im Sinne evidenzbasierten Vorgehens in eine gezielte Frage gemäß PICO-Schema zu formulieren,
- darauf aufbauend eine systematische Recherche in zur Verfügung stehenden Quellen durchführen können,
- Kenntnisse und Werkzeuge haben, um gefundene Evidenzen hinsichtlich wissenschaftlicher Qualität, klinischer Bedeutsamkeit und Anwendbarkeit am Patienten zu beurteilen,
- in der Lage sein, mithilfe einer Checkliste das evidenzbasierte Vorgehen zu reflektieren.

Zum Rekapitulieren des methodisch-wissenschaftlichen Basiswissens siehe ➢ Kap. 3 *Epidemiologie*.

4.1 Einleitung

FALLBEISPIEL

Wir versetzen uns in das Jahr 1990 zurück. Ein Patient mit akutem Hexenschuss konsultiert einen Arzt. Dieser schreibt den Patienten krank und verordnet ihm Bettruhe. Der Patient möge in einigen Wochen wieder vorstellig werden, falls die Beschwerden nicht besser werden. Da dieser Patient – wie auch die meisten anderen Patienten mit ähnlicher Symptomatik – nicht wiederkehrt, geht der Arzt davon aus, dass die verordnete Maßnahme effektiv ist. Wer heilt, hat recht!

Ein Patient mit einem akuten Hexenschuss konsultiert 2022 eine Ärztin. Wahrscheinlich schreibt sie den Patienten nicht krank, verordnet keine Bettruhe und empfiehlt ihm seine körperliche Aktivität beizubehalten. Der Patient möge in einigen Wochen wieder vorstellig werden, falls sich die Beschwerden nicht bessern. Wahrscheinlich wird dieser Patient – ebenso wie die meisten anderen Patienten mit ähnlicher Symptomatik – nicht wiederkehren. Wer heilt, hat recht.

Was lässt sich aus diesem Beispiel schlussfolgern?

Trotz jahrelanger klinischer Erfahrung beider Ärzte haben sie komplett unterschiedliche Entscheidungen getroffen. Wer von beiden hat recht? Aus heutiger Sicht muss man klar sagen, dass die Ärztin eine richtige Entscheidung getroffen hat. Die Studienlage dazu ist eindeutig: Bettruhe ist erwiesenermaßen kontraindiziert bei Patienten mit akuter Lumbalgie. Wie kommt es zu dieser konträren Strategie, obwohl beide Ärzte auf jahrelange, scheinbar erfolgreiche Erfahrung mit ihrer jeweiligen Strategie zurückgreifen können?

1990 war diese Strategie das Mittel der Wahl. Der Erfolg gab dem Arzt recht, da die meisten Patienten nicht mehr vorstellig wurden. Zum damaligen Zeitpunkt wurden Entscheidungen auf Basis von Erfahrungswissen getroffen oder auf Grundlage von Einzelfällen mit scheinbar gezeigter Effektivität.

Wie ist nun der Mechanismus der falschen Entscheidungsfindung? Bis zu 90 Prozent der Patienten mit akuter Lumbalgie präsentieren sich nach ca. 6 Wochen beschwerdefrei – ohne spezifische Intervention, allein durch Abwarten (van Tulder et al. 2006). Die Tatsache, dass die Mehrheit der Patienten mit akuter Lumbalgie nicht mehr vorstellig werden, ist also nicht auf die angeordnete Bettruhe oder Krankschreibung zurückzuführen, sondern auf den Faktor Zeit. Als Kliniker sieht man in der Regel nur den Verlauf der Erkrankung mit der jeweiligen durchgeführten oder verordneten Maßnahme, jedoch nicht den Verlauf ohne entsprechende Maßnahme. Dadurch entsteht der falsch positive Rückschluss, dass eine bestimmte Therapieform effektiv sei.

Im Gegensatz dazu ist die klinische Entscheidung der Ärztin 2016 nicht nur erfahrungsbasiert, sondern zusätzlich wissenschaftlich fundiert, d. h. die Ärztin lässt wissenschaftliche Erkenntnisse in die klinische Entscheidung einfließen und verknüpft diese mit klinischer Expertise und Erfahrung. Sie setzt seit 1996 wissenschaftliche Erkenntnisse um, die besagen, dass Patienten mit dem Ratschlag, im Rahmen des Möglichen ihre Alltagsaktivitäten beizubehalten und Bettruhe zu vermeiden, nach 3 bzw. 12 Wochen weniger starke Schmerzen und bessere Rückenfunktion aufwiesen und weniger häufig in der Arbeit fehlten als Patienten mit verordneter Bettruhe (Malmivaara et al. 1995). Diverse Studien inklusive Übersichtsarbeiten (Metaanalyse) bestätigen diese Resultate (Hagen et al. 2010, Bundesärztekammer (BÄK) et al. 2017). Die Evidenz für das Vermeiden von Bettruhe ist so stark, dass in Leitlinien eine starke Empfehlung gegen Bettruhe ausgesprochen wurde: *„Bettruhe soll zur Behandlung des akuten nichtspezifischen Kreuzschmerzes nicht angewendet werden. Bei akutem nichtspezifischem Kreuzschmerz soll von Bettruhe abgeraten werden"* (van Tulder et al. 2006).

Trotz erdrückender Evidenzlage wird dieses Vorgehen noch nicht ausreichend in den klinischen Alltag implementiert. Laut einer Umfrage unter Rückenpatienten in deutschen Arztpraxen werden immer noch entgegen der Leitlinienempfehlung zu häufig passive Maßnahmen verschrieben (Spritzen 44 %, Tabletten 33 %, Wärme/Kälte 27 %, Massage 27 % und Elektrotherapie 21 %) (Renker et al. 2009). Sogar jedem 11. Patienten wurde Bettruhe nahegelegt. Damit soll nicht aufgezeigt werden, dass die mangelnde Implementierung von Evidenzen in die klinische Arbeit trotz jahrzehntelanger Erkenntnis ein typisch ärztliches Defizit ist, sondern dies ist ein generelles Defizit unter den Gesundheitsberufen.

4

Der Mechanismus der falsch positiven Entscheidungen ist auch bei Physiotherapeuten vorzufinden. Im Befund- und Therapieprozess werden mithilfe von Anamnese, spezifischen Tests und Assessments Informationen und Daten gesammelt, auf Basis derer klinische Entscheidungen (z. B. über eine physiotherapeutische Diagnose, eine Prognose oder eine adäquate Intervention) getroffen werden. Wenn die Informationen, wie z. B. die Ergebnisse klinischer Testungen, inkorrekt sind, werden falsche klinische Entscheidungen getroffen. Betrachten wir dazu folgendes plakatives Szenario: Ein positives Vorlaufphänomen bei einem Patienten mit akuter Lumbalgie lässt den Physiotherapeuten auf eine ISG-Problematik schließen. Nach ISG-Behandlung und Wiederbefund ist kein Vorlauf erkennbar. Bei der nächsten Sitzung gibt der Patient eine deutliche Verbesserung an. Was ist passiert?

- *Variante 1:* Der Zustand des Patienten hat sich verbessert durch korrekte klinische Entscheidungen: Auf eine gezielte Funktionsuntersuchung folgte eine sinnvolle Therapie.
- *Variante 2:* Der Zustand des Patienten hat sich durch den Faktor Zeit verbessert. Das Vorliegen einer ISG-Symptomatik ist mittels Vorlaufphänomen nicht detektierbar und die Therapie ist ineffektiv.

Allerdings gewinnt der Therapeut aufgrund des klinischen Verlaufs in beiden Fällen die Erkenntnis, dass er richtig gehandelt hat. Aufgrund der Tatsache, dass der Vorlauf-Test wenig valide und reliabel ist (van der Wurff et al. 2000a, b) – d. h., der Test misst nicht das Richtige und die Ergebnisse der Messung sind inkonsistent – liegt der Verdacht nahe, dass die Behandlung evtl. gar nicht indiziert war, da sie auf falsch positiver Information beruht.

Stützt also ein Therapeut sein klinisches Vorgehen lediglich auf Erfahrungswerte, besteht das Risiko, dass er sein Handeln auf inkorrekte Testergebnisse stützt und fälschlicherweise von einem Nutzen ineffektiver Therapie ausgeht. Dieser Mechanismus ist vergleichbar mit dem in klinischen Studien, in denen nur eine Gruppe von Patienten eine bestimmte Maßnahme erhält und keine Kontrollgruppe vorliegt, was zu einer drastischen Überbewertung der Effektivität der Therapiemaßnahme führt, da der Vergleich zu einer Kontrollgruppe fehlt, die den ohne die zu untersuchende Maßnahme zu erwartenden Verlauf erkennen lässt. Harvard-Professor Hugo Muench sagte einst: *„Results can always be improved by omitting control groups"* (Bearman et al. 1974).

Basiert ein Therapeut seine klinischen Urteile und Entscheidungen am Patienten lediglich auf klinische Erfahrungen, besteht das Risiko von falsch positiven Rückschlüssen. Es wird also ein Nutzen angenommen, der in der Realität nicht existiert.

Aus beiden (wenn auch überspitzten) Beispielen geht hervor, dass im klinischen Alltag objektiv korrekte klinische Entscheidungen getroffen werden müssen. Dies geschieht durch das Implementieren wissenschaftlich fundierter Erkenntnisse in das klinische Handeln und stellt die Grundidee evidenzbasierter Physiotherapie (EBPhy) dar. Ziel dieses Kapitels ist es, dem Leser eine Einführung in die EBPhy zu geben und die Schritte der EBPhy anhand eines Fallbeispiels anschaulich zu erläutern.

4.2 Grundprinzip der evidenzbasierten Physiotherapie

Evidenzbasierte Physiotherapie hat sich aus der evidenzbasierten Medizin (EBM) entwickelt und deren Ziele, Methoden und Vorgehensweisen übernommen. Mit dem Begriff EBM wird streng genommen das ärztliche Vorgehen assoziiert, was sich auch in der Definition nach Sackett et al. (1996) widerspiegelt:

Evidenzbasierte Medizin

„EBM ist der gewissenhafte, ausdrückliche und vernünftige Gebrauch der gegenwärtig besten externen, wissenschaftlichen Evidenz für Entscheidungen in der medizinischen Versorgung individueller Patienten.
Die Praxis der EBM bedeutet die Integration individueller klinischer Expertise mit der bestmöglichen externen Evidenz aus systematischer Forschung. Mit individueller klinischer Expertise meinen wir das Können und die Urteilskraft, die Ärzte durch ihre Erfahrung und klinische Praxis erwerben. Ein Zuwachs an Expertise spiegelt sich auf vielerlei Weise wider, besonders aber in treffsichereren Diagnosen und in der mitdenkenden und -fühlenden Identifikation und Berücksichtigung der besonderen Situation, der Rechte und Präferenzen von Patienten bei der klinischen Entscheidungsfindung im Zuge ihrer Behandlung. Mit bester verfügbarer externer Evidenz meinen wir klinisch relevante Forschung, oft medizinische Grundlagenforschung, aber insbesondere patientenorientierte Forschung zur Genauigkeit diagnostischer Verfahren (einschließlich der körperlichen Untersuchung), zur Aussagekraft prognostischer Faktoren und zur Wirksamkeit und Sicherheit therapeutischer, rehabilitativer und präventiver Maßnahmen."

Dieses Vorgehen wurde auch von anderen medizinischen Fachdisziplinen übernommen, wobei sich hier der Begriff der **evidenzbasierten Praxis** etabliert hat. An der Definition des *Deutschen Netzwerks Evidenzbasierte Medizin* sieht man jedoch, dass diese Begriffe weitestgehend identisch verwendet werden: *„Unter evidenzbasierter Medizin (evidence based medicine) oder evidenzbasierter Praxis (evidence based practice) im engeren Sinne versteht man eine Vorgehensweise des medizinischen Handelns, individuelle Patienten auf der Basis der besten zur Verfügung stehenden Daten zu versorgen"* (https://www.ebm-netzwerk.de/was-ist-ebm/grundbegriffe/definitionen). Wir werden im Weiteren von **evidenzbasierter Physiotherapie** (EBPhy) sprechen und meinen damit ebendiese Vorgehensweise im Rahmen der Physiotherapie.

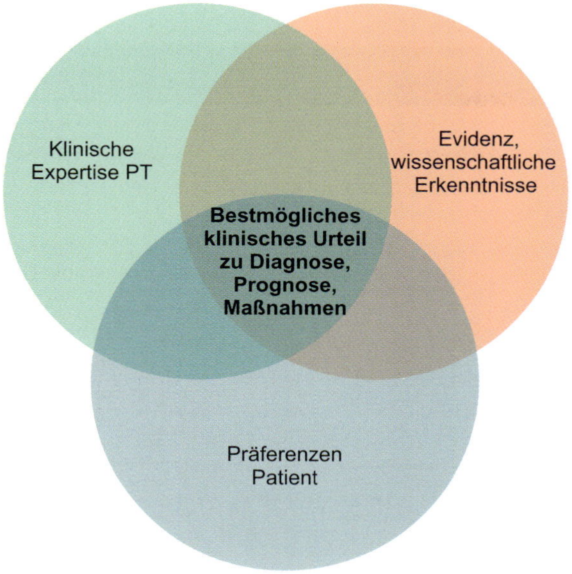

Abb. 4.1 Schematische Darstellung der Interaktion aus Expertise, Evidenz und Patientenpräferenz. [L231]

EBPhy beinhaltet demnach, dass bestmögliche klinische Urteile eine Symbiose aus Expertise, Evidenz und Patientenpräferenz darstellen. Diese Interaktion ist in ➤ Abb. 4.1 dargestellt: Zu dem Patienten mit seiner gesundheitsrelevanten Problematik ist eine bestimmte Menge von wissenschaftlich basierten Erkenntnissen verfügbar. Diese speisen die klinische Expertise des Physiotherapeuten und unter Berücksichtigung der patientenspezifischen Präferenzen fällt der PT das bestmögliche klinische Urteil hinsichtlich Diagnose, Intervention und Prognose (siehe auch ➤ Kap. 1.2).

Der Transfer wissenschaftlicher Erkenntnisse in die Klinik ist nur dann sinnvoll, wenn die Evidenzen vertrauenswürdig und klinisch bedeutsam für die Patienten sind. Beispielsweise sollte man tatsächlich nur dann Gewichtsreduktion für Rückenschmerzen empfehlen (➤ Kap. 3 *Epidemiologie*), wenn durch entsprechende Studien gezeigt ist, dass Übergewicht erwiesenermaßen einen Risikofaktor darstellt. Dabei muss zuvor die Vertrauenswürdigkeit der Studienlage geprüft, d. h. ausgeschlossen werden, dass die Resultate auf mangelhafter wissenschaftlicher Vorgehensweise der Forschenden basieren. Somit muss der Physiotherapeut für die Implementierung wissenschaftlicher Erkenntnisse im Rahmen der EBPhy die Qualität wissenschaftlicher Studien beurteilen können.

4.3 Geschichte der EBM

Wenn auch noch nicht unter dem Begriff „EBM" bekannt, so findet man Grundzüge dieses Vorgehens doch bereits im 17. und 18. Jahrhundert. Der schottische Arzt und Pionier der Bordhygiene James Lind (geb. 1716) konnte in einer klinischen Studie mit sechs Gruppen die Effektivität von Zitronensaft bei Skorbut nachweisen und lieferte so die Evidenz für den sinnvollen Einsatz von Vitamin C bei der Prävention und Therapie von Skorbut (Lind 1762). C. A. Wunderlich formulierte in seiner Antrittsvorlesung von 1851: *„Es ist schon schlimm, wenn die therapeutische Überzeugung des Einzelnen [Arztes] auf nichts als auf Reminiszenzen des Selbsterlebten gebaut ist; denn man weiß, wie trügerisch diese Erinnerungen sind, wie gerade die auffallenden, exceptionellen Fälle am meisten sich einprägen, wie gern die Fälle im Gehirn sich verdoppeln u. vervielfachen ....*" Insbesondere *„... der Wasserdoktor beruft sich auf seine individuellen Erfahrungen u. zählt die Nichterfolge nicht neben den Erfolgen.*" Und er empfiehlt: *„Es gibt nur ein Mittel, diesem Uebelstande zu entgehen: es ist die Massenbeobachtung, die Statistik*" (Wunderlich 1852).

Als die eigentlichen Pioniere und Begründer der EBM gelten Archibald Leman Cochrane, David Sackett und Gordon Guyatt. Alle sind oder waren Epidemiologen und/oder arbeiteten an Instituten für Epidemiologie und Biostatistik, was die enge Verknüpfung von Epidemiologie, Statistik und EBM aufzeigt. Nach Cochrane ist die Cochrane Collaboration benannt, welche ein weltweites Netz von Wissenschaftlern und Ärzten darstellt und sich zum Ziel gesetzt hat, systematische Übersichtsarbeiten zur kritischen Bewertung von medizinischen Therapien und diagnostischen Verfahren als Grundlage für evidenzbasierte Entscheidungen zu erstellen. Als Schlüsselwerke der EBM gelten zum einen das 1972 erschienene Buch *Effectiveness and Efficiency: Random Reflections on Health Services* von Archie Cochrane und zum anderen der 1996 von Sacket et al. publizierte Leitartikel zur EBM, *Evidence based medicine. What it is and what it isn't.*

4.4 Notwendigkeit der EBM

Im Fünften Sozialgesetzbuch (SGB V) aus dem Jahre 2000 findet sich folgende Forderung:

> *„Die Leistungserbringer sind zur Sicherung und Weiterentwicklung der Qualität der von ihnen erbrachten Leistungen verpflichtet. Die Leistungen müssen dem jeweiligen Stand der wissenschaftlichen Erkenntnisse entsprechen und in der fachlich gebotenen Qualität erbracht werden"*
> (§ 135a Absatz 1 SGB V).

Daraus resultiert die gesetzliche Verpflichtung für die Physiotherapie und andere Gesundheitsberufe, evidenzbasiert vorzugehen. Falls nicht nachweisbar ist, dass die angewandte PT Versorgung effektiv ist, besteht folgendes Risiko für die PT:

> *„Nachgewiesenermaßen nützliche Behandlungsmethoden werden in den Leistungskatalog der GKV aufgenommen, wirkungslose oder möglicherweise schädliche Therapien zum Schutze der Patienten ausgeschlossen. Diese Entscheidungen trifft der G-BA auch auf der Grundlage der evidenzbasierten wissenschaftlichen Expertisen des Instituts für Qualität im Gesundheitswesen (IQWiG)"* (Pressemitteilung des *Gemeinsamen Bundesausschusses* aus dem Jahre 2007).

Dies impliziert indirekt zum einen die Aufforderung, dass PT in ihrem eigenen Interesse durch eigene, hochwertige Forschung aufzeigen, dass ihr klinisches Handeln wissenschaftlich fundiert ist. Zum anderen ist das ganz klar der Aufruf, nur Methoden und Interventionen zu verwenden, die evidenzbasiert sind. Ansonsten droht der Ausschluss aus dem Leistungskatalog der GKV. Böse Zungen könnten nun behaupten, dass dies das stärkste Argument ist, nicht evidenzbasiert vorzugehen. Aber das ist eine andere Geschichte.

Neben der gesetzlichen Verpflichtung und der potenziellen Bedrohung, aus dem Leistungskatalog zu fallen, gibt es weitere Argumente für die Implementierung von EBPhy in die klinische Tätigkeit der Physiotherapeuten. Diese haben gemäß des Ethikkodexes der *American Physical Therapy Association* die (berufs)ethische Verpflichtung/Verantwortung, die dem Patienten zustehende bestmögliche Versorgung zu gewährleisten (Swisher und Hiller 2010). Das beinhaltet u. a. das Handeln auf Basis neuester wissenschaftlicher Erkenntnisse. Ebenso ist wissenschaftlich fundiertes Expertenwissen neben Akademisierung, Berufsethos und Handlungsautonomie eine der tragenden Säulen im Prozess der Professionalisierung der PT, die sich seit einigen Jahren im deutschsprachigen Raum stark entwickelt.

Neben der bestmöglichen Versorgung auf individueller Ebene darf der gesellschaftspolitische Aspekt nicht außer Acht gelassen werden, bei dem die gerechte Verteilung von Leistungen im Gesundheitswesen im Vordergrund steht. Dabei spielt nicht nur die Effektivität von Maßnahmen und Strategien eine Rolle, sondern natürlich auch der ökonomische Aspekt, da die Ressourcen für die Gesundheitsversorgung begrenzt sind. Im Idealfall werden Leistungen auf gesellschaftlicher Ebene finanziert, die nach gesundheitsökonomischen Gesichtspunkten effektiv und kosteneffizient sind.

4.5 Schritte für EBPhy

Das klassische evidenzbasierte Vorgehen der EBPhy umfasst fünf Schritte:

1. Ableitung einer Frage aus dem klinischen Alltag
2. Systematische Literaturrecherche nach verfügbaren Evidenzen zu der Fragestellung
3. Kritische Bewertung der gefundenen Evidenzen
4. Übertragung der Evidenzen auf den klinischen Alltag
5. Bewertung der Effektivität der Schritte (eigene Leistung) 1 bis 4

Im Folgenden werden diese fünf Schritte beschrieben und anhand eines Beispiels illustriert.

1. Ableitung einer Frage aus dem klinischen Alltag

Darunter versteht man die Formulierung einer gezielten Fragestellung auf Basis einer klinischen Situation, für die eine evidenzbasierte Lösung zu finden ist. Klassischerweise kann diese gezielte Frage mithilfe des PICO-Schemas präzisiert werden (s. u.). Daraus lässt sich anschließend auch die Suchstrategie in den entsprechenden Datenbanken ableiten.

Klinische Fragestellungen lassen sich einteilen in die Kategorien: Effektivität einer Intervention, Genauigkeit einer Diagnose/klinischen Testung, Ätiologie (Risikofaktoren/Ursachen für das Entstehen einer Erkrankung/Beschwerden) oder Prognose bezüglich des klinischen Verlauf (➤ Tab. 4.1).

Für eine präzise Formulierung der Fragestellung hat sich die Einteilung in das PICO-Schema bewährt.

Tab. 4.1 Mögliche klinische Fragestellungen, die mithilfe von EBPhy beantwortet werden können.

Klinische Beispielfragen	Klinische Kategorie
Welche Maßnahme bringt dem Patienten möglichst schnell eine Schmerzverbesserung?	Effektivität einer Maßnahme
Welche Maßnahme bringt dem Patienten möglichst langfristig eine Schmerz- und Funktionsverbesserung?	
Wie kann man klinisch am treffsichersten diagnostizieren?	Diagnose
An welche differenzialdiagnostische Untersuchung muss ich denken?	
Welche Aktivitäten in Alltag und Beruf des Patienten begünstigen die Entstehung der Erkrankung?	Ätiologie
Welche Risikofaktoren/Ursachen sind verantwortlich für das Entstehen der Erkrankung/Symptome/Beschwerden?	
Welchen Verlauf erwarte ich ohne Interventionen?	Prognose
Welchen Verlauf erwarte ich mit einer bestimmten Intervention?	

PICO

P steht für Patient und/oder Problem. Damit ist der Patient mit seinem klinischen Problem gemeint, für den bzw. das eine evidenzbasierte klinische Entscheidung getroffen werden soll. Für eine Übertragung der Studienergebnisse auf die klinische Situation müssen nun Studien gefunden werden, deren Studienteilnehmer möglichst vergleichbare Charakteristika aufweisen zu dem entsprechenden Patienten. Dabei sind Aspekte wie Alter, Geschlecht, Diagnose, Funktionseinschränkung, Beeinträchtigung, Stadium (Chronifizierung), Begleiterkrankungen u. a. zu betrachten.

I steht für die Intervention, die hinsichtlich ihrer Effektivität mit einer Kontrollmaßnahme verglichen werden soll. Handelt es sich um das Vorliegen einer bestimmten Exposition (eines Risikofaktors) statt einer Intervention, ist das I durch E (Exposition) zu ersetzen (siehe ➤ Kap. 3.6).

C steht für Comparison. Damit ist die Kontrollintervention gemeint, mit der die Intervention I verglichen werden soll. Im Falle einer bestimmen Exposition steht C für das Nichtvorliegen dieser Exposition.

O steht für Outcome, also die Zielvariable, die es gilt beim Patient zu verändern. Das kann Schmerz, Funktion, Selbstständigkeit, Sturzgefahr o. ä. sein. Hierbei ist wichtig, die patientenspezifische Präferenz zu berücksichtigen.

PICO-Schema

P*atient/Problem,* für den/das eine evidenzbasierte klinische Entscheidung getroffen wird
I*ntervention,* die hinsichtlich ihrer Effektivität untersucht werden soll
C*omparison* ist die Vergleichsintervention zu ***I***
O*utcome* ist die Zielvariable, von der eine Veränderung zu erwarten ist

FALLBEISPIEL

Das PICO-Schema wird im Folgenden auf ein Fallbeispiel angewandt: Ein Patient mit folgender Symptomatik wird erstmalig bei einem Physiotherapeuten vorstellig (Erstkontakt-Status):

- Seit 10 Wochen Schmerz am rechten Epicondylus lateralis humeri, v. a. beim Greifen, Tennisspielen und anderen Aktivitäten mit Beteiligung des Handgelenks
- Druckschmerzhaftigkeit am Epicondylus radialis sowie im Verlauf der Extensoren
- Ellbogen- und Handgelenksbewegungen endgradig möglich im Seitenvergleich
- Schmerzprovokation bei Bewegungen des Handgelenks und Mittelfingers, v. a. in die Extension bei endgradiger Flexion des Handgelenks und gestrecktem Ellbogen, gegen Widerstand
- Keine neurologischen Ausfälle oder Sensibilitätsstörungen an Hand und Unterarm
- Kein Hinweis auf Trauma oder Sturz
- Halswirbelsäule unauffällig

Der Patient übt eine Bürotätigkeit mit vorrangiger PC-Nutzung aus. Zudem spielt er in der Freizeit regelmäßig Tennis. Er gibt an, in 8 Wochen an der Vereinsmeisterschaft teilzunehmen zu wollen, und bittet den Physiotherapeuten um seine Unterstützung. Zudem habe er gehört, dass man diese Art von Problemen mit Kortison „wegspritzen" könne. Was denn der Physiotherapeut davon halte, bzw. ob nicht vielleicht eine Kombination aus Physiotherapie und Kortison-Spritze helfen könne. Der Physiotherapeut diagnostiziert eine subakute, belastungsabhängige schmerzhafte Epicondylitis lateralis. Aufgrund der eindeutigen Symptomatik und mangelnden Hinweisen auf andere Erkrankungen (Differenzialdiagnose) verzichtet er zunächst auf weitere Abklärung wie durch bildgebende Verfahren. In der Praxis hat der Physiotherapeut des Öfteren Patienten mit einer ähnlichen Symptomatik behandelt. Dabei fiel ihm auf, dass Patienten nach einer anfänglich erfolgreichen Kortison-Behandlung häufig über Rezidive klagten. Daher benötigt er im Sinne evidenzbasierter Physiotherapie wissenschaftlich haltbare Informationen u. a. zu folgenden klinischen Fragestellungen:

- Wie effektiv ist Physiotherapie im Vergleich zu Injektionen mit Kortison auf kurze/lange Sicht?
- Ist bei Injektionen mit einer hohen Rezidivrate zu rechnen?
- Ist auf kurze/lange Sicht u. U. eine Kombination aus beiden Therapieansätzen empfehlenswert?

Der PT wendet das oben beschriebene PICO-Schema auf die Frage nach der Effektivität der Physiotherapie im Vergleich zu Kortison-Injektionen an:
P = Patienten mit lateraler Epikondylitis
I = Physiotherapie
C = Injektion mit Kortison
O = Effektivität (Funktion, Schmerz, Rezidiv …)
Mithilfe des PICO-Schemas lässt sich nun die geeignete Suchstrategie zum Auffinden von Evidenzen in entsprechenden Suchmaschinen/Datenbanken umsetzen.

2. Systematische Literaturrecherche nach verfügbaren Evidenzen zu der Fragestellung

Im Folgenden wird kurz auf die Prinzipien einer systematischen Literaturrecherche eingegangen.

Quellen für Evidenzen

Quellen, in denen nach Evidenzen recherchiert wird, lassen sich unterteilen in Primärstudien, Übersichtsarbeiten, Leitlinien und Fachbücher.

In **Primärstudien** generiert ein Wissenschaftler selbst Daten, um wissenschaftliche Fragestellungen zu beantworten. Primärstudien liegen bestimmte Studiendesigns zugrunde, die sich beispielsweise in Beobachtungs- und Interventionsstudien einteilen lassen (siehe ➤ Kap. 3.6).

Übersichtsarbeiten sind Arbeiten zu bestimmten wissenschaftlichen Fragestellungen, in denen Resultate aus Primärstudien synthetisiert werden. Da hier die Wissenschaftler ihre Daten nicht selbst erheben, sondern die Daten/Resultate aus bereits existierenden Studien entnehmen, werden diese Arbeiten auch **Sekundärstudien** genannt. Das Zusammenfassen von Resultaten aus Primärstudien ist dann möglich und sinnvoll, wenn zum einen zu einer spezifischen wissenschaftlichen Fragestellung bereits diverse Primärstudien existieren und zum anderen diese auch bezüglich wichtiger Charakteristika, wie z. B. Forschungsfrage, Studiendesign, Studienpopulation, Intervention etc., vergleichbar sind. Man unterscheidet zwischen dem **systematischen Review,** in dem die Studienergebnisse der Primärstudien narrativ zusammengefasst sind, und der **Metaanalyse,** in der Daten aus den Primärstudien statistisch zu einem Gesamtergebnis ausgewertet werden.

Leitlinien sind Empfehlungen für klinische Entscheidungen bei speziellen gesundheitlichen Problemen hinsichtlich Diagnose, Prognose und Intervention. Dabei fließen bestenfalls neueste wissenschaftliche Erkenntnisse aus Primär- und Sekundärstudien in die Empfehlungen für das klinische Handeln ein. Leitlinien werden von Experten in interdisziplinären Arbeitsgruppen erarbeitet und regelmäßig aktualisiert.

Es werden Empfehlungen abgegeben, ob beispielsweise der Einsatz einer bestimmten Maßnahme erfolgen „soll", „sollte" oder „kann" abhängig von der Qualität der Studien/Evidenzen, die die Leitlinien speisen, von der Größe des zu erwarteten Therapieeffekts im Verhältnis zu seinem Schaden aus wissenschaftlicher Sicht, von ökonomischen Aspekten und von der Patientenpräferenz (Guyatt et a. 2011).

Die Recherche wird typischerweise in elektronischen Suchmaschinen und Datenbanken durchgeführt. Es sollte in englischen Suchmaschinen recherchiert werden, um nicht den Großteil der Evidenzen zu verpassen, die in der Wissenschaftssprache Englisch verfasst sind. Die am häufigsten verwendete medizinische Suchmaschine, vor allem für Primärstudien und Übersichtsarbeiten im Bereich Medizin und Life Sciences, ist **PubMed®** der US-amerikanischen *National Institutes of Health* (www.ncbi.nlm.nih.gov/pubmed). Eine physiotherapiespezifische Datenbank stellt **PEDro** (https://www.pedro.org.au) dar, hier findet man bereits bewertete Studien, systematische Reviews und klinische Leitlinien. Leitlinien im Volltext lassen sich u. a. auf der Homepage der *Arbeitsgemeinschaft der Wissenschaftlichen Fachgesellschaften* (www.awmf.org) auffinden.

Suchstrategie

Mithilfe einer Suchstrategie wird nach wissenschaftlicher Evidenz recherchiert, um den Stand des Wissens zu einem bestimmten Thema möglichst umfassend, objektiv und repräsentativ zu erfassen. Es ist wichtig, effizient vorzugehen, d. h. in den gefundenen Studien sollten sich möglichst viele relevante Studien finden.

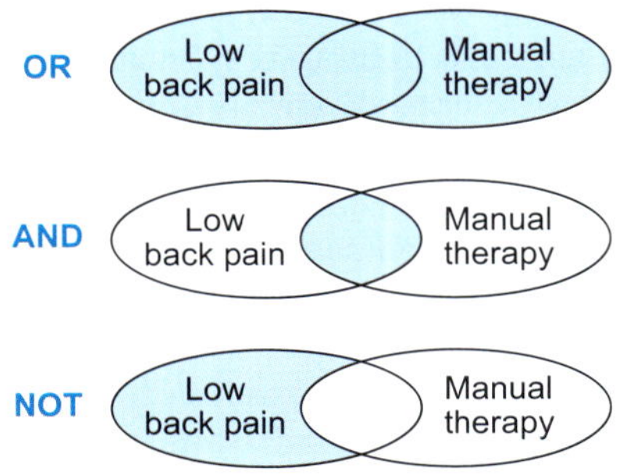

Abb. 4.2 Verwendung der Operatoren und deren Auswirkung. [L231]

Eine **einfache Suchstrategie** beinhaltet die simple Eingabe der relevanten, aus dem PICO-Schema abgeleiteten Stichworte in eine Datenbank-Suchmaschine. Die Eingabe der Stichworte aus dem Epikondylitis-Beispiel in die Datenbank PubMed® ergab 9 Treffer.

Im Gegensatz zur einfachen Suchstrategie wird bei der **komplexen** und **systematischen Suchstrategie** eine gezielte Kombination aus Synonymen unter Verwendung von sogenannten Operatoren, Klammern und Filtern verwendet. Die Operatoren AND, OR und NOT sind Verbindungswörter, mit denen sich die Schlagwörter inklusive ihrer Synonyme gezielt verknüpfen lassen. Bei Verwendung von AND müssen alle verknüpften Schlagwörter in der Studie vorkommen, wohingegen bei OR entweder das eine oder das andere Schlagwort zutrifft. NOT beinhaltet das eine Schlagwort ohne Verwendung des anderen (➤ Abb. 4.2).

Zur Entwicklung einer Suchstrategie ist das in ➤ Tab. 4.2 gezeigte Schema sinnvoll. Es werden innerhalb eines Aspekts (P, I, C, O) die Synonyme eines Suchbegriffs in einer Klammer mit OR verknüpft und die Aspekte werden dann untereinander mit AND verbunden. Aus der Kombination von Stichworten, die in die Suchleiste eingegeben werden – (epicondylitis OR epicondylalgias OR tennis elbow) AND physiotherapy AND (corticosteroid OR injections) AND (effectiveness OR effectivity OR clinical outcome) – ergeben sich in PubMed® 18 Treffer. Unter Umständen ist es sinnvoll, bestimmte (insbesondere kombinierte) Suchbegriffe mit Anführungszeichen zu versehen, da ansonsten in PubMed® auch separat nach diesen Begriffen gesucht wird. Setzt man beispielsweise bei „clinical outcome" die Anführungszeichen, werden nur Studien aufgezeigt, bei denen im Text der Studie beide Bestandteile dieses Suchbegriffs, also „clinical" und „outcome", in dieser Reihenfolge auftreten.

Zusätzlich wurde ein Filter für „Clinical Trials" gesetzt, sodass nur Interventionsstudien gezeigt werden. Im Vergleich zur einfachen Suchstrategie konnte die komplexe Suchstrategie trotz Filterfunktion 9 Studien mehr auffinden. Zugleich wurden mehr relevante Studien aufgefunden. Nach Durchsicht von Titeln und Abstracts beschließt der Physiotherapeut die Studie *„Effect of Corticosteroid Injection, Physiotherapy, or Both on Clinical Outcomes in Patients With Unilateral Lateral Epicondylalgia"* zu lesen. Aus EBPhy-Perspektive wäre es sinnvoller, sich für eine Studie höherer Evidenz zu entscheiden, beispielweise für eine Metaanalyse oder eine S1-Leitlinie. Allerdings wird aus didaktischen Gründen eine Primärstudie ausgewählt, um die nachfolgenden Schritte anhand der gewählten Studie besser beschreiben zu können.

Hierzu sind wesentliche Resultate der Studie kurz zusammengefasst. Für das bessere Verständnis der nachfolgenden Schritte wird empfohlen die Studie im Vorfeld zu lesen. Die Studie ist entweder über einen Hochschul- oder Universitätszugang oder nach Anmeldung auf www.jamanetwork.com gratis zugänglich.

Im Rahmen dieser randomisierten, kontrollierten Studie wurden Physiotherapie, keine Physiotherapie, Kortison- und Placebo-Injektionen sowie deren Kombination hinsichtlich bestimmter klinischer Parameter über 52 Wochen verglichen. In ➤ Tab. 4.3 sind einige Ergebnisse zusammengefasst.

- Nach 4 Wochen verbesserten sich Patienten mit Kortison um 68 % (mit PT) bzw. um 75 % (ohne PT) klinisch relevant, Patienten ohne Kortison jedoch nur um 39 % (mit PT) und 10 % (ohne PT). Auf die Bedeutung des in der Tabelle jeweils in Klammern angegebenen Konfidenzintervalls gehen wir später genauer ein.
- Nach 52 Wochen verbesserten sich Patienten mit Kortison um 82 % (mit PT) bzw. um 84 % (ohne PT) klinisch relevant. Patienten ohne Kortison verbesserten sich um 100 % (mit PT) und 93 % (ohne PT).
- 54 % der Patienten mit Kortison (mit PT) bzw. 55 % (ohne PT) erlitten Rezidive. 5 % der Patienten ohne Kortison (mit PT) bzw. 20 % (ohne PT) erlitten Rezidive. Insgesamt erlitten also 44 von 81 Patienten mit Kortison (unabhängig von PT) ein Rezidiv, wohingegen nur 10 Patienten aus 81 mit Placebo (unabhängig von PT) ein Rezidiv erlitten.

Tab. 4.3 Anzahl der Patienten mit klinisch relevanter Verbesserung bzw. mit Rezidiv in % (99 %-Konfidenzintervall).

Therapie	Kortison	Placebo
Klinisch relevante Verbesserung nach 4 Wochen		
PT	27/40 = 68 % (47 %–83 %)	16/41 = 39 % (22 %–59 %)
Keine PT	30/42 = 75 % (52 %–89 %)	4/41 = 10 % (3 %–28 %)
Klinisch relevante Verbesserung nach 52 Wochen		
PT	32/39 = 82 % (62 %–93 %)	41/41 = 100 % (86 %–100 %)
Keine PT	36/43 = 84 % (65 %–93 %)	37/40 = 93 % (75 %–98 %)
Rezidiv nach 52 Wochen		
PT	21/39 = 54 % (34 %–72 %)	2/41 = 5 % (1 %–21 %)
Keine PT	23/42 = 55 % (36 %–73 %)	8/40 = 20 % (9 %–40 %)

Tab. 4.2 Schema zur Entwicklung einer Suchstrategie

Aspekt 1 (P)		Aspekt 2 (I)		Aspekt 3 (C)		Aspekt 4 (O)
(epicondylitis **OR** epicondylalgias **OR** tennis elbow **OR** [*Synonyme*] …)	**AND**	(physiotherapy **OR** physical therapy **OR** [*Synonyme*] …)	**AND**	(corticosteroid **OR** injections **OR** [*Synonyme*] …)	**AND**	(effectiveness **OR** effectivity **OR** clinical outcome **OR** [*Synonyme*] …)

3. Kritische Bewertung der Evidenzen

Evidenzen von hochwertiger Qualität zeichnen sich durch hohes Evidenzlevel und gute wissenschaftliche (methodische) Qualität (interne Validität) aus. Ihren Resultaten sollte mehr vertraut werden als Evidenzen minderer Qualität. Zudem ist es essenziell, dass die Ergebnisse auch auf die Patienten im Alltag übertragbar sind (externe Validität). Und zuletzt muss natürlich überprüft werden, ob die Studienergebnisse dem Patienten von klinischem Nutzen sind. Eine uneingeschränkte Empfehlung für die Implementierung von Evidenzen in den klinischen Alltag sollte nur gegeben werden, wenn alle drei Kriterien erfüllt sind.

Bei der Beurteilung der Evidenzen werden
1. das Evidenzlevel und die Qualität der Evidenz (interne Validität),
2. die Übertragbarkeit/Anwendbarkeit auf den klinischen Fall (externe Validität)
3. und die klinische Bedeutsamkeit der Studienergebnisse für Patienten bewertet.

Qualität der Evidenz

Bei der Beurteilung der Studienqualität wird evaluiert, ob das vorliegende Studienergebnis möglicherweise **verzerrt** ist **(Bias)**, also so nicht der Realität entspricht.

Verzerrte Studienergebnisse können durch fehlerhafte Vorgehensweise bei der Durchführung der Studie oder aber durch die Wahl des Studiendesigns entstehen. Unterschiedliche Studiendesigns und Studienarten sind unterschiedlich anfällig für Verzerrung. Daher erfolgt zunächst je nach Studiendesign und Studienart die Einteilung der Evidenz in sogenannte Evidenzlevel.

Evidenzlevel

➤ Abb. 4.3 zeigt die hierarchische Anordnung nach Evidenzlevel in Abhängigkeit von Studiendesign und Studienart (in diesem Beispiel für Interventionsstudien).

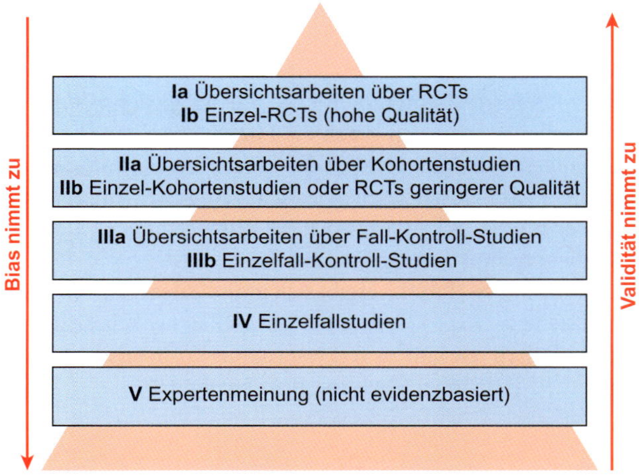

Abb. 4.3 Hierarchie der Evidenzen für Interventionsstudien. [L231]

Je nach klinischer Fragestellung (Intervention, Prognose, Diagnose) ändert sich die Hierarchie geringfügig. Im Falle von Interventionsstudien gelten Übersichtsarbeiten als das höchste Evidenzlevel, gefolgt von randomisierten klinischen Studien (RCTs), nicht randomisierten Studien und Beobachtungsstudien. Im Falle von prognostischen Fragestellungen sind allerdings Kohortenstudien in der höchsten Evidenzstufe.

Am Ende der Hierarchiestufe finden sich immer Fallstudien, Expertenmeinungen (wenn diese auf Erfahrung basieren und nicht evidenzbasiert sind) und Einzelfallbeobachtungen.

Die oben genannte Ellbogenstudie fällt in die Evidenzstufe Ib und ist demnach wenig anfällig für eine mögliche Verzerrung, sofern sie methodisch sorgfältig durchgeführt wurde.

Methodische Qualität

Nach Bestimmung des Evidenzlevels wird in einem nächsten Schritt die methodische Vorgehensweise (auch **wissenschaftliche Qualität** oder **interne Validität** genannt) der Studie beurteilt. Dabei geht es insbesondere um den Selektions-, Informations- und Confounding-Bias (➤ Kap. 3.4). Abhängig von der klinischen Frage und Studienart existieren dazu unterschiedliche Checklisten mit Leitfragen, mithilfe derer bewertet wird, wie hoch das Potenzial für eine Verzerrung der Studienresultate ist. Beispielsweise werden für die Begutachtung von Interventionsstudien die Checkliste PEDro und für diagnostische Studien QUADAS eingesetzt (Whiting et al. 2003).

Im Falle von Interventionsstudien gibt es im Wesentlichen drei Hauptaspekte zur Beurteilung der wissenschaftlichen Qualität:

- *Vergleichbarkeit der Studiengruppen zu Beginn der Studie*: Es wird untersucht, ob die Studiengruppen zu Beginn der Studie hinsichtlich wichtiger prognostischer Parameter vergleichbar waren, wie z. B. Alter, Geschlecht, Chronifizierungsstatus etc. Das damit verbundene Problem liegt im folgenden Mechanismus: Angenommen die PT-Gruppe wäre in der Ellbogenstudie deutlich jünger als die Kortison-Gruppe, dann wäre unklar, ob die hohe Anzahl der Rezidive in der Kortison-Gruppe dem schädlichen Effekt von Kortison zuzuschreiben ist oder dem höheren Alter, da bekanntlich die Regeneration im Alter verlangsamt ist. Daher wird im Vorfeld die Gruppenzugehörigkeit randomisiert und dem Patienten ohne Einsichtsmöglichkeit des Studienleiters zugeteilt, sodass keine aktive Zuweisung in die Gruppen seitens der Teilnehmer oder des Studienleiters möglich ist. In unserer Studie wurde beides (Randomisierung und Zuweisung ohne Einsicht) durchgeführt, sodass die Gruppen zu Beginn der Studie hinsichtlich klinisch relevanter Paramater vergleichbar waren (siehe Methodenteil der Studie).
- *Verblindung:* Eine Verblindung hinsichtlich der Gruppenzugehörigkeit kann in dreierlei Hinsicht geschehen: bezüglich der Studienteilnehmer, des medizinischen Personals und/oder der Untersucher. Fehlende Verblindung kann in allen drei Fällen zu verzerrten Resultaten führen.
  In der Ellbogenstudie wurden lediglich die Untersucher komplett verblindet (siehe Methodenteil der Studie). Das medizinische Personal bzw. die Studienteilnehmer konnten nur bei der Verabreichung der Steroidinjektion verblindet werden, nicht jedoch bei der PT-Intervention. Dreifache Verblindung stellt naturgemäß in PT-Studien eine äußerst schwierige oder gar unmögliche Herausforderung dar.

- *Ausfall von Studienteilnehmern:* Der Ausfall von Studienteilnehmern aus der Gruppe, in die sie per Randomisierung zugeordnet wurden, beinhaltet zwei Aspekte: zum einen das Ausscheiden aus der Studie im Studienverlauf, zum anderen aber auch den Wechsel der Studiengruppe von Teilnehmern, die bis zum Ende in der Studie verblieben sind.
  In beiden Fällen können die Resultate verzerrt sein, da in der Regel vermehrt diejenigen herausfallen oder die Gruppe wechseln, bei denen die Intervention nicht anschlägt. Als kritische Ausfallrate gilt: wenigstens 85 % der Probanden sollten die Studie in der Gruppe beenden, in die sie zugewiesen wurden.
  In der Ellbogenstudie ist die Ausfallrate deutlich geringer: nur drei Personen in der Injektionsgruppe haben die Injektion nicht, wie ursprünglich zugewiesen, erhalten (siehe Abbildung 1 in der Studie).

Bis auf die Verblindung von Personal und Patienten sind also sämtliche Punkte erfüllt, sodass von einer hohen methodischen Qualität in der Ellbogenstudie auszugehen ist.

Anwendbarkeit

Nach der Überprüfung der wissenschaftlichen bzw./methodischen Qualität der Evidenzen wird die Anwendbarkeit (externe Validität) betrachtet.

> **Externe Validität**
>
> Bei der Beurteilung der externen Validität wird beurteilt, inwieweit die Studienergebnisse auf die klinische Situation/den Patienten zu übertragen sind.

Generell gilt, dass externe Validität nur bei hoher interner Validität gegeben ist. Hohe innere Validität alleine jedoch ist keine Garantie für eine hohe externe Validität.

Auch für die Überprüfung der Anwendbarkeit gibt es abhängig von der klinischen Fragestellung unterschiedliche relevante Aspekte. Allerdings existieren dazu keine „offiziellen" Checklisten, da die Einschätzung der Anwendbarkeit subjektiver Natur ist und sehr von den persönlichen und individuellen Gegebenheiten der jeweiligen Person und klinischen Situation abhängt. Die Übertragbarkeit kann beispielsweise mit den folgenden Aspekten bzw. Leitfragen erfasst werden:

- *Entspricht mein Patient den Charakteristika der Teilnehmer aus der Studie?*
  Das ist essenziell, um zu entscheiden, ob die Resultate der Studie auf diesen Patienten übertragbar sind. Entsprechende Kriterien sind: Alter, Geschlecht, sozioökonomischer Status, Diagnose, Chronifizierungsstatus, Begleiterkrankungen etc.
- *Ist die Intervention sinnvoll und wurde diese adäquat durchgeführt?*
  Parameter, die hierbei eine Rolle spielen sind Art, Dauer, Frequenz, Häufigkeit und Inhalt der Intervention sowie auch, ob beispielsweise Gerätschaften notwendig sind, um die Intervention durchführen zu können.

Weitere Leitfragen könnten folgendermaßen lauten:

- *Waren die Assessments/Messinstrumente zur Erfassung der klinischen Parameter geeignet, und lassen sich diese in den klinischen Alltag übertragen?*
- *Waren die Messzeitpunkte der Follow-up-Messungen sinnvoll gewählt und waren diese ausreichend häufig, um Kurz-/Mittel- oder Langzeiteffekte bestimmen zu können?*
- *Konnten die Studienergebnisse in anderen Studien mit vergleichbarer Forschungsfrage repliziert werden?*

Klinische Bedeutsamkeit

Die klinische Relevanz oder Bedeutsamkeit der Ergebnisse beurteilt die Bedeutung des Therapieeffekts für den Patienten. Zwei unterschiedliche Konzepte adressieren diesen Aspekt: Zum einen die Vertrauenswürdigkeit der Ergebnisse und zum anderen die Stärke der klinischen Effekte.

Vertrauenswürdigkeit der Studienergebnisse

Zur Beurteilung der Vertrauenswürdigkeit der Studienergebnisse werden der ***p*-Wert** und das **Konfidenzintervall** verwendet. Beides sind Konzepte der induktiven (schließenden) Statistik und werden verwendet für die Übertragung vom Ergebnis der Stichprobe auf die Grundgesamtheit. Die zugrunde liegende Idee ist die, dass man aus Mangel an Zeit und Geld nicht die Grundgesamtheit aller Patienten untersuchen kann (z. B. alle Patienten mit Epikondylitis), sondern nur eine repräsentative Stichprobe. Die Ergebnisse aus dieser Stichprobe sind nicht eins zu eins auf die Grundgesamtheit übertragbar.

Beide Größen werden nun, ohne auf ihre Berechnungen einzugehen, inhaltlich und konzeptionell vorgestellt.

p-Wert

Es besteht das Risiko, dass der Therapieeffekt zwar in der Stichprobe, nicht aber in der Grundgesamtheit vorzufinden ist. Dieses Risiko wird durch den *p*-Wert repräsentiert.

> ***p*-Wert**
>
> Der *p*-Wert gibt an, wie hoch das Risiko ist, dass man sich – basierend auf den Studienergebnissen in der Stichprobe – für das Vorliegen eines Therapieeffekts in der Grundgesamtheit entscheidet, obwohl dieser in der Grundgesamtheit in Wahrheit gar nicht existiert (**Irrtumswahrscheinlichkeit**).

Liegt diese Wahrscheinlichkeit unter 5 %, geht man das Risiko ein und erklärt die Therapie in der Grundgesamtheit als effektiv. Man spricht von einem signifikanten Ergebnis. Liegt der *p*-Wert über 0,05, entscheidet man sich gegen die Effektivität einer Therapie in der Grundgesamtheit und erklärt das Ergebnis als nicht signifikant. Eine andere – statistisch gesehen jedoch identische – Interpretation lautet: Der *p*-Wert gibt an, wie hoch die Wahrscheinlichkeit ist, dass das Studienergebnis zufällig entstanden ist.

Basierend auf ➤ Tab. 4.3 ergibt sich mithilfe des relativen Risikos (Formel siehe ➤ Kap. 3.6), dass die Wahrscheinlichkeit, sich nach 4 Wochen klinisch relevant zu verbessern, mit Kortison ohne Physiotherapie 7,32-fach höher ist als mit Placebo ohne PT.

$$\frac{30/42}{4/41} = 7{,}32;\ p < 0{,}001$$

Der in der Studie angegebene *p*-Wert liegt unter 0,001. Damit ist das Ergebnis hochsignifikant und die Irrtumswahrscheinlichkeit sehr gering. Offensichtlich ist auf kurze Sicht Kortison sehr effektiv. Im Zeitraum bis 52 Wochen jedoch betrug die Wahrscheinlichkeit, ein Rezidiv zu erleiden, für Patienten, die Placebo erhielten, nur 23 % der Rezidivwahrscheinlichkeit bei Kortison-Patienten.

$$\frac{10/81}{44/81} = 0{,}23;\ p < 0{,}001$$

Auch dieser *p*-Wert liegt unter 0,001 und bedeutet ein hochsignifikantes Resultat.

Das Besondere am *p*-Wert ist, dass mit einer größeren Stichprobe die Wahrscheinlichkeit steigt, auf Basis der Stichprobe einen Effekt zu entdecken, wenn dieser auch wirklich in der Grundgesamtheit vorhanden ist **(Power).** Mit anderen Worten: Es besteht die Gefahr, dass man mit einer zu kleinen Stichprobe möglicherweise einen Effekt übersieht, der in der Grundgesamtheit eigentlich vorhanden ist.

Konfidenzintervall

Konfidenzintervall

Das Konfidenzintervall gibt an, in welchem Bereich ein Effekt oder ein bestimmter Parameter in der Grundgesamtheit zu erwarten ist.

Aufgrund der Tatsache, dass lediglich eine Stichprobe vorliegt, lässt sich nur abschätzen, in welchem Bereich ein Effekt oder ein Wert mit einer bestimmten Wahrscheinlichkeit zu erwarten ist. Dabei wird in der Regel der 95%ige (seltener der 99%ige) Wahrscheinlichkeitsbereich gewählt. Beispielsweise ist in der Studie angegeben, dass 5 % (2 von 41) Patienten, die Placebo mit PT erhielten, nach einem Jahr ein Rezidiv erlitten hatten. Das 99%ige Konfidenzintervall um diesen Wert liegt bei 1 % bis 21 %. Das bedeutet, dass in der Grundgesamtheit mit 99%iger Wahrscheinlichkeit ein Rezidiv bei 1 % bis 21 % der Personen zu erwarten ist, wenn diese die Kombination von Placebo und PT erhalten. Das Konfidenzintervall kann offensichtlich mit einer gewissen Präzision angeben, in welchem Bereich ein Wert in der Grundgesamtheit zu erwarten ist.

Wie auch der *p*-Wert ist das Konfidenzintervall abhängig von der Stichprobengröße. Mit größerer Stichprobe wird das Konfidenzintervall enger und führt zu einer präziseren bzw. vertrauenswürdigeren Schätzung.

Wichtig ist für beide Konzepte der Vertrauenswürdigkeit zu erwähnen, dass für ihre Anwendung zuvor die methodische Qualität der Studie geprüft werden muss. Ist diese gering, ist es nur bedingt sinnvoll, von Stichproben auf die Grundgesamtheit zu schließen.

Stärke des klinischen Effekts

Die Stärke des Effekts quantifiziert die klinische Bedeutsamkeit der gefundenen Studienresultate für die Patienten. Es werden nun einige ausgewählte und häufig verwendete Konzepte für die Beurteilung der Stärke des klinischen Effekts dargestellt: die **Number needed to treat** (NNT), die **Minimal clinically important difference** (MCID) und die **Effektstärke.**

NNT

NNT

Die Number needed to treat (NNT) gibt an, wie viele Patienten behandelt werden müssen, damit einer von der Therapie profitiert.

Die Idee der NNT basiert auf folgender Überlegung: Wir wissen, dass nach 4 Wochen etwa 10 von 100 Patienten (4/41 = ca. 10 %) mit Placebo *ohne* Physiotherapie und ca. 39 von 100 Patienten (16/41 = ca. 39 %) mit Placebo *mit* PT eine klinisch relevante Verbesserung erfahren. Von 39 mit PT gebesserten Patienten hätten sich demnach 10 auch ohne PT gebessert und rein durch PT besserten sich entsprechend nur 29 von 100 der mit PT behandelten Personen. Mit anderen Worten: Man muss 100 Personen mit PT behandeln, damit 29 von der PT profitieren, d. h., man muss 3,4 (100/29) Personen mit PT behandeln, damit *eine* Person von PT profitiert.

Dieser Wert ist laut Studie mit $p = 0{,}004$ signifikant, also nur mit 0,4 % Wahrscheinlichkeit dem Zufall zuzuschreiben. Für den Gruppenvergleich Kortison vs. Placebo (jeweils ohne PT) ergibt sich eine NNT von 1,6. Man muss also nur 1,6 Personen mit Kortison behandeln, damit eine Person davon profitiert. Zum Zeitpunkt 4 Wochen ist demnach Kortison der PT deutlich überlegen.

MCID

MCID

Die Minimal clinically important difference (MCID) ist die mit einem bestimmten Assessment gemessene Größe der Veränderung zwischen zwei Zeitpunkten, die ein Patient überschreiten muss, damit diese Veränderung auch als klinisch relevant gilt (Schwellenwert).

Dieser Schwellenwert ist abhängig von Assessment, Studienpopulation, Schweregrad der Erkrankung, Grad der Chronifizierung u. a. m. Beispielsweise müssen sich stark durch chronische Rückenschmerzen beeinträchtigte Personen mindestens um 1,8 Punkte auf der VAS-Skala verbessern, damit sie als klinisch relevant gebessert gelten (Hägg et al. 2003).

Auf die Methoden zur Bestimmung dieser Werte gehen wir hier nicht ein. Bezogen auf unsere Studie mussten die Patienten auf Basis der *Global rating scale of change* wenigstens eine „starke Verbesserung" angekreuzt haben, damit sie als klinisch relevant gebessert galten. Anschließend konnte zwischen den Gruppen an den jeweiligen Zeitpunkten die Anzahl der Personen mit klinisch relevanter Verbesserung verglichen werden.

Effektstärke

Effektstärke

Basierend auf den Mittelwerten zweier Gruppen und deren Standardabweichungen lässt sich die sogenannte Effektstärke (auch *Standardized mean difference* genannt) berechnen, welche eine standardisierte Interpretation unabhängig vom verwendeten Assessment erlaubt:

$$\textit{Effektstärke} = \frac{\textit{Mittelwert Gruppe 1} - \textit{Mittelwert Gruppe 2}}{\textit{gemeinsame Standardabweichung}}$$

4

Dabei gilt eine Effektstärke < 0,2 als kein Effekt, < 0,5 als kleiner Effekt, < 0,8 als mittlerer Effekt und darüber als starker Effekt.

In der Ellbogenstudie wird als sekundärer Ergebnisparameter der Unterschied des maximalen Schmerzes zwischen den Gruppen mit und ohne Physiotherapie mithilfe der Effektstärke bei Patienten mit Placebo nach 4 Wochen beschrieben. Die Effektstärke von 0,88 entspricht gemäß der genannten Einteilung einem großen Effekt. Der zugehörige *p*-Wert ist mit < 0,001 hoch signifikant.

Die Schmerzwerte der beiden Gruppen sind jedoch nicht in der Einheit der VAS angegeben. Beispielsweise könnte aber der Mittelwert der PT-Gruppe 4 Punkte, der Mittelwert der Nicht-PT-Gruppe 6 und die gemeinsame Standardabweichung 2,27 betragen haben. Dann wäre die Effektstärke:

$$\textit{Effektstärke} = (6-4)/2{,}27 = 0{,}88$$

Der Vorteil der Effektstärke liegt, bedingt durch die standardisierte Interpretation, in der Vergleichbarkeit von Studienergebnissen, in denen unterschiedliche Assessments verwendet werden. So kann das Ergebnis einer Studie, in der der *Oswestry Disability Index* verwendet wurde, direkt mit dem Ergebnis einer Studie verglichen werden, in der der *Roland Morris Disability Questionnaire* verwendet wurde.

In ➤ Tab. 4.4 sind die vorgestellten Konzepte der klinischen Bedeutsamkeit zusammengefasst.

4. Anwendung der Ergebnisse am Patienten

Welche klinische Maßnahme letztendlich als die am besten geeignete Maßnahme umgesetzt wird, hängt nicht nur von der internen und externen Validität, sondern ebenso von der klinischen Expertise des Therapeuten und der Patientenpräferenz ab.

Klinische Expertise bedeutet zu beurteilen, inwieweit der Patient vergleichbar ist mit den Patienten aus der entsprechenden Studie. Neben der Erfassung allgemeiner Charakteristika wie Geschlecht und Alter sind aus dem Clinical-Reasoning-Prozess entstammende Informationen, wie z. B. Stand der Chronifizierung, Prognose, beitragende Faktoren, Ausschluss von Differenzialdiagnosen etc. relevant (s. a. ➤ Kap. 1.2 *Klinische Entscheidungsfindung*).

Zudem beinhaltet klinische Expertise die praktische Fähigkeit und Fertigkeit zur Durchführung sowohl einer validen Funktionsuntersuchung als auch einer entsprechenden Therapie. In der Studie ist angegeben, dass eine laterale Epikondylitis ohne zervikale Beeinträchtigung der Patienten vorliegen sollte. Hierzu benötigt der Physiotherapeut klinische Expertise sowohl für die Untersuchung am Ellbogen als auch an der HWS.

Basierend auf den Studienergebnissen sind folgende Erkenntnisse für den Patienten aus dem Fallbeispiel relevant, die je nach Patientenpräferenz umgesetzt werden können:

- Falls dieser nicht auf das Tennisturnier verzichten möchte, ist dem Patienten eine Kortison-Injektion zu empfehlen, da diese Intervention auf kurze Sicht die erfolgversprechendste ist. Allerdings setzt sie die Inkaufnahme eines erhöhten Rezidivrisikos voraus. Dabei ist eine Kombination mit Physiotherapie nicht sinnvoll.
- Verzichtet der Patient jedoch auf eine Teilnahme am Turnier und präferiert ein geringeres Rezidivrisiko auf lange Sicht, ist ihm Physiotherapie ohne Kortison zu empfehlen, da die PT auf lange Sicht einer Placebo-Gabe leicht überlegen ist (Rezidivrisiko 20 % ohne PT vs. 5 % mit PT).

Hätte der Therapeut auf den systematischen Review von Barr und Cerisola (2009) zurückgegriffen, käme er zu einem ähnlichen Schluss: Auch hier wird von hohem Kurzzeiteffekt durch Kortison bei gleichzeitig erhöhtem Rezidivrisiko berichtet.

Tab. 4.4 Übersicht über die Konzepte, die die klinische Bedeutsamkeit quantifizieren.

Maß	Ziel	Abhängig von Stichprobengröße	Interpretation	Schwellenwerte
Vertrauenswürdigkeit				
p-Wert	Übertragung auf Grundgesamtheit	Ja	Wie hoch ist die Irrtumswahrscheinlichkeit oder die Wahrscheinlichkeit des Zufalls?	< 0,05 signifikant
Konfidenzintervall			In welchem Wertebereich erwartet man den Effekt in der Grundgesamtheit?	
Stärke des Effekts				
Number needed to treat (NNT)	Klinische Bedeutsamkeit des Therapieeffekts für Patienten	Nein	Wie viele Patienten müssen behandelt werden, damit einer von der Therapie profitiert?	Individuelle Abwägung auf Basis einer Kosten-Nutzen-Rechnung
Effektstärke			Wie stark ist der gefundene Effekt?	< 0,2 kein Effekt < 0,5 kleiner Effekt < 0,8 mittlerer Effekt ≥ 0,8 großer Effekt
Minimal clinically important difference (MCID)			Um welchen Wert muss sich ein Individuum mindestens verbessern, damit dies klinisch relevant ist?	Abhängig von Assessment, Studie und Patientenkollektiv

5. Bewertung der eigenen Leistung

Nach Implementierung der entsprechenden Maßnahme in den klinischen Alltag muss evaluiert werden, ob sie den gewünschten Erfolg bringt. Nicht nur bei Ausbleiben des Therapieerfolgs gilt es das eigene Vorgehen zu reflektieren.

Die Ursachen für das Ausbleiben können auf sämtlichen Ebenen angesiedelt sein: bei der Recherche der Evidenzen, bei deren Bewertung, bei der klinischen Expertise und der Beurteilung der Patientenpräferenz. Natürlich besteht auch die Möglichkeit, dass der Patient nicht auf die entsprechende Therapie reagiert. Die folgende Checkliste soll zur Eigenreflektion dienen:

- *Wurde die richtige Fragestellung aus dem klinischen Problem abgeleitet?*
  Wichtig ist dabei zu prüfen, ob sämtliche Aspekte von PICO korrekt zugeordnet wurden.
- *War die Recherche sinnvoll?*
  Ist die Suchstrategie eine logische Konsequenz aus der Fragestellung? Wurden ausreichend viele Synonyme verwendet und diese adäquat mit Operatoren verknüpft? Anhaltspunkt ist beispielsweise die Anzahl der Treffer. Wurden wenige Treffer für ein stark beforschtes Themengebiet gefunden, war die Recherche nicht umfassend genug. Möglicherweise wurden wichtige Evidenzen zu dem Thema nicht gefunden.
- *Ist die gefundene Studie die richtige für die klinische Fragestellung?*
  Zu prüfen ist, ob die Fragestellung in der Studie vergleichbar mit der klinischen ist und ob das gewählte Studiendesign die Fragestellung ausreichend beantworten kann.
- *Wurde die interne Validität der Studie korrekt bewertet?*
  Möglicherweise sind die Studienresultate verzerrt, was bei der Bewertung der Studie nicht aufgefallen ist.
- *Wurde die externe Validität der Studie richtig bewertet?*
  Möglicherweise wurde die Bedeutsamkeit der Ergebnisse der Studie für den klinischen Alltag zu hoch eingestuft. Eventuell sind die Ergebnisse zwar signifikant, aber klinisch nicht relevant.
- *Erfolgte die Einschätzung der klinischen Vergleichbarkeit des Patienten korrekt?*
  Unter Umständen wurden bei dem Patienten bestimmte klinische Muster/Aspekte übersehen oder falsch eingestuft, sodass die Resultate der Studie nicht auf diesen Patienten übertragbar sind.
- *Wurde die entsprechende Maßnahme richtig umgesetzt?*
  Neben mangelnden technischen Fähigkeiten können auch falsche Dosierung, Frequenz etc. das Therapieergebnis negativ beeinflussen.
- *Erfolgte die Einschätzung der Patientenpräferenz korrekt?*
  Die Patientenpräferenz ist nicht immer offensichtlich, insbesondere dann, wenn die Entscheidung für eine bestimmte Maßnahme nicht mit der des Physiotherapeuten übereinstimmt.

4.6 Kritik und Limitationen

EBPhy ist natürlich nicht frei von Kritik und Limitationen. Insbesondere die Übertragbarkeit von Studienresultaten auf das Individuum steht hier im Vordergrund. Zum einen werden in Studien häufig laborähnliche Zustände geschaffen, die weit weg von der Realität sein können. Durch perfekt geplante, hoch standardisierte Therapiemaßnahmen, welche durch geschultes Personal an einer hochselektiven Patientenklientel durchgeführt werden, besteht das Risiko, dass der Therapieeffekt zwar bei Patienten in der Studie nachzuweisen, aber nicht in der Realität vorzufinden ist.

Trotz berechtigter Kritik ist die Alternative, die Therapiestrategien auf nicht EBPhy-basierte Strategien wie z. B. klinische Erfahrungen zu stützen, nicht vertretbar. In einem bereits 1993 in *Lancet* publizierten Review wurde berichtet, dass Guideline-gestützte Gesundheitsversorgung der nicht Guideline-gestützten Gesundheitsversorgung im Hinblick auf gesundheitsrelevante Outcomes fächerübergreifend überlegen ist (Grimshaw und Russell 1993).

Ein weiterer Kritikpunkt lautet, dass Physiotherapie sich als individueller Clinical-Reasoning-basierter Therapieansatz versteht, was durch standardisierte Therapien in Studien nicht berücksichtigt wird. Jedoch häufen sich Studien, die genau dies berücksichtigen und die höhere Effektivität von Therapiemaßnahmen belegen, die auf Basis eines klinischen Kategoriensystems gezielt ausgewählt werden.

Implementierung von evidenzbasierten Maßnahmen ist keine Garantie für einen Therapieerfolg auf individueller Ebene. Studienergebnisse geben nur den durchschnittlichen Therapieeffekt in der Stichprobe an und durch das Konfidenzintervall, in welchem Bereich der durchschnittliche Effekt in der Grundgesamtheit zu erwarten ist. Das Ansprechen eines Patienten auf eine Therapie ist sehr individuell und schwer vorhersehbar. Anwendung von evidenzbasierten Maßnahmen erhöht lediglich die Wahrscheinlichkeit eines Therapieerfolgs auf individueller Ebene. Bleibt der gewünschte Therapieerfolg trotz sorgfältiger Umsetzung von EBPhy aus, muss sowieso auf alternative und möglicherweise nicht evidenzbasierter Maßnahmen zurückgegriffen werden.

Ist die Evidenzlage bei einem klinischen Problem nicht ausreichend, wie es beispielsweise bei seltenen Erkrankungen oder Beschwerden der Fall ist, sei auf das Vorgehen der **reflektierten Praxis** und des **systematischen Beobachtens** verwiesen.

4.7 Umsetzung von EBPhy in den Alltag

EBPhy nutzt bestmögliches wissenschaftliches Wissen, ist jedoch ressourcenintensiv. Von daher ist es nicht ratsam, für jeden einzelnen Patienten die kompletten Schritte der EBPhy durchzuführen. Allerdings ist es möglich, beim Management von häufig auftretenden Beschwerdebildern, wie z. B. Epikondylitis, un-/spezifischen Rückenschmerzen etc. konsequent evidenzbasiert vorzugehen.

Die Umsetzung evidenzbasierter Verfahren kann ebenso auf institutioneller Ebene geschehen, d. h., nicht ein einzelner Therapeut geht allein für seine Patienten evidenzbasiert vor, sondern im besten Fall übernimmt die gesamte Institution evidenzbasierte Strategien. Insbesondere für die häufig auftretenden Beschwerdebilder existieren bereits diverse Leitlinien, an denen man sich orientieren kann.

Gute Möglichkeiten für das Umsetzen und Institutionalisieren von EBPhy-Strategien sind Journal Clubs und die sogenannten Critically Appraised Topics bzw. Papers.

- In einem **Journal Club** werden in regelmäßigen Abständen von den Teilnehmern Studien zu bestimmten Themen vorgestellt und anschließend gemeinsam diskutiert. In diesem Rahmen werden die interne und externe Validität gemeinsam evaluiert und es wird diskutiert, inwieweit die Resultate für den Einsatz in den jeweiligen klinischen Kontext umgesetzt werden sollten/könnten.
- Für ein **Critically Appraised Topic** (CAT) bzw. **Critically Appraised Paper** (CAP) werden einzelne Studien oder Evidenzen zu einer bestimmten klinischen Fragestellung von Fachkollegen der jeweiligen Disziplin kurz und präzise schriftlich zusammengefasst und die zugrunde liegende(n) Studie(n) im Sinne evidenzbasierten Vorgehens bewertet. Anschließend werden die CAT/Ps beispielsweise in Datenbanken, Homepages der Fachgesellschaften oder in Fachzeitschriften zu Verfügung gestellt.

Durch beide Methoden werden zum einen das evidenzbasierte Vorgehen per se geschult und zum anderen das klinische Vorgehen durch Evidenzen gestützt.

Die gezielte Anwendung der beschriebenen Schritte und Konzepte der EBPhy erfordert neben viel Zeit und Erfahrung auch die Bereitschaft, von langjährig durchgeführten und gewohnten Behandlungsstrategien Abstand zu nehmen und aufgrund der Evidenzlage auf alternative Behandlungsstrategien umzusteigen. Letztendlich ist EBPhy natürlich nicht die perfekte Lösung, aber wohl trotz ihrer Limitationen die am wenigsten schlechte Option und sollte nicht zuletzt aufgrund der in ➤ Kap. 4.4 aufgeführten Notwendigkeit angewandt werden. Die Physiotherapie hat den Patienten gegenüber die Pflicht, diejenige klinische Versorgung zu gewährleisten, die nach bestem (wissenschaftlichem) Wissen und Gewissen mit höchster Wahrscheinlichkeit zum Erfolg führt.

Reflexionsfragen

1. Erläutern Sie die Notwendigkeit für EBPhy.
2. Nennen und skizzieren Sie die einzelnen Schritte der EBPhy.
3. Überlegen Sie sich ein klinisches Problem und wenden Sie das PICO-Schema an.
4. Wie würden Sie eine darauf aufbauende Suchstrategie entwickeln?
   – Überlegen Sie sich dafür geeignete Synonyme und setzen Sie Operatoren gezielt ein.
   – Führen Sie die Recherche durch.
   – Sichten Sie die gefundenen Evidenzen und wählen Sie eine geeignete aus.
   – Beurteilen Sie die wissenschaftlicher Qualität, klinische Bedeutsamkeit und Anwendbarkeit für das gewählte klinische Problem.
   – Konnten Sie ihre klinische Fragestellung beantworten?
   – Reflektieren Sie ihr evidenzbasiertes Vorgehen.

LITERATUR

Barr S, Cerisola F. Effectiveness of corticosteroid injections compared with physiotherapeutic interventions for lateral epicondylitis: a systematic review. Physiotherapy 2009; (95): 251–265.

Bearman JE, Loewenson RB, Gullen WH. Muench's postulates, laws and corollaries, or biometrician's views on clinical studies (Biometric Note 4). Bethesda (MD): Office of Biometry and Epidemiology, National Eye Institute, National Institutes of Health, 1974.

Bundesärztekammer (BÄK), Kassenärztliche Bundesvereinigung (KBV), Arbeitsgemeinschaft der Wissenschaftlichen Medizinischen Fachgesellschaften (AWMF), Arzneimittelkommission der deutschen Ärzteschaft (AkdÄ), Bundespsychotherapeutenkammer (BPtK), Bundesverband selbstständiger Physiotherapeuten (IFK), Deutsche Gesellschaft für Allgemeinmedizin und Familienmedizin (DEGAM), Deutsche Gesellschaft für Anästhesiologie und Intensivmedizin (DGAI), Deutsche Gesellschaft für Arbeitsmedizin und Umweltmedizin (DGAUM) et al. (Hrsg.). Nationale VersorgungsLeitlinie Nicht-spezifischer Kreuzschmerz – Langfassung, 2. Auflage, 2017; online abrufbar unter https://www.awmf.org/uploads/tx_szleitlinien/nvl-007l_S3_Kreuzschmerz_2017-03.pdf (letzter Zugriff 08/19).

Gordis L. Epidemiology. 5th ed. Philadelphia: Elsevier Saunders, 2014.

Greenhalgh P. How to read a paper. The basics of evidence-based medicine. 4th ed. Chichester: Wiley-Blackwell, 2010.

Grimshaw JM, Russell IT. Effect of clinical guidelines on medical practice. A systematic review of rigorous evaluations. Lancet 1993; 342(8883): 1317–1322. DOI: 10.1016/0140-6736(93)92244-N.

Guyatt G, et al. GRADE guidelines. 1. Introduction-GRADE evidence profiles and summary of findings tables. J Clin Epidemiol 2011; 64(4): 383–394. DOI: 10.1016/j.jclinepi.2010.04.026.

Hagen KB, Hilde G, Jamtvedt G, Winnem M. WITHDRAWN. Bed rest for acute low-back pain and sciatica. Cochrane Database Syst Rev 2010(6): CD001254. DOI: 10.1002/14651858.CD001254.pub3.

Hägg O, Fritzell P, Nordwall A. Swedish Lumbar Spine Study Group. The clinical importance of changes in outcome scores after treatment for chronic low back pain. Eur Spine J 2003; 12(1): 12–20.

Herbert R, Jamtvedt G, Hagen KB, Mead J, Chalmers I. Practical Evidence-Based Physiotherapy - E-Book: Elsevier Health Sciences, 2011. Online verfügbar unter https://books.google.de/books?id=vaLRAQAAQBAJ.

Lind J. An essay on the most effectual means of preserving the health of seamen, in the Royal Navy. London: D. Wilson, 1762 (Eighteenth century collections online). Online verfügbar unter https://books.google.de/books?id=EATKu5hNu_kC.

Malmivaara A, et al. The treatment of acute low back pain--bed rest, exercises, or ordinary activity? N Engl J Med 1995; 332(6): 351–355. DOI: 10.1056/NEJM199502093320602.

Mangold S. Evidenzbasiertes Arbeiten in der Physio- und Ergotherapie. Reflektiert - systematisch - wissenschaftlich fundiert. 2. Aufl. Berlin–Heidelberg: Springer, 2013.

Renker EK, Schlüter J, Neubauer E, Schiltenwolf M. Therapie bei Patienten mit Rückenschmerzen. Verordnungsverhalten – subjektive Zufriedenheit – Effekte. Schmerz (Berlin) 2009; 23(3): 284–291. DOI: 10.1007/s00482-009-0785-6.

Sackett DL, Rosenberg WM, Gray JA, Haynes RB, Richardson WS. Evidence based medicine. What it is and what it isn't. BMJ 1996; 312(7023): 71–72.

Swisher LL, Hiller P. APTA Task Force to Revise the Core Ethics Documents. The revised APTA code of ethics for the physical therapist and standards of ethical conduct for the physical therapist assistant: theory, purpose, process, and significance. Phys Ther 2010; 90(5): 803–824. DOI: 10.2522/ptj.20090373.

van der Wurff P, Hagmeijer RH, Meyne W. Clinical tests of the sacroiliac joint. A systematic methodological review. Part 1. Reliability. Man Ther 2000a; 5(1): 30–36. DOI: 10.1054/math.1999.0228.

van der Wurff P, Meyne W, Hagmeijer RH. Clinical tests of the sacroiliac joint. Man Ther 2000b; 5(2): 89–96. DOI: 10.1054/math.1999.0229.

van Tulder M et al; COST B13 Working Group on Guidelines for the Management of Acute Low Back Pain in Primary Care. ➢ Chapter 3. European guidelines for the management of acute nonspecific low back pain in primary care. Eur Spine J 2006; 15(Suppl 2): S169–S191. DOI: 10.1007/s00586-006-1071-2.
Whiting P, Rutjes AWS, Reitsma JB, et al. The development of QUADAS: a tool for the quality assessment of studies of diagnostic accuracy included in systematic reviews. BMC Med Res Methodol 2003; 3: 25. https://bmcmedresmethodol.biomedcentral.com/track/pdf/10.1186/1471-2288-3-25.pdf.
Wunderlich C (1852): Notizen für praktische Ärzte über die neuesten Beobachtungen in der Medicin mit besonderer Berücksichtigung der Krankheits-Behandlung. Vierter Band. Berlin: Verlag von August Hirschwald, 1852. Online verfügbar unter https://books.google.de/books?id=JgcHAAAAcAAJ.

WEITERFÜHRENDE LITERATUR UND WEBTIPPS

Homepage „Deutsches Netzwerk Evidenzbasierte Medizin e.V.“: https://www.ebm-netzwerk.de/ (letzter Zugriff 08/19).
Centre for Evidence-Based Medicine: https://www.cebm.net/ (letzter Zugriff 08/19).
Aktuelle Leitlinien: https://www.awmf.org/awmf-online-das-portal-der-wissenschaftlichen-medizin/awmf-aktuell.html.
Datenbank mit bewerteter PT-relevanter Evidenz und Checkliste für die Evidenzbewertung: https://www.pedro.org.au, https://www.pedro.org.au/german/downloads/pedro-scale/, https://www.pedro.org.au/wp-content/uploads/PEDro_scale_german.pdf.
Datenbank mit Reviews und Metaanalysen: https://www.cochranelibrary.com/search.
Englischsprachiges Standardwerk: Herbert R, Jamtvedt G, Hagen KB, Mead J, Chalmers I. Practical Evidence-Based Physiotherapy - E-Book: Elsevier Health Sciences, 2011.
Deutschsprachiges Standardwerk: Mangold S. Evidenzbasiertes Arbeiten in der Physio- und Ergotherapie. Reflektiert - systematisch - wissenschaftlich fundiert. 2. Aufl. Berlin–Heidelberg: Springer, 2013.

KAPITEL

5

Ulrike-Christin Borgmann

Rechtliche Aspekte

Lernziele

Nach Durcharbeiten dieses Kapitels wird der Leser
- die gesetzlichen Grundlagen und
- die einschlägige Rechtsprechung des Bundesverwaltungsgerichts kennen,
- heutige Möglichkeiten der Diagnostik und Behandlung für Physiotherapeuten mit sektoraler Heilpraktikererlaubnis erkennen sowie
- wissen, welche Patientenrechte zu beachten sind und
- überblicken, welche gesetzgeberischen Aktivitäten die Situation in Zukunft verändern können.

5.1 Motivation

Die rechtlichen Aspekte der Differenzialdiagnostik – oder besser des gesamten Themenfelds der Diagnostik im Erstkontakt zwischen Physiotherapeut und Patient – im Jahr 2024 zu betrachten bedeutet, die Materie in einer Zeit des rechtlichen Umbruchs darzustellen. Die aktuelle Ausgestaltung der Physiotherapeutenausbildung inklusive der existierenden grundständigen (Modell-)Studiengänge beruht auf der Vorstellung eines **Heilhilfs**- oder **Gesundheitsfachberufs.** Die gesetzgeberische Intention, die den heutigen gesetzlichen Vorschriften zugrunde liegt, ist die der **nachgelagerten Behandlung** durch Physiotherapeuten, deren Durchführung der Arzt mit einer Verordnung veranlasst hat. Der Begriff „Diagnose" kommt in diesem Berufsbild bisher nicht vor.

Die Bestrebungen des Berufsstands nach mehr Autonomie haben jedoch einen Veränderungsprozess in Gang gesetzt. Die zunehmende Akademisierung, die immer lauter werdenden Forderungen nach dem „direct access", also dem Direktzugang des Patienten zum Physiotherapeuten sind hier genauso zu nennen wie der Versuch, den Weg zu mehr Eigenständigkeit über den sogenannten **sektoralen Heilpraktiker Physiotherapie** zu ebnen. Inwiefern sich die Rechtslage bereits heute so darstellt, dass Physiotherapeuten mit dem deutschen Berufsabschluss „Physiotherapeut" selbstständig behandeln und damit auch diagnostisch im Direktzugang tätig werden dürfen, wird im Folgenden erläutert. Die diagnostische Tätigkeit zwecks Therapieeinleitung ist, wie sich nachfolgend ebenfalls zeigen wird, **Ausübung der Heilkunde.** Es gelten insofern die Vorschriften des Heilpraktikergesetzes. Daher kann Physiotherapeuten das Stellen einer Diagnose in diesem Sinne nur dann rechtlich erlaubt sein, wenn sie zur selbstständigen Ausübung der Heilkunde berechtigt sind. Nach ihrem Berufsabschluss zum Physiotherapeuten sind sie das nicht.

5.2 Gesetzliche Grundlagen

Masseur- und Physiotherapeutengesetz

Ausgangspunkt der Betrachtung ist das Berufsgesetz der Physiotherapeuten, das Masseur- und Physiotherapeutengesetz (MPhG) sowie die dazugehörige Ausbildungs- und Prüfungsverordnung. Die Ausbildungsziele werden in § 8 MPhG beschrieben.

MPHG § 8

Die Ausbildung soll entsprechend der Aufgabenstellung des Berufs insbesondere dazu befähigen, durch Anwenden geeigneter Verfahren der Physiotherapie in Prävention, kurativer Medizin, Rehabilitation und im Kurwesen Hilfen zur Entwicklung, zum Erhalt oder zur Wiederherstellung aller Funktionen im somatischen und psychischen Bereich zu geben und bei nicht rückbildungsfähigen Körperbehinderungen Ersatzfunktionen zu schulen (Ausbildungsziel).

Augenfällig ist, dass der Gesetzgeber in der Beschreibung der Ausbildungsziele keine Vermittlung von Kenntnissen und Fähigkeiten vorgesehen hat, die für eine Erstdiagnose im Direktzugang erforderlich sind. Die Gesetzesbegründung zu § 8 MPhG weist vielmehr in diesem Zusammenhang ausdrücklich auf die Bedeutung der ärztlichen Verordnung für das Tätigwerden des Physiotherapeuten im Rahmen der Heilmittelerbringung hin (BT-Drucksache 12/5887, Seite 14/15). Die Ausbildungs- und Prüfungsverordnung konkretisiert die Ausbildungsziele und weist dementsprechend lediglich Ausbildungsinhalte auf, die auf das genannte Ausbildungsziel beschränkt sind. Die gesamte Verordnung enthält an keiner Stelle Inhalte, die auf die Vermittlung diagnostischer Fähigkeiten für den Direktzugang hinweisen. Lediglich physiotherapeutische Befund- und Untersuchungstechniken – die allerdings differenzialdiagnostische Elemente enthalten – werden in einem Umfang von 100 Stunden gelehrt, das ist ein Anteil von 3,4 % der gesamten Ausbildung.

Auch für die grundständigen **Modellstudiengänge,** die die Bundesländer nach § 9 Absatz 2 bis 4 MPhG befristet bis zum 31. Dezember 2024 anbieten dürfen, gelten keine anderen gesetzlichen Grundsätze. Abweichungen zur schulischen Ausbildung sind danach nur zulässig, soweit sie den theoretischen und praktischen Unterricht in § 1 Absatz 1 sowie die Anlage 1 Buchstabe A der Ausbildungs- und Prüfungsverordnung betreffen. Da insbesondere die Anlage 1 der Verordnung eben keine diagnostischen Lehrinhalte vorsieht, dürfen auch in den Studiengängen keine diesbezüglichen Unterrichtsinhalte in größerem Umfang aufgenommen werden.

Das Berufsgesetz enthält keine direkten Anhaltspunkte dafür, dass Physiotherapeuten ihren Beruf unabhängig von ärztlicher Diagnose und Verordnung ausüben dürfen. Jedoch sind es weitere gesetzliche Vorschriften, insbesondere das Heilpraktikergesetz, die die Rechtslage und die daraus resultierenden Möglichkeiten für Physiotherapeuten bestimmen.

Heilpraktikergesetz

In § 1 **Heilpraktikergesetz (HeilprG)** werden die für die betrachtete Fragestellung relevanten Regelungen getroffen.

HEILPRG § 1

(1) Wer die Heilkunde, ohne als Arzt bestallt zu sein, ausüben will, bedarf dazu der Erlaubnis.
(2) Ausübung der Heilkunde im Sinne dieses Gesetzes ist jede berufs- oder gewerbsmäßig vorgenommene Tätigkeit zur Feststellung, Heilung oder Linderung von Krankheiten, Leiden oder Körperschäden bei Menschen, auch wenn sie im Dienste von anderen ausgeübt wird.
(3) Wer die Heilkunde bisher berufsmäßig ausgeübt hat und weiterhin ausüben will, erhält die Erlaubnis nach Maßgabe der Durchführungsbestimmungen; er führt die Berufsbezeichnung „Heilpraktiker".

In § 1 Absatz 2 HeilprG wird definiert, welche Tätigkeiten zur Ausübung der Heilkunde zählen und damit erlaubnispflichtig sind. Nach gefestigter Rechtsprechung gilt hierbei folgendes Verständnis (statt vieler: Oberlandesgericht Karlsruhe vom 17.02.2012 – Aktenzeichen 4 U 197/11): *„Die in § 1 Abs. 2 HPG definierte Ausübung der Heilkunde im Sinne dieses Gesetzes ist verfassungskonform dahingehend auszulegen, dass eine Ausübung der Heilkunde stets dann vorliegt, wenn die Tätigkeit ärztliche bzw. medizinische Fachkenntnisse erfordert und die Behandlung – bei generalisierender und typisierender Betrachtung der in Rede stehenden Tätigkeit – gesundheitliche Schädigungen verursachen kann."* Die Physiotherapie ist nach dieser einhelligen Rechtsauffassung insgesamt **Ausübung der Heilkunde.**

Hierbei gilt es weiterhin zu beachten, dass die Gefahr einer gesundheitlichen Schädigung immer auch dann besteht, wenn die Tätigkeit als solche zwar ungefährlich scheint, ihre Wirkung hingegen ein Gefahrenpotenzial birgt. Im Fall der diagnostischen Tätigkeit können dies vor allem „falsche" Schlussfolgerungen sein, die zu gesundheitlichen Schäden durch Auswahl einer falschen Behandlungsmethode oder Unterlassen weiterer Untersuchungen führen können. Damit und schon nach dem Wortlaut des Gesetzes ist die Diagnostik im Erstkontakt eindeutig als Tätigkeit zur Feststellung von Krankheiten, Leiden oder Körperschäden bei Menschen zu betrachten und insofern schon für sich Ausübung der Heilkunde.

Physiotherapeuten ist die selbstständige Ausübung der Heilkunde im Direktzugang verwehrt, wenn sie keine „Erlaubnis" haben (§ 1 Absatz 1 HeilprG). Diese Erlaubnis ist die bekannte **Heilpraktikererlaubnis,** die in Deutschland auch heute noch zu größeren Befugnissen führt als die abgeschlossene Berufsausbildung in dem Gesundheitsfachberuf des Physiotherapeuten. Diese Rechtslage provoziert Kritik und irritiert. Es ist nur sehr schwer verständlich, dass ein im Jahr 1939 unter nationalsozialistischem Regime entstandenes Gesetz, das eigentlich die Abschaffung des Heilpraktikers als Beruf einleiten sollte, im einundzwanzigsten Jahrhundert noch immer größere berufliche Autonomie verschafft als eine mit staatlicher Prüfung endende dreijährige Ausbildung in einem Gesundheitsfachberuf. Die Forderung nach Abschaffung des Heilpraktikergesetzes resultiert im Wesentlichen aus diesem Umstand.

In diesem Kontext ist ein Rechtsgutachten zu verstehen, das das Bundesministerium für Gesundheit 2019 zur Neuregelung des Heilpraktikerberufs in Auftrag gab. Das von Prof. Christof Stock erstellte Gutachten wurde 2021 veröffentlicht. Für den Bereich der Physiotherapie finden sich im Wesentlichen zwei Kernaussagen: Zum einen umschreibt das Gutachten die Lage treffend, indem es ausführt, dass die sektoralen Heilpraktikererlaubnisse im Bereich Physiotherapie soziologischen Entswicklungen entsprechen, die im Falle der Gesundheitsfachberufe auch als Berufsbilder normiert und fixiert sind. Ihnen fehlt lediglich die Befugnis zur eigenverantwortlichen und weisungsfreien Berufsausübung. Zum anderen schlägt das Gutachten genau für diese Kompetenzen die Überführung in die Berufsgesetze vor. Als Zwischenfazit kann jedoch zum heutigen Zeitpunkt festgehalten werden, dass das umfangreiche Gutachten insgesamt folgenlos geblieben ist. Wollte das Bundesgesundheitsministerium 2021 es zumindest noch als Grundlage für einen ergebnisoffenen und transparenten Diskussionsprozess begreifen, ist es nach dem Regierungswechsel im weiteren Verlauf ruhig um das Thema geworden. Geplant ist wohl die Ausschreibung eines empirischen Gutachtens. Konkrete Pläne einer Gesetzesänderung kündigen sich hingegen nicht an. Die Rechtsprechung hat sich damit beholfen, die damaligen vorkonstitutionellen Vorschriften mit der heutigen verfassungskonformen Rechtslage abzugleichen. Die Folge ist, dass alle Vorschriften des Heilpraktikergesetzes, die mit dem heutigen Grundgesetz der Bundesrepublik Deutschland vereinbar sind, weiter Gültigkeit haben und somit die (selbstständige) Ausübung der Heilkunde nur Ärzten und Heilpraktikern erlaubt ist.

5.2.1 Rechtsprechung des Bundesverwaltungsgerichts

Bis zum Jahr 2009 wurde die Frage, ob Physiotherapeuten im Direktzugang arbeiten dürfen, trotz der skizzierten rechtlichen Rahmenbedingungen kontrovers diskutiert. Im Jahr 2009 gelangte jedoch ein Fall zum Bundesverwaltungsgericht, der die bestehenden Unsicherheiten abschließend beseitigte. Die Entscheidung vom 29. August 2009 mit dem Aktenzeichen 3 C 19.08 bekräftigt die Stellung der Physiotherapie als eines Gesundheitsfachberufs, der regelmäßig nur nach ärztlicher Verordnung ausgeübt wird.

Nachdem verschiedene Verwaltungsgerichte der unteren Instanzen eher uneinheitlich Recht gesprochen hatten und die Frage, ob Physiotherapeuten die Erlaubnis nach § 1 HeilprG ohne weitere Prüfung zu erteilen oder diese sogar ganz entbehrlich sei, mal positiv, mal negativ beantwortet hatten, lieferte das Bundesverwaltungsgericht mit o. g. Urteil eine klare Antwort. Juristisch ist die Frage, ob Physiotherapeuten schon heute im Direktzugang arbeiten und damit auch diagnostisch tätig werden dürfen, als beantwortet zu betrachten. Der Kläger begehrte die Erteilung einer auf den Bereich der Physiotherapie beschränkten Heilpraktikererlaubnis zur Ausübung der Heilkunde ohne vorherige Kenntnisprüfung. Seit 2004 war ihm das Führen der Berufsbezeichnung Physiotherapeut durch die Regierung der Oberpfalz erlaubt. Im Verwaltungsverfahren blieb der Antrag erfolglos – das Verwaltungsgericht verpflichtete die zuständigen Behörden hingegen, dem Kläger die Heilpraktikererlaubnis beschränkt auf das Gebiet der Physiotherapie zu erteilen. Diese Entscheidung wurde aber von den Behörden nicht hingenommen, sodass das Bundesverwaltungsgericht im Rahmen einer Sprungrevision entschieden hat.

Danach kann der Kläger eine auf den Bereich der Physiotherapie **beschränkte Heilpraktikererlaubnis** beanspruchen, muss sich dafür allerdings einer **eingeschränkten Kenntnisüberprüfung** unterziehen. Die Urteilsbegründung liefert – bezogen auf die dem Physiotherapeuten erlaubten Tätigkeiten – eine klare rechtliche Grenze und greift auch das Thema der **Diagnostik** an mehreren Stellen auf. Die im Zusammenhang mit Diagnostik stehenden Entscheidungsgründe des Gerichts werden im Folgenden ausführlich dargestellt.

Physiotherapie ist Ausübung der Heilkunde

Zunächst stellt das Bundesverwaltungsgericht nochmals deutlich heraus, dass die Anwendung physiotherapeutischer Behandlungsmethoden ohne ärztliche Verordnung eine heilkundliche Tätigkeit ist, die ohne Erlaubnis nicht ausgeübt werden darf. Neben dem Wortlaut des § 1 HeilprG betont das Bundesverwaltungsgericht die durch die Rechtsprechung (BVerwG 3 C 21/82) aufgestellten Prüfkriterien des Erfordernisses ärztlicher oder heilkundlicher Fachkenntnisse sowie die Gefahr gesundheitlicher Schäden.

Die eigenverantwortliche Anwendung physiotherapeutischer Methoden zur Krankenbehandlung sei danach zweifellos Ausübung der Heilkunde.

Berufserlaubnis Physiotherapeut und Ausübung der Heilkunde

Des Weiteren stellt das Gericht eindeutig fest, dass die Erlaubnispflicht des Heilpraktikergesetzes nicht deshalb entfällt, weil der Kläger ausgebildeter Physiotherapeut ist.

Die nach § 1 Nr. 2 des Masseur- und Physiotherapeutengesetzes erteilte Erlaubnis zum Führen der Berufsbezeichnung Physiotherapeut berechtigt nicht zu Krankenbehandlungen ohne ärztliche Verordnung und somit nicht zur Ausübung der Heilkunde ohne ärztliche Verordnung. Die Begründung nimmt eine Analyse des Berufsgesetzes und seiner Zielrichtung vor und stellt mit Blick auf § 8 MPhG fest, dass die Ausbildungsinhalte auf das Ausbildungsziel eines Gesundheitsfachberufs gerichtet sind.

BVERWG AAO. RZ. 13

„[…] Demgemäß sind die Ausbildungsinhalte auf dieses Ausbildungsziel beschränkt. Sie vermitteln keine Kenntnisse und Fähigkeiten für eine Erstdiagnose, sondern – neben Einführungen in Anatomie, Physiologie, Krankheitslehre, Hygiene, Erste Hilfe und die auf die Anwendung der Behandlungstechniken bezogenen Fächer – physiotherapeutische Befund- und Untersuchungstechniken. Der Unterrichtsstoff betrifft die der ärztlichen Diagnose nachgelagerte Heilmittelerbringung, nicht aber die eigenverantwortliche Entscheidung darüber, ob ein bestimmtes Leiden überhaupt durch Krankengymnastik, Massage oder eine sonstige Behandlungsmethode der Physiotherapie kuriert werden kann […]"

Bereits diese Aussage ist in ihrer Deutlichkeit nicht zu übertreffen und zeigt das juristische Dilemma in wenigen Worten nachdrücklich. Verstärkend führt das Bundesverwaltungsgericht einen Vergleich zur Ausgestaltung des Berufsbilds der Psychotherapeuten an. Im Gegensatz zum Berufsgesetz der Physiotherapeuten ist ihnen die Ausübung der Heilkunde im Bereich der Psychotherapie gemäß § 1 Absatz 1 Psychotherapeutengesetz ausdrücklich erlaubt. Das Bundesverwaltungsgericht schließt hieraus, dass der Gesetzgeber, hätte er die Physiotherapeuten ebenfalls zu einer eigenverantwortlichen Ausübung berechtigen wollen, das Berufsbild entsprechend ausgestaltet hätte.

Ein weiteres Argument findet das Bundesverwaltungsgericht in der Ausgestaltung der Modellvorhaben nach § 63 Absatz 3b Sozialgesetzbuch V alter Fassung. Diese wurden durch das Gesetz zur strukturellen Weiterentwicklung der Pflegeversicherung vom 28. Mai 2008 in das Sozialgesetzbuch V eingebracht. In diesem Rahmen erhielten Physiotherapeuten mehr Kompetenzen als in der Regelversorgung. Sie wurden hier legitimiert, sowohl das Heilmittel als auch die Dauer, die Menge und die Frequenz selbst festzulegen. Die Entscheidung des „ob" inklusive der Diagnose verblieb jedoch auch hier beim Arzt. Dies sah § 63 Absatz 3b letzter Halbsatz alter Fassung zwingend vor, indem er festschrieb, dass es sich bei der Tätigkeit nicht um selbstständige Ausübung von Heilkunde handeln durfte. Für das Bundesverwaltungsgericht war dies ein klares Zeichen dafür, dass der Gesetzgeber weiterhin von einem Berufsbild ausgeht, wonach Physiotherapeuten nur aufgrund ärztlicher Anordnung tätig werden dürfen. Deshalb habe der Gesetzgeber Bedacht darauf gelegt, dass den Physiotherapeuten keine Entscheidungsbefugnisse eingeräumt werden, bei denen es sich um selbstständige Ausübung der Heilkunde handelt.

Zusammengefasst ist nach Meinung der Richter des Bundesverwaltungsgerichts nach heutiger Rechtslage ein Physiotherapeut nicht befugt, selbstständig zu arbeiten und diagnostisch tätig zu werden.

Selbstständige Tätigkeit im Rahmen des Heilpraktikergesetzes

Das Bundesverwaltungsgericht ist auch der Frage nachgegangen, ob das Heilpraktikergesetz trotzdem einen Weg eröffnen kann, als

5

Physiotherapeut unter Geltung der heutigen Rechtslage selbstständig die Heilkunde auszuüben, ohne hierfür die gesamte Heilpraktikerprüfung absolvieren und bestehen zu müssen.

Hier stellt es sich als Vorteil dar, dass das MPhG **nicht die Tätigkeit als solche, sondern lediglich die Berufsbezeichnung** schützt. Damit geht einher, dass die eigenverantwortliche Behandlung von Störungen des Bewegungsapparats mit den Methoden der Physiotherapie unter den Voraussetzungen des Heilpraktikergesetzes auch Nicht-Physiotherapeuten möglich bleibt. Ohne Ausbildung nach dem MPhG darf allerdings die Berufsbezeichnung „Physiotherapeut" nicht geführt werden. Die Berufszugangsregeln bestehen gleichwohl nebeneinander.

BVERWG AAO. RZ. 17

„Die Ausgestaltung des Berufsbildes der Physiotherapeuten als Heilhilfsberuf bedeutet […] keine Sperre für eine eigenverantwortliche Tätigkeit in diesem Bereich auf der Grundlage der Heilpraktikererlaubnis. Der Gesetzgeber hat mit dem Masseur- und Physiotherapeutengesetz die Anwendung dieser Behandlungsmethoden nicht auf die nach diesem Gesetz ausgebildeten Physiotherapeuten beschränkt und damit dieses Betätigungsfeld für Heilpraktiker geschlossen, sondern nur die Voraussetzungen und den Rahmen für eine Tätigkeit unter der Berufsbezeichnung „Physiotherapeut" normiert (vgl. § 1 Abs. 1 Nr. 2 MPhG). Die eigenverantwortliche Behandlung von Störungen des Bewegungsapparates mit den Methoden der Physiotherapie bleibt unter den Voraussetzungen des Heilpraktikergesetzes weiter möglich."

5

Sektoraler Heilpraktiker Physiotherapie

Das Bundesverwaltungsgericht hat entschieden, dass die **Heilpraktikererlaubnis auf das Gebiet der Physiotherapie beschränkt werden kann** – was bis zu dieser Entscheidung seitens der Gesundheitsbehörden immer abgelehnt worden war. Hierzu führt das Bundesverwaltungsgericht aus:

BVERWG AAO. RZ. 18

„Die Heilpraktikererlaubnis ist anders als die einem Arzt mit der Approbation erteilte Heilbefugnis teilbar […] Eine uneingeschränkte Heilpraktikererlaubnis mit der Folge einer umfassenden Kenntnisprüfung ist zum Schutz der Volksgesundheit nicht erforderlich, wenn ein Antragsteller die Heilkunde nur auf einem abgrenzbaren Gebiet oder nur eine eindeutig umrissene Therapieform ausüben möchte. In diesem Fall reicht es aus, eine auf dieses Gebiet beschränkte Erlaubnis zuzusprechen, solange sichergestellt ist, dass der Betreffende die Grenzen seines Könnens kennt und beachtet."

Mit dem Bundesverwaltungsgericht ist daher heute davon auszugehen, dass die Heilpraktikererlaubnis auch für den Bereich der Physiotherapie (ab-)teilbar ist und Physiotherapeuten daher nicht die Absolvierung der allgemeinen Heilpraktikerprüfung abverlangt werden muss, damit sie eine Befugnis zur selbstständigen Ausübung ihres Berufs erlangen können.

Kenntnisprüfung erforderlich

Allerdings kann die **sektorale Heilpraktikererlaubnis Physiotherapie** grundsätzlich nur nach einer **Überprüfung der Kenntnisse und Fähigkeiten** zu einer eigenverantwortlichen Tätigkeit erteilt werden. Erforderlich ist nach Auffassung der Richter, dass die in der Ausbildung nicht vermittelten Kenntnisse zur physiotherapeutischen Behandlung ohne ärztliche Verordnung nachgewiesen werden. Die Richter sehen den wesentlichen Mangel darin, dass die Ausbildung zum Physiotherapeuten nicht zu einer selbstständigen Erstdiagnose befähigt. Von einem ausgebildeten Physiotherapeuten ist demnach zum Schutz der Patienten zu verlangen, dass über die richtige Anwendung der Therapie hinausgehende Kenntnisse aus den verschiedenen medizinischen Fachgebieten darüber vorhanden sind, ob eine physiotherapeutische Behandlung angezeigt ist.

Hierbei sollen die Möglichkeiten und Grenzen der Diagnosefähigkeit des Physiotherapeuten geprüft werden. Explizit soll es *nicht* darum gehen, eine *ärztliche* Differenzialdiagnose zu ersetzen.

Umfang und Inhalt der Kenntnisprüfung

Nachzuweisen sind von ausgebildeten Physiotherapeuten, die auf ihrem Gebiet eigenverantwortlich tätig werden wollen

- ausreichende Kenntnisse über die **Abgrenzung der heilkundlichen Tätigkeit als Physiotherapeut** gegenüber Ärzten und den allgemein als Heilpraktiker tätigen Personen vorbehaltenen heilkundlichen Behandlungen und
- ausreichende **diagnostische Fähigkeiten** in Bezug auf die einschlägigen Krankheitsbilder sowie
- **Kenntnisse in Berufs- und Gesetzeskunde** einschließlich der rechtlichen Grenzen der nichtärztlichen Ausübung der Heilkunde.

Damit bestimmt das Bundesverwaltungsgericht die grundsätzliche Verfahrensweise und eröffnet Physiotherapeuten die Möglichkeit, eine eingeschränkte Prüfung zu absolvieren. Das Gericht stellt allerdings ebenfalls klar, dass die grundsätzlich erforderliche **Prüfung im Einzelfall entbehrlich** sein kann. Letztlich schafft das genannte Urteil des Bundesverwaltungsgerichts die Voraussetzung für (länderspezifische) Regelungen hinsichtlich der sektoralen Heilpraktikererlaubnis. Die Gesundheitsbehörden der Bundesländer haben sich dem zwischenzeitlich unterworfen und akzeptieren diese Rechtslage, insbesondere im Hinblick auf die Beschränkbarkeit der Heilpraktikererlaubnis auf den Bereich der Physiotherapie.

Eine Kenntnisprüfung hat durch die zuständigen Gesundheitsämter bundesweit und im Regelfall zu erfolgen. Im Einzelfall kann die Kenntnisprüfung entfallen, wenn eine Prüfung der Aktenlage ergibt, dass die oben genannten Kenntnisse und Fähigkeiten durch Zusatzausbildungen, ein erfolgreich abgeschlossenes Studium im Bereich Physiotherapie, das die Vermittlung der genannten Kenntnisse und Fähigkeiten eingeschlossen hat, eine langjährige Berufspraxis und einschlägige Fort- und Weiterbildungen als vorhanden angesehen werden können.

Achtung: Das Berufsausübungsrecht, das hier betroffen ist, regeln qua Gesetzgebungskompetenz die *Bundesländer.* Sie haben jeweils eigene Gesundheitsdienstgesetze. Demzufolge gilt für jeden Interessenten an einer sektoralen Heilpraktikererlaubnis, dass immer nur das für den eigenen Ort zuständige Gesundheitsamt Auskunft über die regionalen Voraussetzungen erteilen kann.

UMSETZUNG DER RECHTSPRECHUNG AM BEISPIEL NRW

Mit den Vorgaben des obersten deutschen Verwaltungsgerichts haben die Bundesländer seitdem höchst unterschiedliche Wege gefunden, den sektoralen Heilpraktiker Physiotherapie zu etablieren. Am Beispiel Nordrhein-Westfalen ist eine Verfahrensweise darstellbar, die einerseits sehr aktuell ist und andererseits praxisrelevanten Aufschluss über konkret geforderte zusätzliche Kenntnisse liefert.

Durch das Ministerium für Gesundheit, Emanzipation, Pflege und Alter des Landes Nordrhein-Westfalen ist ein Kriterienkatalog (vom 21. November 2012 – Aktenzeichen: 416-0461) erarbeitet worden, der festlegt, dass eine Erteilung der Erlaubnis nach Aktenlage infrage kommt, wenn eine „Nachqualifikation" von 60 Stunden belegt werden kann. Zugleich dient der Katalog als Grundlage für ein Nachqualifikationscurriculum.

Damit finden sich hier auch sehr genaue Vorgaben, welche zusätzlichen Kenntnisse in Diagnostik und Indikationsstellung das Land Nordrhein-Westfalen als erforderlich ansieht, um den sektoralen Heilpraktiker zu erteilen. Ohne Anspruch auf bundesweite Geltung und ohne Beurteilung der Richtigkeit kann folgende Passage aus dem Originalkriterienkatalog als Richtschnur gelten, die die fachlichen Komponenten des Themas Diagnostik und Indikationsstellung detailliert beschreibt:

„Der Nachweis von Kenntnissen und Fähigkeiten auf dem Gebiet der Diagnostik beinhaltet insbesondere die eigenverantwortliche Diagnostik und Differenzialdiagnostik von Erkrankungen und Verletzungen sowie deren Folgezuständen. Dabei liegt der Fokus der Schulung auf der Vermittlung von Fähigkeiten zur Indikationsstellung für physiotherapeutische Maßnahmen und dem Risikoscreening zur Gefahrenabwehr inklusive der Kenntnis der möglichen Therapiealternativen, Nebenwirkungen und Komplikationen, multiprofessioneller Behandlung und der Maßnahmen zur Integration in die Gesellschaft.

Die Fähigkeit zur Interpretation von Fremdbefunden sowie zur Erkennung von Krankheitsbildern, die nicht von einer Heilpraktikerin bzw. einem Heilpraktiker mit der Erlaubnis beschränkt auf das Gebiet der Physiotherapie behandelt werden dürfen, soll im Sinne der Abwehr von Gefahren für die Patientin und den Patienten beherrscht werden. Die notwendigen Schritte der Gefahrenabwehr müssen eingeleitet werden können.

Dies beinhaltet insbesondere:

1) Kenntnisse über Erkennung und Unterscheidung, Prävention und Rehabilitation von Störungen des Herz-Kreislauf-Systems, des Atmungssystems, des Bewegungsapparates, von bösartigen Neubildungen, von Stoffwechselerkrankungen, von Infektionskrankheiten, degenerativen Erkrankungen, neurologischen, psychosomatischen und psychischen Erkrankungen, Erkrankungen der Sexualorgane, geriatrischen Krankheitsbildern und der Entwicklung von Kleinkindern und Säuglingen einschließlich möglicher Entwicklungsstörungen.

2) Kenntnisse über Anzeichen für Komplikationen von Erkrankungen und Befunden wie Rheuma, Gicht, Arthrose, Kopf-, Schulter-, Rücken-, Hüft-, Knieschmerzen, Thrombose und Thrombophlebitis, Lymphödemen, von Erkrankungen des Nervensystems und der Nervenbahnen wie Polyneuropathie, Nervenläsionen, isolierten Paresen, Schädigung des Rückenmarks, Meningitis und Cauda-Syndrom, und von Erkrankungen des Knochens und Knochenmarks wie Osteoporose, Knochenmetastasen, Osteomyelitis und Plasmozytom.

3) Kenntnisse über Anzeichen von Komplikationen ansteckender Hautkrankheiten, Tumorerkrankungen und Störungen des Lymphsystems, mögliche komplikationsträchtige Ursachen von Schmerzen und Schmerzsyndromen bei lebensbedrohlichen Krankheiten, z. B. thorakalen Erkrankungen (Herzinfarkt), Enzephalitis, Epi- und Subduralhämatom, Aneurysmablutungen und abdominalen Erkrankungen.

4) Kenntnisse über Anzeichen für Folgen und Komplikationen von Immobilität, wie z. B. Dekubitus, Thrombose und Lymphstau einschließlich deren Prävention und Rehabilitation.

5) Erkennen von Warnhinweisen, bei deren Vorliegen eine zusätzliche Diagnostik durch eine Ärztin/einen Arzt erforderlich und einzuleiten ist, insbesondere nach Trauma, Tumorerkrankungen und bei Entzündung, Blutung, Gefäßverschluss, Symptomen aus dem psychosomatisch-neurologisch-psychiatrischen Bereich, anhaltende, zunehmende und rezidivierende Beschwerden unter der Therapie, längerfristige Arbeitsunfähigkeit und Gewichtsverlust.

6) Interpretation von (Fremd-)Befunden aus dem medizintechnischen Bereich (Labor, bildgebende Verfahren, Funktionsdiagnostik usw.) zu den in Unterpunkt 1–5 aufgeführten Erkrankungen und Krankheitszeichen."

ZWISCHENFAZIT

Der **sektorale Heilpraktiker Physiotherapie** berechtigt Physiotherapeuten, die Heilkunde auf ihrem Gebiet selbstständig auszuüben (➤ Abb. 5.1). Er ist derzeit der einzige rechtlich legitime Weg, im Rahmen der Krankenbehandlung selbstständig ohne ärztliche Verordnung tätig zu werden. Damit ebnet diese Zusatzerlaubnis Physiotherapeuten den Weg, auch unter Geltung des heutigen Berufsgesetzes eine physiotherapeutische Diagnose stellen zu dürfen und entsprechend selbstständig zu behandeln. Der Erstkontakt zum Patienten ist in diesem eingeschränkten Feld rechtlich sicher.

5.2.2 Die sektorale Heilpraktikererlaubnis in der Praxis

Tätigkeitsfeld und Diagnostik

Zum Verständnis der Reichweite der sektoralen Heilpraktikererlaubnis ist zwingend zu beachten, dass diese die Kompetenzen des Physiotherapeuten nur insofern erweitert, als dass sein ureigenes Tätigkeitsfeld der Behandlung von Störungen des Bewegungsapparates betroffen ist und er sich in den Grenzen seines Berufs als Physiotherapeut bewegt. Die sektorale Heilpraktikererlaubnis verleiht explizit keine zusätzlichen Befugnisse, wenn andere Behandlungsmethoden, wie zum Beispiel die Osteopathie oder die manipulativen Techniken der manuellen Therapie, betroffen sind. Sie wird zudem begrenzt auf Tätigkeiten, die nicht *per se* unter Arztvorbehalt stehen und damit einem ausdrücklichen Verbot unterliegen.

Dies vorausgesetzt, ist die weitergehende Frage zu beantworten, wie weit die Kompetenz des Physiotherapeuten mit sektoraler Heilpraktikererlaubnis in diagnostischen Fragen reicht. Im Wesentlichen geht es dabei um den **Ausschluss von Kontraindikationen** (Red Flags) und das Erkennen und Beachten von **Möglichkeiten und Grenzen der eigenen Diagnosefähigkeit.** Es geht dabei nicht darum, eine ärztliche Differenzialdiagnose zu ersetzen (BVerwG aaO. Rz. 25 am Ende). Dies erschließt sich bereits daraus, dass viele Methoden der Diagnostik – exemplarisch sei nur auf bildgebende Verfahren und Blutuntersuchungen verwiesen – dem Physiotherapeuten nicht zur Verfügung stehen. Hier ist es weiterhin notwendig, den Patienten zur weiteren Diagnostik an den Arzt zu verweisen, der allein berechtigt ist, zum Beispiel ein MRT zu veranlassen. Die sektorale Heilpraktikererlaubnis reicht daher zur eigenständigen Ausübung der Heilkunde mit den Maßnahmen der Physiotherapie nur soweit, wie der Physiotherapeut die Indikation für eine physiotherapeutische Intervention sicherstellen kann, ohne sich hierfür der Mithilfe einer weiteren

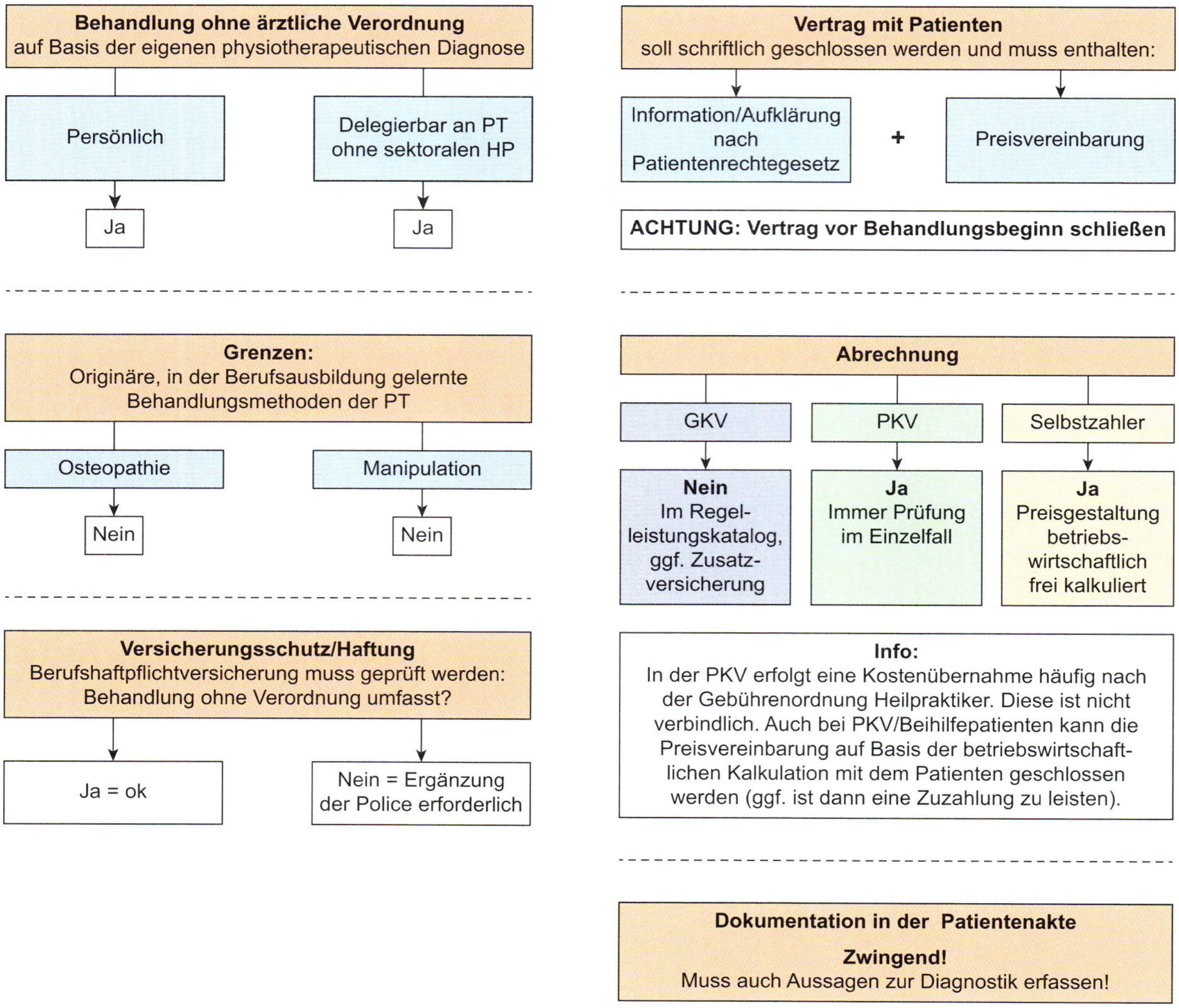

Abb. 5.1 FAQ zum sektoralen Heilpraktiker Physiotherapie in 5 Minuten. [P1343, L231]

Profession bedienen zu müssen. Im zukünftigen Sprachgebrauch bietet sich hierfür der Begriff der **physiotherapeutischen Diagnose** an. Weitergehende rechtlich gesicherte Möglichkeiten, diagnostisch tätig zu werden, bietet die Rechtslage derzeit nicht.

Patientenrechte

Mit der sektoralen Heilpraktikererlaubnis verbindet sich ein Grad an Therapieverantwortung, der Physiotherapeuten, die ausschließlich nach ärztlicher Verordnung arbeiten, nicht bekannt ist und der rechtliche Konsequenzen hat. Im Folgenden werden diese Konsequenzen in Anlehnung an das seit Februar 2013 geltende Patientenrechtegesetz zusammenfassend dargestellt. Die neuen gesetzlichen Vorschriften wurden in das Bürgerliche Gesetzbuch in die §§ 630a ff. integriert.

Informations- und Aufklärungspflichten

Unter dem Begriff der **Informationspflichten** fasst der Gesetzgeber die allgemeinen und behandlungsbezogenen Schutzpflichten zusammen, die der Behandelnde gegenüber seinen Patienten zu beachten hat. Danach sind Patienten verständlich und umfassend über die erforderlichen Untersuchungen, Diagnosen, beabsichtigten Therapien und deren Kostenfolgen zu informieren.

Ergänzt wird die Informationspflicht durch die **Aufklärungspflicht,** die sich auf die konkret geplante Behandlungsmaßnahme bezieht. Damit der Patient seine zwingend erforderliche Einwilligung im Vorfeld rechtswirksam erteilen kann, ist er rechtzeitig vor Beginn der Behandlung umfassend über Art, Umfang, Durchführung, zu erwartende Folgen und Risiken der Behandlungsmaßnahme aufzuklären. Notwendigkeit, Dringlichkeit und Eignung der Maßnahme sind mit dem Patienten ebenso wie eventuell bestehende Behandlungsalternativen zu erörtern.

Dies hat im Rahmen eines persönlichen Gesprächs zu erfolgen und sollte durch eine schriftliche, vom Patienten unterzeichnete Fixierung begleitet werden.

Dokumentationspflichten

Erstmals wird gesetzlich festgeschrieben, dass **Patientenakten** vollständig und sorgfältig zeitnah nach der Behandlung in Papierform oder elektronisch zu führen sind. In die Akte sind alle aus fachlicher Sicht für die derzeitige und künftige Behandlung wesentlichen Maßnahmen und Ergebnisse aufzunehmen. Ausdrücklich nennt das Gesetz die Diagnose, Anamnese, Untersuchungen und Ergebnisse, Befunde, Therapien und ihre Wirkungen.

Sowohl Informations- als auch Dokumentationspflichten sind vom sektoralen Heilpraktiker Physiotherapie vollumfänglich zu beachten, sofern er Patienten im Direktzugang behandelt.

Haftung

Die Frage der **Haftung für mögliche Behandlungsfehler** stellt sich für den sektoralen Heilpraktiker Physiotherapie ebenfalls in einem neuen Umfang. Er allein verantwortet die Entscheidung für eine bestimmte Therapie und gegen andere Maßnahmen. Eine Ergänzung der Berufshaftpflichtversicherung um die selbstständige Ausübung der Heilkunde als sektoraler Heilpraktiker ist als zwingend anzusehen.

5.3 Fazit und Ausblick

Konnten in den bisherigen Ausführungen Ansatzpunkte für eine selbstständige Ausübung der Heilkunde und damit einhergehend auch die Legitimation zur physiotherapeutischen Diagnose dargestellt werden, muss trotzdem sehr deutlich herausgestellt werden, dass es sich bei diesem Status quo aus berufspolitischen und wirtschaftlichen Erwägungen um keine tragfähige Dauerlösung handelt.

Berufspolitisch ist die derzeitige Rechtslage mit ihrem Umweg über den sektoralen Heilpraktiker allenfalls als Zwischenschritt geeignet. Konsequenterweise fordern die Berufsverbände der Physiotherapeuten daher eine Änderung des Berufsgesetzes. Prof. Stock stützte diese Forderung in seinem Rechtsgutachten zum Heilpraktikerrecht im Jahr 2021 (s. o. ➤ Kap. 5.2). Der Weg der Physiotherapie zur eigenständigen Profession lässt sich mittelfristig nur über eine Änderung des Masseur- und Physiotherapeutengesetzes erreichen. Dieses sowie die Ausbildungs- und Prüfungsverordnung muss an den Stellen ergänzt werden, die das Bundesverwaltungsgericht im Jahr 2009 als unzureichend qualifiziert hat. Dass die zu schließende Ausbildungslücke letztlich sehr klein ist, wird durch den geringen Umfang der erforderlichen Nachqualifikation zur Erteilung der sektoralen Heilpraktikererlaubnis nach Aktenlage deutlich. § 8 MPhG ist zu ergänzen. Hier muss analog der Vorschrift des § 1 Psychotherapeutengesetz ein ausdrücklicher Hinweis auf die Legitimation des Physiotherapeuten zur eigenverantwortlichen Tätigkeit aufgenommen werden.

Ebenso sprechen wirtschaftliche Erwägungen für einen konsequenten Weg zum wirklichen Direktzugang. Aktuell ist ein Großteil der Patienten von diesem Weg ausgeschlossen – in der gesetzlichen Krankenversicherung eröffnet der sektorale Heilpraktiker keine neuen Zugangswege zum Patienten. Die heutigen Vorschriften des Sozialgesetzbuchs V, der Heilmittelrichtlinie gemäß § 92 SGB V sowie die nachgelagerten Verträge zwischen Krankenkassen und Verbänden der Physiotherapeuten gemäß § 125 SGB V setzen die ärztliche Verordnung in der Kuration zwingend voraus. Dies gilt auch für die neuen Versorgungsformen mit erweiterter Verantwortung nach § 125a SGB V. Einen Weg in den Direktzugang ebnet auch diese Vorschrift nicht. Die selbstständige Ausübung der Heilkunde bleibt damit für sektorale Heilpraktiker auf den Bereich der Selbstzahler beschränkt.

LITERATUR

Deutscher Bundestag. Gesetz über die Berufe in der Physiotherapie (Masseur- und Physiotherapeutengesetz – MPhG). Bundesgesetzblatt 1994 Teil I Nr. 31, ausgegeben am 31.05.1994: S. 1084. https://www.gesetze-im-internet.de (u. a.).

Deutscher Bundestag. Entwurf eines Gesetzes über die Berufe in der Physiotherapie (Masseur- und Physiotherapeutengesetz – MPhG). Drucksache 12/5887. 13.10.1993: S. 14, 15. http://dipbt.bundestag.de/dip21/btd/12/058/1205887.pdf.

Bundesministerium der Justiz und für Verbraucherschutz. Gesetz über die berufsmäßige Ausübung der Heilkunde ohne Bestallung (Heilpraktikergesetz, HeilprG). Ausfertigungsdatum 17.02.1939, zuletzt geändert durch Art. 17e G v. 23.12.2016 I 3191. https://www.gesetze-im-internet.de/heilprg/BJNR002510939.html (u. a.).

II Spezielle Krankheitslehre im Hinblick auf Differenzialdiagnostik

KAPITEL

6

Harry von Piekartz

Bewegungsapparat

Lernziele

Nach Durcharbeiten dieses Kapitels wird der Leser
- die klinischen Merkmale pathophysiologischer Mechanismen unterscheiden können,
- verschiedene Arten von Schmerzen und Dysfunktionen unterscheiden und diese in ein klinisches Muster übersetzen können,
- in der Lage sein, relevante Erkrankungen der oberen Körperregion (Nacken, Brustwirbelsäule, obere Extremität) und der unteren Körperregion (Lendenwirbelsäule, Becken, untere Extremität) differenzialdiagnostisch zu erkennen und abzuschätzen,
- auf Grundlage von differenzialdiagnostischen Untersuchungen und des Clinical-Reasoning-Prozesses klinische Entscheidungen zur weiteren Versorgung des individuellen Patienten treffen können.

Für den klinisch tätigen Physiotherapeuten ist es wichtig, gut einzuschätzen, ob bestehende Beschwerden im Bewegungsapparat verursacht werden oder durch eine systemische Erkrankung bedingt sind. Die Entscheidung lässt sich im Alltag häufig in der ersten Phase des Patientenkontakts herleiten. Sie ist meistens dichotom: entweder ist ein klares klinisches Muster erkennbar oder nicht (Arocha et al. 1993). Erforderlichenfalls werden gezielte Fragen und Tests ausgeführt, um das Muster zu erkennen und weiter zu spezifizieren. Dieser Prozess wird auch „Forward Clinical Reasoning“ genannt (➤ Kap. 1.2) und hat als Ziel,
- eine Einschätzung treffen zu können, welche Körperregionen am stärksten an den Beschwerden des individuellen Patienten beteiligt sind,
- herauszufinden, welche pathobiologischen (Schmerz-)Mechanismen eine Rolle spielen, wenn ein neuromuskuloskelettaler Zusammenhang besteht, bzw.
- herauszufinden, ob eine Systemerkrankung mit den Beschwerden zusammenhängt.

Aufgrund dieser Ergebnisse sind im Erstkontakt mit dem Patienten die Hypothesenkategorien (➤ Kap. 1.3) besonders wichtig. Sie geben wichtige Informationen darüber, ob die Beschwerden des Patienten eine Indikation für Physiotherapie darstellen oder nicht (Edwards et al. 2004).

Schmerz

Schmerz als das führende Symptom bei Problemen des Bewegungsapparates muss nicht automatisch mit strukturellen Schäden bzw. Dysfunktionen im Zielgebiet in Verbindung stehen. Es ist auch möglich, dass Schmerzen von anderen Körperregionen übertragen werden und die ursprüngliche Schmerzquelle somit maskiert ist.

Im folgenden Kasten finden Sie eine Reihe von allgemeinen Fragen, mit denen man bereits subjektiv differenzieren kann, ob es sich eher um einen Schmerz des neuromuskuloskelettalen Systems oder eines anderen Organsystems handelt.

Anamnestische Leitfragen

Differenzialdiagnostische Fragen zu Schmerzen

Generell
- Wo genau haben Sie Schmerzen?
- Wie fühlt sich der Schmerz an?
- Wie lange hält der Schmerz an?
- Beschreiben Sie Ihre Schmerzen vom Aufstehen bis zum Schlafengehen.
- Gibt es etwas, das Ihre Schmerzen lindert?
- Was verstärkt Ihre Schmerzen bzw. löst diese aus?
- Gibt es irgendetwas, das mit Ihren Schmerzen in Verbindung stehen könnte?
- Haben Sie irgendwo anders in Ihrem Körper Schmerzen, die nicht unbedingt direkt mit Ihren Schmerzen im Zusammenhang stehen?

Plötzliche auftretende Gelenkschmerzen
- Hatten Sie schon einmal irgendeine Form von Krebs, M. Crohn, Geschlechtskrankheiten, Fibromyalgie, Gelenkoperationen, Drogeninjektionen, Sichelzellenanämie?
- Hatten Sie in den letzten 6 Wochen Frakturen, Bissverletzungen (durch Menschen, Tiere), Insektenstiche, Hautausschlag, Medikamentenumstellungen, Infekte?
- Hatten Sie in den letzten Wochen (vor Ausbruch der Schmerzen) Durchfall?

- Haben Sie verstärkten Harndrang?
- Haben Sie ein Brennen beim Wasserlassen?
- Haben Sie eine Rötung, ein Brennen oder eine Verkrustung Ihrer Augen bemerkt?

Nachtschmerz

- Wie fühlen Sie sich, wenn Sie aufwachen?
- Wie verhält sich der Schmerz, wenn Sie aufwachen?
- Was passiert, wenn Sie sich aufrecht hinsetzen?
- Was macht Ihre Beschwerden besser oder schlechter?
- Wie beeinflusst Essen oder Trinken Ihre Schmerzen?
- Wie wirken Medikamente (ASS, Säureblocker, NSAR)?

Eine gute klinische Untersuchung erfordert eine Kenntnis der Schmerzmuster und der zugehörigen differenzialdiagnostischen Tests. Der Therapeut muss die subjektiven Beschreibungen des Patienten richtig einordnen, analysieren und mögliche beteiligte Strukturen erkennen. Über differenzialdiagnostische Tests werden die aufgestellten Hypothesen im Rahmen der klinischen Untersuchung bestätigt oder verworfen.

Zur systematischen Vorgehensweise werden die pathobiologischen Mechanismen nach lokalen (z. B. Hand, Knie) und globalen Regionen (z. B. gesamter Arm, Schulter-/Nackenbereich) und weiter in neuromuskuloskelettale (NMS-) und Nicht-NMS-Mechanismen unterschieden. Dafür werden die Körperregionen eingeteilt in:

- Obere Körperregion: Kopf, Nacken, Rumpf und die obere Extremität (Schulter, Ellbogen und Hand)
- Untere Körperregion: Rumpf, Lendenwirbelsäule, Becken und die untere Extremität (Hüfte, Knie und Fuß)

Der Rumpf gehört zu beiden Regionen, weil er die obere und untere Region miteinander verbindet. Das autonome Nervensystem hat einen starken Einfluss auf beide Körperregionen. Zudem können die viszeralen Organe auch in beide Körperregionen neuromuskuloskelettale Dysfunktionen und Schmerzen übertragen.

➤ Abb. 6.1 zeigt einen Algorithmus zur Entscheidungsfindung bezüglich physiotherapeutischer Untersuchung, Differenzialdiagnose und eventueller Behandlung. Er gilt als Leitstruktur für diesen Abschnitt.

Screening-Fragen

Screening-Fragen dienen der Entscheidungsfindung, ob möglicherweise eine Pathologie vorliegt, die durch Physiotherapie nicht behandelbar ist oder bei der Physiotherapie sogar kontraindiziert ist.

➤ Tab. 6.1 fasst allgemeine Screening-Fragen für mögliche Hinweise auf Red Flags zusammen, spezifischere Fragen werden ggf. in den Abschnitten zu den einzelnen Körperregionen aufgeführt. Wenn zwei Punkte mit Ja beantwortet werden, sollte der Therapeut sehr aufmerksam werden und nur behandeln, wenn das klinische Muster für ihn deutlich ist. Trotzdem sollte der Patient zur weiteren Abklärung untersucht werden. Zudem wird eine Abstimmung mit dem Arzt stark angeraten. Werden drei Punkte bejaht, so findet in der Regel keine Behandlung statt und es sollte direkt der Kontakt zum Arzt gesucht werden.

Anmerkung: Die im Kapitel aufgeführten Screening-Fragebögen sind keine validierten Messinstrumente, sondern vielmehr Checklisten, die auf Basis der aktuellen Literatur zusammengestellt wurde.

Lokale NMS-Symptome

Um eine physiotherapeutische Behandlung durchführen zu können, werden vor Behandlungsbeginn Vorsichtsmaßnahmen und Red Flags abgeklärt. Bei Vorliegen lokaler Symptome bedeutet dies, dass periphere Schmerzmechanismen mit lokalen Dysfunktionen korrelieren müssen, um eine gesicherte Zuordnung zu NMS-Mechanismen sicherzustellen. Lokale neuromuskuloskelettale Quellen für Dysfunktionen sind die lokalen Gelenke, Muskeln, Nerven, Gefäße und weitere Strukturen (z. B. Bursen).

Um zu differenzieren, welche Strukturen involviert sind, werden klinische Tests in Testbatterien zur Schmerzprovokation eingesetzt. Hierfür muss das Schmerzverhalten folgende Eigenschaften aufweisen:

- Vorhersagbares Schmerzverhalten während einer (passiven) Bewegung (On-Off-Verhalten)
- Keine zunehmende Schmerzausstrahlung
- Klare Symptomreproduktion
- Schmerzen immer im gleichen Bereich
- Patient kann den Schmerz gut lokalisieren
- Symptome sind bewegungs-, positions- oder belastungsabhängig

Die Differenzierung von intra- gegenüber extraartikulären Störungen bei physiologischen Bewegungen und symptomatischen Positionen erfolgt primär über Kompression und Distraktion des Gelenks. Passen Zeichen und Symptome nicht zusammen und bestehen auch aus der Anamnese Zweifel an einer muskuloskelettalen Ursache der Erkrankung (Red Flags), so muss in Betracht gezogen werden, dass kein mit Physiotherapie zu behandelndes muskuloskelettales Problem vorliegt. Für den Fall, dass eine physiotherapeutische Behandlung indiziert ist, wird durch weitere Differenzierungstests eine detaillierte Strukturanalyse durchgeführt, um möglichst zielgerichtet zu therapieren.

Differenzierungstests

Differenzierungstests sind spezielle schmerzprovozierende Testverfahren, die die Beteiligung einzelner Bewegungskomponenten bei schmerzhaftem oder verändertem Widerstandsverhalten während einer Bewegung überprüfen. Das Prinzip der Differenzierungstests besteht darin, in einer schmerzhaften Bewegung durch das Ändern *einer* Bewegungskomponente herauszufinden, ob diese einen Einfluss haben könnte. Differenzierungstests werden bei peripheren Schmerzmechanismen angewendet und können sowohl aktiv als auch passiv durchgeführt werden (Hengeveld und Banks 2008).

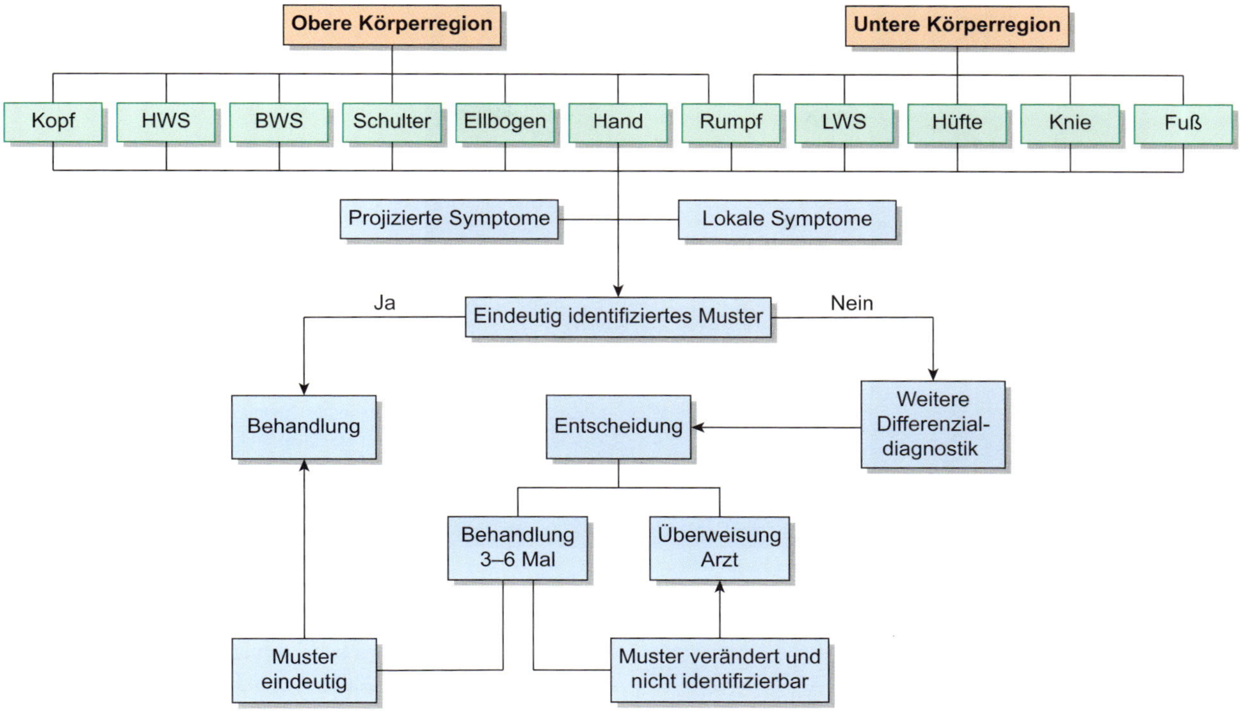

Abb. 6.1 Einteilung der Körperregionen und Ablauf des klinischen Entscheidungsprozesses. [P1059, L231]

Tab. 6.1 Screening-Fragebogen.

	Red Flags		
1.	Unerklärbare Zeichen und Symptome nach aktuellem Trauma	Ja	Nein
2.	Belastung nicht möglich (Schmerz durch axialen Druck)	Ja	Nein
3.	Aktueller unerklärbarer Gewichtsverlust (> ca. 5 kg/Monat)	Ja	Nein
4.	Einnahme von Kortikosteroiden über längere Zeit	Ja	Nein
5.	Konstanter Schmerz, der sich in Ruhe oder bei Positionsänderung nicht verringert	Ja	Nein
6.	Krebs in der Vorgeschichte	Ja	Nein
7.	Allgemeines Unwohlsein	Ja	Nein
8.	Nächtliche Schmerzen	Ja	Nein
9.	Nicht auf ein Segment bzw. Dermatom beschränkte neurologische Zeichen und Symptome	Ja	Nein
10.	Länger bestehendes unerklärtes Fieber (> 3 Monate)	Ja	Nein

Klinische Tests zur Differenzialdiagnose

Differenzierung intraartikulär – extraartikulär

Eine Differenzierung erfolgt nach dem Prinzip, dass bei einer schmerzhaften Testbewegung einer der beteiligten Bewegungspartner unverändert bleibt und der andere Partner weitergeführt wird. Bewertet wird dabei die entstehende Symptomreaktion. Dadurch ist es möglich, Rückschlüsse auf die betroffene Komponente zu ziehen. Bezogen auf die Differenzierung einer intra- und extraartikulären Symptomatik bedeutet dies, dass der bewegte Gelenkpartner einmal mit *Kompression* in das Gelenk weiterbewegt wird und einmal mit *Distraktion.*

Beispiel (nach Hengeveld und Banks 2008): Flexion/Extension der Art. radiohumeralis (➤ Abb. 6.2)

- 1. Differenzierung: Flexion/Extension unter Kompression der Art. radiohumeralis – Ergebnis: mehr Schmerz
- 2. Differenzierung: Flexion/Extension unter Distraktion der Art. radiohumeralis – Ergebnis: kein Schmerz

→ Hypothese: intraartikuläre Problematik in der Art. radiohumeralis

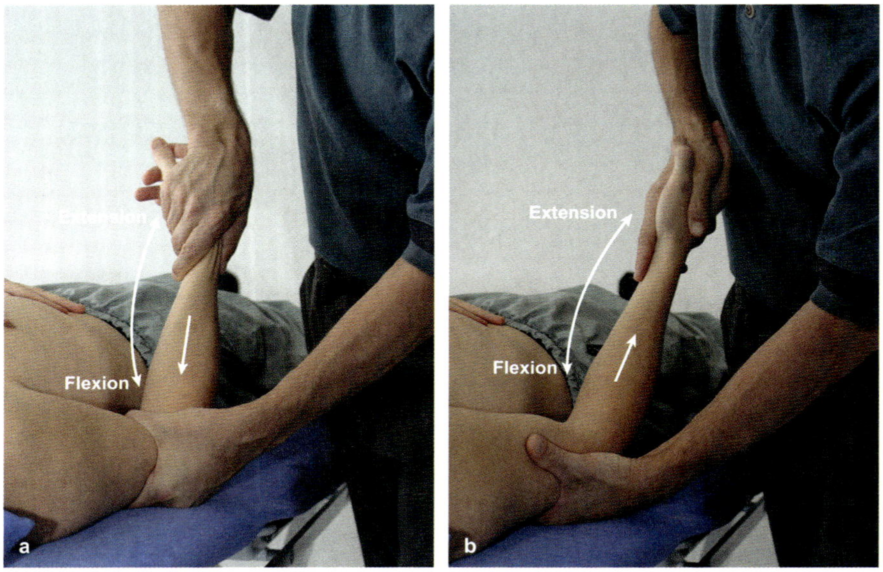

Abb. 6.2 a) Erste Differenzierung. b) Zweite Differenzierung. Flexion/Extension der Art. radiohumeralis. Nimmt der Schmerz oder Schutzspasmus bei Kompression in einem „On-Off-Verhalten" zu und bei Distraktion ab, deutet dies auf das Vorliegen eines lokalen (intra)artikulären Gelenkproblems hin, dem ein peripher-nozizeptiver Schmerzmechanismus zugrunde liegt. [P1059]

FALLBEISPIEL

Ein 28-jähriger Volleyballspieler stellt sich in der Praxis mit Schmerzen in der rechten Schulter vor. Die Probleme treten bei Schlagbewegungen und beim Blocken des Balls während des Spielens auf. Vor drei Wochen hat er im Training einen Ball mit einer starken „Verdrehung" des Arms geschlagen und sofort einen einschießenden Schmerz in der Schulter gespürt. Die durchgeführte bildgebende Diagnostik zeigte keinerlei auffällige Befunde. Nach einer Woche Trainingspause fing er wieder an zu trainieren und konnte dies mit medikamentöser Unterstützung (NSAR) relativ gut bewältigen. Die Schmerzen sind nach wie vor da, vom Gefühl her wird es minimal besser. Nach der Anamnese ergibt sich folgendes Bild: traumatisches Ereignis, lokale stechende Schmerzen bei endgradigen Belastungen über Kopf, insgesamt tritt eine Besserung der Symptome ein, positive Reaktion auf Medikamente (NSAR), Reaktion auf mechanische Reize, Differenzierungstests weisen auf ein intraartikuläres glenohumerales Problem hin.

Beurteilung: Es zeigt sich das klinische Bild eines peripher-nozizeptiven Schmerzmechanismus. Eine physiotherapeutische Behandlung ist in diesem Fall indiziert und der Patient muss nicht zur weiteren Abklärung an den Arzt überwiesen werden.

6

6.1 Obere Körperregion

6.1.1 Obere Extremität: Schulter-, Ellbogen-, Handregion

Neuromuskuloskelettale Symptome

Schulterregion

Projizierte Symptome sind Symptome in der Extremität, die sich nicht lokal in der nozizeptive Quellen manifestieren, z. B. ein Gefühl von Kraftverlust im Unterarm bei einer ventralen glenohumeralen Arthritis oder diffuse laterale Ellbogenschmerzen bei einer Supraspinatus-Tendinopathie.

Lokale Symptome im Bereich der Schulter lassen sich in den meisten Fällen auf wenige grundsätzliche Störungen reduzieren: Dysfunktionen der Weichteile (insbesondere der Rotatorenmanschette) und des glenohumeralen sowie subakromialen Gelenks, Instabilitäten und Arthritis (Dinnes et al. 2003). Treten lokale Schmerzen auf – so eine Studie von Mitchell et al. (2005) –, ist auf Basis von klinischen Tests bei 85 % der Patienten die Rotatorenmanschette betroffen. 77 % der Patienten zeigen dabei nicht nur *ein* Schulterproblem, sondern eine Kombination aus verschiedenen Ursachen (Impingement, AC-Beteiligung, Kapselentzündung, Tendopathien).

Die am häufigsten gebrauchten klinischen Tests für die Schulter sind physiologische Bewegungen, Zusatzbewegungen, statische Tests, Instabilitätstests, neurodynamische Tests sowie die Palpation der involvierten Strukturen. Durch Clustering dieser Tests bekommt der Therapeut einen Eindruck, welche lokalen Strukturen involviert sind und ob eine Red Flag ausgeschlossen werden kann.

Ellbogen- und Handregion

Lokale NMS-Schmerzen im Bereich des Ellbogens (lateral, medial, ventral, dorsal) haben meistens einen deutlichen „On-Off-Mechanismus" (peripher-nozizeptiv), keine Ausstrahlung, sind klar reproduzierbar und treten immer am gleichen Ort auf. Der Patient kann den Schmerz exakt beschreiben. Schmerzen treten oft in Kombination mit Aktivitäten wie Greifen, den Arm nach etwas Ausstrecken oder Stütz auf den Händen auf. In diesem Fall ist eine vertiefte NMS Untersuchung und intra-/periartikuläre Differenzierung der Artt. humeroradialis, radioulnaris, humeroulnaris sowie des Lig. anulare radii notwendig. Ergibt sich die Hypothese einer extraartikulären Ursache, so ist eine Differenzierung tendinomuskulärer und neuraler Strukturen indiziert.

Ein Beispiel ist der klassische Tennisellbogen: Der Schmerz ist häufig oberflächlich lateral lokalisiert, wird schlimmer während des Greifens und beim Fahrradfahren. Kompressionstests der Art. humeroradialis und Art. radioulnaris sind nicht auffällig. Statische Tests in Extension des Ellbogens und Extension der Hand reproduzieren die Schmerzen. Die Palpation des tendinomuskulären Übergangs des

M. extensor carpi radialis longus ist schmerzhaft. Das klinische Muster ist eine mögliche lokale extraartikuläre muskuläre Dysfunktion ohne Red Flags (Weinzweig und Gonzalez 2002).

Nicht-NMS-Symptome

Bestehen Zweifel hinsichtlich der Zuordnung der lokalen Zeichen und Symptome zu neuromuskuloskelettalen Erkrankungen der oberen Extremität – passen also die bekannten Merkmale peripherer Schmerzmechanismen und die vorliegenden Zeichen und Symptome nicht zueinander –, so muss die Beteiligung von nicht neuromuskuloskelettalen Ursachen in Erwägung gezogen werden. Raumfordernde Prozesse, neuroimmunologische, infektiöse oder systemische Erkrankungen können dann (mit)verantwortlich sein. Ähnlich wie bei NMS-Mechanismen ist auch hier die Lokalisation der Symptome eng mit den Quellen der Symptome verbunden.

Ein Knochentumor im Bereich des Humerus kann beispielsweise Missempfindungen wie Kribbeln und Nadelstiche in der Hand hervorrufen. Kommt es zusätzlich zu einer Verwachsung mit dem Biceps und Triceps, so entstehen Bewegungseinschränkungen des Ellbogengelenks. Art und zeitlicher Verlauf der Symptome eines Knochentumors stimmen nicht mit denen einer Dysfunktion mit peripherem Schmerzmechanismus überein. Es muss daher an andere, Nicht-NMS-Quellen gedacht werden.

Eine allgemeine Übersicht von klinischen Merkmalen bzgl. Kontraindikationen für weitere NMS-Untersuchungen und Behandlungen zeigt ➤ Tab. 6.2.

Raumfordernde Prozesse

Primäre Tumore können im Bereich der gesamten oberen Extremität entstehen (➤ Abb. 6.3). Häufig ist das Weichteil- oder Knochengewebe betroffen (z. B. Osteo-, Chondro- oder Synovialsarkome).

Tab. 6.2 Übersichtstabelle der Red Flags von Ellbogen und Hand (in Anlehnung an Literatur von Harvey 2001, Jawed et al. 2001, Hunter et al. 2002, Phillips et al. 2004, Wildin et al. 2001, Major und Crawford 2002, Block und Sequera 2001, Ciccone et al. 1997, Veldman et al. 1993, American Cancer Society 2017).

Pathologie	Vorgeschichte	Symptome
Kompartment-Syndrom	Vorgeschichte mit Trauma, chirurgischem Eingriff oder extremer ungewohnter Aktivität Anhaltende Unterarmschmerzen und „Enge", Kribbeln, Brennen oder Taubheit	Palpable Empfindlichkeit und Spannung des betroffenen Kompartiments (Schmerzzunahme durch Dehnung der beteiligten Muskeln) Parästhesie, Parese und Sensibilitätsstörungen Verminderter Puls und verlängerte Rekapillarisierungszeit
Wundinfektion der Hand	Schnitt oder scharfe Wunde durch Menschen- oder Tierbiss	Typische Symptome der Infektion und Entzündung Kardinalzeichen: 1) Flexionshaltung der Finger, 2) gleichmäßige Schwellung der Finger, 3) Hypersensitivität über die Länge der beteiligten Sehnenscheide, 4) starke Schmerzen bei Hyperextension der Finger
Ruptur der langen Flexorensehnen	Kraftvolle Flexorkontraktion, Platzwunde im Sehnenbereich	Verlust der isolierten aktiven DIP- oder PIP-Flexion, möglicherweise fühlbare Defekte in den beteiligten Muskeln
Lunatumfraktur oder -dislokation	Sturz auf die Hand oder extreme, anhaltende Belastung	Schmerz bei endgradiger Bewegung, Handgelenksextension, Schmerzen und verringerte Kraft beim Greifen von Objekten
Skaphoidfraktur	Sturz auf die ausgestreckte Hand; hohe Prävalenz bei Männern im Alter von 15–30 Jahren und Frauen mit Osteoporose	Schwellung, Quetschung am Handgelenk, lokale Druckempfindlichkeit der Tabatière anatomique, verstärkte Schmerzen beim Greifen
Distale Radiusfraktur (Colles-Fraktur)	Sturz auf den ausgestreckten Arm mit Handgelenk in Dorsalextension, häufig bei jungen männlichen oder älteren weiblichen Personen	Handgelenkschwellung; Handgelenk in neutraler Ruheposition, gehaltene Bewegungen der dorsalextendierten Hand sind schmerzhaft
Radiusköpfchenfraktur	Sturz auf die ausgestreckte Hand	Ellbogengelenkerguss – Arm wird gegen den Körper gehalten und ist in der Bewegung eingeschränkt
Raynaud-Syndrom	Familiäre Disposition, Frauen mit Östrogentherapie, Kälteexposition/Erfrierungen, Verletzungen, Kollagenose, Einnahme von Medikamenten zur Förderung der Vasokonstriktion (wie Betablocker, Amphetamine, abschwellende Mittel und Koffein)	Blässe, Zyanose und/oder hyperämisches Erythem der Finger
Komplexes regionales Schmerzsyndrom (CRPS I)	Vorgeschichte mit Trauma oder chirurgischem Eingriff; starkes Brennen/anhaltende Schmerzen, die auf typische Analgetika nicht ansprechen; sekundäre Hyperalgesie/Überempfindlichkeit	Betroffener Bereich geschwollen (eindrückbares Ödem), warm und erythematös; Temperaturunterschied zwischen beteiligten und unbeteiligten Extremitäten
Melanom	Krebs in der Vorgeschichte; Patienten häufig < 30 Jahre alt (vor allem Frauen), helle Haut, Sonnenbrände in der Vorgeschichte	Hautveränderung mit asymmetrischer oder unregelmäßiger Form, unscharf begrenzt oder mit eingekerbten Rändern, Farbe unregelmäßig verteilt, Durchmesser > 6 mm

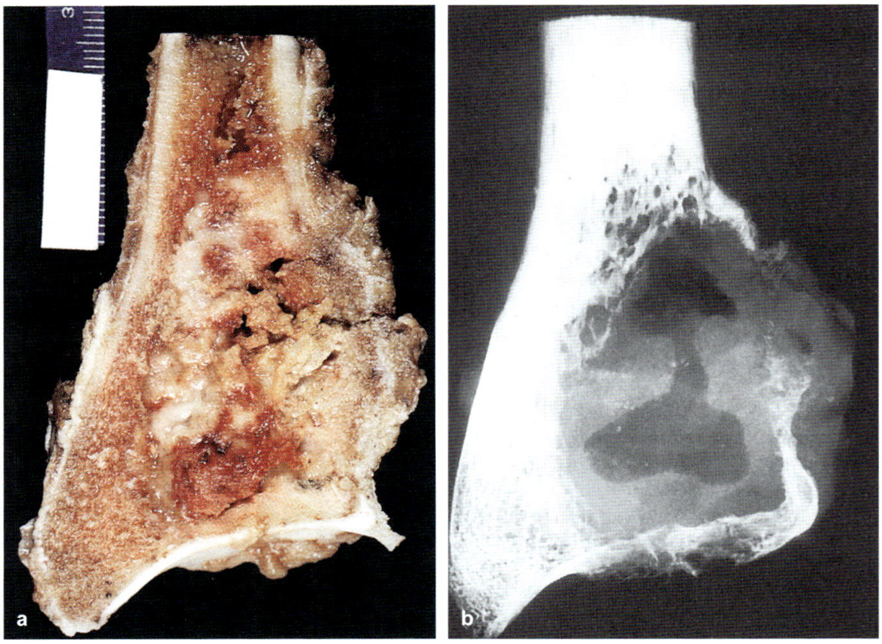

Abb. 6.3 Riesenzelltumor am distalen Radius. [E1244]

Metastasen aus streuenden Karzinomen können ebenfalls an der oberen Extremität auftreten. Sowohl Primärtumore als auch Metastasen können Zeichen und Symptome wie bei neuromuskuloskelettalen Erkrankungen zeigen, da in beiden Fällen dieselbe Struktur betroffen ist. Die Qualität der Symptome ist abhängig von den involvierten Strukturen:

- Knochen
- Muskeln
- Fett- oder Fasergewebe
- Knorpel
- Synovia

Bei Screening und Differenzialdiagnostik ist es wichtig, Abweichungen von den typischen Merkmalen peripherer Schmerzmechanismen zu erkennen und assoziierte Zeichen und Symptome den Weichteil- und Knochentumoren zuordnen zu können (➤ Tab. 6.3). Bei metastasierenden Tumoren sind neben den lokalen Zeichen und Symptomen der Metastasen auch die Zeichen und Symptome des primär betroffenen Organs zu beachten.

Tab. 6.3 Klinische Zeichen und Symptome von Weichteil- und Knochentumoren.

Weichteiltumor	Knochentumor
• Schmerz (zunächst gering und intermittierend, später stark und konstant) • Lokale Schwellung über dem betroffenen Gebiet • Lokale Erwärmung • Knotenbildung, beispielsweise im Muskel • Pathologische Frakturen	• Schmerz (zunächst gering und intermittierend, später stark und konstant) • Lokale Schwellung über dem betroffenen Gebiet • Lokale Erwärmung • Bildung empfindlicher Knoten über dem Knochen • Pathologische Frakturen • *Bewegungs- und Funktionseinschränkungen benachbarter Gelenke* • *Gelegentlich Gewichtsverlust* • *Unwohlsein und Schwächegefühl*

Projizierte Nicht-NMS-Symptome

NMS-Symptome können durch Schmerzprojektion aus den inneren Organen vorgetäuscht werden. Ein Beispiel für viszerale projizierte Schmerzen sind linksseitige Schulter- oder Armschmerzen, die ein Alarmzeichen für einen *Myokardinfarkt* sein können. Die Wahrscheinlichkeit, dass Schulter-Arm-Schmerzen kardiologische Gründe haben, steigt bei Vorliegen von Risikofaktoren (Alter > 50 Jahre, Frauen nach der Menopause und positive Familienanamnese, d. h. Herzinfarkte bei erstgradigen Verwandten) (Lateef et al. 2009).

Rechtsseitige Schulterschmerzen können durch *Gallenblasenerkrankungen* wie z. B. Cholezystitis oder Cholelithiasis verursacht werden. Das Murphy-Zeichen (➤ Kasten) kann Hinweise auf eine solche Ursache geben.

Klinische Tests zur Differenzialdiagnose

Murphy-Zeichen

Indikation Verdacht auf Cholezystitis oder Cholelithiasis.

Durchführung Am sitzenden Patienten wird medial der Mamille mit mehreren Fingern Druck unterhalb des rechten Rippenbogens ausgeübt. Der Patient wird aufgefordert, tief einzuatmen. Das Murphy-Zeichen ist auch unter sonografischer Kontrolle durchführbar. Dies ist verlässlicher, da die anatomische Lage des Organs variabel sein kann.

Interpretation Das Murphy-Zeichen ist positiv, wenn der Patient bei Inspiration einen umschriebenen Druckschmerz beschreibt. Eine entzündliche Gallenblase drückt hierbei gegen den Palpationsfinger. Meistens ist das Ausmaß der Schmerzhaftigkeit an der Veränderung des Gesichtsausdrucks während der Inspiration zu erkennen. Die Schmerzen können ipsilateral am ventralen oder dorsalen Thorax auftreten und in die Leisten- und Hüftregion projizieren.

Eigenschaften dieser projizierten Symptome sind, dass sie im Schulter-Arm-Bereich auftreten und zu falsch positiven NMS-Tests führen können. Sie haben weniger die Tendenz, nach dem Reiz-Reaktions-Prinzip zu agieren, sondern zeichnen sich meist vielmehr durch assoziierte Symptome wie abnormales Schwitzen, generelle Schutzspasmen und/oder lokale Temperaturänderungen aus.

➤ Tab. 6.4 gibt eine Übersicht über systemische Erkrankungen, die Symptome in Form von Projektionsschmerzen in der oberen Extremität auslösen können. Es wird deutlich, dass eine Vielzahl

Tab. 6.4 Systemische Quellen verschiedener Körperregionen als Ursachen für Symptome der oberen Extremität (modifiziert nach Heick und Lazaro, 2022).

Erkrankung	Lokalisation/Quelle der Symptome		
	Nacken	Rumpf/Brust/Rücken	Abdomen
Onkologisch:	• Metastasen (Leukämie, Morbus Hodgkin) • Rückenmarkstumor • Knochentumor	• Metastasen in Axilla oder Mediastinum • Lungenmetastasen von Knochen, Brust, Niere, Bauchspeicheldrüse, Uterus • Knochenmetastasen in der Brustwirbelsäule (von Lungen-, Brust-, Schilddrüsentumoren) • Brustkrebs • Lungenkrebs	• Bauchspeicheldrüsenkrebs • Wirbelmetastasen von Nieren-, Prostata-, Hodentumoren
Kardiovaskulär/vaskulär:	• Thoracic-Outlet-Syndrom (TOS)	• Myokardinfarkt • Akutes Koronarsyndrom • Herzschrittmacher (Komplikationen) • Nach Bypass-OP • Bakterielle Endokarditis • Perikarditis • Thorakales Aortenaneurysma	• Aortenaneurysma
Pulmonal:	• Lungentuberkulose	• Lungenembolie • Lungentuberkulose • Spontanpneumothorax • Pancoast-Tumor • Lungenentzündung • Empyem und Lungenabszess	
Renal/urologisch:			• Nierensteine • Obstruktion, Entzündung oder Infektionen der oberen Harnwege
Gastrointestinal/hepatisch:		• Zwerchfellbruch	• Erkrankung der Leber, Gallenblase, oder Bauchspeicheldrüse • Milzriss • Perforiertes Magen- oder Zwölffingerdarmgeschwür
Infektiös:		• Septische Arthritis • Lungenentzündung • Herpes Zoster (Gürtelrose) • Syphilis/Gonorrhö • Osteomyelitis • Mononukleose • Nekrotisierende Fasziitis • Zellulitis	
Gynäkologisch:			• Rupturierte Bauchhöhlenschwangerschaft • Endometriose (Zyste)
Andere:	• Traumen • Zervikale Rückenmarksverletzungen	• Mastodynie der Brust • Diabetes mellitus (adhäsive Kapselentzündung) • Sichelzellenanämie • Bluterkrankheit	• Zwerchfellhernie • Postoperative Blutungen nach vorderer Wirbelsäulenoperation

von Körperregionen über Schmerzübertragungsmechanismen Auswirkungen auf das Schmerzverhalten der oberen Extremität haben können.

6.1.2 Kopfschmerzen

Kopfschmerzen sind häufig auftretende Beschwerden bei Erwachsenen und Kindern. In der Regel werden Kopfschmerzen von Ärzten untersucht und abgeklärt. In der täglichen physiotherapeutischen Praxis treten sie jedoch oftmals als Begleitsymptom anderer muskuloskelettaler Beschwerden auf. In vielen Fällen werden Kopfschmerzen durch extrakraniale Dysfunktionen, wie Druck auf Blutgefäße, kraniale Spinalnerven, Hirnnerven oder die Dura, oder durch eine Dysregulation des autonomen Nervensystems oder Immunsystems verursacht. In den meisten Fällen (95–99 %) lösen diese Ursachen „benigne" Kopfschmerzen aus. „Nicht benigne" Kopfschmerzen sind meist mit einem Tumor oder einer Infektion des zentralen Nervensystems verbunden (Sharma et al. 2017).

In der Klassifikation der International Headache Association (IHS 2018) werden Kopfschmerzen in zwei Gruppen unterteilt:

- Primäre Kopfschmerzen: Hierbei handelt es sich um Kopfschmerzen, die ein eigenes Krankheitsbild darstellen, wie Migräne, Spannungskopfschmerz (Tension Type Headache) und Cluster-Kopfschmerzen.
- Sekundäre Kopfschmerzen hängen mit anderen zugrunde liegenden oder beitragenden Faktoren oder Pathologien zusammen. Dazu zählen Sinusitis, kraniomandibuläre Dysfunktion (CMD), okuläre Dysfunktionen, myofasziale Schmerzsyndrome, Störungen im kraniozervikalen Übergang, Zahnentzündungen (Odontitis), Zysten im Sinus frontalis sowie Neurinome und Meningeome.

In der täglichen Praxis werden Physiotherapeuten nicht selten mit der Therapie von sekundären Kopfschmerzen, wie z. B. den „zervikalen Kopfschmerzen" und „kraniomandibulären Dysfunktionen" konfrontiert. Beide Quellen können übertragene Schmerzen in der Kopfregion auslösen, die sich stark überschneiden können. Verursacht wird dies durch die Verbindung des N. trigeminus mit den zervikalen Nerven (C1–C4) innerhalb des Nucleus trigeminocervicalis im Hirnstamm (Biondi 2000). Zervikale Kopfschmerzen sind oftmals mit chronischen Kopfschmerzen, Schleudertrauma (Whiplash Associated Disorder [WAD]), zervikaler Instabilität, Diskopathie oder einer progressiven Arthritis der Facettengelenke assoziiert. Dysfunktionen im temporomandibulären Gelenk (kraniomandibuläre Dysfunktion, auch temporomandibuläre Dysfunktion oder TMD genannt) sind häufig mit langwierigen Zahnschmerzen ohne nachvollziehbaren Grund (atypische Odontalgie), atypischen Gesichtsschmerzen, Pseudosinusitis, Spannungskopfschmerz oder zervikalen Kopfschmerzen assoziiert.

Pädiatrische Kopfschmerzen

Die Prävalenz von pädiatrischen Kopfschmerzen reicht in der Regel von 37 bis 51 % innerhalb der Grundschuljahre und steigt während der Adoleszenz nach und nach auf 57–82 % an. Häufige oder starke Kopfschmerzen einschließlich Migräne über einen Zeitraum von 12 Monaten wurden bei 17 % einer nationalen Stichprobe von Kindern und Jugendlichen berichtet (Lateef et al. 2009).

Für pädiatrische Patienten ist Kopfschmerz ein häufiger Grund, einen Arzt oder Therapeuten aufzusuchen. Pädiatrische Kopfschmerzen können durch unterschiedliche Ursachen einschließlich genetischer Prädisposition, Trauma, intrakranieller Raumforderungen, Stoffwechsel- und Gefäßerkrankungen oder einer Sinusitis entstehen. Die Entscheidung, ob es sich um primäre oder sekundäre Kopfschmerzen handelt, ist sehr bedeutend für die Behandlung. Die häufigsten Kopfschmerzen sind primäre Kopfschmerzen. Im Kindesalter liegt am häufigsten eine Migräne vor, während Jugendliche oft unter Spannungskopfschmerzen leiden (Raieli et al. 2005, Lewis et al. 2005).

Bei sekundären Kopfschmerzen kann eine spezielle Physiotherapie indiziert sein (Kopfschmerz als Nebensymptom von z. B. chronischer (Pseudo-)Sinusitis, okulomotorischer oder kraniozervikaler/mandibulärer Dysfunktionen). Es kann aber auch eine direkte Kontraindikation vorliegen (Meningitis, intrakraniale Aneurysmen oder Raumforderungen wie Astrozytome oder Meningeome). Um bei pädiatrischen Kopfschmerzen eine gute subjektive Differenzialdiagnose zu erhalten, sollte in der Regel eine umfassende Anamnese stattfinden. Abzuklären ist, ob ein primärer oder sekundärer Kopfschmerz vorliegt. Im Falle eines sekundären Kopfschmerzes ist zu entscheiden, ob eine Indikation oder Kontraindikation für eine Behandlung gegeben ist.

Um pädiatrische Kopfschmerzen genau abzuklären, sollte der Physiotherapeut auf Folgendes achten:

- Erfragen der Vorgeschichte
- Kopfschmerzen: Beginn, Dauer und Schweregrad
- Begleitsymptome
- Kopfschmerzen (Migräne) in der familiären Vorgeschichte
- Medikamente in der Vorgeschichte
- Faktoren, die die Kopfschmerzen (insbesondere Migräne) beeinflussen

Begleitsymptome können je nach der vorliegenden pädiatrischen Migräne variieren:

- Migräne mit Aura: Sehstörungen, Sensibilitätsstörungen, motorische Symptome, Sprech- oder Sprachstörungen und andere kognitive Effekte
- Komplizierte Migräne: Gefühl von „Brennen" im Kopf-/Nackenbereich oder diffuse neurologische Defizite
- Halbseitenmigräne oder hemiplegische Migräne: einseitige motorische Schwäche oder Sensibilitätsstörungen, die stundenlang nach den Kopfschmerzen anhalten können
- Basilarismigräne: Vasokonstriktion der A. basilaris und der hinteren Hirnarterien; Doppelbilder, Schwindel, Tinnitus, Ataxie
- Akute Verwirrtheitszustände (ungewöhnlich): plötzliches Auftreten von Verwirrtheit, Teilnahmslosigkeit, Gedächtnisstörungen, Desorientierung und Dysarthrie

Besondere Merkmale pädiatrischer Spannungskopfschmerzen:

- Auftreten in Zeiten von Stress
- Nacken und Hinterkopf einbezogen
- Dauerschmerzen

- Keine Übelkeit, Erbrechen oder Bauchschmerzen
- Migräne in der Familiengeschichte ist weniger wahrscheinlich
- Die Behandlung einer Depression sorgt für Erleichterung/Linderung der Kopfschmerzen

Andere Arten von Kopfschmerzen, die auch in der Kindheit bis zum 16. Lebensjahr vorkommen können, sind:

- Cluster-Kopfschmerz
- Sinus-Kopfschmerzen
- Kopfschmerzen infolge Kopftrauma
- Kopfschmerzen durch vergrößertes intrakranielles Volumen
- Benigne intrakranielle Hypertonie

In der Regel ist bei einem plötzlichen Anfang der Kopfschmerzsymptome, einer langsamen Schmerzzunahme (ohne gute Reaktion auf die Therapie), lokalen neurologischen Zeichen, Kopfschmerzen mit Allgemeinsymptomen sowie einer Infektion an eine Meningitis oder Enzephalitis zu denken. ➤ Abb. 6.4 gibt diesbezüglich eine zusammenfassende Übersicht.

Nicht-NMS-Kopfschmerzen

Die meisten Kopfschmerzen sind gutartig, trotzdem können Kopfschmerzen Erst- oder Begleitsymptome von neurologischen Krankheiten, hormonellen Dysbalancen, Neoplasien und Nebeneffekten von Medikamenten sein. ➤ Tab. 6.6 stellt eine Übersicht von möglichen ernsthaften Situationen dar, die mit Kopfschmerzen zusammenhängen. Sie gehören in diesem Fall zur malignen Form von sekundären Kopfschmerzen.

Der Physiotherapeut sollte sich im Klaren darüber sein, dass:

- Kopfschmerz das erste Symptom für eine arterielle Hypertonie (➤ Kap. 9.2.1), zerebrale Venenthrombose (➤ Kap 9.3) oder einen drohenden Schlaganfall sein kann (➤ Kap. 7.1.2).
- Assoziierte Zeichen und Symptome, wie plötzliches Erbrechen, Benommenheit, Schwindel und Übelkeit ohne einen Grund, sowie Veränderungen vitaler Zeichen auftreten können. Zudem ist die Untersuchung des Blutdrucks und okulärer Funktionen ein wichtiges Screening-Instrument für vaskuläre Kopfschmerzen.
- Starker, plötzlicher Kopfschmerz ohne Grund eine Kontraindikation für eine Physiotherapie ist.

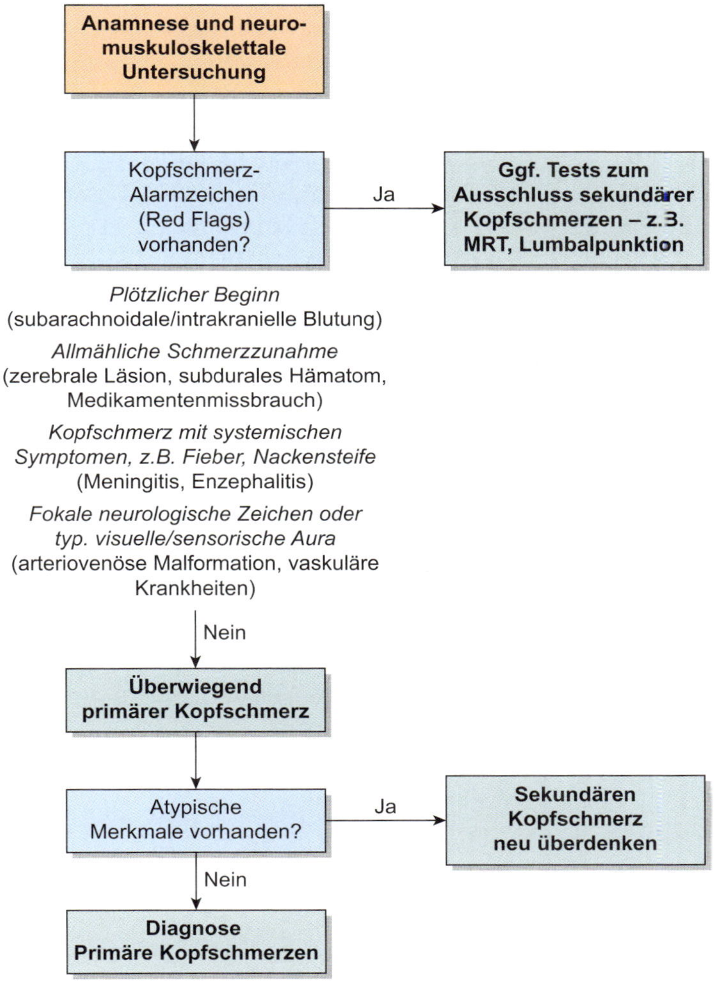

Abb. 6.4 Pädiatrische Kopfschmerzen und Alarmzeichen (Algorithmus modifiziert nach Lewis et al. 2005). [L231]

Tab. 6.5 Klinische Zeichen und Symptome der Hauptkopfschmerzarten*.

Migräne	Spannungskopfschmerz	Zervikogener Kopfschmerz
• Kann kopfschmerzfrei sein • Migräne mit Kopfschmerzen häufig als pulsierend und pochend wahrgenommen • Häufig unilateral • Hinter dem oder um das Auge • Kombiniert mit Übelkeit, Erbrechen • Frühzeitige Symptome: visuelle Veränderung (Aura), motorische Schwäche, Schwindel, Parästhesien, Gesichtsblässe und kalte Hände/Füße • Vorgeschichte von Kopfschmerz in der Kindheit, Familienanamnese bezüglich Migräne • Typische Auslöser: Alkohol, Ernährung, hormonelle Veränderungen, Hunger, Parfüm?, Stress, Medikamente, Umweltfaktoren	• Tiefer Druckschmerz • Gefühl wie ein Band oder ein Schraubstock um den Kopf • Bilateraler oder globaler Kopfschmerz • Muskuläre Empfindlichkeit oder Schmerzhaftigkeit der Weichteile der Halswirbelregion • Gewöhnlich keine assoziierten Zeichen und Symptome • Mögliche Verschlimmerung durch laute Töne oder helles Licht • Aktuelle Diagnose oder positive Vorgeschichte in Bezug auf Angst, Depression oder Panikerkrankungen	• Beginnender Schmerz in okzipitaler Region, ausstrahlend in die frontale Region • Gewöhnlich bilateral • Schmerzintensität schwankt zwischen mild und stark • Häufig Verschlimmerung durch Nackenbewegungen oder langanhaltenden Körperhaltungen • Kann Migräne-ähnliche Symptome haben mit pochenden Schmerzen, Übelkeit, Phono- und Photophobie • Trauma in der Vorgeschichte (z. B. Schleudertrauma), Bandscheibenerkrankung, Arthritis

* Der Physiotherapeut sollte sich bewusst sein, dass nach der Literatur Überschneidungen dieser Kopfschmerzarten eher die Regel als die Ausnahme sind.

Tab. 6.6 Screening-Checkliste Kopfschmerzen.

	Red Flags bei Kopfschmerzen		
1.	Plötzlich einsetzende Kopfschmerzen	Ja	Nein
2.	Ungewöhnlich starke Kopfschmerzen, besonders wenn sie von Valsalva-Manöver (Husten, Niesen), Positionswechsel, Kopfdrehen, Bewegung, Koitus beeinflusst werden und mit fokalen neurologischen Symptomen einhergehen	Ja	Nein
3.	Beschreibung eines besonderen Kopfschmerzes, der „anders" ist als gewohnt	Ja	Nein
4.	(Sub)akute und progressive Kopfschmerzen („Spannungstyp") über Tage oder Monate	Ja	Nein
5.	Kopfschmerzen, die konstant und unbeeinflussbar sind	Ja	Nein
6.	Kopfschmerzen mit Übelkeit, Erbrechen und Fieber, die nicht mit einer systemischen Krankheit wie Grippe verbunden sind	Ja	Nein
7.	Im Erwachsenenalter (> 50 Jahre) neu auftretende Kopfschmerzen, vor allem wenn sie vom Migräne-, Cluster- oder Spannungstyp sind, oder wesentliche Änderung im etablierten Muster schon länger bestehender Kopfschmerzen, z. B. Erbrechen mit „Spannungstyp"-Kopfschmerz	Ja	Nein
8.	Neue Kopfschmerzen nach einem Trauma, vor allem wenn es lokal ist (auch wenn es nur kurz ist)	Ja	Nein
9.	Nächtliche Kopfschmerzen oder Kopfschmerzen beim morgendlichen Erwachen (und Verminderung im Laufe des Tages)	Ja	Nein
10.	Kopfschmerzen mit neurologischen Zeichen oder Symptomen wie Verwirrtheit, Verminderung von Aufmerksamkeit, Bewusstsein oder Kognition, Veränderungen in der Persönlichkeit oder im Verhalten	Ja	Nein
11.	Systemische Symptome wie Fieber, Kiefer-Klaudikatio, Gewichtsverlust, Muskelschmerzen	Ja	Nein
12.	Neu auftretende Kopfschmerzen mit distalen Rückenschmerzen	Ja	Nein
13.	Neue Kopfschmerzen bei Krebserkrankung in der Vorgeschichte	Ja	Nein
14.	Kopfschmerzen durch Aneurysmen oder andere Gefäßanomalien in der Familienanamnese	Ja	Nein
15.	Auftreten von Migräne oder „Cluster-artigen" Kopfschmerzen erstmals während der Schwangerschaft	Ja	Nein
16.	Vorgeschichte von konstanten Symptomen für mehr als 6 Monate	Ja	Nein
17.	Retroorbitale Kopfschmerzen, Übelkeit und Erbrechen, visuelle Erscheinungen wie verschwommenes Sehen oder blinde Flecken	Ja	Nein
18.	Kopfschmerz, der von einem Neurologen oder Arzt untersucht werden musste	Ja	Nein
19.	Kopfschmerz, aufgrund dessen eine MRT/CT-Aufnahme/MR-Angiografie stattfand (wenn Aneurysma vermutet wird) → Bei negativem MRT/CT Befund ist allerdings ein gutartiger, wiederkehrender (Primär-)Kopfschmerz sehr wahrscheinlich	Ja	Nein

Modifiziert nach Heick und Lazaro, 2022, de Boever et al. 2008, Watson und Drummond 2012

Die **Red-Flag-Checklisten** in ➤ Tab. 6.1 und ➤ Tab. 6.6 sollten in der Regel bei der ersten Therapiesitzung vor weiteren neuromuskuloskelettalen Tests durchgegangen werden.

Krebs sowie Nacken- und Kopfschmerzen als Begleitsymptom

In der täglichen Praxis besteht auch seitens des Therapeuten die Besorgnis, ob anhaltende Kopfschmerzen durch einen Gehirntumor verursacht werden. Tatsächlich hat nur ein kleiner Teil der Kopfschmerzpatienten einen Gehirntumor, der in den meisten Fällen bereits durch einen Mediziner diagnostiziert wurde. Trotzdem sollte der Physiotherapeut auf Beschwerdebilder achten, die auf einen Tumor oder eine Metastasierung hinweisen können. Der Therapeut sollte aufmerksam sein, wenn der Patient eine Krebserkrankung in der Vorgeschichte hat und plötzlich Kopf-/Nackenbeschwerden ohne Besserung, (minimale) assoziierte Beschwerden im Nacken und Gesichtsbereich, einen anhaltenden trockenen Mund, Schluckstörungen und/oder anhaltende Halsschmerzen entwickelt.

Mit den Screening-Fragen in ➤ Tab. 6.6 sollte der Therapeut eine genaue Inspektion sowie Palpation durchführen, um Pathologien der Haut (➤ Kap. 13) und Lymphknoten ausschließen zu können.

Palpation der Lymphknoten

In der physiotherapeutischen Praxis beschäftigt sich der Therapeut häufig mit Asymmetrien im Kopf-, Hals- und Nackenbereich. Krankes Lymphgewebe kann eine deutliche Asymmetrie des Gesichts verursachen, die z. B. von der Asymmetrie durch eine kraniomandibuläre Dysfunktion (CMD) abzugrenzen ist. Zudem kann bei lange bestehender CMD und Schmerzen bei Menschen über 40 Jahren eine erhöhte Wahrscheinlichkeit für Lymphknotenkrebs bestehen (Szturz et al. 2017). Die Vergrößerung von Lymphknoten kann drei Ursachen haben:

- Spezifische und unspezifische Entzündungen
- Metastasierung von Tumorzellen des umliegenden Gewebes
- Tumoren des lymphatischen Systems (Szturz et al. 2017). Bei der Palpation achtet der Therapeut auf Größe, Druckschmerz, Verschieblichkeit und Konsistenz der veränderten Lymphknoten. Die im Folgenden beschriebene, durch Berghaus und Bloching (1996) vorgeschlagene Schnelluntersuchung genügt meistens, um Anomalien festzustellen und den Patienten gegebenenfalls zu einem anderen Spezialisten zu überweisen (Gupta und Massagué 2006): Der Therapeut steht hinter dem Patienten, welcher in aufrechter Haltung (mit 20–30° Flexion der Halswirbelsäule) sitzt. Die Palpation erfolgt mit beiden Händen im Seitenvergleich. Dabei ist es zeitsparend, zuerst die submentale Region (➤ Abb. 6.5a), dann in Richtung des Angulus mandibulae (➤ Abb. 6.5b), danach anterior-kranial des M. sternocleidomastoideus (➤ Abb. 6.5c), durch den supraklavikulären Raum in Richtung AC-Gelenke (➤ Abb. 6.5d) und anschließend am Rand des M. trapezius pars descendens entlang (➤ Abb. 6.5e) in Richtung des Okziputs zu palpieren (➤ Abb. 6.5f).

Frühwarnzeichen für Mundboden-/Halskarzinome

Mundboden- und Halskarzinome können sich in einer kurzen Zeit entwickeln, ohne dabei viele Schmerzen oder Störungen zu verursachen. Häufig treten Begleitsymptome auf. Einige der Wichtigsten Symptome, mit denen der Therapeut täglich in seiner Praxis konfrontiert werden kann, sind die folgenden (Liste modifiziert nach den Richtlinien der *European Society for Medical Oncology* (ESMO 2018)):

- Schmerzen und/oder Schwierigkeiten beim Schlucken (länger als drei Wochen)
- Heiserkeit und Halsschmerzen (länger als drei Wochen)
- Kloßgefühl im Hals
- Plötzliche Dysästhesie im Gesicht, am Ohr, Mund und/oder an den Lippen
- Kleine Wunden, die nicht abheilen (z. B. nach dem Rasieren)
- Anhaltende minimale (spontane) Blutungen
- Farbänderungen im Mund: Leukoplakie (weiße Punkte) oder Erythroplakie (rote Punkte) in der Mundhöhle
- Plötzliche (minimale) Gesichtsasymmetrie, dominierend am Hals und im unteren Drittel des Gesichts

Prädisponiert für Mundboden- und Halskarzinome sind Frauen, die in Kombination mit Tabakgebrauch regelmäßig Alkohol genießen. Krebs in der Familienanamnese und Lebensstilfaktoren (viel Stress, einseitige Ernährung und zu wenig Ruhe) erhöhen ebenso das Risiko (Conway et al. 2009).

Fragen hinsichtlich Red Flags (➤ Tab. 6.1, ➤ Tab. 6.6) sollten gestellt werden, wenn:

- das klinische Muster hinsichtlich der Ätiologie nicht ganz bekannt ist,
- eine Tendenz zur spontanen Ursache besteht,
- ein progressiver und/oder instabiler Verlauf besteht.

6.1.3 Halswirbelsäule (HWS)

In diesem Kapitel werden die wichtigsten klinischen NMS-Muster und deren mögliche Hintergrundpathologie besprochen (inklusive der anamnestischen Screening-Fragen).

Lokale neuromuskuloskelettale Symptome

HWS-Schmerzen zeigen eine sehr hohe und zunehmende Prävalenz in industrialisierten Ländern weltweit. 19 % der europäischen erwachsenen Bevölkerung haben regelmäßige Nackenbeschwerden, was den Alltag und die Arbeit stark einschränken kann (Breivik et al. 2006).

Im direkten Zusammenhang mit Nackenschmerzen stehen häufig Degenerationen und ein (minimales) Trauma (Wu et al. 2017). Selten entstehen Nackenbeschwerden spontan ohne einen erkennbaren Grund. Daher sind genaue Fragen zur Vorgeschichte wichtig:

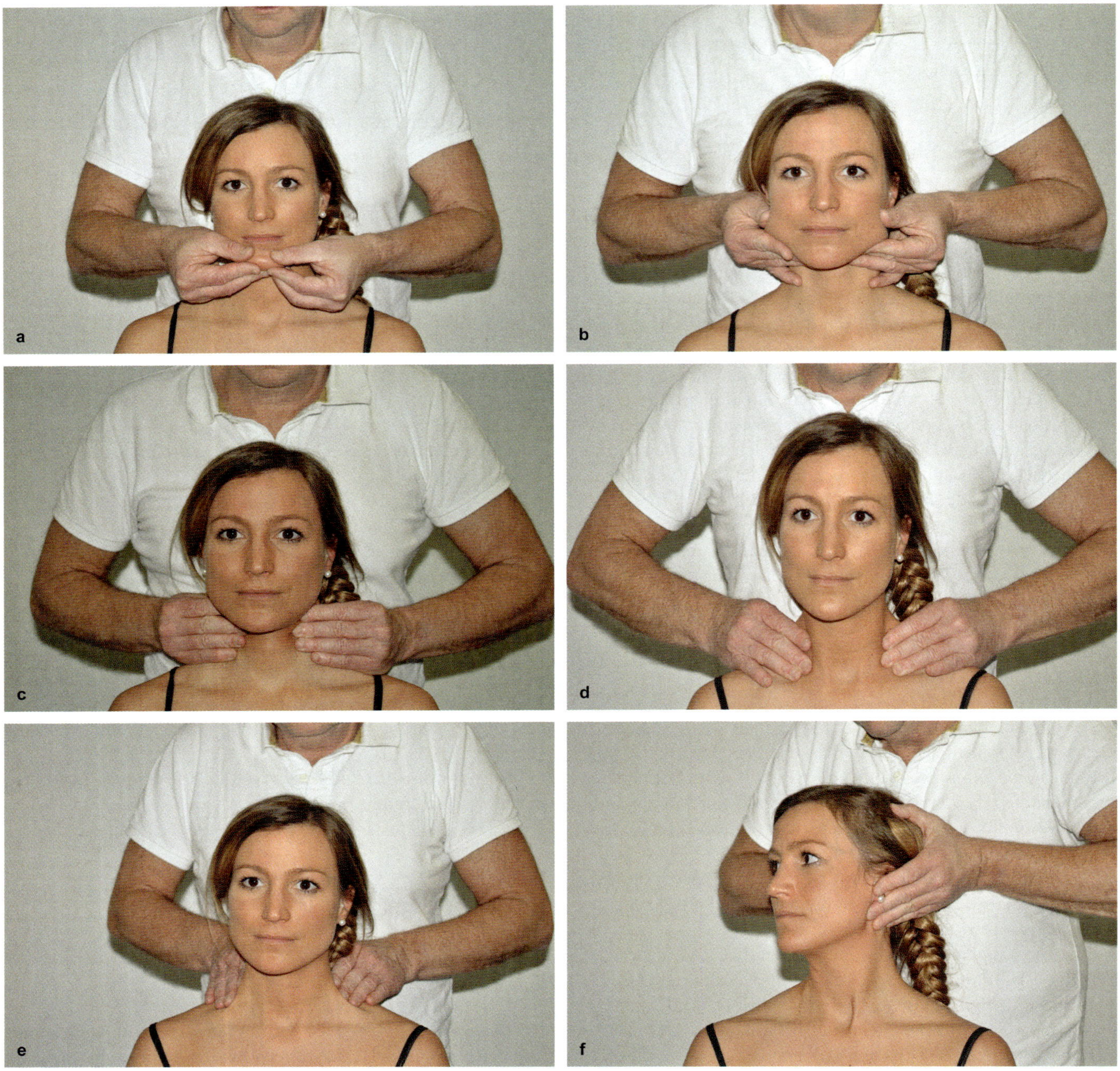

Abb. 6.5 Palpation der Lymphknoten der Hals-Nacken-Region. [P1059]

- Gab es Traumen? Wenn ja, wann? Wie war der Verlauf der Beschwerden?
- Haben die Beschwerden langsam-schleichend begonnen (dann sind sie eher degenerativ bedingt)?
- Welche Aktivitäten verschlimmern bzw. lindern die Beschwerden?
- Wann haben die Beschwerden begonnen? Bestand eine Fehlgebrauchs(Misuse)- und/oder Übergebrauchs(Overuse)-Situation?

Bekannte klinische Muster der HWS

Akut blockierter Nacken (Facette vs. Bandscheibe)

Ein durch eine (unbewusste) Haltung oder Bewegung akut blockierter Nacken hat meist einen **Torticollis** zur Folge (➤ Abb. 6.6). Dafür verantwortlich können eine akute Blockade von Facettengelenken oder diskogene Ursachen sein. In beiden Fällen zeigt sich ein typisches klinisches Muster:

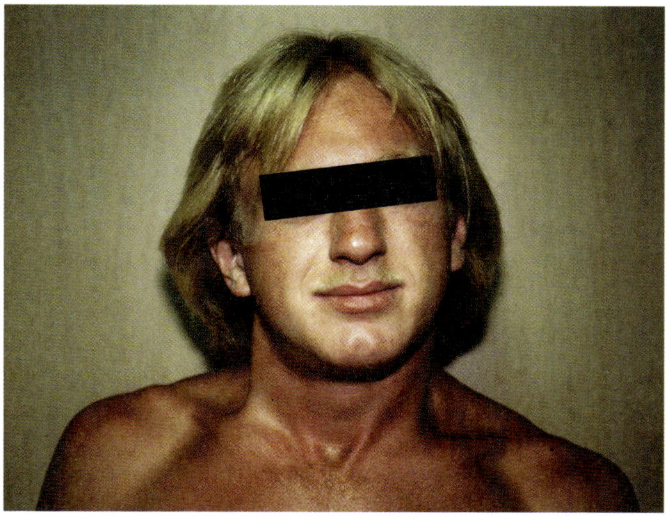

Abb. 6.6 Akuter Torticollis. [G721-002]

- Lokale Bewegungseinschränkungen und Schmerzen in einem oder zwei Segmenten (facettendominiert unilateral)
- Haltungsanomalie der HWS (Facette: meistens Lateralflexion und Rotation zur nicht betroffenen Seite)
- Meist keine eindeutigen neurologischen Zeichen und nur minimale neurodynamische Auffälligkeiten
- In der Regel gute Reaktion auf neuromuskuloskelettale Therapie nach drei bis sechs Behandlungen

Nervenwurzelkompressionssyndrom

Die Zeichen und Symptome einer Wurzelkompression werden durch mechanische Reizung einer Spinalnervenwurzel (z. B. Zug oder Druck) im Bereich der Wirbelsäule verursacht. Es kann zu starken Parästhesien, (segmentalen) Sensibilitätsausfällen und motorischer Dysfunktion kommen. In der Vorgeschichte ist meistens die Rede von einer „Overuse"- oder „Newuse"-Aktivität. Ein Beispiel ist die Überbeanspruchung (Overuse) durch ständig wiederholte, gewohnte Bewegungen am Laptop oder PC. Ist der PC dabei nun aber 20° weiter nach links gedreht, entsteht eine neuartige, ungewohnte Aktivität (Newuse).

Bildgebende und elektrodiagnostische Verfahren gelten nicht als Goldstandard zur Diagnosestellung, daher ist der klinische Befund am aussagekräftigsten (Mitchell et al. 2005). In der Regel verringern sich die meisten Symptome innerhalb von vier bis sechs Wochen unter Behandlung mit NSAR, Ruhe und begleitender Physiotherapie (Martinez et al. 2015). Wenn das nicht der Fall ist, sind folgende Differenzialdiagnosen zu beachten:

- Zervikale Myelopathie
- Neoplasien, u. a. Neurinom/Meningeom
- Infektionen, Entzündungen (z. B. Lyme-Borreliose)
- Brachialplexusläsion
- (Beginnende) neurologische Krankheiten wie
  - Multiple Sklerose,
  - Neuralgische Amyotrophie,
  - Syringomyelie.

Eine Übersicht dieser Syndrome mit ihren wichtigsten Symptomen zeigt ➤ Tab. 6.7.

Zervikale Instabilität

In der Domäne der Orthopädie und Rehabilitation bestehen Diskussionen über die wirkliche Bedeutung der (zervikalen) Instabilität. Seitens der Orthopädie wird davon ausgegangen, dass eine Instabilität mit *strukturellen* Veränderungen (z. B. Ruptur der Ligg. alaria oder des Lig. transversum) in Verbindung steht, die durch bildgebende Verfahren diagnostizierbar sind (Wiesner und Westerhuis 2014). Bei einer anderen Art der Instabilität, der *funktionellen* Instabilität, versagt die muskuläre Kontrolle bei einem relativ hypermobilen Gelenk in einer gewissen Haltung und bei einer bestimmten Bewegung. Die ligamentären Strukturen können in diesem Fall intakt sein, der Patient empfindet allerdings eine Instabilität. In der klinisch-praktischen Arbeit ist festzustellen, dass eine Instabilität nicht immer symptomatisch und meist nicht mit einer strukturellen anatomischen Veränderung verbunden ist.

Durch bildgebende Verfahren können deutliche strukturelle Instabilitäten in der kraniozervikalen Region anhand der Distanz zwischen dem Atlasbogen und der Densposition (atlantodentale Distanz) diagnostiziert werden (Fielding et al. 1974). Der Nachteil ist, dass bei bildgebenden Verfahren, die in einer Standardposition durchgeführt werden, minimale strukturelle Änderungen nicht sichtbar sind. Daher ist der Therapeut auf eine Vielzahl von klinischen segmentalen Instabilitätstests angewiesen, die das klinische Bild einer „funktionellen Instabilität" bestätigen.

Die funktionelle Instabilität ist eine Indikation für eine neuromuskuloskelettale Behandlung. Folgende Differenzialdiagnosen sind zu beachten:

- Zervikale vaskuläre Insuffizienz, u. a. Carotis interna, vertebrobasiläre Insuffizienz
- Zervikale Myelopathie
- Kraniozervikale und intrakraniale Raumforderungen
- Pathologien, die schnell zu einer (strukturellen) Instabilität führen können
- Rheumatoide Arthritis
- Down-Syndrom
- Klippel-Feil-Syndrom
- Ehlers-Danlos-Syndrom
- Pierre-Robin-Syndrom
- Morquio-Syndrom

Bezüglich Literatur über neuromuskuloskelettale klinische Muster bei zervikaler Instabilität sei auf das exzellente Buch *Klinische Muster in der Manuellen Therapie* (Wiesner und Westerhuis 2014) verwiesen.

Tab. 6.7 Übersicht der häufigsten Pathologien bei nicht abgeklärten HWS-Beschwerden.

Pathologie	Allgemeine erste Symptome
Zervikale Myelopathie	• Breiter, spastischer Gang • Ungeschickte Hände, Änderung der Handschrift • Sichtbare Änderung der Handschrift • Schwierigkeiten, Knöpfe zu bedienen oder mit Kleingeld zu hantieren • Hyperreflexie • Positiver Babinski-Test • Positives Hoffmann-Tinel-Zeichen • Lhermitte-Zeichen • Harnverhalt mit Überlaufinkontinenz (schwere Myelopathie)
Neoplasien, u. a. Neurinome/ Meningeome	**Frühe Warnzeichen bei Krebs:** • Veränderung der Blasen- und Darmfunktion • Geschwüre (Schmerzen), die nicht innerhalb von sechs Wochen heilen bzw. vergehen • Knoten in der Brust oder anderen Körperbereichen • Verdauungsstörungen oder Schluckprobleme • Sichtbare Veränderung einer Warze oder eines Muttermals • Hartnäckiger Husten oder Heiserkeit • Proximale Muskelschwäche • Veränderung der tiefen Sehnenreflexe **Zeichen und Symptome bei Metastasen:** *Muskuloskelettal:* • Knochenschmerzen • Tief oder lokal • Verschlimmerung durch Aktivität • Antalgischer Gang • Keine Veränderung durch physikalische Therapie • Weichteilschwellung • Pathologische Frakturen • Hyperkalzämie *Neurologisch:* • Schläfrigkeit • Trägheit • Kopfschmerzen • Übelkeit, Erbrechen • Depression • Persönlichkeitsveränderung • Verwirrtheit • Konzentrationsschwierigkeiten • Gedächtnisverlust • Visuelle Veränderungen • Taubheit/Kribbeln • Balance/Koordinationsprobleme • Veränderung der tiefen Sehnenreflexe • Positiver Babinski-Reflex • Veränderungen des Muskeltonus • Klonus (Hand oder Fußgelenk) • Veränderung der Blasen-/Darmfunktion *Pulmonal:* • Pleuraschmerzen • Dyspnoe • Beginnende Kurzatmigkeit
Infektionen, Entzündungen (z. B. Lyme-Borreliose)	*Lyme-Borreliose (frühes Stadium):* • Roter Ausschlag • Grippeähnliche Symptome (Fieber, Kopfschmerz, steifer Nacken, Müdigkeit) • Wandernder muskuloskelettaler Schmerz

Tab. 6.7 Übersicht der häufigsten Pathologien bei nicht abgeklärten HWS-Beschwerden. (*Forts.*)

Pathologie	Allgemeine erste Symptome
Infektionen, Entzündungen (z. B. Lyme-Borreliose)	*Neurologische Symptome:* • Starke Kopfschmerzen (Meningitis) • Taubheit, Schmerzen, Muskelschwäche in den Extremitäten • Schlechte motorische Koordination • Kognitive Dysfunktion
Plexus-brachialis-Läsion (z. B. Thoracic-Outlet-Syndrom)	*Neurologische Symptome:* • Taubheit/Kribbeln (meist im Verlauf des N. ulnaris) • (Minimale) Atrophie der Handmuskulatur • Störungen der Feinmotorik • Schmerzen in der oberen Extremität (schneidend, brennend, elektrisch, stechend) *Vaskuläre Symptome:* • Schwellung der Fossa supraclavicularis, der Achsel, des Arms und/oder der Hand • Verfärbung der Haut (blau, weiß), besonders bei Elevation des Arms • Schweregefühl im Arm • Klopfender, tiefer Schmerz in Brust, Nacken, Arm • Müdigkeit und Muskelschwäche in der oberen Extremität • RR-Differenz über 10 mmHg (diastolisch) zwischen links und rechts
Beginnende neurologische Krankheiten	*Multiple Sklerose*: • Unilaterale Sehstörungen • Parästhesien • Ataxie oder Unsicherheit • Vertigo • Müdigkeit • Muskelschwäche • Blasen-/Darmdysfunktion • Sprechstörungen *Neuralgische Amyotrophie*: • Neuropathische Schmerzen (stechend, einschießend, ausgelöst durch Bewegung oder Liegen auf betroffenem Körperteil) • Darauffolgend muskuloskelettale Schmerzen zervikal/okzipital • Unvollständige Parese der oberen Extremität • Sensibilitätsstörungen (Hypästhesie, Parästhesien, auch in Kombination), hauptsächlich im Deltoid-/Oberarmbereich • Muskelschwäche • Atrophien • Symptome häufiger in einem als in beiden Armen *Syringomyelie*: • Symptomatik abhängig von Lage der Syrinx im Rückenmark • Schmerzen im Schulter-, Kopf- und Nackenbereich (scharf, brennend, stumpf) • Sensibilitätsstörungen (z. B. gestörtes Hitze- und Kälteempfinden) • Taubheit, Kribbeln • Muskelspasmen und Faszikulationen • Muskelatrophie • Ermüdungszustände • Lähmung • Inkontinenz/Blasen- und Darmstörungen • Sprach-/Schluckstörungen • Skoliose

6.1.4 Brustwirbelsäule (BWS)

Lokale neuromuskuloskelettale Symptome

Mögliche lokale, neuromuskuloskelettale Ursachen von thorakalen Schmerzen können Muskelzerrungen, Wirbel- oder Rippenfrakturen, kostovertebrale Arthropathien, aktive Triggerpunkte, Spinalkanalstenosen (➤ Kap. 6.2.1) sowie Dysfunktionen der kostotransversalen Gelenke und Rippenwirbelgelenke sein. Dazu kommen Morbus Bechterew, Diskopathien, Interkostalneuralgie, diffuse idiopathische skelettale Hyperostose (DISH) und das T4-Syndrom.

Nicht-NMS-Symptome

Systemische Ursachen neuromuskuloskelettaler Schmerzen im BWS-Bereich (➤ Tab. 6.8) äußern sich häufig durch konstitutionelle (direkt mit dem Ganzkörperzustand verbundene) und andere assoziierte Symptome. Diese Symptome entwickeln sich meistens (spontan?) nach Beginn der Rückenbeschwerden. Der Patient bringt diese Beschwerden nicht mit den BWS-Beschwerden in Verbindung und vergisst sie daher zu benennen.

Ein sorgfältiges Screening bezüglich pleuropulmonaler Symptome ist bei Patienten mit Rückenschmerzen unbekannter Ursache wie auch bei Personen mit Krebserkrankungen oder Lungenproblemen in der Vorgeschichte notwendig. Thorakale Schmerzen können durch die Niere, die Gallenwege, die Speiseröhre, den Magen, die Gallenblase, die Bauchspeicheldrüse und das Herz hervorgerufen werden.

- Angina pectoris, ein akuter Myokardinfarkt und ein thorakales Aortenaneurysma sind die häufigsten Ursachen für *kardial bedingte thorakale Rückenschmerzen.* In einem solchen Fall gibt es Herzkrankheiten in der Vorgeschichte und assoziierte kardiale Symptome wie Schwäche oder fadenförmiger Puls, extrem hoher oder extrem niedriger Blutdruck oder unerklärlicher Schweiß und Blässe.
- *Tumore* in der Brustwirbelsäule treten im Vergleich zur Lendenwirbelsäule häufiger auf, dies liegt an deren Länge und der Nähe zum Mediastinum. Die „Metastasierungsanfälligkeit" ist auch aufgrund der zahlreichen angelegten Lymphknoten gegeben. Dort können Lymphome (eine Art von Krebs, der das Immunsystem angreift), Brustkrebs und Lungenkrebs entstehen. Ventrale, dorsale, diffuse, aber auch stechende thorakale Schmerzen können die ersten Anzeichen von Tumoren und ihrer Metastasierung sein. Sie werden schnell als neuromuskuloskelettale Beschwerden fehlgedeutet, da die klinischen Tests häufig falsch positiv sind. Eine Übersicht der möglichen Überschneidungen der Beschwerden ist in ➤ Tab. 6.8 dargestellt.

Falls der Patient in der ersten Therapiesitzung über thorakale Beschwerden klagt und eine der Screening-Fragen in ➤ Tab. 6.1 mit Ja beantwortet, ist in der Regel eine gezielte ärztliche Untersuchung notwendig.

Tab. 6.8 Ursächliche Systeme für Symptome mit überwiegender Lokalisation in der Brustwirbelsäule, und neuromuskuloskelettale Quellen, die ähnliche Symptome hervorrufen können.

Ursächliches System	Lokalisation der Beschwerden	Neuromuskuloskelettale Quellen
Kardial:	• (Mittlere) thorakale Wirbelsäule • Thorakolumbale Wirbelsäule • Ausstrahlung bis zur Schulter (i. d. R. linksseitig)	• Mittlere BWS (Th4–Th8) • Rippen • Sternum • Mm. intercostales • Fascia thoracolumbalis
Pulmonal: • Basale Pneumonie • Emphysem • Pleuritis • Pneumothorax	• Rechter oberer Rücken • (Ipsilaterale) Skapula	• BWS, Rippen • Sternum • Mm. intercostales • Dura Mater
Renal: • Akute Pyelonephritis	• Kostovertebraler Winkel (posterior)	• Untere BWS • Rippen, Flanken • Freie Rippen • M. quadratus lumborum • Fascia thoracolumbalis • Obere LWS (Th10–L2) • Dura mater • N. subcostalis
Gastrointestinal: • Ösophagitis • Magengeschwür • Gallenblasenerkrankungen • Gallenkolik • Pankreaskarzinom	• Mittlerer Rücken (Th6–Th10) • Zwischen den Schulterblättern • Rechte obere Skapula oder subskapulär (mittlere BWS oder LWS)	• Mittlere BWS (Th4–Th8) • Rippen • Sternum • Mm. intercostales • Fascia thoracolumbalis • Obere LWS (Th10–L2) • Dura mater • N. thoracodorsalis
Entzündlich/infektiös: • Rheumatoide Arthritis • Ankylosierende Spondylitis • Osteomyelitis • Pott-Krankheit (Tuberkulose der Wirbelsäule) • Spinaler Abszess oder Infektion	Verschiedene Regionen	Nicht direkt mit einer Region verbunden
Krebs: • *Primär:* Knochentumoren (z. B. Osteom), Spinalkanal, spinale Nervenwurzeln • *Metastasen:* Lungenkrebs, Schilddrüsenkrebs, Morbus Hodgkin, Ösophaguskarzinom, Hautkrebs, Brustkrebs	Verschiedene Regionen	Nicht direkt mit einer Region verbunden
Andere: • Brustkrebs, Lungenkrebs, • Akromegalie • Osteoporose • Morbus Paget • Schwangerschaft • Blutkrankheiten (z. B. Sichelzellenanämie)	Verschiedene Regionen	Nicht direkt mit einer Region verbunden

6.2 Untere Körperregion

Harry von Piekartz, Fabian Moll

Der folgende Abschnitt beschreibt verschiedene Arten von Symptomen, die im Bereich von Lendenwirbelsäule, Becken und unterer Extremität auftreten können. Der Algorithmus in ➢ Abb. 6.1 zur Entscheidungsfindung bezüglich physiotherapeutischer Untersuchung, Differenzialdiagnose und potenzieller Behandlung gilt wie im Teil zur oberen Extremität als Leitstruktur für diesen Abschnitt.

Neben lokalen Ursachen können Symptome in der unteren Extremität ihre Quelle auch in den anderen Regionen der unteren Körperhälfte (Rumpf, Lendenwirbelsäule und Nervensystem) haben. Die Ursache muss allerdings nicht immer neuromuskuloskelettal sein. Nicht neuromuskuloskelettale Symptome sind häufig diffus, nicht segmental und werden hier als „allgemeine" Symptome beschrieben. Sie können durch kardiovaskuläre, pulmonale, onkologische, gynäkologische/urologische, gastrointestinale, renale, lymphogene und immunologische Erkrankungen sowie Infektionen hervorgerufen werden.

6.2.1 Lendenwirbelsäule

Schmerzen im unteren Rücken (engl.: Low back pain, LBP) sind weltweit die häufigste Ursache für Beeinträchtigungen (Vos et al. 2016) und etwa 80 % aller Erwachsenen werden mindestens einmal damit konfrontiert (Hoy et al. 2010). Insbesondere ältere Personen mit mehreren Grund- oder Begleiterkrankungen haben ein erhöhtes Risiko für LBP. Die Ursache muss nicht im neuromuskuloskelettalen System liegen. Knochen- und Gelenkkrankheiten (mit oder ohne Entzündung), Lungen-, Herz- und Darmerkrankungen stehen hinsichtlich beitragender Faktoren für LBP bei älteren Menschen an oberster Stelle (Hartvigsen et al. 2003). ➢ Tab. 6.9 zeigt eine allgemeine Übersicht der häufigsten Ursachen von LBP und soll das differenzialdiagnostische Clinical Reasoning unterstützen.

Im Allgemeinen kann die Red-Flag-Checkliste in ➢ Tab. 6.10 angewendet werden. Wenn zwei dieser Fragen mit Ja beantwortet werden, muss der Physiotherapeut bezüglich latenter (im Hintergrund vorhandener) Pathologien aufmerksam sein.

In vielen Fällen verläuft ein akuter LBP über einige Tage bis Wochen bis hin zu 2–3 Monaten und ist gekennzeichnet durch:

- Gut lokalisierbare Schmerzen, die mit der Zeit abnehmen
- Verbesserung peripherer neurologischer Ausfälle (Kraft, Reflexe, Sensibilität – wenn vorhanden)
- Verbesserung der neurodynamischen Tests im longitudinalen System (Neuraxis) sowie Straight Leg Raise, Prone Knee Bend und Slump-Test
- Zunahme der Häufigkeit und Dauer der Alltagsaktivitäten

In diesem Zeitraum kann es zu leichten bis moderaten Rückfällen kommen. In der Regel ist jedoch eine deutliche Abnahme der Symptome zu erkennen. Unterstützend wirken Aufklärung und Beratung, systematische Alltagsanpassungen, Pharmako- und Physiotherapie (Salathé et al. 2012). Bei subakutem und chronischem LBP wird Bewegungstherapie in Kombination mit Patientenedukation empfohlen und soll bei Vorliegen psychosozialer Risikofaktoren mit einer individuellen kognitiven Verhaltenstherapie kombiniert werden (BÄK et al. 2017).

Tab. 6.9 Symptome und mögliche Ursachen von LWS-Beschwerden.

Symptome	Mögliche Ursache
Nachtschmerzen, die durch Ruhe oder Positionsveränderung nicht gelindert werden; Verschlimmerung durch Liegen	Tumor
Fieber, Schüttelfrost, Schweißausbruch	Infektion
Unaufhörlicher, klopfender Schmerz	Aortenaneurysma
Bauchschmerzen, die zum mittleren Rücken ausstrahlen Symptome im Zusammenhang mit der Nahrungsaufnahme Verschlimmerung der Symptome durch Einnahme von NSAR	Pankreatitis Gastrointestinale Erkrankung Magen- und Zwölffingerdarmgeschwür
Morgensteifigkeit, die sich im Laufe des Tages verbessert	Entzündliche Arthritis
Beinschmerzen, die durch Gehen verschlimmert werden und beim Stehen nachlassen	Claudicatio intermittens
Beinschmerzen, die beim Gehen zunehmen, beim Stehen unverändert bleiben, aber beim Sitzen oder während längerer Ruhepausen gelegentlich nachlassen	Claudicatio spinalis
Strumpfförmiges Taubheitsgefühl im distalen Teil der Extremitäten	Weitergeleiteter Schmerz Nichtorganischer Schmerz
Globale Schmerzen	Nichtorganische Schmerzen
Lang anhaltender (jahrelanger) Rückenschmerz, Schmerzzunahme durch Aktivität	Dekonditionierung
Schmerz, der beim Sitzen (im Vergleich zum Gehen) zunimmt	Diskopathie
Bandscheibenbeschwerden in der Vorgeschichte, mit deutlicher Ausstrahlung in den Oberschenkel oder weiter bis zum Knie	Diskusprolaps/-hernie
Chronische Wirbelsäulenschmerzen	Stress, psychosoziale Faktoren (unbefriedigende Jobsituation, angstbesetztes Vermeidungsverhalten)
Rückschmerzen infolge eines bestimmten Ereignisses/Unfalls	Zerrung, Stauchung, Fraktur, Fissur
Rückenschmerzen bei einem athletischen Teenager	Epiphysitis, juvenile Bandscheibenerkrankung, Spondylolyse oder Spondylolisthese
Starke Empfindlichkeit am Processus spinosus	Tumor, Fraktur, Infektion
Rückenschmerzen, vor oder gleichzeitig mit Hautausschlag	Entzündliche Darmerkrankung, Neurodermitis

Die Muster einer Nervenwurzelirritation, der Facetten- und Bandscheibenprobleme sowie eines Prolaps, Sequesters oder einer Hernie werden als bekannt vorausgesetzt und hier nicht näher beschrieben. Die folgenden Tests können zur Bestätigung bei Verdacht auf latente (im Hintergrund vorhandene) Pathologien durchgeführt werden:

- Blutdruckmessung

Tab. 6.10 Screening-Fragen LWS.

	Red Flags im lumbalen Bereich		
1.	Signifikantes Trauma	Ja	Nein
2.	Erste Episode von Rückenschmerzen < 20 Jahre oder > 50 Jahre	Ja	Nein
3.	Aktueller unerklärbarer Gewichtsverlust (> ca. 5 kg/Monat)	Ja	Nein
4.	Länger bestehendes unerklärtes Fieber	Ja	Nein
5.	Kortikosteroidanwendung über einen längeren Zeitraum (> 3 Monate)	Ja	Nein
6.	Krebs in der Vorgeschichte	Ja	Nein
7.	Deformitäten (z. B. lumbale Kyphose)	Ja	Nein
8.	Intravenös angewendete Medikamente	Ja	Nein
9.	Progressiver nichtmechanischer Schmerz	Ja	Nein
10.	Nächtliche Schmerzen oder Schmerzen, die nachts stärker werden	Ja	Nein
11.	Anhaltende Schmerzen, die sich bei lumbaler Flexion nicht verbessern	Ja	Nein
12.	Allgemeines Unwohlsein	Ja	Nein
13.	Harn- und/oder Stuhlinkontinenz	Ja	Nein
14.	Reithosenanästhesie	Ja	Nein
15.	Bilateraler Ausfall der Beinkraft	Ja	Nein
16.	Deutlich gestörtes Gangbild	Ja	Nein

- Gehaltene endgradige physiologische Bewegungen
- Palpation der peripheren Nerven und Blutgefäße
- Gehaltene neurodynamische Tests
- Tap-Test (➤ Kasten)

Klinische Tests zur Differenzialdiagnose

Tap-Test

Indikation Dieser Test wurde früher bei Tuberkulose durchgeführt, ist heute aber bei Verdacht auf Knochenmetastasen, Knochendemineralisierung oder Frakturen/Fissuren einzusetzen.

Durchführung Wenn der Patient ein volles, symptomfreies aktives Bewegungsausmaß hat, kann der Test durchgeführt werden. Der Patient sitzt oder steht und neigt den Rumpf ungefähr 70°. Der Therapeut unterstützt ventral das Sternum des Patienten und klopft mit einem Reflexhammer auf die Dornfortsätze der Brust- bzw. Lendenwirbel und anschließend zum Vergleich paraspinal auf die Muskulatur (➤ Abb. 6.7). Der Test kann auch bei Verdacht auf Fissuren auf dem Beckenkamm (Crista iliaca) durchgeführt werden.

Interpretation Eine sehr starke Schmerzreaktion oder ein sichtbarer Schutzspasmus kann ein Hinweis auf Tumore, Knochenmetastasen oder eine Fraktur/Fissur sein.

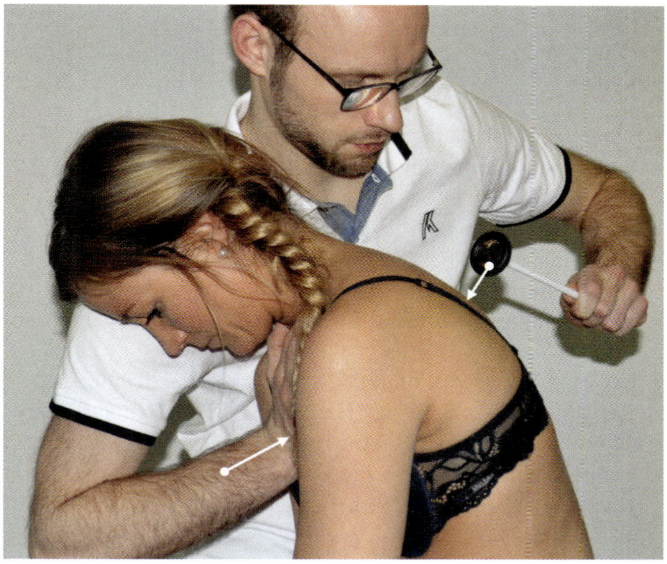

Abb. 6.7 Tap-Test Brustwirbelsäule. [P1059]

Im nächsten Kapitelabschnitt werden die wichtigsten klinischen Anzeichen besprochen, die darauf schließen lassen, dass Vorsichtsmaßnahmen und/oder Kontraindikationen für die Physiotherapie bei LBP notwendig sein können. Zuerst werden die neuralen und vaskulären Systeme und Strukturen erläutert, die in direktem Zusammenhang mit der Lendenwirbelsäule stehen, darauf folgend die viszeralen Organe.

Differenzierung neurogener – vaskulärer Rückenschmerz

Neurogene und vaskuläre Zeichen und Symptome entwickeln sich meist langsam und treten häufig zusammen auf. Das macht die Unterscheidung oftmals schwierig. Insbesondere das Axon verursacht in vielen Fällen die klassischen „brennenden, einschießenden" Schmerzen bis in die Extremitäten. Neurogen betonte Schmerzen von der Dura und dem Bindegewebe der peripheren Nerven sind häufig extrasegmental, diffus und von „quälendem", tiefem Charakter. Diese typischen neurogenen Schmerzen ähneln stark den Schmerzen einer

Tab. 6.11 Unterschied zwischen einem dominant vaskulären und einem neurogenen LBP.

Vaskulär	Neurogen
Pulsierend/pochend	Brennend
Verminderte oder fehlende Pulse	Keine Pulsveränderung
Trophische Veränderungen (Hautfarbe, Textur, Temperatur)	Keine trophischen Veränderungen; (minimale) motorische Defizite, z. B. Fußheber- , Hüftbeuger- oder Quadriceps-Schwäche, Wadenmuskelschmerzen
Rückenschmerzen in allen Positionen	Schmerz nimmt zu während gewisser Bewegungen, aber kein klassisches Öffnungs- oder Verschlussmuster
Keine Symptome im Stand	Symptome in Stand
Schmerz erhöht mit Aktivität; während Ruhe oder minimaler Veränderung der Haltung sofortige Änderung	Schmerz wird meist während längerer (> 30 min) Ruhephasen geringer

vaskulären Ursache. Trotzdem kann durch eine körperliche Untersuchung versucht werden, beide klinische Muster zu differenzieren (➤ Tab. 6.11).

Klinische Muster von LBP mit einer deutlich vaskulären Ursache

- Schmerzqualität häufig diffus, pochend, nicht segmental
- Zunehmende Beinschmerzen beim Gehen, Linderung durch Stehen oder Liegen
- Oft mit Beinschmerzen einhergehende Krämpfe oder Müdigkeit
- Manchmal diffuse Beckenschmerzen und Schmerzen im Gesäß als Begleiterscheinung
- Wechselnde, nichtsegmentale Temperaturveränderungen in den Extremitäten
- Beschwerden verschlimmert oder verursacht durch eine Rückenverletzung (z. B. Heben) bei Personen mit bekannten Herzerkrankungen oder einem Aneurysma in der Vorgeschichte
- Komplikation nach einer Lendenwirbelsäulenoperation (Vorgeschichte von früheren Wirbelsäulenoperationen muss abgeklärt werden)
- Nicht abhängig von endgradig gehaltenen LWS-Positionen
- Pulsierendes Gefühl im Bauch, im Bauchraum spürbarer Puls der Aorta abdominalis oder der Arteria iliaca

Wenn eines der vorgenannten Symptome vorhanden ist, soll seitens des Physiotherapeuten ein Screening der wichtigsten Arterien der unteren Extremität erfolgen (➤ Kasten).

Klinische Tests zur Differenzialdiagnose

Periphere Pulse („Pulsstatus")

Indikation Verdacht auf Okklusion oder Stenosierung einer Arterie (paVK).

Durchführung Ausgewählte oberflächliche Arterienpulse können im Seitenvergleich gut getastet und von proximal nach distal beurteilt werden. Die Arterie wird leicht gegen einen festen Untergrund (Knochen) gedrückt und der Puls wird mit den Fingerkuppen des Zeige- und Ringfingers getastet.

Die wichtigsten Palpationsstellen für die untere Extremität sind:

- *Aorta abdominalis:* Palpation neben dem Nabel, meist rechts (➤ Abb. 6.8)
- *A. iliaca externa:* Unterbauch 2–3 cm kranial der Mitte des Lig. inguinale, leicht in der Tiefe
- *A. femoralis:* 2/3 von lateral auf der Linie zwischen SIAS und Os pubis unter dem Lig. inguinale (➤ Abb. 6.9)
- *A. poplitea:* in der Kniekehle neben dem N. tibialis (➤ Abb. 1.11)
- *A. tibialis posterior:* unterhalb des Malleolus medialis
- *A. dorsalis pedis:* lateral der Sehne des Großzehenextensors auf dem Fußrücken

Interpretation Der Puls wird klinisch nach Qualität (weich, hart), Frequenz (Anzahl pro Minute) und Rhythmus (zeitliche Abfolge der Schläge) beurteilt. Ein nicht palpabler Puls (Pulsverlust) kann entweder eine Stenosierung eines Gefäßes oder auch einen Kreislaufstillstand als Ursache habe. Weiterführende ärztliche Diagnostik ist hier indiziert. Ein anhaltender Druck über 10 bis 20 Sekunden sowie eine normale physiologische Bewegung, bei der das Blutgefäß belastet wird, darf keine Symptome evozieren (z. B. Flexion der Hüfte: A. femoralis, Flexion Knie: A. poplitea).

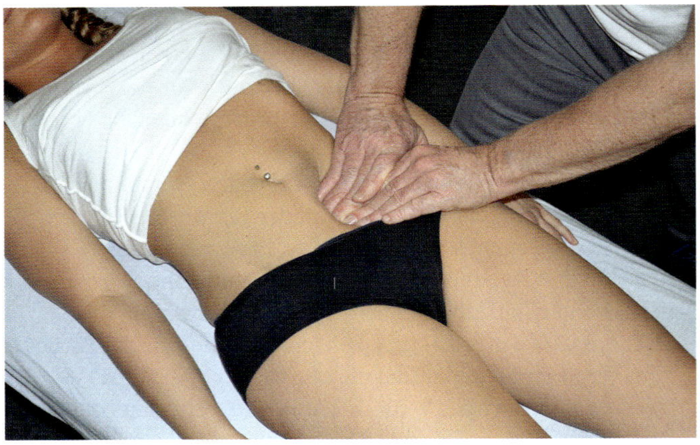

Abb. 6.8 Palpation der Aorta abdominalis. [P1059]

Differenzierung eines abdominalen Aortenaneurysmas

Das Aneurysma ist eine ernsthafte Pathologie, die LBP und starke Beinschmerzen verursachen kann und hinsichtlich der Physiotherapie als absolute Kontraindikation gilt. Klinische Symptome eines abdominalen Aneurysmas (bedingt durch die Ausdehnung) stellen sich wie folgt dar:

- Schmerzqualität „ziehend", „reißend"
- Schnelle Zunahme von starken Nacken- oder Rückenschmerzen ohne Abhängigkeit von Aktivitäten

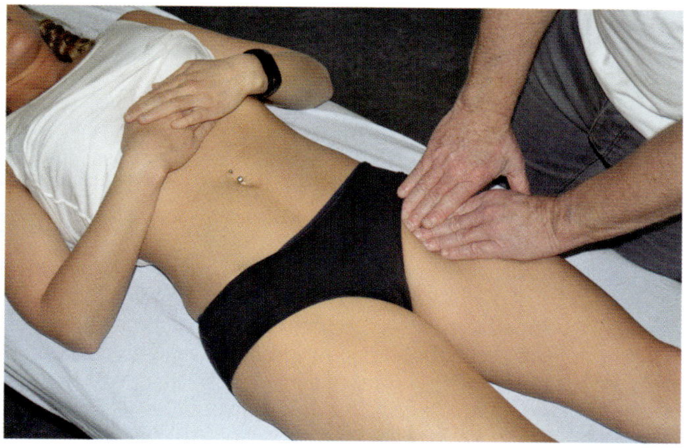

Abb. 6.9 Palpation der A. femoralis. [P1059]

- Spontane, ausstrahlende Schmerzen zwischen den Schulterblättern in den thorakolumbalen Übergang oder bilateral in die Leisten
- Keine Schmerzveränderung bei Positionsänderung
- Weitere Symptome: Kälteempfinden in einer Extremität, reduzierter Puls und (diastolischer) Blutdruckunterschied in den Armen (mehr als 10 mmHg) ist möglich
- Palpation in der Region der Aorta abdominalis oder A. Iliaca externa ist schmerzhaft und kann einen Schutzspasmus verursachen.

Spinalkanalstenose

Eine Spinalkanalstenose entsteht in den meisten Fällen durch eine (funktionelle) Verengung des Spinalkanals (eines oder mehrerer Foramina intervertebralia). Durch wiederholte Bewegungen des Spinalkanals oder der Nervenwurzel entsteht eine Ischämie im Nerv, die Symptome einer neurogenen Claudicatio intermittens verursachen kann (Claudicatio spinalis).

Häufige klinische Symptome sind:

- Diffuse, tiefe Schmerzen oder „Verkrampfungen" in einem oder beiden Beinen, mit oder ohne diffuse, nichtsegmentale Rückenschmerzen
- Langsame Zunahme der Beschwerden während des Gehens, beim Bergab- oder Treppabgehen oder bei längerem Sitzen
- Neurologische Symptome im Genitalbereich oder im Verlauf des Beins

Flexionspositionen oder -aktivitäten reduzieren die Beschwerden. Folgende Situationen, Tests und Aktivitäten verändern die Beschwerden nicht:

- Fahrradfahren
- Sitz in Flexion, Unterarme auf dem Tisch abgelegt
- SLR über 60°
- Slump-Test
- Lumbaler Tap-Test
- Palpation der Arterien
- Neurologische Untersuchung (Kraft, Reflexe, Sensibilität)

Zunahme der Beschwerden durch:

- Anhaltenden Druck (posterior-anterior) auf die lumbalen Segmente
- Anhaltenden SLR unter 60° (vor der Entlordosierung)
- Anhaltende Verriegelungsposition der Wirbelsäule (Foramen intervertebrale) sowie lumbale Extension in Bauchlage
- Bei einer Nervenwurzelstenose: anhaltende Lateralflexion zur symptomatischen Seite mit oder ohne lumbale Extension

Bei Verdacht auf eine Spinalkanalstenose ist eine vollständige neurologische Untersuchung indiziert. Medizinische Tests wie Blutuntersuchung und bildgebende Verfahren können bei der Diagnose unterstützend sein.

Cauda-equina-Syndrom

Beim Cauda-equina-Syndrom (CES) liegt eine Kompression in Höhe der Cauda equina des Rückenmarks mit Schädigung der Nervenfasern unterhalb des Conus medullaris vor. Mögliche Ursachen sind unter anderem ein posterior-medialer Bandscheibenvorfall, intraspinale Tumore oder eine progressive Spinalkanalstenose. Ähnliche Symptome können aber auch nach einem axialen Sturz auf das Steißbein sowie bei maximaler Überdehnung durch eine Flexion des Körpers (z. B. während Sportaktivitäten) auftreten.

Klinische Zeichen und Symptome eines CES:

- Multisegmentaler LBP
- Unilaterale oder bilaterale Ischias-artige Beschwerden
- Reithosen-/perianale Anästhesie oder Hypästhesie
- Blasenfunktionsstörung: Schwierigkeiten mit dem Beginn der Miktion, Urinretention, Urin und/oder Stuhlinkontinenz, Obstipation und Verminderung der analen Spannung
- Motorische Schwäche und Sensibilitätsstörungen in den Extremitäten
- Verminderte oder fehlende Muskelreflexe

Bei Auftreten „neuer" Symptome soll der Patient zu einem medizinischen Spezialisten überwiesen werden. Weitere Diagnostik mittels ausführlicher neurologischer Untersuchungen (CT oder MRT) sind notwendig.

Viszerale Ursache von Rückenschmerzen

Viszerale Schmerzen aufgrund von klassischen Organfunktionsstörungen werden in der Regel durch den Arzt gut diagnostiziert. Stehen allerdings nicht die viszeralen Funktionsstörungen im Vordergrund, sondern fortgeleitete Schmerzen, die in neuromuskuloskelettale Regionen projiziert werden, besteht eine relevante Wahrscheinlichkeit, dass Patienten mit Organfunktionsstörungen zur Physiotherapie überwiesen werden. Der Physiotherapeut hat dann die schwierige Aufgabe, zu differenzieren, ob die Dysfunktionen und Schmerzen tatsächlich auf den Bewegungs- und Stützapparat zurückzuführen oder vielmehr überwiegend viszeral projizierte Schmerzen sind.

Bei unspezifischem LBP ist die Ursache der Symptomatik beispielsweise häufig im abdominalen und Beckenbereich zu finden. Pathologien des pulmonalen, urogenitalen und gynäkologischen Systems können sensible Nerven stimulieren, die zu den gleichen

Segmenten gehören und somit weitergeleitete Schmerzen in der Lendenwirbelsäule verursachen (Freynhagen et al. 2006). Ähnlich ist es bei Beschwerden in der Brustwirbelsäule. Intrathorakale viszerale Störungen des Magens, der Lunge und des Herzens führen in der Regel zu weitergeleitenden Schmerzen im Nacken, Thorax und in den Schultern.

Der folgende Kasten gibt eine Übersicht über die typischen Eigenschaften viszeraler Dysfunktionen und Beschwerden zur Differenzierung zwischen weitergeleiteten Schmerzen aus den Organen und Schmerzen aus dem Bewegungsapparat während der Anamnese.

Anamnestische Leitfragen

Viszeral verursachte Beschwerden

Schmerzbeschreibung: tief, diffus, dumpf/„weh", pulsierender Schmerz, Ruheschmerz, konstant (evtl. variabel)

Mit den Schmerzen assoziierte Symptome: allgemeines Unwohlsein, Bauchkrämpfe, Brechreiz/Erbrechen, Appetitlosigkeit, Atembeschwerden, Fieber/Schüttelfrost, Schweißausbrüche, kalte Füße, Blasen-/Darmprobleme

Symptomverhalten: weniger abhängig von Bewegungen/Haltungen, abhängig von Essen/Defäkation/Miktion, „nachklingender" Schmerz, meistens zur gleichen Uhrzeit

Spezielle Fragen: allgemeine Gesundheit möglicherweise beeinflusst, assoziierte Symptome (siehe oben), Gewichtsverlust ohne Grund

Verlauf: Beginn der Beschwerden ohne typischen Auslöser, progressiver Verlauf

Detaillierte Hintergrundinformationen zu den Pathologien der verschiedenen Organsysteme können den Kapiteln 8 bis 14 entnommen werden.

Onkologische Ursachen von unteren Rückenschmerzen

Auch Krebs kann eine Ursache von weitergeleiteten Schmerzen in der Wirbelsäule sein. Die häufigste primäre maligne Erkrankung ist in diesem Zusammenhang das multiple Myelom (➤ Kap. 10.2.2), welches zu Osteoporose mit diffusen Schmerzen führen kann. Die Myelomzellen im Knochen stimulieren die Hemmung der Osteoblasten und Steigerung der Osteoklastenaktivität, sodass es zu einer Osteolyse um den Myelomherd kommt. Die Schmerzen können durch Entlastung (z. B. Rückenlage) meist nicht reduziert werden.

Bei Rückenschmerzen aufgrund einer onkologischen Ursache ist häufig der BWS- und/oder der lumbosakrale Rückenbereich betroffen. Im Allgemeinen sollen thorakale Schmerzen auf metastasierende Karzinome der Thoraxapertur untersucht werden, Schmerzen und Funktionsstörungen im lumbosakralen Bereich können durch die Ausbreitung von Krebs im Bauch- und Beckenraum entstehen. Metastasen in der Lendenwirbelsäule hängen meist mit Neubildungen in Brust, Lungen, Nieren oder Prostata zusammen.

FALLBEISPIEL

Herr K. stellt sich aufgrund leichter (NRS 3 von 10) tiefer, dumpfer Rückenschmerzen in einer Physiotherapiepraxis vor. Zusätzlich bestehen seit zwei Tagen anhaltende Schmerzen am Damm, die teilweise auch nachts auftreten. Husten und Pressen führt zu einer deutlichen Zunahme, aber ansonsten kann der Patient keine konkrete Bewegung angeben, die die Schmerzen verschlimmert oder verbessert. Er hat allerdings den Eindruck, dass die Gartenarbeit der letzten Tage etwas zu viel war und dadurch die Schmerzen schlimmer geworden sind.
Das ärztlich verschriebene Diclofenac 75 mg half zwar einige Zeit, aber lindert den Schmerz mittlerweile kaum noch. Herr K. probierte daraufhin weitere Schmerzmedikamente aus, welche keine Wirkung zeigten. Der Arzt verordnete ihm deshalb physiotherapeutische Behandlungen.
Im Gespräch mit dem Physiotherapeuten stellt sich heraus, dass Herr K. in den letzten Wochen sehr häufig zur Toilette muss. Auch der Urinstrahl sei nicht mehr so stark wie früher. Da das klinische Muster der Hüftregion nicht deutlich erkennbar ist und die urogenitalen Screening-Fragen positiv ausfallen, wird der Patient zur weiteren Abklärung zurück zum Arzt geschickt. Die daraufhin stattfindende Sonografie ergibt die Diagnose eines Prostata-Ca.

Vorgeschichte

Die Identifizierung von malignen Erkrankungen ist wichtig und beginnt mit der Kenntnis über Krebs- oder Systemerkrankungen in der Vergangenheit. Während des Differenzierungsprozesses soll der Physiotherapeut auf folgende Fakten achten:

- Krebserkrankungen in der Vorgeschichte sind eine Red Flag und somit ist ein sorgfältiges Screening von Bedeutung. Ebenso ist die Frage nach bisheriger Chemo- und Strahlentherapie sehr wichtig.
- Eine Früherkennung und Behandlung metastasierter Neubildungen verbessert nicht immer die Überlebensprognose, reduziert aber das Risiko von Rückenmarkskompression und Querschnittslähmung.
- Die Vorgeschichte kann irreführend sein. Beispielsweise beschreiben fast 50 % der Patienten mit Rückenschmerzen durch eine bösartige Erkrankung eine mögliche adäquate Verletzung oder ein Trauma in der Vergangenheit (Muscolo et al. 2003). Es ist unklar, ob dies Zufall ist oder eine Schwäche des Muskel-Skelett-Systems reflektiert: Als Folge des Krebsgeschehens kommt es zu Verlust von Gleichgewicht und Kraft und letztendlich zu einer Verletzung. Wenn das Trauma zu einer signifikanten Schädigung (z. B. Fraktur) führt, wird die Diagnose „Krebs" grundsätzlich direkt gestellt. Bei einer bereits bestehenden Metastasierung in den Weichteilen sind die Befunde der Röntgenbilder und anderer bildgebender Verfahren meist negativ. Somit kann eine (latente) onkologische Ursache nicht festgestellt werden (Rosenthal et al. 2006).

Klinische Zeichen und Symptome von Wirbelsäulenschmerzen onkologischer Genese

Subjektiver Befund:

- Allgemeines Schwächegefühl
- Schmerzen hängen nicht mit der Tätigkeit oder Position zusammen

- Schmerzen sind konstant bis variabel und manchmal kurz und sehr heftig
- Nachtschmerzen nicht abhängig von der Position
- Krebs in der Vorgeschichte
- Gewichtsabnahme

Physikalischer Befund:

- Hauttemperaturschwankungen im Seitenvergleich
- Deutlich motorische Schwäche ohne Schmerzen
- Progressive neurologische Zeichen (multiple segmentale Nervenwurzelstörungen)
  - Sensibilitätsstörungen im Myotom/Dermatom, reduzierte motorische Funktion
  - Akute Radikulopathie
  - Myelopathie oder Cauda-equina-Syndrom
- Neurogene Schmerzen des N. ischiadicus durch Knochenmetastasen in Becken, Lendenwirbelsäule oder Oberschenkel (neurodynamische Tests sind auffällig)
- Positiver Tap-Test auf einem oder mehreren Procc. spinosi (s. o.)

CAVE

Viszerale Symptome

Zeichen und Symptome, die mit den viszeralen Systemen assoziiert sind (z. B. gastrointestinal, respiratorisch, gynäkologisch), dürfen bei der Anamnese und Untersuchung nicht ignoriert werden.

Wichtige klinische Merkmale von Krebs in der lumbalen Region

Schmerzart und -verhalten

- Rückenschmerzen im Zusammenhang mit Krebs sind in der Regel konstant, intensiv und verschlimmern sich in der Nacht und/oder bei Gewichtsbelastung.
- Schmerzen durch Metastasen in der Wirbelsäule können symptomatisch werden und zeigen sich als radiologische Manifestationen. Der Rückenschmerz ist eher vage, diffus und nicht durch Bewegung zu provozieren. Dem Therapeuten soll bewusst sein, dass diese klinischen Merkmale frühe Anzeichen eines Non-Hodgkin-Lymphoms oder multiplen Myeloms sein können (Hoy et al. 2010).
- Rückenschmerzen aufgrund maligner Lymphome von den retroperitonealen Lymphknoten oder aufgrund von Hodenkrebs äußern sich häufig mit konstanten, schlecht lokalisierbaren Schmerzen im unteren Rücken. Sie treten vor allem in der Nacht auf und werden durch lumbale Flexion gelindert. Die Schmerzen können manchmal unerträglich sein, sodass Betroffene oftmals eine Flexionsposition einnehmen (Sitzen, Seitlage mit angezogenen Beinen etc).

Muskelfunktion Progressive Schwäche einer Muskelgruppe, z. B. der Fußextensoren oder -inversoren, ohne Nervenwurzelschmerzen ist ein Anzeichen von Wirbelsäulenmetastasen. Auch eine generelle Muskelschwäche in einer oder zwei Extremitäten mit einem deutlich auffälligen Straight-Leg-Raise(SLR)- und Slump-Test und ohne anamnestische Angabe einer akuten Ischialgie kann ein Anzeichen für Wirbelsäulenmetastasen sein.

Temperaturveränderung Eine zunehmende Wärme des Fußes der betroffenen Seite (mit einem normalen vaskulären Puls) kann auch ein erstes klinisches Zeichen einer (primären oder sekundären) Neubildung erhöhter Aktivität des autonomen Nervensystems sein.

Prädisposition In kurzer Zeit zunehmende zentrale Rückenschmerzen bei einer älteren Person (> 60 Jahre) gelten immer als Red Flag, vor allem, wenn eine Vorgeschichte von Krebs besteht. Der (nichtsegmentale) Schmerz breitet sich meistens in beide Beine aus.

Weitere Hintergründe zu Krebs im Allgemeinen können dem Pathologiekapitel (➤ Kap. 2) entnommen werden.

Becken

Bei Beschwerden in der Beckenregion (Schmerzen unterhalb L5) soll der Therapeut stets die generellen „Red-Flag-Fragen" abklären (➤ Tab. 6.1). Speziell soll auf das männliche und weibliche Geschlecht mitsamt signifikanter Risikofaktoren geachtet werden, sowie auf die medizinische Vorgeschichte und auf verdächtige klinische Merkmale, Zeichen und Symptome. Spezielle Fragen müssen gestellt und spezifische Test durchgeführt werden, um die klinische Entscheidung für eine eventuelle medizinische Untersuchung zu begründen. Bei anhaltenden Becken- und Unterbauchschmerzen ist neben dem Screening der Vorgeschichte, der Risikofaktoren und der assoziierten Zeichen und Symptome das Stellen von gezielten Fragen hinsichtlich des urogenitalen und renalen Status wichtig.

Weitergeleitete Schmerzen im Iliosakralbereich

Iliosakrale Schmerzen – ob mechanisch oder durch eine Systemerkrankung bedingt – äußern sich häufig über dem Sakrum und an der Außenseite der Hüfte, mit oder ohne uni- oder bilaterale fortgeleitete Schmerzen in den Beinen (➤ Abb. 6.10). Dysfunktionen des Iliosakralgelenks (ISG) verschlimmern sich meistens bei längerem Sitzen oder Liegen auf der betroffenen Seite sowie beim Heben über eine längere Zeit und bei Rumpfflexion mit gestreckten Beinen.

Schmerzen im vorderen Oberschenkel, die etwa bei 10 % der ISG-Dysfunktionen vorkommen (Slipman et al. 2000), können auch durch Nierendysfunktionen projiziert sein. Ebenso kann die Blase (in 14 %) Projektionsschmerzen im Abdominalraum und in der Leiste verursachen, die mit der Topografie der ausstrahlenden Schmerzen des ISG-Gelenks übereinstimmen. Die ISG-Tests sind hierbei meist nicht auffällig, wobei individuelle manuelle Tests eine niedrige Validität haben (Slipman et al. 2000).

Grundsätzlich können durch manuelle ISG-Tests Beschwerden provoziert werden. Allerdings sind diese Tests nicht selten falsch positiv (Szadek et al. 2009). Die Schmerzen können von Organen wie der Niere oder Blase ebenso ausstrahlen wie vom neuromuskuloskelettalen System (z. B. lumbale Bandscheiben, Spinalkanalstenose, lumbale Facettengelenke, N. cutaneus femoris lateralis, thorakolumbaler Übergang, Hüfte). Im letzteren Fall ist meist eine Vorgeschichte von kleinen Traumen, Über-/Neugebrauch oder (lumbalen) Operationen vorhanden.

Oft werden diese Faktoren bei medizinischen Problemen (wie Endokarditis, Prostatakarzinom und Neoplasmen, gynäkologi-

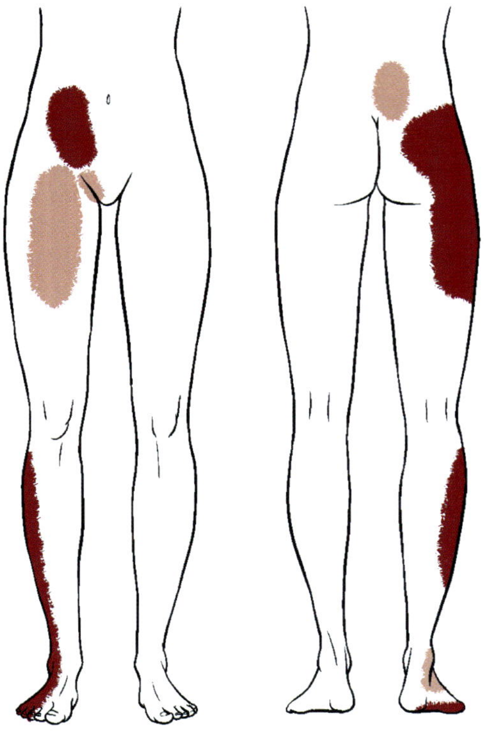

Abb. 6.10 Unilaterales iliosakrales Schmerzmuster. Man beachte, dass die Schmerzdistribution dorsal, ventral, aber auch lateral sein kann. Das ISG stellt sich eher dorsal/lumbal und das Hüftgelenk eher dominant ventral dar. [E1245]

schen, rheumatischen oder Kolon-Pathologien), die weiterleitende Schmerzen in der Iliosakralregion verursachen, nicht ausreichend berücksichtigt und bei der körperlichen Untersuchung unzureichend differenziert. Klassisch sind ausstrahlende Schmerzen aus dem Darm, wie z. B. durch Colitis ulcerosa, Morbus Crohn, Kolonkarzinom, spastisches Kolon oder einen Rektumabzess (Smith et al. 2010). ➤ Tab. 6.12 zeigt die unterschiedlichen Ursachen für iliosakralen Schmerz.

Weil die Schmerzdistribution in der Beckenregion diffus ist (dorsal, lateral und ventral), der Schmerz mechanisch oder systemisch bedingt sein kann und möglicherweise sowohl uni- als auch bilateral ist, soll vorsichtig gehandelt werden. Im Kasten sind Faktoren aufgelistet, die eine direkte Kontraindikation beinhalten und eine Beurteilung durch einen spezialisierten Facharzt erfordern.

CAVE

Red Flags bei iliosakralen und Beckenschmerzen

Anamnese
- (Ilio-)sakraler Schmerz ohne Frakturen und Überbeanspruchung in der Vorgeschichte (Körperverletzungen, Analverkehr ausschließen)
- Krebs in der Vorgeschichte
- Vorgeschichte von gastrointestinalen Erkrankungen (Colitis ulcerosa, Morbus Crohn, Reizdarmsyndrom)
- Vorgeschichte von Infektionen (Haut, Urogenitaltrakt, Herz, septische Sakroiliitis)

Risikofaktoren
- Osteoporose
- Sexuell übertragene Infektionen oder andere organische Systemerkrankungen
- Intravenöser Drogenmissbrauch
- Langzeiteinnahme von Antibiotika (Kolitis)

Klinisches Erscheinungsbild
- Schleichender Beginn/unklare Genese
- Fehlen von objektiven Befunden
- Schmerz im vorderen Becken, suprapubisch oder im Unterbauch auf dem Höhenlevel des Sakrums

Assoziierte Symptome und Zeichen
- Schmerzlinderung durch Abgang von Luft oder Stuhl
- Vorhandensein von gastrointestinalen Erkrankungen, gynäkologischen oder urologischen Zeichen und Symptomen
- Fieber (septische Sakroiliitis)

Tab. 6.12 Allgemeine Übersicht über die Ursachen iliosakraler Schmerzen.

Dominierend neuromuskuloskelettal	Dominierend nicht-NMS (keine Indikation für Physiotherapie)
Iliosakrale (ISG-) Region: • Trauma • Beeinträchtigte motorische Kontrolle • Ligamentär • Degenerative Veränderungen (ISG oder LWS) • Spondylolisthesis • Spondylodese *Projiziert von benachbarten Strukturen:* • Lumbale/thorakale/myofasziale Syndrome • Diskogene Dysfunktion • Nervenwurzelkompression • Apophysen-/Facettendysfunktion	*Infektion/Entzündung:* • Spondylarthropathien (ankylosierende Spondylitis, Reiter-Syndrom, Psoriasis-Arthritis) • Vertebrale Osteomyelitis • Endokarditis *Spondylogen/degenerativ:* • Fraktur (durch Trauma, Ermüdung/Schwäche, Pathologie) • Metabolische Knochenerkrankungen • Osteoporose (Sinterungsfrakturen) • Paget-Syndrom • Osteodystrophie • Osteoarthritis/Arthrose *Gynäkologisch:* • Krebs der Geschlechtsorgane • Rückneigung (Retroflexion) des Uterus • Uterusmyome • Eierstockzysten, Endometriose • Sexuelle Gewalt • Rektozele, Zystozele • Uterussenkung/-prolaps • Mehrere Schwangerschaften *Gastrointestinal:* • Colitis ulcerosa • Darmkrebs • Morbus Crohn (Enteritis regionalis) *Krebs* (cave: Krebs in der Vorgeschichte): • Primärtumore (Knochentumore, multiples Myelom) • Metastasen (Prostata-, Bronchial-, Schilddrüsen-, Kolorektal-, Mamma-, Gastrointestinal-, Nierenkarzinom) *Andere:* • Fibromyalgie

Os coccygis

Die meisten Steißbeinbeschwerden, mit denen der Physiotherapeut in der Praxis konfrontiert wird, sind die Folgen eines oft Jahre zurückliegenden Traumas, (z. B. Sturz auf das Steißbein in der Jugend). Diese Beschwerden sind als **Kokzygodynie** bekannt. Die Symptome äußern sich häufig spontan, einige Zeit nach dem Trauma und werden durch das Sitzen auf dem Os coccygis provoziert.

Bei einer konstanten und anhaltenden Kokzygodynie nach einem Trauma kann sich der Verdacht auf eine Rektum- oder Blasenläsion ergeben. Fragen über Beschwerden vonseiten des urogenitalen und digestiven Systems (rektal) vor dem Trauma sollten gestellt werden. Falls solche Beschwerden zeitgleich mit dem Trauma entstanden sind, sollte wegen der Möglichkeit eines urogenitalen/rektalen Traumas ein Arzt konsultiert werden.

Für jede Kokzygodynie-Behandlung muss der Physiotherapeut alle möglichen Ursachen in Betracht ziehen:

- Diskogene Dysfunktion
- Degenerative Spondylolisthesis, Spondylolyse
- Lumbale Spinalkanalstenose
- Dysfunktion des Iliosakralgelenks
- Analfissuren
- Entzündliche Zysten
- Prostatitis
- Analthrombose/Hämorrhoiden
- Chordom (Neubildung)
- Pilonidalzyste
- Trauma (Sturz, Geburt, Analverkehr)
- Pseudarthrose, Fraktur (Kreuzbein, Steißbein)
- Os-coccygis-Diskustrauma (selten)

Ein neurologisches Screening der Segmente von L5/S1–5 ist hierbei wichtig. Blut im Urin oder Blutungen beim Stuhlgang und bei extremen abdominalen Aktivitäten wie Tanzen und Fitness können erste Hinweise auf anale Fissuren, Hämorrhoiden oder auf eine kolorektale Krebserkrankung sein. Eine unmittelbare medizinische Untersuchung ist dann notwendig.

CAVE

Sporthämaturie

Man beachte, dass Blut im Urin (vorübergehende Mikrohämaturie) nach extremen Ausdauerbelastungen wie z. B. einem Marathon auftreten kann und keine ernsthafte Pathologie als Ursache haben muss. Es wird eine glomeruläre Genese der Sporthämaturie angenommen.

6.2.2 Hüfte

Lokale neuromuskuloskelettale Symptome

Die Prävalenz von Hüftgelenksschmerzen in der Allgemeinbevölkerung wird auf 7 % bei Jugendlichen (Spahn et al. 2005) und bis 14 % bei Erwachsenen (Christmas et al. 2002) geschätzt. In den meisten Fällen lassen sich bei Patienten mit Hüftschmerz nach dem Aufnehmen der Krankengeschichte, der körperlichen und ggf. der radiologischen Untersuchung Diagnosen erkennen. Wichtig zu bestimmen sind vor allem die Lokalisation des Schmerzes, die Frequenz des Auftretens, das klinische Muster, mögliche Ausstrahlungen und Faktoren, die den Schmerz positiv und negativ beeinflussen. Schon die Lokalisation des Schmerzes gibt die ersten Anhaltspunkte, ob es sich um ein intra- oder extraartikuläres Problem handelt.

Anamnestische Leitfragen

Die Vorgeschichte (Erkrankungen, Operationen, Wachstum) muss in Bezug zum Hauptproblem abgeklärt werden. Die Patienten sollten nach Hüftoperationen, Schienen während der Kindheit, Systemerkrankungen (wie z. B. Gerinnungsstörungen), bösartigen Tumoren, Alkoholabusus und Kortikosteroid- bzw. NSAR-Einnahme gefragt werden. Ebenso gilt es berufs- und freizeitbezogene Faktoren aufzunehmen.

Bei *intraartikulären* Dysfunktionen des Hüftgelenks strahlen die Schmerzen in 55–84 % in die Leiste, in 44–57 % in den Oberschenkel und in 71–76 % ins Gesäß aus. Ebenso beschreiben Patienten Schmerzen distal des Knies in 22–47 % und Fuß- und Knieschmerz in 6 % bzw. 2 % bis 68 % (Lesher et al. 2008, Khan et al. 2004). Schmerzen mit intraartikulärem Ursprung äußern sich bei aktiver und passiver Bewegung des Hüftgelenks und werden durch Belastung stärker.

Die Reproduktion von Symptomen durch Palpation spricht für eine extraartikuläre Beteiligung (Kelly et al. 2003). Auch laterale Symptome am Becken und Oberschenkel weisen oft auf Beteiligung *extraartikulärer* Strukturen hin und können entlang des Tractus iliotibialis bis zum Knie und der proximalen Tibia ausstrahlen. Oberflächliche Gewebepathologien wie eine Kontusion, Zerrung, Hernia femoralis, Bursitis, Fasziitis, muskuläre Beeinträchtigungen (DeAngelis und Busconi 2003) oder periphere Nervenläsionen (Saito et al. 2012) können ebenso Hüft- bzw. Leistenschmerz verursachen und müssen im weiteren Clinical Reasoning differenziert werden.

Zur Differenzierung zwischen intra- und extraartikulären Ursachen führt der Physiotherapeut eine Hüftrotation in Nullstellung durch (Schaftrotation oder **Log-Roll-Test,** ➤ Kasten). Zusätzlich wird über koxofemorale Kompression und Distraktion differenziert (vgl. Informationen zur Differenzierung am Anfang des Kapitels).

Klinische Tests zur Differenzialdiagnose

Schaftrotation/Log-Roll-Test

Indikation Verdacht auf eine intraartikuläre Bewegungsdysfunktion des Hüftgelenks.

Durchführung Der Patient befindet sich in Rückenlage und der Physiotherapeut führt mit einer Hand auf dem Oberschenkel und einer Hand am Sprunggelenk eine Rollbewegung und damit eine sanfte Innen- und Außenrotation im Hüftgelenk durch (➤ Abb. 6.11). Hierbei kommt es zu einer Bewegung des Caput femoris im Azetabulum ohne Belastung periartikulärer Strukturen.

Interpretation Schmerzen und Bewegungseinschränkungen weisen im Seitenvergleich auf eine intraartikuläre Dysfunktion

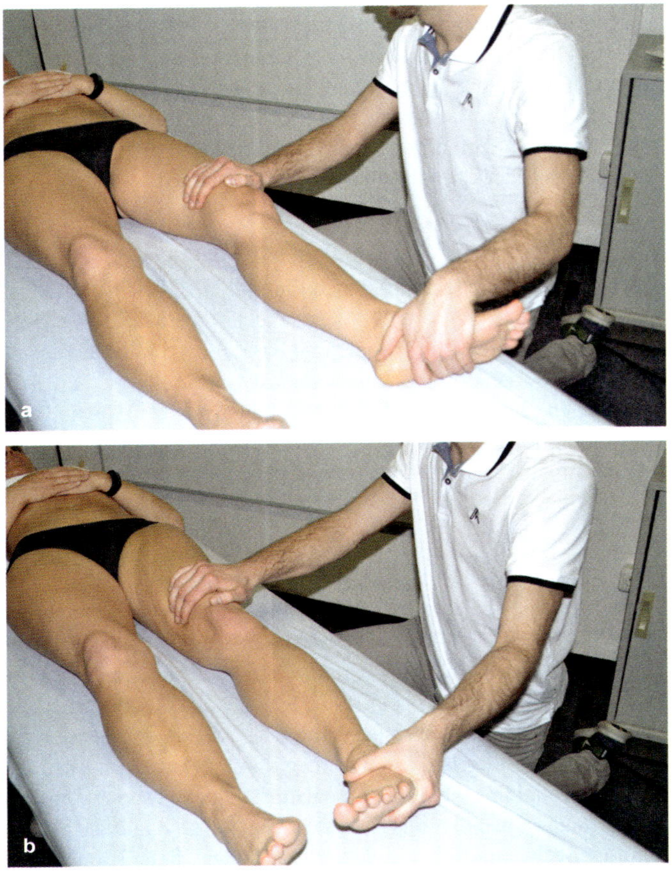

Abb. 6.11 Log-Roll-Test: Außenrotation (a) und Innenrotation (b). [P1059]

des Hüftgelenks hin. Normales Bewegungsausmaß begleitet von Schmerzen in der Bewegung lässt eine extraartikuläre Symptomatik vermuten. Eine normale Rotationsfähigkeit kann ebenfalls gegeben sein bei Dysfunktionen der LWS und des ISG. Bei frühen Stadien von Erkrankungen wie Epiphysiolysis capitis femoris und Sichelzellenanämie kann aber auch ein normales Bewegungsverhalten feststellbar sein. Vorausgegangene radiologische Untersuchungen mit unauffälligem Befund schließen knöcherne Läsionen aus. Der Test bestätigt neuromuskuläre Pathologien, bei einer extraartikulären Symptomatik kann allerdings eine ernste Pathologie zugrunde liegen.

Die neuromuskuloskelettalen Ursachen für Hüftgelenksdysfunktionen und -schmerzen sind in ➤ Tab. 6.13 den systemischen Ursachen gegenübergestellt. ➤ Tab. 6.14 zeigt die klinischen Muster der neuromuskulär bedingten Hüftschmerzen.

Projizierte NMS Symptome in Becken, Gesäß, Hüfte, Leiste und Oberschenkel

Lokale und projizierte Symptome aufgrund verschiedenster Einflüsse können gleichzeitig auftreten, sich beeinflussen und überschneiden. Es können Schmerzen von der Hüfte projiziert werden (➤ Abb. 6.12), aber umgekehrt können auch umliegende, weiter entfernte Strukturen Hüftschmerzen auslösen (➤ Abb. 6.13) und das klinische Muster irritieren. Lokale Dysfunktionen der BWS, LWS, des ISG und des Knies können zur Hüfte projizieren (Saito et al. 2012). Dysfunktionen der unteren Lendenwirbelsäule und des ISG können sich mit Symptomen gluteal sowie möglicherweise am dorsalen oder lateralen Oberschenkel äußern. Auch Leistenschmerzen können

Tab. 6.13 Systemische und neuromuskuloskelettale Ursachen für Hüftschmerz (modifiziert nach Heick und Lazaro, 2022).

Systemische Ursache	Neuromuskuloskelettale Ursache
Krebs: • Metastasierung • Knochentumore (Osteoidosteom, Chondrosarkom, Osteosarkom, Riesenzelltumor, Ewing-Sarkom) *Vaskulär:* • Arterielle Insuffizienz • Abdominelles Aortenaneurysma (AAA) • Avaskuläre Nekrose (Hüftkopfnekrose) *Urogenital:* • Nierensteine • Infektion der Harnwege • Hodenkrebs *Infektionen und Entzündungen:* • Abdominale oder peritoneale Entzündung (z. B. Psoasabszess) • Spondylitis ankylosans (M. Bechterew) • Appendizitis • Ischiorektalabszess • M. Crohn, Colitis ulcerosa • Divertikulitis • Osteomyelitis (oberes Femur) • Unterleibsentzündung • Reiter-Syndrom • Arthritis (rheumatoide Arthritis, Lupus erythematodes, seronegative rheumatoide Arthritis, Gicht) • Septische Hüft- oder Iliosakralentzündung • Septische Hüftbursitis • Tuberkulose *Metabolisch:* • Osteomalazie, Osteoporose • Morbus Gaucher • Morbus Paget • Ochronose • Hämochromatose • Diabetes mellitus (mit Neuropathie) *Andere:* • Sichelzellenanämie • Hämophile • Extrauteringravidität • A.-femoralis-Katheterisation	• Lendenwirbelsäule: – Spondylose – Stenose – Diszitis • ISG-Dysfunktion • Osteitis pubis • Apophysitis des Beckenkamms • Kapseleinschränkung • Arthrose • Hernien: femoralis, inguinalis, Sportlerhernie • Athletische Pubalgie • Femoroazetabuläres Impingement • Bursitis (trochanterica, iliopectinea, ischioglutealis) • Fasziitis, myofaszialer Schmerz • Muskuläre Beeinträchtigung (Schwäche, Elastizitätsverlust, Tonussteigerung oder -minderung, Ab-/Einriss, Zerrung, schnappende Hüfte • Tendinopathie (Tendinitis, Tendinose) • Stressreaktion/Stressfraktur • Okkulte Schenkelhalsfraktur • Engpasssyndrom peripherer Nerven, Meralgia paresthetica • Totalendoprothese (Infektion, Lockerung, Verletzung von Blutgefäßen, Knochenabbau, Einsinken) • Läsion des Labrum acetabulare • Hüftdysplasie, -luxation • Morbus Perthes • Epiphysiolysis capitis femoris • Osteitis pubis

Tab. 6.14 Klassische klinische Muster bei neuromuskuloskelettal bedingten Hüftgelenksdysfunktionen und -schmerzen (modifiziert nach DeAngelis und Busconi 2003, Khan et al. 2004, Peck et al. 2017, Frizziero et al. 2016, Battaglia et al. 2016, Heick und Lazaro, 2022).

Muster	Hauptproblem	Körpertabelle	24-Stunden-Verhalten	Anamnese	Differenzialdiagnose und klinische Tests
Intraartikulär					
Arthrose (intraartikuläre Dysfunktion)	Leistenschmerz	Tiefe Schmerzen in der Leiste, Gesäß, Trochanter	Morgensteifigkeit, Anlaufprobleme morgens und nach längerer Inaktivität, reduzierte Gehstrecke, Steifigkeitsgefühl, ggf. Ruheschmerz	Langsam progredient, im Alltag immer mehr Schmerzen bei Aktivitäten wie Socken anziehen, ins Auto einsteigen, Aufstehen, längeres Stehen, Gehen auf unebenen Untergründen; meist Sport in der Vorgeschichte oder Berufe mit hoher körperlicher Belastung	Röntgenbild
Femoroazetabuläres Impingement (FAI)	Leistenschmerz	Einklemmungsgefühl, Leisten-, Trochanter-, Adduktorenschmerz, Instabilitätsgefühl	Beschwerden bei tiefem Sitzen, extremen Beinbewegungen	Vorgeschichte mit Leistenschmerz, Adduktorenzerrung, schleichender Beginn, Freizeit- und Leistungssportler, stärkere Schmerzperiode nach vermehrter Belastung während Sport/Aktivitäten, ggf. Hüftdysplasie	MRT, Röntgen
Labrumläsion, -riss	Leistenschmerz	Gefühl der Einklemmung oder „Verhakung", Instabilitätsgefühl, Knacken oder Brennen bei ausladenden Bewegungen	Beschwerden bei tiefem Sitzen, extremen Beinbewegungen, Nacht- und Ruheschmerz möglich	Möglicherweise Symptome nach vermehrter Belastung bei Sport und Aktivitäten, meist keine Ursache feststellbar	MRT
Morbus Perthes	Leistenschmerz	Leiste bis ventraler Oberschenkel	Belastungsschmerz, Hinken und Ermüden bei schnellem Gehen	Wachstum beeinflussende Medikamente, Trauma, plötzlicher Nachtschmerz, Ruheschmerz, reduziertes Bewegungsausmaß	Röntgen
Epiphysiolysis capitis femoris	Knieschmerz und Schmerzen im ventralen Oberschenkel	Steifigkeitsgefühl, selten Leisten- oder Hüftschmerz, meist übergewichtige Kinder (m : w > 3 : 1), eunuchoid-hochwüchsiger Habitus	Hinken	Belastungsschmerz, Trauma, bei Dislokation diskrete Beinverkürzung	Röntgen (Kollaps oder Dislokation des Caput femoris)
Extraartikulär					
Bursitis (trochanterica)	Schmerz am Trochanter major	(Beidseitiger) Hüftschmerz, Ausstrahlung bis Knieaußenseite möglich	Gehen, Steigen (z. B. Treppe, bergauf), langes Stehen, Trendelenburg-Gangbild	Neubeanspruchung, Überbeanspruchung, progrediente Steigerung, Trauma	Sonografie
Leistenhernie	Inguinale Vorwölbung, ggf. Leistenschmerz	Stumpfer, stechender Leistenschmerz, der in die Genitalien ausstrahlt, bei Abschnürung der Hernie deutliche Schmerzzunahme	Verstärkung des Schmerzes durch Abschnüren, Bewegen, Heben	Schweres Tragen oder schwere körperliche Arbeit, Kinder mit abdominaler Operation	Palpation der Regio inguinalis
Tendinitis	Schmerz	Schnappen, Verhaken, lokale Schwellung	Schmerz verstärkt sich bei wiederholter Bewegung	Wiederholte Beanspruchung, Patient kann die Bewegung angeben, die Schmerz bereitet	Sonografie (wenn möglich)

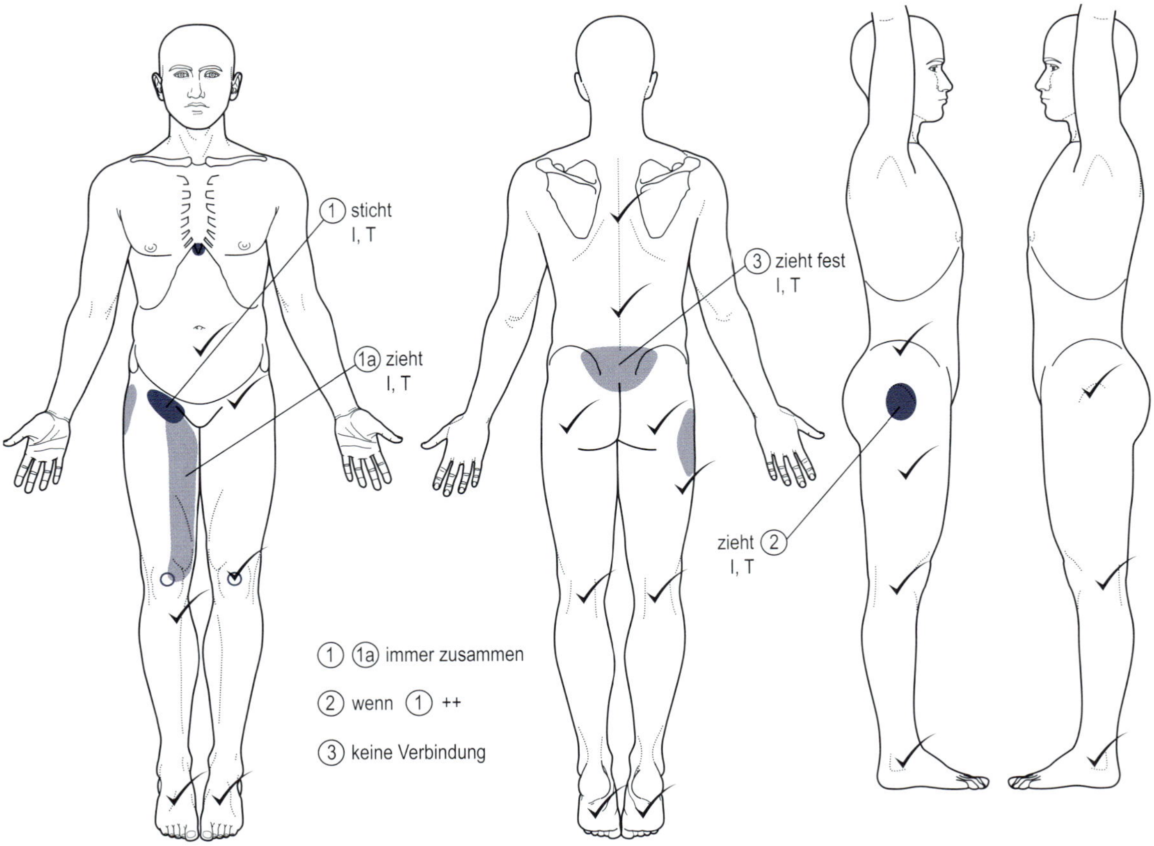

Abb. 6.12 Körpertabelle: Mögliche Symptombereiche bei Patienten mit (intra- und extraartikulären) Hüftgelenksstörungen. I = Intermittierend; T = Tief [G436-001]

dadurch verursacht werden. Die obere Lendenwirbelsäule kann ein Schmerzmuster inguinal und im ventralen Oberschenkel erzeugen.

Im klinischen Diagnoseprozess kommt es vor allem auf die Test-Cluster und deren Bewertung an. Vermutet der Untersucher systemische Ursachen, so dürften sich bei einem Patienten mit Hüftgelenksschmerzen aufgrund von LWS-Dysfunktionen bei der Untersuchung des Hüftgelenks keine Symptome reproduzieren lassen. Eine Probebehandlung dürfte auch nur temporäre Linderung erreichen oder die Symptome gar nicht beeinflussen.

Bewegungseinschränkungen der Hüfte aufgrund neuromuskuloskelettaler Ursachen folgen oft einem typischen Muster (z. B. reduzierte Hüftextension, Flexion, Adduktion und Innenrotation). Vom Muster abweichende Restriktionen (z. B. eingeschränkte Hüftaußenrotation mit eventuellem Schutzspasmus) können ein Hinweis auf andere zugrunde liegende Pathologien sein. Kann kein exponentiell ansteigender Widerstand in der passiven Bewegung als Endgefühl festgestellt werden oder besteht gleichzeitig eine Hypermobilität, kann dies auf eine Infektion oder einen neoplastischen Prozess hinweisen.

Physiotherapeuten sind oftmals konfrontiert mit Patienten, die an Leisten- oder (tiefem) Gesäßschmerz aufgrund lokaler Ursachen leiden. Ähnliche Beschwerden können aber auch durch ausstrahlende Symptome vom Beckenbereich entstehen und verschiedenste Ursachen haben. Primärtumore der Prostata metastasieren aufgrund der hohen Vaskularisierung des blutbildenden Knochenmarks vornehmlich in die Lendenwirbelsäule (Bubendorf et al. 2000) und können ausstrahlende Schmerzen im Hüft- und Genitalbereich verursachen. Aber genauso können Tumore auch direkt in das Hüftgelenk metastasieren (Kikuta et al. 2016) und einen Hüft- oder Unterleibsschmerz auslösen. Diese Situation darf keinesfalls als neuromuskuloskelettale Läsion verkannt werden. Ein genaues und schnelles Screening (mit einer guten Anamnese und körperlichen Untersuchung) ist wichtig, um lokale von systemischen Ursachen zu differenzieren. ➤ Tab. 6.13 gibt eine Übersicht, welche neuromuskuloskelettalen und systemischen Ursachen Grund für diffuse Symptome in der Hüftregion (ventral und dorsal) sein können. ➤ Tab. 6.15 bezieht sich dominierend auf Symptome der dorsalen Hüftregion.

Klinische Tests zur Differenzialdiagnose

Palpation einer Leistenhernie

Indikation Klinisch stellt sich die Leistenhernie als Vorwölbung dar. Wenn der Bruch noch nicht durchgetreten ist, kann sich die Hernie mit ziehendem Leistenschmerz äußern.

Durchführung Die Palpation wird am Anulus inguinalis superficialis durchgeführt. Die Haut des Skrotums bzw. in der Leiste wird mit dem Zeigefinger zur Seite geschoben. Der Palpationsfinger der anderen Hand liegt im Leistenkanal. Falls ein Bruchsack tastbar ist, kann überprüft werden, ob dieser

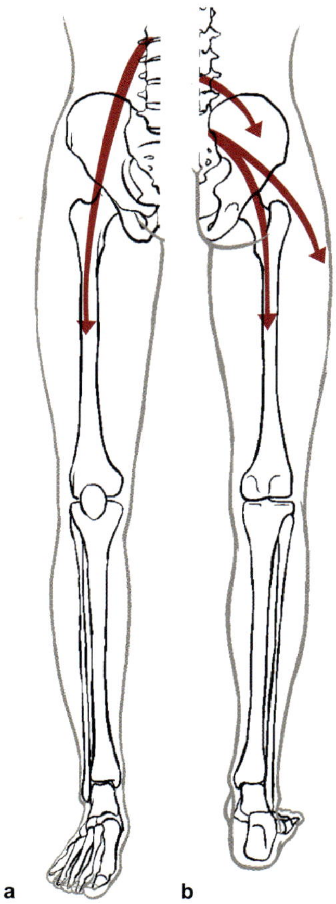

Abb. 6.13 Schmerzprojektion von anderen Strukturen und Regionen auf die Hüfte: a) ventral, b) dorsal. [E1245]

Tab. 6.15 Gründe für Schmerzen in der dorsalen Hüftregion (modifiziert nach Heick und Lazaro, 2022).

Systemische Ursache	Neuromuskuloskelettale Ursache
Onkologisch: • Ischialgie durch Tumor, Infektion oder Endometriose • Neoplasmen • Osteoidosteom (oberes Femur) • Infektion Totalendoprothese *Infektionen und Entzündungen:* • Osteomyelitis oberes Femur • Sakroiliitis • Septische Arthritis (ISG, Hüfte) • Abszess nach aseptischer Hüftkopfnekrose, M. Crohn, anorektaler Abszess • Sakrale Neuralgie durch Genitalherpes *Kardiovaskulär:* • Ischämie (durch paVK, peripheres arterielles Aneurysma) *Andere:* • Frakturen (Sakrum, Ilium, Ramus ossis pubis)	• Ischialgie, z. B. durch Piriformis-Syndrom • Posteriore Facettengelenksstörung • Hüftgelenkserkrankung • Thorakale oder lumbale Bandscheibenläsion • Bursitis (Psoas, gluteal, ischial, trochanterica) • Triggerpunkte • Tendinomuskulär: Mm. ischiocrurales, M. piriformis, Tractus iliotibialis, M. tensor fasciae latae, Mm. gluteus med. et min. • Spondylolisthese • Trauma • Neural – ventral: N. femoralis, N. obturatorius, N. ilioinguinalis, N. cutaneus femoralis lateralis, N. genitofemoralis – dorsal: Nn. clunium, N. ischiadicus • Femurhalsfraktur • Trauma (physikalisch, sexuell, Entbindungstrauma)

manuell repositioniert werden kann. Ist kein Bruchsack tastbar, wird der Patient aufgefordert zu husten.

Interpretation Eine Hernie äußert sich bei Erhöhung des intraabdominellen Drucks als Bruchsack mit Vorwölbung gegen den Palpationsfinger.

Projizierte Nicht-NMS-Symptome in Becken, Gesäß, Hüfte, Leiste und Oberschenkel

Bei klassischen muskuloskelettalen Dysfunktionen stehen Bewegungsausmaß, Widerstand und Schmerzen bei passiver Bewegung (auch mit Überdruck) meist in Zusammenhang. Untypische Symptomreproduktion bei aktiven und passiven Bewegungstests an der Hüfte und den benachbarten Gelenksregionen und Hinweise aus der subjektiven Untersuchung können auf ernstere Pathologien als Ursache hinweisen.

Bei Verdacht auf Red Flags besteht meist ein inkonstantes Verhalten von Widerstand und Schmerzen. Häufig besteht ein Spasmus als Abwehrmechanismus. Zum Beispiel kann ein unregelmäßiger Schutzspasmus in verschiedene passive Bewegungsrichtungen der Hüfte ein Hinweis auf Infektionen oder neoplastische Prozesse sein. Im Gegensatz dazu haben Patienten mit Epiphysiolysis capitis femoris und Sichelzellenanämie Schmerzen bei Bewegung, aber ein normales Bewegungsausmaß.

CAVE

Spasmus als Red Flag

Ein Spasmus in *eine* Bewegungsrichtung weist eher auf eine artikuläre Beteiligung hin. Tritt ein Spasmus während einer passiven Mobilisation auf, bleibt der Physiotherapeut in dieser Gelenksstellung bis der Spasmus nachlässt.
Schutzspasmus in *alle* Bewegungsrichtungen kann als Red Flag angesehen werden. Eine genaue Anamnese, weitere Untersuchung und gegebenenfalls Empfehlung einer ärztlichen Diagnostik ist hier indiziert. Patienten mit Infektionen oder neoplastischen Prozessen in der Anamnese beschreiben dann beispielsweise urologische Symptome oder ungewöhnliches Schwitzen.

FALLBEISPIEL

Ein junger Patient von 24 Jahren klagt über tiefe diffuse Rückenschmerzen und Leistungsminderung seit drei Monaten. Vor allem die Leistungsminderung hat im letzten Monat zugenommen, was er auf die Prüfungsphase und das damit verbundene lange Sitzen schiebt. Die Schmerzen bestehen immer. Selbst wenn er sich in den Lernpausen kurz hinlegt, um sich auszuruhen ist ein dumpfer Hintergrundschmerz vorhanden. Er nennt keine Nebendiagnosen und betreibt normalerweise dreimal die Woche Sport ohne Probleme. In der Anamnese gibt er an, dass er im letzten Monat dreimal nachts schweißgebadet aufgewacht ist. Der Puls liegt in Ruhe bei 110 Schlägen pro Minute. Die Lymphknoten in der Leiste und Achsel zeigen sich palpatorisch schmerzlos geschwollen. Gewichtsverlust hat der Patient nicht beobachtet, allerdings hat er in letzter Zeit wenig Appetit. Aufgrund diffuser Symptome und möglicher B-Symptomatik wird dem Patienten geraten, sich einer weiteren ärztlichen Diagnostik zu unterziehen. Nach einigen Wochen ergeben die Testergebnisse einen manifesten Morbus Hodgkin.

Viszerale Ursachen projizierter diffuser Symptome

Wie erwähnt können Organpathologien starke neuromuskuloskelettale Schmerzen und falsch positive klinische neuromuskuloskelettale Tests verursachen. ➤ Tab. 6.16 zeigt eine Übersicht viszeraler Erkrankungen, bei denen die Symptome ventral (Becken, inguinal und Oberschenkel), in der Bauchregion und dorsal (LWS und gluteal) lokalisiert sind. Die Kardinalsymptome, ihre Lokalisation und medizinische sowie neuromuskuloskelettale Tests zur Differenzierung sind in ➤ Tab. 6.17 aufgeführt.

Tab. 6.16 Mögliche Ursachen für projizierte diffuse Symptome in der Hüftregion.

Erkrankung	**Lokalisation/Quellen der Symptome**		
	Becken, Rumpf, Hüfte (ventral), Oberschenkel	Abdomen	LWS, Hüfte (dorsal)
Onkologisch:	• Rektum-Ca. • Metastasen (Morbus Hodgkin, Leukämie) • Osteoidosteom • Osteosarkom • Chondroblastom • Chondrosarkom • Riesenzelltumor • Ewing Sarkom • Hodenkrebs • Prostata-Ca. • Gutartige Prostatahyperplasie	• Kolon-Ca.	• Knochenmetastasen der Lendenwirbelsäule • Multiples Myelom • Lymphom
Kardiovaskulär:	• Periphere arterielle Verschlusskrankheit (paVk) • Tiefe Beinvenenthrombose (TVT) • Thrombophlebitis	• Abdominales Aortenaneurysma (AAA)	
Renal/urologisch:		• Harnleiterschmerz • Nierensteine • Harnleiterkolik • Nierenerkrankungen	
Gastrointestinal/ hepatisch:		• Intestinaler Bypass • Chronisch-entzündliche Darmerkrankungen (Morbus Crohn, Colitis ulcerosa) • Zöliakie • Reaktive Arthritis nach Ruhr • Bowel-Bypass-Syndrom • Antibiotika-assoziierte Kolitis • Divertikulitis • Darmverschluss • Aszites	
Infektiös:	• Hepatitis • Pfeiffer'sches Drüsenfieber • Sexuell übertragene Infektionen • Streptokokken • Tuberkulose • AIDS	• Infektion des Harnleiters • Psoas-Abszess • Blinddarmentzündung • Femurabszess • Weichteilabszess	• Tuberkulose (lumbale Wirbelsäule)
Gynäkologisch:		• Adnexitis • Endometritis • Zervizitis	
Andere:	• Prostatitis • Spondylitis ankylosans • Osteonekrose • Frakturen aufgrund von Osteoporose • Sichelzellenanämie • Hämarthros (bei Hämophilie)		

6

Tab. 6.17 Differenzialdiagnostische Betrachtung von Pathologien, die Schmerzen in der Hüftregion auslösen können, mit Kardinalsymptomen und Tests, die der Physiotherapeut im Clinical-Reasoning-Prozess durchführen muss.

Krankheitsbild	Kardinalsymptome	Lokalisation	Differenzialdiagnose
Rektum-Ca.	Blut im Stuhl, Schmerzen, Krämpfe, Ileus	Rektum	Digital-rektale Untersuchung
Hodgkin-Lymphom	Zuerst schmerzlose Lymphknotenpakete (Hals, Achsel, Leiste, mediastinal, abdominal); Fortgeschritten: Organbefall	Je nach Befall Störungen des Nervensystems, Hormonhaushalts, Urogenitaltrakts, Skelettsystems oder der Lunge	Inspektion und Palpation der Lymphknoten (Entzündungszeichen)
Rückenmarkstumor	Schmerzen, neurologische Defizite (Sensibilitätsausfälle, Parästhesien)	Gürtelartig im thorakolumbalen Übergang, mit bi- oder unilateraler Ausstrahlung in Leiste und Bein (je nach Lage und Größe des Tumors), progressive unerklärliche oder nächtliche Rückenschmerzen oder Nervenwurzelschmerzen, segmentale neurologische Defizite, unerklärte neurologische Defizite, die dem Rückenmark oder Nervenwurzeln zuzuordnen sind	Röntgen, MRT, Histologie, neurologische Untersuchung (Kremaster-Reflex)
Osteoidosteom (benigne)	Nächtlicher knöcherner Schmerz, häufig Linderung der Symptome durch Salizylate (z. B. ASS)	Zu 50 % Knieschmerz	Röntgen
Osteosarkom (maligne)	Reduktion des Allgemeinzustands, Knieschmerz, Nachtschweiß	Zu 50 % Kniegelenk	Röntgen
Chondrosarkom	Im Frühstadium keine Beschwerden, später Schmerzen	Proximaler Humerus, Skapula, proximales oder distales Femur	Röntgen (Knochenmetastasen)
Chondroblastom	Schmerzen und Schwellungen der Gelenke	Ausgehend von den Ossifikationszentren der Epiphysen der langen Röhrenknochen	Röntgen
Riesenzelltumor	Schwellung, Schmerzen, pathologische Frakturen	In den Epiphysen der langen Röhrenknochen	Inspektion und Palpation des Tumors
Ewing-Sarkom	Bei Kindern bis zum 15. Lebensjahr: lokale Schwellung, Funktionseinschränkung, Schmerzen, Überwärmung, Fieber	Zu 60 % in der Diaphyse der langen Röhrenknochen, 18 % Becken, 8 % Rippen, selten Skapula oder Wirbelkörper	Röntgen
Hodenkarzinom	Schmerzlose Größenzunahme des Hodens, tastbare Knotenbildung innerhalb des Hodens	Hoden	Palpation, Kremaster-Reflex
Prostatakarzinom	Frühstadium: meist asymptomatisch; Fortgeschritten: Miktionsstörungen, Restharnbildung, Nykturie, Erektionsstörungen, Hämaturie	Prostata	Digital-rektale Untersuchung
Benigne Prostatahyperplasie	Bei Einengung der Harnröhre oder ventilartigem Verschluss des Blasenausgangs: Pollakisurie, Nykturie	Prostata	Palpation der Harnblase, digital-rektale Untersuchung
Kolonkarzinom	Frühstadium: keine signifikanten Symptome; Fortgeschritten: Verdauungsbeschwerden, Obstipationen, Subileus/Ileus	Dickdarm	Digital-rektale Untersuchung
Knochenmetastasen der Lendenwirbelsäule	Knochenschmerz, Spontanfrakturen, neurologische Symptome, Hüftschmerz	Schmerzen im betroffenen Bereich	Dornfortsatz-Klopftest
Multiples Myelom (Plasmozytom)	Dyspnoe, Blässe, Kopfschmerz, Knochenschmerz (stammnah), Spontanfrakturen	Lokalisierte Formen: Lunge, Gastrointestinaltrakt, Nasopharynx	Röntgen
Periphere arterielle Verschlusskrankheit (paVK)	Männer viermal häufiger betroffen als Frauen; Belastungsabhängiger ischämischer Schmerz, bei Stenosen > 90 % ist der distale Puls nicht mehr palpierbar	Je nach Lokalisation: Ein-Etagen-Erkrankung, Mehr-Etagen-Erkrankung, Beckentyp, Oberschenkeltyp, Unterschenkeltyp	Inspektion der Hautfarbe, -temperatur und -trophik, Pulsstatus, Auskultation (maschinenartige Shunt-Geräusche distal der Stenose), Gehstrecke, Lagerungsprobe nach Ratschow
Abdominales Aortenaneurysma (AAA)	Rückenschmerzen, Flankenschmerz, diffuse Beschwerden im Unterbauch, dorsale Oberschenkelschmerzen; Bei Blutverlust: Schock (Hypotonie, Tachykardie, Bewusstseinsverlust)	Abdominal, Flanke, Rücken	Palpation des Abdomens (pulsierender Tumor), Palpation der peripheren Pulse

6

Tab. 6.17 Differenzialdiagnostische Betrachtung von Pathologien, die Schmerzen in der Hüftregion auslösen können, mit Kardinalsymptomen und Tests, die der Physiotherapeut im Clinical-Reasoning-Prozess durchführen muss. (*Forts.*)

Krankheitsbild	Kardinalsymptome	Lokalisation	Differenzialdiagnose
Tiefe Beinvenenthrombose (TVT)	Knöchelödeme, gerötete und gespannte Haut (ggf. livide bis zyanotisch), Überwärmung des betroffenen Beins, Verbesserung der Symptome bei Hochlagern der Extremität	Spannung und/oder Schmerzen in Fuß, Wade, Kniekehle	Inspektion, Palpation, Sonografie
Nierensteine	Oft symptomlos, schmerzhafte Blasenentleerung, Makrohämaturie	Flankenschmerzen, Schmerzen im Rücken oder Genitalbereich	Sonografie, Murphy-Perkussionstest
Harnleiterkolik	Übelkeit, Erbrechen	Linke oder rechte Flanke, Unterbauch, Regio inguinalis	Sonografie
Morbus Crohn	Im Frühstadium unspezifische Symptome: Müdigkeit, Gewichtsverlust, Fieber, Anorexie, Übelkeit, Erbrechen, Analfissuren, Fisteln, Ulzera, Aphthen	Schmerz im rechten Unterbauch	Abdomensonografie
Colitis ulcerosa	Blutig-schleimige Durchfälle (ernährungsabhängig, auch nachts), Tenesmen	Manchmal einhergehend mit kolikartigen Bauchschmerzen	Digital-rektale Untersuchung
Zöliakie	Gedeihstörungen bei Kindern, vorgewölbtes Abdomen, chronische Diarrhö, chronische Obstipation, Fettstühle, Anämie, depressive Grundstimmung, ggf. Tabaksbeutelgesäß	Bauchschmerzen	Labor
Reaktive Arthritis nach Ruhr	Klassische Entzündungszeichen, intensive Bewegungsschmerzen, die sich bei Belastung steigern	Gelenkerguss Hüfte	Sonografie
Bowel-Bypass-Syndrom (nach gastrojejunaler Bypass-Operation)	Fieber, Abgeschlagenheit, Myalgien, Tendosynovitiden, Polyarthralgien und Polyarthritiden; Plötzliches, schubweises Auftreten runder oder ovaler, bis 1,0–5,0 cm großer, roter Flecken, die sich in flache, ödematöse Papeln oder auch großflächige, sukkulente Plaques oder Schwellungen umwandeln können; Zunehmende Induration der Effloreszenzen, evtl. zentrale Bläschen- oder Pustelbildung, manchmal leichter Juckreiz oder Schmerz	Vorwiegend Hände, Fußsohlen, Gesicht, Genitalien, Arme mit Betonung der Streckseiten, oberer Rumpf, seltener Schleimhäute	Anamnese (viszerale Operation?)
Divertikulitis	Bauchschmerz (meist im linken Unterbauch), Fieber, Leukozytose	Linker Unterbauch	Palpation (druckschmerzhafte „Walze" im linken Unterbauch)
Darmverschluss (Ileus)	*Mechanischer Ileus:* krampfartige Bauchschmerzen (Koliken); *Paralytischer Ileus:* geringe Symptome, diffuse Abwehrspannung, Erbrechen, Meteorismus	Abdominal	Palpation des Abdomens, Auskultation des Abdomen, digital-rektale Untersuchung
Aszites	Vergrößerter Bauchumfang/vorgewölbter Bauch, eventuell Nabelbruch, Blähungen	Abdominal, Unterleibsschmerz	Ballottement-Test des Abdomens, Perkussion des Abdomens (Flankendämpfung), Messung des Bauchumfangs, Ultraschall
Hepatitis	Oft asymptomatisch, Allgemeinsymptome: Appetitverlust, Unwohlsein, Fieber, Abgeschlagenheit, Müdigkeit	Je nach Lokalisation	Inspektion (Ikterus, Skleren)
Pfeiffer'sches Drüsenfieber	Fieber, Gliederschmerzen, fauliger Mundgeruch, Pharyngitis, zervikal betonte Lymphadenopathie, Angina tonsillaris	Je nach Lokalisation	Labor
(Extrapulmonale) Tuberkulose	Fieber, Nachtschweiß, Gewichtsverlust, Hämoptyse, Dyspnoe, chronischer Beinschmerz und Hüftschmerz auch in Ruhe	Zu 80 % in der Lunge, aber auch Darm-, urogenitale, Knochen-, Nieren-, Hauttuberkulose, Perikarditis, tuberkulöse Meningitis	Vitalzeichen, Hämoptysen

Tab. 6.17 Differenzialdiagnostische Betrachtung von Pathologien, die Schmerzen in der Hüftregion auslösen können, mit Kardinalsymptomen und Tests, die der Physiotherapeut im Clinical-Reasoning-Prozess durchführen muss. (*Forts.*)

Krankheitsbild	Kardinalsymptome	Lokalisation	Differenzialdiagnose
Psoas-Abszess	Rückenschmerzen, Flankenschmerzen, Leistenschmerzen, Fieber, Bauchschmerzen	Kann ventral in Leiste und Oberschenkel ausstrahlen	Palpation des Enddarms, die passive Untersuchung des Hüftgelenks ist unauffällig, die aktive und resistive Untersuchung reproduziert Symptome
Erworbenes Immunschwäche-Syndrom (AIDS)	Fieber (über mehrere Tage), Abgeschlagenheit, Kopf-, Gelenks-, Muskelschmerzen, starker Nachtschweiß, Hautausschlag an Rücken, Thorax oder Bauch, schmerzende Mandeln, geschwollene Lymphknoten, wunde Stellen im Mund	Je nach betroffenem Bereich	Labor
Appendizitis (Blinddarmentzündung)	Übelkeit, Erbrechen, diffuser Oberbauchschmerz	Oberbauch, um Bauchnabel und Magengegend	Palpation abdominal (Druckschmerz, Loslassschmerz, Schutzspasmus bei akutem Abdomen), Fieber messen, Appendizitiszeichen (s. u.)
Adnexitis	Akut einsetzender, seitenbetonter Unterbauchschmerz, Schmierblutungen, bei schweren Entzündungen Erbrechen und Ileus, bei Perihepatitis durch Chlamydien treten Schmerzen im rechten Oberbauch auf	Unterbauch, rechter Oberbauch (bei Perihepatitis)	Palpation von Uterus und Adnexen, Portioschiebeschmerz
Endometritis	Menorrhagie, Metrorrhagie, Schmierblutungen, hohes Fieber, Unterbauchschmerzen	Unterbauch	Anamnese (Blutungsstörungen), Palpation des Uterus
Zervizitis	Blutungen und vaginaler eitriger Ausfluss, Juckreiz, Schmerzen beim Wasserlassen und Koitus	Genital	Labor
Prostatitis	Schmerzen beim Wasserlassen (Algurie), häufiges Wasserlassen bei geringer Harnmenge (Pollakisurie), Blut im Urin (Hämaturie), Leistenschmerz, Schmerzen beim Stuhlgang, Schmerzen während und nach der Ejakulation	Inguinal	Digital-rektale Untersuchung (druckdolente und vergrößerte Prostata)
Spondylitis ankylosans (M. Bechterew)	Schubweiser Verlauf, im Frühstadium nächtlicher Kreuzschmerz, Sehnenschmerzen, Schmerzen nehmen mit fortschreitender Versteifung ab; im Spätstadium Beeinträchtigung der Atmung, im Verlauf zeigen sich oft extraartikuläre Symptome	Nächtlicher Kreuzschmerz	Inspektion (typisch kyphotische Körperhaltung) mit reduzierter Thoraexkursion bei Ventilation, funktionelle Untersuchung der Wirbelsäule
Osteonekrose	Starke Schmerzen, bei gelenksnahen Nekrosen Gelenkerguss möglich, meist progredient, im fortgeschrittenen Stadium Ruheschmerz möglich, Bewegungseinschränkungen (seltener)	Lokale Schmerzen über dem betroffenen Bereich	Körperliche Untersuchung
Sichelzellenanämie	Heterozygote meist asymptomatisch, Homozygote zeigen schon im Säuglingsalter Symptome: hämolytische Anämie, schmerzhafte vasookklusive Krisen mit Organinfarkten (z. B. Milz, Nieren, Gehirn, Lungen, Knochen	Schmerzen im betroffenen Bereich (z. B.: Mittelfußknochen betroffen → Fußschmerz), auch abdominelle Schmerzen möglich (können akutes Abdomen vortäuschen)	Inspektion der Schleimhäute auf der Innenseite des Unterlids
Hämophile Arthropathie	Schmerzen, bei Chronifizierung nehmen Schmerzen ab, im chronischen Stadium Schwellungen, Kontrakturen, Atrophie der Muskulatur	Im betroffenen Gelenk, Hüfte: Leiste, Oberschenkel	Palpation: Zeichen eines Gelenksergusses, Limitierung von Flexion, Außenrotation, Abduktion (normalerweise größtes Bewegungsausmaß möglich)

6

Klinische Tests zur Differenzialdiagnose

Verhalten von passiven Bewegungen in der Hüfte

- Hypomobilität mit einem Endgefühl ohne exponentiellen (langsam ansteigenden) Widerstand während passiver Bewegung kann auf einen infektiösen oder neoplastischen Prozess hinweisen.
- Ein anhaltender Schutzspasmus in eine physiologische Bewegungsrichtung, der nicht auf eine passive Probemobilisation der Hüfte reagiert, kann einen Hinweis auf eine der in ➤ Tab. 6.16 und ➤ Tab. 6.17 beschriebenen Pathologien sein.
- Schmerzen im gesamten Bewegungsausmaß in mehr als vier Richtungen (z. B. Innen-, Außenrotation, Flexion, Extension) lassen einen projizierten Schmerz von einem Unterbauchorgan vermuten.

In einem solchen Fall sollten spezielle Tests durchgeführt werden, die möglicherweise einen Hinweis auf die verdächtigte Pathologie geben können, und eine Überweisung zum Haus- oder Facharzt in Betracht gezogen werden.

Spezielle Tests bei Verdacht auf systemische Pathologien

Im Folgenden werden verschiedene Tests beschrieben, die von Klinikern durchgeführt werden, um einen Verdacht auf eine Organbeteiligung beziehungsweise systemische Beteiligung weiter zu untersuchen. Natürlich werden nicht immer alle diese Tests durchgeführt, sondern der Untersucher wählt geeignete Tests anhand der klinischen Symptome und der Verdachtspathologie aus.

Gastrointestinale Symptome wie Schwindel, Erbrechen, Übelkeit, Verstopfung, Blähungen/Krämpfe oder urologische Symptome wie häufiges Wasserlassen, Nykturie, Dysurie oder Flankenschmerz in Kombination mit Hüftschmerz sind beispielhafte Gründe für genauere Untersuchungsschritte. Patienten mit Verdacht auf Knochenmetastasen der Lendenwirbelsäule geben Knochenschmerz, ggf. Spontanfrakturen, Hüftschmerz und unter Umständen neurologische Symptome an. Ein **Dornfortsatz-Klopftest (Tap-Test;** ➤ Kap. 6.2.1) stellt hier mögliche Red Flags heraus. Die Prüfung des **Kremaster-Reflexes** (➤ Kasten) kann einen Hinweis auf eine neurologische Beeinträchtigung bei Männern mit Rücken-, Becken-, Leisten- oder Hodenschmerz geben. Die Tests werden nicht zur Klärung der medizinischen Diagnose eingesetzt, sondern um körperliche Beschwerden differenzieren und eine potenzielle Überweisung zum Haus- oder Facharzt mit den entsprechenden Testergebnissen zu untermauern.

Klinische Tests zur Differenzialdiagnose

Kremaster-Reflex

Indikation Verdacht auf neurologische Beeinträchtigung bei männlichen Patienten mit Rücken-, Becken-, Leisten-, Hoden- oder ventralen Oberschenkelschmerzen.

Durchführung Der Kremaster-Reflex wird ausgelöst, indem der Therapeut an der Innenseite des Oberschenkels nach kaudal streicht (z. B. mit der Rückseite des Reflexhammers).

Interpretation Bei normaler Reaktion kommt es zu einer gleichseitigen Hodenhebung. Bei Nichtvorhandensein des Kremaster-Reflexes kann eine Störung (z. B. Bandscheibenvorfall, Rückenmarkstumor) auf Höhe T12–L1 vermutet werden. Eine weitere ärztlich Untersuchung ist hier indiziert. Bei Frauen führt der N. genitofemoralis, welcher beim Mann u. a. den M. cremaster innerviert, nur sensible Fasern.

Differenzialdiagnose abdominelle Ursachen

Leistenschmerz aufgrund allgemeiner Ursachen unterscheidet sich nicht stark von dem durch neuromuskuloskelettale Ursachen. Auch hier geben die Anamnese (z. B. Trauma, akuter Prozess), Krankengeschichte (z. B. Krebs in der Vorgeschichte, Lebererkrankungen, Hämophilie) und das Alter (z. B. altersassoziierte arteriosklerotische Gefäßprobleme) und Geschlecht (z. B. ektopische Schwangerschaft, Prostata- oder Hodenprobleme) des Patienten möglicherweise Hinweise auf die Ursachen der Symptome. Konkrete Screening-Fragen zu den einzelnen Organsystemen helfen die in ➤ Tab. 6.17 aufgeführten systemischen Ursachen zu identifizieren. Klassisch ist die Kombination aus Unterbauch- und Leistenschmerzen. Bei blutigem, schleimigem Stuhlgang mit kolikartigen Bauchschmerzen besteht die Möglichkeit einer *Colitis ulcerosa.* Manuell wird durch eine **digital-rektale Untersuchung** (des Rektums und der angrenzenden Organe) untersucht. Eine solche Untersuchung ist ebenfalls bei Patienten mit Darmverschluss, Psoas-Abszess und Prostatitis indiziert. Bei einem *Darmverschluss* bestehen ebenfalls kolikartige Bauchschmerzen, Erbrechen und Meteorismus. Die weiterführende Untersuchung beinhaltet die **Auskultation** des Abdomens (➤ Kasten) und eine **Palpation** auf Druckschmerzhaftigkeiten (➤ Kasten).

Klinische Tests zur Differenzialdiagnose

Auskultation des Abdomens

Indikation Verdacht auf pathologische Veränderungen des Darms oder Verdacht auf vaskuläre Beteiligung.

Durchführung Der Patient liegt auf dem Rücken. Zur besseren Orientierung wird das Abdomen in vier Quadranten eingeteilt (➤ Abb. 1.15). Mit einem Stethoskop wird jeder einzelne Quadrant für ein paar Sekunden abgehört (➤ Abb. 6.14). Die Auskultation sollte *vor* der Palpation oder Perkussion durchgeführt werden.

Interpretation Das Nichtvorhandensein von Darmgeräuschen oder sehr wenige Darmgeräusche in einem oder mehreren Quadranten gilt als Red Flag. Dies ist meistens der Fall bei älteren Patienten mit vielen Risikofaktoren, vorausgegangenen Bauch-, Rücken- oder Beckenoperationen und Einnahme von Medikamenten. Bei einem mechanischen Ileus lassen sich laute, häufig klingende Darmgeräusche (Hyperperistaltik) auskultieren. Bei einem paralytischen Ileus fehlen die Darmgeräusche hingegen vollständig („Totenstille").

Hinweise aus der Krankengeschichte (z. B. Alter > 65 Jahre, koronare Herzkrankheit), der klinischen Präsentation (Nacken-, Rücken-, Bauch- oder Flankenschmerz) und assoziierten Zeichen und Symptomen (Synkopen, Zeichen und Symptome einer paVK) indizieren eine Auskultation mit Fokus auf vaskuläre Geräusche. Abnormale Töne wie

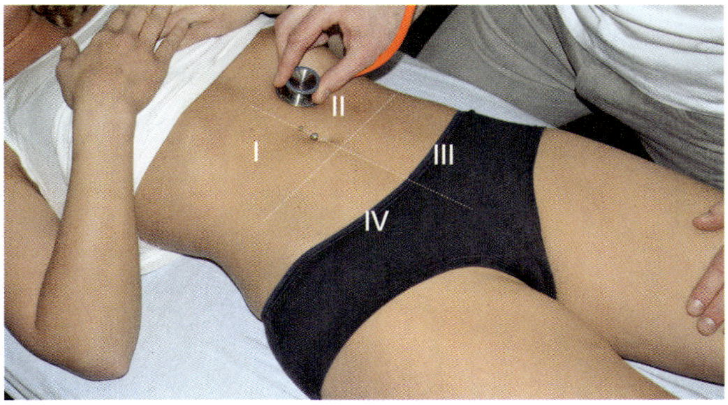

Abb. 6.14 Abdomenauskultation. [P1059]

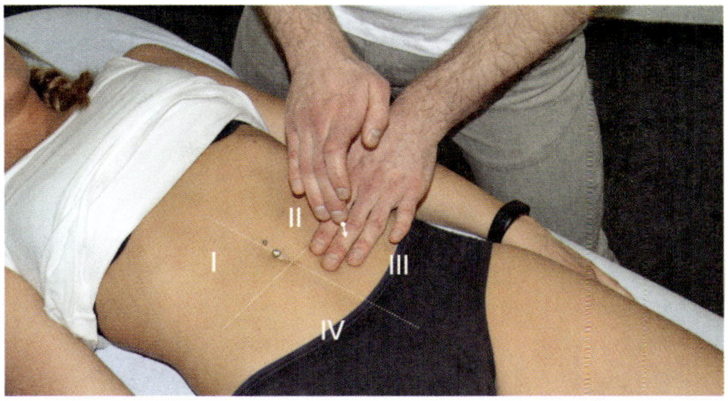

Abb. 6.15 Perkussion des Abdomens. [P1059]

Sausen oder Strömungsgeräusche weisen auf Stenosen hin. Gefäßgeräuschen in der Systole und Diastole lassen auf eine turbulente Strömung aufgrund (teilweiser) Okklusion des Gefäßes, auch in Kombination mit Aneurysma, vermuten.

Klinische Tests zur Differenzialdiagnose

Palpation und Perkussion des Abdomen

Indikation Schmerzen in der Bauchregion, Verdacht auf viszerale Beteiligung des Schmerzmusters, Abgrenzung von Organen, Identifikation von Pulsation über der Aorta, A. renalis, A. iliaca, A. femoralis.

Durchführung Die Bauchpalpation als manuelle Untersuchung des Abdomens wird genutzt, um Gewebestrukturen, Organdimensionen, Konsistenz, Temperatur und Druckdolenz zu bewerten. Beginnend in dem Quadranten mit den geringsten Beschwerden palpiert der Untersucher mit warmen Händen die einzelnen Quadranten. Hierbei achtet er auf eventuellen Schutzspasmus (Abwehrspannung) und die Mimik des Patienten, welche Schmerzen in der Regel zuverlässig anzeigen.

Zur Perkussion des Abdomens legt der Therapeut zwei Finger auf die zu untersuchende Region und klopft mit den Fingerbeeren von Zeige- und Mittel- oder Ringfinger der anderen Hand von oben auf die aufliegenden Finger. Die Perkussion als Screening (➤ Abb. 6.15) erfolgt im linken und rechten oberen Quadranten und im linken und rechten unteren Quadranten des Abdomens.

Interpretation Die meisten Organe lassen sich beim Erwachsenen nur palpieren, wenn sie vergrößert sind. Schmerzen und Schutzspasmus gelten als Red Flag und eine weitere Diagnostik durch den Facharzt ist nötig. Die Palpation ist kontraindiziert bei Patienten mit bekannter Nierenerkrankung oder Bauchorgantransplantation sowie bei Verdacht auf Aortenaneurysma oder Appendizitis.

Eine Dämpfung des Klopfschalls tritt bei freier Flüssigkeit in der Bauchhöhle auf. Unterschiedliche Schallqualitäten können zur Beurteilung einzelner Darmabschnitte beurteilt werden. Ein Erschütterungsschmerz bei der Perkussion kann auf einen akuten entzündlichen Prozess hinweisen und muss ärztlich abgeklärt werden.

Beim *Psoas-Abszess* bestehen neben Bauchschmerzen auch Rücken- und Flankenschmerzen, welche mit Fieber einhergehen können. Neben der digital-rektalen Untersuchung ist hier vor allem auffällig, dass die passive Bewegung des Hüftgelenks symptomfrei, die aktive Bewegung gegen Widerstand dagegen schmerzhaft ist. Eine *Prostatitis* geht mit urologischen Symptomen einher, wie Schmerzen beim Wasserlassen (Algurie), häufiges Wasserlassen bei geringer Harnmenge (Pollakisurie), Blut im Urin (Hämaturie) sowie Schmerzen beim Stuhlgang, während und nach der Ejakulation. Bei einer digital-rektalen Untersuchung fällt eine druckdolente und vergrößerte Prostata auf. Bauchschmerz im linken Unterbauch in Kombination mit Fieber können Symptome einer *Divertikulitis* sein. Hier ist eine druckschmerzhafte „Walze" im linken Unterbauch tastbar.

Patienten mit *Appendizitis* geben Appetitlosigkeit, Übelkeit und Erbrechen an. Schmerzen werden meist im Bereich um den Bauchnabel (periumbilikal) beschrieben. Sie können auch in der Magengegend sowie diffus im Oberbauch vorhanden sein. Im fortgeschrittenen Stadium leiden die Patienten unter einem paralytischen Ileus und gegebenenfalls an einem akuten Abdomen. Zur differenzialdiagnostischen Untersuchung werden **Appendizitis-Zeichen** getestet (➤ Kasten): Blumberg-Zeichen, Rovsing-Zeichen, Cope-Zeichen, Obturator-Zeichen, McBurney-Punkt und Lanz-Punkt (die Appendizitis-Zeichen umfassen eine deutlich größere Sammlung von Tests und nur die gängigsten sind hier aufgeführt).

Bei bestehenden Unterbauchschmerzen kann es sich auch um *Aszites* handeln. Zur klinischen Untersuchung dient der **Ballottement-Test** (➤ Kasten). Die Palpation, Auskultation und Perkussion der inneren Organe kann weitere Hinweise auf zugrunde liegende Nebendiagnosen geben.

Klinische Tests zur Differenzialdiagnose

Blumberg-Zeichen

Indikation Verdacht auf Appendizitis.

Durchführung Der Unterbauch wird auf der Gegenseite der vermuteten Entzündung (links) mit der Hand eingedrückt und anschließend schnell losgelassen (➤ Abb. 6.16).

Interpretation Wenn dabei im rechten Unterbauch Schmerzen auftreten oder sich verstärken, ist der Test positiv. Das Blumberg-Zeichen ist kein spezifischer Test für eine Appendizitis, kann aber Hinweise darauf geben. Das Ergebnis des Tests ist in die Vorgeschichte und das klinische Bild einzuordnen. Eine pulsierende Masse kann ein Hinweis auf ein Bauchaortenaneurysma sein.

Rovsing-Zeichen

Indikation Verdacht auf Appendizitis.
Durchführung Der Patient liegt auf dem Rücken. Der Untersucher streicht das Kolon retrograd (gegen den Uhrzeigersinn) zum Zäkum hin aus (➤ Abb. 6.17).
Interpretation Im Falle einer Appendizitis fühlt der Patient einen Schmerz im rechten unteren Quadranten, auch wenn das Ausstreichen linksseitig stattfindet. Wenn Palpation im linken unteren Quadranten Schmerzen links oder beidseitig provoziert, kann eine andere Pathologie zugrunde liegen (z. B. Blase, Uterus, aufsteigendes rechtes Kolon, Eileiter, Eierstöcke oder andere Strukturen). Der Test besitzt eine geringe Spezifität und Sensitivität und wird deshalb stets im Rahmen aller klinischen Symptome betrachtet.

Psoas-Zeichen

Da die Appendix auf dem M. psoas liegt, können bei einer Appendizitis Schmerzen durch Kontraktion oder Dehnung des rechten M. psoas ausgelöst werden.
Indikation Verdacht auf Appendizitis.
Durchführung Der Patient liegt auf dem Rücken und wird aufgefordert, das gestreckte rechte Bein gegen einen Widerstand anzuheben.

Der Patient liegt auf der rechten Seite und der Untersucher überstreckt das rechte Hüftgelenk nach dorsal (auch als **Cope-Dehnungszeichen** bezeichnet, ➤ Abb. 6.18).
Interpretation Ein positiver Test (Auslösung von Schmerzen im rechten Unterbauch) kann die Hypothese einer Appendizitis stärken. Psoas-Zeichen sind vor allem bei retrozäkaler Lage der Appendix positiv. Andere retroperitoneale Reizungen, wie z. B. Blutungen aus iliakalen Gefäßen, können allerdings auch zu positiven Psoas-Zeichen führen. Auch bei einem Psoas-Abszess sind die Psoas-Zeichen auffällig. Somit muss das Testergebnis in das klinische Bild des Patienten eingebettet betrachtet werden.

Obturator-Zeichen

Indikation Verdacht auf Appendizitis.
Durchführung Der Patient liegt auf dem Rücken. Der Therapeut führt eine passive Flexion und anschließend eine Innenrotation/Adduktion im Hüftgelenk durch (➤ Abb. 6.19).
Interpretation Schmerzen im rechten unteren Quadranten lassen eine Appendizitis vermuten.

McBurney-Zeichen

Indikation Verdacht auf Appendizitis.
Durchführung Der Patient liegt in Rückenlage. Der Untersucher gibt Druck am **McBurney-Punkt** in der Mitte der Verbindungslinie zwischen Nabel und Spina iliaca anterior superior (➤ Abb. 6.20).
Interpretation Ein Druckschmerz/Loslassschmerz in diesem Bereich bestärkt die Hypothese einer Appendizitis.

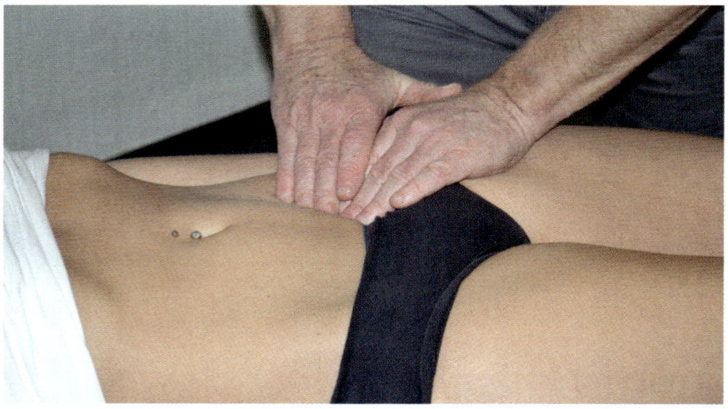

Abb. 6.16 Blumberg-Zeichen. [P1059]

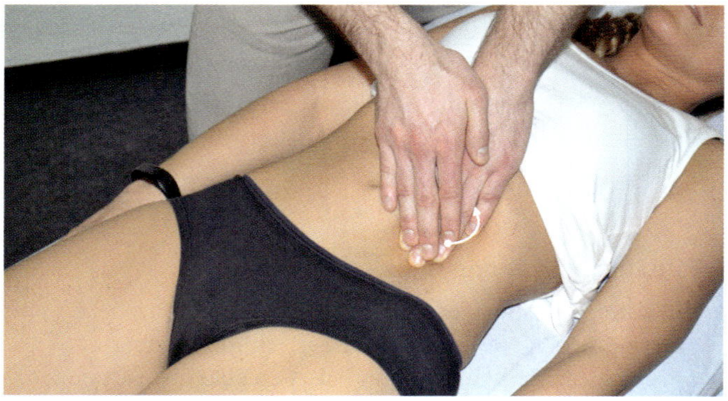

Abb. 6.17 Rovsing-Zeichen. [P1059]

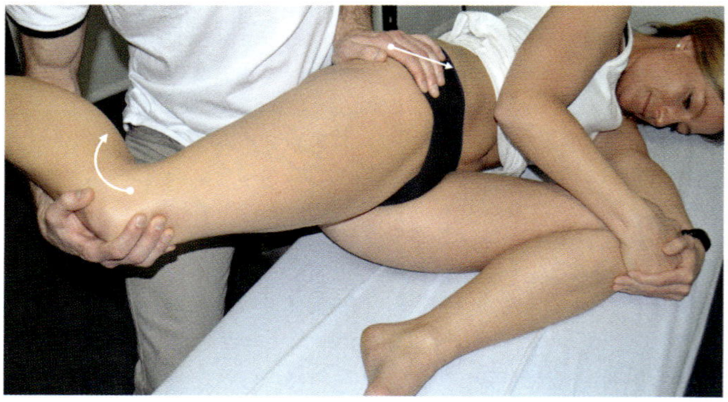

Abb. 6.18 Psoasdehnungszeichen. [P1059]

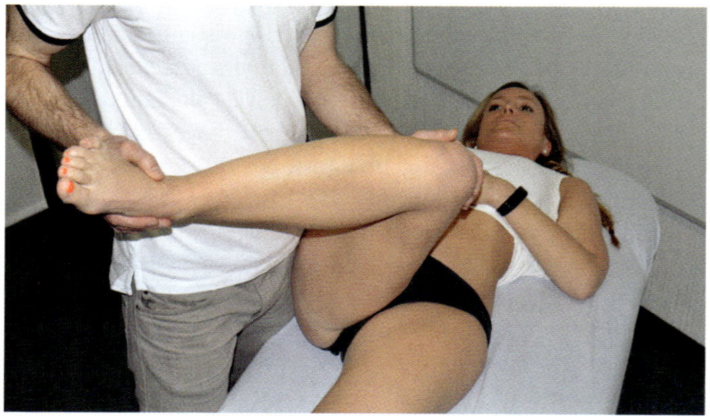

Abb. 6.19 Obturator-Zeichen. [P1059]

Klinische Tests zur Differenzialdiagnose

(Modifizierter) Ballottement-Test

Indikation Verdacht auf Aszites.

Durchführung Der Patient liegt auf dem Rücken. Der Untersucher legt beide Hände an die Flanke des Patienten und gibt 2–3 Mal einen ruckartigen Stoß in anterior-posteriorer Richtung in das Gewebe (➤ Abb. 6.21). Das durch den Stoß ausgelöste Schaukeln des Abdomens wird als Fluktuationswelle bezeichnet.

Interpretation

Kommt die Fluktuationswelle auf der kontralateralen Seite an, liegt ein positives Ballottement vor. In Kombination mit abgedämpften Flankengeräuschen (Perkussion) kann ein Aszites diagnostiziert werden.

Frauen können aufgrund von Endometritis, Adnexitis und Zervizitis Unterbauch- und Genitalschmerzen äußern. Sie gehen meist mit (Schmier-) Blutungen und Fieber einher. Bei einer *Adnexitis* klagen die Patientinnen über Erbrechen und Ileus. Bestandteil der körperlichen gynäkologischen Untersuchung sind hier die Palpation von Uterus und Adnexen sowie das Überprüfen des Portio-Schiebeschmerzes. Eine *Endometritis* äußert sich durch hohes Fieber, Menorrhagie und Metrorrhagie. Auch hier wird in der Untersuchung der Uterus palpiert. Bei einer *Zervizitis* bestehen neben oben genannten Symptomen Juckreiz und Schmerzen beim Wasserlassen (Algurie) und beim Koitus (Dyspareunie).

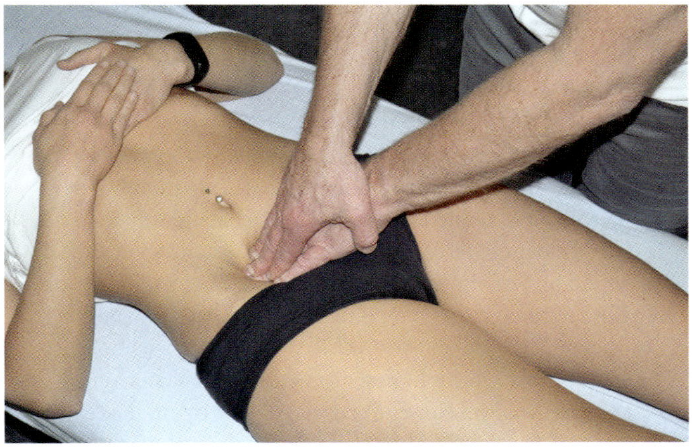

Abb. 6.20 McBurney-Punkt. [P1059]

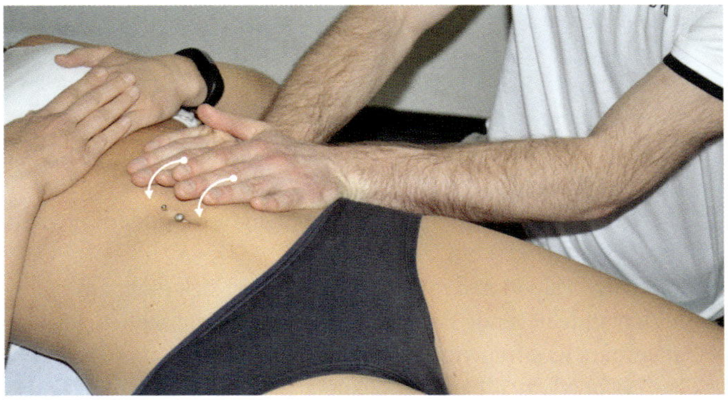

Abb. 6.21 Modifizierter Ballottement-Test. [P1059]

Differenzialdiagnose Gefäßsystem

Diffuse Unterbauchschmerzen einhergehend mit Flankenschmerzen oder auch Rückenschmerzen können Hinweise auf ein abdominales *Aortenaneurysma* (AAA; vgl. ➤ Kap. 9.2.5) geben. Reißt ein Aneurysma (Ruptur) oder spaltet sich die Gefäßwand auf (Dissektion), kommt es üblicherweise zu plötzlichen, meist sehr starken, anhaltenden Schmerzen. Durch den Blutverlust kann sich rasch eine Schock-Symptomatik mit Bewusstseinstrübung entwickeln. Das Tasten der peripheren Pulse im Seitenvergleich ist Bestandteil der körperlichen Untersuchung (➤ Kap. 1.6.2). Die peripheren Pulse der Beinarterien weisen häufig kleine Unterscheide im Seitenvergleich auf, ebenso wie die Blutdruckmessung (an beiden Armen). Heick und Lazaro (2022) beschreiben diastolische Blutdruck-Unterschiede von über 10 mmHg im Seitenvergleich als Zeichen eines Aorten-Aneurysmas, die NICE Richtlinie für Bluthochdruck berücksichtigt Blutdruckunterschiede im Seitenvergleich zur Beurteilung kardiovaskulärer Erkrankungen nicht (NICE 2011).

Bei *peripherer arterieller Verschlusskrankheit* (paVK; ➤ Kap. 9.2) sind bei Gefäßstenosen > 90 % des Lumens die peripheren Pulse distal der Stenose nicht mehr tastbar. Leitsymptom der paVK sind belastungsabhängige ischämische Schmerzen distal der Stenose, die den Patienten nach einer bestimmten Gehstrecke zwingen, stehen zu bleiben (Claudicatio intermittens). Bei der Inspektion und Palpation fallen blasse und kühle Füße mit trophischen Störungen auf. Außerdem können die Patienten Wundheilungsstörungen berichten. Der Physiotherapeut kann in seiner klinischen Praxis den Pulsstatus erheben (➤ Kap. 6.2.1, ➤ Abb. 9.8). Als klinische Tests dienen bei paVK zusätzlich die Lagerungsprobe nach Ratschow (➤ Kasten) und die Bestimmung der 6-Minuten-Gehstrecke.

Klinische Tests zur Differenzialdiagnose

Ratschow-Lagerungsprobe

Indikation Verdacht auf paVK der Beine.

Durchführung Der Patient liegt auf dem Rücken und wird aufgefordert, die Beine senkrecht nach oben zu halten und zwei Minuten lang kreisende Bewegungen in den Sprunggelenken durchzuführen. Danach setzt er sich auf und lässt die Beine herabhängen (➤ Abb. 6.22).

Interpretation Bei gesunden Patienten treten während der Bewegungen der Sprunggelenke keine Schmerzen auf und nach dem Hinsetzen röten sich die Füße innerhalb von fünf Sekunden. Die Venen füllen sich innerhalb der nächsten fünf Sekunden. Bei einer paVK können bei der Sprunggelenksbewegung Schmerzen auftreten und die Hautrötung und Füllung der Venen ist verzögert.

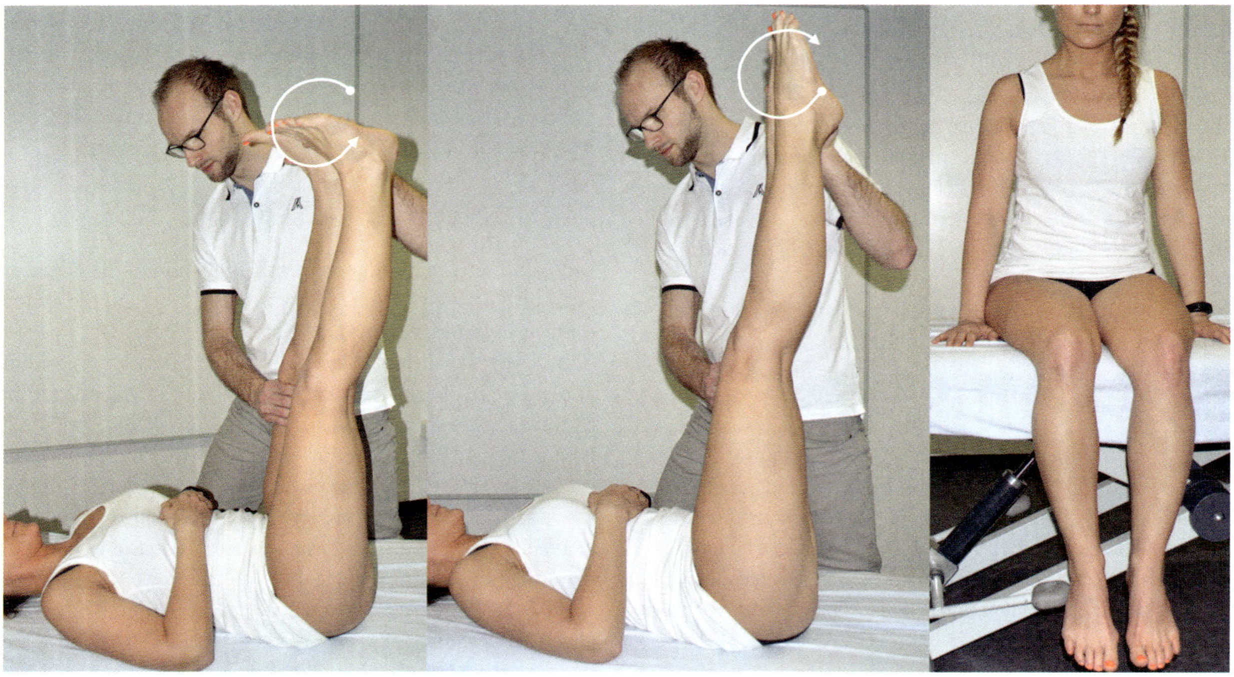

Abb. 6.22 Ratschow-Lagerungsprobe. [P1059]

Klinische Tests zur Differenzialdiagnose

6-Minuten-Gehtest

Indikation Verdacht auf paVK, Herzinsuffizienz oder chronisch-obstruktive Lungenerkrankung.

Durchführung Der Patient wird gebeten, 6 Minuten lang in einen Gang (oder auf einem Laufband) zu gehen und dabei so viel Strecke wie möglich zurückzulegen. Der Test kann um die Messung von Puls, Blutdruck und Sauerstoffsättigung erweitert werden.

Interpretation Die Normalwerte eines Gesunden liegen bei ca. 700–800 m. Niedrigere Werte sind unter Berücksichtigung von Trainingszustand, Körpergewicht, Alter und Geschlecht sowie der Anamnese und Begleiterkrankungen zu betrachten.

Differenzialdiagnose Tumore/Entzündungen

Bei Leistenschmerzen im Zusammenhang mit einem *Hodgkin-Lymphom* sind geschwollene Lymphknotenpakete in Hals, Leiste, Mediastinum und/oder Abdomen tastbar. Je nach Befall und Fortschritt der Pathologie bestehen neurologische Symptome oder die Patienten beschreiben Beschwerden im Hormonhaushalt, Urogenitaltrakt, Skelettsystem oder der Lunge. Geschwollene Lymphknoten können auch ein Zeichen für das *Pfeiffer'sche Drüsenfieber* (infektiöse Mononukleose durch Epstein-Barr-Viren) sein. Klinische Symptome sind hierbei Fieber, ein fauliger Mundgeruch und eine eher zervikal betonte Lymphadenopathie.

Klinische Tests zur Differenzialdiagnose

Palpation der inguinalen Lymphknoten

Indikation Verdacht auf Infektionen oder Neoplasien.

Durchführung Sanfte dreidimensionale Palpation mit den Fingerspitzen in Leiste und Kniekehle. Der standardisierte Ablauf der Palpation der Lymphknoten der Leistenregion sieht die Palpation im femoralen Dreieck, kaudal des Lig. inguinale, um die SIAS, kranial des Lig. inguinale und um das Os pubis vor (➤ Abb. 6.23).

Interpretation Lymphknoten lassen sich normalerweise nicht abgrenzbar im Gewebe ertasten. Somit ist ein durch Palpation erfasster Lymphknoten pathologisch verändert/vergrößert. Lymphknotenschwellungen werden in weiche und harte Schwellungen unterschieden. Des Weiteren wird die Größe festgestellt.

- Weiche, gut verschiebliche und druckdolente Lymphknoten findet man v. a. bei Entzündungen.
- Kleine, harte, schmerzlose, verschiebliche Lymphknoten sind oft Zeichen einer ausgeheilten Lymphadenitis.
- Harte, schmerzlose, mit dem umliegenden Gewebe „verbackene" Lymphknoten weisen auf maligne Veränderungen (z. B. Metastasen) hin.

Durch eine Palpation der Lymphknoten lässt sich nicht auf die zugrunde liegende Pathologie der Schwellung schließen. Palpierbare und fragwürdige Lymphknoten gelten aber als Red Flag. Nicht alle sichtbaren und palpierbaren Lymphknoten sind ein Zeichen für Krebs oder Infektionen. Bakterien, Allergien (ggf. saisonbedingt), Schilddrüsenprobleme und Nahrungsunverträglichkeiten können ebenfalls eine Schwellung zur Folge haben. Bei vergrößerten oder palpierbaren Lymphknoten muss eine mögliche Krebsvorgeschichte erfragt werden.

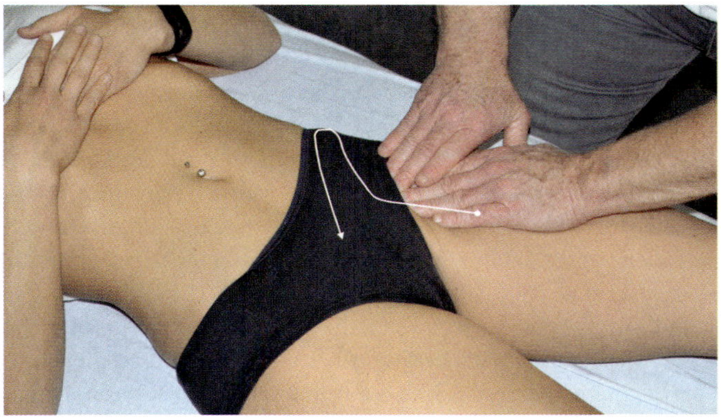

Abb. 6.23 Palpation der Lymphknoten in der Leistenregion. [P1059]

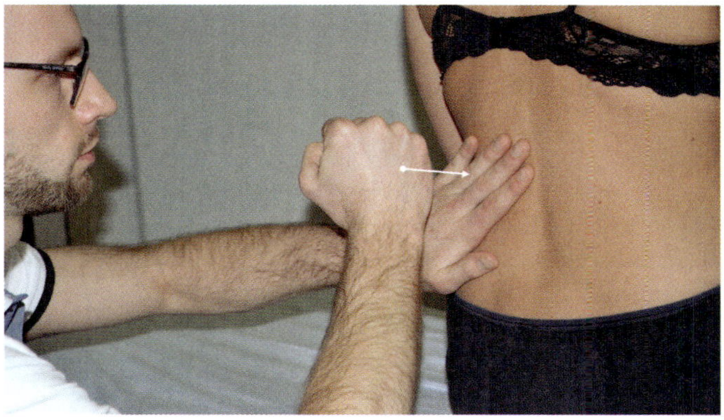

Abb. 6.24 Perkussionstest nach Murphy. [P1059]

Das Muster von *ventralem Oberschenkelschmerz* ist bei neuromuskuloskelettalen und systemischen Ursachen oftmals sehr ähnlich. Die Krankengeschichte und assoziierte Zeichen und Symptome können Hinweise auf ernstere, nicht neuromuskuloskelettale Pathologien geben. Aufgrund einer *Obstruktion, Infektion, Entzündung* oder *Kompression der Ureteren* können beispielsweise Rücken- oder Flankenschmerzen entstehen, welche in den ventralen Oberschenkel ausstrahlen. Der Patient gibt hier in der Anamnese frühere Episoden solcher Symptome und zusätzlich urologische Symptome wie Schmerzen beim Wasserlassen, häufiges Wasserlassen, subfebrile Temperaturen, Schwitzen oder Frösteln und Hämaturie an. Bei Vorhandensein dieser Symptome kann der **Murphy-Perkussionstest** auf eine Nierenbeteiligung hinweisen (➤ Kasten).

Klinische Tests zur Differenzialdiagnose

Perkussionstest nach Murphy

Indikation Verdacht auf renal bedingten Schmerz.

Durchführung Der Patient befindet sich in Bauchlage oder sitzt. Die Palpationshand wird im kostovertebralen Winkel (12. Rippe – LWS) auf den Rücken gelegt. Die Perkussionshand gibt mit der ulnaren Handkante der Faust einen Perkussionsstoß (➤ Abb. 6.24).

Interpretation Der Patient fühlt normalerweise nur den dumpfen Aufschlag. Die Reproduktion von Rücken- oder Flankenschmerz über diesen Test gilt als Red Flag und stützt die Hypothese einer Nierenbeteiligung (z. B. Nierenentzündung oder -infektion).

Ähnliche Symptome können auch bei einem Bandscheibenvorfall der Brustwirbelsäule auftreten. Allerdings gibt der Patient hierbei keine urologischen Symptome an; vielmehr muss der Therapeut nach Episoden von Rückenschmerzen, Trauma und neurologischen Zeichen und Symptomen fragen. Retroperitoneale oder intraabdominale *Tumore* können ebenso vorderen Oberschenkelschmerz auslösen. Hier ist vor allem auf jegliche Form von abdominalen Tumoren oder Tumoren des Fortpflanzungsapparates in der Krankengeschichte zu achten.

Jegliche Läsionen im Bereich des *Ureters* (z. B. Infektion, Tumor, peritoneale Entzündung) und Unterleibsentzündungen können aufgrund der engen Lagebeziehung zum M. iliopsoas Hüft- und Leistenschmerz verursachen. Ein *Psoas-Abszess* offenbart sich durch positiven Psoas- oder Obturator-Test (s. o.).

Eine differenzierte Betrachtung von *Neuropathien* ist in ➤ Kap. 7.2 dargestellt.

Für die Differenzierung und Bewertung der Symptome ist immer die Krankengeschichte (Anamnese und Komorbiditäten) zu berücksichtigen. *Divertikulitis, Morbus Crohn* und *Unterleibsentzündungen* können Symptome ähnlich einer Ischialgie verursachen. Die Patienten beschreiben zusätzlich Unterbauchschmerzen, oft nach dem Essen, sowie Fieber, Gewichtsverlust und Erbrechen. Ischialgie durch eine *Endometriose* am Foramen ischiadicum majus oder im Becken, mit Affektion des Plexus lumbosacralis oder N. ischiadicus, löst gegebenenfalls mit dem Menstruationszyklus korrelierende Symptome aus. Ischialgien aufgrund *extraspinaler Knochen- und Weichteiltumoren* sind selten. Solche Neoplasien können allerdings am Becken, Sakrum, Oberschenkel, in der Kniekehle und an der Wade den N. ischiadicus komprimieren. Der Therapeut muss auf mit Krebsgeschehen assoziierte Zeichen und Symptome achten. Hinweise auf systemische Ursachen sind Fieber, Nachschweiß, Gewichtsverlust, Reduktion des Allgemeinzustands. Ohne radiologische Untersuchung und Laborwerte ist es sehr schwierig, systemische Ursachen einer Ischialgie manifest zu differenzieren.

Die Reproduktion von Symptomen durch klinische Tests ist eine Grundlage des Clinical-Reasoning-Prozesses. Wenn durch die physiotherapeutische Behandlung keine (oder nur temporäre) Symptomreduktion erreicht wird und das klinische Muster nicht ganz klar ist, ist eine Überweisung zum Arzt und ggf. eine weiterführende Laboruntersuchung und Bildgebung indiziert.

In ➤ Tab. 6.1 sind die gängigen Screening-Fragen aufgeführt. Wenn der Patient zwei Fragen mit Ja beantwortet, sollte der Therapeut sehr aufmerksam sein und nur behandeln, wenn das klinische Muster für ihn sehr deutlich ist. Der Patient sollte weitergehend untersucht werden und es sollte ärztliche Rücksprache gehalten werden. Wenn drei Fragen mit Ja beantwortet werden, findet in der Regel keine Behandlung statt und es sollte der direkte Arztkontakt gesucht werden.

6.2.3 Knie

Lokale neuromuskuloskelettale Symptome

Klassische lokale Zeichen und Symptome im Bereich des Knies werden oft beschrieben als mechanische Blockierung, Instabilitätsgefühl („Giving-Way"-Phänomen) oder Schmerzen bei Belastung. Eine differenzierte neuromuskuloskelettale Untersuchung und Differenzierung intra- gegenüber extraartikulär sowie zwischen dem patellofemoralen, tibiofemoralen und proximalen und distalen tibiofibularen Gelenk ist nötig. Wenn die Beteiligung extraartikulärer Strukturen vermutet wird, müssen Muskeln, Nerven und Ligamente weitergehend untersucht werden. Oftmals ist ein klarer On-Off-Mechanismus zu erkennen und der Patient kann genau auf die schmerzhafte Stelle zeigen. Die Lokalisation der Symptome ist meist konstant und es ist keine Ausstrahlung reproduzierbar (➤ Abb. 6.25). Belastungsschmerzen treten oft bei Aktivitäten wie Stufen herauf- oder herabgehen, Gehen, Laufen/Joggen, Springen und Landen, Radfahren oder Aufstehen vom Stuhl (nach längerem Sitzen) auf.

Patienten mit *patellofemoralem Schmerzsyndrom* (PFPS) beschreiben klassischerweise einen peri- oder retropatellaren Knieschmerz beim Treppensteigen, in die Hocke gehen, Radfahren, Joggen und Knien. Dies tritt oft kombiniert mit Schwäche, Instabilitätsgefühl und möglicherweise Pseudoblockierungen auf. Boling et al. (2010) beschreiben eine Inzidenz von 22/1.000 Patienten pro Jahr. Laut Taunton et al. (2002) liegt bei Läufern die Prävalenz bei 38 % (Männer) bzw. 62 % (Frauen).

Zwischen 14 und 40 % aller muskuloskelettalen Verletzungen sind akute Knieverletzungen (Button et al. 2012, Van Middelkoop et al. 2008). Hierunter fallen vor allem Verletzungen der Menisken, Kollateralbänder, der Kreuzbänder und Muskelverletzungen jeglicher Art. Dabei ist das vordere Kreuzband mit 20 % die am meisten betroffene und mit über 80 % die am häufigsten operierte Struktur (Majewski et al. 2006, Gianotti et al. 2009).

Auch im Bereich des Knies sind die gängigen Tests physiologische Bewegungen und Zusatzbewegungen, statische und Instabilitätstest, neurodynamische Tests sowie die Palpation der Strukturen. Durch diese Testbatterie bekommt der Untersucher eine gute Übersicht und einen Eindruck über mögliche Red Flags. ➤ Tab. 6.18 enthält eine Übersicht der möglichen lokalen Ursachen für Knieschmerz in Abhängigkeit von der Lokalisation. Die verschiedenen klinischen Muster werden in ➤ Tab. 6.19 vertieft.

Um zu differenzieren welche Strukturen involviert sind, werden klinische Tests in Testbatterien zur Schmerzprovokation eingesetzt. Hierfür muss das Schmerzverhalten folgende Eigenschaften aufweisen:

- Vorhersagbares Schmerzverhalten während einer (passiven) Bewegung (On-Off-Verhalten)
- Keine zunehmende Schmerzausstrahlung
- Klare Symptomreproduktion
- Schmerzen immer im gleichen Bereich

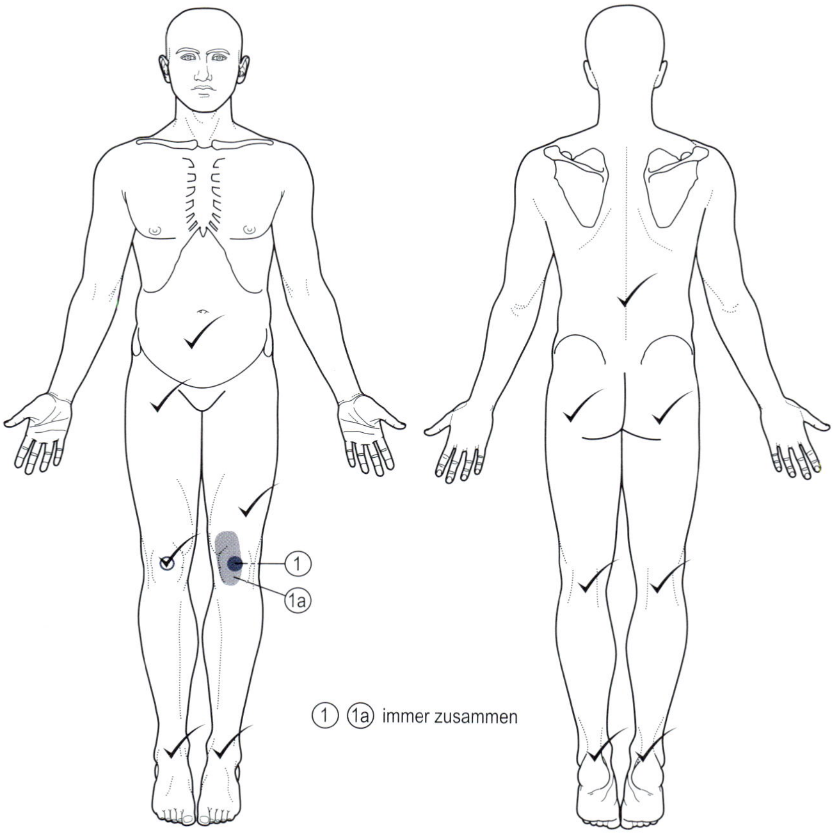

Abb. 6.25 Symptombereiche bei Patienten mit Kniegelenksstörung. [G436-001]

Tab. 6.18 Lokale neuromuskuloskelettale Strukturen, welche für Knieschmerz verantwortlich sein können.

Lokalisation	Neuromuskuloskelettale Ursachen für Knieschmerz
Ventral:	• Artikulär (patellofemorales Gleitlager, tibiofemoral, meniskofemoral) • Hoffa-Fettkörper, präpatellare Bursitis, infrapatellare Bursitis • Ansatzreizung der Patellarsehne (Runner's Knee, Jumper's Knee) • M. quadriceps femoris, Quadriceps-Sehne
Lateral:	• Proximales Tibiofibulargelenk • N. peroneus communis • Laterales Retinakulum • M. biceps femoris • Meniscus lateralis • Lig. collaterale laterale • R. infrapatellaris des N. saphenus
Dorsal:	• N. peroneus communis, N. tibialis • M. popliteus, M. gastrocnemius, M. biceps femoris • Art. tibiofemoralis • Plica, Baker-Zyste • Bursae
Medial:	• Mediales Retinakulum • Meniscus medialis • Lig. collaterale mediale • R. infrapatellaris des N. saphenus • M. semimembranosus

- Patient kann den Schmerz gut lokalisieren
- Symptome sind bewegungs-, positions- oder belastungsabhängig

Die Patienten geben bei Dysfunktionen oder Schmerzen peripherer Gelenken das Problem häufig genau dort an, wo es auch ist. In einem solchen Fall kann eine neuromuskuloskelettale Ursache (➤ Tab. 6.18), aber auch eine maskierte ernsthafte Pathologie vorliegen. In ➤ Tab. 6.20 sind diese Pathologien zusammengestellt, die lokal Knieschmerzen mit weiteren assoziierten Zeichen und Symptomen verursachen können. Die Anamneseerhebung ist hier sehr wichtig, um Hinweise auf eventuelle Hintergrundpathologien zu erhalten.

Projizierte neuromuskuloskelettale Symptome in der Knieregion

Projizierte Schmerzen im Kniegelenk können einen neuromuskuloskelettalen Ursprung in der Lendenwirbelsäule oder Hüftregion haben. In der Regel sind diese Schmerzen durch Hüft- oder LWS-Tests reproduzierbar und direkt oder indirekt durch eine Probebehandlung beeinflussbar. Diffuse Schmerzen distal des Oberschenkels haben oft Verletzungen, Entzündungen, Tumore (maligne oder benigne), eine veränderte periphere Blutzirkulation, tiefe Venenthrombose (TVT) oder neurologische Läsionen als Ursache. Ein Osteosarkom im medialen Kondylus des Femurs kann zum Beispiel lokale Schmerzen und Schwellung, aber auch eine starke Unterschenkelschwellung verursachen (Durfee et al. 2016). Um dies zu differenzieren, ist auch hier ein schnelles und genaues medizinisches Screening wichtig. Aus ➤ Tab. 6.21 ist ersichtlich, welche systemischen und neuromuskuloskelettalen Ursachen allgemeine, diffuse Symptome in der Knieregion auslösen können.

Degenerative Erkrankungen des Hüftgelenks beziehungsweise andere Pathologien des *Hüftgelenks* können neben Leistenschmerz auch ventralen Oberschenkel- und Knieschmerz verursachen (Lesher et al. 2008). Vergleichbare Zeichen (Schmerz und Hypomobilität) bei passiven physiologischen Bewegungen sowie Zusatzbewegungen der Hüfte weisen auf eine Hüftgelenksproblematik hin.

Knieschmerzen aufgrund einer Spinalkanalstenose oder Bandscheibenläsion in der unteren *Lendenwirbelsäule* (➤ Kap. 6.2.1) treten dorsal auf. Bei Verdacht auf Beteiligung der *Nervenwurzel L3* ist eine Untersuchung der Lendenwirbelsäule (passive physiologische und akzessorische intervertebrale Bewegungen) und eine neurologische Untersuchung notwendig (Kraft des M. quadriceps femoris, Patellarsehnenreflex, Oberflächensensibilität) (Tamir et al. 2004). Ventrale Knieschmerzen (und neurologische Symptome wie Brennen, Kribbeln, Jucken, Sensibilitätsverluste, Krämpfe, „Ameisenlaufen") können eine Pathodynamik des *N. femoralis* als Grundlage haben. Hier ist eine neurodynamische Untersuchung (vor allem der Prone Knee Bend) indiziert. Gegebenenfalls können lokale Symptome reproduziert werden oder verändern sich durch sensibilisierende Bewegungen.

Dorsale Oberschenkel- und Knieschmerzen können aufgrund einer Sensibilisierung des *ISG* oder *Ischialgie* auftreten. Patienten mit einer ISG-Reizung zeigen meist lokale dorsale Gesäßschmerzen, welche das Bein entlang dorsal bis zum Knie ausstrahlen. Zur Symptomreproduktion und Bestätigung bieten sich im Rahmen des Screenings Zusatzbewegungen in den entsprechenden Bereichen an. Bei einer Ischialgie müssen je nach Lokalisation der auftretenden Symptome die einzelnen Äste und Verzweigungen des N. ischiadicus (N. tibialis, N. peroneus communis, Nn. peronei superficialis et profundus) differenziert werden.

Projizierte Nicht-NMS-Symptome in der Knieregion

Wenn die vorhandenen Symptome nicht belastungsabhängig oder klar reproduzierbar sind, müssen systemische und viszerogene Ursachen in Betracht gezogen werden. Systemische generalisierte Knieschmerzen können aufgrund von Frakturen, Zysten, Tumoren, Arthritis, Infektionen und tiefen Beinvenenthrombosen entstehen (Constantinou und Vicenzino 2005). Konkrete Fragen in der Anamnese zu ungewöhnlichen Blutungen, Neigung zu blauen Flecken, Gewichtsverlust, Abgeschlagenheit, Fieber, Schmerzverschlimmerung, Schwitzen, Atemnot und Lymphadenopathie können hier erste Hinweise geben (Rosenthal et al. 2006). Gibt der Patient in der Krankengeschichte ein Trauma an, welches nicht adäquat zu Art und Ausmaß der Schmerzen passt, oder Symptome, die über längere Zeit persistieren oder schlimmer werden, ist dies typisch für Knochen- und Weichteiltumoren. Ebenso sind Nachtschmerzen, lokale Schwellungen oder Erwärmungen und palpierbare Tumoren in Kombination mit den oben aufgeführten Symptomen Hinweise für einen Tumor.

6

Tab. 6.19 Neuromuskuloskelettale klinische Muster am Knie.

Pathologie	Hauptproblem	Körpertabelle	24-Stunden-Verhalten	Klassische Vorgeschichte	Differenzialdiagnose und klinische Tests
Patellofemorales Schmerzsyndrom	Belastungsschmerz, Blockieren	Schmerzen retropatellar, mögl. auch popliteal, Druck, Krepitation, Steifigkeitsgefühl	Schmerzen meist unabhängig vom Tagesverlauf	Spontaner, langsamer Beginn, Zusammenhang mit Sport	Ballottement-Test (tanzende Patella)
Vordere Kreuzbandruptur	Instabilität, Giving-Way-Phänomen	Tiefer On-Off-Schmerz, Ödembildung, Bewegungseinschränkung	Schmerzen meist unabhängig vom Tagesverlauf, nach Belastung und forcierter Extension oder lange gehaltener Flexion (z. B. Kino)	Trauma	MRT, vordere Schublade
Meniskusriss	Blockierungen, Belastungsschmerz, Instabilität	Schmerz lokal am Gelenkspalt	Schmerzen bei Belastung, plötzlich auftretende Knieschmerzen, Schmerzen bei Drehbewegungen auf dem Knie und bei Kniebeugen	Trauma	MRT, Palpation des Gelenkspalts (Druckschmerz), Valgus-/Varusstress
Riss eines Kollateralbands	Instabilität	Lokale, oberflächliche, scharfe Schmerzen, on/off	belastungsabhängig	Trauma	Valgusstress bzw. Varusstress
Intraartikuläre tibiofemorale Dysfunktion (Arthrose)	Reduzierte Gehstrecke, Belastungsschmerz	Tiefer, diffuser Schmerz, mediale oder laterale Schwellungen	Morgensteifigkeit, Anlaufprobleme nach längerer Inaktivität, ROM-Einschränkung, Schwellung nach Belastung	Langsam progredient, Traumata/OPs, Frakturen, Wechsel aus Übernutzung und Unternutzung, Immobilisation, früher Sport, berufsbezogene Belastung	Röntgen, Kompression/Distraktion des Gelenks

Tab. 6.20 Pathologien des Kniegelenks, die lokale Symptome verursachen, aber eine Kontraindikation für Physiotherapie darstellen.

Pathologie	Kardinalsymptome	Verlaufsbeschreibung
Osteochondrosis dissecans	Belastungsschmerzen, Einklemmungsereignisse mit einschießenden Schmerzen	Erst Belastungsschmerzen, bei freiem Gelenkkörper Einklemmungsereignisse mit plötzlich einschießenden Schmerzen
Osteosarkom	Reduktion des Allgemeinzustands, Knieschmerz, Nachtschweiß	Meist schleichender Beginn
Rheuma	Schmerzen, Morgensteifigkeit, entzündliche Prozesse im Körper	Keine bis geringe oder auch starke Symptome zwischen den Schüben möglich, seltene Schübe bis hin zu schweren Formen mit Organbeteiligung
Infektionen	Klassische Entzündungszeichen, Morgensteifigkeit (> 30–60 min), Erschöpfungsgefühl/Müdigkeit, Fieber	Schnittverletzung, Bissverletzung durch Tier/Mensch, Knieoperation
Patellafraktur	Anprallkante, Stufenbildung, Druck- und Bewegungsschmerz, Streckunfähigkeit Kniegelenk, fühlbare Fragmente	Direktes Anpralltrauma in Flexionsstellung des Knies (z. B. im Auto)
Tibiakopffraktur	Starke Schwellung, Krepitation, Deformierung des Tibiakopfs, evtl. sichtbare Fragmente (bei offener Fraktur)	Sturz aus großer Höhe (Stauchungsfraktur), äußere Gewalteinwirkungen (wie z. B. Anprall des Knies an das Armaturenbrett bei einem Autounfall)
Komplexes regionales Schmerzsyndrom	Brennende Schmerzen, ödematöser Bereich (eindrückbares Ödem), Temperaturunterschiede zwischen den Extremitäten, livides Kolorit, trockene Haut, Salbenhaut, erhöhte oder erniedrigte Hauttemperatur der betroffenen Seite	Trauma oder Operation in der Vorgeschichte, Schmerzen reagieren nicht auf typische Analgetika, sekundäre Hyperalgesie
Kondylusfraktur	Frakturverschiebung (Dislokation), Fehlstellungen der Beinachse, Beweglichkeit oft schmerzhaft eingeschränkt, Duck- und Klopfschmerz, bei offener Fraktur: sichtbare Knochenfragmente	Meist hochenergetische Gewalteinwirkung (Polytrauma) infolge eines Verkehrsunfalls oder Sturzes aus großer Höhe, direkte Gewalteinwirkung auf das gebeugte Knie, bei Osteoporose auch Bagatelltrauma oder periprothetische Frakturen bei Knie-Totalendoprothese

Tab. 6.21 Systemische und neuromuskuloskelettale Ursachen für projizierte Kniesymptome (modifiziert nach Constantinou und Vicenzino 2005, Rosenthal et al. 2006, English und Perret 2010).

Systemische Ursache	Neuromuskuloskelettale Ursache
Malignome: • Lymphom • Leukämie • Myelom • Osteosarkom *Vaskulär:* • Tiefe Beinvenenthrombose (TVT) • Periphere arterielle Verschlusskrankheit (paVK) • Osteochondrosis dissecans *Infektionen und Entzündungen:* • Arthritis • Rheumatoide Arthritis (RA) • Juveniles Rheuma *Metabolisch:* • Ermüdungsfrakturen • Baker-Zyste • Medikamente (Chemotherapie) • Diabetes mellitus • Kalziummangel • Diabetische Polyneuropathie (PNP) • Gicht (Männer > Frauen; > 45 J.) • Knie-TEP (periprothetische Frakturen bei Osteoporose) *Andere:* • Restless-Legs-Syndrom • Anämie • Schwangerschaft • Kompartment-Syndrom • Hämophilie • Sichelzellenanämie • Schlangenbisse • Verletzung durch revaskularisierende Maßnahme • Morbus Osgood-Schlatter • Chondromalazie • Frakturen: Patella, Tibiakopf, Femurkondylen	• Lendenwirbelsäule (➤ Kap. 6.2.1) – Disci – Facettengelenke – Radikulopathie – Spinalkanalstenose • Arthrose oder andere Pathologie des Hüftgelenks (Morbus Perthes, Epiphysiolysis capitis femoris) • Komplexes regionales Schmerzsyndrom (CRPS) • ISG-Dysfunktion • Triggerpunkte von Muskeln der Hüft- und Knieregion

CAVE

Diffuse Knieschmerzen und Kolonkarzinom

Anfänglich diffuse, nicht bewegungsabhängige Knie- und Oberschenkelschmerzen können mit Kolonkrebs assoziiert sein und gehören – zusammen mit Müdigkeit und (leichtem) Gewichtsverlust – meistens zu den ersten Symptomen (Wee et al. 2005). Im frühen Stadium treten häufig rektale Blutungen oder Hämorrhoiden auf.

Die Inzidenz von Kolonkrebs steigt ab 45 Jahren, Männer sind häufiger als Frauen betroffen. Aufgrund des demografischen Wandels besteht zunehmend die Möglichkeit, dass ein Patient mit dieser Art von Beschwerden und Pathologien in der Physiotherapiepraxis vorstellig wird (Nowossadeck et al. 2014).

➤ Tab. 6.22 gibt eine Übersicht, welche Organsysteme globale diffuse Symptome in der Knieregion verursachen können. ➤ Tab. 6.23 zeigt die häufigsten Pathologien mit ihren Kardinalsymptomen und der Lokalisation der Beschwerden. Im Folgenden wird auf diese Pathologien und deren Schmerzmuster in der Knieregion sowie auf die Tests zur differenzialdiagnostischen Untersuchung näher eingegangen.

Tab. 6.22 Mögliche Quellen für diffuse Symptome in der Knieregion sowie in Ober- und Unterschenkel.

System	Oberschenkel, Knieregion, Unterschenkelregion
Onkologisch:	• Metastasen (Hodgkin-Lymphom, Leukämie) • Knochenmetastasen der LWS • Osteoidosteom • Chondroblastom • Chondrosarkom • Riesenzelltumor • Ewing-Sarkom • Multiples Myelom • Lymphom
Kardiovaskulär:	• Periphere arterielle Verschlusskrankheit (paVK) • Arterielle Insuffizienz • Tiefe Beinvenenthrombose (TVT)
Renal/urologisch:	• Prostatitis
Gastrointestinal/hepatisch:	• Kolonkarzinom
Infektiös/bakteriell:	• Hepatitis • Pfeiffer'sches Drüsenfieber • Streptokokken • Extrapulmonale Tuberkulose • AIDS • Tuberkulose
Gynäkologisch:	• Ovarialzysten
Andere:	• Spondylitis ankylosans • Osteonekrose • Frakturen aufgrund von Osteoporose • Sichelzellenanämie • Hämarthros (bei Hämophilie)

Da sich lokale Geschehen im Kniebereich oftmals gut lokalisierbar darstellen, sind diffuse Knieschmerzen immer mit gewisser Aufmerksamkeit zu betrachten. Brennender Schmerz in den Beinen oder Füßen ist bei älteren Menschen typisch. Diese Symptome können aber auch als Nebeneffekte von Chemotherapie-Medikamenten auftreten. Neben Allergien und chronischem Alkoholabusus treten diese Symptome bei Diabetes mellitus, pernizöser Anämie und dem Restless-Legs-Syndrom auf.

Nächtlicher knöcherner Schmerz bei Kindern, der sich in der Regel durch Salizylatgabe (ASS) lindern lässt, sollte an ein *Osteoidosteom* denken lassen. Zu 50 % stellt sich die Symptomatik im Kniebereich dar. *Osteosarkome* befinden sich zu 50 % ebenfalls in direkter Nähe zum Kniegelenk. Kardinalsymptom ist vor allem Nachtschweiß. Durch hämatogene Metastasierung, v. a. in die Lunge, kommt es im fortgeschrittenen Stadium zu Bronchitis, Bluthusten, zunehmender Atemnot, Gewichtsverlust und Schmerzen in der Brust. Das Osteosarkom ist der häufigste bösartige Knochentumor und tritt meist im Alter zwischen 10 und 25 Jahren auf. Zur körperlichen Untersuchung bei Verdacht auf Knochenmetastasen oder Frakturen dient dem Physiotherapeuten der Stimmgabeltest (➤ Kasten). Eine

6

Tab. 6.23 Differenzialdiagnostische Betrachtung von Pathologien, die Schmerzen in der Knieregion auslösen können, mit Kardinalsymptomen sowie Lokalisationen.

Krankheitsbild	Kardinalsymptome	Lokalisation	Differenzialdiagnostik
Lymphom	Nachtschmerz, Ruheschmerz, diskrete Schwellung des Knies (ohne Überwärmung), Druckschmerz im Kniegelenkspalt	Oberschenkel, Knie	Inspektion und Palpation der Lymphknoten (Entzündungszeichen)
Leukämie	Je nach B-Symptomatik: Gelenkschmerzen und Steifigkeit, Nachtschweiß, Petechien/„blaue Flecken", geschwollene Lymphknoten, vergrößerte Milz/Leber, Nasenbluten, Zahnfleischentzündung	Ganzes Bein	V. a. Anämie: Inspektion der Schleimhaut des unteren Augenlids
Osteoidosteom (benigne)	Nächtlicher Knochenschmerz, häufig Linderung der Symptome durch Salizylate (z. B. ASS) und nichtsteroidale Entzündungshemmer	In 50 % der Fälle diffuse Knieschmerzen	Röntgen
Osteosarkom (maligne)	Reduktion des Allgemeinzustands, Knieschmerz, Nachtschweiß	In 50 % der Fälle diffuse Kniegelenkbeschwerden	Röntgen
Tiefe Beinvenenthrombose (TVT)	Knöchelödeme, gerötete und gespannte Haut (evtl. livide bis zyanotisch), Überwärmung des betroffenen Beins, Besserung der Symptome bei Hochlagern der Extremität	Spannung und/oder Schmerzen in Fuß und Wadenregion	Inspektion, Wells-Score (TVT, ➤ Kap. 10.1), Sonografie
Periphere arterielle Verschlusskrankheit (paVK)	Männer viermal häufiger betroffen als Frauen, belastungsabhängiger Ischämieschmerz, bei Stenosen > 90 % ist der distale Puls nicht mehr palpierbar	Je nach Lokalisation: Ein-Etagen-Erkrankung, Mehr-Etagen-Erkrankung, Beckentyp, Oberschenkeltyp, Unterschenkeltyp; bei Unterschenkeltyp meistens Unterschenkel- und Knieschmerzen	Prüfung der Hautfarbe, -temperatur und -trophik, Pulsstatus, Auskultation (maschinenartige Shunt-Geräusche distal der Stenose), Gehstrecke, Lagerungsprobe nach Ratschow (➤ Kap. 6.2.2, ➤ Abb. 6.22)
Ermüdungsfrakturen	Überlastung über einen längeren Zeitraum in der Krankengeschichte, typischerweise geringe Schmerzen, schleichende Symptome, punktförmiger Druckschmerz; im späteren Verlauf bestehen zunehmend dauerhafte Schmerzen bis hin zu Ruheschmerzen	Knieschmerz je nach Lokalisation der Fraktur	Vibrationsgabeltest (Rydell-Seifer-Test)
Rheumatoide Arthritis	Gelenkschmerz, Morgensteifigkeit der Gelenke > 30 min, Schwellung an mehr als zwei Gelenken, Erschöpfung, Nachtschweiß, Fieber, meist symmetrischer Befall der Gelenke, im Langzeitverlauf knöcherne Deformierung, Bewegungseinschränkung	Meist schleichend an den kleinen Finger-, Hand-, Zehengelenken oder auch abrupt an den größeren Gelenken (Knie, Schulter, Ellenbogen), meistens bilateral	Labor, Sonografie
Juveniles Rheuma	Entzündung eines Gelenks (Monoarthritis), einiger Gelenke (Oligoarthritis) oder zahlreicher Gelenke (Polyarthritis), schleichender Beginn mit Morgensteifigkeit, schmerzhafte Hypomobilität bis hin zu Kontrakturen, Wachstumsstörungen	Je nach betroffenem Gelenk, Beginn der oligoartikulären Formen bevorzugt an den großen Gelenken der Beine, Beginn der polyartikulären Formen bevorzugt an den kleinen Gelenken der Hände und Füße, meistens bilateral	Diagnosekriterien: Kind unter 16 Jahren *und:* 1. Täglich rekurrierendes Fieber über ≥ 2 Wochen, gefolgt von Entzündung eines oder mehrerer Gelenke in den folgenden 6 Monaten 2. ≥ 1 der folgenden Kriterien: • Lachsfarbener, unbeständiger Hautausschlag • Generalisierte Lymphknotenschwellung • Leber- und Milzschwellung • Entzündung an Schleimhäuten
Baker-Zyste	Druckgefühl in der Kniekehle, vor allem bei Flexion des Kniegelenks	Poplitea	Ab einer Größe von 2 cm in der Kniekehle palpierbar, ggf. Zeichen einer Thrombose oder Parästhesien möglich
Restless-Legs-Syndrom	Schlafstörungen, Bewegungsdrang, Empfindungsstörungen, spontane Bewegungen (periodische Zuckungen der Beine/Arme), Schmerzen, Kribbeln, Ziehen, Spannen, Wärmegefühl, abends/nachts schlimmer, Linderung durch Bewegung	Bilateral in den Extremitäten, z. B. nach Knieoperation auch unilateral, gesamtes Bein betroffen	Neurologische Untersuchung meist unauffällig (Stimmgabeltest, Muskeleigenreflexe, Muskelkraft), Ratschow-Test, Differenzialdiagnose schließt auch Neuropathie des N. saphenus ein

6

Tab. 6.23 Differenzialdiagnostische Betrachtung von Pathologien, die Schmerzen in der Knieregion auslösen können, mit Kardinalsymptomen sowie Lokalisationen. (*Forts.*)

Krankheitsbild	Kardinalsymptome	Lokalisation	Differenzialdiagnostik
Polyneuropathie	Handschuh- oder strumpfförmige Sensibilitätsstörungen vor allem in den Extremitäten, im späteren Verlauf motorische Ausfälle, Druckdolenz peripherer Nerven, trophische Störungen	Je nach betroffenen Regionen/Nerven	Oberflächensensibilität, Pin Prick, Stimmgabeltest, Krafttests
Gicht	Im akuten Schub sehr schmerzhafte Monoarthritis mit in 2/3 nächtlichem Krankheitsbeginn, Entzündungszeichen	Grundsätzlich Befall aller Gelenke möglich, am häufigsten ist das Großzehengrundgelenk betroffen	Labor (Entzündungszeichen)
Kompartment-Syndrom	Frühsymptom: unerträglicher Schmerz, der nicht durch Analgetika beeinflussbar ist, Spannungsgefühl und Sensibilitätsstörungen (Taubheitsgefühl, Kribbeln), Symptome lassen sich durch passive Bewegung auslösen und verbessern sich beim Hochlagern der Extremität nicht, Beweglichkeit der Extremität stark eingeschränkt; später motorische Ausfälle und Pulsverlust distal der betroffenen Muskellogen	Am häufigsten Unterschenkel und Fuß	Palpation der A. tibialis posterior und A. dorsalis pedis, bei unsicherem Pulsstatus Doppler-Sonografie
Sichelzellanämie	Heterozygote meist asymptomatisch; Homozygote zeigen schon im Säuglingsalter Symptome: hämolytische Anämie, schmerzhafte vasookklusive Krisen mit Organinfarkten (z. B. Milz, Nieren, Gehirn, Lungen, Knochen	Schmerzen im betroffenen Bereich (z. B.: Mittelfußknochen betroffen → Fußschmerz), auch abdominelle Schmerzen möglich (können akutes Abdomen vortäuschen)	Inspektion der Schleimhäute auf der Innenseite des Unterlids
Morbus Osgood-Schlatter	Im Frühstadium belastungsabhängige Schmerzen an der Tuberositas tibiae, lokaler Druckschmerz, bei fortgeschrittenen Veränderungen Prominenz der Tuberositas tibiae	Tuberositas tibiae	Klinische Untersuchung: Palpation der Tuberositas tibiae und Knieextension, statische Tests; Goldstandard-Test: Röntgen
Chondromalazie	Belastungsschmerz oft bei Sportlern, die vorwiegend in Knieflexion arbeiten	Ventral und dorsal des Kniegelenks	Klinische Untersuchung des patellofemoralen Gelenks, Goldstandard-Test: Röntgen

röntgenologische Untersuchung klärt über Metastasierung und Destruktion des Knochens auf.

Klinische Tests zur Differenzialdiagnose

Stimmgabeltest bei Frakturen und Metastasen

Indikation Verdacht auf Frakturen oder Destruktion des Knochens aufgrund von Metastasen.

Durchführung Eine Stimmgabel (64 Hz/128 Hz) wird angeschlagen und auf das verdächtige Areal (z. B. medialer Epicondylus femoris) gesetzt.

Interpretation Im Vergleich zur Gegenseite und Arealen über und unter dem Bereich, in dem der Test durchgeführt wird, ist im untersuchten Areal die Vibration bei Frakturen und Knochenmetastasen schmerzhaft. In der Anamnese müssen ein adäquates Trauma und eventuelle Komorbiditäten erörtert werden. Patienten mit Medikamenteneinnahme (v. a. Kortikosteroide) oder Begleiterkrankungen (wie z. B. Osteoporose) haben ein erhöhtes Frakturrisiko. Äußert der Patient Zeichen einer B-Symptomatik eines Krebsgeschehens (u. a. ungewollte Gewichtsabnahme, Fieber, Abgeschlagenheit), ist eine Weiterleitung zum Facharzt dringend indiziert.

CAVE

(Diffuse) Knieschmerzen bei Kindern

Kinder haben während eines Wachstumsschubs manchmal uni- oder bilaterale Knieschmerzen. In vielen Fälle wird röntgenologisch ein M. Osgood-Schlatter konstatiert. Wenn bei Kindern (Jungen > Mädchen) im Alter von 12 bis 15 Jahren nächtliche Knieschmerzen mit Fieber einhergehen, muss auch an Knochentumoren (Osteoidosteom) gedacht werden und dies ärztlich abgeklärt werden. Vor allem bei Wirksamkeit von Salizylaten (ASS) und einer besonders nachts auftretende Schmerzsymptomatik ist dringend eine weitere ärztliche (röntgenologische) Diagnostik indiziert.

Rheumatische Prozesse beginnen meist schleichend in den kleinen Finger-, Hand- oder Zehengelenken. Allerdings können auch die großen Gelenke initial betroffen sein. Bei *rheumatoider Arthritis* bestehen neben länger anhaltender morgendlicher Steifigkeit und Schwellungen verschiedener Gelenke Nachtschweiß und Fieber. Beim *juvenilen Rheuma* sind Kinder unter 16 Jahren betroffen. Die oligoartikuläre Form beginnt häufig an den großen Gelenken der unteren Extremitäten und äußert sich durch Morgensteifigkeit und schmerzhafte Hypomobilität der Gelenke. Zusätzlich berichten die Patienten täglich rekurrierendes Fieber über mindestens zwei Wochen und Entzündungen eines oder mehrerer Gelenke in den darauf folgenden sechs Monaten. Es zeigt sich ein lachsfarbener, unbeständiger Hautausschlag, und eine generalisierte Lymphknotenschwellung sowie Leber- und Milzschwellung kann bestehen. Größe und Konsistenz der Leber und Milz werden durch eine Palpation und Auskultation des Organs bestimmt (➢ Kap. 1.6.3). *Gicht* äußert sich klassischerweise als sehr schmerzhafte Monoarthritis des Großzehengrundgelenks. In 2/3 der Fälle sprechen die Patienten von nächtlichem Krankheitsbeginn.

Beinkrämpfe treten vor allem häufig in den Waden und Füßen auf. Vornehmlich sind Sportler, ältere Menschen und schwangere Frauen betroffen. Fragen bezüglich Hydration (Trinkmenge), peripherer Verschlusskrankheit (paVK), lumbaler Spinalkanalstenose, Neuropathie, Medikamenten, Stoffwechselstörungen, Ernährungsdefiziten (Vitamine, Kalzium), Traumata (Kompartment-Syndrom), Hämophilie, Sichelzellenanämie, Verbrennungen, Schienung von Extremitäten, Schlangenbissen oder Perfusionsverletzungen können die ersten Hinweise für die Ursache der Symptome ergeben. Sportler erfahren oftmals Krämpfe aufgrund Muskelermüdung und Dehydration. Frakturen und ligamentäre Verletzungen können Krämpfe vortäuschen. Krämpfe können sich aufgrund einer Plussymptomatik des peripheren Nervensystems einstellen und sprechen dann nicht auf die Gabe von Magnesium bzw. Flüssigkeitszufuhr an.

Patienten mit direktem oder indirektem *Gewebetrauma* im Unterschenkelbereich können ein *Kompartment-Syndrom* aufweisen (Garner und Handa 2010). Durch das Anschwellen der von Faszien umgebenen Muskelgruppen erhöht sich der Druck in der Muskelloge. Frühsymptom ist ein unerträglicher Schmerz, der nicht auf die Gabe üblicher Analgetika anspricht. Zusätzlich können neurologische Symptome (Parästhesie, Hypästhesie) auftreten, die durch aktive und passive Bewegungen ausgelöst werden können. Das Hochlagern der Extremität hat keinen Einfluss auf die Symptome und kann die Ischämie verschlimmern. Bei längerem Bestehen eines Kompartment-Syndroms besteht die Gefahr des Pulsverlusts distal der betroffenen Muskellogen, der Nekrotisierung des Gewebes und motorischer Ausfälle. Die Überprüfung der peripheren Pulse, Testung der Oberflächensensibilität und Prüfung der Muskelkraft sind hier Möglichkeiten der physiotherapeutischen Untersuchung. Aufgrund des steigenden Ischämierisikos ist eine zeitnahe Therapie wichtig. Vgl. auch (➢ Kap. 19.2).

Patienten mit *Baker-Zyste* beschreiben oft ein Druckgefühl in der Poplitea, das vor allem bei Kniegelenksflexion auftritt. Eine Baker-Zyste ist ab ca. zwei Zentimeter Größe in der Kniekehle palpierbar. Ebenfalls kann eine Baker-Zyste durch Kompression der V. poplitea oder des N. tibialis neurovaskuläre Symptome verursachen (Sanchez et al. 2011). Patienten beschreiben oft ein Druckgefühl in der Poplitea, das vor allem bei Kniegelenksflexion auftritt. Eine Baker-Zyste ist ab ca. zwei Zentimeter Größe in der Kniekehle palpierbar.

Knieschmerzen können auch aufgrund einer *Knochennekrose* durch *Sichelzellenanämie* entstehen. Eine Sichelzellenanämie wird anamnestisch (Herkunft und andere Fälle in der Familie), durch das Inspizieren der Schleimhaut des unteren Augenlids (Blässe/Anämie) und anschließend durch Laboruntersuchungen diagnostiziert.

In ➢ Tab. 6.1 sind die gängigen Screening-Fragen aufgeführt. Wenn der Patient zwei Fragen mit Ja beantwortet, sollte der Therapeut sehr aufmerksam sein und nur behandeln, wenn das klinische Muster für ihn sehr deutlich ist. Der Patient sollte weitergehend untersucht werden und zu ärztlicher Rücksprache wird geraten. Wenn drei Fragen mit Ja beantwortet werden, findet in der Regel keine Behandlung statt und es sollt der direkte Arztkontakt gesucht werden.

6.2.4 Fuß

Lokale neuromuskuloskelettale Symptome

Der Fuß als erster Kontakt des menschlichen Körpers zum Boden benötigt komplexe Mechanismen, um Landungskräfte zu absorbieren. Er muss sich dabei an unebenen Grund anpassen können und ein effizientes Abdrücken gewährleisten. Bei Patienten mit Fuß- und Sprunggelenksdysfunktionen bedarf es aufgrund der engen Lagebeziehungen einer systematischen Herangehensweise an die Untersuchung und Behandlung.

Akute Verletzungen des Fußkomplexes sind die häufigsten Ursachen für muskuloskelettale Beschwerden in Sport und Alltag (Boyce et al. 2004, Bridgman et al. 2003, Doherty et al. 2014, Fong et al. 2007) und ein häufiger Konsultationsgrund bei Ärzten und Physiotherapeuten. Am häufigsten werden Supinationstraumata und Syndesmosenverletzungen beschrieben. Im Durchschnitt machen sie 11 % aller Verletzungen aus. Doherty et al. (2014) zeigen in ihrer Studie, dass sich 0,93 von 1.000 Sportlern ein Supinationstrauma, 0,38 von 1.000 Sportlern eine Syndesmosenverletzung und 0,06 ein Pronationstrauma zuziehen.

➢ Tab. 6.24 gibt eine Übersicht über häufige lokale neuromuskuloskelettale Ursachen für Fußschmerz. Patienten können ein lokales Geschehen am Fuß meist klar lokalisieren und ihre Beschwerden weisen ein typisches On-Off-Muster auf. Die vorwiegend eingesetzten Tests zur Untersuchung des Fußes sind physiologische Bewegungen und Zusatzbewegungen, statische und dynamische Belastungstests, Gleichgewichtstests, neurodynamische Tests und die Palpation beteiligter Strukturen. ➢ Tab. 6.25 beschreibt die häufigsten Diagnosen in der Fußregion mit ihren klinischen Mustern und Möglichkeiten der Differenzialdiagnose.

Bezüglich weiterführender Literatur zur neuromuskuloskelettalen Untersuchung des Fußes wird auf die einschlägigen Lehrbücher verwiesen.

Projizierte neuromuskuläre Symptome in der Fußregion

Neben lokalen Strukturen können auch weiter entfernte Regionen Symptome in der Fußregion verursachen. Dysfunktionen der *unteren Lendenwirbelsäule* können sich als Schmerzen im Fuß äußern. Patienten beschreiben Schmerzen und ein Druckgefühl unter dem Vorfuß oder der Ferse. Patienten mit Radikulopathie weisen Schmerzen im zugehörigen Dermatom und eine Kraft- und Reflexminderung auf. *Engpasssyndrome* der peripheren Nerven hingegen sind in ihnen zugeordneten Hautarealen symptomatisch, die sich von den Dermatomen unterscheiden. Diffuse Testergebnisse, Schwellung, Temperaturunterschiede im Seitenvergleich, ein Trauma oder eine Operation in der Krankengeschichte geben einen Hinweis auf ein *chronisches regionales Schmerzsyndrom*.

Bei der Untersuchung der Fußregion muss der Physiotherapeut gegebenenfalls die gesamte Beinachse untersuchen. Die Fußstellung und die Beinachse des Patienten müssen im Stehen und Gehen (und bei weitere Funktionen im Alltag) inspiziert werden (Young et al. 2005),

Tab. 6.24 Lokale neuromuskuloskelettale Ursachen für Fußschmerz.

Lokalisation	Neuromuskuloskelettale Ursachen für Fußschmerz
Medial:	• Art. talonavicularis, Art. cuneonavicularis, proximale und distale Intertarsalgelenke • M. peroneus longus, M. abductor hallucis, M. flexor hallucis brevis • N. tibialis • Lig. tibionaviculare, Lig. tibiocalcaneare, Lig. tibiotalare posterius
Lateral:	• Art. tibiofibularis distalis • N. suralis, N. peroneus superficialis • Mm. peronei longus, brevis et tertius, M. abductor digiti minimi, M. flexor digiti minimi brevis • Ligg. talofibularia anterius et posterius
Vorfuß:	• Artt. intermetatarsales (prox. und dist.), Artt. tarsometatarsales, Artt. metatarsophalageales, Artt. interphalageales • N. peroneus profundus • M. tibialis anterior, M. extensor digitorum longus, M. extensor hallucis longus • M. flexor digitorum brevis, M. quadratus plantae, M. adductor hallucis, Mm. interossei plantares • Morton-Neurom, Nn. plantares, N. intermetatarsales
Mittelfuß:	• Art. calcaneocuboidea, Artt. intercuneiformes, Art. cuneicuboidea, Art. calcaneocuboidea Art. talonavicularis, Artt. intertarsales • M. extensor hallucis brevis, M. extensor digitorum brevis, Mm. interossei dorsales • Sehnenscheiden
Rückfuß:	• Art. talocruralis, Art. subtalaris • M. gastrocnemius, M. soleus, M. tibialis posterior, M. flexor digitorum longus, M. flexor hallucis longus • Achillessehne (Tendinitis, Sehnenriss, Peritendinitis, Insertionsreizung) • Bursitis retrocalcanea • Haglund-Exostose (Haglund-Ferse) • Plantarfasziitis, Riss der Plantarfaszie • Stress-/Ermüdungsfraktur des Kalkaneus • Kalkaneus-Apophysitis • Fersensporn

und eventuelle Auffälligkeiten sollten korrigiert werden. Symptome können hierbei durch Bursen, Muskeln, Nerven, Gelenke und Faszien hervorgerufen werden.

Aufgrund der hohen Prävalenz von Fußdeformitäten muss genau evaluiert werden, ob klinische Symptome bei Unterlagerung der Fußgewölbe (z. B. durch Einlagenversorgung) nachhaltig beeinflusst werden. Beispielsweise bedingt eine Innenrotationsstellung der Hüfte eine Absenkung des medialen Fußgewölbes, und umgekehrt hat eine übermäßige Pronation des Fußes Einfluss auf die Rotationsbewegungen des Knies und der Hüfte während des Gehens (Resende et al. 2016).

Neben diversen neuromuskuloskelettalen Ursachen (➤ Tab. 6.24, ➤ Tab. 6.25) können Schmerzen in der Fußregion auch systemischer Genese sein. Wichtig sind hier vor allem die Anamnese und der Krankheitsverlauf. Diffuse Angaben und Befunde bei der Anamnese und körperlichen Untersuchung oder nicht beeinflussbare Beschwerden bei der Probebehandlung sind ein Hinweis auf mögliche systemische Erkrankungen und bedeuten, dass eine Überweisung zum Facharzt mit gezielter Übermittlung der Befunde notwendig ist.

➤ Tab. 6.26 zeigt eine Übersicht der systemischen und neuromuskuloskelettalen Ursachen für Schmerzen in der Fußregion.

Projizierte Nicht-NMS-Symptome in der Fußregion

Physiotherapeuten neigen aufgrund ihrer Ausbildung schnell dazu, Fußfunktionsstörungen und -schmerzen aus neuroorthopädischer Sicht zu betrachten. Während des Screening-/Differenzierungsprozesses sollte der Physiotherapeut aber auch andere Organsysteme/Pathologien in Betracht ziehen. Zu diesem Zweck ist in ➤ Tab. 6.27 eine Übersicht über die Lokalisation der Symptome und die Symptomquellen des projizierten Fußschmerzes zusammengestellt.

Auch systemische Ursachen für Schmerzen der Fußregion sind vor dem Hintergrund der Patientenmerkmale (Alter, Geschlecht, Komorbiditäten, Familiengeschichte etc.) zu betrachten. So sind beispielsweise Frauen im mittleren Alter (30–50 Jahre) zwei- bis zweieinhalbmal so oft von rheumatoider Arthritis betroffen wie Männer. Bei Morbus Bechterew sollte der Physiotherapeut Fersenschmerzen eher misstrauisch gegenüberstehen, da diese Erkrankung initial die Wirbelsäule, das ISG und junge Männer mehr als Frauen betrifft. Im Folgenden wird auf häufige globale Pathologien und deren Schmerzmuster in der Fußregion eingegangen und klinische Tests zur differenzialdiagnostischen Untersuchung werden dargestellt (s. a. ➤ Tab. 6.28).

Lokale Pathologien in der Fußregion lassen sich aufgrund der geringen Weichteilmasse meist gut lokalisieren. Symmetrische, diffuse oder Nachtschmerzen sind in Zusammenhang mit der Anamnese, Krankengeschichte und den Komorbiditäten kritisch zu betrachten. Vor allem vaskuläre und metabolische Erkrankungen führen zu distalen Symptomkomplexen, die lokale Ursachen vortäuschen können. Insbesondere Polyneuropathien, Varizen, paVK, Thrombophlebitis und tiefe Beinvenenthrombose, aber auch Spinalkanaltumoren können diffuse und neurologische Symptome wie bei lokalen Pathologien verursachen.

Patienten mit *Polyneuropathie (PNP)* klagen oft über distale, symmetrische, strumpfförmige Sensibilitätsstörungen, motorische Ausfälle, Druckdolenz peripherer Nerven und trophische Störungen der Haut an den Extremitäten. Zugrunde liegen können metabolische Erkrankungen (wie zum Beispiel Diabetes mellitus), aber auch toxische oder infektiöse Ursachen. Bei der klinischen Untersuchung prüft der Physiotherapeut bei Verdacht auf PNP beispielsweise den Achillessehnenreflex, macht einen Stimmgabeltest am Innenknöchel oder am Großzehengrundgelenk (Meijer et al. 2005; ➤ Kasten), testet die Kraft und führt Tests zur Oberflächensensibilität und einen Pin-Prick-Test durch (Blackmore et al. 2016; ➤ Kasten). Die peripheren Pulse und das Gangbild werden beurteilt.

Beim *Restless-Legs-Syndrom* ist die klinisch-neurologische Untersuchung in der Regel unauffällig. Die Symptome sind subjektiv und meist fällt es den Patienten schwer, den Bewegungsdrang und die Missempfindungen konkret zu beschreiben.

Tab. 6.25 Klinische Muster in der Fußregion (modifiziert nach Lawrence et al. 2013, Baquie et al. 2015, Wong et al. 2016, Ivanic et al. 2003).

Muster	Hauptproblem	Körpertabelle	24-Stunden-Verhalten	Vorgeschichte	Differenzialdiagnose und klinische Tests
Vorderes Impingement im oberen Sprunggelenk (OSG)	Schmerz, Bewegungseinschränkung	Anteriorer/anterolateraler OSG-Schmerz in der Standbeinphase, Bewegungseinschränkung in Dorsalextension und Plantarflexion, Instabilitätsgefühl, Schwellung	Nach längeren Belastungen (Gehstrecke) auch Symptome im Mittel- oder Vorfuß möglich, bergauf mehr Beschwerden als bergab	Oft Sprunggelenksdistorsionen und Sport wie Fußball oder Ballett in der Vorgeschichte	Röntgen: Spornbildung/ Osteophyten
Fersensporn	Stechender Schmerz in der Standphase beim Fersenkontakt	Schmerzen je nach Spornlokalisation (Fußsohle, Fersenbereich)	Persistierender belastungsabhängiger Schmerz, Schmerzen nach Ruhephasen oft stärker	Übergewicht, stehende Berufe, Laufsport, enge Schuhe, häufig Ätiologie unbekannt	Röntgen, Sonografie
Achillessehnenläsion (Tendinose, Peritendinitis, Insertionstendinitis, Ruptur)	Schmerzen, und Kraftverlust	Schmerzen in der Achillessehnenregion, hauptsächlich in Plantarflexion, evtl. Projektion in die Kniekehle, Kraftverlust	Morgendlicher Anlaufschmerz (Minuten), zu Beginn Beschwerden nach starker Belastung, im Verlauf meist schon nach geringen Aktivitäten Schmerzen, bei Ruptur gar keine Belastung mehr möglich, bergab mehr Beschwerden als bergauf	Laufsport, Leistungssport mit geringer Regeneration, langes Stehen an Hängen, häufiges schnelles Anlaufen und Abstoppen, Riss: Knallgeräusch	Sonografie; klinisch Fußfehlstellung (vermehrte Pronation), akut: Schwellung, Rötung, Überwärmung, bei Riss Functio laesa und palpierbare Lücke
Hinteres Impingement und Haglund-Syndrom	Lokaler Schmerz und evtl. Schwellung	Symptome bei Plantarflexion, Instabilitätsgefühl, rezidivierende Ödeme, Schmerz an Rückfuß/Ferse	Nach längeren Belastungen auch Symptome im Mittel- oder Vorfuß möglich	Nach Sprunggelenksdistorsionen und bei Sportlern mit Plantarflexionsbelastung (Ballett: Vorfußstand, Fußball: Schuss und Ballkontakt)	Röntgen: Spornbildung/ Osteophyten, evtl. sicht- und tastbare Schwellung, posterosuperiore Verdickung auf dem Tuber calcanei (Haglund-Deformität)
Plantarfasziitis	Schmerzen und Belastungsschmerz beim Gehen	Schmerzen in Fußsohle und Fersenbereich	Schmerz am stärksten nach der Nachtruhe oder nach längeren Ruhepausen, längere Belastung im Tagesverlauf intensiviert den Schmerz	Fußfehlstellungen, Laufsport, ungeeignetes Schuhwerk	Sonografie, Differenzialdiagnose: Neuropathie des N. tibialis
Apophysitis calcanei	Schmerz, Belastungsschmerz beim Gehen	Druckempfindlichkeit, Schwellung, Rötung der Fersenregion, Hinken (ohne Fersenkontakt)	Verschlimmerung der Beschwerden bei Laufen und Steigerung der Gehstrecke	Häufig bei sportlich aktive Kindern und Jugendlichen zwischen 8 und 16 Jahren, meistens Übergebrauch oder Fehlgebrauch	Röntgen, Palpation der Dorsalseite des Kalkaneus schmerzhaft
Tarsaltunnelsyndrom	Schmerzen, Parästhesien	Schmerz und Parästhesien im medialen Teil des Fußes	Meist nachts und nach Belastung wie langem Stehen, Laufen, Springen	Enge Schuhe, Schwellungen im Bereich des Tarsaltunnels, (Inversions-)Trauma, Entzündung, raumfordernde Prozesse	Röntgen, Tinel-Zeichen, Palpation und neurodynamische Untersuchung des N. tibialis
Morbus Köhler-Albau	Schmerz und Einschränkungen beim Gehen und Laufen	Scharfe Schmerzen im Mittelfuß, gelegentlich Schwellung über dem Os naviculare	Konstant belastungsabhängig	Bei Kindern und Jugendlichen	Röntgen: Vergrößerung des Gelenkspalts zwischen Talus und Os naviculare, Durchblutungsstörung

Tab. 6.25 Klinische Muster in der Fußregion (modifiziert nach Lawrence et al. 2013, Baquie et al. 2015, Wong et al. 2016, Ivanic et al. 2003). (*Forts.*)

Muster	Hauptproblem	Körpertabelle	24-Stunden-Verhalten	Vorgeschichte	Differenzialdiagnose und klinische Tests
Stressfraktur des Mittelfußes (Os metatarsale) oder Os naviculare	Lokale, scharfe Schmerzen	Schmerzen im Bereich des Mittelfußes oder medialen Längsgewölbes	Belastungsabhängig, insbesondere beim Laufen und während Ruhephase nach Belastung	Falsche oder zu intensive Belastungen, v. a. bei Sportlern und Militärrekruten, Hyperpronation, langsam zunehmende, eher diffuse Schmerzen, Sportarten, wie Basketball, Stabhochsprung, Ballett	Menstruelle Störungen, geringe Knochendichte, Medikamente (z. B. Kortikosteroide), Durchblutungsstörungen, CT
Hallux rigidus	Schmerz, Bewegungseinschränkung	Schmerzen auf Höhe des Großzehengrundgelenks	Belastungsabhängig beim Abrollen, später auch Ruheschmerz, beim Tragen von hohen Schuhen	Langsam progrediente Schmerzen auf Höhe des Großzehengrundgelenks	Röntgen
Hallux valgus	Schmerzen	Schmerzen auf Höhe des Großzehengrundgelenks	Belastungsabhängig, beim Abrollen, später auch Ruheschmerz, beim Tragen von hohen Schuhen?	Langsam progredient	Röntgen, Achsabweichung
Morton-Neurom	Schmerzen und Parästhesien	Lokaler Schmerz und Parästhesien plantar (Metatarsale II und III)	Belastungsabhängig (insb. Flexion), Tarsometatarsalgelenke	Langsam progredient	Röntgen, Sonografie, Palpation des N. plantaris medialis und lateralis, neurodynamischer Test des N. tibialis

Klinische Tests zur Differenzialdiagnose

Stimmgabeltest

Indikation Verdacht auf Polyneuropathie

Durchführung Der Patient liegt oder steht. Die Stimmgabel (128 Hz nach Rydel-Seiffer) wird angeschlagen und am Innenknöcheln oder Großzehengrundgelenk des Patienten angesetzt. Der Patient wird gefragt, ob er die Vibration spürt. Bejaht er dies, soll er den Zeitpunkt benennen, ab dem er die abklingende Vibration nicht mehr spürt. An diesem Punkt wird die Skala an der Stimmgabel abgelesen. Zwei Dämpfer an den Enden der Stimmgabel sind mit einem schwarzen und einem weißen Dreieck und einer Skala von null bis acht versehen. Nach dem Anschlagen entsteht ein optisches Phänomen an den Dreiecken der Dämpfer: Je langsamer die Dreiecke vibrieren, desto höher wandert ihr Schnittpunkt an der Skala nach oben und kann als Empfindlichkeitswert abgelesen werden.

Interpretation Der Normalwert liegt zwischen 6/8 bis 8/8 bei Patienten unter 60 Jahren. Bei Über-60-Jährigen gelten Werte > 4/8 als normal.

Klinische Tests zur Differenzialdiagnose

Pin-Prick-Test

Indikation Test zur Bestimmung des oberflächlichen Schmerzempfindens der Haut und Differenzierung von Schmerz- und Druckempfinden.

Durchführung Zu Beginn wird ein gesunder Bereich getestet, damit der Patient das korrekte Gefühl einschätzen kann. Der Test wird mit einem spitzen Gegenstand (z. B. Büroklammer) vor allem an den Zehen durchgeführt ohne, dass der Patient das zu testende Hautareal sieht. Abwechselnd wird mit dem spitzen und einem stumpfen Gegenstand Druck auf die Haut ausgeübt. Der Patient wird jedes Mal gefragt, welches der beiden Objekte gerade die Haut berührt hat. *Cave:* Das spitze Objekt darf keinesfalls die Haut verletzen.

Interpretation Der Test ist positiv, wenn der Patient den Pin Prick nicht fühlt. Sensibilitätsstörungen können ein Hinweis auf einen diabetischen Fuß (aber auch einen Bandscheibenvorfall L4, L5, S1) sein und sind in Zusammenhang mit der Krankheitsgeschichte und Anamnese des Patienten zu betrachten.

Tab. 6.26 Systemische und neuromuskuloskelettale Ursachen für projizierte Schmerzen in der Fußregion (modifiziert nach Heick und Lazaro, 2022).

Systemische Ursachen	Neuromuskuloskelettale Ursachen
Onkologisch: • Osteoidosteom • Riesenzelltumor • Intraossäres Lipom • Enchondrom • Subunguale Exostose • Chondrosarkom • Ewing-Sarkom • Morton-Neurom • Malignes Melanom • Liposarkom • Synovialsarkom • Urogenitale oder kolorektale Neoplasien/ Metastasen (selten: Brustkrebs, Uterus-Ca., Blasen-Ca.) • Fibromatose • Multiples Myelom *Kardiovaskulär:* • Periphere arterielle Verschlusskrankheit (paVK) • Tiefe Beinvenenthrombose (TVT), Plantarvenenthrombose • Thrombophlebitis • Varizen • Venöses/arterielles Ulcus cruris • Chronisches regionales Schmerzsyndrom (CRPS) *Infektionen und Entzündungen:* • Rheumatoide Arthritis • Seronegative Arthritis • Osteomyelitis *Metabolisch:* • Diabetisches Ulcus cruris • Diabetische/alkoholische Polyneuropathie (PNP) • Gicht *Renal:* • Nierenerkrankungen (Knöchelödeme) *Andere:* • Warzen • Sarkoidose • Morbus Paget • Osteonekrose (Sichelzellenanämie) • Hyperparathyreoidismus • Cauda-Equina-Syndrom • Frakturen aufgrund von Osteoporose	*Lendenwirbelsäule:* • Spondylose • Spinalkanalstenose (➤ Kap. 6.2.1) • Disci • Radikulopathie *Hüftgelenksdysfunktion:* • Neuropathie des N. femoralis, N. ischiadicus, Nn. peronei superficialis et profundus • Ermüdungsfraktur des Femurs • Hüftarthrose • Variable Beinachse *Knie:* • Muskulär: Triggerpunkte M. popliteus, Ansatz M. triceps surae • Knieextensionsdefizit • Art. tibiofibularis prox.

Nicht fühlbare periphere Pulse können auch ein Hinweis auf eine *periphere arterielle Verschlusskrankheit* sein (s. a. ➤ Kap. 6.2.2). Arteriosklerotische Veränderungen und verlegte Gefäße können uni- oder bilateralen Rücken-, Hüft-, Gesäß-, Leisten- oder Beinschmerz verursachen, der meist nach einer kurzen Gehstrecke von ein paar Minuten auftritt und sich beim Stehenbleiben schnell wieder bessert (Claudicatio intermittens, Schaufensterkrankheit). Die Patienten sind meist über 65 Jahre alt. Der Schmerzcharakter wird meist als brennend, krampfartig und scharf beschrieben. Zusätzlich bestehen trophische Hautveränderung und eine Beeinträchtigung des Pulses der beteiligten Extremität. Zu differenzieren ist die gefäßbedingte von der Claudicatio spinalis, die z. B. aufgrund einer Spinalkanalstenose (➤ Kap. 6.2.1) entstehen kann. Hier beschreiben Patienten, dass das Gehen mit flektierter Lendenwirbelsäule (z. B. bergauf) geringere oder keine Symptome verursacht. Eine Pulsoxymetrie (➤ Kasten) gibt Aufschluss über die periphere Sauerstoffsättigung (Brau et al. 2004).

Tab. 6.27 Lokalisation/Symptomquellen von projiziertem Fußschmerz (modifiziert nach Singer et al. 2015, Olsen et al. 2004, Hoffman et al. 2014).

Erkrankung	Lokalisation/Quellen der Symptome
Neuromuskuloskelettal:	*LWS:* • Cauda-equina-Syndrom • Raumfordernde Prozesse (z. B. Tumore, Abzesse, Hämatome etc.) • Radikulopathie (L4, L5, S1) • Spinalkanalstenose (➤ Kap. 6.2.1) *Hüfte:* • Hüftarthrose • Neuropathie des N. femoralis oder N. ischiadicus *Knie:* • Proximales Tibiofibulargelenk • Tiefe dorsale Kniemuskulatur • Neuropathie des N. tibialis oder der Nn. peronei superficialis et profundus
Onkologisch:	• Urogenitale oder kolorektale Neoplasie/Metastasen (selten: Brustkrebs, Uterus, Blase) • Enchondrom • Chondroblastom • Riesenzelltumor • Weichteiltumore • Fibromatose • Osteoidosteom (selten) • Multiples Myelom • Morton-Neurom • Malignes Melanom
Kardiovaskulär:	• Periphere arterielle Versschlusskrankheit (paVK): A. femoralis, A. poplitea • Tiefe Beinvenenthrombose (TVT) • Thrombophlebitis • Varizen
Renal/urologisch:	• Nierenerkrankungen (Knöchelödeme)
Andere:	• Frakturen aufgrund Osteoporose • Osteonekrose (z. B. Sichelzellenanämie) • Polyneuropathie

Klinische Tests zur Differenzialdiagnose

Pulsoxymetrie

Indikation Verdacht auf reduzierte periphere Sauerstoffsättigung.

Durchführung Die Messung wird mittels spezieller Sensoren an der Fingerbeere oder am Ohrläppchen vorgenommen.

Interpretation Beurteilung der Sauerstoffsättigung des arteriellen Blutes und der Herzfrequenz. Der Normalwert liegt im Bereich zwischen 97 % und 100 %. Werte unter 85 % müssen als kritisch betrachtet werden.

Tab. 6.28 Differenzialdiagnostische Betrachtung von Pathologien, die Schmerzen in der Fußregion auslösen können, mit Kardinalsymptomen und Tests, die im Clinical-Reasoning-Prozess durchgeführt werden müssen.

Krankheitsbild	Kardinalsymptome	Lokalisation	Differenzialdiagnose
Polyneuropathie	Sensibilitätsstörungen, motorische Ausfälle, Druckdolenz peripherer Nerven, trophische Störungen	Distale, sockenförmige Sensibilitätsstörungen in den Extremitäten, motorische Ausfälle der Fußmuskulatur (Extensoren/Flexoren), periphere Nerven: N. tibialis (medial), N. suralis (lateral), Nn. plantares med. et lat. (plantar)	Elektromyografie, Elektroneurografie (Nervenleitgeschwindigkeit), Stimmgabeltest, Oberflächensensibilität, Pin Prick, Krafttests
Tiefe Beinvenenthrombose (TVT)	Ödeme, gerötete und gespannte Haut (ggf. livide bis zyanotisch), Überwärmung des betroffenen Beins	Knöchelödeme, Spannung und/oder Schmerzen in Fuß, Wade, Poplitea	Labor (D-Dimere), Inspektion, Wells-Score (➤ Kap. 10.1), Sonografie
Thrombophlebitis	Entzündungsschmerzen (Rubor, Calor, Dolor, lokaler Tumor), druckdolenter, tastbarer derber Venenstrang	Entzündungszeichen, zu 90 % sind die Beine betroffen, seltener die Arme, keine Schwellung der Extremität	Duplex-Sonografie, Tastbefund
Varizen	Spannungsgefühl, Krämpfe	Schwere- und Spannungsgefühl in den Beinen (Verbesserung bei Bewegung und im Liegen), abendliche Knöchelödeme, evtl. Juckreiz und Druckgefühl, nächtliche Fuß- und Wadenkrämpfe (je nach Lage der Stammvarikose und der Ausdehnung nach distal)	Sonografie, Sichtbefund, Oberflächensensibilität, Pigmentierung (dunkle Hautflecken), Ulcus cruris
Nierenerkrankungen (nephrotisches Syndrom)	Ödeme, Aszites, Thrombosen	Knöchelödeme	Sonografie, Urografie, MRT, Murphy-Perkussionstest, Ballottement-Test (bei Verdacht auf Aszites)
Leberzirrhose	Leistungsminderung (70 %), Druck- und Völlegefühl, Meteorismus (60 %), Gefäßspinnen (Spidernävi)	Knöchelödeme, Völlegefühl im Oberbauch, Gefäßspinnen besonders am Oberkörper und Gesicht, Palmar- und Plantarerythem	Sonografie, Labor, Palpation der Leber, Ballottement-Test
Periphere arterielle Verschlusskrankheit (paVK)	Belastungsabhängiger Ischämieschmerz (Claudicatio intermittens), reduzierte Gehstrecke, Ruheschmerz, bei Stenosen > 90 % ist der distale Puls nicht mehr palpierbar	Je nach Lokalisation: Ein-Etagen-Erkrankung, Mehr-Etagen-Erkrankung, Beckentyp, Oberschenkeltyp, Unterschenkeltyp; bei Unterschenkeltyp meistens Unterschenkel- und Knieschmerzen	Dopplersonografie, CT-Angiografie, Labor, Inspektion der Hautfarbe, Temperatur und Trophik, Pulsstatus, Auskultation (maschinenartige Shunt-Geräusche distal der Stenose), Gehstrecke, Lagerungsprobe nach Ratschow, Ergometer
Tarsaltunnelsyndrom	Schmerzen, Sensibilitätsstörungen	Um den Knöchel, bis plantar zu den Zehen, Atrophie der Fußsohlenmuskulatur	Elektromyogramm (Nervenleitgeschwindigkeit des N. tibialis posterior), Oberflächensensibilität
Osteonekrose	Starke Schmerzen, im fortgeschrittenen Stadium: Ruheschmerz möglich	Lokale Schmerzen über dem betroffenen Bereich, bei gelenksnahe Nekrosen Gelenkerguss möglich, meist progredient	MRT, Funktionstests der Gelenke
Rückenmarkstumor	Schmerzen, neurologische Defizite (Sensibilitätsausfälle, Parästhesien)	Gürtelartig im thorakolumbalen Übergang, mit bi- oder unilateraler Ausstrahlung in Leiste und Bein (je nach Lage und Größe des Tumors), progressive unerklärliche oder nächtliche Rückenschmerzen oder Nervenwurzelschmerzen, segmentale neurologische Defizite, unerklärte neurologische Defizite, die dem Rückenmark oder Nervenwurzeln zuzuordnen sind	Röntgen, MRT, Histologie, neurologische Untersuchung (Kremaster-Reflex)
Osteoporose	Frakturen ohne adäquates Trauma, Knochenschmerz, Körpergrößenabnahme (> 4 cm), Tannenbaumphänomen	V. a. Schenkelhals-, Unterarm-, Wirbelfrakturen	Knochendichtemessung
Sichelzellenanämie	Heterozygote meist asymptomatisch, Homozygote haben schon im Säuglingsalter Beschwerden durch eine hämolytische Anämie	Schmerzen im betroffenen Bereich, z. B. Mittelfußknochen betroffen → Fußschmerz; auch abdominelle Schmerzen möglich (können akutes Abdomen vortäuschen), schmerzhafte vasookklusive Krisen mit Organinfarkten (z. B. Milz, Nieren, Gehirn, Lungen, Knochen)	Familienanamnese, Labor

Tab. 6.28 Differenzialdiagnostische Betrachtung von Pathologien, die Schmerzen in der Fußregion auslösen können, mit Kardinalsymptomen und Tests, die im Clinical-Reasoning-Prozess durchgeführt werden müssen. (*Forts.*)

Krankheitsbild	Kardinalsymptome	Lokalisation	Differenzialdiagnose
Osteoidosteom (benigne)	Nächtlicher knöcherner Schmerz, häufig Linderung der Symptome durch Salizylate (z. B. ASS) und nichtsteroidale Entzündungshemmer	Bei 50 % Knieschmerz	Röntgen
Ermüdungsfrakturen	Typischerweise geringe Schmerzen, schleichende Symptome, punktförmiger Druckschmerz, im späteren Verlauf Ruheschmerzen	Knieschmerz je nach Lokalisation der Fraktur (meist medial)	Röntgen, CT, Vibrationstest mit Stimmgabel
Rheumatoide Arthritis	Gelenkschmerz, Morgensteifigkeit > 30 min, Nachtschweiß, Fieber,	Meist schleichend an den kleinen Finger-, Hand-, Zehengelenken oder auch abrupt an den größeren Gelenken (Knie, Schulter, Ellenbogen), Schwellung an mehr als zwei Gelenken, meist symmetrischer Befall der Gelenke, im Langzeitverlauf knöcherne Deformierung und Bewegungseinschränkung	Sonografie, MRT, Skelettszintigrafie, Labor
Juvenile idiopathische Arthritis	Entzündung eines Gelenks (Monoarthritis), einiger Gelenke (Oligoarthritis) oder zahlreicher Gelenke (Polyarthritis), Morgensteifigkeit, schmerzhafte Hypomobilitäten bis hin zu Kontrakturen, Wachstumsstörungen	Je nach betroffenem Gelenk, Beginn der oligoartikulären Formen bevorzugt an den großen Gelenken der Beine, Beginn der polyartikulären Formen bevorzugt an den kleinen Gelenken der Hände und Füße	Anamnese, Inspektion der Haut, Palpation von Leber, Milz und Lymphknoten, Fiebermessung, Labor
Gicht	Im akuten Schub sehr schmerzhafte Monoarthritis, Entzündungszeichen	Grundsätzlich Befall aller Gelenke möglich, am häufigsten ist das Großzehengrundgelenk betroffen, in 2/3 der Fälle nächtlicher Krankheitsbeginn	Entzündungszeichen, Labor, Sonografie, Röntgen
Restless-Legs-Syndrom (RLS)	Schlafstörungen, Bewegungsdrang, Empfindungsstörungen, spontane Bewegungen (periodische Zuckungen der Beine/Arme)	Bilateral in den Extremitäten, z. B. nach Knieoperation auch unilateral, gesamtes Bein betroffen, Schmerzen, Kribbeln, Ziehen, Spannen, Wärmegefühl werden abends/nachts schlimmer, Linderung durch Bewegung	Neurologische Untersuchung meist unauffällig (Stimmgabeltest, Muskeleigenreflexe, Muskelkraft), Ratschow-Test, RLS Severity Scale
Kompartment-Syndrom	Frühsymptom: unerträglicher Schmerz, der nicht durch Analgetika beeinflussbar ist, Spannungsgefühl und Sensibilitätsstörungen (Taubheitsgefühl, Kribbeln); später motorische Ausfälle und Pulsverlust distal der betroffenen Muskellogen (➤ Kap. 6.2.3)	Am häufigsten Unterschenkel, Unterarm, Fuß; Symptome lassen sich durch passive Bewegung auslösen und verbessern sich beim Hochlagern der Extremität nicht, stark eingeschränkte Beweglichkeit der Extremität	Anamnese, Palpation der Aa. tibialis posterior et dorsalis pedis (bei unsicherem Pulsstatus), Doppler-Sonografie

Eine *TVT* äußert sich durch Spannung und/oder Schmerzen in Fuß, Wade und Kniekehle, die klassischen Entzündungszeichen, gerötete (ggf. livide bis zyanotische) und gespannte Haut. Die Symptomatik verbessert sich durch Hochlagern der Extremität. Neben der Inspektion bietet der Wells-Score (Wells 2007) Hinweise auf eine TVT (➤ Kap. 10.1). Bei einer *Thrombophlebitis* hingegen besteht keine Schwellung der ganzen Extremität, sondern lediglich manchmal eine lokale Schwellung, und es ist ein druckdolenter, derber Venenstrang tastbar. Fragen bezüglich bestehender Varizen, Infusionen oder Venenkatheter in der Vergangenheit geben Aufschluss über mögliche Infektionen oder Entzündungsrektionen. *Varizen* äußern sich mit Schwere- und Spannungsgefühl in den Beinen, welches sich durch Hochlagern und Bewegung verbessert. Abendliche Knöchelödeme können mit Juckreiz und nächtlichen Fuß- und Wadenkrämpfen auftreten. Bei der Inspektion fallen Pigmentierungen (dunkle Hautflecken) sowie in fortgeschrittenem Stadium ein Ulcus cruris auf. Eine sonografische Untersuchung ist bei der Differenzialdiagnostik wegweisend. Bezüglich der Gefäßdiagnostik an der unteren Extremität wird auch auf ➤ Kap. 10 verwiesen.

Eine Ursache für nicht-muskuloskelettale Schmerzen der Fußregion kann in seltenen Fällen eine *Plantarvenenthrombose* sein. Patienten äußern moderaten bis starken Schmerz in der Fußsohle. Risikofaktoren wie Operationen, Krebs, Bettruhe und Immobilisation in der Krankengeschichte warnen den Physiotherapeuten bezüglich einer möglichen Thrombose (Heit et al. 2002), die meist mit weiteren Thrombosen der oberen Etagen (TVT) einhergeht. Czihal et al. (2015) beschreiben exzessive Belastungen mit wiederholten Mikrotraumata der Intima als mögliche Ursachen für eine Thrombenbildung mit einer Häufigkeit von 32 %.

Rückenmarkstumore (primär oder metastasiert) äußern sich als dumpfe bis scharfe gürtelförmige Schmerzen im thorakolumbalen Übergang. Ausstrahlung in die Leiste oder Beine, uni- oder bilaterale und radikuläre bzw. nicht radikuläre Symptome sind je nach Lage und Größe des Tumors möglich. Ähnliche Symptome in Rücken, Leiste und Beinen können auch thorakale *Bandscheibenläsionen* hervorrufen. Der Verdacht auf einen Rückenmarkstumor besteht bei Reduktion des Allgemeinzustands, unerklärlichem Bluten, Lymphadenopathie sowie bei schmerzlosen neurologischen Ausfällen, Nachtschmerzen und Schmerzzunahme in Bauchlage.

Auch wenn *Metastasierung* in den Fuß äußerst selten stattfindet, muss ein neues Eintreten von Fersenschmerzen bei Krebs in der Vorgeschichte medizinisch abgeklärt werden und eine Metastasierung bei Fußschmerzen in Erwägung gezogen werden. Der Kalkaneus ist am häufigsten betroffen (Maheshwari et al. 2008).

Ein *Osteoidosteom* des Kalkaneus ist selten und wird oftmals als Arthritis fehldiagnostiziert (Hamada et al. 2016, Polzer et al. 2013). Klinisch äußert sich dieser Tumor mit dumpfen, lokalen Schmerzen in der Nacht, welche sich mit nichtsteroidalen Entzündungshemmern oder Salzylaten (ASS) lindern lassen. Je nach Dauer, Seite, Lage und Größe der Läsion bestehen Schwellungen in unterschiedlichen Regionen wie dem Rückfuß, Knöchel oder Fußrücken.

Die *aseptische Osteonekrose* ist oftmals mit einem Trauma assoziiert, aber auch mit verschiedenen nicht traumatischen Risikofaktoren wie chronischem Alkoholabusus, medikamentöser Chemotherapie, immunsuppressiver Therapie, systemischem Lupus erythematodes, Pankreatitis, Nierenerkrankungen, Leukämie, Diabetes mellitus, Gicht, Morbus Cushing oder Anämie (Babis et al. 2011). Das Caput femoris ist der am häufigsten betroffene Knochen, jedoch weist jeglicher Knochen mit verringerter Blutversorgung ein erhöhtes Frakturrisiko auf. Im Frühstadium sind die Patienten oft symptomfrei und beschreiben dann progressive lokale Schmerzen bei Belastung über einen Verlauf von Wochen.

Bei Schmerzen aufgrund von *Ermüdungsfrakturen* oder Frakturen aufgrund von *Osteoporose* ist zu differenzieren, inwieweit ein adäquates Trauma stattgefunden hat. 80 % aller Osteoporosen betreffen postmenopausale Frauen. Ermüdungsfrakturen treten nach längerer Überbelastung mit schleichenden Symptome und punktförmigem Druckschmerz auf und können sich bis hin zu einem Ruheschmerz verschlimmern. Die anamnestische Angabe von repetitiven Wiederholungen, z. B. im Leistungssport, Ballett, oder beim Langstreckenlaufen und Marschieren, bestätigt häufig das klinische Bild (Tenforde et al. 2013). Der Physiotherapeut sollte nach regemäßiger Anwendung von Kortison fragen. Frakturen können klinisch mit dem Stimmgabeltest (➤ Kap. 6.2.3) differenziert werden.

FALLBEISPIEL

Fersenschmerzen

Ein 74 Jahre alter Mann stellt sich in einer Physiotherapiepraxis aufgrund sich seit 6 Monaten verschlimmernden Schmerzen und einer Schwellung an der rechten Ferse vor. Die (Kortison-)Spritze des Arztes vor ein paar Wochen konnte die Schmerzen nicht lindern. Diese bestehen unter Belastung, aber auch in Ruhe und nachts. An ein Trauma oder eine auslösende Situation kann der Patient sich nicht erinnern. Er hat auch schon selbst versucht, die Stelle zu massieren, aber auch das blieb ohne Erfolg. Bei der Anamnese berichtet er, dass er vor 4 Jahren eine Prostataoperation hatte. Hier sei aber nun alles in Ordnung. Die körperliche Untersuchung bestätigt die Schwellung und die Empfindlichkeit an der rechten Ferse. Aufgrund des Nachtschmerzes und der Unabhängigkeit der Schmerzen von mechanischer Belastung wird dem Patienten zu einer weiteren ärztlichen Untersuchung und Bildgebung geraten. Die radiologische Untersuchung zeigt eine strahlendurchlässige Läsion im Kalkaneus, welche in einer offenen Biopsie als multiples Myelom diagnostiziert wird.

Gelenkschmerz aufgrund von Gicht, rheumatoider Arthritis oder juvenilem Rheuma äußert sich je nach Ausprägung vor allem an den kleinen Finger- und Zehengelenken. Bei *Gicht* sind vornehmlich das Großzehengrundgelenk und ein nächtlicher Krankheitsbeginn wegweisend. *Rheumatoide Arthritis* äußert sich durch Morgensteifigkeit (> 30 Minuten), Schwellung an mehr als zwei Gelenken, Erschöpfung und Nachtschweiß. Klinisch manifestiert sich die Krankheit insbesondere bei Frauen im Alter von 55 und 64 Jahren. Eine *juvenile idiopathische Arthritis* tritt bei Kindern vor dem 16. Lebensjahr als Mono-, Oligo- oder Polyarthritis auf und besteht länger als sechs Wochen. Klinische Diagnosekriterien sind neben dem Alter täglich rekurrierendes Fieber über mindestens zwei Wochen, gefolgt von einer Entzündung in einem oder mehreren Gelenken in den nächsten sechs Monaten, sowie ein lachsfarbener, unbeständiger Hautausschlag, generalisierte Lymphknotenschwellung und Leber- und Milzschwellung.

Pathologien der inneren Organe

Bei Symptomen in der Fußregion und Verdacht auf eine zugrunde liegende Organpathologie müssen als Screening die in ➤ Kap. 6.2.2 beschriebenen abdominalen Tests (Auskultation, Palpation, Schmerzprovokation) durchgeführt werden, die die Hypothesen für die einzelnen Organe bestärken. Bejahte Fragen bezüglich verdächtiger oder wechselhafter Rücken- oder Bauchschmerzen gelten als Red Flag. Die physiotherapeutische Behandlung neuromuskuloskelettaler Symptome mit zugrunde liegendem Organleiden wird allerdings nur palliativ sein oder hat gar keinen Einfluss. Beispielsweise wird ein Patient mit zugrunde liegender gastrointestinaler Pathologie ohne medikamentöse/medizinische Intervention keine oder höchstens eine temporäre Linderung erfahren.

Differenzialdiagnose der Knöchelödeme

Knöchelödeme lassen sich auf verschiedene Ursachen zurückführen. Vor allem bilaterale Knöchelödeme und das Nichtvorhandensein eines adäquaten Traumas sind eine Red Flag. Zu differenzieren sind eine Herzinsuffizienz, tiefe Beinvenenthrombose (TVT), Thrombophlebitis, Varizen, Nieren- und Lebererkrankungen.

Knöchelödeme aufgrund einer *Herzinsuffizienz* bestehen aufgrund der allgemeinen Flüssigkeitsretention bilateral und gehen oft mit Nykturie einher. Zusätzlich liegen meist Müdigkeit und Schwäche, pulmonale Symptome wie Dyspnoe, trockener vor allem nächtlicher Husten („Herzhusten") sowie Schwindel und Synkopen vor. Bei der Auskultation der Lunge fallen Rasselgeräusche auf und es ist eine Tachykardie (evtl. mit unregelmäßigem Puls) messbar.

Bei einer *TVT* ist die betroffene Extremität geschwollen und die Haut in diesem Bereich zeigt sich gerötet (oder livide) und gespannt. Bei einer *Thrombophlebitis* besteht dagegen nur eine lokale Schwellung und es ist ein druckdolenter Venenstrang tastbar. *Varizen* äußern sich mit Schwere und Spannungsgefühl, abendliche Knöchelödeme können von Juckreiz und nächtlichen Fuß- und Wadenkrämpfen begleitet sein.

Bei *Organleiden der Leber und Niere* können sich aufgrund der Veränderungen des onkotischen Drucks Ödeme entwickeln. Bei Verdacht auf

Aszites führt der Physiotherapeut den Ballottement-Test (➤ Kap. 6.2.2) durch. Die Palpation der Leber und der Nierenperkussionstest nach Murphy (➤ Kap. 6.2.2) geben Auskunft über mögliche Organbeteiligungen. Bei *Lebererkrankungen* wie z. B. Zirrhose weisen die Patienten neben Leistungsminderung und Völlegefühl im Oberbauch Spidernävi (v. a. am Oberkörper) und eine vergrößerte Leber auf, daneben haben sie evtl. einen Flapping-Tremor (grobschlägiges Zittern der Hände), ein Palmarerythem, Angiome und Farbveränderungen der Nagelbetten sowie ggf. ein Tarsaltunnel-Syndrom (oder Karpaltunnel-Syndrom).

Nierenerkrankungen äußern sich im Anfangsstadium mit allgemeinen Symptomen (Kopf- und Gliederschmerzen, allgemeiner Schwäche und Sehstörungen), zusätzlich können dumpfe Rückenschmerzen sowie Schwellungen an den Augenlidern und Knöcheln entstehen. Übelriechender, trüber Urin weist auf eine Blasenentzündung hin. Blutig verfärbter Urin, nächtlicher Harndrang und Anurie lassen ebenfalls eine Nierenerkrankung vermuten.

Reflexionsfragen

1. Was versteht man unter differenzialdiagnostischen Tests?
2. Was bedeutet Screening?
3. Welche Fragen würden Sie beim Differenzialdiagnoseprozess bezüglich plötzlich auftretender Schmerzen stellen?
4. Welche Fragen würden Sie beim Differenzialdiagnoseprozess bezüglich Nachtschmerzen stellen?
5. Beschreiben Sie die Merkmale eines „klaren“ neuromuskuloskelettalen Schmerzverhaltens.
6. Welche allgemeinen „Red-Flag“-Fragen (Checkliste) sollten in der Regel bei der ersten Therapiesitzung vor weiteren neuromuskuloskelettalen Tests durchgegangen werden?
7. Was sind die Frühsymptome von Krebs im Kopf-/Hals-/Nackenbereich?
8. Nennen Sie vier Alarmzeichen bei Kopfschmerzen bei Kindern.
9. Welche klassischen Symptome entstehen bei einer kardialen Dysfunktion im Thorakalbereich?
10. Welche möglichen Ursachen bestehen bei einem ventralen Schmerz der Hüftregion (Leiste)?
11. Welche Systeme können generell neuromuskuloskelettale Schmerzen vortäuschen?
12. Beschreiben Sie mindestens sechs Symptome, aufgrund derer Sie davon ausgehen, dass bei Kreuzschmerzen eine weitere ärztliche Diagnostik nötig ist.
13. Was sind typische Aktivitäten, die mit neuromuskuloskelettalen Knieschmerz einhergehen?
14. Was lindert typischerweise die Knieschmerzen bei der Diagnose Osteoidosteom?
15. Beschreiben Sie die Kardinalsymptome eines Osteosarkoms.
16. Welche anamnestischen Fragen müssen Sie beachten, wenn Sie bei einem Patienten den Verdacht auf eine Fraktur haben?
17. Für welche diagnostischen Schritte kann ein Stimmgabeltest durchgeführt werden?
18. Was sind mögliche differenzialdiagnostischen Hypothesen bei einem Fersensporn (Fersenschmerz)?
19. Welche Formen einer Klaudikatio gibt es?
20. Was ist der Unterschied zwischen einer Thrombophlebitis und einer tiefen Beinvenenthrombose?
21. Welche differenzialdiagnostischen Hypothesen haben Sie bei einem Patienten mit Knöchelödemen?
22. Welche urologischen Symptome weisen ggf. auf eine Nierenerkrankung hin?

6

LITERATUR

American Cancer Society. Key Statistics for Melanoma Skin Cancer. Revised 01-2023. http://www.cancer.org/cancer/melanoma-skin-cancer/about/key-statistics.html.

Arocha JF, Patel VL, Patel YC. Hypothesis generation and the coordination of theory and evidence in novice diagnostic reasoning. Med Decis Making 1993; 13(3): 198–211.

Babis G, et al. Osteonecrosis of the femoral head. Orthopedics 2011; 34: 39–48.

Baquie P, et al. The challenge of managing mid-foot pain. Aust Fam Physician 2015; 44: 106–101.

Battaglia PJ, D'Angelo K, Kettner NW. Posterior, lateral, and anterior hip pain due to musculoskeletal origin: a narrative literature review of history, physical examination, and diagnostic imaging. J Chiropr Med 2016; 15: 281–293.

Berghaus A, Bloching M. Tumoren und tumorähnliche Läsionen der Nase und der Nasennebenhöhlen. HNO Praxis heute 1996; 16: 93–140.

Biondi DM. Cervicogenic headache: mechanisms, evaluation, and treatment strategies. J Am Osteopathic Assoc 2000; 100(9 Suppl): S7–14.

Blackmore D, Siddiqi ZA. Pinprick testing in small fiber neuropathy: accuracy and pitfalls. J Clin Neuromuscul Dis 2016; 17: 181–186.

Block JA, Sequeira W. Raynaud's phenomenon. Lancet 2001; 357(9273): 2042–2048.

Boling M, et al. Gender differences in the incidence and prevalence of patellofemoral pain syndrome. Scand J Med Sci Sports 2010; 20: 725–730.

Boyce SH, Quigley MA. Review of sports injuries presenting to an accident and emergency department. Emerg Med J 2004; 21: 704–706.

Brau SA, et al. Vascular injury during anterior lumbar surgery. Spine J 2004; 4: 409–412.

Breivik H, et al. Survey of chronic pain in Europe: prevalence, impact on daily life, and treatment. Eur J Pain 2006; 10(4): 287–333.

Bridgman SA, et al. Population based epidemiology of ankle sprains attending accident and emergency units in the West Midlands of England, and a survey of UK practice for severe ankle sprains. Emerg Med J 2003; 20: 508–510.

Bubendorf L, et al. Metastatic patterns of prostate cancer: an autopsy study of 1,589 patients. Hum Pathol 2000; 31: 578–583.

Bundesärztekammer (BÄK), Kassenärztliche Bundesvereinigung (KBV), Arbeitsgemeinschaft der Wissenschaftlichen Medizinischen Fachgesellschaften (AWMF). Nationale VersorgungsLeitlinie Nicht-spezifischer Kreuzschmerz. 2. Aufl., Version 1, 2017. https://www.leitlinien.de/themen/kreuzschmerz.

Button K, et al. Clinical effectiveness of knee rehabilitation techniques and implications for a self-care treatment model. Physiotherapy 2012; 98: 288–299.

Christmas C, et al. How common is hip pain among older adults? Results from the Third National Health and Nutrition Examination Survey. J Fam Pract 2002; 51: 345–348.

Ciccone DS, Bandilla EB, Wu W. Psychological dysfunction in patients with reflex sympathetic dystrophy. Pain 1997; 71: 323–333.

Constantinou M, Vicenzino B. Differential diagnosis of a soft tissue mass in the calf. J Orthop Sports Phys Ther 2005; 35: 88–94.

Conway DI, et al. INHANCE consortium. Enhancing epidemiologic research on head and neck cancer: INHANCE – the international head and neck cancer epidemiology consortium. Oral Oncol 2009; 45(9): 743–746.

Czihal M, et al. Clinical characteristics and course of plantar vein thrombosis: a series of 22 cases. Phlebology 2015; 30: 714–718.

DeAngelis NA, Busconi BD. Assessment and differential diagnosis of the painful hip. Clin Orthop Relat Res 2003; (406): 11–18.

De Boever JA, et al. Educational Committee of the European Academy of Craniomandibular Disorders. Recommendations by the EACD for examination, diagnosis, and management of patients with temporomandibular disorders and orofacial pain by the general dental practitioner. J Orofac Pain 2008; 22: 266–278.

Dinnes J, et al. The effectiveness of diagnostic tests for the assessment of shoulder pain due to soft tissue disorders: a systematic review. Health Technol Assess 2003; 7(29): iii, 1–166.

Doherty C, et al. The incidence and prevalence of ankle sprain injury: a systematic review and meta-analysis of prospective epidemiological studies. Sports Med 2014; 44: 123–140.

Durfee RA, Mohammed M, Luu HH. Review of osteosarcoma and current management. Rheumathol Ther 2016; 3: 221–243.

Edwards I, et al. Clinical reasoning strategies in physical therapy. Phys Ther 2004; 84(4): 312–330.

English S, Perret D. Posterior knee pain. Curr Rev Musculoskelet Med 2010; 3: 3–10.

European Society for Medical Oncology (ESMO 2018) Guidelines. www.esmo.org/Guidelines.

Fielding JW, et al. Tears of the transverse ligament of the atlas: a clinical and biomechanical study. J Bone Joint Surg Am 1974; 56(8): 1683–1691.

Freynhagen R, et al. Screening of neuropathic pain components in patients with chronic back pain associated with nerve root compression: a prospective observational pilot study (MIPORT). Curr Med Res Opin 2006; 22(3): 529–537.

Fong D, et al. A systematic review on ankle injury and ankle sprain in sports. Sports Med 2007; 37: 73–94.

Frizziero A, et al. Conservative management of tendinopathies around hip. Muscles Ligaments Tendons J 2016; 6(3): 281–292.

Garner AJ, Handa A. Screening tools in the diagnosis of acute compartment syndrome. Angiology 2010; 61: 475–481.

Gianotti SM, et al. Incidence of anterior cruciate ligament injury and other knee ligament injuries: a national population-based study. J Sci Med Sport 2009; 12, 622–627.

Goodman CC, Fuller KS. Pathology: Implications for the Physical Therapist. 3rd ed. St. Louis: Elsevier Saunders, 2009.

Gupta GP, Massagué J. Cancer metastasis: building a framework. Cell 2006; 127(4): 679–695.

Hamada T, et al. Intra-articular osteoid osteoma of the calcaneus: a case report and review. Radiol Case Rep 2016; 11: 212–216.

Hartvigsen J, Christensen K, Frederiksen H. Back pain remains a common symptom in old age: a population-based study of 4486 Danish twins aged 70–102. Eur Spine J 2003; 12: 528–534.

Harvey C. Compartment syndrome: when it is least expected. Orthop Nurs 2001; 20(3): 15–23.

Heick JD, Lazaro RT. Goodman and Snyder's Differential Diagnosis for Physical Therapists - Screening for Referral, 7 th ed. St. Louis: Elsevier 2022.

Heit JA, et al. Relative impact of risk factors for deep vein thrombosis and pulmonary embolism: a population-based study. Arch Intern Med 2002; 162: 1245–1248.

Hengeveld E, Banks K . Maitlands Manipulation der peripheren Gelenke. 4. Aufl. München: Elsevier Urban&Fischer, 2008.

Hengeveld E, Banks K, Maitland GD. Maitlands manuelle Therapie und Manipulation der Wirbelsäule: Behandlung neuromuskuloskelettaler Funktionsstörungen, 5. Aufl. München: Elsevier, Urban & Fischer, 2016

Hoffman DF, Grothe HL, Bianchi S. Sonographic evaluation of hindfoot disorders. J Ultrasound 2014; 17: 141–150.

Hoy D, et al. The epidemiology of low back pain. Best Pract Res Clin Rheumatol 2010; 24: 769–781.

Hunter JM, Mackin EJ, Callahan AD. Rehabilitation of the Hand and Upper Extremity. 5th ed. St. Louis: Mosby, 2002.

International Headache Society (IHS). Headache Classification Committee of the International Headache Society (IHS) – The International Classification of Headache Disorders, 3rd edition. Cephalalgia 2018; 38(1): 1–211.

Ivanic G, et al. Die Stressfraktur des tarsalen Os naviculare. Der Orthopäde 2003; 32: 1159–1166.

Jawed S, et al. Chronic exertional compartment syndrome of the forearms secondary to weight training. Rheumatology (Oxford) 2001; 40(3): 344–345.

Kelly B, Williams R 3rd, Philippon M. Hip arthroscopy: current indications, treatment options, and management issues. Am J Sports Med 2003; 31: 1020–1037.

Khan A, et al. Hip osteoarthritis: where is the pain? Ann R Coll Surg Engl 2004; 86: 119–121.

Kikuta K, et al. Osteoid osteoma of the acetabulum successfully treated with computed tomography-guided resection and ablation using a standard electrosurgical generator: a case report. J Med Case Rep 2016; 10: 348.

Lateef TM, et al. Headache in a national sample of American children: prevalence and comorbidity. J Child Neurol 2009; 24(5): 536–543

Lawrence DA, Rolen MF, Morshed KA, Moukaddam H. MRI of heel pain. AJR Am J Roentgenol 2013; 200: 845–855.

Lesher JM, et al. Hip joint pain referral patterns: a descriptive study. Pain Med 2008; 9: 22–25.

Lewis DW, et al. The treatment of pediatric migraine. Pediatr Ann 2005; 34(6): 448–460.

Maheshwari AV, et al. Metastatic skeletal disease of the foot: case reports and literature review. Foot Ankle Int 2008; 29: 699–710.

Majewski M, Habelt S, Steinbrück K. Epidemiology of athletic knee injuries: a 10-year study. Knee 2006; 13: 184–188.

Major NM, Crawford ST. Elbow effusions in trauma in adults and children: is there an occult fracture? AJR Am J Roentgenol 2002; 178(2): 413–418.

Martinez V, et al. Clinical, histological, and biochemical predictors of postsurgical neuropathic pain. Pain 2015; 156(11): 2390–2398.

Meijer J, et al. Back to basics in diagnosing diabetic polyneuropathy with the tuning fork! Diabetes Care 2005; 28: 2201–2205.

Mitchell C, et al. Shoulder pain: diagnosis and management in primary care. BMJ 2005; 331(7525): 1124–1128.

Muscolo DL, et al. Tumors about the knee misdiagnosed as athletic injuries. J Bone Joint Surg 2003; 85(7): 1209–1214.

Nowossadeck E, Haberland J, Kraywinkel K. Die künftige Entwicklung der Erkrankungszahlen von Darmkrebs und Lungenkrebs. Bundesgesundheitsblatt Gesundheitsforschung Gesundheitsschutz 2014; 57: 103–110.

National Institute for Health and Clinical Excellence (NICE). Hypertension: the clinical management of primary hypertension in adults, CG127. London: National Institute for Health and Clinical Excellence, 2011.

Olsen KI, Stacy S, Montag A. Soft-tissue cavernous hemangioma. Radiographics 2004; 24: 849–854.

Patel VL, Arocha JF, Zhang J. Thinking and reasoning in medicine. In: Holyoak K, Morrison R (eds). Cambridge Handbook of Thinking and Reasoning. Cambridge, UK: Cambridge University Press, 2005.

Peck DM, Voss LM, Voss TT. Slipped capital femoral epiphysis: diagnosis and management. Am Fam Physician 2017; 95: 779–784.

Phillips TG, Reibach AM, Slomiany WP. Diagnosis and management of scaphoid fractures. Am Fam Physician 2004; 70(5): 879–884.

Polzer H, et al. Das Osteoidosteom des Talus: eine seltene Ursache für Beschwerden des oberen Sprunggelenks. Unfallchirurg 2014; 177, 666–669.

Raieli V, et al. Recurrent and chronic headaches in children below 6 years of age. J Headache Pain 2005; 6(3): 135–142.

Resende RA, et al. Ipsilateral and contralateral foot pronation affect lower limb and trunk biomechanics of individuals with knee osteoarthritis during gait. Clin Biomech (Bristol, Avon) 2016; 34: 30–37.

Rosenthal MD, Moore JH, DeBerardino TM. Diagnosis of medial knee pain: atypical stress fracture about the knee joint. J Orthop Sports Phys Ther 2006; 36: 526–534.

Saito J, et al. Difficulty of diagnosing the origin of lower leg pain in patients with both lumbar spinal stenosis and hip joint osteoarthritis. Spine 2012; 37: 2089–2093.

Salathé C, Elfering A, Melloh M. Wirksamkeit, Zweckmäßigkeit und Wirtschaftlichkeit des multimodalen Behandlungsansatzes bei chronisch lumbalen Rückenschmerzen. Schmerz 2012; 26: 131–149.

Sanchez JE, Conkling N, Labropoulos N. Compression syndromes of the popliteal neurovascular bundle due to Baker cyst. J Vasc Surg 2011; 54(6): 1821–1829.

Sharma M, et al. Intra-axial chondroblastoma: a bony tumor in the cerebral hemisphere – A case report and review of literature. Asian J Neurosurg 2017; 12(2): 266–269.

Siau K, et al. Ruptured aneurysm of the common iliac artery as a cause of unilateral hip pain. J Bone Joint Surg Br 2010; 92: 153–154.

Singer AD, et al. Benign and malignant tumors of the foot and ankle. Skeletal Radiol 2016; 45: 287–305.

Slipman C, et al. Sacroiliac joint pain referral zones. Arch Phys Med Rehabil 2000; 81: 334–338.

Smith FM, Waldron D, Winter DC. Rectum-conserving surgery in the era of chemoradiotherapy. J Br Surg 2010; 97(12): 1752–1764.

Spahn G, et al. Hip pain in adolescents: results of a cross-sectional study in German pupils and a review of the literature. Acta Paediatr 2005; 94: 568–573.

Szadek KM, et al. Diagnostic validity of criteria for sacroiliac joint pain: a systematic review. J Pain 2009; 10: 354–368.

Szturz P, et al. Understanding c-MET signalling in squamous cell carcinoma of the head & neck. Crit Rev Oncol Hematol 2017; 111: 39–51.

Tamir E, et al. Clinical presentation and anatomic position of L3-L4 disc herniation: a prospective and comparative study. J Spinal Disord Techn 2004; 17: 467–469.

Taunton JE, et al. A retrospective case-control analysis of 2002 running injuries. Br J Sports Med 2002; 36: 95–101.

Tenforde AS, et al. Identifying sex-specific risk factors for stress fractures in adolescent runners. Med Sci Sports Exerc 2013; 45: 1843–1851.

van Middelkoop M, et al. Knee complaints seen in general practice: active sport participants versus non-sport participants. BMC Musculoskelet Disord 2008; 9: 36.

Veldman PH, et al. Signs and symptoms of reflex sympathetic dystrophy: prospective study of 829 patients. Lancet 1993; 342(8878): 1012–1016.

Vos T, et al. Global, regional, and national incidence, prevalence, and years lived with disability for 310 diseases and injuries, 1990–2015: a systematic analysis for the Global Burden of Disease Study 2015. Lancet 2016, 388: 1545–1602. https://doi.org/10.1016/S0140-6736(16)31678-6.

Watson DH, Drummond PD. Head pain referral during examination of the neck in migraine and tension-type headache. Headache 2012; 52(8): 1226–1235.

Wee CC, McCarthy EP, Phillips RS. Factors associated with colon cancer screening: the role of patient factors and physician counseling. Prev Med 2005; 41: 23–29.

Weinzweig, N, Gonzalez M. Surgical infections of the hand and upper extremity: a county hospital experience. Ann Plast Surg 2002; 49(6): 621–627.

Wells PS. Integrated strategies for the diagnosis of venous thromboembolism. J Thromb Haemost 2007; 5: 41–50.

Wiesner R, Westerhuis P (Hrsg). Klinische Muster in der Manuellen Therapie. 2. Aufl. Stuttgart: Thieme, 2014.

Wildin CJ, Bhowal B, Dias JJ. The incidence of simultaneous fractures of the scaphoid and radial head. J Hand Surg Br 2001; 26(1): 25–27.

Wong G, Tan T. MR imaging as a problem solving tool in posterior ankle pain: a review. Eur J Radiol 2016; 85: 2238–2256.

Wu TK, et al. Multilevel cervical disc replacement versus multilevel anterior discectomy and fusion: A meta-analysis. Medicine (Baltimore) 2017; 96(16): e6503.

Young CC, et al. Clinical examination of the foot and ankle. Prim Care 2005; 32: 105–132.

BÜCHER ZUR VERTIEFUNG DER KENNTNISSE ÜBER MUSKULOSKELETTALE TESTS:

Schomacher J. Manuelle Therapie: Bewegen und Spüren lernen. Stuttgart: Thieme, 2011.

Hengeveld E, Banks K (eds). Maitland Manuelle Therapie und Manipulation der peripheren Gelenke: Behandlung neuromuskuloskelettaler Funktionsstörungen. Elsevier Urban&Fischer, 2017.

Hengeveld E, Banks K, Maitland GD. Maitlands manuelle Therapie und Manipulation der Wirbelsäule: Behandlung neuromuskuloskelettaler Funktionsstörungen, 5. Aufl. München: Elsevier, Urban & Fischer, 2016

Wiesner R, Westerhuis P (Hrsg). Klinische Muster in der Manuellen Therapie. 2. Aufl. Stuttgart: Thieme, 2014.

KAPITEL

7 Nervensystem

Renata Horst, Harry von Piekartz

Lernziele

Nach Durcharbeiten dieses Kapitels wird der Leser
- häufig vorkommende periphere und zentrale neurologische Leitsymptome erkennen und diese funktionell/anatomisch zuordnen können,
- häufig vorkommende Erkrankungen und die damit möglicherweise einhergehenden Symptome und Verlaufsformen kennen,
- krankheitsspezifische und symptombezogene differenzialdiagnostische Verfahren kennen, um geeignete Assessments ausführen zu können.

7.1 Zentrales Nervensystem

7.1.1 Anatomie des Nervensystems

Die Unterteilung des Nervensystems in zentrale und periphere Systeme erfolgt rein topografisch. Eigentlich sind diese Systeme so miteinander vernetzt, dass jede periphere Verletzung zu zentralen Veränderungen führt und jede zentrale Verletzung bzw. Erkrankung periphere Veränderungen verursacht.

Perzeptionssysteme und das motorische System bestehen jeweils aus verschiedenen Strukturen, die wiederum in funktionellen Systemen miteinander zusammenarbeiten. Je nach Funktion sind die gleichen Strukturen in unterschiedlichen Systemen organisiert.

Beispiel: Ein eingehendes visuelles Signal wird gleichzeitig sowohl im Temporallappen (Objekterkennung: *was* sehe ich?) als auch im Parietallappen des Kortex (räumliche Gegebenheiten: *wo* befindet sich das Gesehene?) verarbeitet, bevor die Information zum Motorkortex weitergeleitet wird.

7.1.2 Häufig vorkommende (zentrale) neurologische Erkrankungen

Hirninfarkt/Ischämien

Gefäßerkrankungen führen zu einer Minderdurchblutung des Gehirngewebes, die mit Ausfallerscheinungen im entsprechenden Versorgungsgebiet einhergehen. Eine plötzlich auftretende örtliche oder diffuse Minderdurchblutung des Gehirns wird als **Hirninfarkt** oder **Apoplex (Schlaganfall)** bezeichnet.

Die häufigste Ursache hierfür ist eine zerebrale Embolie, die infolge von arteriosklerotischen Plaques der Hals- oder Brustgefäße entsteht. Die hieraus resultierende Minderdurchblutung kann verschiedene Bereiche des Gehirns betreffen. Je nach betroffenem Areal treten unterschiedliche Symptome auf (➤ Tab. 7.1, ➤ Tab. 7.2).

Erstsymptome sind:
- Sehstörungen
- Hörstörungen

Tab. 7.1 Strukturen des Nervensystems und deren Funktion sowie Leitsymptome bei Störungen (aus: Horst 2022; ©Thieme). [E1248]

Leitsymptome bei Störung	Beeinträchtigte Strukturen	Beeinträchtigte Funktionen
• Antriebslosigkeit • Soziale Inkompetenz • Enthemmung	Limbisches System	• Motiv zu handeln • Implizites (unbewusstes) Gedächtnis
• Hypokinesie/Hyperkinesie • Kognitive und motorische Programme können nicht situativ adaptiert werden • Inflexibilität/Affektlabilität	Basalganglien	• Zugriff auf kognitive und motorische Programme, Anpassung an veränderte Anforderungen
• Ataxie • Gleichgewichtsstörungen, Schwindel • Mangelnde Anpassungsfähigkeit an veränderte Bedingungen	Kleinhirn	• Gleichgewichtserhalt • Agonist-Antagonist-Koordination • Abgleich mit dem motorischen Plan • Anpassungen an veränderte Bedingungen • Prozedurales Lernen (Routinengedächtnis)
• Koordinationsstörung mehrgelenkiger Bewegungen	Supplementär motorisches Areal (SMA)	• Afferent: erhält Eingänge von den Basalganglien • Efferent: Organisation der Muskelsynergien (intermuskuläre Koordination)

Tab. 7.1 Strukturen des Nervensystems und deren Funktion sowie Leitsymptome bei Störungen (aus: Horst 2022; ©Thieme). [E1248] (*Forts.*)

Leitsymptome bei Störung	Beeinträchtigte Strukturen	Beeinträchtigte Funktionen
• Apraxie • Aphasie • Amnesie	Temporaler Kortex	• Objekterkennung/-benennung („was")
Neglect: räumlich-perspektivisch, visuell, sensibel, auditiv, motorisch	Parietaler Kortex	• Afferent: Integration sensibler Informationen, Objektlokalisation • Efferent: Kontrolle von Hand- und Augenbewegungen
• Mangelnde Entscheidungsfähigkeit • Aus Fehlern wird nicht gelernt • Störung des Arbeitsgedächtnisses	Assoziationsareale des Frontalhirns, Präfrontalhirns	• Afferent: Integration von sensiblen Information • Efferent: Strategieplanung, Fähigkeit, aus Fehlern zu lernen
Zielgerichtete Bewegungen können nicht generiert und ausgeführt werden	Motorkortex	• Afferent: erhält Informationen von Assoziationskortizes, Basalganglien, Kleinhirn, limbischem System • Efferent: Willkürmotorik über kortikospinale Bahnen, Festlegung der Bewegungsrichtung und -geschwindigkeit sowie Art der Muskelfaserrekrutierung (intramuskuläre Koordination)
Störungen von Vigilanz, Atmung Aufmerksamkeit, Muskeltonus, Herz-, Kreislaufsystem, Schluck- und Sprechfunktionen sowie Missempfindungen, Gleichgewichtsstörungen, Schwindel	Hirnstamm	• Afferent: somatosensible Information von Haut und Muskulatur des Kopfes, sensorischer Input von den vestibulären und visuellen Systemen sowie für das Hören und Schmecken • Efferent: Information zum Nacken, Gesicht und den Augen • Ausgangspunkt aller motorischen Bahnen (exkl. kortikospinaler Trakt)
• Sensibilitätsstörungen, Tiefensensibilitätsstörungen → Schutzreflexe sind herabgesetzt • Schwäche/Parese → Gelenkinstabilität • Mangelnde Adaptionsfähigkeit der Muskelspannung	Rückenmark	• Afferent: somatosensible Information aus Muskeln, Gelenken und Haut • Efferent: Organisation von Reflexen, stereotype Reaktionen auf sensible Reize, grundlegende Flexions- und Extensionsmuster für Treten und Gehen • Reflex- und Willkürkontrolle von Haltung und Bewegung über Motoneurone
Mangelnde Wahrnehmung der Körperstellung im Raum und Veränderungen der Sehnenlänge und Muskelspannungen → Schutzstrategien können nicht organisiert werden	Propriozeptives System	• Erteilt Feedback über Rückenmark, Hirnstamm zum Kleinhirn über die Stellung des Körpers im Raum und Spannungszustände der kontraktilen und nicht kontraktilen Strukturen
Gleichgewichtsstörungen, Doppelbilder, Hemianopsie, Schwindel	Visuelles System	• Afferent: Identifizierung und Lokalisation von Objekten im Raum • Efferent: Abgleich der Körperposition in Bezug zur Umwelt
Gleichgewichtsstörungen, Schwindel	Vestibuläres System	• Afferent: Haarzellen sind Mechanorezeptoren, die Rückmeldung über die Position des Kopfes im Raum erteilen • Efferent: Erhalt des Gleichgewichts bei Positionsveränderungen des Kopfes durch die Verbindung dieser Zellen zu Antigravitationsmuskeln

Tab. 7.2 Hirninfarkt/Ischämien – Lokalisation, Symptome und Ursachen (aus: Horst 2022; ©Thieme). [E1248]

Lokalisation	Symptome	Ursache
A. carotis interna Dominante Großhirnhemisphäre	• Bewusstseinsstörung • Homonyme Hemianopsie • Blickdeviation zum Ort der Läsion • Brachiofazial betonte kontralaterale Hemiparese • Aphasie (Störung des Sprachverständnisses); Differenzierung: Dysarthrie (Störung der Körperstrukturen, die motorische Sprechfunktionen ausführen) • Apraxie • Neglect	• Arteriosklerose • Embolisierende Herzerkrankungen • Gefäßdissektion
A. cerebri media Gesamtes Versorgungsgebiet Linke Seite	• Kontralaterale Blicklähmung • Kontralaterale Hemiplegie und halbseitige Sensibilitätsausfälle • Räumliches Orientierungsvermögen gestört • Kontralaterale Hemianopsie • Hirnödem → Koma • Globale Aphasie	• Embolie • Thrombose, Hyalinose • Infarktausdehnung

Tab. 7.2 Hirninfarkt/Ischämien – Lokalisation, Symptome und Ursachen (aus: Horst 2022; ©Thieme). [E1248] (*Forts.*)

Lokalisation	Symptome	Ursache
A. cerebri anterior	• Inkontinenz • Kontralaterale Hemiplegie • Abulie (Willensschwäche, Unentschlossenheit) • Aphasie • Apraxie (linke Extremität)	• Embolie • Thrombose, Hyalinose (Gefäßveränderungen) • Infarktausdehnung
Arterien des vertebrobasilären Systems: • Aa. vertebrales Laterale Medulla Kleinhirn • A. basilaris • Aa. cerebri posteriores	• Wallenberg-Syndrom • Schwindel, Nystagmus, Übelkeit, Doppelbilder • Ataxie • Schwäche der Extremitäten, ein- oder beidseitig • Parästhesien einer oder mehrerer Extremitäten • Gesichtsparästhesien und Gesichtsfeldausfälle • Drehschwindel • Hirnnervenparesen • Hirnstammsyndrome • Ataxie, Dysmetrie, Dysarthrie	• Arteriosklerose • Degenerative Veränderungen der HWS • Traumatische Intima-Verletzung der A. vertebralis durch plötzliche Rotationsbewegungen des Kopfes • Fehlbildungen

- Sprachstörungen
- Gleichgewichtsstörungen, Schwindel
- Bewusstseinsstörung
- Lähmungen der Extremitäten

Da es sich hier um ein kurzes Zeitfenster der Symptomatik handelt, ist die **Anamnese** am wichtigsten, um den Verdacht zu bestätigen. Besteht eine Vorgeschichte von *Arrhythmien* oder *koronarer Herzkrankheit,* erhöht sich der Verdacht.

Transitorische ischämische Attacke (TIA)

Akuter Ausfall im Versorgungsgebiet eines bestimmten intrazerebralen Gefäßes. Die Symptome sind reversibel und bilden sich innerhalb einiger Minuten bis längstens 24 Stunden zurück.

Bei Verdacht auf einen Schlaganfall sollte man den **FAST-Test** durchführen.

F = *face* (Gesicht): Man bittet die Person zu lächeln. Eine Asymmetrie im Gesicht deutet auf eine Lähmung der Gesichtsmuskulatur hin.

A = *arms* (Arme): Man bittet die Person beide Arme nach vorne auszustrecken und die Handflächen nach oben zu drehen. Bei einer Lähmung können beide Arme nicht angehoben werden.

S = *speech* (Sprache): Man bittet die Person einen einfachen Satz nachzusprechen. Wenn die Sprache undeutlich ist, ist vermutlich das Sprachzentrum betroffen.

T= *time* (Zeit): Benötigt der Befragte viel Zeit, um diese Aufgaben zu bewältigen, sollte sofort ein Notarzt herbeigerufen werden.

Einen ersten Eindruck in Bezug auf einen möglichen Hirninfarkt bekommt der Untersucher bei der Durchführung der klinischen Hirnnerventests (➤ Kap. 7.2.2).

Ärztliche Diagnostik

Hirnblutungen und Hirninfarkte können klinisch kaum voneinander unterschieden werden.

- Anamnese (Aufschluss über Vorerkrankungen: Angina pectoris, Herzklappenerkrankungen, Vorhofflimmern, Hypertonie)
- MRT und/oder cCT (Differenzierung zur Ischämie: Infarzierungszeichen im MRT erst nach 4–6 Stunden nachweisbar)
- EKG (→ Arrhythmien)
- Sonografie der intra- und extrakraniellen Gefäße
- Liquorpunktion (→ Entzündungen)

Die digitale Subtraktionsangiografie (Aufnahmen mit und ohne Kontrastmittel) ist ein weiteres Verfahren, um Gefäße darzustellen. Tumore und Abszesse können so ausgeschlossen werden.

Ähnliche Symptome können durch folgende Erkrankungen hervorgerufen werden und sollten differenzialdiagnostisch abgeklärt werden:

- Synkopen (Kreislaufkollaps)
- Hypoglykämie
- Vestibuläre Erkrankungen
- Epilepsie
- Migräne, migräneartige Kopfschmerzen
- Tumore, raumfordernde Prozesse
- Fibromuskuläre Dysplasie

FALLBEISPIEL

Ein Mann Anfang 50 macht 3–4 × pro Woche Fitnesstraining in einer medizinischen Trainingstherapie-Einrichtung. Beim Trainieren auf dem Spinning-Rad klagt er über Kopfschmerzen und eine Bewegungseinschränkung bei der Kopfdrehung. Der betreuende Arzt vor Ort schlägt vor, ihn direkt zu behandeln. Nach Verabreichung einer lokalen Spritze übt er eine HWS-Manipulation aus. Direkt danach setzt der Patient sein Training auf dem Spinning Rad fort und fällt bewusstlos vom Rad. Er wird vom Notarzt in die Klinik transportiert, wo eine Arteria carotis dissecans mit Media-Infarkt links diagnostiziert wird. Der Patient liegt 6 Wochen im Koma und als er aufwacht, ist er rechts halbseitig gelähmt und kann nicht sprechen. Er hat eine Wernicke-Aphasie und N.-abducens-Parese rechts.

CAVE

Abklärung und Aufklärung vor passiven Maßnahmen

Häufig wird eine lokale mechanische Ursache für Kopfschmerzen und Bewegungseinschränkung vermutet, die man dann versucht lokal mechanisch zu lösen. Da man selten weiß, welche strukturellen Vorschäden möglicherweise vorliegen, sollten vor jeder HWS-Mobilisation und insbesondere Manipulation mittels Dopplersonografie, CT, Röntgen mit Kontrastmitteln knöcherne degenerative Prozesse und/oder Gefäßanomalien ausgeschlossen werden. Eine ausführliche Anamnese muss vorhergehende Traumen feststellen. Diese stellen eine absolute Kontraindikation für passive Mobilisations- und Manipulationstechniken dar.

Intrazerebrale Blutungen

Die häufigste Ursache der intrazerebralen Blutung ist eine arterielle Hypertonie, die zu Blutungen ins Hirnparenchym führen kann. Differenzierung: Subarachnoidalblutung (SAB), s. u.

- *Akute hypertensive Schädigung:* Zerreißung intrazerebraler Arteriolen und Gefäße mit Blutaustritt im umliegenden Gewebe.
- *Chronische Hypertonie:* Gefäßverdickung mit degenerativen Veränderungen durch lang anhaltende Belastung. Daraus resultierende Mikroaneurysmen führen zu Gefäßverletzungen.

Weitere Ursachen: Traumen, Antikoagulation (Markumar), arteriovenöse Fehlbildungen, Mikroangiome, blutende Metastasen.

Tab. 7.3 Intrazerebrale Blutungen – Symptome in Abhängigkeit von der Lokalisation (aus: Horst 2022; ©Thieme). [E1248]

Lokalisation	Symptome
• Stammganglien • Capsula interna • Lobärblutungen • Infratentorielle Blutungen	*Allgemein:* Kopfschmerzen, Übelkeit, Erbrechen, Bewusstseinsverlust → Koma bei Einblutung in das Ventrikelsystem
• Putamen (50 %)	• Kontralaterale Hemiparese • Halbseitige Sensibilitätsstörungen • Augen weichen konjugiert zur erkrankten Seite ab • Im späteren Verlauf Pupillenerweiterung auf der betroffenen Seite • Bei linksseitigen Blutungen: Aphasie
• Hirnlappenmark (16 %)	• Kurzzeitige kontralaterale Hemiparese • Kontralaterale Hemianopsie
• Thalamus (12 %)	• Geringfügige kontralaterale Hemiparese • Ausgeprägte Sensibilitätsstörungen kontralateral
• Pons (8 %)	• Rascher Bewusstseinsverlust • Tetraplegie • Koma
• Kleinhirn (8 %)	• Ataxie der Extremitäten auf der betroffenen Seite • Abduzensparese, Augen weichen zur Gegenseite ab
• Nucleus caudatus (6 %)	• Kopfschmerzen, Verwirrtheit • Kurzzeitige kontralaterale Hemiparese • Augen weichen konjugiert zur erkrankten Seite ab • Geringfügige Ptose

Tab. 7.4 Subarachnoidalblutung – Stadien nach Hunt und Hess (1968) (aus: Horst 2022; ©Thieme). [E1248]

I	Leichte Kopfschmerzen, keine neurologischen Zeichen
II	Schwere Kopfschmerzen, Meningismus, Hirnnervenausfälle
III	Benommenheit, Verwirrtheit, leichte neurologische Ausfälle
IV	Bewusstseinstrübung bei erhaltener Schmerzreaktion, Halbseitenlähmung, vegetative Störungen
V	Koma, keine Reaktion auf Schmerzreize

Aneurysmen der Hirnarterien

Aneurysmen sind Gefäßwanderweiterungen, wobei alle Schichten (Intima, Media, Adventitia) betroffen sind. Sie entstehen durch angeborene Gefäßmissbildungen, Traumen, Arteriosklerose oder Infektionen.

Lokalisation:

- Dort, wo Arterien sich teilen
- Dort, wo die Gefäßwände besonderen Belastungen ausgesetzt sind

Symptome: Abhängig vom Ort zeigen sich Symptome, die mit dem Versorgungsbereich der A. carotis interna (85 %) oder dem vertebrobasilären System (15 %) korrespondieren (s. o.).

Subarachnoidalblutung

Eine Subarachnoidalblutung entsteht in den meisten Fällen durch die Ruptur eines intrakranialen Aneurysmas (80–90 %). Seltenere Ursachen sind arteriovenöse Angiome, Traumen, Leukämie oder Metastasenblutungen.

Symptome:

- Okzipital betonte, äußerst schwerwiegende und plötzlich auftretende Kopfschmerzen mit möglicher Ausstrahlung nach distal
- Vegetative Symptome: Schweißausbrüche, Übelkeit mit Erbrechen, Herzrhythmusstörungen
- Bewusstseinsstörungen (50 %)
- Schmerzen bei Dehnung der Meningen (Meningismus)
- Lähmungserscheinungen
- Epileptische Anfälle

Ähnliche Symptome können durch folgende Erkrankungen hervorgerufen werden und sollten differenzialdiagnostisch abgeklärt werden:

- Synkopen (Kreislaufkollaps)
- Hypoglykämie
- Vestibuläre Erkrankungen
- Epilepsie
- Migräne, migräneartige Kopfschmerzen
- Tumore, raumfordernde Prozesse

FALLBEISPIEL

Eine 24-jährige Handballspielerin war 3 Wochen zuvor während eines Spiels in Flexionsstellung auf den Kopf gefallen. Anschließend hatte sie während des weiteren Spiels keine Beschwerden, aber am folgenden Tag bekam sie Kopf- und Nackenschmerzen, nachdem sie zwei Stunden lang am Computer gearbeitet hatte. Ihr Hausarzt diagnostizierte eine „mögliche Gehirnerschütterung" durch den Sturz und verordnete zwei Wochen

Ruhe. Im Laufe der Woche verbessern sich die Symptome jedoch nicht, sondern werden schlimmer. Die Patientin leidet unter Verspannungen der Halsmuskeln, Druck auf der Brust und nächtlichen Schweißausbrüchen, sie fühlt sich müde und zunehmend schwindlig und sucht daher ihren Physiotherapeuten zur Behandlung auf. Dieser stellt eine Zunahme des Schwindels bei Nackenflexion und einen positiven zervikalen Slumptest fest. Auch die Gleichgewichtsprüfung (Romberger- und Unterberger-Test) fällt positiv aus. Der Therapeut schickt die Patientin zurück zum Hausarzt, der sie an ein Krankenhaus überweist. Bei einer Kernspinuntersuchung wird dort ein (traumatisch bedingtes) subdurales Hämatom festgestellt.

CAVE

Anamnese

Es ist enorm wichtig, Patienten ohne Vorurteile zuzuhören. Meistens haben sie ein gutes Gespür für ihre Symptome und deren Ursachen. Es liegt am erfahrenen Therapeuten, ihre Aussagen zu „übersetzen" und zu deuten, welche anatomischen Strukturen für die Symptome verantwortlich sein können. Der Physiotherapeut muss mit den ärztlichen diagnostischen Verfahren vertraut sein, um sinnvolle Empfehlungen zur weiteren Abklärung vorschlagen zu können.

Multiple Sklerose

Die multiple Sklerose ist die häufigste entzündliche Entmarkungserkrankung des ZNS, sie ist charakterisiert durch perivenöse Entzündungen und großflächige, disseminierte, primäre Entmarkungsherde mit reaktiver Gliose (erhöhter Zahl von Gliazellen im Entzündungsbereich). Klinisch ist sie gekennzeichnet durch eine Vielzahl von Symptomen, die in Anzahl und Ausprägung sehr unterschiedlich auftreten können.

Symptome:

- Störungen der mentalen Funktionen (Aufmerksamkeit, Gedächtnis, Ermüdbarkeit, emotionale Labilität)
- Störungen der Sinnesfunktionen und Schmerzen
- Störungen der Stimm- und Sprechfunktionen
- Störungen der Funktionen des kardiovaskulären, hämatologischen, Immun- und Atmungssystems
- Störungen des Verdauungs-, Stoffwechsel- und endokrinen Systems
- Störungen der Funktionen des Urogenital- und des reproduktiven Systems
- Störungen der neuromuskuloskelettalen und bewegungsbezogenen Funktionen (Paresen, Upper-Motor-Neuron-Syndrom, Ataxie)
- Störungen der Funktionen der Haut und Hautanhangsgebilde

Verlaufsformen der MS

- **Schubförmig-remittierend:** einzelne abgrenzbare, unvorhersehbar auftretende Schübe mit vollständiger (meist zu Beginn) oder teilweiser Remission (im späteren Krankheitsverlauf)
- **Gutartig (benigne):** ohne bleibende Behinderung
- **Sekundär progredient:** zuerst schubförmig-remittierend, danach langsam fortschreitende Verschlechterung
- **Primär progredient:** langsam fortschreitende Verschlechterung der Symptome mit zunehmender Behinderung

Ärztliche Diagnostik

- MRT
- Liquoruntersuchung (Blut-Hirn-Schranke, oligoklonale Banden)
- Visuell evozierte Potenziale
- Reflexuntersuchungen
- Vibrationsempfinden

FALLBEISPIEL

Eine 41-jährige Frau stellt sich beim Physiotherapeuten zur Untersuchung wegen plötzlich aufgetretener sensibler Defizite im rechten Bein vor. Als sie nach dem Mittagsessen in einer Cafeteria aufgestanden war, um ihr Geschirr wegzuräumen, bemerkte sie plötzlich ein ca. 10 cm breites ringförmiges Einschnürungsgefühl am rechten Oberschenkel oberhalb der Kniescheibe. Innerhalb einiger Minuten breiteten sich Kribbelparästhesien nach distal bis zum Fuß und nach proximal bis zum Schambein aus, sodass jegliche Hautberührung äußerst unangenehm war. Selbst die Berührung der Bettdecke war unerträglich. Die Patientin stellt sich in der Physiotherapie-Praxis mit Verdacht auf Bandscheibenvorfall vor.

In der Anamnese gibt sie an, 2 Monate zuvor einen heftigen Sturz beim Schlittenfahren erlebt zu haben. Sie war auf das Steißbein und Hinterhaupt gefallen und war einige Sekunden bis Minuten „weg." Etwa ein halbes Jahr davor hatte man eine Blasenentzündung mit dem Erreger *Staphylococcus aureus* festgestellt. Sie hatte damals über 40 °C Fieber und konnte die Treppe nur auf allen Vieren hochkriechen. Da ihre sensiblen Defizite nicht dermatombezogen waren und die Überprüfung der Kraft der Kennmuskeln unauffällig war, hatte man ihr empfohlen, sich in der neurologischen Universitätsklinik vorzustellen. Hier führte man die üblichen Screening-Tests bei Verdacht auf multiple Sklerose durch. Es wurde im Kernspin eine Rückenmarksentzündung in Höhe von Th10 sowie eine erhöhte Eiweißkonzentration im Liquor diagnostiziert. Oligoklonale Banden sowie weitere Entzündungsherde habe man nicht gefunden. Die Verdachtsdiagnose der MS konnte somit revidiert werden.

Anamnestische Leitfragen

Stürze können Mikrotraumen an der Dura mater verursachen. Vorhandende Infekte (bakteriell, viral, mykotisch) können lokale Entzündungen am Rückenmark verursachen. Aus diesem Grund ist es essenziell, bei sensiblen Ausfällen sowie bei einer Schmerzsymptomatik nach vorausgegangenen Traumata und Entzündungen zu fragen. Diese können der Auslöser für entzündliche Prozesse und die damit einhergehenden Symptome auch fern vom Ort des ursprünglichen Geschehens sein.

In dem beschriebenen Fall hatte sich glücklicherweise die Verdachtsdiagnose der MS nicht bestätigt. Nicht selten kommt es vor, dass Patienten wegen sensibler Ausfälle zuerst zum Orthopäden anstatt zum Neurologen geschickt werden. Bei einer CT-Untersuchung werden dann möglicherweise Bandscheibenprotusionen festgestellt und fälschlicherweise für die Symptomatik verantwortlich gemacht. Wenn allerdings die sensible Ausfälle nicht dermatombezogen sind, kann es sich hier um einen „Zufallsbefund" handeln. Wichtig ist, zu untersuchen, ob die entsprechenden Kennmuskeln geschwächt sind. Ebenso deutet eine lokale Schmerzsymptomatik nicht auf Bandscheibenprotrusion oder -prolaps hin. Motorische, sensible und nozizeptive Nervenäste verlaufen gemeinsam und somit müssten alle drei Symptome – Muskelschwäche in den entsprechenden Kennmuskeln, sensible Defizite im dazugehörigen Dermatom und möglicherweise Schmerzen – vorhanden sein, um diese als Folge einer Nervenwurzelkompression zu deuten. Somit kann anamnestisch sehr schnell ein Screening erfolgen, ob die Symptome eines Patienten eher ein Fall für den Orthopäden oder für den Neurologen sind.

Parkinson-Erkrankung

Häufigste neurodegenerative motorische Erkrankung der älteren Bevölkerung. Es handelt sich um einen multisystemisch degenerativen Prozess, der sowohl durch genetische als auch durch Umweltfaktoren (Neurotoxine) beeinflusst wird. Multiple neuronale Verbindungen können zerstört sein, wobei das dopaminerge System am häufigsten betroffen ist. Obwohl nicht-dopaminerge Symptome vorherrschend sein können, sind das Zerebellum und spezifische Hirnstammkerne nicht erkrankt.

Kardinalsymptome:

- Bradykinese/Akinese
- Motorische Rigidität: Muskelstarre durch Koaktivierung von Agonisten und Antagonisten (Zahnradphänomen)
- Ruhetremor: nimmt während der Bewegung ab
- Verlust der posturalen Kontrolle

Definitionen

Bradykinese = Bewegungsverlangsamung
Hypokinese = verminderte Bewegungsfähigkeit
Akinese = Unfähigkeit, sich zu bewegen

Begleitsymptome:

- Sensible Symptome (Dysästhesien, Schmerzen)
- Vegetative Symptome (Störungen der Blutdruck- und Temperaturregulation, der Harnblasenfunktion, der Sexualfunktionen, gastrointestinale Störungen)
- Psychische Symptome (Depressionen, emotionale Labilität, Antriebslosigkeit)
- Kognitive Symptome (Verlangsamung von Denkabläufen, Demenz, Gedächtnisstörungen)
- Olfaktorische Störungen

Verlaufsformen der Parkinson-Erkrankung

- **Akinetisch:** Rigor-Typ
- **Tremor:** dominanter Typ → bessere Prognose
- **Äquivalenztyp**

Tab. 7.5 Stadien der Parkinson-Erkrankung (aus: Horst 2022; ©Thieme). [E1248]

I	Asymmetrisch betroffen, Tremor, Arm in leichter Ellbogenflexion, Lateralflexion des Rumpfs zur nicht betroffenen Seite, Amimie
II	Beidseitig betroffen, kleinschrittiger, schlurfender Gang
III	Fallneigung, starke Einschränkungen des Gehens
IV	Gehen nur mit Hilfsperson möglich
V	Gehen und Stehen auch nicht mit fremder Hilfe möglich, Bettlägerigkeit

Ärztliche Diagnostik

- CT, MRT
- SPECT (Single Photon Emission Computed Tomography)
- L-Dopa-Test (Überprüfung der Beweglichkeit nach L-Dopa-Gabe)
- Blutuntersuchungen, um andere Erkrankungen (z. B. Schilddrüsenüberfunktion) auszuschließen

FALLBEISPIEL

Ein 60-jähriger Patient stellt sich in der physiotherapeutische Praxis vor. Er klagt über lumbale Rückenschmerzen und hat eine Verordnung von seinem Hausarzt für Stabilisationsübungen der Wirbelsäule. Auffallend sind seine stark nach vorne gebeugte Körperhaltung sowie seine monotone Sprache und sein starrer Gesichtsausdruck. Er gibt als größtes Problem seine mangelnde Ausdauerfähigkeit insbesondere beim Treppensteigen an und hat zudem Rückenschmerzen, wenn er Einkäufe in seine Wohnung hochtragen muss, die sich im 2. Stockwerk befindet. Bei der Anamnese gibt er an, dass sein Geruchssinn nicht mehr so gut funktioniert, und klagt über Verdauungsstörungen sowie Stimmungsschwankungen. Auf Empfehlung lässt er sich neurologisch untersuchen. Dies bestätigt den Verdacht auf eine beginnende Parkinson-Erkrankung. Screening-Tests (CT, MRT) zeigen degenerative Prozesse im pedunkulopontinen Nukleus. Diese Nervenkerne stehen in Verbindung mit dem Hirnstamm. Die primäre Symptomatik des Patienten ist der Verlust der posturalen Kontrolle. Seine verminderte Ausdauerleistung wird mit dem 6-Minuten-Gehtest und dem 10-Meter-Gehtest dokumentiert. Die erhöhte Sturzgefahr kann mit der *Berg Balance Scale* dokumentiert werden.

Der Verlust des Geruchssinns ist häufig ein früher Indikator für einen beginnenden neurodegenerativen Prozess im Gehirn. Nicht alle Parkinson-Patienten leiden an mangelnder Fähigkeit, Bewegungen zu initiieren, oder Tremor. Die Symptome können unterschiedlich sein, je nachdem, welche Hirnareale vom neurodegenerativen Prozess betroffen sind. Es wurde früher vermutet, dass der pedunkulopontine Nukleus, der mit dem Hirnstamm in Verbindung steht, für die Bewegungsinitiierung zuständig ist. Neuere Forschung hat gezeigt, dass er dem zerebralen Kortex sensorisches Feedback erteilt. Somit können Patienten mit Parkinson „nur" an Verlust der posturalen Kontrolle leiden, ohne andere Symptome wie Bradykinese, Rigor oder Tremor aufzuweisen.

Amyotrophische Lateralsklerose (ALS)

Bei der ALS handelt es sich um eine chronisch-progredient verlaufende Erkrankung des 1. Motoneurons (Hirnrinde) und des 2. Motoneurons (Rückenmark, Hirnstamm). Es kommt zu Rückenmarksdegeneration sowie Degeneration bestimmter Hirnareale. Motorische Hirnnervenkern- sowie Frontalhirndegeneration sind häufig nachweisbar.

Die Erkrankung tritt im mittleren Lebensalter, selten vor dem 40. Lebensjahr, auf. Sie verläuft meist schleichend.

Die *Symptome* können, je nachdem, welche motorischen Nervenzellen betroffen sind, sehr unterschiedlich sein. Die Erkrankung beginnt meist mit Faszikulationen. Der Verdacht kann bestätigt werden, wenn durch Beklopfen der Muskulatur oder applizierte Kältereize diese Faszikulationen verstärkt werden.

Im späteren Verlauf kommt es zu schlaffen Lähmungen der intrinsischen Hand- und Fußmuskulatur, die nach proximal aufsteigen. Die Patienten stolpern oder lassen Gegenstände aus der Hand fallen.

Hirnnervenbeteiligung führt zu Atrophie der Gesichtsmuskulatur (progrediente Bulbärparese). Sind Schluck- und/oder Sprechmuskeln betroffen, spricht man von einer primären Bulbärparese, die nur bei jedem dritten Patienten vorkommt. Im weiteren Verlauf der Erkrankung kommt es zu zunehmender Lähmung der Atemmuskulatur.

Ärztliche Diagnostik

- EMG
- Nervenleitgeschwindigkeit

Differenzialdiagnostik:

- Schädigung einzelner peripherer Nerven; N. ulnaris und N. peroneus
- Chronische hereditäre PNP
- Multifokale motorische Neuropathie
- Zervikale spondylotische Myelopathie
- Halsmarktumoren
- Syringomyelie mit initialer Atrophie der Handmuskeln oder Sensibilitätsstörungen
- Spätverlauf der Poliomyelitis/Hirntumoren in der frontal-zentralen Region → Parese eines Fußes mit spastischem Gang
- Verwechslung mit Bulbärparalyse: Endplattenläsionen wie Myasthenia gravis und Lambert-Eaton-Syndrom

7.1.3 Häufig vorkommende neurologische Symptome und Syndrome

Upper-Motor-Neuron-Syndrom (UMNS)/Spastizität

Spastizität kann definiert werden als gestörte sensomotorische Kontrolle infolge einer Verletzung des ersten motorischen Neurons. Sie ist gekennzeichnet durch eine immer wiederkehrende oder länger anhaltende unwillkürliche Muskelaktivierung.

Symptome: Das UMNS ist charakterisiert durch sogenannte Plus- und Minussymptome sowie adaptive Veränderungen im Muskel- und Bindegewebe (➤ Tab. 7.6). Zusammen betrachtet ergibt sich das Syndrom der **spastischen Parese.**

FALLBEISPIEL

Eine Patientin Mitte 40 stellt sich in die Physiotherapiepraxis vor. Sie hat vor zwei Jahren einen Schlaganfall rechts erlitten, aber ist gehfähig ohne Hilfsmittel. Am meisten stört sie ihr linker Arm, da er beim Gehen nicht mitschwingt, der Ellbogen konstant gebeugt und die Hand zur Faust geschlossen ist. Da sie Rechtshänderin ist, stört es sie aber nicht, dass sie die linke Hand nicht benutzen kann. Dem Rat eines Kollegen folgend wird sie bei ihrer Neurologin vorstellig, um sich mit Botox für den Arm behandeln zu lassen. Ihre Ärztin bemerkt ihren etwas stockenden Gang und untersucht die Beweglichkeit ihres Sprunggelenks mit der *Modified Ashworth Scale* (MAS), wobei sie feststellt, dass das OSG eingeschränkt ist (➤ Abb. 7.1). Schwächen werden anhand des *Motoricity Index* überprüft, der nur die Hüftflexoren, Knieextensoren und Dorsalextensoren untersucht; die Hüftextensoren, Knieflexoren und Plantarflexoren werden nicht getestet. Die Neurologin deutet den Befund als Hypertonus der Plantarflexoren und empfiehlt ihrer Patientin, auch ihre Wadenmuskulatur mit Botulinum-Toxin behandeln zu lassen. Nach 8 Monaten ist die Patientin um ein Vielfaches sturzgefährdeter als vor der Botox-Therapie. Sie hatte vor der Botox-Therapie eine funktionelle Reichweite (FRW) von 28 cm, die sich nach vier Therapieeinheiten im Verlaufe der 8 Monate auf 20 cm reduzierte. In der Anamnese gibt die Patientin an, Angst vor dem Fallen zu haben, insbesondere wenn sie in größere Menschenmengen gehe und vor allem, wenn Menschen sich ihr von links hinten nähern. Ihren Beruf als Gymnasiallehrerin kann sie nicht mehr ausüben mit der Begründung, dass der Fußweg zur Schule durch den Bahnhof führe, wo genau dieses Problem auftrete, und dass sie die Schüler, die links im Raum sitzen, oft nicht beachte. Diese Aussagen werden überprüft und es bestätigt sich ein visueller sowie räumlich-perspektivischer Neglect (s. u.).

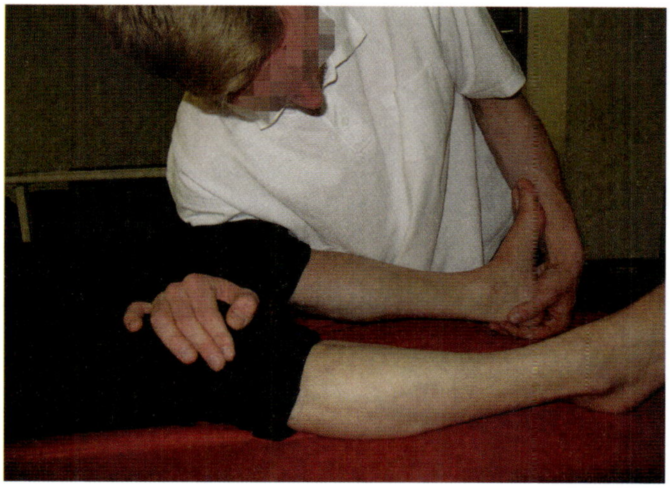

Abb. 7.1 Modified Ashworth Test. Hier wird vermutet, dass der erhöhte Widerstand auf passive Bewegung aufgrund eines erhöhten Muskeltonus zurückzuführen ist. [M423]

Tab. 7.6 Upper-Motor-Neuron-Syndrom (UMNS) (aus: Horst 2022; ©Thieme). [E1248]

Minussymptome	Plussymptome	Adaptive Phänomene
• Verminderte intramuskuläre Koordination → Kraftverlust • Verminderte Frequenzierung → Geschwindigkeitsabnahme der Muskelrekrutierung • Verminderte intermuskuläre Koordination (reziproke Innervation) → Abbremsen der Antagonisten • Verminderte Elastizität und Geschicklichkeit • Verminderte Ausdauer	*Afferent:* disinhibierte spinale Reflexe • gesteigerte Reflexe • Klonus • Spasmen (Flexor und/oder Extensor) • Enthemmung vestibulospinaler Aktivität *Efferent:* veränderter supraspinaler Output • veränderter Muskeltonus • Massensynergien Dyssynergistische Ko-Kontraktion	Intrinsische Veränderungen des Muskels: • Änderung der Muskelfasertypen von phasisch in tonisch • Viskositätsveränderung • Sarkomerverlust • Verkürzung der Muskel-Sehnen-Einheit

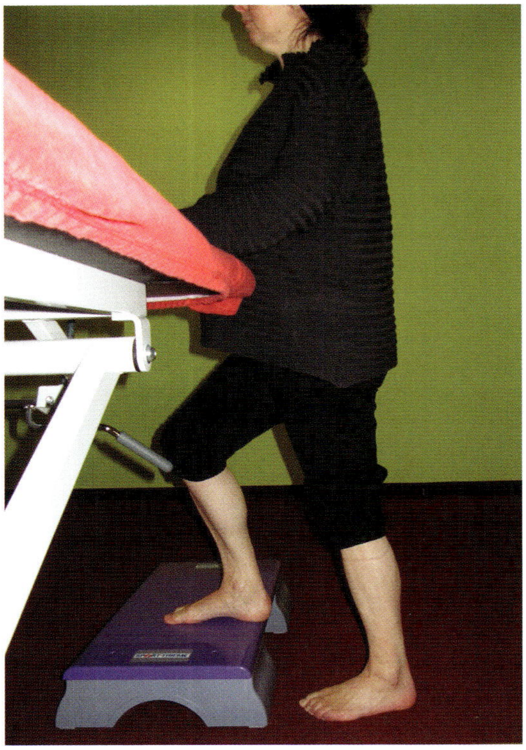

Abb. 7.2 Test im Stand: In der Aktivität, das kontralaterale Bein auf einen Hocker zu stellen, stellt man fest, dass das OSG eine normale Beweglichkeit aufweist und somit kein Hypertonus der Wadenmuskulatur besteht. [M423]

CAVE

Steifigkeit vs. Spastizität

Naheliegend ist, dass die Steifigkeit sowohl in der Armmuskulatur als auch in der Beinmuskulatur dieser Patientin ihr als Strategie diente, Stabilität zu gewährleisten und mehr propriozeptive Rückmeldung zu erhalten. Die Modified-Ashworth-Skala wird häufig verwendet, um eine Aussage über den Muskeltonus zu treffen. Dieser Test wurde bereits 2004 als invalides Meßinstrument bewertet und als ungeeignet zur Testung der Spastizität befunden. Eine vollständige Diagnostik sowie gewissenhafte Interpretation der Befunde ist essenziell, bevor eine Therapie begonnen wird. Eine objektive Aussage über den Tonuszustand der Muskulatur hätte durch EMG-Untersuchungen erfolgen müssen, bevor mit der Botox-Therapie begonnen wurde. Klinisch objektivieren ließ sich der Muskeltonus durch das Beobachten der Gelenkbeweglichkeit in Situationen, in denen ihre Angst zu fallen nicht gegeben war. Im Stand mit Festhalten zeigte sich eine normale Beweglichkeit im OSG und im Stehen konnte die Patientin auch ihren Ellenbogen vollständig strecken. Hinzu kommt, dass ihre Plantarflexoren und Knieflexoren Schwäche aufwiesen und keineswegs hyperton waren (➤ Abb. 7.2).

Ataxie

Die Ataxie ist eine komplexe Koordinationsstörung, die Bewegung, Haltung, die Sprache und das Sehen beeinträchtigt. Auf struktureller Ebene können somatosensible, vestibulär-visuell-zerebelläre Bahnen und das Kleinhirn selbst betroffen sein.

Das Symptom Ataxie beinhaltet je nach Ursache (entzündlich, toxisch, tumorös, traumatisch, genetisch) unterschiedliche Merkmale. Betroffen können der Rumpf, die Extremitäten, der Kopf, der Mund und/oder die Zunge sein. Am häufigsten ist der Gang beeinträchtigt.

FALLBEISPIEL

Eine Patientin Mitte 30 kommt mit einer Verordnung vom Orthopäden zur manualtherapeutischen Behandlung ihrer HWS wegen rezidivierender Blockaden. Sie klagt über Nackensteifigkeit, Jucken im Ohr und Sehstörungen. Desweiteren erzählt sie, dass sie Gleichgewichtsstörungen beim Gehen in der Dunkelheit habe. Man habe sie schon des Öfteren angesprochen, ob sie wohl etwas zu viel getrunken hätte. Manualtherapeutische Tests der HWS zeigen keine Auffälligkeiten. Aufgrund ihrer Anamnese und der Beobachtungen ihres Bewegungsverhaltens werden weitere differenzialdiagnostische Tests durchgeführt. Der *Dynamic Gait Index* bzw. erweiterte DGI-Test sind auffällig. Insbesondere bei Kopfdrehungen während des Gehens verliert sie ihr Gleichgewicht und kann die Spur nicht halten. Sie geht bei Tempowechsel sehr steif und breitbeinig. Ihr wird empfohlen, einen Neurologen aufzusuchen, um Screening-Tests durchführen zu lassen. Hier werden Reflexe überprüft, die unauffällig sind, und der Finger-Nase-Versuch durchgeführt, den sie gut beherrscht, sodass man sie zunächst in eine psychosomatische Klinik einweist. Der Aufenthalt bringt jedoch keine Veränderung ihrer Symptome. Schlussendlich, auf eindringliche Aufforderung, willigt man in eine Kernspinuntersuchung ein. Diese zeigt einen gutartigen Hypophysentumor, der sich mit der Größe eines Tischtennisballs bereits auf das Chiasma ausgeweitet hat. Es wird eine sofortige OP durchgeführt.

CAVE

Zuhören

Dieser Fall verdeutlicht, wie wichtig es ist, die Symptome des Patienten richtig zu interpretieren und geeignete Tests zu wählen, bevor man voreilig eine psychische Störung für diese verantwortlich macht.

Tremor

Unwillkürliche, oszillierende (zitternde) Bewegungsstörung, die verschiedene Muskelgruppen betreffen kann.

Tremorformen

Ruhetremor: Er ist bei willkürlich entspannter Muskulatur sichtbar. Dieser Tremor kommt oft bei Morbus Parkinson vor und tritt asymmetrisch in Verbindung mit Bewegungsverlangsamung (Bradykinese) auf.
Aktionstremor (essenzieller Tremor): Er tritt bei Bewegung, bestimmten Haltungen und Aktivitäten auf. Es liegt eine Schädigung des Kleinhirns vor, die in den meisten Fällen genetisch bedingt ist.

FALLBEISPIEL

Eine 32-jährige Patientin, von Beruf Ärztin, stellt sich mit der Diagnose multiple Sklerose in der Physiotherapiepraxis vor. Sie kann mit Rollator gehen, wobei sie einen ausgeprägten Kopftremor aufweist. Wegen ihres Nystagmus kann sie nicht lesen. Stehen auf labiler Unterstützungsfläche mit geschlossenen Augen ist nicht möglich (CTSIB-Test). Beim Greifen nach Gegenständen sind ihre Bewegungen stark verlangsamt und ein Tremor zeigt sich kurz vor dem Erreichen des Ziels. Die physiotherapeutische Differenzialdiagnostik weist deutliche Kleinhirnsymptome auf. (Im Kleinhirn werden visuelle, vestibuläre und somatosensible Informationen abgeglichen zur Gewährleistung des Gleichgewichts und der Koordination bei zielgerichteten Willkürbewegungen.)

Bewegungsverlangsamung und Tremor sind bei dieser Patientin als Zeichen einer Parkinson-Erkrankung interpretiert worden und man hat ihr Parkinson-Medikamente verordnet. Da sie selbst Ärztin ist, kommen ihr nach einiger Zeit Zweifel, ob diese Medikamente indiziert sind. Sie entscheidet sich, sie abzusetzen, und lässt sich eine Prismabrille anfertigen, die zu einer deutlichen Abnahme ihres Kopftremors führt. Das Lesen ist wieder möglich, ebenso auch gezieltes Greifen. Nach einem Jahr kann sie wieder ohne Rollator gehen und sogar eine Treppe alternierend ohne Handlauf steigen. Ihr CTSIB-Test ist normal.

CAVE

Symptom vs. Strategie

Ein Zieltremor muss von einem Ruhetremor (s. o.) deutlich unterschieden werden. Letzterer ist ein Symptom der Parkinson-Erkrankung, wohingegen der Zieltremor auf eine Kleinhirnsymptomatik deutet. Die Bewegungsverlangsamung dieser Patientin war also kein *Symptom,* sondern diente als *Strategie,* um mehr somatosensible Information zu gewinnen und Gegenstände nicht umzustoßen. Auch der Kopftremor war möglicherweise eine Strategie zur Informationssuche wegen ihres Nystagmus.

Neglect

Diese kontraläsional auftretende Aufmerksamkeitsstörung bezieht sich auf die Raum- oder Körperwahrnehmung. Neglect ist gekennzeichnet durch die Unfähigkeit, zwei gleichzeitig an verschiedenen Stellen im Raum bzw. am Körper dargebotene Reize (einer kontraläsional, einer ipsiläsional) zu erkennen (➤ Tab. 7.7). Die Verarbeitung einzeln dargebotener Reize ist dabei normal.

7.2 Peripheres Nervensystem

7.2.1 Neuropathien

In diesem Teil des Kapitels wird zuerst die Ätiologie eines peripheren neuropathischen Schmerzes und der damit verbundenen Dysfunktion beschrieben. Anschließend folgen die Klassifikation sowie Hinweise zum Erkennen eines allgemeinen neuropathischen Schmerzes. Abschließend werden einige Symptome und Diagnosen vorgestellt, ebenso wie die nötige Differenzialdiagnose.

Definition, Ätiologie und Prävalenz

Eine Neuropathie kann Dysfunktionen (z. B. motorische Dyskoordination, motorische Ausfälle) und Schmerz verursachen, wobei in den meisten Fällen der Schmerz im Vordergrund steht. Eine Neuropathie entsteht als Folge von Schäden an einem Teil des Nervensystems, entweder zentral oder peripher. Entsprechend nimmt man die Klassifikation in zentrale und periphere Neuropathien vor. In diesem Teil des Kapitels werden die peripheren Neuropathien diskutiert.

Wegen der hohen Prävalenz von Mono- und Polyneuropathien peripheren Ursprungs erleben Physiotherapeuten diese in der neuroorthopädischen Praxis in der Regel häufiger als die Neuropathien zentralen Ursprungs. In einigen Fällen ist der Schmerz Erstmanifestation einer systemischen Krankheit wie multiple Sklerose oder amyotrophe Lateralsklerose, weshalb eine frühzeitige Diagnose für den Verlauf der Behandlung sehr wichtig ist.

Tab. 7.7 Neglect – Formen der Beeinträchtigung und zu erwartende Einschränkungen (aus: Horst 2022; ©Thieme). [E1248]

Formen der Beeinträchtigung	Zu erwartende Einschränkungen
Visueller Neglect	Die visuelle Aufmerksamkeit ist auf die ipsiläsionale Seite gerichtet. Objekte auf der kontralateralen Seite werden übersehen. Betroffene Patienten stoßen sich leichter an oder erkennen Gefahren nicht.
Auditorischer Neglect	Die Patienten reagieren nicht auf Sprach- oder Umgebungsgeräusche aus der kontraläsionalen Raumhälfte bzw. lokalisieren diese falsch. Sie reagieren nicht oder verspätet auf Ansprache von kontraläsional und wenden sich nach ipsiläsional.
Somatosensibler Neglect	Die Patienten reagieren nicht auf Berührungs- oder Schmerzreize (kalte/heiße Flüssigkeiten, im Rollstuhl eingeklemmte Finger), obwohl keine primäre Hemianästhesie der betroffenen Körperhälfte vorliegt. Berührungen in der kontraläsionalen Körperhälfte werden falsch lokalisiert (z. B. werden Punkte an der Wirbelsäule an einer falschen Position wahrgenommen). Bei einseitiger Stimulation, z. B. Berührungsreizen, erscheint die Sensibilität ungestört; bei simultanen bilateral symmetrischen Stimuli gibt der Patient nur auf einer Seite eine taktile Wahrnehmung an.
Olfaktorischer/gustatorischer Neglect	Die Aufmerksamkeit für Geruchsreize ist auf die ipsiläsionale Seite gerichtet. Reize, die von der kontralateralen Seite kommen, werden vernachlässigt. Patienten bemerken Essensreste in der Wangentasche nicht → Aspirationsgefahr!
Motorischer Neglect	Es fällt ein (nicht allein durch Parese verursacht) verminderter Gebrauch des kontraläsionalen Arms/Beins auf. Ein Arm schwingt beim Gehen nicht mit und wird bei beidhändigen Aktivitäten (Tablett halten, Einkaufswagen schieben) nicht oder zu wenig eingesetzt.
Repräsentationaler Neglect:	
Räumlich-perzeptiv	Entfernungen zwischen dem eigenen Körper und Objekten im Raum können nicht eingeschätzt werden, vertikale und horizontale Achsen sind verschoben (Patient stößt mit dem Rollstuhl am Tisch an).
Räumlich-kognitiv	Die Patienten haben Schwierigkeiten mit dem Perspektivenwechsel und der Orientierung im Raum. Mengen und Größen können nicht eingeschätzt werden
Räumlich-konstruktiv	Einzelne Elemente können nicht zu einem Ganzen zusammengesetzt werden.
Räumlich-topografisch	Die Orientierung im dreidimensionalen Raum ist gestört.

Tab. 7.8 Einige Ursachen/Ätiologien neuropathischer Dysfunktionen und Schmerzen.

Mononeuropathie	Einklemmung, Nerventrauma, operative Läsionen
Neuralgie	Trigeminusneuralgie, andere Neuralgien
Nervenplexus	Traumen, Neuritis, invasiver Tumor, Strahlung
Polyneuropathie	Diabetes, Alkohol, Ernährung, Amyloid, Fabry-Krankheit, AIDS, Schilddrüsenunterfunktion, Borreliose, Vitamin-B-Mangel, toxische Schädigung, Ischämie, entzündliche Erkrankungen, Bindegewebserkrankungen
Hinterwurzelganglion	Bandscheibenvorfall, Einengung durch Tumor, Wurzelausriss, chirurgische Rhizotomie, Arachnoiditis, Post-Zoster-Neuralgie, Trigeminusneuralgie
Rückenmark	Durchtrennung, Hemisektion, Kontusion/Kompression, Operation, Syringomyelie, MS, Tumor, arteriovenöse, Malformation, Dysraphismus, Vitamin-B2-Mangel, syphilitische Myelitis
Hirnstamm	Infarzierung, Tumor, Syringomyelie, MS, Tuberkulom
Kortikal, subkortikal und Thalamus	Infarzierung, Hämorrhagie, arteriovenöse Malformation, Trauma, Tumor, operative Läsionen

Die genaue Prävalenz von neuropathischen Schmerzen ist nicht bekannt. Zwei populationsbasierte Studien aus Europa berichteten, dass die Prävalenz von Schmerzen überwiegend neuropathischen Ursprungs 8 % bzw. 7 % beträgt (Torrance et al. 2006, Bouhassiara et al. 2008). In beiden Studien waren neuropathische Schmerzen stärker als andere Arten von Schmerzen. Eine deutsche Studie berichtete, dass unter Patienten mit langwierigen Rückenschmerzen 37 % überwiegend neuropathische Schmerzen hatten und diese eine Komorbidität mit Depression, Angst und Schlafstörungen aufwiesen (Aasvang et al. 2008). Posttraumatische und postoperative Nervenverletzungen und Post-Herpes-Zoster-Schmerz sind häufige Ursachen einer Neuropathie in der Bevölkerung. Zum Beispiel wurden etwa 10 % der Neuropathien durch eine Herniotomie verursacht (Aasvang et al. 2008), 8 % nach der Heilung von Herpes Zoster (Galli et al. 1997). Schlaganfall, multiple Sklerose und Rückenmarksverletzungen resultierten zu 8 %, 28 % bzw. 67 % in neuropathischen Schmerzen (Andersen et al. 1995, Finnerup et al. 2001, Osterberg et al. 2005).

Klinische Merkmale

Trotz der offensichtlichen Vielfalt bezüglich der Ätiologie und Pathogenese sowie der vielen beitragenden Faktoren verursacht neuropathischer Schmerz gemeinsame klinische Phänomene (Veluchamy et al. 2018). In der alltäglichen Praxis variieren die Begriffe, mit denen Patienten neuropathische Schmerzen schildern, sehr stark. Beschreibungen wie „brennend", „einschießender Strom", „Ameisenlaufen", „Taubheit" und „Prickeln" sind bekannte Aussagen, aber auch „dumpfer, tiefer Schmerz", „Muskelkatergefühl" und „tiefe Druckschmerzen" können Beschreibungen eines neuropathischen Schmerzes sein. Es werden auch paroxysmale, schockartige Schmerzen berichtet, die manchmal in die ganze Extremität einschießen und z. B. durch leichte Hautstimulation, Druck auf die Nerven, Temperaturänderungen und Bewegung provoziert werden können (Cruccu et al. 2004). Diese Angaben treten häufig zusammen mit Sensibilitätsverlust auf, der sowohl subjektiv wahrgenommen wird als auch objektiv nachgewiesen werden kann.

Klinische Eigenschaften von Nervenschmerzen

- *Qualität:* häufig brennend, lanzinierend, stechend; kann dumpf sein, schmerzend, pochend
- *Intensität:* erstreckt sich von mild bis qualvoll
- *Zeitliches Muster:* Schmerz kann konstant sein, lanzinierend oder beides
- *Negative sensible Symptome:* Hyperästhesie, Hyperalgesie, Thermhypästhesie, Pallhypästhesie
- *Positive sensible Symptome:* Spontanschmerz, Parästhesien, Dysästhesie, „Kribbeln", brennender Schmerz, Schockschmerz
- *Provozierter Schmerz:*
  - Allodynie: Ein gewöhnlich nicht schmerzhafter Reiz evoziert Schmerz.
    Subtypen: mechanisch (ruhend, punktförmig, dynamisch, Druck), thermisch (Wärme, Kälte)
  - Hyperalgesie: Ein schmerzhafter Reiz evoziert Schmerz von höherer Intensität.
    Subtypen: mechanisch (ruhend, punktförmig [Nadelstich], dynamisch [Druck]), chemisch, thermisch

Häufige Merkmale, die auf eine Neuropathie hinweisen

Parästhesie: abnormale Empfindung, spontan oder evoziert.
Dysästhesie: unangenehme Empfindung, spontan oder evoziert.
Hypästhesie: verminderte Empfindung bei Stimulation (taktil oder thermisch – beides ist häufig).
Hyperästhesie: gesteigerte Empfindung bei Stimulation (taktil oder thermisch – beides ist selten).
Hypoalgesie: verminderte Schmerzantwort auf einen normalerweise schmerzhaften Stimulus.
Hyperalgesie: gesteigerte Schmerzantwort auf einen normalerweise schmerzhaften Stimulus.
Allodynie: Schmerz durch einen Stimulus, welcher normalerweise nicht das nozizeptive System aktiviert.

Erkennung einer peripheren Neuropathie (PN)

Mit einem Fragebogen wie dem PainDetect oder LANSS (s. u.) in Kombination mit einem subjektiven Screening und einer gezielten klinischen Untersuchung kann ein neuropathischer Schmerz (NP) gut diagnostiziert werden. Eine generelle Übersicht findet sich im folgenden Text.

Subjektive Untersuchung

Bei der subjektiven Untersuchung sollten systematisch folgende Aspekte abgefragt werden:

- *Körpertabelle:* Die Lage von neuropathischen Schmerzen ist neuroanatomisch logisch. Alle neuropathischen Schmerzen werden in das Innervationsgebiet des geschädigten Nervs projiziert und dort wahrgenommen. Grund dafür ist die somatotope Organisation des primären somatosensiblen Kortex. Darum ist das exakte Einzeichen und Einkreisen der neuropatischen Schmerzlokalisation und/oder der damit einhergehenden Sensibilitätsveränderungen bei neuropathischem Schmerz sehr wichtig. Ein Beispiel einer Körpertabelle zeigt ➤ Abb. 6.12.

- *Schmerzintensität:* Die Intensität der Schmerzen kann verbal (leicht – moderat – schwer – quälend), numerisch (auf einer Skala von 0 bis 10) oder mit einer visuellen Analogskala (VAS) beurteilt werden. Bei neuropathischen Schmerzen geben die Patienten häufig mehrere klare Schmerzqualitäten an (z. B. einen einschießenden und einen brennenden Schmerz), die auch hinsichtlich ihrer Schmerzintensität beurteilt werden können (Cuccu et al. 2004).
- *Verhalten:* Dies meint die möglichen Aktivitäten oder Situationen, die die Schmerzen und möglichen Begleitsymptome verschlimmern. In der Regel liegt ein mechanischer Auslöser vor, aber nicht immer sind Haltung oder Bewegung der provozierende Faktor. Andere „Trigger“ können z. B. Temperaturveränderungen, hormonelle und/oder immunologische Veränderungen, Stresshormone (z. B. Adrenalin), aber auch Inaktivät sein.
- *Funktionsverlust:* Es sollte gezielt nach der Funktion des Zielorgans, welches der Nerv innerviert, gefragt werden, z. B. bei einer Neuropathie des N. medianus nach der Funktion der radialen Flexoren und der Mm. interossei sowie nach dem Greifen und Schreiben. Hierbei gilt es zu beachten, dass die Erstmanifestation bzw. bei einer minimalen Neuropathie die gesamte Ausprägung in einer verminderten Koordination und Ausdauer der Aktivität zu sehen ist. Abnormale motorische Reaktionen wie z. B. Schutzspasmus, Tremor, Faszikulationen und Ticks sollten aufgrund möglicher anderer zugrunde liegender Pathologien erfragt werden.
- *Vorgeschichte:* Die Entstehungsgeschichte sollte im Hinblick auf den Anfang (traumatisch – nicht traumatisch) und den Verlauf der Schmerzen bzgl. ihres Auftretensgebiets und ihrer Stärke gut analysiert werden. Meistens gibt es einen oder zwei (minimale) Auslöser, wobei mehrere unterhaltende/beitragende Faktoren zu registrieren sind. Beispielsweise kann ein Patient eine „spontane“ Radikulopathie durch einen Over- und New use (Holzhacken) entwickeln, aber auch dadurch, dass er die nächste Nacht nicht in seinem eigenen Bett, sondern in einem kleinen Bett verbringt, wo er sich nicht gut drehen kann (Auslöser 1 und 2). Der Patient hat in diesem Zeitraum auch eine moderate Influenza und er leidet zudem an Diabetes Typ 2 (beitragende Faktoren).

Screening-Tools

Screening-Tools, wie z. B. einfache Fragebögen, können die Diagnose einer PN bestätigen oder widerlegen. Man sollte sich aber bewusst sein, dass ein Fragebogen eine standardisierte klinische Untersuchung zwar unterstützen, aber keinesfalls ersetzen kann. Fragebogen, die in der täglichen Praxis gut zur Differenzialdiagnose eingesetzt werden können, sind:

- **painDETECT®:** Es handelt sich hierbei um einen ursprünglich deutschen Fragebogen, der aus drei Items besteht: Intensität, Muster und Ausstrahlung der Schmerzen. Ziel ist es, zu detektieren, ob ein neuropathischer Schmerz vorhanden ist (Freynhagen et al. 2006). Vorteil dieses Fragebogens ist seine Kürze (nur 1 min Zeit für das Ausfüllen benötigt), er ist zudem gut validiert und auch als Reassessment während der Behandlung einsetzbar, allerdings inzwischen auch für die Anwendung in der Praxis mit Nutzungsgebühren belegt.
- **Leeds Assessment for Neuropathic Signs and Symptoms (LANSS):** Dieser Fragebogen besteht aus sieben Fragen die mit „Ja“ oder „Nein“ beantwortet werden können. Die Fragen sind mit Punkten gewichtet: wenn mehr als elf Punkte erreicht werden, liegt eine periphere Neuropathie vor (Bennett 2001). Die Vorteile sind die gleichen wie beim painDETECT; ein Kritikpunkt ist aber, dass die deutsche Version dieses Fragebogens noch nicht validiert worden ist. Eine einzigartige Eigenschaft des LANSS ist, dass auch klinische Sensibilitätstests Teil der Beurteilung sind (Fragen 6 und 7). Im Gegensatz zum painDETECT® ist der LANSS kostenfrei nutzbar.

Tab. 7.9 Der Fragebogen LANSS (Leeds Assessment of Neuropathic Symptoms and Signs). Ein Score von > 11 Punkten zeigt das Vorliegen von neuropathischen Schmerzen an. [F148-004]

	Item
1	Hat der Schmerz Qualitäten wie Stechen, Kribbeln, Nadelstechen? (Ja = 5 Punkte)
2	Ist die Haut im schmerzhaften Bereich verändert (z. B. fleckig, rot/rosa; vgl. ➤ Abb. 7.3)? (Ja = 5 Punkte)
3	Reagiert das betroffene Gebiet durch den Schmerz ungewöhnlich empfindlich auf Berührung? (Ja = 3 Punkte)
4	Kommt der Schmerz explosiv, elektroschockartig oder einschießend? (Ja = 2 Punkte)
5	Fühlt sich die Hauttemperatur im betroffenen Gebiet verändert an (z. B. erhitzt/brennend)? (Ja = 1 Punkt)
6	Ist eine mechanische Allodynie wahrnehmbar? (Ja = 5 Punkte)
7	Ist bei Pinprick eine Hypoalgesie oder Hyperalgesie festzustellen? (Ja = 3 Punkte)

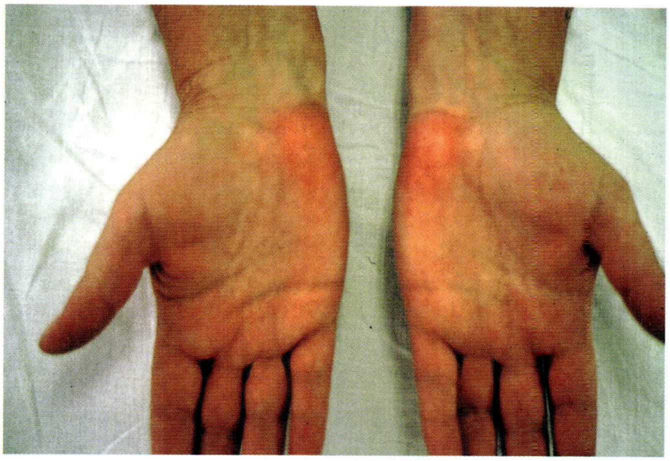

Abb. 7.3 52-jährige Patientin mit einer bilateralen subakuten Nervus-ulnaris-Neuropathie nach einem tief-zervikalen Nackentrauma. Man beachte die ulnare volare Rötung im Hypothenarbereich. [P1059]

Objektive Untersuchung

Inspektion

- Eine *Konturveränderung* des Zielorgans kann auf eine Atrophie hindeuten.
- Auf veränderte *muskuläre Aktivität* wie Tremores oder Faszikulationen, lokal oder in anderen Körperbereichen, ist zu achten.
- *Hautveränderungen* wie eine Rot-/Rosafärbung der Haut oder subkutane Einziehungen können ein Hinweis auf eine Neuropathie in der Region sein.

Untersuchung der Konduktion oder Nervenleitfähigkeit

Sensibilitätstestung

Die Sensibilitätstestung ist ein kritischer Bestandteil der Untersuchung bei muskuloskelettalen und neuropathischen Störungen. Sie umfasst die Beurteilung der Empfindlichkeit gegenüber Berührung, Vibration, Propriozeption (stark myelinisierte Aβ-Fasern), Pinprick/stumpfem Druck (kleine, dünn myelinisierte Aδ-Fasern und kleine, unmyelinisierte C-Fasern), Kälte (Aδ-Fasern) und Hitze (C-Fasern). Mithilfe von einfachem Material wie Watte, Stimmgabel, Zahnstocher, digitalem Druckmesser und Kalt/Warm-Reizen durch verschiedene Materialien kann der Untersuchende einen Eindruck bekommen, ob und, wenn ja, in welchem Areal eine (periphere) Neuropathie vorliegt.

Eine systematisch-psychophysische Methode ist die Quantitative Sensorische Testung **(Quantitative Sensory Testing, QST).** Diese legt nach einem standardisierten Protokoll die quantitativen Eigenschaften von Vibration, leichter Berührung, Druck und Temperatur fest. Diese Methode wird zunehmend als valide Messmethode angesehen, um die Stärke neuropathischer Störungen festzustellen, und sie ist eine hilfreiche Unterstützung bei der Interpretation der Schmerzmechanismen (Hall et al. 2015). Da die verschiedenen Messinstrumente zusammen ungefähr 20.000 Euro kosten und die Untersuchung ungefähr 60 Minuten dauert, ist der QST allerdings kein geeignetes Screening-Tool für eine Differenzialdiagnose während der ersten Sitzung.

Tab. 7.10 Muskelfunktionsklassifikation des Medical Research Council (1976).

0	Keine Kontraktion
1	Minimale wahrnehmbare Kontraktion
2	Aktive Bewegung gegen Schwerkraft nicht möglich
3	Aktive Bewegung gegen Schwerkraft möglich
4	Aktive Bewegung gegen Schwerkraft mit leichtem Widerstand möglich
5	Normale Kraft

Motorische Funktion

- *Globaler Funktionstest:* Während funktioneller Bewegungen wie Gehen, Laufen, etwas Tragen ist ersichtlich, welche Muskel(kette) möglicherweise involviert ist.
- *Spezifisch:* Hier geht es darum, die Muskeln zu fazilitieren, die am stärksten durch die Nervenwurzel oder den peripheren Nerv innerviert werden. Die Muskelkraft wird in der Regel nach der Klassifikation des *Medical Research Council* (➤ Tab. 7.10) beurteilt. Während der Ausführung ist gut zu sehen, wie die Muskelgruppe kontrahiert, und sie kann bereits bei einer minimalen Kontraktion palpiert werden. Die Beurteilung muss immer im Seitenvergleich vorgenommen werden. In ➤ Tab. 7.11 findet sich eine Übersicht der Bewegungen der oberen und unteren

Tab. 7.11 Übersicht der Körperbewegungen der oberen und unteren Extremität mit den wichtigsten beteiligten Muskel(gruppe)n und deren Innervation durch Nervenwurzeln bzw. peripheren Nerven.

Testbewegung	Innervation	Muskel/Muskelgruppe
Obere Extremität		
Skapula-Retraktion	**C4**–C5, N. dorsalis scapulae	Rhomboidei und Levator scapulae
Schulterelevation	**C4,** N. accessorius	Trapezius descendens, Levator scapulae
Glenohumerale Abduktion	**C5**–C6, N. axillaris	Deltoideus, Supraspinatus
Ellbogenflexion	C5–**C6,** N. musculocutaneus	Biceps, Brachialis
Ellbogenextension	C6–**C7**–C8, N. radialis	Triceps
Extension Daumen-IP-Gelenk	C7–**C8,** N. interosseus posterior	Extensor pollicis longus
Fingerflexion DIP	C7–C8–T1, N. interosseus anterior	Flexor digitorum profundus (Finger IV und V werden vom N. ulnaris innerviert)
Fingerab- und -adduktion	C8–**T1,** N. ulnaris	Mm. interossei und lumbricales
Untere Extremität		
Hüftflexion	**L2**–L3–L4, Plexus lumbalis, N. femoralis	Iliacus, Psoas major
Hüftadduktion	L3–L4, N. obturatorius	Adductor longus, brevis, magnus, M. gracilis
Hüftextension	L5–S1, N. gluteus inferior	Gluteus maximus
Knieextension	L2–**L3**–L4, N. femoralis	Quadriceps

Tab. 7.11 Übersicht der Körperbewegungen der oberen und unteren Extremität mit den wichtigsten beteiligten Muskel(gruppe)n und deren Innervation durch Nervenwurzeln bzw. peripheren Nerven. (*Forts.*)

Testbewegung	Innervation	Muskel/Muskelgruppe
Knieflexion	**L5–S1,** N. ischiadicus	Hamstrings
Dorsalextension des Fußes	**L4**–L5–S1, N. peroneus profundus	Tibialis anterior
Extension der Großzehe	L4–**L5**–S1, N. peroneus profundus	Extensor hallucis longus
Fußeversion	L5–**S1,** N. peroneus communis	Peroneus longus und brevis
Plantarflexion	L5, **S1–S2,** N. tibialis	Gastrocnemius, Soleus
Zehenflexion	**L5**–S1, N. tibialis posterior	Flexor hallucis longus, Flexor digitorum longus
Dorsalflexion der MTP-Gelenke	**L5–S1**–S2, N. tibialis posterior	Intrinsische Fußmuskulatur
Die für die jeweilige Bewegung dominant verantwortlichen Segmente sind fett hervorgehoben.		

Extremität mit den wichtigsten beteiligten Muskel(gruppe)n und der zugehörigen Innervation durch Nervenwurzeln oder periphere Nerven.

Reflexe

Mit Reflex ist der muskulo-tendinale Stretch gemeint, der über einen monosynaptischen Reflexbogen die Muskelspindeln zur Kontraktion bringt.

- Reflexe werden in der Regel als „abwesend“, „vermindert“, „normal“ oder „gesteigert“ und immer im Seitenvergleich beurteilt. Eine Reflexreduktion kann physiologisch sein, dann tritt sie meist aber beidseits auf.
- Um einen Eindruck bezüglich der optimalen Rekrutierung der Muskelaktivität und damit auch der Funktion des peripheren Nervs zu bekommen, wird ein Reflex 6–10 Mal ausgelöst. Er sollte im Idealfall bei jeder Auslösung optimal vorhanden sein.
- Unterstützende Techniken zur Reflexstimulation sind: Beobachtung durch den Patienten, Positionswechsel oder das Jendrassik-Manöver (Zähne zusammenbeißen und die Finger beider Hände miteinander „verhaken“, dann Unterarme auseinanderziehen).
- Wichtige (Standard-)Reflexe, die geprüft werden, sind: Bicepssehnenreflex (C5–6), Tricepssehnenreflex (C7–8), Patellarsehnenreflex (L3–4) und Achillessehnenreflex (L5–S1).

Wichtig ist, hierbei auf Reaktionen des zentralen Nervensystems (Reflexe) zu achten, die möglicherweise auf eine Hintergrundpathologie hindeuten können, z. B.:

- **Klonus:** wiederholte rhythmische Kontraktionen von 5–10 Ausschlägen pro Sekunde als Reaktion auf plötzliche Dehnung eines Muskels. Wird dieser festgestellt, sollte der folgende Test durchgeführt werden: Der Patient liegt in Bauchlage und der Untersucher führt eine abrupte Dorsalextension des Fußes aus. Führt dies zu einem Klonus, ist möglicherweise eine zentralnervöse Komponente involviert (➤ Abb. 7.4).
- **Babinski-Reflex/Phänomen:** Dorsalextension der Großzehe, Plantarflexion und Spreizen der 2.–5. Zehe bei Bestreichen des Fußaußenrands.

FALLBEISPIEL

Ein 25-jähriger Judoka kommt mit diffusen lumbalen Beschwerden, über die er bereits seit vier Wochen klagt. Die Beschwerden fingen mit einem Sturz auf den Rücken während des Trainings an. Der Hausarzt ließ bereits ein Röntgenbild machen, dies war aber ohne Befund. Massage und Wärmeanwendungen durch einen Physiotherapeuten halfen nicht. Die physiologische Beweglichkeit der lumbalen Wirbelsäule ist durchschnittlich. Der Klopftest ist in den Segmenten L5–S1 sehr schmerzhaft. Die neurologische Untersuchung zeigt im Seitenvergleich eine leichte Dysästhesie im linken Fuß. Beim Klonus-Test ist links ein deutlicher Klonus wahrzunehmen.
Aufgrund dieser Symptome werden urogenitale Beschwerden erfragt. Dabei fällt auf, dass der Patient Probleme beim Wasserlassen hat (der letzte Urin kann nur entleert werden, wenn der Patient in lumbaler Flexion auf seinen Bauch drückt). Die Überweisung an einen Neurologen zeigt auf Basis eines MRTs ein Cauda-equina-Hämatom.

Nervenpalpation

Nerven, die einen oberflächlichen Verlauf haben und einer Palpation zugänglich sind (➤ Abb. 7.5), können in den meisten Fällen gut beurteilt werden im Hinblick auf:

- Mechanosensitivität – die Empfindlichkeit auf einen mechanischen Reiz
- Reproduzierbarkeit – werden die Symptome des Patienten reproduziert?
- Konsistenz – Größe und Festigkeit des Nervs bei der Palpation
- Transversale Bewegungen – Ausmaß des transversalen Gleitens

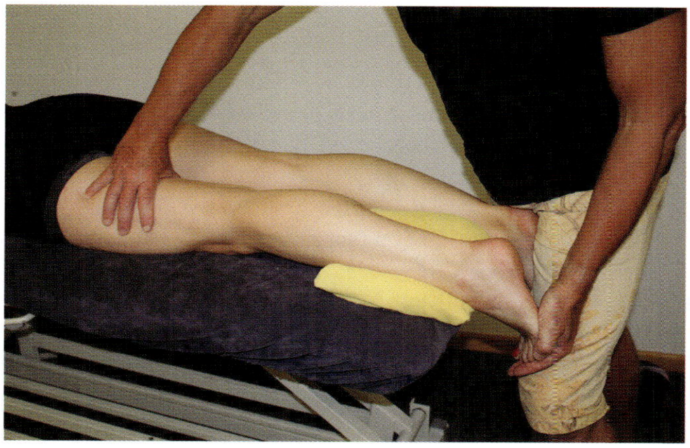

Abb. 7.4 Prüfung auf Klonus durch maximale Dorsalextension des Fußes in Bauchlage. Beachtet werden sollten leichte rhythmische Bewegungen des Fußes und/oder sichtbare lokale Veränderungen des Triceps surae während der Ausführung. [P1059]

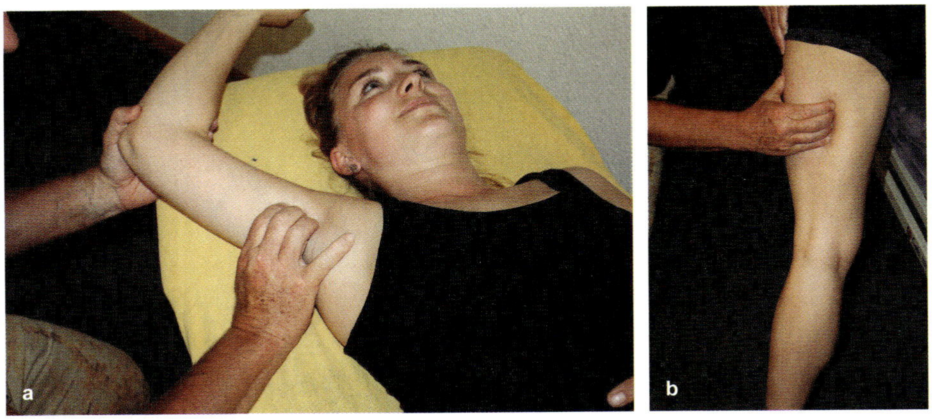

Abb. 7.5 Nervenpalpation. [P1059] (a) Fingerposition bei Palpation des N. medianus in der Axilla. (b) Variation mit mehreren Fingern, abhängig von der Größe des Nervs (z. B. bei N. ischiadicus)

Eine gesunder peripherer Nerv ist in der Regel nicht sehr mechanosensitiv, er fühlt sich bei der Palpation hart an und kann gut transversal bewegt werden. Wenn eine oder mehrere der genannten Qualitäten verändert sind und die Symptome zudem durch die Palpation reproduziert werden, ist eine Neuropathie eher wahrscheinlich.

Um einen peripheren Nerv zu triggern, kann man die Methode des „Twanging" oder „Zupfens" anwenden. Hierbei wird, ähnlich wie beim Bespielen einer Gitarrensaite, mit dem Zeige- oder Mittelfinger lateral vom Nerv eine Spannung aufgebaut; wenn dann genug Spannung vorhanden ist, rollt der Nerv unter dem Finger hindurch (Butler 2000).

Neurodynamische Tests

Neurodynamische Tests sind Serien von passiven Bewegungen im anatomischen Verlauf des peripheren Nervs, die eine mechanische Belastung des neuralen und nichtneuralen Gewebes hervorrufen. Wegen der enormen Variabilität der peripheren Anatomie und des Kontakts von nichtneuralem Gewebe mit dem peripheren Nerv („mechanical interface") sollten die Ergebnisse neurodynamischer Tests bei der Diagnostik einer Neuropathie mit Vorsicht interpretiert werden (Nee et al. 2012).

Klinische Tests zur Differenzialdiagnose

Für die **neurodynamischen Tests der oberen Extremitäten** gilt während der Untersuchung auf eine periphere Neuropathie:

- Die Symptome müssen reproduziert werden und eine strukturelle Differenzierung sollte die Symptome verändern.
- Der ULNT 1 und ULNT 2a (vorwiegend N. medianus) sind sensitiver bezüglich zervikaler Radikulopathien als der ULNT 2b (N. radialis) und ULNT 3 (N. ulnaris).
- Einem neurodynamischen Test, der eine erhöhte Mechanosensitivität bei negativen Konduktionstests (Kraft, Reflexe, Sensibilität) zeigt, folgt in den meisten Fällen auch ein negativer elektrophysiologischer Befund.

Für eine gute Übersicht der neurodynamischen Tests und der Palpation auf deutsch ist das Buch „Klinische Muster in der Manuellen Therapie" (Westerhuis und Wiesner 2014) zu empfehlen.

Klinische Tests zur Differenzialdiagnose

Für die **neurodynamische Testung der unteren Extremität** gilt:

- Der Slump-Test und Slump/Knee Bend haben eine gute Validität, um eine Nervenwurzelkompression der mittleren lumbalen Wirbelsäule (L3–4) zu identifizieren (Trainer und Pinnington 2011).
- Bei einer Diskushernie auf Höhe L4–5 oder L5–S1 ist der Slump-Test sensitiver (0,84) als der SLR (0,52), aber der SLR ist spezifischer (0,89) als der Slump Test (0,83) (Majlesi et al. 2008).
- Der SLR ist ein sensitiver Test, um eine tiefe lumbale Radikulopathie (L4–S1) zu diagnostizieren (Rabin et al. 2007). Bei einem Diskusprolaps korreliert das Bewegungsausmaß des SLR in der Hüfte mit der Größe des Diskusprolaps, der die Radikulopathie verursacht (Jönsson und Strömqvist 1995).

FALLBEISPIEL

Eine 26-jährige Frau hat vom Orthopäden die Diagnose „bilaterale Bursitis subacromialis" bekommen. Vier Spritzen links und rechts hatten teilweise geholfen, jetzt aber hat die Patientin zunehmend einschießende Schmerzen in den Armen (rechts mehr als links). Während der ersten physiotherapeutischen Untersuchung ist keine deutliche Konduktionsstörung zu finden, aber der ULNT 1 rechts und links verursacht unvorhersehbar einschießende Schmerzen im untersuchten Arm. Rechts tritt während des Tests ein unregelmäßiger Schutzspasmus auf. Zentralneurologische Tests wie Diadochokinese und Finger-Nase-Versuch waren negativ. Das klinische Muster weist aufgrund der unvorhersagbaren starken Parästhesien und des Schutzspasmus bei negativen Konduktionstests nicht spezifisch auf einen peripheren neuropathischen Zustand hin. Die Patientin wird zu einem Neurologen überwiesen: dort wird ein beginnender erster Schub einer MS diagnostiziert.

Die Konduktiontests testen überwiegend den aktuellen Stand der Aktionspotenziale, die über ein Axon generiert werden. Palpation und neurodynamische Tests testen eher den Zustand des Nervenstamms, die Gleitfähigkeit des Nervs und seine Beziehung zu seiner Umgebung. In einem Cluster von Tests bekommt der Untersuchende einen Eindruck über die Lokalisation und Ausprägung der peripheren Neuropathie; dies ist dann Grundlage für weitere klinische

Tests. Ist kein klares Muster erkennbar, sollte der Patient zur weiteren Diagnostik zu einem Arzt geschickt werden.

FALLBEISPIEL

Ein 38-jähriger Bauarbeiter hat schon über sechs Monate Schmerzen im rechten Glutealbereich in Kombination mit einem dumpfen Muskelkatergefühl auf der dorsalen Seite des Oberschenkels, das tendenziell progredient ist. Massage, Wärme und Spritzen haben bisher nicht geholfen. Der Patient ist stark eingeschränkt, weil er sich nicht mehr traut, auf einer Leiter zu stehen; dies gehört aber zu seinen täglichen Aufaben. Der Neurologe konstatiert einen leichten Prolaps L5–S1, er ist sich aber nicht sicher, ob dieser auch die Ursache der Schmerzen ist. Bei der neurologischen Untersuchung sind die Kraft und die Reflexe der unteren Extremitäten von L4 bis S2 ohne Befund. Die Palpation des rechten N. tibialis in der Kniekehle und des N. ischiadicus zwei Zentimeter distal der Tuberositas tibiae zeigt eine leichte Verdickung, und die Nerven sind im Vergleich zur linken Seite rechts sehr empfindlich. Beim SLR entsteht bei 70° ein sehr starker, ziehender Schmerz im Glutealbereich. In Kombination mit einer sensibilisierenden Bewegung des Fußes (Dorsalextension) nimmt der Schmerz zu. In 90° Flexion, 30° Adduktion der Hüfte, Knieextension und einer Dorsalextension des Fußes reproduziert sich der Schmerz des Patienten.

Die physiotherapeutische Hypothese ist eine starke neuropathische Komponente des N. ischiadicus ohne Konduktionsstörungen und weitergehende Pathologien. In diesem Fall ist eine neurodynamische Mobilisation indiziert. Nach drei Behandlungen sind alle Beschwerden des Patienten verschwunden. Retrospektiv ist anzumerken, dass eine deutliche neuromuskuloskelettale Dysfunktion die Ursache der Probleme des Patienten war.

➤ Tab. 7.12 zeigt eine Übersicht der möglichen Ursachen von zentralen und peripheren Neuropathien. Wichtig ist zu beachten, dass eine Neuropathie neben muskuloskelettalen Ursachen, wie z. B. einem Trauma oder einem Kompressionsyndrom, auch durch (lang dauernde) Medikamenteneinnahme, Krebs und damit verbundene Raumforderungen sowie immunologische Veränderungen und viszerale Pathologien (Leber) hervorgerufen werden kann.

Tab. 7.12 Mögliche Ursachen neuropathischer Dysfunktionen und Schmerzen.

Zentral-neuropathisch	Peripher-neuropathisch
• Multiple Sklerose • Kopfschmerz (Migräne) • Schlaganfall • Traumatische Gehirnverletzung (TBI) • Parkinsonerkrankung • Rückenmarksverletzung (unvollständig)	• Trigeminusneuralgie (Tic douloureux) • Schlecht eingestellter Diabetes mellitus (metabolisch induziert) • Vincristin (medikamentös induziert, benutzt zur Krebsbehandlung) • Isoniazid (INH) (medikamentös induziert, genutzt bei Tuberkulose) • Amputation (Trauma) • Quetschungen/Plexus-brachialis-Ausriss (Trauma) • Herpes Zoster (Gürtelrose, Post-Zoster-Neuralgie) • Komplexes regionales Schmerzsyndrom (CRPS 2, Kausalgie) • Nervenkompressionssyndrom (z. B. Karpaltunnelsyndrom, Thoracic-Outlet-Syndrom) • Paraneoplastisches Syndrom (durch Krebs induziert) • Krebs (Tumorinfiltration/Nervenkompression, Leber- oder Gallenschädigung z. B. durch Leberkrebs, Zirrhose) • Lepra • Kongenitale Neuropathie (z. B. Porphyrie) • Guillain-Barré-Syndrom

7.2.2 Das kraniale Nervensystem

Die 12 Hirnnerven gehören per Definition zum peripheren Nervensystem (Echternacht et al. 2021) und spielen eine Rolle für Sehen, Riechen, Hören, Schmecken und Gesichtsempfindungen sowie Bewegungen von Augen, Kopf, Gesicht, Nacken/Schulter Kiefer, Zunge und Rachenfunktionen wie Sprache, Schlucken oder Würgen. Daher haben einige der Hirnnerven motorische, einige haben sensorische und einige haben gemischte Funktionen. ➤ Tab. 7.13 gibt einen Überblick über die anatomische Funktion, die Symptome und die Hauptpathologien. ➤ Tab. 7.14 fasst die wichtigsten Fragen für die Anamnese zusammen. Hier können verschiedene Funktionen von Hirnnerven, die zusammenarbeiten, zusammen abgefragt werden.

Auf der Grundlage der Anamnese und der aktuellen Symptome des Patienten kann eine Auswahl getroffen werden, welche Nerven vorrangig untersucht werden sollen. Wenn ein Patient zum Beispiel Gleichgewichtsstörungen hat, werden der Nervus vestibulocochlearis (VIII) und das okulomotorische System (III, IV, VI) berücksichtigt. Wenn der Patient Gesichtsbeschwerden mit zunehmendem „Tick" im Gesicht hat, werden der N. trigeminus (V) und der N. facialis (VII) in Betracht gezogen. Der folgende Kasten gibt einen Überblick über die Funktionstests für die 12 Hirnnerven.

Klinische Tests zur Differenzialdiagnose

Funktionstests für die Hirnnerven

N. olfactorius (I)

Hyposmie/Anosmie: Man beachte, dass anosmische Patienten nicht immer über Geruchs-, sondern oft über Geschmacksstörungen klagen. Während der Untersucher den Patienten bittet, über ein Nasenloch an Materialien wie Kaffee und Seife zu riechen, sollte das jeweils andere Nasenloch verschlossen werden.

N. opticus (II)

Sehschärfe: Lassen Sie den Patienten eine Snellen-Tafel lesen.
Gesichtsfeld: Während der Untersuchung sollte das gegenseitige Auge vollständig bedeckt sein (➤ Abb. 7.6). In Fällen von starker Sehbehinderung kann die Lichtwahrnehmung mit einer Taschenlampe getestet werden. Je nach Schädigungsort innerhalb der Sehbahn können unterschiedliche Gesichtsfeldausfälle auftreten (➤ Abb. 7.7).

Okulomotorische Nerven (III, IV, VI)

Pupillen: Überprüfen Sie die Größe, Form und Symmetrie der Pupillen. Die *direkte Reaktion* ist die Verengung, die auftritt, wenn die Pupille dem Licht ausgesetzt wird. Der Begriff *konsensuelle* oder *indirekte Reaktion* bezieht sich auf die gleichzeitige Verengung der gegenseitigen Pupille.

Akkomodation: Fordern Sie den Patienten auf, den Blick auf die Nase zu fokussieren.
Augenbewegungen: Beurteilen Sie Bewegungsfähigkeit, Diplopie und Nystagmus. Der Prüfer sollte z. B. einen Stift 30–40 cm vor dem Patienten in einem H-Muster bewegen. Der Patient wird gebeten, dem Ziel mit den Augen zu folgen, ohne den Kopf zu bewegen (➤ Abb. 7.8).

N. trigeminus (V)

Sensibilität: Getestet wird nacheinander mit einem Wattestäbchen und einer stumpfen Nadel an der Stirn, im Bereich des Wangenknochens und im unteren Gesichtsbereich über dem Unterkiefer (mit Seitenvergleich).
Kornealreflex: Mit einem Wattestäbchen wird die Hornhaut beider Augen leicht berührt, um den Blinzelreflex (Blinkreflex) auszulösen.
Kieferreflex: Der Zeigefinger übt beim Öffnen des Mundes einen leichten Druck auf die Mandibula aus. Dann wird der Reflexhammer auf den Zeigefinger des Untersuchers geschlagen (➤ Abb. 7.9).

N. facialis (VII)

Motorische Tests: Beurteilen Sie die Ausdrucksmuskeln, indem Sie den Patienten bitten,
- die Zähne zu zeigen,
- die Augen zu schließen,
- die Wangen „aufzublasen“,
- die Stirn zu runzeln,
- die Mundwinkel herunterzuziehen (➤ Abb. 7.10).

Tasten Sie die Muskulatur ab (Unterschiede im Tonus?).

7

N. vestibulocochlearis (VIII)

Auditiv – Gehör: Der Untersucher reibt in der Nähe jedes Ohrs kräftig die Finger aneinander, während der Patient die Augen geschlossen hält. Wenn eine Seitendifferenz vorliegt, führen Sie den Rinne- und Weber-Test unter Verwendung einer 256-Hz-Stimmgabel durch.

Rinne-Test: Die Stimmgabel wird angeschlagen und auf das Mastoid gesetzt (➤ Abb. 7.11a). Der Patient wird aufgefordert anzugeben, wann der Ton nicht mehr hörbar ist. Sobald das Geräusch erloschen ist, wird die Stimmgabel neben dem äußeren Gehörgang platziert, um festzustellen, ob der Ton dort noch hörbar ist. Beurteilung: Bei einem Patienten mit normalem Gehör sollte die Luftleitung stärker sein als die Knochenleitung, sodass der Patient in der Lage sein sollte, die Stimmgabel zu hören.

Weber-Test: Platzieren Sie die Stimmgabel in die MItte des Scheitels (➤ Abb. 7.11b). Der Ton sollte von dort aus auf beiden Ohren gleichermaßen zu hören sein.
Vestibularsystem: Untersuchung durch spezielle Tests wie z. B.:
- Hallpike-Manöver
- Stuhlrotationstest
- Frenzel-Brille (Nystagmus)
- Beurteilung des Gleichgewichts und des Gangs

N. glossopharyngeus (IX)

Beurteilt in Verbindung mit dem Vagusnerv. Eine einseitige Läsion des N. glossopharyngeus kann sich durch den Verlust des ipsilateralen Würgereflexes äußern, der ausgelöst wird, wenn man mit einem Zungenspatel sanft den hinteren Teil des Rachens berührt (➤ Abb. 7.12).

N. vagus (X)

Beurteilt in Verbindung mit dem N. glossopharyngeus. Achten Sie während des Gesprächs auf eine heisere Stimme oder einen hohl klingenden Husten. Untersuchen Sie die Position des Gaumenzäpfchens und achten Sie auf eine symmetrische Anhebung des weichen Gaumens, wenn der Patient „ahhh“ oder „uuchh“ sagt, während er die Zunge in den Unterkiefer drückt.

N. accessorius (XI)

Inspektion: Evtl. leichte Atrophie des seitlichen Anteils des Trapezius.
Motorische Tests:
- *Trapzius:* Bewegung des Schulterblatts (➤ Abb. 7.13a)
- *SCM:* Supine Flexion Test (➤ Abb. 7.13b)

N. hypoglossus (XII)

Inspektion: Anzeichen von Atrophie, Asymmetrie oder Faszikulationen der Zunge.
Motorische Tests: Testung auf Seitabweichung beim Herausstrecken der Zunge (➤ Abb. 7.14).

Tab. 7.13 Übersicht über die Hirnnerven.

Hirnnerv		Typ	Funktion	Dysfunktion	Beispiele für Pathologien
Name	Nr.				
N. olfactorius	I	Sensorisch	• Geruchssinn	• Hyposmie oder (temporäre/partielle) Anosmie	• Wiederholte Kopfverletzungen • Nasennebenhöhlenentzündung • COVID 19 (häufiges Merkmal: vorübergehende Anosmie)
N. opticus	II	Sensorisch	• Sehen (Sehschärfe, Gesichtsfeld)	• Fortschreitende Sehbehinderung mit Verlust der Sehschärfe • Gesichtsfeldausfälle	• Entzündung der Myelinscheiden bei multipler Sklerose • Nervenkompression und Atrophie bei Glaukom • Lokale Virusinfektion (z. B. Optikusneuritis)
N. oculomotorius	III	Motorisch	• Augenbewegungen • Anheben des Augenlids • Pupillengröße und Lichtreaktivität	• Diplopie (Doppelbilder) • Ptosis (Herabhängen des oberen Augenlids) • Pupillendilatation mit beeinträchtigter Lichtreaktion • Augenabweichung nach lateral/kaudal	• Neuropathie durch Trauma oder eine Erkrankung der kleinen Gefäße (ältere Erwachsene) • Raumfordernde Läsionen, z. B. Aneurysma oder Neoplasma
N. trochlearis	IV	Motorisch	• Augenbewegung (vertikal und Abduktion)	• Parese des M. obliquus mit (okulärem) Torticollis und Dysfunktion des vertikalen Blicks • Diplopie wegen beeinträchtigter Adduktion	• Langsam entstehende Dysfunktion durch Aneurysmen, Tumore oder MS
N. trigeminus	V	Gemischt	• Hornhautreflex (sensibel) • Kraniales Drittel des Gesichts (sensibel) • Mastikatorisches System (motorisch)	• Gesichtsschmerz und Allodynie • Verminderte orofaziale Bewegungen	• Nach Zahnbehandlung oder Trauma der Mandibula (ektopische Schrittmacher aus sensiblen Zweigen) • Minimale Kompression durch intrakranielle Arterie (z. B. Arteria cerebellaris anterior inferior oder erweiterte Arteria basilaris) • Meistens zusammen mit eine Nervenentzündung • Kompression durch Tumore, arteriovenöse Fehlbildungen, Aneurysmen und bei MS
N. abducens	VI	Motorisch	• Augenbewegungen (Abduktion)	• Dysfunktion des M. rectus lateralis: horizontale Diplopie	• Enzephalopathie, Trauma, Infektion, erhöhter intrakranieller Druck • Vaskulitis • Idiopathische Parese
N. facialis	VII	Gemischt	• Gesichtsausdruck, Augenlid- und Lippenschluss • Geschmack (vordere 2/3 der Zunge) • Somatosensible Informationen Ohr	• Gesichtslähmung, asymmetrische Mimik, hängender Mundwinkel	• Meistens virale Ursache (wie Coxsackievirus, Cytomegalovirus, Adenovirus, Epstein-Barr-, Mumps-, Röteln- und Influenza-B-Viren) • Am bekanntesten ist die Bell'sche Lähmung • Kompression durch Hinterkopftrauma • Chronische Otitis media
N. vestibulocochlearis	VIII	Sensorisch	• Gehör und Gleichgewicht	• Hörstörungen, Tinnitus • Dysfunktion der Haltungskontrolle, Nystagmus	• Morbus Meniere • Gehirnerschütterung • (Chronische) Otitis media
N. glossopharyngeus	IX	Gemischt	• Geschmack (hinteres Drittel der Zunge) • Rachenmuskulatur	• Somatosensible Informationen von der Zunge, den Mandeln und dem Rachen • Steuerung einiger der beim Schlucken verwendeten Muskeln	• Kompression des Nervs durch die A. cerebri posterior inferior (intrakranial) • Eagle-Syndrom • Tumor in der dorsomandibulären Halsregion • Peritonsillärer Abszess • Aneurysma/Dissektion der Halsschlagader • Demyelinisierende Erkrankung

Tab. 7.13 Übersicht über die Hirnnerven. (*Forts.*)

Hirnerv		Typ	Funktion	Dysfunktion	Beispiele für Pathologien
Name	Nr.				
N. vagus	X	Gemischt	• Sensorische, motorische und autonome Funktion (Drüsen, Verdauung, Herzfrequenz)	• Gaumen-, Rachen-, Kehlkopflähmung • Verlust der reflexartigen Kontraktion des Gaumens oder veränderter Würgereflex • Heiserkeit und chronischer Husten • Autonome/viszerale Beschwerden	• Ventrale Halsoperationen (Narbengewebe) • Hyperextensionstrauma des Nackens • A.-carotis-Aneurysma/-Dissektion
N. accessorius	XI	Motorisch	• Innervation des M. sternocleidomastoideus und M. trapezius	• Atrophie der Pars descendens des Trapezius • Veränderte Kopf-Schulter-Haltung (Torticollis, Schultertiefstand, abstehende Skapula („Winging")) • Veränderte Kopf-Nacken-Schulter-Bewegungen	• (Sport-)Verletzung am hinteren Nackendreieck • Aneurysma der Arteria carotis interna • Fraktur von C1 • Eagle-Syndrom mit Beeinträchtigung der Nervenfunktion (Bordoni und Escher 2023) • Nach chirurgischem Eingriff, u. a. (partieller) Neck-Dissection bei Krebs
N. hypoglossus	XII	Motorisch	• Bewegung/Funktion der Zunge, Sprechen (Artikulation)	• Ipsilaterale Muskelatrophie und Zungenschwäche • Unilaterale Faszikulationen	• Nach Schleudertrauma • Kraniozervikale benigne Tumoren oder vergrößerte Lymphknoten (Kompression des Plexus cervicalis dorsalis) • Tonsillektomie bei Erwachsenen

Zusammengestellt nach Kung et al. 2015, von Piekartz 2015, Gutierrez et al 2021,Taylor et al. 2021

Tab. 7.14 Anamnesefragen zu den Hirnnerven.

Hirnnerv(en)	Nr.	Mögliche Fragen
N. olfactorius	I	• Haben Sie in letzter Zeit eine Veränderung Ihres Geruchsinns festgestellt?
N. opticus	II	• Haben Sie in letzter Zeit Schwierigkeiten beim Lesen oder eine Veränderung Ihres Sehvermögens festgestellt? • Hat sich Gesichtsfeld verändert/eingeschränkt?
Okulomotorische Nerven: • N. oculomotorius • N. trochlearis • N. abducens	III, IV, VI	• Haben Sie in letzter Zeit eine Veränderung Ihres Sehvermögens festgestellt? • Haben Sie in letzter Zeit eine Veränderung Ihres Sehvermögens oder Schwierigkeiten beim Fokussieren bemerkt? • Sehen Sie manchmal doppelt?
N. trigeminus	V	• Haben Sie in letzter Zeit eine Veränderung Ihrer Fähigkeit, zu essen oder zu kauen, bemerkt? • Haben Sie in letzter Zeit eine Empfindlichkeit im unteren Teil Ihres Gesichts bemerkt?
N. facialis	VII	• Haben Sie in letzter Zeit eine Veränderung Ihrer Gesichtszüge bemerkt, z. B. beim Lächeln? • Haben Sie in letzter Zeit eine Veränderung des Geschmacks bemerkt?
N. vestibulocochlearis	VIII	• Haben Sie Gleichgewichtsprobleme, Reisekrankheit oder Tinnitus?
N. glossopharyngeus N. vagus	IX X	• Haben Sie in letzter Zeit eine Veränderung des Essens, des Geschmacks oder der Schluckfähigkeit bemerkt? • Hört sich Ihr Husten genauso an wie sonst? Hat sich der Klang Ihrer Stimme verändert, sind Sie heiser?
N. accessorius N. hypoglossus	XI XII	• Haben Sie in letzter Zeit eine Veränderung beim Essen, Schlucken, Sprechen (Artikulation) oder bei der Zungenfunktion festgestellt? • Haben Sie in letzter Zeit eine Veränderung Ihrer Kopf-, Hals-, Schulterfunktion bemerkt?

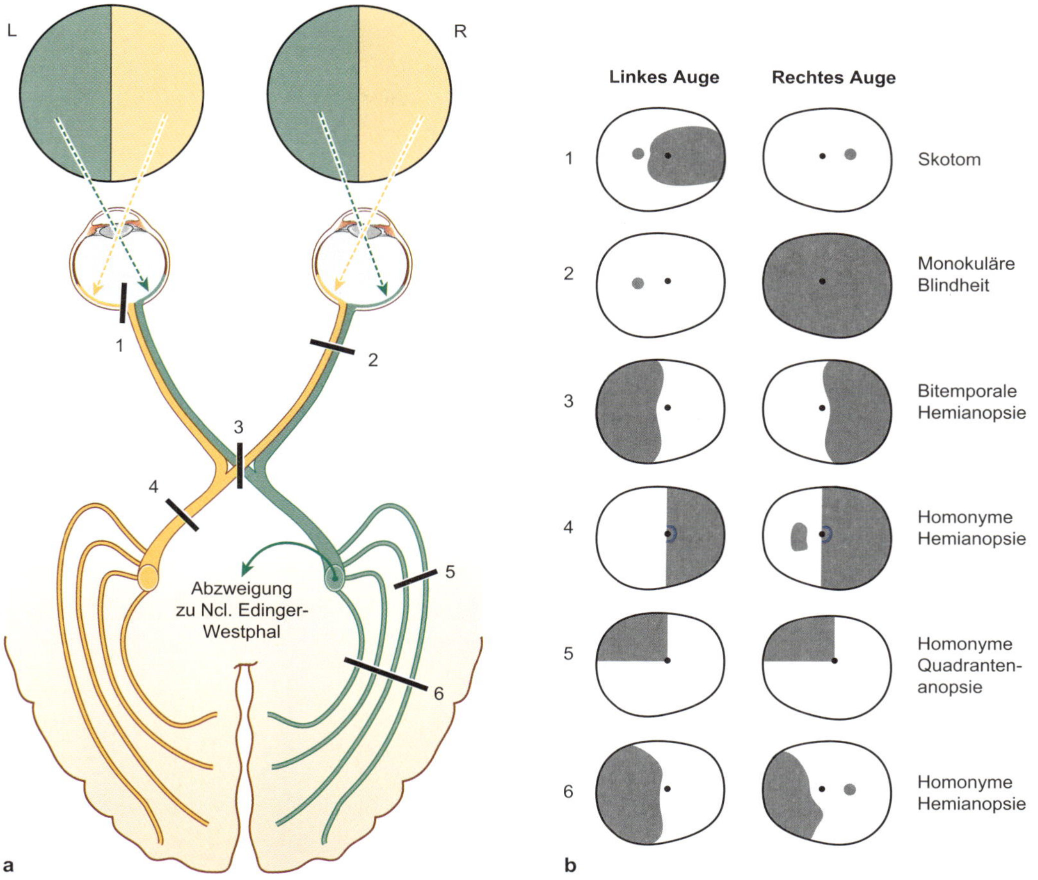

Abb. 7.6 Gesichtsfeldausfälle in Abhängigkeit von der Lokalisation der Läsion in der Sehbahn [L106, M431]

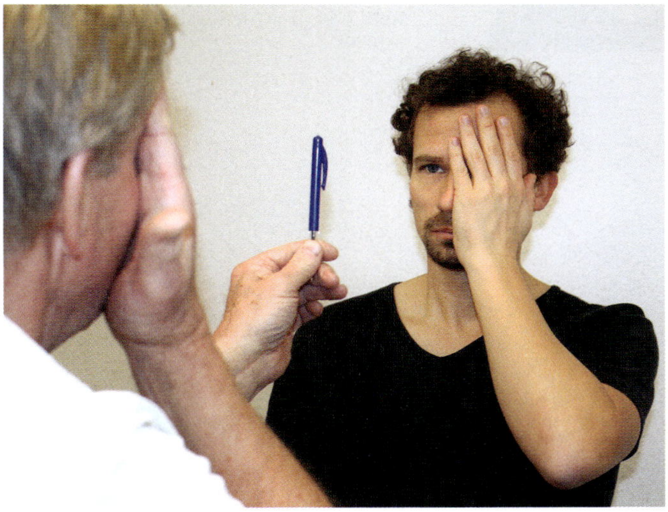

Abb. 7.7 Gesichtsfeldprüfung [P1059]

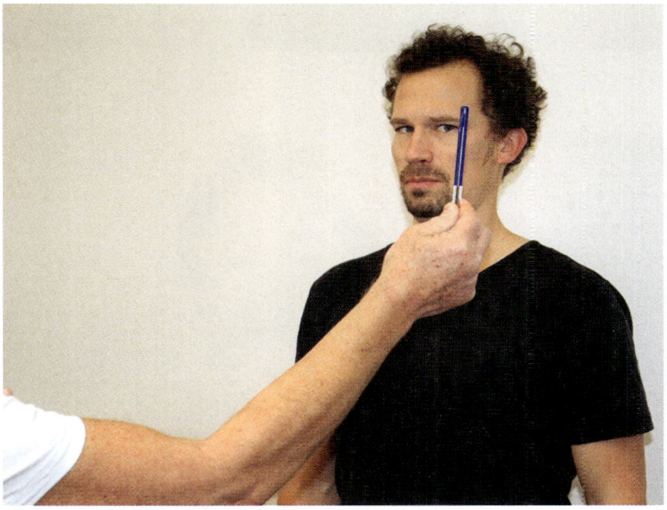

Abb. 7.8 Test der Okulomotorik. [P1059]

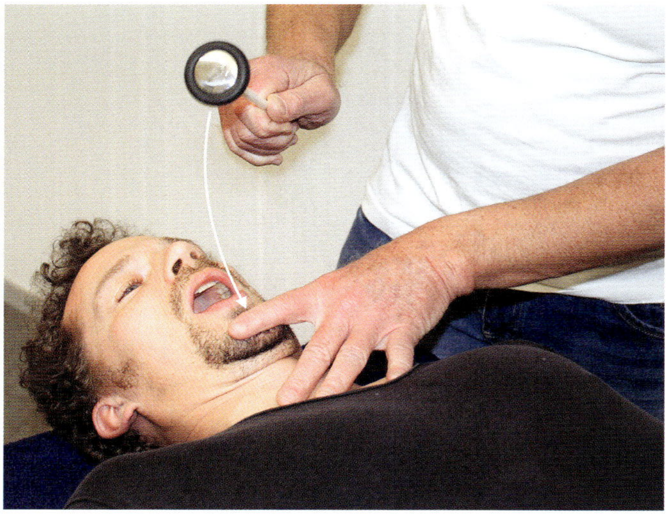

Abb. 7.9 Auslösung des Kieferreflexes. [P1059]

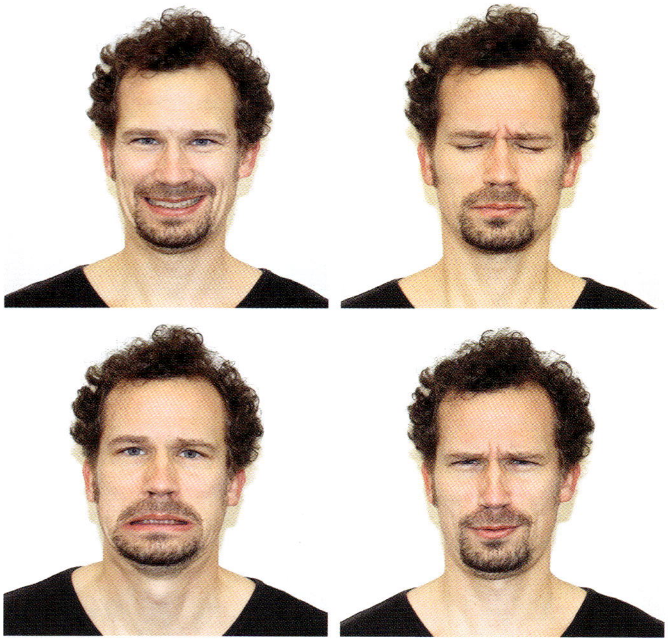

Abb. 7.10 Prüfung der mimischen Muskulatur. [P1059]

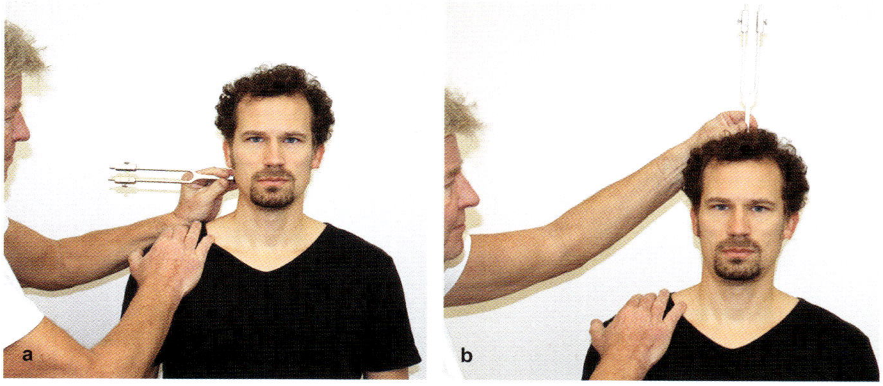

Abb. 7.11 Rinne-Test (a) und Weber-Test (b). [P1059]

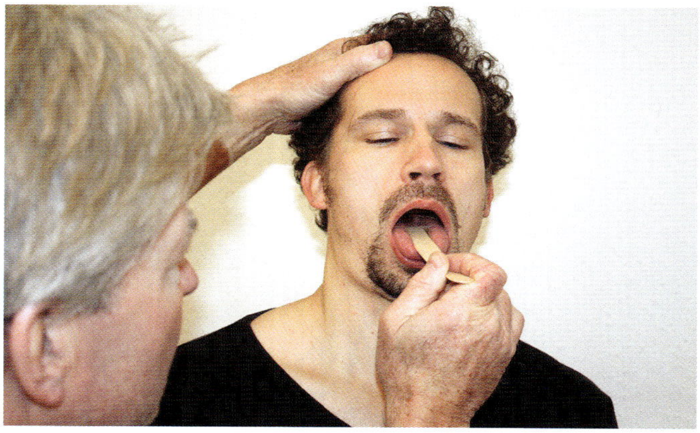

Abb. 7.12 Prüfung des Würgereflexes. [P1059]

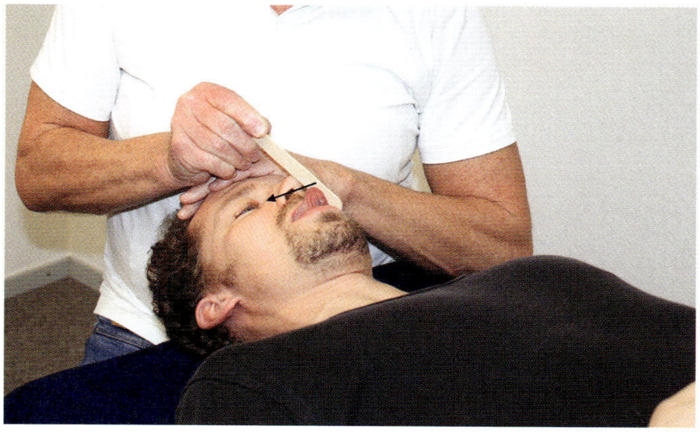

Abb. 7.14 Prüfung der Zungenmotorik. [P1059]

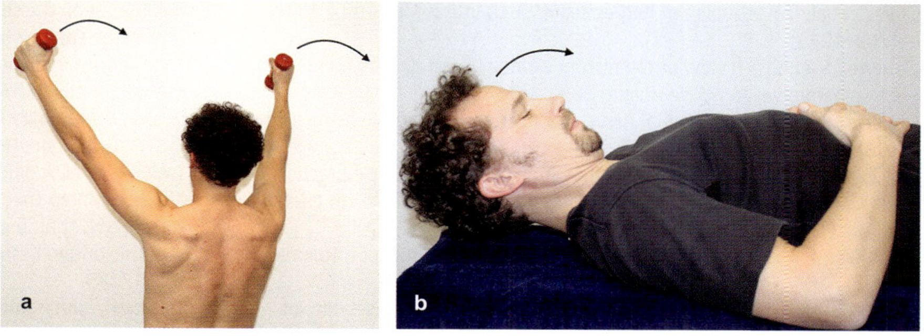

Abb. 7.13 Prüfung der Funktion des Trapezius (A) und Sternocleidomastoideus (B). [P1059]

Reflexionsfragen

Zentrales Nervensystem

1. An welche möglichen Pathologien muss man bei Kopfschmerzen, Ohrgeräuschen und Schwindel denken und welche Screening-Tests müssen vor einer HWS-Mobilisation durchgeführt werden?
2. Welche zusätzlichen Tests müssen bei einer Schmerzsymptomatik in der Lendenwirbelsäule mit der Diagnose Spinalkanalstenose infolge eines CT-Befunds durchgeführt werden, bevor man von einer ausschließlich lokalen Pathologie ausgehen kann?
3. Was sind frühe Marker der Parkinson-Erkrankung?
4. Wie unterscheiden sich Sensibilitätsdefizite bei zentralen neurodegenerativen oder entzündlichen Prozessen von denen, die bei Bandscheibenvorfällen auftreten können?
5. Was sind die vier Kardinalsymptome bei Morbus Parkinson?
6. Was ist der Unterschied zwischen einem Ruhetremor und einem Zieltremor und auf welche Pathologien deuten diese Symptome jeweils hin?
7. Wie können Steifigkeit und Spastizität klinisch unterschieden werden?
8. Wie kann differenziert werden, ob Muskelfaszikulationen eine normale Ermüdungserscheinung nach Training oder Indikator eines neurodegenerativen Prozesses sind?
9. Welche Systeme sind für das Gleichgewicht zuständig und müssen bei einer ataktischen Gangstörung untersucht werden?
10. Welche Verlaufsformen der MS gibt es?

Peripheres Nervensystem

1. Was ist eine Definition von peripherer Neuropathie (PN)?
2. Nennen Sie mindestens 4 Eigenschaften der PN beim subjektiven Befund (4)?
3. Welche Screening-Tools in Form von Fragebögen sind beschrieben (2)?
4. Was ist der Unterschied zwischen Allodynie und Hyperalgesie?
5. Nennen Sie 4 Eigenschaften eines monosynaptischen Reflexes beim Testen.
6. Was ist ein Klonus und wie kann man darauf testen?
7. Beschreiben Sie die Klassifikation der Muskelfunktion des *Medical Research Council* (1976)?
8. Welche klinischen Eigenschaften bei der Nervenpalpation sind beschrieben, die mögliche Zeichen einer PN sind (3)?
9. Was ist generell die Validität eines neurodynamischen Tests und wie wird man diese in der täglichen Praxis interpretieren?
10. Nennen Sie mindestens 3 zentrale und 3 periphere Neuropathien.
11. Welche Hirnnerven haben ganz überwiegend motorische Funktion?
12. Welche Hirnnerven spielen eine wichtige Rolle für das Körpergleichgewicht?

7

LITERATUR

Aasvang E, et al. Neuro-physiological characterization of postherniotomy pain. Pain 2008; 137: 173–181.

Adler CH, Ahlskog E (eds). Parkinson's disease and movement disorders: Diagnosis and treatment guidelines for the practising physician. New Jersey: Humana Press, 2000.

Andersen G, et al. Incidence of central post-stroke pain. Pain 1995; 61: 187–193.

Barnes MP, Johnson GR (eds). Upper motor neuron syndrome and spasticity. Cambridge: Cambridge University Press, 2008.

Bennett M. The LANSS Pain Scale: the Leeds assessment of neuropathic symptoms and signs. Pain 2001; 92: 147–157.

Bhimani RH1, McAlpine CP, Henly SJ. Understanding spasticity from patients' perspectives over time. J Adv Nurs 2012; 68(11): 2504–2514.

Bordoni B, Escher AR. Hyoid bone syndrome in a patient undergoing left ventricular assist device implantation. Healthcare 2023; 11(8): 1130.

Bouhassira D, et al. Prevalence of chronic pain with neuropathic characteristics in the general population. Pain 2008; 136: 380–387.

Butler DS. The sensitive nervous system. Adelaide: Noigroup Publications, 2000.

Cruccu G, et al. EFNS guidelines on neuropathic pain assessment. Eur J Neurol 2004; 11: 153–162.

Dietz V, Berger W. Normal and impaired regulation of muscle stiffness in gait: a new hypothesis about muscle hypertonia. Experiment Neurol 1983; 79: 680–687.

Dietz V. Klinik der Spastik – spastische Bewegungsstörung. Nervenarzt 2013; 84: 1508–1511.

Dudel J, Menzel R, Schmidt RF. Neurowissenschaft: vom Molekül zur Kognition, 2. A. Berlin/Heidelberg: Springer, 2001.

Echternacht SR, Chacon MA, Leckenby J. Central versus peripheral nervous system regeneration: is there an exception for cranial nerves? Regenerat Med 2021; 16(6): 567–579.

Finnerup NB, et al. Pain and dysesthesia in patients with spinal cord injury: a postal survey. Spinal Cord 2001; 39: 256–262.

Freynhagen R, et al. painDETECT: a new screening questionnaire to identify neuropathic components in patients with back pain. Curr Med Res Opin 2006; 22: 1911–1920.

Galil K, et al. The sequelae of herpes zoster. Arch Intern Med 1997; 157: 1209–1213.
Gutierrez S, et al. A review of the history, anatomy, and development of the C1 spinal nerve. World Neurosurg 2020; 135: 352–356.
Gutierrez S, et al. Lower cranial nerve syndromes: a review. Neurosurg Rev 2021; 44(3): 1345–1355.
Hall T, et al. Quantative sensory testing: implications for clinical practice. In: Jull G, et al. (eds). Grieves Modern Musculoskeletal Therapy. 4th ed. Edinburgh: Elsevier, 2015: 194–201.
Horst R. N. A. P. – Therapieren in der Neuroorthopädie. Stuttgart: Thieme, 2022.
Jönsson B, Strömqvist B. The straight leg raising test and the severity of symptoms in lumbar disc herniation: a preoperative and postoperative evaluation. Spine 1995; 20: 27–30.
Kerkhoff G, Rossetti Y. Plasticity in spatial neglect - recovery and rehabilitation.; Restor Neurol Neurosci 2006; 24: 201–206.
Kung NH, Van Stavern GP. Isolated ocular motor nerve palsies. Semin Neurol 2015; 35(5): 539–548.
Majlesi J, et al. The sensitivity and specificity of the Slump and the Straight Leg Raising tests in patients with lumbar disc herniation. J Clin Rheumatol 2008; 14: 87–91.
Nee RJ, et al. The validity of upper-limb neurodynamic tests for detecting peripheral neuropathic pain. J Orthop Sports Phys Ther 2012; 42: 413–424.
O'Dwyer NJ, Ada L, Neilson PD. Spasticity and muscle contracture following stroke. Brain 1996; 119: 1737–1749.
Olek M (ed). Multiple sclerosis: etiology, diagnosis and new treatment strategies. New Jersey: Humana Press, 2005.
Osterberg A, Boivie J, Thuomas KA. Central pain in multiple sclerosis – prevalence and clinical characteristics. Eur J Pain 2005; 9: 531–542.
Rabin A, et al. The sensitivity of the seated straight-leg raise test compared with the supine straight-leg raise test in patients presenting with magnetic resonance imaging evidence of lumbar nerve root compression. Arch Phys Med Rehabil 2007; 88: 840–843.
Schädler S, et al. Assessments in der Neurorehabilitation. Bd. 1: Neurologie. 3. A. Göttingen: Hogrefe, 2012.
Taylor A, et al. A guide to cranial nerve testing for musculoskeletal clinicians. J Man Manip Ther 2021; 29(6): 376–389.
Torrance N, et al. The epidemiology of chronic pain of predominantly neuropathic origin. Results from a general population survey. J Pain 2006; 7: 281–289.
Trainor K, Pinnington MA. Reliability and diagnostic validity of the slump knee bend neurodynamic test for upper/mid lumbar nerve root compression: a pilot study. Physiotherapy 2011; 97: 59–64.
Veluchamy A, et al. Systematic review and meta-analysis of genetic risk factors for neuropathic pain. Pain 2018; 159(5): 825–848.
Westerhuis P, Wiesner R. Klinische Muster in der manuellen Therapie. 2.A. Thieme, 2014.

WEITERFÜHRENDE LITERATUR

Olin JW, Sealove BA. Diagnosis, management, and future developments of fibromuscular dysplasia. J Vasc Surg 2011; 53: 826–836.
Pandyan AD, et al. A biomechanical investigation into the validity of the modified Ashworth Scale as a measure of elbow spasticity. Clin Rehabil 2003; 17: 290–293.
Ramesh G, MacLean AG, Philipp MT. Cytokines and chemokines at the crossroads of neuroinflammation, neurodegeneration, and neuropathic pain. Mediators Inflamm 2013; 2013: 480739.

KAPITEL

8 Atmung

Beate Krenek

Lernziele

Nach Durcharbeiten dieses Kapitels wird der Leser
- physiotherapierelevante Grundbegriffe der Pulmologie kennen,
- exemplarisch häufige obstruktive und restriktive Erkrankungen des respiratorischen Systems, die im physiotherapeutischen Alltag im Erstkontakt vorkommen, kennen und mit geeigneten diagnostischen Maßnahmen in ihrer Ausprägung beurteilen können,
- Symptome pulmonaler Erkrankungen einschätzen und zuordnen können,
- die wesentlichen Pathomechanismen von Erkrankungen des Respirationstrakts kennen,
- entscheiden können, ob eine weiterführende ärztliche Abklärung notwendig oder eine physiotherapeutische Behandlung erlaubt ist,
- relevante differenzialdiagnostische Tests kennen, die zur Entscheidungsfindung und Risikostratifizierung bei respiratorischen Einschränkungen beitragen,
- Normwerte und pathologische Abweichungen von respiratorischen Parametern kennen.

Die Zahl jener Menschen, die an einer Lungenerkrankung leiden, hat in den vergangenen Jahren stetig zugenommen (in Österreich laut *Statistik Austria 2019* zwischen 2001 und 2018 um 100 %). Mittlerweile ist die chronisch-obstruktive Lungenerkrankung (chronic obstructive pulmonary disease, COPD) die dritthäufigste Todesursache weltweit nach der koronaren Herzkrankheit und dem zerebralen Insult (Rabe und Watz 2017).

Da es eine Vielzahl an Patienten gibt, die eine mehr oder weniger ausgeprägte respiratorische Funktionseinschränkung haben, ist es erforderlich, vor Therapiebeginn eine Risikoeinschätzung durch gezielte diagnostische Maßnahmen vorzunehmen. Bevor man mit einer physiotherapeutischen Behandlung beginnt, muss abgeschätzt werden, welche Patienten aus pulmonaler Sicht gefahrlos in der Praxis behandelt werden können und welche Patienten umgehend einer ärztlichen Diagnostik zugeführt werden müssen.

An dieser Stelle sei explizit darauf hingewiesen, dass jede in diesem Kapitel getroffene Risikoeinschätzung und diagnostische Maßnahme eine Empfehlung darstellt, die aufgrund der Individualität jedes einzelnen Patienten niemals Allgemeingültigkeit haben kann.

8.1 Subjektive und objektive Untersuchung

8.1.1 Anamnestische Patientenbefragung und ihre Bedeutung für die Physiotherapie

Die physiotherapeutische Befunderhebung ist in jedem Fall durch anamnestische Fragen zu **Dyspnoe** (in Ruhe und bei Belastung), **Husten,** Auswurf, atemabhängigen **Schmerzen,** zur **Schlafqualität** und der bevorzugten **Ruheposition** des Patienten zu ergänzen.

Anamnestische Leitfragen

Die spezielle Anamnese beinhaltet folgende Fragen zu Atemnot, Husten und Auswurf:
- Wann sind die Symptome erstmals aufgetreten: sind sie akut oder chronisch, stabil oder progredient?
- Haben sie sich im Lauf der Zeit in ihrer Qualität verändert?
- Bei welchen Alltagstätigkeiten treten die Beschwerden auf? Versuchen Sie hier möglichst konkrete Antworten der Patienten hinsichtlich Belastungsart und Ausmaß zu erhalten, z. B. wie viele Treppen kann der Patient steigen, bevor er eine dyspnoebedingte Pause benötigt?
- Welches Ausmaß haben die Beschwerden (Dyspnoeskala, Auswurfmenge, …)?

Wesentliche anamnestische Fragen zum *Husten:*
- Ist der Husten produktiv oder unproduktiv?
- Bei produktivem Husten: Menge, Konsistenz und Farbe des Auswurfs erfragen
- Ist der Patient kontinent?

Häufige *Ursachen* eines unproduktiven Hustens:
- Schwäche der Bauchmuskulatur
- Schwäche der Beckenbodenmuskulatur
- Ungenügend tiefe Inspiration, z. B. schmerzbedingt oder dyspnoebedingt
- Akute Entzündung der Mukosa
- Neurologische Störungen

CAVE

Lang dauernder Husten

Husten, der länger als 2–3 Wochen anhält, muss vom Arzt abgeklärt werden!

Physiotherapeutische Relevanz Gibt ein Patient produktiven Husten an, so ist das Sputum in der Anamnese nicht nur nach Konsistenz und Menge, sondern auch nach der Farbe zu beurteilen. Jeder Auswurf mit einer anderen Farbe als weiß ist vom Arzt zu untersuchen, da gelbliche oder grünliche Färbungen auf das Vorhandensein von pathogenen, also die Lunge schädigenden Keimen hinweisen können. Bei blutigem Auswurf ist umgehend durch einen Arzt die Ursache zu eruieren (Red Flag).

8.1.2 Atemphysiotherapeutische Befundung

Inspektion

Bei der atemphysiotherapeutischen Inspektion sucht man zuerst nach Zeichen erhöhter **Atemarbeit.** Die Art und Ausprägung dieser Zeichen gibt einen sehr validen Hinweis auf die momentane respiratorische Situation des Patienten.

Ein wichtiger Parameter ist die **Atemfrequenz.** Häufige Ursachen einer beschleunigten Atmung **(Tachypnoe)** sind:

- Ermüdete/erschöpfte Atemmuskulatur, z. B. nach Atmung gegen erhöhten Widerstand über längere Zeit (oberflächliche, schnelle Atmung)
- Angst/Stress
- Nebenwirkung von Medikamenten, z. B. Theophyllin
- Fieber, da der Sauerstoffbedarf durch die veränderte Stoffwechsellage steigt
- Steigerung des Atemantriebs bei Verschiebung des pH-Werts Richtung Azidose, z. B. bei pulmonalen Erkrankungen
- Herz-Kreislauf-Erkrankungen mit Einschränkung der Gewebsoxygenierung
- Erkrankungen des zentralen Nervensystems
- Stoffwechselerkrankungen, die mit einer Übersäuerung des Blutes einhergehen, wie beispielsweise Diabetes
- Stoffwechselsteigerung bei z. B. Schilddrüsenüberfunktion

Eine verlangsamte Atmung **(Bradypnoe)** wird dagegen häufig ausgelöst durch:

- Atmung gegen erhöhten Widerstand
- Zentralnervös bedingte Ermüdung der Atmung
- Stoffwechselstörungen, z. B. Schilddrüsenunterfunktion
- Hirnschädigungen
- Medikamente, z. B. manche Beruhigungsmittel

Weiterhin ist auf Zeichen der **Dyspnoe** zu achten, wie zum Beispiel eine dyspnoebedingte **Mundatmung,** der **Einsatz der Atemhilfsmuskulatur** oder **Einziehungen** der Weichgewebe (z. B. interkostal). Ein verändertes Verhältnis zwischen Inspirations- und Exspirationsdauer kann entstehen, wenn vorwiegend eine Phase des Atemzyklus, also entweder die Einatmung oder die Ausatmung des Patienten behindert ist.

Zeichen einer **Atemmuskelermüdung** können eine **paradoxe abdominelle Atmung** und ein **respiratorischer Alternans** sein (➤ Kasten *Begriffsbestimmungen Atmung*).

Begriffsbestimmungen Atmung

Eupnoe: normale Atemfrequenz (12–16/Minute) und Atemtiefe.
Tachypnoe: Atemfrequenz über 16/Minute bei normaler Atemtiefe.
Bradypnoe: Atemfrequenz von 10 oder weniger Atemzügen pro Minute.
Apnoe: Atemstillstand > 10 Sekunden, häufig bei obstruktiver Schlafapnoe.
Orthopnoe: Atemnot im Liegen, häufig bei kardialer und/oder pulmonaler Funktionseinschränkung.
Dyspnoe: subjektives Empfinden von Atemnot, unter anderem durch erhöhte Atemarbeit verursacht (siehe *Ursachen und Messung der Dyspnoe*).
Paradoxe abdominelle Atembewegung: Einziehen des Bauchs bei der Inspiration.
Respiratorischer Alternans (Schaukelatmung): abwechselnde isolierte abdominelle und sternale Atmung, um die jeweils nicht aktive Muskulatur zu entlasten.
Einziehungen: entstehen durch den inspiratorischen Sog des Zwerchfells bei Volumenverschiebung gegen hohen Widerstand. Man sieht sie meist an der Incisura jugularis und/oder interkostal und supraklavikulär.
Hoover-Zeichen: entsteht durch die Abflachung der Zwerchfellkuppeln, sodass bei Kontraktion des Zwerchfells eine bandförmige Einwärtsbewegung im Bereich der unteren Rippen zu sehen ist. Es ist ein Leitsymptom für eine obstruktive Lungenerkrankung (Büsching et al. 2009).
Kachexie: entsteht häufig durch einen erhöhten Energieverbrauch (z. B. bedingt durch erhöhte Atemarbeit) bei gleichzeitig zu geringer Energiezufuhr.
Trommelschlägelfinger/-zehen: rundliche Auftreibungen der Finger- und Zehenendglieder infolge chronischer Hypoxämie, meist in Verbindung mit Uhrglasnägeln.
Zentrale/periphere Zyanose: bläuliche Verfärbung von Haut oder Schleimhaut durch Sauerstoffmangel.

Physiotherapeutische Relevanz Sind bei einem Patienten bereits bei der Inspektion Auffälligkeiten an der Atmung zu erkennen, die Rückschlüsse auf eine respiratorische Pathologie zulassen, so ist der Patient mit besonderer Sorgfalt im Sinne der Risikostratifizierung zu befunden, um Red Flags zu identifizieren. Üblicherweise ist die Änderung der Atemfrequenz und/oder des Atemmusters das erste Zeichen dafür, dass im Respirationstrakt eine Störung vorliegt. Sollten diese Veränderungen bei der Befundung erkennbar sein, so sind weitere differenzialdiagnostische Maßnahmen zur Abklärung erforderlich (z. B. Pulsoxymetrie, Auskultation, Dyspnoeskalen). Entsprechend weisen eine bevorzugte Sitz- bzw. Liegeposition mit erhöhtem Oberkörper und abgestützten Armen, das Vermeiden von Rückenlage und häufiges nächtliches Erwachen darauf hin, dass das Zwerchfell die Unterstützung der Atemhilfsmuskulatur benötigt. Diese Beobachtung beinhaltet eine therapierelevante Information z. B. für die Wahl der therapeutischen Behandlungsposition.

Falls man im physiotherapeutischen Erstbefund Zeichen erhöhter Atemarbeit erkennt, sollten weiterführende diagnostische Maßnahmen ergriffen werden, um eine Risikostratifizierung vornehmen und eine differenzialdiagnostische Befundung durchführen zu können, z. B. eine Auskultation oder die Messung der Sauerstoffsättigung mit einem Pulsoxymeter (➤ Kap. 8.1.3 *Pulsoxymetrie*). Ist die gemessene Sauerstoffsättigung 90 % oder niedriger, ist der Patient einer unmittelbaren ärztlichen Begutachtung zuzuführen (Red Flag). Liegt die Sauerstoffsättigung über 90 %, wird die weitere Befundung und Therapie in atemerleichternder Position durchgeführt. Ziel ist es, die Atemfrequenz und das Dyspnoeempfinden zu reduzieren. Dieser Patient ist einer zeitnahen, wenn auch nicht zwingend einer unmittelbaren ärztlichen Begutachtung zuzuführen.

CAVE

Thoraxschmerzen

Präsentiert sich ein Patient im physiotherapeutischen Erstbefund mit Thoraxschmerzen, so ist in jedem Fall vor Therapiebeginn eine ärztliche Abklärung nötig.

Palpation, Perkussion

Palpation des knöchernen Thorax:
- Ertasten von Bewegungssymmetrie und Ausmaß der Thoraxexkursion bei Atemmanövern
- Ertasten von Vibrationen durch Flüssigkeit, die durch die Atemluft in der Lunge bewegt wird

Palpation der Weichteile:
- Ertasten der Position der Trachea, um Seitabweichungen, z. B. bedingt durch Pneumothorax, Tumor oder Erguss, festzustellen
- Ertasten von muskulären Spannungen (Hyper-, Hypotonus), die für die Atemfunktion notwendig sind, z. B. Diaphragma (➤ Abb. 8.1), Mm. scaleni u. a.

Perkussion zur Feststellung des Luftgehalts im perkutierten Gebiet. Folgende Befunde sind möglich:
- Hypersonorer Klopfschall: viel Luft im perkutierten Gebiet, wie z. B. bei Lungenemphysem
- Verminderter Klopfschall: häufig bei Flüssigkeit im perkutierten Gebiet, wie z. B. bei Lungenödem, Pneumonie, Pleuraerguss

Physiotherapeutische Relevanz Jegliche bei Palpation und Perkussion festzustellende Abweichung von der Norm erfordert unmittelbar eine weitere, ergänzende Befundung durch den Physiotherapeuten, um Art und Ausmaß der offensichtlichen Störung im Respirations-

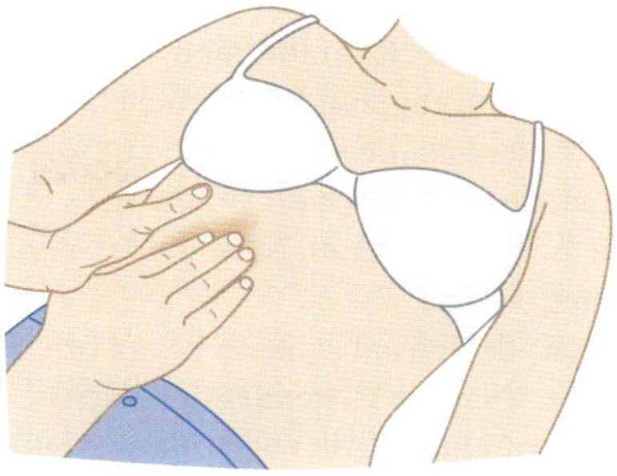

Abb. 8.1 Palpation des Zwerchfells (Tonus und Beweglichkeit). [L231]

trakt zu identifizieren. Sind pathologische Klopfgeräusche bei der Perkussion zu erkennen, so ist unmittelbar eine Auskultation mittels Stethoskops vorzunehmen. Findet man pathologische Befunde bei der Palpation, so ist z. B. das Lungenröntgen (➤ Kap. 8.1.4, ➤ Abb. 8.6) oder der Muskelstatus zur Abklärung zu Rate zu ziehen.

8.1.3 Spezielle atemphysiotherapeutische Befundung

Bei jeglicher Angabe des Patienten zu den Symptomen Atemnot, Kurzatmigkeit, Husten, Auswurf etc. ist eine spezielle atemphysiotherapeutische Befundung durchzuführen und zu interpretieren.

Auskultation

Abhören der Lunge (➤ Abb. 8.2) zur Identifikation physiologischer und pathologischer Atemgeräusche:
- Unbedingt im Seitenvergleich abhören!
- Der Patient sollte mit offenem Mund tief ein, rasch und vollständig ausatmen, ohne endexspiratorisch nachzupressen.
- Membran des Stethoskops fest auf den unbekleideten Thorax halten, um Reibegeräusche zu verhindern, die fehlinterpretiert werden könnten!
- *Cave:* Lungengrenzen beachten!

8

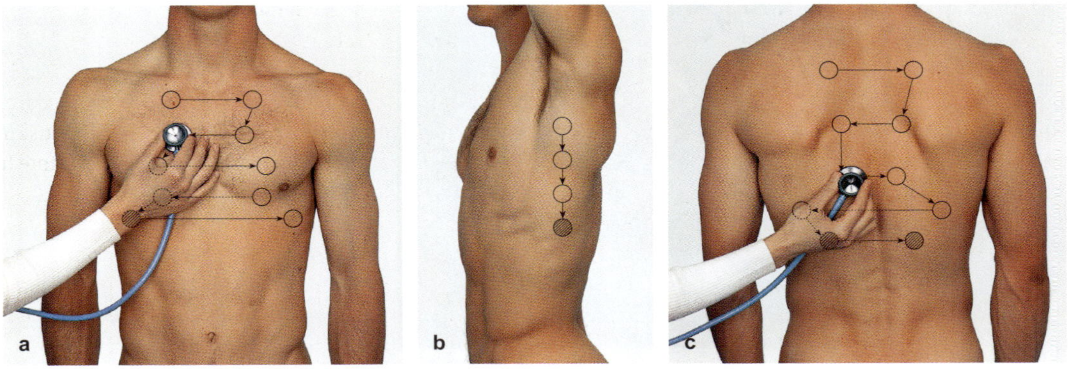

Abb. 8.2 Durchführung der Auskultation, Auskultationsrichtung eingezeichnet (Bereiche mit schwachem Atemgeräusch sind schraffiert gekennzeichnet – z. B. rechts über der Leber). [K116]

Die häufigsten Atemgeräusche sind:

- **Tracheales/bronchiales/Röhrenatmen:** Bei forcierter Ein- und Ausatmung eines lungengesunden Menschen hört man bei der Inspiration vor allem über den zentralen Luftwegen das Strömungsgeräusch der Luft durch die Atemwege.
- **Brodeln:** u. a. bei Lungenödem, Pneumonie, sehr flüssigem Bronchialsekret, Aspirat
- **Rasselgeräusche** deuten auf lockeres Sekret bzw. Flüssigkeit hin.
- Exspiratorisches **Giemen:** pfeifendes Geräusch bei sichtbar erschwerter Ausatmung, v. a. bei obstruktiven Lungenerkrankungen. Giemendes/pfeifendes Nebengeräusch deutet auf enge Atemwege bzw. Wandinstabilität hin; **Brummen** deutet üblicherweise auf zähes, wandständiges Sekret hin.
- Inspiratorischer **Stridor:** deutlich hörbarer, hoher Pfeifton bei sichtbar erschwerter Einatmung, meist infolge von Aspiration oder durch Verengung der oberen Atemwege z. B. aufgrund einer entzündlichen Schwellung (Red Flag)
- Kein Atemgeräusch über einem Lungenareal bedeutet meist, dass dieses nicht belüftet ist.

Physiotherapeutische Relevanz Hört der Therapeut während des Erstkontakts den Patienten ab und detektiert durch Fehlen des Atemgeräuschs in einem umschriebenen Gebiet ein nicht oder minderbelüftetes Lungenareal, kann er durch einfache Maßnahmen während der Befundung erfassen, ob der Patient vor Therapiebeginn ärztlich abgeklärt werden muss oder ob mit paralleler ärztlicher Abklärung eine Initialtherapie begonnen werden kann.
So kann z. B. bei einem Patienten mit schleimbedingter Verlegung der Atemwege durch sekretfördernde Maßnahmen wie Hustenmanöver eine Verbesserung der Ventilation erreicht werden. Ebenso kann beispielsweise bei einem Patienten mit ausgeprägter Skoliose durch Veränderung der Körperposition im Sinne von z. B. Lagerung oder Haltungskorrektur eine Ventilationsverbesserung eines vorher minderbelüfteten Lungenbereichs erzielt werden. Somit kann ein Therapieversuch beginnen. Gelingt er nicht (Red Flag), so ist die Therapie abzubrechen und eine ärztliche Abklärung einzuleiten.

Durch Abhören der Lunge kann bei Patienten mit Sekretproblemen die Lokalisation und Konsistenz des Schleims erfasst werden, was die Wahl der sekretfördernden Technik maßgeblich beeinflusst.

FALLBEISPIEL

Ein Patient mit schwerer COPD kommt wegen Atemnot und Sekretproblemen in die physiotherapeutische Praxis. Er bringt eine Röntgenaufnahme der Lunge mit, die vor drei Monaten gemacht wurde. Deutlich sind ein abgeflachtes Zwerchfell und große Mengen Sekret in den zentralen Atemwegen erkennbar. Während der Auskultation stellt der Therapeut fest, dass der gesamte linke Unterlappen kein Atemgeräusch aufweist. Beim Abhören der zentralen Atemwege erkennt der Therapeut, dass der linke Hauptbronchus durch Sekret verlegt ist. Dies deckt sich mit den mitgebrachten Röntgenaufnahmen. Als physiotherapeutisches Hauptbehandlungsgebiet wird die Wiederbelüftung des linken Unterlappens durch Abtransport des Sekrets aus dem linken Hauptbronchus identifiziert. Dies sollte auch zu einer Reduktion der Dyspnoe des Patienten beitragen, da so ein großes Lungenareal für den Gasaustausch verfügbar gemacht werden kann.

Maximaler in- und exspiratorischer Druck (> Abb. 8.3)

- **Maximaler inspiratorischer Druck (MIP):** Maß für die aktuelle Inspirationskraft der Atempumpe; Normwert 80–120 cmH_2O, ein MIP unter 30 %pred ist ein Hinweis für ein Versagen der Atempumpe (Dakin et al. 2003).
- **Maximaler exspiratorischer Druck (MEP):** Maß für die aktuelle Ausatemkraft des Patienten; Normwert geschlechtsspezifisch zwischen 90 und 150 cmH_2O (van Gestel und Teschler 2010).

Physiotherapeutische Relevanz Hat ein Patient einen niedrigen MIP, muss herausgefunden werden, ob der Grund dafür eine Schwäche der Atemmuskulatur ist oder Erschöpfung. Ist die Atemmuskulatur erschöpft, wird der Patient mehrere Zeichen erhöhter Atemarbeit aufweisen und wird von atemerleichternden Maßnahmen profitieren. Darüber hinaus ist er umgehend einer ärztlichen Begutachtung zuzuführen (Red Flag). Ist die Atemmuskulatur schwach, wird ein Atemmuskeltraining zielführend sein.
Liegt der MEP unter 60 cmH_2O, ist das erfahrungsgemäß ein deutlicher Hinweis auf eine Hustenschwäche des Patienten. Haben COPD-Patienten einen normalen MEP-Wert bei reduziertem Peakflow-Wert, ist das häufig ein Hinweis auf instabile Atemwege (Schandl-Freimüller 2017).

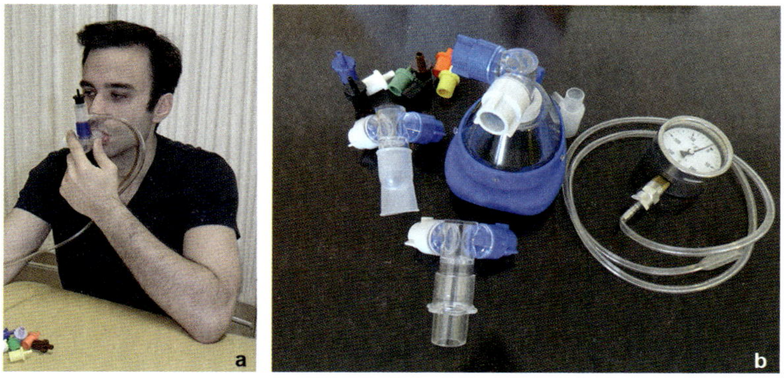

Abb. 8.3 Training und Messung der In- und Exspirationsmuskelkraft mittels Astra PEP/RMT®. [P210]

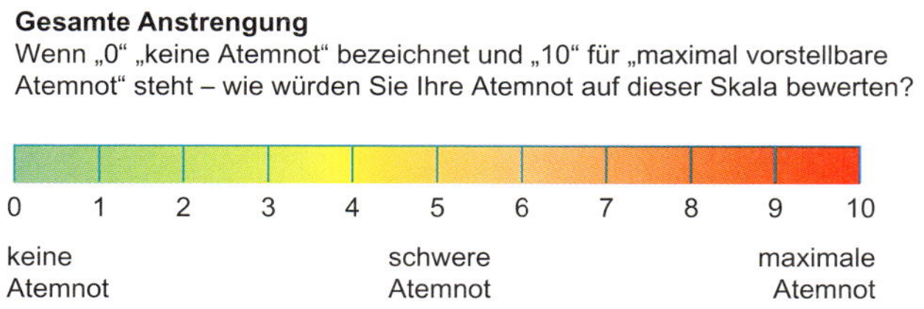

Abb. 8.4 Quantifizierung der Dyspnoe mittels VAS-Skala. [L271]

Tab. 8.1 mMRC-Skala (modified Medical Research Council) zur Beurteilung der Ausprägung einer Dyspnoe (nach ATS News 1982; 8:12–16). [F759-007]

mMRC	Symptomatik
Grad 0	Atemnot nur bei starker Anstrengung
Grad 1	Atemnot bei schnellem Gehen oder beim Bergaufgehen mit leichter Steigung
Grad 2	Patient geht in der Ebene wegen Atemnot langsamer als Gleichaltrige oder benötigt bei selbstgewählter Geschwindigkeit Pausen
Grad 3	Patient benötigt eine Pause wegen Atemnot beim Gehen in der Ebene nach ca. 100 m oder nach einigen Minuten
Grad 4	Patient ist zu kurzatmig, um das Haus zu verlassen, oder kommt beim An- und Ausziehen außer Atem

Ursachen und Messung der Dyspnoe

Dyspnoe ist ein subjektives Empfinden, dessen Ausmaß – analog zu Schmerz – mit Skalen quantifiziert wird (➢ Abb. 8.4, ➢ Tab. 8.1). Mit der modifizierten **Borg-Skala** wird bestehende Atemnot in zehn Stufen von „Keine Atemnot“ (0) bis „maximal vorstellbare Atemnot“ (10) quantifiziert. Die **mMRC-Skala** teilt die Häufigkeit von Atemnot in fünf Grade ein.

Dyspnoe ist darüber hinaus stets ein Symptom, dessen Ursache ärztlich abgeklärt werden muss. Häufige *Ursachen* von Dyspnoe sind:

- Obstruktion der oberen oder unteren Atemwege
- Restriktive Erkrankungen von Lunge oder Thorax, z. B. Thoraxdeformität, Fibrose, Pleuraschwarte, Pleuraerguss, Lungenödem
- Gestörte Funktion des Lungenkreislaufs, z. B. Lungenembolie
- Kardiale Funktionseinschränkung
- Anämie, Azidose
- Trainingsmangel bzw. große körperliche Beanspruchung
- Länger dauernde Mehrbelastung der Atemmuskulatur, um Luft gegen Widerstand zu bewegen bzw. dauerhaft die Atemvolumina zu erhöhen, um die Sauerstoffversorgung aufrechtzuerhalten

Physiotherapeutische Relevanz Die Angabe von 5 oder mehr auf einer der Dyspnoeskalen erfordert eine ärztliche Abklärung vor Therapiebeginn (Red Flag). Zudem ist die Bestimmung des Dyspnoegrads ein Kriterium für die Wahl der geeigneten physiotherapeutischen Maßnahmen, wie z. B. die Auswahl von geeigneten therapeutischen Körperpositionen oder das Schaffen von geeigneten Therapievoraussetzungen (Bereitstellen von Sauerstoff, Inhalationsgeräten, Lagerungsmaterial, …).

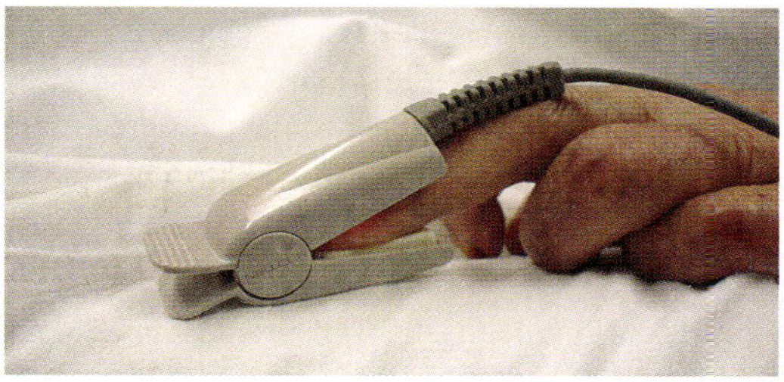

Abb. 8.5 Pulsoxymetrie. [M251]

Pulsoxymetrie

Mithilfe eines Pulsoxymeters (➢ Abb. 8.5) misst man nichtinvasiv die Sauerstoffsättigung des Blutes (d. h. die Sättigung des Hämoglobins mit Sauerstoff) sowie die Herzfrequenz. Um die Menge des gesättigten Hämoglobins zu bestimmen, benutzt man einen Sender und einen Empfänger für Infrarotlicht und misst damit die Menge des absorbierten Lichts. Der Sensor im Pulsoxymeter rechnet die unterschiedlichen Abschwächungsgrade der Lichtabsorption in einen Wert um, der in Prozent angegeben wird.

Für die Messung stehen unterschiedliche Sensoren zur Verfügung. Am häufigsten werden Fingersensoren oder Ohrclips verwendet. Die Geräte messen zuverlässig, solange darauf geachtet wird, dass

- Finger bzw. Ohrläppchen gut durchblutet sind,
- kein Nagellack aufgetragen ist und
- keine Rüttelbewegungen am Sensor stattfinden, z. B. bei der Überwachung körperlichen Trainings.

Physiotherapeutische Relevanz Da vor allem Patienten mit chronischen Lungenerkrankungen häufig das tatsächliche Ausmaß ihrer Funktionseinschränkung zu positiv einschätzen, empfiehlt es sich, bei allen Patienten mit Lungenerkrankung als Haupt- oder Nebendiagnose eine Pulsoxymetrie durchzuführen, um Risiken durch Unterdiagnose auszuschließen.

FALLBEISPIEL

Ein Patient mit Asthma bronchiale zeigt bei der Befundung nur geringe, aber symmetrische Atemexkursionen, einen hypersonoren Klopfschall, abgeflachte Zwerchfellkuppeln im Thoraxröntgen und Giemen bei der Auskultation. Die Messung des Peakflows ergibt einen Wert im unteren Drittel des „gelben Bereichs“ nach dem Ampelschema.

Stagnieren oder verbessern sich die Symptome während der Befundung, Therapie oder nach Inhalation mit einem bronchienerweiternden Medikament, so kann unter Vorkehrungsmaßnahmen wie Pulsoxymetrie weiter behandelt und befundet werden. Verschlechtern sich die Symptome, etwa mit Zunahme des giemenden Atemgeräuschs, ist der Arzt zu verständigen (Red Flag).

Körperliche Leistungsfähigkeit

Um die spezifische körperliche Leistungsfähigkeit respiratorisch eingeschränkter Patienten zu beurteilen, können Leistungstests herangezogen werden (➢ Kasten). Um den für den Patienten passenden Leistungstest auswählen zu können, müssen in der Anamnese vor allem die Wohn- bzw. Lebensverhältnisse erfragt und deren dyspnoebedingte Einschränkungen erfasst werden (z. B. hat der Patient in seinem Alltag Treppen zu steigen, wenn ja, wie viele und wie viele Treppen schafft er, bevor er dyspnoebedingt pausieren muss?).

Klinische Tests Differenzialdiagnose

Leistungstests

Gehtests (z. B. 6-Minuten-Gehtest) beurteilen die Fähigkeit der Patienten, Wegstrecken in der Ebene zurücklegen zu können.
Steptests (z. B. 1- oder 3-Minuten-Steptest) beurteilen die Fähigkeit der Patienten, Stufen steigen zu können.
Komplexere Alltagstests sind etwa der **Glittre-ADL-Test** und der **Grocery-Shelving-Test.**

8.1.4 Physiotherapierelevante ärztliche Befundung

Es gibt für die physiotherapeutische Erstbefundung und anschließende Behandlung eine Reihe von ärztlichen diagnostischen Maßnahmen, die wesentlich zu einer Entscheidungsfindung für die physiotherapeutische Risikostratifizierung und Behandlungsauswahl beitragen. Bereits bei der Terminvergabe für den Erstkontakt sollten die Patienten aufgefordert werden, alle ärztlichen Befunde mitzubringen.

Thoraxröntgen

Häufige therapierelevante Informationen einer Röntgenaufnahme (➤ Abb. 8.6) sind u. a.:

- Grad der Überblähung
- Lokalisation von Sekret bzw. Vorhandensein von Infiltraten
- Kuppelung und Mobilität des Zwerchfells
- Belüftungsverhältnisse
- Fissuren oder Brüche am knöchernen Skelett
- Herzgröße
- Stand der Claviculae

Physiotherapeutische Relevanz Der Stand und die Mobilität der Zwerchfellkuppeln sind wesentliche Informationen für die Funktion der abdominellen Atmung.
Die Lokalisation des Bronchialsekrets gibt zusammen mit der Auskultation entscheidende Hinweise für die Wahl von Techniken zur Sekretförderung.

Fissuren oder Brüche am knöchernen Skelett zählen zu den Red Flags, die vor Beginn der Physiotherapie vom Arzt abgeklärt werden müssen. Auf Fissuren ist besonders bei Patienten mit Kortison-Anamnese zu achten. Bei Einnahme von hohen oralen Dosen über lange Zeit kann es beim Husten zu Spontanfrakturen/Fissuren der Rippen kommen. Auch für jede Art von manuellen Techniken am Thorax, z. B. Rippenmobilisation, wäre ein solcher Befund eine absolute Kontraindikation.

Steil stehende Claviculae deuten auf vermehrten Einsatz der Atemhilfsmuskulatur hin, ein vergrößertes Herz auf lange bestehende Kompensationsarbeit.

Spirometrie

Die Spirometrie ist eine Messung der Lungenvolumina, der Strömungsgeschwindigkeit der Luft und der Atemwegswiderstände. Gemessen werden die folgenden Parameter (➤ Abb. 8.7, ➤ Abb. 8.8):

- **Vitalkapazität (VC, VK):** maximal einatembares Volumen nach vollständiger Exspiration
- **Forciertes exspiratorisches Volumen in 1 Sekunde (FEV1):** Menge der Luft, die nach maximaler Inspiration in 1 Sekunde ausgeatmet werden kann
- **Residualvolumen (RV):** Menge an Luft, die nach maximaler Ausatmung in der Lunge verbleibt
- **Totale Lungenkapazität (TLC):** Menge der Luft, die nach maximaler Inspiration in der Lunge ist
- **Funktionelle Residualkapazität (FRC):** ERV + RV
- **Exspiratorisches Reservevolumen (ERV):** Menge der Luft, die nach einer Ruheausatmung noch maximal bis zum Erreichen des RV ausatembar ist

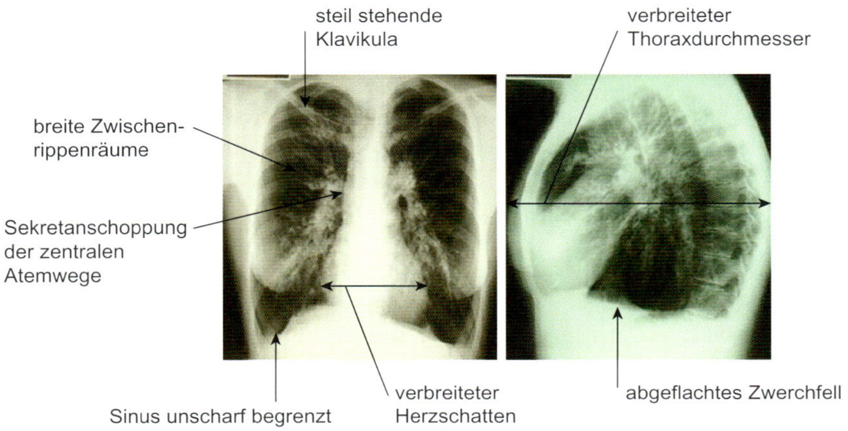

Abb. 8.6 Thoraxröntgen: Aufnahme der Lunge in zwei Ebenen (anterior-posterior und seitlich) bei COPD. [P210]

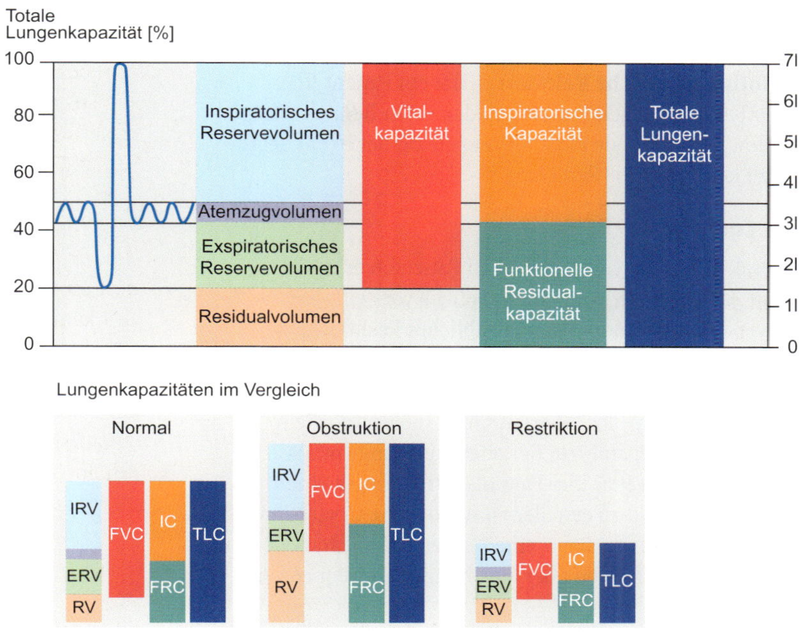

Abb. 8.7 Spirometrisch gemessene Lungenvolumina. [P210, L157]

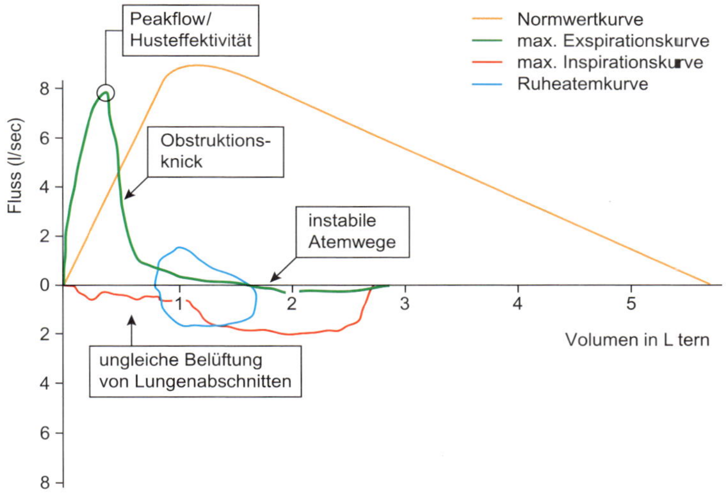

Abb. 8.8 Fluss-Volumen-Kurve bei Atemwegsobstruktion. [L271]

- **Inspiratorisches Reservevolumen (IRV):** Menge der Luft, die nach einer Ruheeinatmung maximal bis zum Erreichen der VC einatembar ist. Dieses Volumen ist maßgeblich, um das für körperliche Belastung verfügbare Einatemvolumen abschätzen zu können.

Physiotherapeutische Relevanz Die Größe der gemessenen Lungenvolumina und ihr Verhältnis zueinander lassen wesentliche Rückschlüsse darauf zu, welche Atemmanöver in der physiotherapeutischen Behandlung möglich sein können, z. B. ob eine ausreichend tiefe Inspiration für eine Inhalation oder ein körperliches Training möglich ist.

Klinische Tests Differenzialdiagnose

Messung von Peakflow und Inspirationskapazität

Zur Messung des exspiratorischen Spitzenflusses eignet sich ein **Peakflowmeter** (➤ Abb. 8.9). Es gibt Auskunft über das Ausmaß der Strömungswiderstände in den Atemwegen und wird aus diesem Grund häufig bei Patienten mit asthmatischer Komponente eingesetzt.

In klinisch stabilem Zustand wird der individuelle Bestwert ermittelt, indem der Patient 3–5 Mal nach maximaler Inspiration so rasch wie möglich in das Gerät ausatmet. Anhand der Werte wird das **Ampelschema** (PEF unter 50 %: rot,

50–80 %: gelb, über 80 %: grün) errechnet und gemeinsam von Arzt und Patient das Behandlungsschema festgelegt.

Physiotherapeutische Relevanz Hat ein Patient im physiotherapeutischen Erstbefund den roten Bereich seines Peakflow-Protokolls erreicht, ist umgehend der behandelnde Arzt zu kontaktieren (Red Flag).

Peak Cough Flow (PCF)

Der Peak Cough Flow wird bei allen Patienten erhoben, die mit Abhustproblemen im Erstbefund vorstellig werden. Man verwendet dafür ein handelsübliches Peakflowmeter (➤ Abb. 8.9). Häufige Gründe für eine Einschränkung sind Obstruktion der Atemwege, Muskelschwäche und Schmerzen.

Bei Peak-Cough-Flow-Werten unter 160 l/min ist ein produktiver Hustenstoß zur Sekretevakuierung voraussichtlich nicht möglich (Lampel-Homola 2017). Es gilt einen exakten Erstbefund zu erstellen, um mögliche Ursachen wie eine Bauchmuskelschwäche, eine Beckenbodenschwäche mit Druckverlust nach unten oder eine hohe Atemfrequenz zu identifizieren.

Physiotherapeutische Relevanz Die Identifikation des Problems ist für die weiterführende Physiotherapie sehr wichtig, da keine sinnvolle Therapie zur Sekretförderung durchgeführt werden kann, wenn der Patient das mobilisierte Sekret nicht aushusten kann. Hat der Patient einen PCF von 160 l/min und der Therapeut vermutet eine ursächliche muskuläre Schwäche, kann das Messmanöver mit einem semielastischen Bauchgurt wiederholt werden, um als Ursache für den niedrigen Wert eine Bauchmuskelschwäche zu identifizieren. Vermutet man eine Beckenbodenschwäche, wird der Patient für das Messmanöver auf einen Sattelhocker bzw. eine Handtuchrolle gesetzt, um den Druckverlust über den Beckenboden zu minimieren.

Inspirationskapazität und -fluss

Das inspiratorische Volumen kann man grob mittels eines volumengesteuerten Incentive-Spirometers messen, wobei darauf zu achten ist, dass diese Geräte nur für einen einzelnen Patienten oder mit einem Filter handzuhaben sind (➤ Abb. 8.10). Den idealen inspiratorischen Fluss, der nötig ist, um Inhalationsgeräte korrekt bedienen zu können, kann man z. B. mithilfe eines Incheck-Dial® (➤ Abb. 8.11) trainieren.

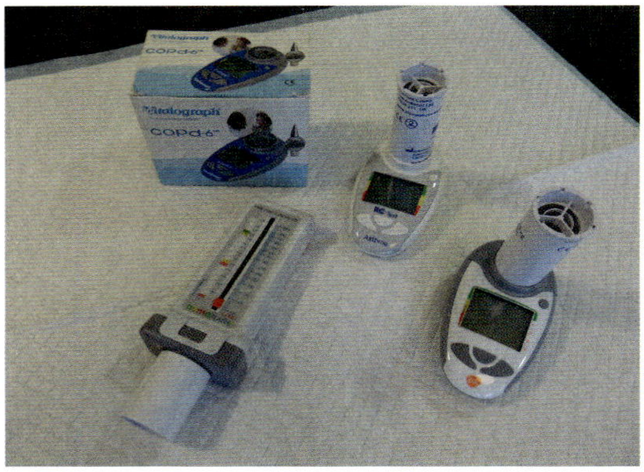

Abb. 8.9 Peakflowmeter zur Durchführung des Peakflow- bzw. Peak-Cough-Flow-Messmanövers. [P210]

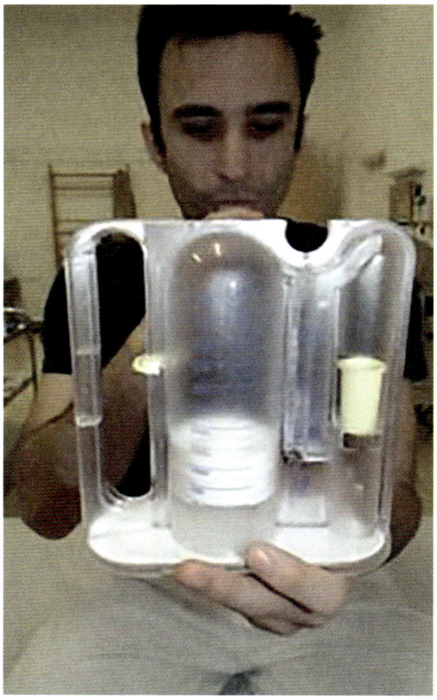

Abb. 8.10 Messung des Inspirationsvolumens mittels Incentive-Spirometers. [P210]

Blutgasanalyse: invasive Messung von Sauerstoff, CO_2 und pH-Wert

Bei der Blutgasanalyse werden die Atemgase Sauerstoff und CO_2 sowie der Säure-Base-Status im arteriellen oder kapillären Blut bestimmt.

Ein Sauerstoffmangel im Blut (Hypoxämie) ist erkennbar an der Verminderung des Sauerstoffpartialdrucks (pO_2; Normwert 75–97 mmHg) und/oder der Sauerstoffsättigung (Pulsoximetrie) sowie klinisch evtl. an einer Zyanose.

Häufige Ursachen sind:

- Alveoläre Hypoventilation
- Reduktion der Gasaustauschfläche (z. B. Lungenemphysem) oder gestörte Gasdiffusion (z. B. bei Lungenödem, Pneumonie, Fibrose)
- Missverhältnis zwischen Lungenventilation und Lungenperfusion (z. B. Lungenembolie)
- Shunt
- Verlegung bzw. Verengung der Atemwege
- Gestörter Sauerstofftransport im Blut, z. B. Mangel an Hämoglobin (Anämie)
- Embolie

Ein Anstieg des CO_2-Partialdrucks (pCO_2; Normwert 35–45 mmHg) ist oft bei obstruktiven Lungenerkrankungen mit reduziertem Atemantrieb oder Ermüdung/Erschöpfung der Atempumpe zu beobachten, ein Abfall bei Hyperventilation.

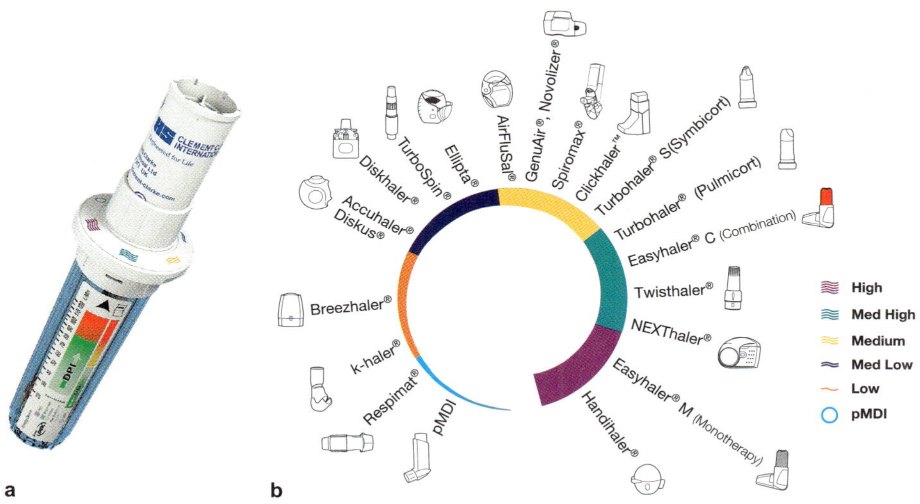

Abb. 8.11 Training des inspiratorischen Flusses mittels Incheck-Dial® © MPV Medical. [V1031]

Der pH-Wert (Normwert 7,35–7,45) zeigt den Säuregehalt des Blutes an. Zu einem Abfall kann es bei einer Übersäuerung des Körpers durch Stoffwechselstörungen oder durch einen Anstieg des CO_2-Partialdrucks kommen. Ursache eines pH-Anstiegs ist entweder ein Säureverlust (z. B. bei Erbrechen) oder eine Hyperventilation mit übermäßiger CO_2-Abgabe.

Begriffsbestimmungen Blutgase

Der Begriff **„Blutgase"** bezeichnet die Atemgase Sauerstoff und CO_2.
Hypoxämie: Sauerstoffmangel im arteriellen Blut
Hypoxie: Sauerstoffmangel in Blut und Geweben
Pulsoximetrie: nichtinvasive (transkutane) Messung der O_2-Sättigung (Normwert 97–99 %)
Hypokapnie: pCO_2 unter 35 mmHg
Hyperkapnie: pCO_2 über 45 mmHg
Kapnografie: nichtinvasive Messung des CO_2 in der Ausatemluft
Azidose: pH-Wert des Blutes unter 7,36
Alkalose: pH-Wert über 7,45

Physiotherapeutische Relevanz Die Beurteilung v. a. der Blutgase Sauerstoff und CO_2 gibt u. a. Auskunft darüber, ob ein Patient additiv Sauerstoff für die Physiotherapie benötigt. Der Sauerstoff ist verordnungspflichtig. Bei Bedarf muss dem Patienten in der Physiotherapie die vom Arzt verordnete Dosis durch den richtigen Atemweg – jenen, durch den der Patient atmet – zugeführt werden können.

8.2 Erkrankungen des respiratorischen Systems

8.2.1 Restriktive Lungenerkrankungen

Restriktive Lungenerkrankungen sind Erkrankungen, bei denen die Entfaltung, also die Ausdehnung der Lunge behindert ist. Die Einschränkung der Dehnfähigkeit der Lunge kann u. a. durch pathologische Veränderungen des Lungengewebes, durch pathologische Veränderungen am Thorax und durch mechanische oder neurologische Einschränkung der Zwerchfellmechanik bedingt sein.

Häufige *Ursachen für eine Restriktion* sind:

- **Lungenfibrose:** meist entzündlich bedingte Bildung von Narbengewebe im Bereich der alveolokapillären Membran, durch die der Gasaustausch nur erschwert stattfinden kann. Die Atemmuskulatur muss vor allem inspiratorisch Mehrarbeit leisten, um die Narbenzüge zu dehnen; die Diffusion der Atemgase ist beeinträchtigt.
- **Pleuraschwarte:** narbige Verwachsungen der Pleurablätter
- **Pneumonie:** Entzündung des Lungengewebes durch Viren, Bakterien, Pilze, u. a. Diffusionsstörung bei Bildung eines entzündlichen Exsudats
- **Long Covid-19-Erkrankung mit pulmonaler Beteiligung:** Lungenfibrose unterschiedlichen Ausmaßes als Spätfolge der akuten Pneumonie
- **Pleuraerguss:** Flüssigkeitsansammlung zwischen den Pleurablättern
- **Alveoläres Lungenödem:** Flüssigkeitsansammlung in den Alveolen, meist infolge eines Linksherzversagens
- **Zwerchfell-/Phrenikusparese:** teilweise oder vollständige Lähmung des Zwerchfells, z. B. durch Traumata, Tumore, Operationen im Bereich des N. phrenicus, oder neurologisch bedingt wie bei Insult oder neuromuskulären Erkrankungen
- **Pneumothorax:** Eintritt von Luft in den Pleuraspalt und konsekutiv Kollaps des betroffenen Lungenareals
- **Thoraxdeformitäten:** pathologische Thoraxformen wie Skoliose oder Kyphose. Da die gesamte für die Atmung relevante Muskulatur am knöchernen Thorax ansetzt, bedeutet eine mäßige bis ausgeprägte Deformierung des Thorax eine atemmechanisch ungünstige Ausgangsposition für die Muskulatur, was sich häufig als Dyspnoe, v. a. unter Belastung, zeigt.
  Ist die Deformierung einzelner Thoraxabschnitte erheblich, kann es überdies zu Kompressionsatelektasen kommen und damit

zur Minderbelüftung einzelner Lungenabschnitte sowie eingeschränkter mukoziliärer Clearance.
- **Atelektase:** fehlende Belüftung von Lungenarealen
- **Dystelektase:** verminderte oder fehlende Belüftung von Lungenarealen
- **Frakturen im Bereich des knöchernen Thorax:** Die Atemmuskulatur hat keinen stabilen Anker, um den Thorax bei der Inspiration zu weiten.
- **Adipositas per magna:** Das Zwerchfell kann die Baucheingeweide bei der Inspiration nicht gegen den Widerstand des Abdomens nach unten verlagern. Zusätzlich ist das Lungengewebe vor allem im Bereich der Lungenbasis komprimiert.

Restriktive Lungenerkrankungen sind mit einer Einschränkung der Totalkapazität verbunden sowie meist auch mit einer Steigerung der Atemarbeit für die Atemmuskulatur, um Luft in die in ihrer Dehnfähigkeit eingeschränkten Areale der Lunge zu bringen.

Die häufigsten *klinischen Zeichen* bei restriktiven Lungenerkrankungen sind:
- Dyspnoe
- Unproduktiver Reizhusten, v. a. bei Fibrose
- Zeichen erhöhter Atemarbeit
- Cor pulmonale in fortgeschrittenem Krankheitsstadium
- Hypoxämie
- Hyperkapnie in fortgeschrittenem Krankheitsstadium
- Auskultation: abgeschwächtes Atemgeräusch
- Lungenröntgen: Zeichen interstitieller Strukturvermehrung, v. a. bei Fibrose
- Spirometrie: reduzierte FRC, VC, IRV, FEV1, TLC

Physiotherapeutische Relevanz Bei einer restriktiven Lungenerkrankung als Haupt- oder Nebendiagnose ist im physiotherapeutischen Erstbefund zu ermitteln, ob der Patient die für die vorgesehene Physiotherapie (z. B. für körperliches Training) notwendige Inspirationskapazität aufbringt. Wenn dies nicht der Fall ist (Hypoxämie, Dyspnoe, ausgeprägte Tachypnoe), ist vor Therapiebeginn der Arzt zu konsultieren.

8.2.2 Obstruktive Lungenerkrankungen

Obstruktive Lungenerkrankungen sind Erkrankungen, bei denen die Verengung bzw. Verlegung der Atemwege im Vordergrund steht und die Atmung, insbesondere die Ausatmung, erschwert ist. Die häufigsten obstruktiven Lungenerkrankungen sind Asthma bronchiale, COPD, chronische Bronchitis, Lungenemphysem, zystische Fibrose und Tumore.

Da die In- und Exspirationsmuskulatur die Luft durch verengte Bronchien befördern muss, muss sie deutlich mehr Atemarbeit leisten als bei lungengesunden Menschen. Der Patient gibt in der Anamnese daher in der Regel auch Dyspnoe an, v. a. bei körperlicher Belastung. Die häufigsten *klinischen Zeichen* bei obstruktiven Lungenerkrankungen sind:
- Dyspnoe
- Zeichen erhöhter Atemarbeit
- Husten und Auswurf oder unproduktiver Reizhusten (häufig bei Asthma bronchiale)
- Protrahierte Schultern/Fassthorax
- Cor pulmonale in fortgeschrittenem Krankheitsstadium
- Hypoxämie, Hyperkapnie
- Auskultation: Rasselgeräusche, Brodeln, Brummen, Giemen
- Perkussion: hypersonorer Klopfschall
- Lungenröntgen: Zeichen einer Überblähung, wie abgeflachte Zwerchfellkuppeln und verbreiterte Interkostalräume
- Spirometrie: erhöhtes RV und FRC, reduzierte FVC, reduziertes FEV1 und FEV1/FVC
- Labor: erhöhte Hämoglobin- und Hämatokritwerte, hohe Eosinophilenzahl im Sputum, Eosinophilie (Asthma)

Besteht über längere Zeit eine ausgeprägte Überblähung der Lunge, kommt es in der Regel zu einer Veränderung der Thoraxform im Sinne einer Vergrößerung der Thoraxdurchmesser. Ist dies der Fall, sind konsekutiv auch immer die am Thorax verankerten Atemmuskeln betroffen, die dann unter ungünstigen mechanischen Voraussetzungen arbeiten müssen. Durch den übermäßigen Einsatz der Atemhilfsmuskulatur findet sich diagnostisch in aller Regel eine Protraktion der Schultern.

Chronische Bronchitis

Chronische Bronchitis

Die Weltgesundheitsorganisation (WHO) definiert die chronische Bronchitis als *„Husten und Auswurf an den meisten Tagen während mindestens drei Monaten in zwei aufeinanderfolgenden Jahren"*.

Die chronische Bronchitis ist eine chronische Entzündung im Bereich der Mukosa der Bronchien, sie ist bedingt durch die Einwirkung inhalativer Noxen über längere Zeit, die zu exzessiver Schleimproduktion durch den Umbau der Mukosa führt. Durch die Verlegung der Bronchien mit Sekret steigt die Infekthäufigkeit, da die Schleimplaques ein Nährboden für Keime sind. Zudem wird die Atemarbeit der Atemmuskulatur erhöht.

Die **Kardinalsymptome** des chronischen Bronchitikers sind Husten, Auswurf und Dyspnoe.

Häufige *Ursachen* der chronischen Bronchitis sind inhalative Noxen wie aktiver oder passiver Zigarettenrauch.

Lungenemphysem

Lungenemphysem

Nach der Leitlinie der *American Thoracic Society* (ATS) ist das Lungenemphysem definiert als pathologische Erweiterung der Lufträume distal der terminalen Bronchioli mit Zerstörung der Alveolarwände.

Im Bereich der Alveolen werden die Strukturen durch Luft, die nicht oder nicht vollständig ausgeatmet werden kann, chronisch gedehnt und es kommt zu einer Überblähung. Bei länger bestehender Überblähung reißen die Alveolarsepten ein und es kommt zu einer Verschmelzung der Alveolen und zur Ausbildung von Bullae (Emphysemblasen).

Durch den resultierenden Verlust an Gasaustauschoberfläche verschlechtert sich der Gasaustausch, erkennbar am Leitsymptom Dyspnoe. Der Elastizitätsverlust im Bereich der Bronchien führt zu einer Wandinstabilität, sodass die Atemwege während der Exspiration teilweise oder vollständig kollabieren. Je forcierter der Patient ausatmet, umso ausgeprägter ist der Kollaps der Bronchialwände, was besonders bei körperlicher Belastung eine deutliche Funktionseinschränkung bewirkt. Auch hier ist das Leitsymptom die Dyspnoe bei körperlicher Belastung, wie beispielsweise beim Treppensteigen.

Die Überblähung beim Lungenemphysem ist irreversibel. Durch die Überblähung ist das Zwerchfell in einer mechanisch ungünstigen Ausgangsposition, da es passiv verkürzt und damit in seiner Pumpleistung deutlich eingeschränkt wird.

Ursachen des Lungenemphysems sind inhalative Noxen (vorwiegend aktiver oder passiver Zigarettenrauch) und Alpha-1-Antitrypsin-Mangel.

COPD

Chronisch-obstruktive Lungenerkrankung (COPD)

Nach ATS-Guidelines (*American Thoracic Society Update on the ATS Guidelines for COPD*) ist die COPD charakterisiert durch eine chronische, irreversible Obstruktion der Lunge, die den Atemfluss bei normaler Atmung behindert. Die Behinderung des Atemflusses ist bedingt durch eine pathologische Entzündungsreaktion auf inhalative Noxen oder Gase, hauptsächlich aber durch Zigarettenrauch. Obwohl die COPD die Lunge betrifft, hat sie auch signifikante systemische Konsequenzen. Diese Tatsache ist für physiotherapeutische Maßnahmen besonders zu berücksichtigen.

Die COPD ist eine irreversible Lungenerkrankung, die u. a. eine chronische Störung der mukoziliären Clearance, Wandinstabilität der Atemwege und Überblähung der Alveolen umfasst. Sie ist derzeit die Volkskrankheit mit der größten Steigerungsrate. In Europa wird nur etwa jeder fünfte COPD-Patient diagnostiziert. Die WHO empfiehlt, dass jeder Patient einer Spirometrie zugeführt wird, der länger anhaltende Symptome von Husten, Auswurf, Atemnot oder eine Raucheranamnese bei der Befundung angibt.

Viele Patienten sind sich ihrer Erkrankung nicht bewusst und suchen keinen Arzt auf, weil sie die zunehmende Atemnot ihrem Alter zuschreiben. Umso wichtiger ist es, bei der physiotherapeutischen Befundung vor allem ältere, rauchende Patienten auf Zeichen zu untersuchen, die auf eine COPD hinweisen, um sie zusätzlich zu einer atemphysiotherapeutischen einer raschen ärztlichen Behandlung zuzuführen.

Die *Diagnose* COPD wird durch eine Spirometrie gestellt, in Verbindung mit einem Lungenröntgen und der klinischen Befundung durch den Arzt. Die *Kardinalsymptome* des COPD-Patienten sind Dyspnoe, Husten und Auswurf.

Art und Steuerung der Therapie der COPD basieren nach internationaler Empfehlung (Global Initiative for Chronic Obstructive Lung Disease [GOLD] 2023) auf den Symptomen und dem Exazerbationsrisiko der Patienten. Zur Quantifizierung der *Symptome* empfiehlt die GOLD den CAT-Fragebogen oder den mMRC-Dyspnoefragebogen:

- CAT (COPD Assessment Test): besteht aus acht Fragen; ein Score < 10 betrifft weniger symptomatische Patienten.
- mMRC (modified Medical Research Council; ➤ Tab. 8.1): graduiert mithilfe einer 5-Stufen-Skala ausschließlich die Dyspnoe; die Stufen 0 und 1 entsprechen dabei einer geringen Symptomatik.

Das Exazerbationsrisiko wird anhand der Anamnese eingeschätzt: Ein erhöhtes Re-Exazerbationsrisiko besteht bei ≥ 1 stationär (= schwere) oder ≥ 2 ambulant (mit einem Antibiotikum und/oder einem systemischen Kortikosteroid) behandelten Exazerbationen pro Jahr. Daraus ergeben sich nach GOLD (2023) drei COPD-Risikogruppen:

- Risikogruppe A:
  Symptome: mMRC 0–1, CAT < 10; *Exazerbationen:* 0–1 moderate Exazerbationen ohne Krankenhausbehandlung in der Anamnese
- Risikogruppe B:
  Symptome: mMRC ≥ 2, CAT ≥ 10; *Exazerbationen:* 0–1 moderate Exazerbationen ohne Krankenhausbehandlung in der Anamnese
- Risikogruppe E:
  Symptome: mMRC 0–1, CAT < 10 oder mMRC ≥ 2, CAT ≥ 10; *Exazerbationen:* > 2 moderate Exazerbationen oder > 1 krankenhauspflichtige Exazerbation in der Anamnese

Patienten mit schwerer COPD präsentieren sich oft im Erstbefund mit Tachypnoe bei der Anamnese im Sitzen, mit Orthopnoe bei der Befundung im Liegen und geben auf der visuellen Analogskala (VAS, ➤ Abb. 8.4 in ➤ Kap. 8.1.3) eine Dyspnoe von etwa Grad 5 im Sitzen und etwa Grad 7 im Liegen an.

Patienten mit leichterer COPD werden häufig im Rahmen eines Zufallsbefunds diagnostiziert. Die Patienten schieben ihre Atemnot oft – vorausgesetzt, sie spüren sie vor allem bei körperlicher Belastung – auf ihr fortschreitendes Alter oder ihre mangelnde körperliche Fitness.

Asthma bronchiale

Das Asthma bronchiale ist eine chronische, entzündliche Erkrankung der Atemwege, die durch bronchiale Hyperreagibilität und eine variable Atemwegsobstruktion gekennzeichnet ist. Die sogenannte **Asthma-Trias** besteht aus Bronchospasmus, Schleimhautödem sowie Hyper- bzw. Dyskrinie. Man unterscheidet das extrinsische (Auslöser meist Allergene oder körperliche Anstrengung) vom intrinsischen (Auslöser z. B. Infekte, Emotionen wie Stress) Asthma. Es kann sporadisch, saisonal oder ganzjährig auftreten.

Schweregradeinteilung des Asthmas nach den Leitlinien der GINA (Global Initiative for Asthma 2017):

- Grad 1: Kontrolliertes Asthma
- Grad 2: Partiell kontrolliertes Asthma
- Grad 3: Unkontrolliertes Asthma

Die Zuteilung erfolgt nach den Kriterien:

- Subjektive Symptome tagsüber und nachts
- FEV1-Wert als Leitwert der Lungenfunktion (Grenze: FEV1 < 80 %)
- Einschränkung der körperlichen Aktivität im Alltag
- Häufigkeit der Verwendung von inhalativen, kurz wirksamen Bronchodilatatoren
- Häufigkeit der Exazerbationen

Häufige *Ursachen* von bronchialer Obstruktion sind:

- Hyper- bzw. Dyskrinie
- Ödem der bronchialen Mukosa
- Spasmus der Bronchialmuskulatur
- Instabilität der Bronchialwände
- Aspiration

Oftmals kommen mehrere der genannten pathologischen Mechanismen gleichzeitig vor, was eine Aggravierung der Funktionseinschränkung der Lunge bewirkt.

Physiotherapeutische Relevanz Ist bei einer obstruktiven Lungenerkrankung der Widerstand innerhalb der Atemwege groß (siehe Inspektion, Palpation, Perkussion, Dyspnoeskalen, Peakflowmetrie), kann mit der Therapie nur dann begonnen werden, wenn der Atemwegswiderstand durch vorbereitende Maßnahmen wie z. B. Inhalation von bronchienerweiternden Medikamenten auf ein für den Patienten akzeptables Maß reduziert werden kann. Die vom Arzt verordneten Notfallmedikamente sollten die Patienten zur Therapie mitbringen! Basierend auf der physiotherapeutischen Befundung unterscheidet man bei der Auswahl an atemphysiotherapeutischen Behandlungsansätzen grundsätzlich zwischen Maßnahmen zur Reduktion der Atemarbeit und Maßnahmen, die durch gezielte körperliche Belastung, z. B. in Form eines therapeutisch überwachten Trainings, zu einer Linderung der Beschwerden des Patienten führen.

FALLBEISPIEL

Eine 56-jährige Patientin kommt wegen einer Skoliosebehandlung in die Praxis. In der Anamnese ist ein unproduktiver Reizhusten auffällig, zusätzlich zu einem giemenden Atemgeräusch und Einsatz der Atemhilfsmuskulatur bei leichter körperlicher Belastung. Die Patientin gibt an, dass sich die respiratorischen Symptome seit ihrer Übersiedlung in eine neue Wohnung verschlechtert haben. Die Symptome sind in der Nacht am schlimmsten. Die Sauerstoffsättigung ist während der Anamnese im Normbereich.

Es ist empfehlenswert, diese Patientin zu einem Pulmologen zu überweisen, um eine bronchiale Hyperreagibilität bzw. ein allergisches Asthma abzuklären. Die in der Anamnese erhobenen Beschwerden nachts sowie nach Umzug in die neue Wohnung könnten ein deutlicher Hinweis dafür sein.

CAVE

Red Flags

Ärztliche Abklärung vor Therapiebeginn ist unbedingt nötig bei:

- Unsicherheit über die Ursache eines erhobenen Befundparameters
- Pathologischen Atemmustern oder Atemformen
- Sauerstoffsättigung unter 90 %
- MIP unter 30 cmH_2O
- Blutbeimengungen im Sputum (Hämoptysen)
  Häufige Ursachen von Hämoptysen sind: Pneumonie, Tumor, Bronchiektasien, Lungenembolie
- Schmerzen im Thoraxbereich:
  Mögliche Ursachen:
  - Kardiale Ursachen wie Angina pectoralis oder Herzinfarkt
  - Pneumothorax
  - Pulmonalembolie
  - Brüche/Fissuren am knöchernen Thorax (Kortisonanamnese! Metastasen!)
  - Muskuläre Überbeanspruchung
  - Pleurabeteiligung bei entzündlichen Prozessen
  - Knöcherne Strukturen wie blockierte Rippen-Wirbel-Gelenke, Fissuren oder Brüche am knöchernen Thorax
- Atemnot Grad 5 einer Dyspnoeskala, z. B. VAS, modifizierte Borg-Skala
- Peakflow im roten Bereich nach dem Ampelschema
- Nicht zuzuordnendem Atemgeräusch in einem auskultierten Lungenareal
- „Silent lung": man hört bei offensichtlicher Atemnot des Patienten auskultatorisch kaum oder kein Atemgeräusch, da die Atemmuskulatur die Ventilation gegen die Widerstände in der Lunge nicht mehr leisten kann. Tritt meist bei Patienten mit schwerer Atemwegsobstruktion auf. In diesem Fall ist der Patient unverzüglich ärztlicher Hilfe zuzuführen!

FALLBEISPIEL

Ein 70-jähriger Patient mit Raucheranamnese präsentiert sich in der Praxis mit dem Ziel, durch therapeutisches Training seine körperliche Leistungsfähigkeit zu verbessern. Die Befundung ergibt seit einigen Wochen zunehmende Atemnot, Gewichtsabnahme, unproduktiven Husten, einen leichten inspiratorischen Stridor sowie asymmetrische Thoraxbewegung und ungleiche Belüftungsverhältnisse im Thoraxröntgen. In der Anamnese gibt der Patient an, in letzter Zeit einige Male eine geringe Menge Blut gehustet zu haben. Die Befundungsergebnisse können Hinweis auf eine Malignität in der Lunge sein. In diesem Fall ist vor Trainingsbeginn eine ärztliche Abklärung unbedingt nötig.

ZUSAMMENFASSUNG

- Ein Patient mit einer eingeschränkten Atemfunktion hat mit großer Wahrscheinlichkeit eine Beeinträchtigung einer Vitalfunktion.
- Im Erstkontakt sind deswegen sorgfältig Art und Ausmaß der Störung zu erheben.
- So kann sichergestellt werden, dass noch nicht diagnostizierte Probleme einer raschen ärztlichen und/oder physiotherapeutischen Behandlung zugeführt werden und der Patient in kürzestmöglicher Zeit eine adäquate Therapie erhält.

Reflexionsfragen

1. Welche Zeichen erhöhter Atemarbeit kennen Sie?
2. Welche Untersuchung würden Sie anwenden, um die Sauerstoffsättigung eines Patienten zu bestimmen, und worauf müssen Sie dabei achten?
3. Bei welchen klinischen Zeichen einer respiratorischen Funktionseinschränkung würden Sie Ihrem Patienten nahelegen, diese möglichst rasch ärztlich abklären zu lassen?
4. Welche Ursachen von Dyspnoe kennen Sie?
5. Wie kann man Dyspnoe quantifizieren?
6. Wie können Sie die Hustfähigkeit eines Patienten beurteilen?
7. Welche Gründe für eingeschränkte Hustfähigkeit kennen Sie?
8. Welche spirometrisch gemessenen Lungenvolumina geben Ihnen einen Hinweis auf die Möglichkeit des Patienten, für körperliche Belastung ausreichend Lungenvolumen zur Verfügung zu haben?
9. Welchen Leistungstest kennen Sie für die Beurteilung der allgemeinen Ausdauer?
10. Welchen Leistungstest kennen Sie für die Beurteilung der inspiratorischen Atemmuskelkraft?

LITERATUR

Brooks SM. Task force on surveillance for respiratory hazards in the occupational setting. Surveillance for respiratory hazards. ATS News 1982; 8: 12–16.
Büsching G, et al. Assessments in der Rehabilitation. Bd. 3: Kardiologie und Pneumologie. Bern: Verlag Hans Huber, 2009.
Dakin J, Kourteli E, Winter R. Making Sense of Lung Function Tests. Oxford: Oxford University Press, London, 2003.
Global Initiative for Chronic Obstructive Lung Disease (GOLD) 2017: https://www.goldcopd.org.
Haber P. Lungenfunktion und Spiroergometrie; 2. A. Heidelberg: Springer Verlag, 2007.
Harden B, et al. Respiratory Physiotherapy. London: Elsevier Churchill Livingston, 2009.
Lampel-Homola S. Fall 4 – Atemnot bei Multipler Sklerose. In: Mayrhofer S, Krenek B (Hrsg). Fallbuch Physiotherapie in der Inneren Medizin mit Schwerpunkt Kardiologie/Pulmologie. 1. A. Elsevier Verlag, 2017.
Mayrhofer S, Krenek B. Fallbuch Physiotherapie in der Inneren Medizin mit Schwerpunkt Kardiologie/Pulmologie. 1. A. Elsevier Verlag, 2017.
Myers AK. Respiratory system. Philadelphia: Elsevier Mosby, 2006.
Persing GP. (1996) Entry-level respiratory care review. 2nd ed. Philadelphia: W. B. Saunders, 1996.
Pryor J, Prassad A. Physiotherapy for respiratory and cardiac problems. Edinburgh: Elsevier Churchill Livingston, 2008.
Rabe KF, Watz H. Chronic obstructive pulmonary disease. Lancet 2017; 389(10082): 1931–1940.
Schandl-Freimüller P. Fall 20 – COPD IV mit nichtinvasiver Beatmung. In: Mayrhofer S, Krenek B (Hrsg). Fallbuch Physiotherapie in der Inneren Medizin mit Schwerpunkt Kardiologie/Pulmologie. 1. A. Elsevier Verlag, 2017.
Van Gestel AJR, Teschler H. Physiotherapie bei chronischen Atemwegs- und Lungenerkrankungen. Heidelberg: Springer Verlag, 2010.
Vogelmeier C et al. Leitlinien der Deutschen Atemwegsliga und der Deutschen Gesellschaft für Pneumologie und Beatmungsmedizin zur Diagnostik und Therapie von Patienten mit chronisch-obstruktiver Bronchitis und Lungenemphysem (COPD). Pneumologie 2007; 61: e1–e40.
West J. Pulmonary Pathophysiology. 4th ed. Baltimore: Williams&Wilkins, 1992.
Wilkins RL, Krider SJ, Sheldon RL. Clinical Assessment in Respiratory Care. 3rd ed. St. Louis MO: Mosby, 1995.

WEBLINKS

https://www.who.int/health-topics/chronic-respiratory-diseases#tab=tab_1: Definitionen der WHO für Chronische Bronchitis und COPD.
https://ginasthma.org/: Leitlinien für Asthma der Global Initiative For Asthma (2017).
httpd://www.atemwegsliga.de/copd.html: Leitlinien der Deutschen Atemwegsliga und der Deutschen Gesellschaft für Pneumologie und Beatmungsmedizin zur Diagnostik und Therapie von Patienten mit COPD.

KAPITEL

9

Christoff Zalpour

Herz-Kreislauf-System

Lernziele

Nach Durcharbeiten dieses Kapitels wird der Leser
- typische kardiovaskuläre Symptome kennen und sie voneinander unterscheiden sowie hinsichtlich ihrer Bedeutung einschätzen können,
- die wichtigsten Erkrankungen des arteriellen Gefäßsystems kennen und sie voneinander unterscheiden sowie bezüglich ihrer klinischen Bedeutung zuordnen können,
- die arterielle Hypertonie als Risikofaktor für die Entwicklung kardiovaskulärer Erkrankungen kennen, ihre Epidemiologie beschreiben, Grenzwerte angeben und die Notwendigkeit von regelmäßigen Blutdruckmessungen im Erstkontakt richtig bewerten können,
- die wichtigsten Antihypertensiva kennengelernt haben,
- Risikofaktoren der Arteriosklerose kennen und ihre Bedeutung für die Entstehung kardiovaskulärer Erkrankungen einschätzen können,
- das Krankheitsbild des akuten arteriellen Verschlusses kennen,
- verschiedene arterielle Entzündungen kennengelernt haben,
- das Krankheitsbild des Aortenaneurysmas kennen und um dessen Symptomatik am Bewegungsapparat wissen, die mit rein muskuloskelettal bedingten Problemen verwechselt werden kann,
- verschiedene venöse Gefäßerkrankungen kennen und um die Gefahren der Venenthrombose wissen,
- die wichtigsten Symptome der Krankheiten des Herzens kennengelernt haben und wissen, wie diese sich gegenseitig beeinflussen,
- Ursachen und Einteilung der Herzinsuffizienz kennen,
- Ursachen und Einteilung von Klappenerkrankungen (Vitien) kennen,
- Ursachen und die klinische Symptomatik von entzündlichen Herzerkrankungen kennen,
- Erregungsbildungs- und -leitungsstörungen kennen und verstehen,
- Durchblutungsstörungen des Herzens und ihre unterschiedlichen Symptome kennen,
- das Tietze-Syndrom kennen und es von einer Durchblutungsstörung des Herzens abgrenzen können.

9.1 Einleitung

Das Herz-Kreislauf-System besteht aus den zum Herzen hin- und vom Herzen fortführenden Gefäßen sowie dem Herzen selber. Entwicklungsgeschichtlich werden die Gefäße früh, nämlich bereits Mitte der 3. Woche (nach Befruchtung) angelegt. Das Entoderm (innere Keimblatt) induziert dabei im benachbarten Mesoderm (mittleren Keimblatt) die Bildung sog. Angioblasten, die sich zunächst zu Endothelnestern und dann zu einem ersten Gefäßsystem organisieren, in das die Herzanlage bereits integriert ist. Allen Gefäßen – und damit auch dem Herzen selber – ist der dreischichtige Wandaufbau gemein, dessen mittlere Schicht aus glatter Muskulatur besteht. (Beim Herzen selber ist dies die spezielle Herzmuskulatur, die zwar eher wie quergestreifte Muskulatur aussieht, sich aber ebenso wie die Muskulatur der Gefäße nicht willkürlich steuern lässt, also wie glatte Muskulatur verhält.) Nur die funktionell für den Stoffaustausch wichtigen Kapillaren sind einfacher aufgebaut.

Erkrankungen des Herz-Kreislauf-Systems können chronisch progredient verlaufen, aber auch akut auftreten und u. U. lebensbedrohlich sein. Deshalb ist für den Erstkontakt wichtig, die wesentlichen kardiovaskulären Funktionen gut abschätzen zu können, auch um den Patienten auf das Risiko einer evtl. bisher unbekannten Herz-Kreislauf-Erkrankung hin zu screenen.

Epidemiologie

Kardiovaskuläre Erkrankungen führen – vor Krebs, Infektionserkrankungen und Unfällen – nach wie vor weltweit die Todesursachenstatistik an (➤ Abb. 9.1). Statistisch kann man sagen, dass über die Hälfte einer beliebigen Population an den Folgen einer Arteriosklerose, z. B. durch Herzinfarkt oder Schlaganfall, sterben werden.

Prävention

Die Prävention von kardiovaskulären Erkrankungen (Primärprävention) setzt insbesondere auf sog. Lebensstilfaktoren: gesunde Ernährung, gesunde Stressverarbeitung und vor allem ausreichende Bewegung spielen dabei eine sehr wichtige Rolle. Physiotherapeuten

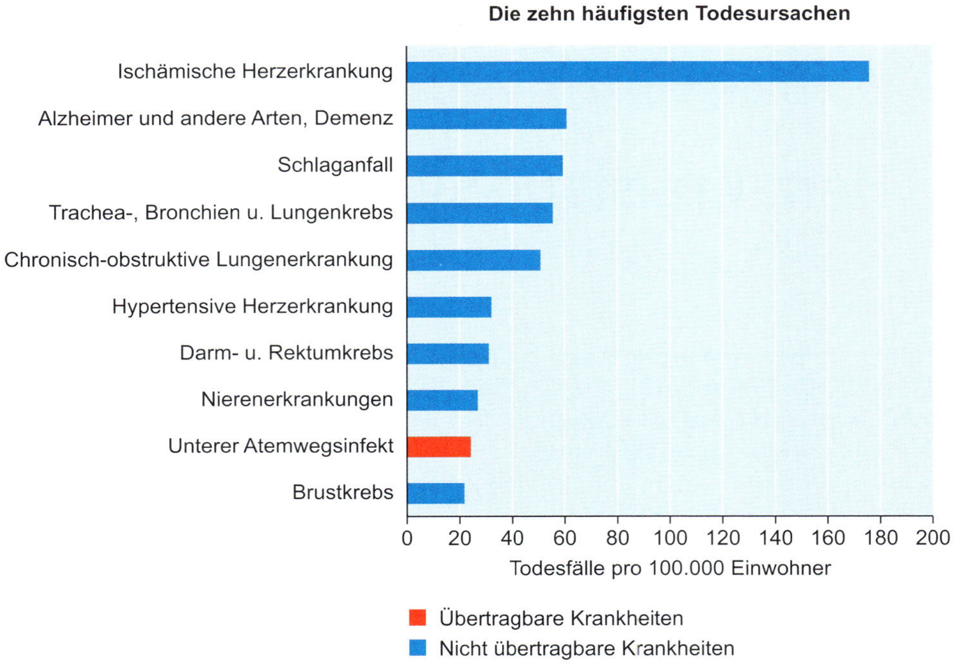

Abb. 9.1 Statistik der weltweit häufigsten Todesursachen (nach Daten der WHO). Durchblutungsstörungen des Herzens und des Gehirns sind für mehr als 50 % aller Todesfälle verantwortlich. [W798, L231]

sollten daher insbesondere als Bewegungsadvokaten ihren Patienten ein individuell angepasstes Bewegungsprogramm empfehlen und dieses auch im Verlauf steuern.

In der Tertiärprävention (d. h. Prävention des Fortschreitens oder von Komplikationen eingetretener Herzerkrankungen) haben sich Herzsportgruppen, die stets ärztlich und sport- oder physiotherapeutisch betreut durchgeführt werden, als sehr wirksam erwiesen und können eine Verschlimmerung oder das Wiederauftreten kardiovaskulärer Erkrankungen deutlich verringern, wenn sie langfristig und regelmäßig wahrgenommen werden.

Kardiovaskuläre Symptome

Zu den Kardinalsymptomen *kardialer* Erkrankungen gehören typischerweise Brust-, Nacken- und/oder Armschmerzen, Herzklopfen (Palpitationen), Luftnot, Bewusstseinsstörungen (Synkopen), Müdigkeit, Husten, Schwitzen und Blauwerden der Haut (Zyanose). Die häufigsten Symptome bei *kardiovaskulärer* Ursache an den Gefäßen sind Ödeme und Beinschmerzen (Claudicatio) (➢ Tab. 9.1).

9.2 Erkrankungen der arteriellen Gefäße

Natürlich ist auch hinsichtlich der Gefäßgesundheit das Alter ein wichtiger Risikofaktor, denn die Regenerationsfähigkeit des Gewebes nimmt mit der Zeit ab, was in einer zunehmenden Sklerose (Verhärtung) von Gewebestrukturen resultiert und sich eben auch funktionell bemerkbar macht. Von dieser durch normale Alterungsprozesse entstehenden Sklerose, die sich durch einen aktiven, gesunden Lebensstil zumindest verlangsamen lässt, muss man die pathologischen, z. B. arteriosklerotisch bedingten Veränderungen der Gefäße unterscheiden. Sie stellen bei fortschreitender Erkrankung, die sich zum einen in Gefäßwandveränderungen (Plaque-Bildung), aber zum anderen auch in Bewegungsstörungen der glatten Gefäßmuskulatur äußern und damit hämodynamisch relevant werden kann, eine ernsthafte Gefahr dar. Die Folgen reichen von einer Minderperfusion einzelner Gewebeabschnitte bis hin zur vollständigen Verlegung funktioneller Endarterien (arterielle Thrombose), die wiederum Infarkte nach sich zieht.

9.2.1 Arterielle Hypertonie

Die arterielle Hypertonie ist zugleich eine eigene Erkrankung und ein wichtiger Risikofaktor für das Entstehen anderer kardiovaskulärer Erkrankungen. Sie ist z. B. der wichtigste Risikofaktor für die Entwicklung eines Apoplex, aber auch vieler anderer hypertensiver Schädigungen von Organen, z. B. der Niere (hypertensive Nephropathie), des Herzens (hypertensive Herzkrankheit) oder des arteriellen Gefäßsystems (abdominelle Aneurysmata). Da eine arterielle Hypertonie über lange Zeit symptomlos verläuft, ist jede Anstrengung auch der nichtärztlichen Therapeuten von Bedeutung, einen bisher nicht erkannten Bluthochdruck aufzudecken und die Patienten einer adäquaten Therapie zuzuführen. Im physiotherapeutischen Erstkontakt gehört daher die wiederholte Ruheblutdruckmessung (neben der Erhebung des Pulsstatus) zum Standardrepertoire (siehe auch ➢ Kap. 1.6.2).

Tab. 9.1 Kardiovaskuläre Symptome und ihre Bedeutung.

Symptom	Bedeutung
Brustschmerz	Brustschmerz ist ein ernsthaftes Symptom, das sowohl kardialer als auch nichtkardialer Ursache sein kann. Er kann in den Hals, (Unter-)Kiefer, oberen Trapezius, oberen Rücken, die Schulter oder in beide Arme (bevorzugt links) ausstrahlen. Die Schmerzausstrahlung in den Arm folgt üblicherweise dem Verlauf des N. ulnaris. Das Herz wird aus den Spinalsegmenten C3 bis T4 versorgt und kann so viszeralen Schmerz in die entsprechenden Segmente projizieren (*„referred pain"*). Beschwerden an Herz und Diaphragma (C5–C6) können beispielsweise Schulterschmerz auslösen. Typische Begleitsymptome kardialen Brustschmerzes sind deshalb als Red Flags zu werten: Übelkeit, Erbrechen, Schwitzen, Luftnot, Schwäche, (plötzliche) Blässe, Bewusstseinsverlust. Patienten mit Blutarmut (Anämie) können ebenfalls Brustschmerzen empfinden, auch wenn ihre Koronardurchblutung intakt ist. (Die Symptome entstehen dabei unter Belastung durch die mangelhafte Sauerstoffversorgung aufgrund der verminderten Erythrozytenzahl). Eine Reihe von weiteren *nichtkardialen* Ursachen kann ebenfalls Brustschmerz auslösen, darunter Bandscheibenprobleme und Arthritiden der HWS. Auch Angstzustände und in ihrer Extremform Panikattacken können Brustschmerzen auslösen, die wie die Symptome eines Herzinfarkts erscheinen (häufigster nichtkardialer Grund für Brustschmerzen). Der häufigste *muskuloskelettale Grund* für Brustschmerz sind (myofasziale) Triggerpunkte, z. B. in der Bauchmuskulatur. Auch umgekehrt können Triggerpunkte durch tatsächliche kardiale Beschwerden aktiviert werden, beispielsweise in der Brustmuskulatur. Sind sie von Symptomen wie Schwindel, Kopfschmerzen, Sehstörungen, Übelkeit oder gar Synkopen begleitet, sind dies Yellow Flags, die auf eine Beteiligung des autonomen Nervensystems hinweisen und üblicherweise nicht auftreten, wenn es sich um rein somatische Ursachen handelt. Auch bis zu einer Woche zurückliegender Kokain-Missbrauch kann durch seine Kardiotoxizität Auslöser für Brustschmerzen sein. (In den USA ist dies der häufigste Grund für die Einlieferung in die Notfallambulanz bei drogeninduzierten Beschwerden.)
Brustenge (Angina pectoris)	Angina pectoris, auch Stenokardie genannt, beschreibt die anfallsartigen, durch Mangeldurchblutung des Herzens ausgelösten Schmerzen der Brust, z. B. bei koronarer Herzkrankheit.
Palpitationen, Arrhythmien	Herzstolpern bzw. irregulärer Rhythmus, der sowohl aus relativ harmlosen Gründen (Mitralklappenprolaps, „Sportlerherz", Angst, Anstrengung) als auch aufgrund ernsthafter Pathologie (koronare Herzkrankheit, Kardiomyopathie, Schenkelblock, Klappenfehler wie Mitral- oder Aortenstenose) entstehen kann. Bei Palpitationen werden die Herzaktionen seitens der Patienten als ungewöhnlich schnell, anstrengend, kräftig oder unregelmäßig wahrgenommen. Begleitsymptome können Benommenheit oder gar Synkopen sein. Trigger kann auch eine überaktive Schilddrüse sein. Andauernde Palpitationen (über Stunden) müssen ebenso unverzüglich ärztlich abgeklärt werden wie solche, die mit Schmerz, Kurzatmigkeit oder (drohender) Bewusstlosigkeit einhergehen.
Kurzatmigkeit (Dyspnoe)	Dyspnoe kann – aufgrund der engen funktionellen Zusammenarbeit von Herz und Lunge – kardiologisch bedingt sein, aber auch einen pulmonalen Ursprung haben. Weitere Gründe können mangelnder Trainingszustand unter Belastung oder psychische Erregung sein. Für die Einschätzung der Schwere ist es wichtig, festzustellen, ob das Symptom bereits in Ruhe spürbar ist oder erst bei (steigender) Belastung auftritt. Ersteres ist schwerwiegender und weist darauf hin, dass eine ausgeprägte Pathologie zugrunde liegt. Die stärkste Form der Ruhedyspnoe wird als **Orthopnoe** bezeichnet; bei der die Patienten nur mit aufgerichtetem Oberkörper ausreichend Luft bekommen, da sie so (mit abgestützten Armen sitzend oder stehend) besser auf die Atemhilfsmuskulatur zurückgreifen können. Dies kommt z. B. häufig bei der Herzinsuffizienz vor. Plötzlich auftretende Dyspnoe ist ein häufiges Symptom der dekompensierten Herzinsuffizienz! Allgemein gilt: Neu auftretende bzw. sich verschlimmernde Dyspnoe (bei bekanntem Grundleiden) muss ärztlich abgeklärt werden. Dyspnoe, bei der Atmen mit der Lippenbremse oder im Kutschersitz beobachtet wird, ist eher pneumo- als kardiogen.
Kardiale Synkope	Ohnmacht bzw. Benommenheit resultiert aus mangelhafter Sauerstoffzufuhr zum Gehirn. Typische kardiale Ursachen können Arrhythmien, orthostatische Hypotension, schlechte Ventrikelfunktion, koronare Herzkrankheit oder auch eine vertebrobasiläre Insuffizienz sein. Benommenheit aufgrund einer **orthostatischen Hypotension** (plötzlicher Blutdruckverlust) kann bei Positionsänderungen (z. B. vom Liegen in die Aufrechte) oder nach körperlicher Erschöpfung auftreten, die mit gesteigertem Abdominaldruck (z. B. beim Heben) einherging. Patienten mit Aortenstenose erleben dies häufig. Durch Fehlregulation des autonomen Nervensystems kann es zu einer sog. **vasovagale Synkope** kommen. Auslöser sind häufig psychische Gründe wie Angst oder emotionaler Stress mit begleitender Hyperventilation, aber auch andere Ursachen kommen infrage. Auch bei Veränderungen einer kardial wirksamen Medikation (Umstellung, versehentliche Falscheinnahme) können sowohl Benommenheit wie auch Synkopen resultieren. Treten Synkopen ohne jegliche Vorwarnzeichen (z. B. vorausgehende Benommenheit, Schwindel, Übelkeit) auf, kann das Ausdruck ernsthafter Herzklappenerkrankungen oder Arrhythmien sein. Auch der plötzliche Herztod entsteht so. Deshalb muss jede nicht erklärbare Synkope, vor allem wenn sie von weiteren Herz- oder Blutdruckproblemen begleitet wird, bzw. der Patient Risikofaktoren für die Entstehung eines Schlaganfalls oder Herzinfarktes hat, unverzüglich ärztlich abgeklärt werden. Die physiotherapeutische Untersuchung der Halswirbelsäule kann Schwindel verursachen. Wenn dies von weiteren Symptomen wie Nystagmus, Veränderung der Pupillengröße, Sehstörungen und/oder Benommenheit begleitet ist, muss die Ursache dafür aufgeklärt werden.

Tab. 9.1 Kardiovaskuläre Symptome und ihre Bedeutung. (*Forts.*)

Symptom	Bedeutung
Erschöpfung (Fatigue)	Wenn bereits bei geringer Anstrengung schnell eine Erschöpfung eintritt, kann dies kardiale Ursachen haben (koronare Herzkrankheit, Dysfunktion der Aortenklappe, Kardiomyopathie, Myokarditis). Nichtkardiale Ursachen sind ebenfalls vielfältig, sie können neurologisch, muskulär, metabolisch oder pulmonal sein. Ist aber das Herz die Ursache, kommen meist weitere Symptome wie Dyspnoe, Brustschmerz, Palpitationen oder Kopfschmerzen hinzu. Tritt eine ungewöhnliche bzw. unerwartet starke Ermüdung nach Belastungen (z. B. beim Training) auf, muss der Patient – vor allem bei bekannter vorbestehender Herzerkrankung – engmaschig überwacht werden. Allerdings kann auch Trainingsmangel der Grund für eine rasche Ermüdung sein, gerade bei älteren, über lange Zeit inaktiven Patienten. Aufschluss über die Ursache gibt die Ergometrie.
Husten	Husten weist zwar typischerweise auf pulmonale Probleme hin, kann aber auch kardial bedingt sein: eine linksventrikuläre Dysfunktion bei Mitralklappeninsuffizienz, die auf einem Lungenödem beruht, kann sich in trockenem Husten äußern, der vor allem bei Anstrengung auftritt. Bei der dekompensierten Herzinsuffizienz entsteht der Hustenreiz durch die große Menge an Flüssigkeit, die im Bronchialbaum gefangen ist und die Schleimhäute entsprechend reizt.
Zyanose	Ein erniedrigter Sauerstoffgehalt im Blut zeigt sich meist in einer bläulichen Verfärbung der Lippen und der Finger- und Zehennagelbetten. Auch wenn hämatologische und zentralnervöse Ursachen vorkommen, ist die Zyanose doch zumeist kardial bzw. pulmonal bedingt.
Ödeme	Wassereinlagerungen von über 3 Pfund, die zu Schwellungen an den Knöcheln, im Abdomen und an den Händen führen, stellen – insbesondere wenn sie von Luftnot, Erschöpfung und Schwindel begleitet sind – eine wichtige Red Flag für die dekompensierte Herzinsuffizienz dar. Weitere Begleitsymptome können Jugularvenenerweiterung (➤ Abb. 9.2) und Zyanose sein. Bei durch die Stauung verursachter Lebervergrößerung kommt noch ein konstanter bzw. scharfer Schmerz im rechten oberen Quadranten hinzu. Eine Rechtsherzschwäche mit konsekutivem Ödem kann auch nach herzchirurgischen Eingriffen, bei Venenklappeninsuffizienz, Mitralklappendysfunktion oder koronarer Herzkrankheit vorliegen. Nichtkardiale Ursachen für Ödeme sind beispielsweise pulmonale Hypertension, Niereninsuffizienz, Leberzirrhose, Verbrennungen, Infektionen, Lymphstau bzw. allergische Reaktionen. Wenn die Ödeme und ihre Begleitsymptome auch in Ruhe weiterbestehen, ist eine ärztliche Abklärung erforderlich.
Claudicatio intermittens	Die Klaudikatio (belastungsinduzierter Beinschmerz, v. a. beim Gehen) ist das typische Symptom einer **peripheren arteriellen Verschlusskrankheit (pAVK).** Sie tritt oftmals gemeinsam mit einer koronaren Herzkrankheit auf, da sie ja auch dieselbe Ursache hat: eine Gefäßverkalkung (Arteriosklerose). Geht der Beinschmerz mit eindrückbaren Ödemen einher, ist das ein deutliches Zeichen für den vaskulären Ursprung. Differenzialdiagnostisch müssen andere, nichtvaskuläre Ursachen wie Ischialgie, vorderes Kompartment-Syndrom, Gicht, periphere Neuropathie oder Pseudoklaudikatio ausgeschlossen werden. Letztere weist zusammen mit tiefsitzendem Rückenschmerz auf eine **Spinalkanalstenose** hin. **Pseudoklaudikatio**-Beschwerden treten meist beidseitig auf und bessern sich in Ruhe und bei lumbaler Flexion. Eine vaskulär bedingte Klaudikatio geht häufig mit trophischen Hautveränderungen einher (dünne, trockene, haarlose Haut). Wenn solche Veränderungen beobachtet werden, sollten daher periphere Pulse, Kern- und Hauttemperatur gemessen werden: Eine kalte Haut weist eher auf eine vaskuläre Obstruktion, eine warme hingegen auf eine Entzündung bzw. Infektion hin. Abruptes Eintreten bzw. plötzliche Verschlimmerung bestehender Ischämieschmerzen müssen unverzüglich ärztlich abgeklärt werden.

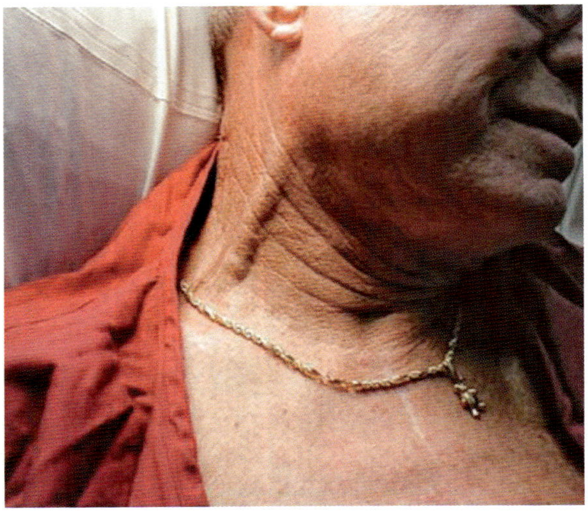

Abb. 9.2 Erweiterte Jugularvenen. [E355]

Epidemiologie

Die arterielle Hypertonie ist in den Industrieländern weitverbreitet und hat neben einer genetischen sicher auch eine Lebensstil-Komponente. Wer sich gesund ernährt, regelmäßig viel bewegt und normalgewichtig ist, hat ein deutlich niedrigeres Risiko, eine arterielle Hypertonie zu entwickeln. Gleichwohl aber sind nach Angaben der Deutschen Hochdruckliga (https://www.hochdruckliga.de) zwischen 20 und 30 Millionen Bundesbürger erkrankt, allein 75 % der Über-70-Jährigen.

Ursachen

Die meisten Betroffenen (etwa 85 %) leiden – lange Zeit ohne es zu merken – unter einer sog. **essenziellen Hypertonie,** die sich nur durch erhöhte Ruheblutdruckwerte zeigt und unbemerkt bleibt, wenn der Blutdruck nicht gemessen wird. Gibt es andere Gründe, spricht man von einer sekundären arteriellen Hypertonie, z. B. bei:

- Nierenerkrankungen
- Endokrinen Ursachen
- Gefäßerkrankungen
- Tumoren
- Psychischen Störungen

Beispielsweise kann bei einer (z. B. arteriosklerotisch bedingten) Stenose der A. renalis der Perfusionsdruck der Niere so weit sinken, dass Nierenhormone ausgeschüttet werden. Das Nierenhormon Angiotensin I wird in der Lunge durch das Angiotensin-Converting-Enzym (ACE) in das aktive Hormon Angiotensin II umgewandelt und steigert dann den Systemdruck deutlich. Dies nennt man einen **renalen Hypertonus,** der sich natürlich nicht medikamentös, sondern nur durch Interventionen am Gefäß selber beheben lässt (OP bzw. Katheterdilatation).

CAVE

Blutdruckmessen nicht vergessen!

Bei jedem Patienten im Erstkontakt müssen der Ruheblutdruck und der Puls gemessen werden, um einen orientierenden Herz-Kreislauf-Befund zu erheben und diesen bei Bedarf diagnostisch zu erweitern, bis hin zur ärztlichen Überweisung.

Normwerte

Arterielle Hypertonie

Nach der WHO-Definition liegt eine arterielle Hypertonie dann vor, wenn dauerhaft und situationsunabhängig ein systolischer Blutdruck über 140 mmHg oder ein diastolischer Blutdruck über 90 mmHg vorliegt.
Ein systolischer Blutdruck über 120 mmHg oder ein diastolischer Druck über 80 mmHg gelten als grenzwertig.

Viele Studien konnten den unmittelbaren Einfluss der Bluthochdruckerkrankung auf die Entwicklung z. B. von Schlaganfällen belegen, was die Bedeutung der antihypertensiven Therapie klar unterstreicht. Es besteht auch tatsächlich eine Art Dosis-Wirkungs-Beziehung zwischen der Senkung des arteriellen Mitteldrucks und der Minderung des Risikos für schwere kardiovaskuläre Ereignisse (Herzinfarkt, Schlaganfall).

Behandlungsbedürftigkeit und Behandlungsoptionen

Die Behandlungsbedürftigkeit eines durch wiederholte Messungen validierten Bluthochdrucks ergibt sich meist nicht aus der Notwendigkeit, dass Patienten zunächst besondere Symptome beklagen, sondern aus dem erheblichen Langzeitschaden, den ein unbehandelt fortbestehender Bluthochdruck im gesamten Gefäßbett anrichten kann (z. B. einen tödlich endenden Apoplex).

Nicht zu hohe Abweichungen von der Norm können mit Lebensstiländerungen wirksam angegangen werden, wenn die Patienten dafür zugänglich sind, z. B. durch regelmäßigen Ausdauersport. Zum Einstieg kann man sich an der allgemeinen Bewegungsempfehlung für Gesunde, *Nationale Empfehlungen für Bewegung und Bewegungsförderung* von Rütten und Pfeifer orientieren (siehe Kasten).

Bewegungsempfehlung

(nach Rütten und Pfeiffer 2016)

- Erwachsene sollten regelmäßig körperlich aktiv sein.
- Erwachsene sollten möglichst mindestens
  - 150 Minuten/Woche aerobe körperliche Aktivität mit moderater Intensität (z. B. 5 × 30 min/Woche) oder
  - mindestens 75 min/Woche aerobe körperliche Aktivität mit höherer Intensität, oder
  - aerobe körperliche Aktivität in entsprechenden Kombinationen beider Intensitäten

  durchführen und dabei die Gesamtaktivität in mindestens 10-minütigen einzelnen Einheiten verteilt über Tag und Woche sammeln (z. B. mindestens 3 x 10 min/Tag an fünf Tagen der Woche).
- Erwachsene sollten zusätzlich muskelkräftigende körperliche Aktivität an mindestens zwei Tagen pro Woche durchführen.
- Erwachsene sollten lange, ununterbrochene Sitzphasen meiden und nach Möglichkeit das Sitzen regelmäßig mit körperlicher Aktivität unterbrechen.
- Erwachsene können weitere Gesundheitseffekte erzielen, wenn sie den Umfang und/oder die Intensität der Bewegung über die Mindestempfehlungen hinaus weiter steigern.

Ärztliche Therapie

Neben der Bewegung sind auch eine gesunde Ernährung und gegebenenfalls eine Gewichtsabnahme wirksame Lebensstiländerungen zur Regulation des Blutdrucks. Auch Maßnahmen zur Stressbewältigung (typbedingt entweder Entspannungsmaßnahmen oder Ausdauersport) sind hier hilfreich.

Außerdem existiert ein Vielzahl von antihypertensiven Medikamenten, die hinsichtlich ihrer Wirksamkeit und Verträglichkeit gut untersucht sind (➤ Tab. 9.2).

Monitoring des Hochdruckkranken

Wichtig für die Behandlung von Bluthochdruck-Patienten ist das regelmäßige Monitoring der Ruheblutdruckwerte, dies können auch Physiotherapeuten an den Konsultationsterminen mit übernehmen und dokumentieren. Auch für eine Übungstherapie ist es wichtig zu wissen, ob der Patient hinsichtlich seiner antihypertensiven Therapie gut eingestellt ist und normale Blutdruckwerte hat (seine Medikamente also wirken).

Ärztlicherseits können auch Langzeitmessungen (24h-RR-Messung) und Belastungsuntersuchungen (Ergometer) sowie Untersuchungen der von der Hochdruckerkrankung betroffenen Organe, z. B. mittels Bildgebung (Herzechografie) oder elektrophysiologisch (EKG), weitere Aufschlüsse geben.

Tab. 9.2 Übersicht verschiedener Substanzklassen zur Behandlung von Bluthochdruck.

Substanzklasse	Beispiele	Wirkprinzip	Mögliche Nebenwirkungen	Bemerkungen
Diuretika	Piretanid, Spironolacton, Triamteren, Hydrochlorthiazid	Fördern die Wasserausscheidung	Elektrolytverschiebungen	
ACE-Hemmer	Captopril, Lisinopril, Ramipril	Hemmen das Angiotensin-Converting-Enzym (ACE)	Trockener Husten	
Betablocker	Metoprolol, Atenolol, Nebivolol	Wirken betasympatholytisch	Senkung von Herzfrequenz *und* Blutdruck	Bei der Berechnung des Trainingspulses muss ggf. die Dauereinnahme eines Betablockers berücksichtigt werden
Kalziumantagonisten	Verapamil, Nifedipin, Diltiazem	Wirken auf die Kalziumkanäle in der glatten (Gefäß-)Muskulatur	Kopfschmerzen, Schwindel, Ödembildung Obstipation (Verapamil)	
AT1-Rezeptor-Antagonisten (Synonym: Sartane)	Lorsartan, Valsartan	Wirken als Rezeptorantagonisten hemmend auf die Angiotensin-II-Bildung	Kopfschmerzen, Schwindel	Nachfolgesubstanz der ACE-Hemmer
Alpharezeptorenblocker	Prazosin	Heben die Wirkung von Noradrenalin und Adrenalin auf	Kopfschmerzen, Schwindel, Herzklopfen	Bei Ersteinnahme unerwünscht heftiger RR-Abfall

9.2.2 Arteriosklerose

Wesentliche Risikofaktoren für die Entwicklung der Gefäßverkalkung (Arteriosklerose = Verhärtung der Arterien; auch: Atherosklerose = Bildung von Atheromen = Gefäßwandablagerungen) sind durch die Framingham-Studie aufgedeckt worden, die vonseiten der Harvard Universität in Massachusetts initiiert wurde, nachdem der beliebte amerikanische Präsident Franklin D. Roosevelt 1945 erst 63-jährig überraschend an einer hypertensiven Herzerkrankung und Schlaganfall verstorben war. Die prospektive Kohortenstudie im kleinen Städtchen Framingham wurde 1948 gestartet und läuft noch immer (Mahmood et al. 2014).

Bekannte Risikofaktoren der Arteriosklerose sind:
- Bluthochdruck (arterielle Hypertonie)
- Inhalatives Zigarettenrauchen (Nikotinabusus)
- Diabetes mellitus
- Fettstoffwechselstörung (Hyperlipidämie)
- Übergewicht
- Bewegungsmangel

Die Gewichtung der einzelnen Risikofaktoren ist nach wie vor Gegenstand einer wissenschaftlichen Kontroverse, in der zur Zeit der Fettstoffwechselstörung eine geringere Bedeutung beigemessen wird.

Schon Paracelsus (Theophrastus Bombastus von Hohenheim, 1493–1541) wusste: „*Sola dosis facit venenum*" (also „Einzig, die Menge macht das Gift"). Um die „Giftmenge" des inhalativen Rauchens einzuschätzen, werden sog. „Packungsjahre" (Pack Years) gezählt. Ein Packungsjahr ist dann erreicht, wenn jemand 1 Jahr lang täglich 1 Päckchen Zigaretten geraucht hat. Wer durchschnittlich 1,5 Päckchen pro Tag raucht, hat in 2 Jahren bereit 3 Packungsjahre erreicht. Um die Packungsjahre zu berechnen, muss man also wissen, wann mit dem regelmäßigen Rauchen begonnen wurde und mit welcher durchschnittlichen Dosis dies betrieben wird. Dosisangaben in Packungsjahren unterstützen die Risikostratifizierung.

9.2.3 Akuter arterieller Verschluss

Der akute arterielle Verschluss darf nicht mit der peripheren arteriellen Verschlusskrankheit, pAVK, verwechselt werden, auch wenn er ebenfalls periphere arterielle Gefäße betreffen kann. Während die pAVK eine in der Regel verhaltensbedingte (Nikotinabusus!) chronisch-progrediente Erkrankung ist, ist der akute arterielle Verschluss eine **Notfallsituation,** in der also, wenn dies bei der physiotherapeutischen Untersuchung oder Behandlung auftritt, unverzüglich das Rettungssystem aktiviert werden muss (siehe auch ➤ Kap. 17 *Notfälle*).

Akuter arterieller Verschluss

Diagnose durch die **„6** [englischen] **P"**
- **P**ulselessness (Pulslosigkeit)
- **P**aleness (Blässe)
- **P**araesthesia (Missempfindung)
- **P**ain (Schmerz)
- **P**aralysis (Schwäche)
- **P**rostration (Schock)

Die Symptome sind allesamt durch die plötzliche Verlegung der arteriellen Strombahn durch einen Embolus zu erklären, was konsekutiv mit O_2-Mangel (Ischämie) im Gewebe distal der Stenose einhergeht und neben Schmerz, Schwäche und kalter Blässe auch alle anderen genannten Krankheitszeichen hervorbringt.

Ätiologie und Verteilung

Arterielle Thromben können im linken Vorhof entstehen (v. a. bei Vorhofflimmern, ➤ Kap. 9.4.4) oder sich in arteriellen Aneurysmata bilden (➤ Kap. 9.2.5, ➤ Kap. 9.2.6) und sich dann als Embolien in der arteriellen Strombahn an der nächsten Engstelle festsetzen. In über 50 % der Fälle sind die femoro-poplitealen Arterien betroffen, seltener die A. brachialis, bzw. Bauch- und Beckenarterien. Oder sie entstehen als arterielle Thrombose auf dem Boden einer vorbestehenden pAVK (siehe auch ➤ Tab. 9.1).

Als (akutes) **Leriche-Syndrom** bezeichnet man das (plötzliche) Auftreten von fehlenden Leistenpulsen und peripheren Pulsen in beiden Beinen, verbunden mit neurologischen Ausfällen und Schock. Grund hierfür ist ein Verschluss auf Höhe der Aortenbifurkation.

CAVE

Beurteilung der vitalen Gefährdung bei akutem Arterienverschluss

Einschränkungen der Motorik und/oder der Sensibilität sind entscheidend, um die Bedrohung der Extremität zu beurteilen. Beginnender Sensibilitätsverlust ist häufig das erste Symptom.

Therapie

Unmittelbar kann man die Extremität tief lagern, also das betroffene Bein des (liegenden) Patienten von der Liege herunterhängen lassen, um eine Restperfusion durch die Schwerkraft zu unterstützen. Es gilt aber, den Patienten unverzüglich mit ärztlicher Begleitung in ein Krankenhaus bringen zu lassen, in dem eine interventionelle Reperfusion mittels Lysetherapie, durch Operation oder durch kathetergestützte Intervention durchgeführt werden kann, da sonst der Verlust der Extremität droht. Außerdem muss die Emboliequelle gesucht und behandelt werden. Bei Vorhofflimmern (➤ Kap. 9.4.4) gibt es verschiedene Behandlungsmöglichkeiten, sonst muss eine Antikoagulationstherapie zur Rezidivprophylaxe eingeleitet werden.

Die Prognose hängt von der Frühzeitigkeit der Intervention ab und damit auch von der rechtzeitigen Diagnosestellung. Das therapeutische Fenster umfasst einen Zeitraum von nur ca. 6 Stunden.

9.2.4 Arterielle Entzündungen

Bei der Entstehung der Arteriosklerose wird von manchen eine entzündliche Komponente diskutiert, was klinisch durch Beobachtungen von Herzchirurgen unterstützt wird (Haverich 2017).

Endangiitis obliterans

Die entzündliche Komponente spielt auch bei der **Endangiitis obliterans** eine wichtige Rolle. Die auch **Morbus Winiwarter-Buerger** genannte Erkrankung ist eine schubweise verlaufende systemische Gefäßerkrankung, die mit arteriellen Verschlüssen einhergeht, aber nicht durch eine Arteriosklerose verursacht ist. Trotzdem spielt das inhalative Rauchen hier eine wichtige Rolle, denn meist (und so typisch, dass es fast als pathognomonisches Zeichen gewertet werden kann) sind stark rauchende junge Männer betroffen, die unfähig sind, ihre Nikotinsucht zu überwinden.

In der Regel sind kleine und mittlere Arterien der Extremitäten betroffen, die im Verlauf thrombosieren. Symptome sind Schmerzen, Zyanose und Parästhesien sowie, im fortgeschrittenen Stadium, Nekrosen. Die Therapie besteht in der Verordnung strikter Nikotinkarenz (häufig frustran), medikamentöser (NSAR) sowie evtl. chirurgischer Intervention (Sympathektomie, Gefäßchirurgie).

Weitere Vaskulitiden, die in der physiotherapeutischen Praxis offenkundig werden können, sind die Riesenzellarteriitis und die Takayasu-Arteriitis.

Riesenzellarteriitis

Die Inzidenz bei den Über-50-Jährigen liegt bei 25–30/100.000. Die Ätiologie ist unklar, vermutlich ist die Erkrankung autoimmunologisch bedingt. Meist sind Äste der A. carotis externa bzw. die A. ophthalmica der überwiegend älteren und überwiegend weiblichen Patienten betroffen.

Wichtige Ko-Erkrankung ist die **Polymyalgia rheumatica.** Führendes Symptom sind Kopfschmerzen. Diagnostik und Therapie werden rheumatologisch geführt und umfassen v. a. eine entzündungshemmende Dauertherapie. Gefürchtet ist der Verlust des Sehvermögens durch Beteiligung der A. ophthalmica.

Takayasu-Arteriitis

Diese Erkrankung wird auch als **Pulseless Disease** bezeichnet und befällt meist Frauen im Alter von 25 bis 35 Jahren. Es handelt sich um eine fortschreitende Entzündung (Arteriitis) meist der großen, vom Aortenbogen abgehenden Arterien, seltener auch der Äste der Aorta abdominalis. Die genaue Ätiologie dieser Autoimmunerkrankung ist unklar. Die Patientinnen beklagen intensive Schmerzen im Bereich der betroffen Arterie und häufig zusätzlich Allgemeinsymptome wie Fieber, Unwohlsein, Nachtschweiß, Kopfschmerzen, Gewichtsverlust und Arthralgien. Wenn diese abgeklungen sind, kommt es zu lokalisationsabhängigen Verschlüssen mit distaler Pulslosigkeit und neurologischen Ausfallerscheinungen.

Die ärztliche Diagnostik umfasst u. a. Labor (BSG-Erhöhung, evtl. Leukozytose, Anämie) und Bildgebung (farbkodierter Doppler, Angiografie). Therapeutisch kommen Immunsuppression (Glukokortikoide), ASS und/oder gefäßchirurgische Verfahren bzw. Ballondilatationen in Betracht.

9.2.5 Aneurysmata

Aneurysma

Spindel- oder sackförmige permanente Erweiterung des Gefäßquerschnitts von Arterien infolge angeborener oder erworbener Wandveränderungen.

Thorakale vs. abdominelle Aortenaneurysmata

Im Gegensatz zu angeborenen Aneurysmata, die fast ausschließlich in der Hirnstrombahn zu finden sind und bei Ruptur entweder eine Subarachnoidalblutung oder den sofortigen Tod auslösen (➤ Kap. 9.2.6),

Tab. 9.3 Einteilungen der Aneurysmata.

		Definition	Synonym/Bemerkungen
Nomenklatorisch			
1	Echte	Alle Wandschichten sind betroffen	Aneurysma verum
2	Falsche	Nicht alle Wandschichten sind betroffen	Aneurysma spurium/falsum; pulsierendes Hämatom, z. B. nach arterieller Punktion (Kasuistik bei Moy Petersen/Vidal Insua 2015)
3	Sonderform	Einriss der Intima, Spaltung der Gefäßwand mit Bildung eines zweiten Lumens	Aneurysma dissecans
Nach Entstehung			
4	Angeborene	Als arterielle Gefäßanomalie angelegt (siehe 6)	Betreffen fast ausschließlich die Hirnstrombahn (s. a. Subarachnoidalblutung)
5	Erworbene	Durch die Risikofaktoren der Arteriosklerose (siehe 7) oder entzündlich bei Lues (Syphilis, siehe 8)	Seltener sind angeborene Kollagenosen ursächlich (Ehlers-Danlos-Syndrom, Marfan-Syndrom)
Nach Lokalisation			
6	Hirnstrombahn	(siehe 4)	Meist im Versorgungsgebiet der A. meningea media
7	Abdominelle Aorta	(siehe 5)	Häufig als infrarenales Aortenaneurysma
8	Thorakale Aorta	(siehe 5)	Typisch für eine luetische Genese (heutzutage selten)
Sonderform			
9	Mykotisches Aneurysma	Erregerbedingt (z. B. nach Streptococcus salivarius)	s. a. Kasuistik bei Alibrahim und Wharmby 2018

sind die erworbenen Aneurysmata im Bereich der Aorta angesiedelt. Sie entstehen durch die typischen Risikofaktoren der Arteriosklerose, also Bluthochdruck, inhalatives Rauchen, Diabetes mellitus, Bewegungsmangel und Fettstoffwechselstörung. Zur Einteilung der Aneurysmata siehe ➤ Tab. 9.3.

Das Zwerchfell teilt die Aorta in eine thorakale und abdominelle Aorta, so wie eine Straße, die dieselbe bleibt, auch wenn sie im Verlauf zwei verschiedene Namen trägt.

- **Thorakale Aneurysmata** sind regelmäßig bei Kollagenosen wie dem *Marfan-* oder dem *Ehlers-Danlos-Syndrom* zu finden (➤ Abb. 9.3), aber auch als Spätfolge einer (unbehandelten) *Lues-Infektion* (= Syphilis). Sie verursachen häufig – und nicht selten als einziges (Erst-)Symptom! – nach dorsal interskapulär und/oder in die obere Brustwirbelsäule ausstrahlende Schmerzen, aber können auch Brustschmerzen oder einen sternalen Schmerz verursachen.
- Die **abdominellen Aneurysmata** sind viermal häufiger; sie sind meistens infrarenal, das heißt unter dem Abgang der Aa. renales zu finden und offenbaren sich durch positionsunabhängige(!) Schmerzausstrahlung in den thorakolumbalen Übergang, gelegentlich auch in den dorsalen Oberschenkel. Auch beschrieben sind Leistenschmerzen, Flankenschmerz und Schmerzausstrahlung über den Glutäen.

Insbesondere bei schlanken Patienten kann man Aneurysmata durch die Bauchdecke mit dem Stethoskop auskultieren (Strömungsgeräusche) und auch (vorsichtig) palpieren (*Cave:* Rupturgefahr).

Aneurysmata äußern sich häufig klinisch vor allem durch **muskuloskelettale Probleme** (➤ Tab. 9.4), z. B. durch Schmerzausstrahlung in die Brustwirbelsäule bzw. den thorakolumbalen Übergang, nach interskapulär, in die Flanken, Leisten, Glutäen sowie gelegentlich in den dorsalen Oberschenkel.

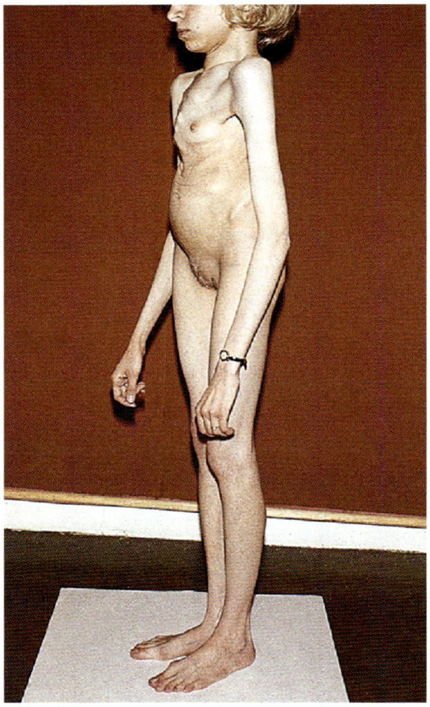

Abb. 9.3 Marfan-Syndrom. [R246]

Klinische Tests zur Differenzialdiagnose

Klinische Zeichen bei Kollagenosen

Marfan- und Ehlers-Danlos-Syndrom gehören zu einer Gruppe von Systemerkrankungen, die man *Kollagenosen* nennt.
Beim Marfan-Syndrom gehören zum Symptomkomplex u. a. 1) Arachnodaktylie, 2) Hyperextensionsfähigkeit (➤ Abb. 9.4) und 3) thorakales Aortenaneurysma.

9

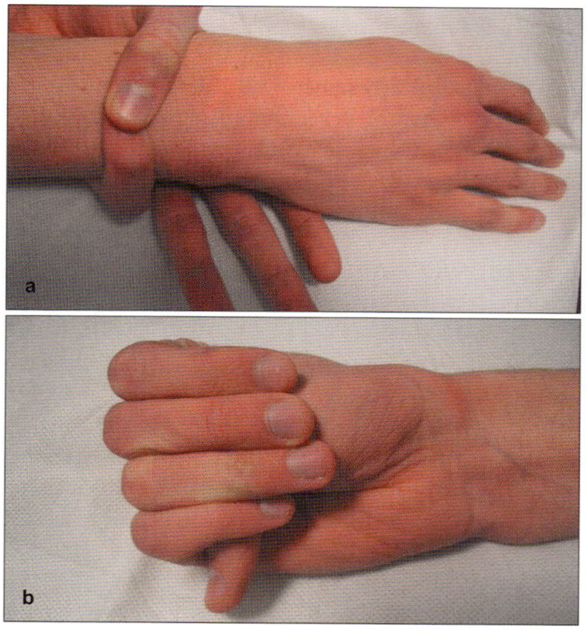

Abb. 9.4 Klinische Hyperextensionszeichen bei Kollagenosen: a) Murdoch-Zeichen (Daumen und Kleinfinger berühren sich beim Umspannen des Handgelenks), b) Steinberg-Zeichen (Daumenspitze ragt bei Faustschluss deutlich sichtbar heraus). [E1246]

Tab. 9.4 (Muskuloskelettale) Symptome der Aneurysmata nach Lokalisation.

Aneurysma	Typische Symptome
Thorakales Aneurysma	Brustschmerz, Sternalschmerz, auch mit Ausstrahlung in den Rücken und zwischen die Schulterblätter
Abdominelles Aortenaneurysma (AAA)	Schmerzausstrahlung in den thorakolumbalen Übergang und/oder in den dorsalen Oberschenkel, **positionsunabhängige** Beschwerden
Sonderform: Dissektion	Scharfer, stechender Schmerz (wie ein Messerstich)

FALLBEISPIEL

Korsten und Blaschke (2016) beschreiben den Fall eines 73-jährigen adipösen Patienten, der wegen seit drei Tagen bestehendem Flankenschmerz mit Schmerzausstrahlung in die linke Leiste in die Notaufnahme kommt – aber auch im Erstkontakt in der physiotherapeutischen Praxis muss man mit einem solchen Fall rechnen. Die Anamnese ergibt u. a. einen Nikotinabusus und Bluthochdruck, die klinische Untersuchung Klopfschmerzhaftigkeit in der linken Flanke. Eine Sonografie durch einen unerfahrenen Untersucher ergibt keinen pathologischen Befund, wohl aber das CT am nächsten Morgen, das ein gedeckt perforiertes Aortenaneurysma zeigt (➤ Abb. 9.5).

Klinische Tests zur Differenzialdiagnose

Blutdruck- und Pulsstatus in Ruhe

Für Physiotherapeuten, die im Erstkontakt arbeiten, muss das regelmäßige Blutdruckmessen in Ruhe ebenso wie die Erhebung des Ruhepulses zur Untersuchungsroutine gehören. Insbesondere die arterielle Hypertonie ist ein wichtiger, vom Patienten fast nie bemerkter Risikofaktor für die Entstehung zahlreicher Arteriosklerose-Folgeerkrankungen, nicht nur des Aneurysmas, sondern auch des Apoplex, des Herzinfarktes und der arteriellen peripheren Verschlusskrankheit. In Deutschland sind immerhin 13 % der Frauen und 18 % der Männer nicht kontrollierte Hypertoniker (Jordan et al. 2018).

Zur umfassenden Untersuchung im Erstkontakt gehören daher ein kompletter Pulsstatus und auch die Blutdruckmessung *im Seitenvergleich.* Reproduzierbare Blutdruckunterschiede von über 10 mmHg zwischen links und rechts gelten ebenso wie distale Pulslosigkeit als verdächtig für ein Aneurysma (➤ Abb. 9.6).

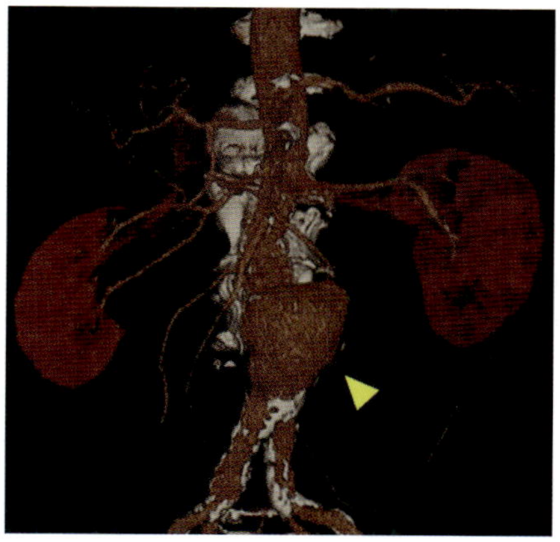

Abb. 9.5 Gedeckt perforiertes Aortenaneurysma (Pfeil). [F201-057]

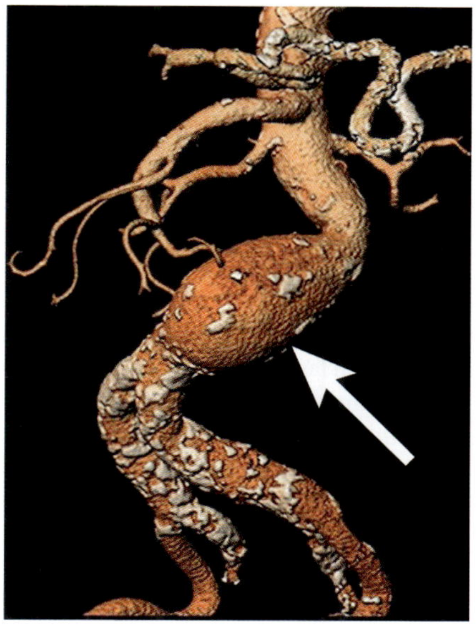

Abb. 9.6 Aneurysma der A. iliaca communis links mit einem Durchmesser von 70 mm als Zufallsbefund bei einem 88-jährigen Patienten mit Schenkelhalsfraktur und nicht tastbaren Fußpulsen(!). [F538-001]

FALLBEISPIEL

In die Praxis kommt zum ersten Mal der Bruder einer Patientin, die Sie schon oft erfolgreich behandelt haben, auf deren Empfehlung. Er ist ein 57 Jahre alter Baumaschinenführer und beklagt lumbale Rückenschmerzen bei ansonsten gutem Gesundheitszustand. Da Sie den Patienten nicht kennen, erheben Sie auch die Risikoanamnese bezüglich arteriosklerotischer Veränderungen: er hat einen (allerdings medikamentös behandelten) Bluthochdruck, raucht seit Jahrzehnten und hat einen Diabetes mellitus Typ II. Dieser Patient hat ein erheblich höheres Risiko, dass ein nicht muskuloskelettal bedingtes Problem für seinen Rückenschmerz verantwortlich ist – auch weil seine Schmerzsymptomatik, wie sich bei der körperlichen Untersuchung herausstellt, positionsunabhängig ist. Außerdem finden Sie bei wiederholter RR-Messung einen Seitenunterschied von 15 mmHg (re > li).

Sie verweisen den Patienten zur dringenden ärztlichen Abklärung. Im weiteren Verlauf stellt sich heraus, dass er ein 48 mm großes infrarenales Aortenaneurysma hat, das aller Wahrscheinlichkeit nach der Hauptgrund für seine Rückenschmerzen ist.

Diagnostik

Häufigste Fehldiagnose bei abdominellen Aortenaneurysmata ist die Nierenkolik. Deshalb erfolgt die Diagnosesicherung vor allem über bildgebende Verfahren wie die farbkodierte Duplexsonografie und die CT (mit Kontrastmittel). Physiotherapeuten im Erstkontakt messen den Blutdruck in Ruhe, und zwar im Seitenvergleich, erheben den Pulsstatus (im Seitenvergleich), können vorsichtig durch die Bauchdecke palpieren und dort auch auskultieren (d. h. versuchen, mit dem Stethoskop eventuell vorhandene Strömungsgeräusche zu hören).

Therapie

Bei abdominellen Aortenaneurysmata mit einem Durchmesser unter 50 mm kann unter wirksamer Therapie der Risikofaktoren, insbesondere antihypertensiver Therapie, eine Operation vermieden werden, wenn regelmäßige sonografische Kontrollen durchgeführt werden. Zur genauen Bestimmung des Verlaufs inklusive OP-Indikation existieren verschiedene Bewertungsschemata, zum Beispiel die **Stanford-Klassifikation.** Die Indikationsstellung zur Operation erfolgt interkulturell unterschiedlich, zum Beispiel in den USA deutlich früher, also bei kleinerem Durchmesser, und daher vermutlich mit insgesamt besseren Überlebenschancen als zum Beispiel in Großbritannien (Karthikesalingam et al. 2016).

Zur Früherkennung (Sekundärprävention/Screening) wird Männern ab dem 65. Lebensjahr und Frauen mit Raucheranamnese im gleichen Alter sowie allen familiär vorbelasteten Personen eine Ultraschalluntersuchung empfohlen und seitens der Krankenkassen auch entsprechend erstattet (Bartholomäus 2016).

Eine weitere Kasuistik beschreiben auch v. Piekartz und Zalpour (2011).

Risikostratifizierung

In der Einschätzung des Erstkontaktpatienten dient die Risikostratifizierung dazu, das Risiko abzuschätzen, das ein bisher unbekannter Patient hat, z. B. an einer manifesten Arteriosklerose u. U. mit Folgeerkrankungen zu leiden. Dazu dienen die Angaben über das mögliche Risikofaktorprofil in der Anamnese (z. B. Familienanamnese, Rauchverhalten, Größe/Gewicht, bekannte Fettstoffwechselstörung, Diabetes mellitus, …) und natürlich die körperliche Untersuchung (RR in Ruhe, RR im Seitenvergleich, Pulsstatus, …).

9.2.6 Zerebrale Aneurysmata (Subarachnoidalblutung)

Zerebrale Aneurysmata sind fast immer angeboren. Sie sind häufig im Versorgungsgebiet der A. meningea media angesiedelt und gehen mit der drohenden Gefahr einher, zu platzen. In ca. 50 % der Fälle endet dies tödlich. Nicht selten sind Menschen betroffen, die sich bis kurz vorher absolut gesund gefühlt haben. Prominente Beispiele sind der Musiker Felix Mendelsohn (1809–1847) oder in jüngerer Zeit die Schauspielerin Emilia Clarke (*1986 in London) aus der Serie *Games of Thrones.* Clarke brach 2011 mit plötzlichen sehr starken Kopfschmerzen auf der Toilette zusammen und beschrieb dies so: „*Es fühlte sich an, als ob ein Gummiband mein Gehirn zerquetschte.*" Leitsymptom ist tatsächlich ein „sehr starker Kopfschmerz, wie noch nie zuvor verspürt". Bei prädisponierten Patienten kann dies jederzeit auftreten, auch ohne Zusammenhang mit einer physiotherapeutischen Behandlung.

CAVE

Heftigster Kopfschmerz

Plötzlicher, überaus heftiger Kopfschmerz, wie noch nie zuvor verspürt, kann klinischer Ausdruck einer **Subarachnoidalblutung** sein und muss sofort notärztlich weiterversorgt werden.

Die Disposition ist angeboren und ohne Geschlechterpräferenz; allerdings gibt es Auslöser (Trigger) wie inhalatives Rauchen, das v. a. bei Frauen das Risiko verachtfacht (Lindbohm et al. 2016).

Die ärztliche Diagnostik nutzt die Möglichkeiten der digitalen Subtraktionsangiografie (DSA, ➤ Abb. 9.7), bei der von einer Kontrast-

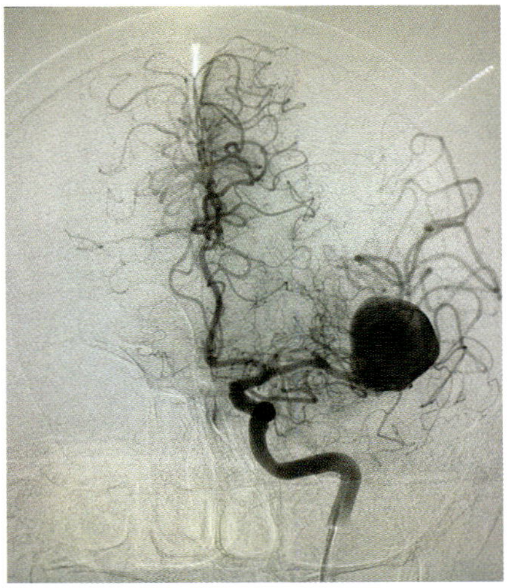

Abb. 9.7 Die digitale Subtraktionsangiografie zeigt ein zerebrales Aneurysma. [P794]

mittelaufnahme der Hirngefäße eine entsprechende Leeraufnahme rechnerisch „abgezogen" wird, sodass eine Darstellung lediglich der hirnversorgenden Gefäße übrig bleibt. Laborchemisch wird der Liquor nach Punktion auf Blutbeimischung untersucht, die bei jeder Subarachnoidalblutung zwangsläufig entsteht.

Die ärztliche Therapie besteht in einer kathetergeführten Darstellung des Aneurysmas, das dann mit einem sehr feinen Drahtgeflecht (aus dem speziellen Katheter) so aufgefüllt wird, dass sich der Defekt später bindegewebig organisieren kann und dadurch keinen Anschluss mehr an das Gefäßsystem hat. Dieses Verfahren wird auch **Coiling** genannt (coil = Spule).

9.3 Erkrankungen der venöse Gefäße

Die häufigsten Erkrankungen der Venen sind deren oberflächliche Entzündung, die **Thrombophlebitis,** sowie die weitaus gefährlichere Erkrankung **Phlebothrombose,** die mit der Gefahr der Verschleppung von Thromben aus dem tiefen Beinvenensystem in Richtung Lunge einhergeht, um dort eine Lungenembolie auszulösen. Diese Erkrankungen sind in ➤ Kap. 10.1 thematisiert.

Außerdem sind Physiotherapeuten schon aus der Grundausbildung **Varizenleiden** bekannt, die entweder als primäre Varizen (häufiges Symptom: Schwere- und Spannungsgefühl in den Beinen) oder als sekundäre Varizen (**postthrombotisches Syndrom**) in Erscheinung treten können. In dessen Verlauf kann sich ein **Ulcus cruris** entwickeln, das auf einen chronischen venösen Rückstau zurückgeht und mit trophischen Veränderungen wie glänzender Haut, fehlender Behaarung und Pigmentstörungen (kleine weiße Flecken nennt man **Atrophie blanche** und braune **Hämosiderose**) einhergehen kann. Insbesondere achtet man auch auf Ödeme. Diese kann man gut an der Tibiavorderseite erkennen, wo sie sich in dem geringen Bindegewebe über dem Knochen gut gegen diesen eindrücken lassen, um das Ausmaß auch im Seitenvergleich zu quantifizieren.

Klinische Tests zur Differenzialdiagnose

Periphere Ödeme

Eindrückbare periphere Ödeme müssen vergleichend daraufhin untersucht werden, ob eine Seitenpräferenz vorliegt. Dies kann z. B. traumatisch bedingt sein (Anamnese!). Beidseitig vorhandene Ödem weisen auf eine Systemerkrankung, entweder des Venensystems (postthrombotisches Syndrom) oder des Herzens hin. Gerade bei einer Rechtsherzinsuffizienz ist der venöse Rückstrom aus dem systemischen Kreislauf vermindert; bei einer Linksherzinsuffizienz sind über der Lunge Rasselgeräusche (als Ausdrucks des Rückstaus) zu auskultieren.

Bei Patienten mit vorausgegangenen Traumata, auch mehreren Tagen zurückliegenden Operationen gehört es zur Routine-Erhebung, auf mögliche Komplikationen zu achten. Darunter fallen durch Ruhigstellung bedingte Thrombosen, aber auch die Entwicklung von **Kompartment-Syndromen** (➤ Kap. 17.2) oder der **sympathischen Reflexdystrophie** (Morbus Sudeck).

9.4 Erkrankungen des Herzens

Bedingt durch den aufrechten Gang hat das Herz-Kreislauf-System deutlich mehr Arbeit zu leisten: Gegen die Schwerkraft muss sauerstoffreiches Blut in das Gehirn gepumpt werden und venöses Blut aus der Peripherie zum Herzen hin. Störungen in diesem System machen sich zunächst bei Belastung, später auch in Ruhe bemerkbar. Sie können sich auf die Pumpkraft der rechten und linken Herzhälfte beziehen, auf die Durchblutung des Herzmuskels und auf die elektrische Erregungsbildung und -leitung. Tumore sind in diesem System sehr selten, ebenso wird man in der physiotherapeutischen Praxis in der Regel nicht mit Traumata konfrontiert – wohl aber mit Folgen der Arteriosklerose, eventuell mit Entzündungen und mit (altersbedingten) Funktionseinschränkungen. Einfach zu untersuchende Vitalparameter zur Beurteilung der Herz-/Kreislauffunktion sind die Messung des Blutdrucks und die Erhebung des arteriellen Pulsstatus.

9.4.1 Herzinsuffizienz

Bei einer Herzinsuffizienz reicht die Pumpleistung des Herzmuskels nicht aus, um den Blutkreislauf unbeeinträchtigt aufrechtzuerhalten. Dies macht sich durch einen Rückstau in den venösen Gefäßen bemerkbar, der bei der **Rechtsherzinsuffizienz** v. a. den Körperkreislauf und bei der **Linksherzinsuffizienz** den Lungenkreislauf betrifft. Sind beide Systeme betroffen spricht man von einer **Globalinsuffizienz.** Üblicherweise wird die Schweregradeinteilung der New York Heart Association (NYHA) verwendet (➤ Tab. 9.5).

Ursachen

Die häufigsten Ursachen sind arterielle Hypertonie und koronare Herzkrankheit, aber auch angeborene bzw. erworbene Herzmuskelerkrankungen (Kardiomyopathien), Rhythmusstörungen und Klappenfehler u. a. kommen in Betracht.

Symptome

Allgemeinsymptome der Herzinsuffizienz sind Leistungsminderung, nächtliches Wasserlassen (Nykturie) und Tachykardie. Rechts- und Linksherzinsuffizienz unterscheiden sich zwar funktionell (➤ Tab. 9.6), klinisch liegt aber häufig eine gemischte Form (Globalinsuffizienz) vor.

Therapie

Die ärztliche Therapie sucht akut nach Entlastung des Herzens durch Entwässerung und mittelfristig nach Stärkung der Herzkraft. Neben Medikamenten kommt hier insbesondere regelmäßiges, der klinischen Situation angemessenes (Trainingspuls-gesteuertes) **Belastungstraining** in Betracht. Dies kann für die NYHA-Stadien I–III ärztlich verordnet werden und ambulant in sog. **Herzsportgruppen** weitergeführt werden.

9

Tab. 9.5 Schweregradeinteilung der Herzinsuffizienz (Klassifikation der New York Heart Association, NYHA).

NYHA-Stadium	Subjektive Beschwerden	Belastbarkeit	Herzminutenvolumen
I	Objektiver Nachweis einer kardialen Dysfunktion ohne körperliche Limitation	> 100 W	Auch unter Belastung normal
II	Beschwerden bei stärkerer körperlicher Belastung (z. B. zwei Stockwerke Treppensteigen)	Bis 100 W	Bis zu einer leichten Belastung ausreichend
III	Beschwerden bei leichter körperlicher Belastung (z. B. ein Stockwerk Treppensteigen)	Bis 50 W	Bei Belastung reduziert
IV	Beschwerden in Ruhe	Belastung nicht möglich	In Ruhe reduziert

Tab. 9.6 Die wichtigsten Symptome der Herzinsuffizienz.

Rechtsherzinsuffizienz	Linksherzinsuffizienz
Beinödeme (stets beidseitig) Stauungsleber (Hepatomegalie) Obere Einflussstauung (vergrößerte V. jugularis; ➤ Abb. 9.2) Stauungsgastritis (Übelkeit, Appetitlosigkeit) Stauungsniere (Einschränkung der Nierenfunktion)	Dyspnoe Tachypnoe (Nächtliche) Hustenanfälle mit Dyspnoe (Asthma cardiale) Zyanose Pulmonale Stauung, Pleuraergüsse (Auskultation: feuchte Rasselgeräusche) Lungenödem Schwäche, Leistungsabnahme

Dekompensierte Herzinsuffizienz

Von einer dekompensierten Herzinsuffizienz spricht man dann, wenn bereits in Ruhe bzw. bei sehr geringer Belastung Symptome wie Ödeme und Dyspnoe auftreten. Dann ist eine zügige ärztliche Diagnostik und Therapie erforderlich.

9.4.2 Klappenerkrankungen

Klappenerkrankungen können an allen vier Klappen des Herzens auftreten (Aorten-, Pulmonal-, Trikuspidal- und Mitralklappe). Klappenfehler, bei denen die Klappen nicht mehr vollständig öffnen, nennt man **Stenosen,** solche, bei denen die Klappen nicht mehr richtig schließen, **Insuffizienzen.** Klappenfehler können durch Auskultation durch erfahrene Ärzte diagnostiziert werden und durch weiterführende Diagnostik, beispielsweise mittels Herzecho (Ultraschall) validiert werden. Im physiotherapeutischen Erstkontakt gilt es, normale (Herztöne) von anormalen (Herzgeräuschen) akustisch unterscheiden zu können. Der Verdacht auf ein (dem Patienten unbekanntes) Herzgeräusch sollte stets Anlass zu einer Weiterüberweisung sein. Frühsymptom einer Klappenstörung kann rasche Ermüdbarkeit sein, die sich im Verlauf der Erkrankung zu den bekannten Zeichen der Herzinsuffizienz verdichtet: Dyspnoe (Kurzatmigkeit).

Anamnestische Leitfragen

Klassische Fragen nach Vorliegen von Klappenfehlern

Leiden Sie unter:
- leichter Ermüdbarkeit?
- Luftnot?
- Palpitationen (Herzklopfen)?
- Brustschmerzen?
- eindrückbaren Ödemen ?
- Orthopnoe?
- Schwindel bzw. Bewusstseinsverlusten?

9.4.3 Entzündliche Herzerkrankungen

Der Herzmuskel ist ein lebenswichtiges Organ, das bei Entzündungen (Functio laesa) so stark geschwächt werden kann, dass ein Weiterleben nicht möglich ist. Bei Verdacht auf eine entzündliche Herzerkrankung muss der Patient umgehend kardiologisch betreut werden.

Rheumatisches Fieber

Rheumatisches Fieber offenbart sich klinisch durch Fieber und Gelenkschmerzen und geht auf eine bakterielle Entzündung der Herzklappen durch beta-hämolysierende Streptokokken der Gruppe A zurück. Unbehandelt kann die Erkrankung zum Tod führen bzw. schwere strukturelle Klappenfehler nach sich ziehen. Meist sind Kinder im Alter von 5 bis 15 Jahren betroffen. Klassischer Symptomverlauf ist eine Erkältung mit unbehandelter (ohne adäquate Antibiotika) Halsentzündung, auf die 2–3 Wochen später eine sich entweder plötzlich oder langsam entwickelnde schmerzhafte Gelenksymptomatik v. a. an den Knien, Schultern, Füßen, Knöcheln, Ellbogen, Finger oder am Nacken folgt, begleitet von Fieber bis zu 39,4 °C. Es können auch Herzklopfen, allgemeines Krankheitsgefühl, Müdigkeit und Gewichtsverlust hinzukommen. Meist tritt die schmerzhafte Arthritis ca. 10 Tage nach Erkrankungsbeginn zunächst symmetrisch auf, springt dann aber von Gelenk zu Gelenk. Nach einiger Zeit gehen die Beschwerden meistens folgenlos wieder zurück. Von den Herzklappen ist, bedingt durch die Endokarditis, die Mitralklappe alleine (70 %) bzw. in Verbindung mit der Aortenklappen (25 %) am häufigsten betroffen. Bleibt die Erkrankung unbehandelt, entwickeln ca. 25 % der Betroffenen 25–30 Jahre später Mitralklappenfehler. Auch an der Haut (z. B. Erythema nodosum am Unterschenkel) und am Gehirn (Enzephalitis) kann sich die akute Erkrankung manifestieren.

Die ärztliche Diagnostik umfasst die Auskultation des Herzens und Labordiagnostik, insbesondere die Titerbestimmung der Anti-Streptolysin-Antikörper (ASL). Therapeutisch werden Antibiotika gegeben, sowohl akut wie auch im Verlauf zur Rezidivprophylaxe. Die Letalität ist immerhin 2–5 %.

Anamnestische Leitfragen

Symptome des rheumatischen Fiebers

- Arthralgien, die von Gelenk zu Gelenk springen
- Streckseitig subkutane Knötchen
- Halsentzündung mit Fieber
- Schmerzlose Hautrötung (vorübergehend)
- Karditis
- Schwäche, allgemeines Krankheitsgefühl, Gewichtsverlust
- Erworbener Klappenfehler (Spätfolge)

Endokarditis

Auch bei der bakteriell bedingten Endokarditis (häufigste Form) zeigen sich bei fast der Hälfte der Betroffenen zu Beginn der Erkrankung muskuloskelettale Probleme: Arthralgien (v. a. in Schulter und proximalen Gelenken), Arthritiden, Myalgien und tiefer Rückenschmerz. Bei immerhin der Hälfte dieser Patienten sind dies die einzigen Symptome der Endokarditis! Der frühe Beginn von muskuloskelettalen Symptomen ist gerade bei älteren Patienten und solchen mit zuvor diagnostiziertem Herzgeräusch besonders häufig, ebenso wie auch bei i. v.-Drogenabhängigen.

Meist sind nur ein oder zwei Gelenke betroffen, die dann warm und gerötet und empfindlich sind. Eine symmetrische Verteilung in den Knien und Sprunggelenken spricht eher für das Vorliegen einer rheumatoiden Arthritis.

Anamnestische Leitfragen

Fehlende Morgensteifigkeit

Während Morgensteifigkeit der Gelenke das typische klinische Zeichen der *rheumatoiden Arthritis* und auch der *Polymyalgia rheumatica* ist, fehlt sie komplett bei der Endokarditis.

Im Verlauf der Erkrankung kann es als besondere Komplikation vor allem bei i. v.-Drogenabhängigen zu osteoartikulären Infektionen in Wirbelkörpern, Handgelenk, Sternoklavikular- oder Iliosakralgelenk kommen. Ein Drittel der Endokarditis-Patienten beklagt tief sitzenden Rückenschmerz (engl.: low back pain) mit schmerzhaft eingeschränkter Beweglichkeit. Der Schmerz kann streng einseitig vorkommen und auf die paraspinalen Muskeln beschränkt sein. Das klinische Bild gleicht dem des Bandscheibenvorfalls, allerdings fehlen bei der Endokarditis neurologische Defizite. Die Myalgien können in den Fieberphasen wie bei jedem generalisierten Fieber am ganzen Körper auftreten, sind aber meistens auf die Waden und/oder Oberschenkel beschränkt.

Anamnestische Leitfragen

Symptome der Endokarditis

- Arthralgien
- Arthritis
- Muskuloskelettale Symptome
- Tief sitzender Rückenschmerz/Schmerzen im Iliosakralgelenk
- Myalgien
- Petechien (punktförmige Einblutungen)
- Leistungsminderung
- Dyspnoe, Brustschmerz
- Kalte, schmerzhafte Beine

Die ärztliche Diagnostik umfasst die Abnahme von Blutkulturen (zur Erregerbestimmung) und die Ultraschalluntersuchung des Herzens (Herzecho). Die Therapie richtet sich nach der Ätiologie der Erkrankung und ist bei der bakteriell bedingten Endokarditis antibiotisch.

9.4.4 Erregungsbildungs- und -leitungsstörungen

In der physiotherapeutischen Erstkontaktpraxis ist es wichtig, wesentliche Vitalparameter der Patienten zu erfassen und zu dokumentieren, denn es kann sich um Patienten handeln, die seit Langem von einem Arzt gesehen wurden. Allein die hohe Zahl unbehandelter Hypertoniker ist dafür Grund genug (Jordan et al. 2018). Zu dieser Dokumentation gehört auch der peripher gemessene Puls im Seitenvergleich (➤ Abb. 9.8).

Man misst über 15 Sekunden und nimmt dann das Ergebnis mal 4, um die Frequenz pro Minute zu ermitteln. Bei der Messung achtet man darauf, ob die fühlbare Pulswelle regelmäßig auftritt. Ein regelmäßiger Herzschlag weist zwar auf einen Sinusrhythmus hin, dieser kann allerdings nur durch eine EKG-Ableitung zuverlässig ermittelt werden.
In der Erstdiagnose will man wissen:

- Welche Frequenz hat der Patient in Ruhe (gegebenenfalls auch unter Belastung)?
- Ist der Herzschlag regelmäßig?

Unregelmäßiger Herzschlag kann auf verschiedene Störungen hinweisen (z. B. sog. **ventrikuläre** oder **supraventrikuläre Extrasystolen**), die mitunter auch als physiologisch toleriert werden können. Die sichere Abgrenzung einer Herzrhythmusstörung kann aber nur ärztlich vorgenommen werden. Stellt man unregelmäßigen Herzschlag oder zu langsamen (**Bradykardie**) bzw. zu hohen (**Tachykardie**) Ruhepuls fest und ist dies dem Patienten selbst nicht bekannt, muss die ärztliche Abklärung erfolgen.

Vorhofflimmern

Eine relativ häufige, zum Teil nur vorübergehend (paroxysmal) auftretende Erkrankung ist das Vorhofflimmern (VHF), bei dem die Vorhöfe in einem eigenen Rhythmus unabhängig vom Kammerrhythmus

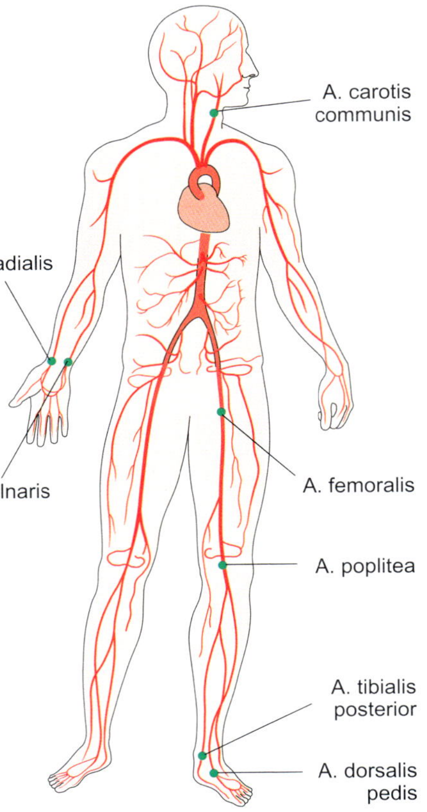

Abb. 9.8 Messpunkte peripherer Pulse. [L190]

schlagen. Da es aber zu mehr oder weniger regelmäßigen Kammeraktionen kommt, ist der Leistungsverlust bei dieser Rhythmusstörung hämodynamisch kaum relevant, also nicht sehr hoch und wird von vielen Patienten überhaupt nicht bemerkt. Man verliert etwa 20 % der maximalen Leistungskraft. Andere hingegen beklagen ein z. T. subjektiv als sehr unangenehm empfundenes Herzstolpern.

Bei Patienten mit VHF ändert sich durch die biomechanisch Veränderung der Pumpleistung auch die Zusammensetzung des Blutes, was wiederum zur Bildung von Thromben führen kann, die über das arterielle System überall hingespült werden können, um dann Verschlüsse mit konsekutiven Infarkten zu verursachen: z. B. als akuter arterieller Verschluss (s. o.) oder als Apoplex. Dessen Inzidenz liegt in Deutschland bei etwa 200.000/Jahr, Patienten mit VHF haben ein 5fach erhöhtes Risiko. Man weiß mittlerweile auch, dass gerade paroxysmales VHF viel häufiger ist als früher angenommen (Sanna et al. 2014).

Wie in der Physiotherapie arbeitet man in der Medizin gerne mit Funktionsuntersuchungen: Dazu gehört in der Kardiologie unter anderem das Belastungs-EKG (die Ergometrie), das – besonders aussagekräftig – mit einer zeitgleich stattfindenden Spirometrie (Lungenfunktionsuntersuchung) gekoppelt werden kann. Weitere ärztliche Untersuchungsverfahren sind das (Langzeit-)EKG, die Herzsonografie und zur Feststellung der Durchblutung des Herzens die Koronarangiografie.

Ätiologie, Diagnose, Therapie

Vorhofflimmern kann nahezu jeder bekommen, wenn die (bekannten) auslösenden Reize nur stark genug sind und lange genug anhalten. Unter den Namen „Holiday Heart Disease" ist eine Erkrankung bekannt, deren Name für sich selber spricht: VHF aufgrund von dauerhaftem starkem Alkoholexzess, wie er beispielsweise an den Stränden beliebter spanischer Mittelmeerinseln nicht unüblich ist. Nur das EKG offenbart die Diagnose zuverlässig. Auch die Kliniken dort sind auf entsprechende Interventionen vorbereitet: mittels elektrischem Strom kann eine, über die im EKG erkennbaren R-Zacken getriggerte, **Kardioversion** erfolgen, um den Sinusrhythmus wiederherzustellen. Auch medikamentöse Optionen sind gebräuchlich.

Chronisches VHF

Wer dauerhaft unter VHF leidet, muss sicher davor bewahrt werden, arterielle Thromben zu schießen. Dazu dient die Behandlung mit potenten „Blutverdünnern" wie Marcumar® oder neueren Substanzen wie beispielsweise Rivaroxaban. Patienten, die „marcumarisiert" sind, erhalten eine Dosis, deren Effektivität sich am INR-Wert (früher: Quick-Wert) ablesen lässt:

- INR = 1: physiologisch, Blutgerinnungszeit bei Bagatellverletzung = 24 sec
- INR = 2: doppelte Blutgerinnungszeit bei Bagatellverletzung, INR = 3: dreifache Blutgerinnungszeit bei Bagatellverletzung, etc.

Patienten mit chronischem VHF nehmen regelmäßig so viel Marcumar®, dass ihre INR dauerhaft zwischen 2 und 2,5 liegt.

CAVE

Gerinnungshemmung

Patienten die Gerinnungshemmer einnehmen, können deutlich leichter **Hämatome,** auch in der Tiefe des Gewebes entwickeln. Sog. High-velocity-low-thrust-Manipulationen verbieten sich deshalb bei diesen Patienten.

9.4.5 Durchblutungsstörungen des Herzens

Der Herzmuskel benötigt eine stetige Versorgung mit O_2 von außen über die Koronararterien, die aus der Aorta als erstes abzweigen. Man unterscheidet die linke (A. coronaria sinistra) und die rechte (A. c. dextra), wobei die linke sich nach einem kurzen Hauptstamm in zwei Äste teilt, den R. interventricularis anterior (RIVA, liegt vorne auf der Herzscheidewand) und den R. circumflexus (RCX, zieht nach dorsal). Anatomisch liegen zwei, klinisch aber drei relevant Gefäße vor, weswegen man auch von einer koronaren Dreigefäßerkrankung spricht, wenn die beiden Äste des linken und des rechten Herzkranzgefäßes von Arteriosklerose betroffen sind.

Angina pectoris

Akuter Brustschmerz (Angina pectoris) resultiert aus dem Missverhältnis von Herzleistung und Sauerstoffversorgung des Myokards.

Durch vielfache Aufklärung über die Zusammenhänge der Risikofaktoren der Arteriosklerose-Entstehung und Prävention mittels gesunder Ernährung und regelmäßiger Bewegung geht die Inzidenz der Angina pectoris zwar zurück, dennoch handelt es sich um eine der häufigen Notfallsituationen, da aus einer stabilen Angina (Beschwerden bei einer bestimmten Belastungsstufe) eine instabile (Beschwerden in Ruhe) werden kann, die notärztlich versorgt werden muss.

Koronare Herzkrankheit

Der koronaren Herzkrankheit (KHK) liegt also eine Mangelversorgung des Myokards mit ausreichend O_2 zugrunde; sie macht sich meist belastungsabhängig durch das Leitsymptom *Angina pectoris* bemerkbar. Eine chronische KHK resultiert in einer Herzinsuffizienz (➤ Kap. 9.4.1). Zur Diagnostik dient die Ermittlung der Belastbarkeit, entweder anamnestisch („Wie viele Stockwerke können sie hochlaufen, bis die Symptome eintreten?") oder ärztlich durch eine Ergometrie, bei der definierte Belastungsstufen nacheinander aufgebaut und parallel Blutdruck und Puls gemessen werden sowie ein 12-Kanal-EKG bereits während der vorausgehenden Ruhephase und dann der anschließenden Belastungssteigerung mitgeschrieben wird. Weitere ärztliche Verfahren zur Beurteilung der Herzfunktion und des Durchblutungszustands der Koronargefäße sind die Echokardiografie, Perfusionsuntersuchungen des Myokards mittels PET oder SPECT, aber auch MRT bzw. CT. Eine Koronarangiografie ist insbesondere dann geboten, wenn in gleicher Sitzung eine Revaskularisation mittels Ballondilatation (PTCA) und Stentimplantation wahrscheinlich ist.

Symptome

Leitsymptom ist die Angina pectoris, dazu kommen retrosternaler Schmerz bzw. Druck, evtl. mit Ausstrahlung in den linken Arm, Hals, Unterkiefer, Oberbauch oder Rücken, sowie Unruhe und Angst. Eine vegetative Begleitsymptomatik kann sich durch Schwitzen, Übelkeit oder Erbrechen äußern.

Therapie

Die Therapie der KHK umfasst Lebensstiländerung (Gewichtsabnahme, Nikotinverzicht, moderates Ausdauertraining), medikamentöse Begleitung (z. B. durch Gerinnungshemmer oder Behandlung der Risikofaktoren) bis hin zur Revaskularisierung mittels Katheter oder herzchirurgischer Verfahren.

FALLBEISPIEL

(modifiziert nach Jette et al. 2006)
Eine 53-jährige Frau mit einem recht bewegungsarmen Lebenswandel klagt über einen plötzlichen dumpfen Schmerz in der Mitte der Brust, der sich bei Bewegungen des linken Arms verschlimmert. Einen Sturz oder eine Verletzung als auslösende Ursache kann die Patientin nicht angeben. Der Schmerz strahlt nicht aus, das Gebiet lateral des Sternums ist bei Palpation jedoch sehr empfindlich. Beim Husten und Niesen verstärkt sich der Schmerz.
Hier geht es zwar um Brustschmerzen, die ja gerade bei Frauen auch untypisch bezüglich der klassischen Angina-pectoris-Symptomatik auftreten können; allerdings spricht einiges dafür, dass es sich um ein rein muskuloskelettales Problem handelt: Die Beschwerden verändern sich durch muskuloskelettale Manöver (Armbewegung, Husten/Niesen) und die Region ist lokal schmerzempfindlich. Sehr wahrscheinlich handelt es sich hier um eine **Kostochondritis** (Klinkman et al. 1994, Peyton 1983), die man auch **Tietze-Syndrom** nennt.

Tietze-Syndrom

Es handelt sich hierbei um eine idiopathische Chondropathie der Rippenknorpel am sternalen Ansatz mit Schwellung und Schmerzen im ventralen Thorax, die differenzialdiagnostisch von einer Angina pectoris zu unterscheiden ist. Fast immer sind mehrere Ansätze betroffen, meist der Knorpel der 2. bis 5. Rippe. Leitsymptome sind der plötzlich auftretende Schmerz *und* die Schwellung im Knorpelbereich. Typisch ist die Verstärkung durch Arm- und inspiratorische Atembewegungen. Manchmal finden sich anamnestisch vorausgegangene Belastungen.

Klinische Tests zur Differenzialdiagnose

Tietze-Syndrom vs. Angina pectoris

Zur Überprüfung der Druckschmerzhaftigkeit werden die Kostosternalgelenke nacheinander vorsichtig unter sanftem Druck palpiert. In Verbindung mit den o. g. Symptomen wird die Diagnose wahrscheinlich. Bei unsicherem Befund oder dem gleichzeitigen Vorliegen von Risikofaktoren für eine mögliche Arteriosklerose muss eine ärztliche Abklärung erfolgen.

Ärztlich erfolgt eine Ausschlussdiagnose mittels EKG und Troponin-Test (Troponin ist ein Eiweißbaustein der Herzmuskelzellen). Die Therapie des Tietze-Syndroms ist physiotherapeutisch-funktionell, z. B. mittels manueller Therapie, gegebenenfalls unter ärztlich verordneter Analgesie mit Antiphlogistika.

Herzinfarkt

Jedem **Infarkt** (Gewebsnekrose) liegt eine Ischämie zugrunde, die aus mangelnder Blutversorgung resultiert (siehe auch ➤ Kap. 2 *Pathologie*). Beim **plötzlichen Herztod** sind hingegen maligne Rhythmusstörungen der Grund für das Herzversagen.

Dem Herzinfarkt geht häufig eine KHK voraus. Von der Größe und der Lokalisation des betroffenen Gewebes hängt es ab, ob ein Herzinfarkt überlebt werden kann oder nicht. Die klassischen Symptome werden vor allem bei Männern beobachtet: Angina pectoris mit akut auftretendem retrosternalem Schmerz. **Schmerzausstrahlung** (referred pain) in den linken Arm, Hals, Unterkiefer und Rücken kann vorkommen. Der Schmerz wird häufig als bedrohlich empfunden (**Vernichtungsschmerz**) und ist nicht atem- oder lageabhängig. Die Betroffenen sind häufig kaltschweißig und blass und klagen über **Luftnot.** (Tachykarde) Rhythmusstörungen sind häufig, bei Hinterwandinfarkten auch bradykarde. Die vegetative Begleitsymptomatik umfasst Schwindel, Bewusstlosigkeit, Übelkeit und Erbrechen.

9

Bei Verdacht auf einen Herzinfarkt muss unverzüglich eine notärztliche Versorgung eingeleitet werden – die Erkrankung ist lebensbedrohlich.

Infarktsymptome bei Frauen

Frauen präsentieren andere als die klassischen Symptome bei einem Herzinfarkt. Nach einer Studie von McSweeney et al. (2003) bei über 500 Frauen mit Herzinfarkt sind folgende Akutsymptome häufig: Dyspnoe (57,9 %), Schwäche (54,8 %) und Erschöpfung (42,9 %) – dagegen fehlte das häufigste Symptom der Männer, nämlich der Brustschmerz, bei 43 % der Frauen. Bereits einen Monat *vor* dem Herzinfarkt werden folgende Symptome beschrieben: ungewöhnliche Erschöpfung (71 %), Schlafstörungen (48 %), Dyspnoe (42 %), Verdauungsstörungen (39 %), Angst (36 %), Herzrasen (27 %) und Kraftlosigkeit bzw. schwere Arme (25 %).

Reflexionsfragen

1. Warum muss man im Erstkontakt die wesentlichen kardiovaskulären Funktionen gut abschätzen können?
2. Welche Rolle spielt die Prävention bei der Entstehung von Herz-Kreislauf-Erkrankungen?
3. Nennen Sie 10 verschiedene typische kardiovaskuläre Symptome und beispielhaft Erkrankungen, bei denen diese häufig auftreten.
4. Ab welchen Grenzwerten spricht man von einer arteriellen Hypertonie?
5. Regelmäßige körperliche Bewegung ist eine Möglichkeit, kardiovaskulären Erkrankungen vorzubeugen. Wie sind die allgemeinen Bewegungsempfehlungen (nennen Sie 9 verschiedene)?
6. Was sind häufig verwendete Antihypertensiva und wie wirken sie?
7. Welche Risikofaktoren für die Entstehung der Arteriosklerose sind bekannt?
8. Welche 6 Symptome verweisen auf einen akuten arteriellen Verschluss?
9. Welche verschiedene Aneurysmata gibt es?
10. Welche muskuloskelettalen Symptome können durch Aneurysmata verursacht werden?
11. Welche klinischen Zeichen weisen auf eine Kollagenose hin?
12. Wie kann eine Herzinsuffizienz nach klinischen Parametern eingeteilt werden?
13. Unterscheiden Sie die Links- von der Rechtsherzinsuffizienz anhand typischer Symptome.
14. Was sind typische Symptome von Herzklappenfehlern?
15. Was sind die Symptome des rheumatischen Fiebers?
16. Was sind die Symptome der Endokarditis?
17. Wie kann Vorhofflimmern entstehen und wie äußert es sich?
18. Wie unterscheidet sich das Tietze-Syndrom von einer Angina pectoris?
19. Wie unterscheiden sich Herzinfarktsymptome bei Männern und Frauen?

9

LITERATUR

Alibrahim BK, Wharmby G. Ulnar-artery mycotic aneurysm. N Engl J Med 2018; 378: e16.

Bartholomäus E. Ultraschall zur Früherkennung künftig GKV-Leistung. Dtsch Arztebl 2016; 113(43): B-1602.

Boissonnault WG. Examination in Physical Therapy Practice; 2nd ed. London: Churchill Livingstone, 1995.

Jordan J, Kurschat C, Reuter H. Arterielle Hypertonie. Dtsch Arztebl 2018; 115(33–34): 557–567.

Jette DU, Ardleigh K, Chandler K, McShea L. Decision-making ability of physical therapists: physical therapy intervention or medical referral. Physical Therapy 2006; 86: 1619–1629.

Goodman C, Heick J, Lazaro RT (eds). Differential Diagnosis for Physical Therapists. Screening for Referral. 6th ed. St. Louis, MO: Elsevier, 2018.

Haverich A. A surgeon's view on the pathogenesis of atherosclerosis. Circulation 2017; 135: 205–207.

Karthikesalingam A, Vidal-Diez A, Holt PJ, et al. Thresholds for abdominal aortic aneurysm repair in England and the United States. N Engl J Med 2016; 375(21): 2051–2059.

Klinkman MS, Stevens D, Gorenflow DW. Episodes of care for chest pain: a preliminary report from MIRNET. J Fam Pract 1994; 38: 345–352.

Korsten P, Blaschke S. Left flank pain in a 73-year-old man. Dtsch Arztebl Int 2016; 113: 691.

Lindbohm JV, Kaprio J, Salomaa V, Korja M. Sex, smoking, and risk for subarachnoid hemorrhage. Stroke 2016; 47(8): 1975–1981.

Mahmood SS, Levy D, Ramachandran SV, Wang TJ. The Framingham Study and the epidemiology of cardiovascular diseases: A historical perspective. Lancet 2014; 383(9921): 999–1008.

McSweeney JC, Cody M, O'Sullivan P, et al. Women's early warning symptoms of acute myocardial infarction. Circulation 2003; 106(21): 2619–2623.

Moy Petersen JC, Vidal Insua JJ. Pseudoaneurysm after transradial coronary angiography. N Engl J Med 2015; 373(14): 1361.

von Piekartz H, Zalpour C. Red-flags erkennen: Entrüstigter Rentner. physiopraxis 2011; 5: 22–26.

Peyton FW. Unexpected frequency of idiopathic costochondral pain. Obstet Gynec 1983; 62: 605–608.

Rütten A, Pfeiffer K (Hrsg.) Nationale Empfehlungen für Bewegung und Bewegungsförderung. Bundeszentrale für gesundheitliche Aufklärung (BZgA), 2016. https://www.bundesgesundheitsministerium.de/fileadmin/Dateien/5_Publikationen/Praevention/Broschueren/Bewegungsempfehlungen_BZgA-Fachheft_3.pdf.

Sanna T, Diener HC, Passman RS et al.; CRYSTAL AF Investigators. Cryptogenic stroke and underlying atrial fibrillation. N Engl J Med 2014; 370: 2478–2486.

Statista 2022. https://de.statista.com/statistik/daten/studie/38995/umfrage/weltweite-odesfaelle-aufgrund-chronischer-krankheiten/

WEITERFÜHRENDE LITERATUR

Zalpour C. Muskuloskelettale Beschwerden mit internistischem oder viszeralen Hintergrund. manuelletherapie 2019; 23(2): 57–65.

KAPITEL

10 Blut und Abwehr

Christoff Zalpour

Lernziele

Nach Durcharbeiten dieses Kapitels wird der Leser
- Grundbegriffe der Hämatologie kennen,
- exemplarische häufige Erkrankungen des Blutes und des Abwehrsystems kennen und mit diagnostischen Charakteristika verbinden, die im physiotherapeutischen Alltag im Erstkontakt vorkommen können,
- Symptome dieser Erkrankungen einschätzen und zuordnen können,
- die wesentlichen Pathomechanismen dieser Erkrankungen kennen,
- entscheiden können, ob eine ärztliche Abklärung notwendig oder ob eine physiotherapeutische Behandlung erlaubt ist,
- krankheitsbezogene epidemiologische Daten kennen, die in obige Entscheidung einfließen,
- differenzialdiagnostische Tests kennen, die zur Entscheidungsfindung und Risikostratifizierung beitragen,
- Normwerte und pathologische Abweichungen verschiedener Entzündungsparameter kennen,
- einen orientierenden Überblick darüber haben, wie physiotherapeutisch nicht primär behandelbare Krankheiten ärztlich diagnostiziert und therapiert werden,
- gebräuchliche Medikamente, die Einfluss auf die Fließeigenschaften des Blutes haben, kennen und voneinander unterscheiden können.

10.1 Erkrankungen des Blutes

Entzündung, Trauma, Degeneration und Entartung sind grundsätzlich häufige Ursachen für Erkrankungen verschiedener Organsysteme. Dies gilt auch für Erkrankungen des Blutes. Außerdem zeigen sich im Blut, bzw. durch laborchemische Analysen zahlreiche pathologische Konditionen, die auf das Vorliegen einer Vielzahl von Erkrankungen hinweisen können. Blutentnahmen sind allerdings nach deutschem Recht ein Eingriff in die körperliche Unversehrtheit, die durch § 2, Absatz 2 im Grundgesetz neben der Freiheit der Person an prominenter Stelle verbrieft ist.

Grundgesetz Artikel 2

1. *Jeder hat das Recht auf die freie Entfaltung seiner Persönlichkeit, soweit er nicht die Rechte anderer verletzt und nicht gegen die verfassungsmäßige Ordnung oder das Sittengesetz verstößt.*
2. *Jeder hat das Recht auf Leben und körperliche Unversehrtheit. Die Freiheit der Person ist unverletzlich. In diese Rechte darf nur aufgrund eines Gesetzes eingegriffen werden.*

Ärzte sind zwar durch ihre Approbation berechtigt, dieses Gesetz zu brechen, aber nur unter engen Regeln, wie der Einwilligung des Patienten *(informed consent)* oder wenn Gefahr für Leib und Leben besteht. Für die physiotherapeutische (Differenzial-)Diagnose stehen daher Ergebnisse von Blutuntersuchungen nur mittelbar zur Verfügung, nämlich wenn diese zuvor ärztlich eingeleitet wurden und der Patient sie dann dem Physiotherapeuten zur Kenntnis bringt. Eine eigenständige Anordnung von Blutuntersuchungen, wie sie beispielsweise norwegischen Manualtherapeuten (mit einem akademischen Abschluss als MSc Manual Therapy) zugestanden wird, ist in Deutschland derzeit nicht möglich.

10.1.1 Entzündungen

Entzündungen zeigen sich klinisch über die bekannten Entzündungszeichen, die lokal oder aber generalisiert auftreten können, und sich eben auch durch verschiedene Blutparameter zeigen, ganz gleich an welchem Ort sie sich manifestiert haben (siehe dazu auch ➤ Kap. 2 *Allgemeine Pathologie*). Laborchemisch werden verschiedene **Entzündungparameter** bestimmt (➤ Tab. 10.1).

Entzündungszeichen

- Rubor (Rötung)
- Calor (Überwärmung)
- Dolor (Schmerz)
- Tumor (Schwellung) und
- Functio laesa (Funktionsverlust)

10.1.2 Anämie

Blutarmut (Anämie) bezieht sich auf das Vorhandensein von Erythrozyten (roten Blutkörperchen; ➤ Abb. 10.1) und deren spezifische Funktion, Sauerstoff mittels des in ihnen enthaltenen Proteins Hämoglobin zu transportieren: Ein verminderter Hämoglobingehalt

Tab. 10.1 Laborchemische Entzündungsparameter und ihre Bedeutung.

Parameter	Normbereich	Bemerkungen
Blutsenkung (BSG) (Methode nach Westergren)	1. Stunde: ♂< 15 mm ♀< 20 mm	• Anstieg erst 24 h nach Beginn der Entzündung • Sehr starker Anstieg pathognomonisch für Plasmozytom ! • Bei Über-50-Jährigen: ♂ < 20 mm, ♀ < 30 mm
Leukozyten	4.000–10.000/µl	Auch bei starker körperlicher Anstrengung erhöht !
C-reaktives Protein (CRP)	< 0,5 mg/dl	• Vorteil: Früherkennung v. a. akuter Entzündungen • Gehört zu den sog. Akute-Phase-Proteinen • Zeigt auch die Entzündungsaktivität bei chronischen, z. B. rheumatischen Erkrankungen
Procalcitonin (PCT)	< 0,5 ng/ml	Spezifischer Nachweis bakterieller Infektionen (dient z. B. zur Unterscheidung von viralen und damit nicht mit Antibiotika zu behandelnden Infektionen)

(Hb) führt ebenso wie eine verminderte Erythrozytenzahl (mit entsprechend vermindertem Hb-Gehalt) zur Anämie.

CAVE

Abklärung bei Verdacht auf Anämie

Eine Anämie ist stets das **Symptom** einer zugrunde liegenden Krankheit, nicht die eigentliche Krankheit selbst. Deshalb muss bei begründetem Verdacht eine weitere ärztliche Abklärung erfolgen.

Die *Ursachen* der Anämie sind vielfältig:
- Blutverlust (Volumenmangelanämie)
- Vermehrter Blutabbau (z. B. durch mechanische Herzklappen)
- Erkrankungen des blutbildenden Systems (z. B. „Blutkrebs")
- Mangelerkrankungen (z. B. perniziöse Anämie)
- Sog. „konsumierende Erkrankungen" wie Tumorleiden
- Nierenerkrankungen
- Chronisch-entzündliche Erkrankungen
- Angeborene Anämien (z. B. die Sichelzellanämie)

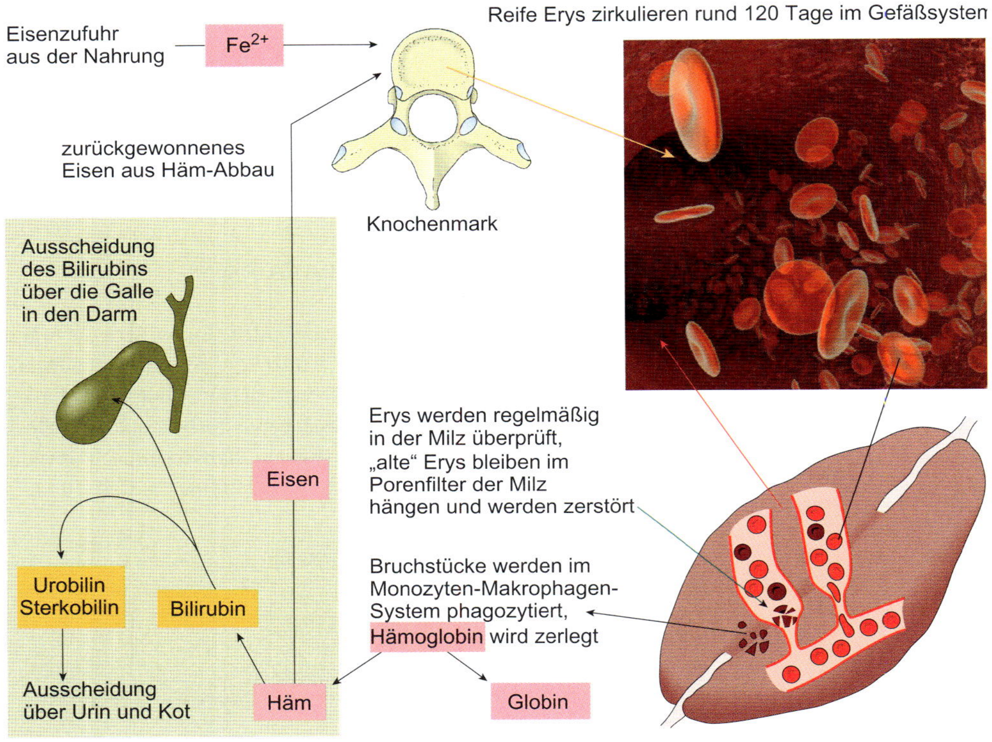

Abb. 10.1 Lebenszyklus der Erythrozyten mit den beteiligten Organsystemen: Knochenmark, Leber, Milz und Gefäßsystem. [L190, J748-076]

Grundbegriffe der Hämatologie und ihre Bedeutung

Anämie	Blutarmut
Hypoxie	Verminderter O_2-Gehalt im Blut
Hämoglobin (Hb)	Protein des Erythrozyten mit 4 Bindungsstellen für O_2
Hämatokrit (Hk)	Anteil der festen Bestandteile des Blutes (also der Zellen) im Gegensatz zu den „flüssigen" Bestandteilen, dem Plasma
Hämolyse	Zerstörung der Erythrozyten
Erythrozyten	Rote Blutkörperchen mit der Hauptaufgabe O_2-Transport
Leukozyten	Weiße Blutkörperchen (differenzieren sich in verschiedene Zellreihen, z. B. Lymphozyten oder Granulozyten) mit der Hauptaufgabe immunologische Abwehr
Thrombozyten	Blutplättchen mit der Hauptaufgabe: zelluläre Blutgerinnung
Retikulozyten	Junge Erythrozyten; das Verhältnis der Retikulozyten zu den Erythrozyten zeigt an, wie stark sich das Blut gerade regeneriert
-penie	Das Suffix *–penie*, wie es z. B. als Erythropenie, Leukopenie etc. gebraucht wird, zeigt den *Mangel* an der jeweiligen Zellreihe an; also Leukopenie = zu wenige weiße Blutkörperchen
-zytose	Das Suffix *–zytose*, wie es z. B. als Erythrozytose, Leukozytose etc. gebraucht wird, zeigt ein *Zuviel*, also die pathologische Bildung zu vieler Zellen der jeweiligen Zellreihe an; also Leukozytose = zu viele weiße Blutkörperchen
Erythropoese	Bildung der Erythrozyten (im Knochenmark)

Symptome der Anämie

Weitestgehend unabhängig von den Ursachen der Anämie zeigen sich allgemeine Symptome, die in der physiotherapeutischen Anamnese bzw. der körperlichen Untersuchung aufgedeckt werden können. Wegen möglicherweise zugrunde liegender ernsthafter Pathologien (Blutung, Tumorerkrankung etc.) muss der Physiotherapeut bei Verdacht auf Vorliegen einer Anämie eine weitere ärztliche Abklärung einleiten.

Häufige Symptome der Anämie sind:

- Schnelle Ermüdbarkeit/Leistungsabfall
- Blässe (auch der Schleimhäute, wo dies u. U. leichter zu erkennen ist)
- Kopfschmerzen, Ohrgeräusche, Konzentrationsprobleme, Sehstörungen

Aber auch:

- Bei Mangelversorgung des Herzmuskels: Angina pectoris (➢ Kap. 9)
- Bei Mangelversorgung der Niere: Hämaturie (Blut im Urin), Proteinurie (Ausscheidung von Eiweißen in den Urin)
- Bei chronischer Anämie: brüchige Finger- und Fußnägel, Haarspliss

Tab. 10.2 Klinische Zeichen verschiedener Anämieformen.

Anämieformen und Grunderkrankungen die mit Anämie einhergehen	Mögliche Begleitsymptome
Akute Blutungsanämie	Blässe, Müdigkeit
Chronische Blutungsanämie, Eisenmangelananämie	Trockene schuppige Haut, Zungenbrennen, brüchige Nägel, Dysphagie
Hämolytische Anämie	Ikterus, Splenomegalie
Maligne Erkrankungen mit Knochenmarksinfiltration	Knochenschmerzen
Perniziöse Anämie	Neurologische Symptome, Parästhesien
Sekundäre Anämie (Anämie aufgrund länger dauernder entzündlicher oder neoplastischer Erkrankung)	Symptome der Niereninsuffizienz, Leberzirrhose, Malabsorption

- Durch Kompensation des zirkulatorischen Systems: Tachykardie (beschleunigter Herzschlag) und Tachypnoe (beschleunigte Atmung)

Bestimmte Symptome können bei einer Anämie den Verdacht differenzialdiagnostisch auf die eine oder andere Anämieform lenken (➢ Tab. 10.2).

„Nonnensausen"

Tachypnoe und Tachykardie sind Ausdruck eines erhöhten Blutumlaufs, mit dem der Organismus versucht, den verringerten O_2-Gehalt zu kompensieren. Klinisch wahrnehmbar wird das als *Nonnensausen* bezeichnete Phänomen eines charakteristischen Strömungsgeräuschs über den Jugularvenen des Halses per Auskultation. Es kann sich auch über den Herzklappen als Strömungsgeräusch zeigen, ohne dass ein Klappenfehler zugrunde liegt.

Blutverlust

Sowohl akute wie chronische Blutungen (z. B. Sickerblutungen) können sich mit den Symptomen einer Anämie offenbaren, insbesondere nach Traumata (z. B. Operationen). Anämiezeichen (s. o.) wie auffallende Blässe (unabhängig vom Hauttyp gut sichtbar an den ansonsten gut durchbluteten Schleimhäuten) und Müdigkeit können hinweisgebend sein. Blutungen sind nicht immer äußerlich sichtbar (wie etwa durch Hämatome, schmerzhafte Schwellungen, z. B. beim Hämarthros etc.), sondern können auch, wenn sie z. B. in anatomisch vorgebildeten Höhlen stattfinden, zunächst klinisch unauffällig sein. Dies kann im gesamten Magen-Darm-Trakt stattfinden. Die obere gastrointestinale Blutung, z. B. bei Magen- oder Duodenalgeschwür, führt zum Bluterbrechen (Hämatemesis) oder Teerstuhl (Meläna). Letzterer ist abnormal schwarz gefärbt, glänzend und übelriechend. Sollten Patienten dies in der physiotherapeutischen Anamnese berichten, ist eine ärztliche Abklärung unmittelbar geboten. Blutigrote Beimengungen im Stuhl (Hämatochezie) können Hinweise auf Hämorrhoiden-Blutungen sein, aber auch auf ein Rektumkarzinom!

FALLBEISPIEL

In die Praxis kommt ein 50-jähriger Baumaschinenführer mit akuten Beschwerden im rechten Hüftgelenk. Vor zwei Tagen sei er beim Aussteigen aus einem Bagger gestürzt und auf die rechte Seite gefallen. Er habe aber nach einer kurzen Pause seine Arbeit wieder aufnehmen können und keine ernsthaften Beschwerden gehabt. In diesem Jahr sei er schon mehrfach ausgerutscht oder gestürzt, dies sei auf dem Bau keine Seltenheit und deshalb würde er sich nicht gleich krank melden. Nachdem er am Wochenende aber durchgearbeitet habe, weil er seinem Schwager beim Pflastern einer Garagenauffahrt habe helfen müssen, schmerze nun die Hüfte beim Aufstehen und er wünsche eine Massage, „damit das Ganze schnell wieder weggeht".

Anamnestisch werden außer einer 7 Jahre zurückliegenden Magenoperation keine ernsten Erkrankungen angegeben, auch kein Hinweis auf Krebserkrankungen in der Familie.

Noch vor der gezielten Funktionsuntersuchung der Hüfte im Seitenvergleich fallen bei dem etwas erschöpft wirkenden Patienten seine Blässe und insbesondere die Sensibilitätsstörungen an verschiedenen Stellen an beiden Beinen sowie eine diskrete Fußheberschwäche rechts auf.

Neben der traumatischen Ursache des Geschehens, die auch wegen der begleitenden neurologischen Symptome eine ärztliche Abklärung mittels bildgebender Verfahren nötig macht, fällt bei näherem Hinsehen bei diesem Patienten auch ein Zusammenhang mit dem blutbildenden System auf: Erschöpfung und Blässe können Anzeichen einer Anämie sein, die, wenn sie wie in diesem Fall mit einer Polyneuropathie (sensible und motorische Ausfälle in nicht nur einem Versorgungsgebiet eines peripheren Nervs [➤ Kap. 7 *Neurologie*]) einhergeht, eine perniziöse Anämie sein kann, deren Ursache in der zurückliegenden Magenoperation liegen könnte. Die vermehrte Sturzneigung in der jüngeren Vergangenheit kann als Ausdruck sowohl der Polyneuropathie als auch der Anämie gedeutet werden.

Perniziöse Anämie

Der perniziösen Anämie (perniziös = besonders bösartig) liegt eine verminderte Aufnahme von **Vitamin B_{12}** (Cobalamin) zugrunde. Vitamin B_{12} wird u. a. von Erythrozyten, aber auch von Nervenzellen zur DNA-Synthese benötigt. Bei unzureichendem Vitamin-B_{12}-Speicher ist die Bildung der Erythrozyten gestört, dies resultiert in vergleichsweise großen, aber nicht funktionsfähigen Erythrozyten (*megaloblastäre Anämie*). Der zugrunde liegende Vitamin-B_{12}-Mangel kann entweder auf mangelndem Angebot (z. B. fleischloser Ernährung ohne entsprechende Substitution) oder mangelnder Aufnahme beruhen. Letztere ist an das Vorhandensein des **Intrinsic Factor** gebunden, der im Magen (in den Belegzellen) gebildet und zusammen mit Vitamin B_{12} als Komplex nur in einem bestimmten Abschnitt des Dünndarms, dem terminalen Ileum, selektiv aufgenommen wird. Ursache für eine perniziöse Anämie können demnach sowohl Mangelernährung als auch Erkrankungen des Magens (z. B. chronische Gastritis) oder des Darms (z. B. Morbus Crohn) sein. Neben der Anämie kann aufgrund der Bedeutung von Cobalamin für das Funktionieren des Nervensystems auch eine *Polyneuropathie* bestehen, die sich in sensiblen und motorischen Ausfällen offenbart (siehe auch ➤ Kap. 12.2.3).

10

Klinische Tests zur Differenzialdiagnose

Bei Verdacht auf Polyneuropathie Vibrationsempfinden testen

Der Stimmgabeltest ermittelt zuverlässig ein abgeschwächtes Vibrationsempfinden, das bei perniziöser Anämie ein erster Hinweis – noch *vor* dem Vorliegen sensomotorischer Ausfälle – auf eine Polyneuropathie sein kann (➤ Kap. 7).

Ärztliche Diagnose und Therapie der Anämie

Im physiotherapeutischen Erstkontakt kann ein Verdacht auf das Vorliegen einer Anämie entstehen. Zur weiteren ärztlichen Abklärung dienen u. a. die Anfertigung eines Blutbilds sowie die Aufklärung der möglichen Grunderkrankung. Die Therapie erfolgt auf dem Boden der Grunderkrankung.

10.1.3 Balance der Gerinnung

Die verschiedenen zellulären (Hämatokrit) und nicht zellulären (Plasma) Bestandteile des Blutes haben unterschiedliche Aufgaben und spielen dabei eng zusammen. Dies gilt auch für das Gerinnungssystem des Blutes, das zwischen zwei Extremen die notwendige Balance zu schaffen sucht: einerseits dem ungehinderten Blutfluss selbst durch die dünnste Kapillare hindurch (ø: 3–5 µm), aber andererseits auch der Verhinderung von Blutverlust durch zügige Abdichtung von Gefäßleckagen, wie sie z. B. durch Traumata oder Entzündungen entstehen können. Die Funktionsweise anderer Organsysteme wie z. B. des Gehirns oder des Bewegungsapparats hängt u. a. wesentlich von der Güte der Blutver- und -entsorgung ab. Das Gehirn beispielsweise reagiert bei ausgesetzter O_2-Versorgung bereits nach wenigen Sekunden mit Störungen des Bewusstseins und nach wenigen Minuten mit irreversiblem Zelluntergang.

Die Fließfähigkeit des Blutes wird u. a. von folgenden Faktoren bestimmt:

- Flüssigkeit im Intravasalraum (der Gesamtheit aller Gefäße)
- Funktionsfähigkeit der Gerinnungsfaktoren
- Funktionsfähigkeit der Thrombozyten

Ein gestörter Blutfluss kann sich in Thrombosen äußern, die, wenn sie im Gefäßbett vom Ort ihrer Entstehung aus fortgeleitet werden, Embolien genannt werden.

Thrombose

Die Ursachen für Thrombosen werden nach dem deutschen Pathologen Rudolf Virchow als Virchow-Trias zusammengefasst.

Die Virchow-Trias

1. Gefäßwandschaden (z. B. nach Traumata, degenerativ oder durch Entzündungen)
2. Stase (verringerte Blutströmungsgeschwindigkeit, z. B. durch Immobilität)
3. Viskositätserhöhung (z. B. durch Flüssigkeitsmangel, durch Medikamente wie Ovulationshemmer, inhalatives Rauchen oder starkes Übergewicht)

Thrombosen können prinzipiell überall im Gefäßbett auftreten. Arterielle Thrombosen werden in ➤ Kap. 9 besprochen (Infarkte). Venöse Thrombosen sind häufig an der unteren Extremität lokalisiert. Hier müssen oberflächliche Venenthrombosen (Thrombophlebitiden) von den tiefen (Phlebothrombosen) unterschieden werden.

CAVE

Phlebothrombose und Thrombophlebitis nicht verwechseln !

Im Gegensatz zur oberflächlichen Thrombose (Thrombophlebitis) ist die der tiefen Beinvenen (Phlebothrombose) eine ernstzunehmende Erkrankung, die eine sofortige Ruhigstellung der betroffenen Extremität erfordert und mit dem Risiko einer (u. U. tödlichen) **Lungenembolie** behaftet ist.

Thrombophlebitis

Bekannte Risikofaktoren, die zur Entwicklung einer Thrombophlebitis führen können, sind Gefäßwandschäden, wie beispielsweise bei der Varikosis („Krampfadern"), Krebsleiden, Gerinnungsstörungen, inhalatives Rauchen sowie höheres Lebensalter. Klinische Zeichen sind die klassischen Entzündungszeichen, vor allem imponieren Rötung, Schmerz und (oberflächliche) Schwellung, die aber nicht Kennzeichen einer wesentlichen Abflussbehinderung ist, da diese ja über das tiefe Venensystem erfolgt. Im Gegensatz zur Emboliegefahr bei der Phlebothrombose und die dadurch bedingte Immobilisation des Patienten ist bei der Thrombophlebitis die Mobilitätserhaltung wichtigstes Therapieziel, um einen Appositionsthrombus (Thrombus, der durch weitere Anlagerungen immer weiter wächst) zu vermeiden.

Phlebothrombose

Prädilektionsstelle ist das tiefe Beinvenensystem v. a. in der Unterschenkelregion, links häufiger als rechts. Klinisch zeigt sich die Phlebothrombose durch ziehende Schmerzen, sowie ein Schwere- und Spannungsgefühl in Leiste, Kniekehle oder Fußsohle. Evtl. ist eine Erweiterung der oberflächlichen Venen sichtbar.

Einfache klinische Tests, die Schmerzpunkte im Venenverlauf auslösen, sind gebräuchlich, aber wenig aussagekräftig.

Klinische Tests zur Differenzialdiagnose

Manuelle Tests zur Diagnose einer Phlebothrombose

Test	Durchführung
Homans-Zeichen	Dorsalextension des Fußes bei gestrecktem Bein am liegenden Patienten führt zu Schmerzen in der Wade *Cave:* die Durchführung kann Embolien auslösen!
Payr-Zeichen*	Druckschmerzhaftigkeit bei Eindrücken v. a. der medialen Fußsohle
Meyer-Zeichen	Druckschmerzhaftigkeit auf der medialen Unterschenkelseite entlang der Meyer-Druckpunkte entlang der Tibiakante

Alle Tests dienen einer orientierenden Untersuchung. Negative Testergebnisse schließen aber das Vorliegen einer Phlebothrombose nicht aus. Positive Testergebnisse sind Anlass für eine weiterführende ärztliche Diagnostik.

* In der Orthopädie versteht man unter dem Payr-Zeichen auch einen Test zum Nachweis einer Innenmeniskusläsion.

Die Diagnostik umfasst die Ermittlung des Wells-Scores für tiefe Beinvenenthrombosen, die laborchemische Bestimmung der **D-Dimere** (Fibrin-Spaltprodukte) sowie als bildgebendes Verfahren die **Venen-Dopplersonografie** (El Tabei et al. 2012). Früher waren auch kontrastmittelgestützte Phlebografien üblich, die heute aber nur noch in bestimmten Fällen Anwendung finden. Die ärztliche Therapie umfasst die medikamentöse **Thrombolyse** (mittels Streptokinase, Urokinase oder Plasminogenaktivatoren), gegebenenfalls auch operative Thrombektomie. Zur Rezidivprophylaxe werden Heparin und ASS eingesetzt.

Neben der Entwicklung einer chronisch-venösen Insuffizienz bzw. eines postthrombotischen Syndroms ist die Gefahr der Lungenembolie eine bedeutsame Komplikation.

Klinische Tests zur Differenzialdiagnose

Wells-Score für tiefe Beinvenenthrombosen (TVT) [F210-006]

Kriterium	Punktzahl
Aktive (oder in den letzten 6 Monaten behandelte) maligne Tumorerkrankung	1
Umfangsdifferenz des Unterschenkels > 3 cm im Seitenvergleich (10 cm unterhalb der Tuberositas tibiae gemessen)	1
Erweiterte oberflächliche Kollateralvenen auf der betroffenen Seite (keine Varizen)	1
Eindrückbares Ödem auf der betroffenen Seite	1
Schwellung des gesamten Beins	1
Entlang der Venen lokalisierte Schmerzen im Bein	1
Paralyse, Parese oder Immobilisation der unteren Extremität	1
Bettruhe für mehr als 3 Tage, oder größere OP in den letzten 12 Wochen	1
TVT-Vorgeschichte in der Anamnese	1
Andere Diagnosen genauso wahrscheinlich	–2

Cave: neben dem Wells-Score für TVT existiert auch ein Wells-Score zur Diagnostik einer Lungenembolie (s. u.). Nicht verwechseln!

Beurteilung mittels Gesamtpunktzahl: < 1 = geringe, 1–2 = mittlere, > 2 = hohe Wahrscheinlichkeit einer TVT.

FALLBEISPIEL

Zur Behandlung stellt sich die vom täglichen Brötchenholen über Jahre bekannte 29-jährige Bäckereifachverkäuferin vor, die von der Physiotherapeutin ihres Vertrauens vor allem eine Beratung hinsichtlich sportlicher Aktivität wünscht. Es ist ihr etwas peinlich, über ihre Unsportlichkeit und ihr deutliches Übergewicht zu sprechen, das auch auf ihren Lebenswandel zurückgeht, u. a. viele Naschereien in der elterlichen Bäckerei, da sie sich einfach schlecht beherrschen könne. Schließlich versuche sie ja auch seit Jahren mit dem Rauchen aufzuhören, schaffe dies aber auch nicht länger als zwei, drei Tage durchzuhalten und rauche dann wieder ca. ein Päckchen pro Tag wie eh und je. Es mache ihr schon seit längerem Mühe, die beiden Etagen zu ihrer Wohnung, in der sie mit ihrem Freund wohnt,

ohne Keuchen zu erklimmen. Nachdem sie nun 4 Wochen wegen einer Sprunggelenksdistorsion krank geschrieben war und kaum die Wohnung verlassen habe, sei sie noch viel weniger fit als zuvor. Selbst der Weg in die Praxis sei nicht ohne Keuchen und zwischenzeitliches Stehenbleiben möglich gewesen, obwohl diese doch im Parterre liege. Heute morgen habe sie sogar beim üblichen „Raucherhusten" eine rötliche Beimengung im Sputum bemerkt. So könne es nicht mehr weitergehen, sie wolle nun regelmäßig Sport machen und wünsche sich eine Bewegungsexpertin, die sie bezüglich der Art, Intensität und Frequenzsteigerung des Trainings berate, damit sie auf gesunde Weise wieder körperlich fit werde.
Anamnestisch finden sich ansonsten keine Hinweise auf das Vorliegen anderer Erkrankungen; die Patientin nimmt außer der „Pille" keine regelmäßigen Medikamente, hatte bisher kein Operationen, ihre Mutter sei „an der Lunge" verstorben.
Bewertung: Patienten, die gezielt die physiotherapeutische Beratung hinsichtlich Training und Lebensstiländerung aufsuchen, werden immer mehr und sind hochwillkommen. Die Rolle des Physiotherapeuten umfasst auch die wichtige Aufgabe, kompetenter Experte für Prävention und Gesundheitsförderung zu sein. Insbesondere die Motivation zu regelmäßiger körperlicher Bewegung steht dabei im Vordergrund.
Allerdings ergibt sich bereits aus der Anamnese der geschilderten Patientin, dass das Augenmerk hier zunächst auf etwas anderes gerichtet werden muss: Geschildert werden 4 wichtige Risikofaktoren für eine tiefe Beinvenenthrombose: Übergewicht, inhalatives Zigarettenrauchen, orale Kontrazeption (Anti-Baby-Pille) und längere Immobilisation aufgrund eines Traumas der unteren Extremität. Zusätzlich präsentiert die Patientin klinische Zeichen einer möglichen Lungenembolie als Folge der Phlebothrombose: Dyspnoe (Luftnot) und Hämoptysen (Bluthusten) sowie möglicherweise auch eine positive Familienanamnese. Für diese Patientin muss ein ärztlich begleiteter Krankentransport in die nächste Notaufnahme organisiert werden, wo dann die weitere Diagnostik (Laboruntersuchung auf D-Dimere, Bildgebung) stattfinden und eine wirksame Therapie und Rezidivprophylaxe eingeleitet werden kann. Wenn die Akutphase der Erkrankung überstanden ist, können in einer anschließenden Rehabilitation die Risikofaktoren angegangen werden.

Lungenembolie

Lungenembolien bleiben gelegentlich klinisch stumm und heilen von selbst wieder, können aber auch zu lebensbedrohlichen Zuständen führen, die ein unverzügliches notfallmäßiges Regime erfordern (➢ Tab. 10.3). Ursächlich sind es Thrombosen (häufig die Phlebothrombose der tiefen Beinvenen oder des kleinen Beckens), die sich im Blutstrom auf dem Weg zum Herzen (rechter Vorhof) hin losreißen, als Embolus durch zunächst immer größer werdende Gefäßdurchmesser treiben und dann im plötzlich viel kleineren Gefäßdurchmesser der A. pulmonalis oder eines ihrer Äste stecken bleiben. Durch die Verlegung eines Lungengefäßes wird die Durchblutung der Lunge als notwendiger Bestandteil für einen wirksamen Gasaustausch eingeschränkt und je nach Größe des betroffenen Stromgebietes kommt es zu einer Diffusionsstörung, die von *klinisch unbemerkt* bis *mit dem Leben nicht vereinbar* reicht. Die Letalität (insgesamt etwa 10 %) hängt von der Größe der verlegten Strombahn ab. Die Prävalenz ist nicht eindeutig, da viele (kleinere) Lungenembolien klinisch inapparent (stumm) verlaufen, liegt aber sicher > 200.000/Jahr.

Tab. 10.3 Häufigkeit der Symptome bei Lungenembolien

Symptom	Auftretenswahrscheinlichkeit; ca.
Dyspnoe/Tachypnoe	90 %
Tachykardie	80 %
Angst, Vernichtungsgefühl	70 %
Thoraxschmerzen	60 %
(Blut-*)Husten	(10) 50 %
Schweißausbruch	30 %
Synkope	15 %
Schock	15 %

* Hämoptysen

Klinische Tests zur Differenzialdiagnose

Verienfachte Wells-Kriterien (wells-Score) zur Lungenembolie-Diagnose [F993-001]

Kriterium	Punktzahl
Klinische Zeichen einer tiefen Beinvenenthrombose (TVT)	1
Andere Diagnosen unwahrscheinlich	1
Immobilisation > 3 Tage oder operativer Eingriff in den letzten 4 Wochen 1	1
Herzfrequenz > 100/min	1
Lungenembolie oder Venenthrombose in der Vorgeschichte	1
Hämoptyse	1
Malignom/Neoplasie	1

Beurteilung: 0-1 Punkt: Lungenembolie unwahrscheinlich
≥ 2 Punkte: Lungenembolie wahrscheinlich
Cave: neben dem Wells-Score für Lungenembolien existiert auch ein Wells-Score zur Diagnostik einer tiefen Beinvenenthrombose (s. o.). Nicht verwechseln!

CAVE

Bei Verdacht auf Lungenembolie Notarzt rufen!

Bei Verdacht auf das Vorliegen einer Lungenembolie ist eine unverzügliche ärztliche Abklärung prognoseentscheidend.

Viele Patienten, die wegen verschiedener Beschwerden in die physiotherapeutische Praxis kommen, nehmen gerinnungshemmende Medikamente, die unterschiedlich auf das Gerinnungssystem wirken und die Fließeigenschaften des Blutes verbessern. ➢ Tab. 10.4 gibt eine Übersicht über die am häufigsten eingesetzten Medikamente, die Indikationen, Wirkweisen und auch auf die mögliche Bedeutung für eine physiotherapeutische Behandlung.

Besondere Vorsicht ist bei Patienten geboten, die Cumarinderivate, allen voran Marcumar® bzw. Arzneimittel aus den neueren Substanzgruppen, z. B. Dabigatran (Handelsname Pradaxa®) oder Rivaroxaban (Handelsname Xarelto®) nehmen. Diese Patienten haben eine erhöhte Blutungsneigung, die bei der Auswahl manipulativer Techniken berücksichtigt werden muss.

Tab. 10.4 Medikamente mit Auswirkung auf die Fließeigenschaften des Blutes.

Medikament	Mögliche Indikation	Wirkweise	Bedeutung für die physiotherapeutische Behandlung
Acetylsalicylsäure (Aspirin®, ASS®)	Zustand nach Herzinfarkt, Apoplex	Reduziert die Thrombozytenaggregationshemmung	Evtl. durch kleinere Hämatome (blaue Flecken) äußerlich sichtbar Generell: Blutungsneigung bei Marcumar®, Xarelto® und Pradaxa® → Zurückhaltung bei manipulativen Techniken
Clopidogrel (Plavix®)	Zustand nach Herzinfarkt, Apoplex, pAVK	Hemmt über einen anderen Mechanismus als bei ASS ebenfalls die Thrombozytenaggregation	
Heparin (z. B. Clexane®)	Thromboseprophylaxe	Stimuliert Antithrombin III, das die Fließfähigkeit erhöht	
Phenprocoumon (Marcumar®)	Dauerbehandlung bei Vorhofflimmern, Zustand nach Lungenembolie, Träger künstlicher Herklappen	Vitamin-K-Antagonist (Vitamin K ist wichtiger Kofaktor für bestimmte Gerinnungsfaktoren)	
Dagibatran (Pradaxa®)	Prophylaxe von Schlaganfällen und systemischer Embolien	Gehört zur neueren Gruppe der direkten oralen Antikoagulantien (DOAK); Thrombin-Inhibitor	
Rivaroxaban (Xarelto®)	(Rezidiv-)Prophylaxe von Schlaganfällen und systemischer Embolien	DOAK; Stuart-Prower-Faktor(X)-Inhibitor	

10.2 Maligne Erkrankungen des Blutes

FALLBEISPIEL

Es stellt sich eine 53-jährige Studienrätin vor (Englisch und Sport), die seit 22 Jahren regelmäßig Marathon läuft und schon mehrfach physiotherapeutisch wegen typischer Läuferbeschwerden erfolgreich behandelt worden ist. Nun klagt sie über Rückenschmerzen in der unteren Lendenwirbelsäule, auch Kopfschmerzen, beides ist zwischenzeitlich so unangenehm, dass sie ihr regelmäßiges Training seit 3 Wochen ausgesetzt hat, zudem sie sich auch allgemein kraftlos und müde fühlt. Ein auslösendes Trauma ist nicht erinnerlich. Auf Nachfrage berichtete sie auch, wegen ihres Gesundheitszustands nachts zu grübeln und manchmal schweißgebadet mitten in der Nacht aufzuwachen. Die Patientin nimmt keine Medikamente und ernährt sich gesund.

Bereits in dieser kurzen Anamnese finden sich deutliche Hinweise auf „Red Flags“:

- Plötzlicher Beginn der Beschwerden ohne äußeres Trauma
- Müdigkeit und Abgeschlagenheit über mehrere Wochen
- Nachtschweiß
- Schlafstörungen

In der körperlichen Untersuchung finden sich keine typischen Zeichen einer muskuloskelettalen Ursache der Beschwerden, wohl aber eine umschriebene Klopfschmerzhaftigkeit über L4 und am Okziput.

Während jedes Symptom für sich genommen vielfältige Ursachen haben kann, ist die Befundkonstellation insbesondere angesichts des auffälligen Untersuchungsbefundes hinweisgebend auf das mögliche Vorliegen einer malignen Erkrankung. Die Patientin wird nicht physiotherapeutisch behandelt und stattdessen unverzüglich zur weiteren ärztlichen Abklärung überwiesen. Die Hausärztin veranlasst u. a. eine Blutsenkung, die sehr stark erhöht ist, und äußert daraufhin bereits den Verdacht auf das Vorliegen eines multiplen Myeloms, der durch weitere Untersuchungen bestätigt werden kann.

CAVE

Umschriebene Klopfschmerzhaftigkeit knöcherner Strukturen

Eine umschriebene Klopfschmerzhaftigkeit des Knochens weist häufig auf ein strukturelles ossäres Problem hin. Strukturveränderungen am Knochen, die mit Schmerzen einhergehen, entstehen durch Umbauveränderungen des Knochens, wie sie z. B. bei der Osteoporose, aber auch bei Knochen(marks)-entzündungen, Frakturen und Knochenmetastasen vorkommen. Sie sind stets verdächtig auf das Vorliegen eines Problems, das physiotherapeutisch nicht befriedigend gelöst werden kann, und damit Anlass zur ärztlichen Abklärung.

10.2.1 Lymphome

„Lymphom“ ist zunächst einmal der Sammelbegriff für jegliche Lymphknotenschwellungen, wie sie beispielsweise bei Infektionskrankheiten vorkommen können, aber auch bei Tumoren des Lymphgewebes (zur Gut- und Bösartigkeit, also der Dignität, s. a. ➤ Kap. 2). Maligne Lymphome wiederum werden, international üblich, in Hodgkin- und Non-Hodgkin-Lymphome eingeteilt.

Hodgkin- und Non-Hodgkin-Lymphome

Die Inzidenz der **Hodgkin-Lymphome (HL)** beträgt in Deutschland 3/100.000 (Geschlechterverhältnis m : w = 3 : 2) und weist aus ungeklärter Ursache zwei Altershäufigkeitsgipfel auf: um das 30. und um das 60. Lebensjahr. Klinisch zeigt sich das HL durch Lymphknotenschwellungen und eine sogenannte **B-Symptomatik** (**B**egleitsymptomatik, siehe Kasten), evtl. auch mit einer Leber- und Milzvergrößerung (Hepatosplenomegalie). Die ärztliche Diagnose umfasst v. a. die histologische Untersuchung verdächtiger Lymphknoten sowie Labor und bildgebende Verfahren. Die Therapie besteht aus Chemotherapie und Bestrahlung. Die Prognose ist relativ gut, allerdings bedingt die Therapie z. T. erhebliche Langzeitfolgen.

Zu den **Non-Hodgkin-Lymphomen (NHL)** zählen eine Reihe von Erkrankungen, die sowohl von T- als auch von B-Lymphozyten ihren Ausgang nehmen). Sonderformen sind das multiple Myelom (siehe Fallbeispiel) und die chronisch-lymphatische Leukämie (CLL), die per Definition ebenfalls zu den NHL zählt (s. u.).

B(egleit)-Symptomatik

Als B-Symptomatik wird die Trias aus

- Fieber > 38 °C,
- massivem Nachtschweiß und
- (ungewolltem) Gewichtsverlust (> 10 % innerhalb eines halben Jahres)

bezeichnet. Eine B-Symptomatik gilt als prognostisch schlechtes Zeichen, da sie auf konsumierende Erkrankungen – wie maligne Prozesse oder auch schwere Infektionskrankheiten wie AIDS oder Tuberkulose – hinweist.

10

10.2.2 Multiples Myelom

Das multiple Myelom (syn.: **Plasmozytom,** Morbus Kahler) tritt mit einer Inzidenz von 4–6/100.000 und geringfügig häufiger bei Männern als bei Frauen auf. Wie bei jeder Krebserkrankung ist auch beim Blutkrebs das steigende Lebensalter ein Risikofaktor. Ursache für die Entartung ist die Veränderung einer **Plasmazelle,** die, im Knochenmark beheimatet, als Teil des spezifischen Abwehrsystems für die Produktion von Antikörpern verantwortlich ist. Aus dieser entarteten Plasmazelle entsteht durch unkontrollierte Zellteilung ein maligner B-Zell-Klon, dessen Zellen nun in Plasmazellnestern im Knochenmark massenweise Antikörper (Immunglobuline) produzieren, die aber funktionslos sind (**„M-Protein"** oder **Paraprotein**). Der Knochenmarkbefall (platte Knochen als Orte der Blutbildung) führt einerseits zu osteolytischen Herden, die mit Schmerzen einhergehen, andererseits auch zu einer Verdrängung normaler Blutbildung.

Physiologischerweise werden (von Abkömmlingen der **pluripotenten Stammzelle**) in einem ausgewogenen Verhältnis sowohl rote (Erythrozyten) als auch die verschiedenen weißen Blutkörperchen (Leukozyten: Lymphozyten, Granulozyten und Monozyten) und Blutplättchen (Thrombozyten) nebeneinander produziert. Durch die Erkrankung wird nun die weiße Reihe überproportional angeregt zu Ungunsten der Produktion von Erythrozyten und Thrombozyten. Dies erklärt einen Teil der Symptome (➤ Tab. 10.5).

Hinweisgebend sind auch die klassischen Symptome einer konsumierenden Krankheit:

- Allgemeines Krankheitsgefühl, Leistungsabfall
- Nachtschweiß, subfebrile Temperaturen
- Gewichtsverlust

Ärztliche Diagnostik und Therapie

Die ärztliche Diagnostik umfasst laborchemische Analysen (massiv erhöhte Blutkörperchensenkungsgeschwindigkeit und Gesamteiweißerhöhung in der Elektrophorese), eine Knochenmarkspunktion (mit Nachweis der Plasmazellnester) sowie bildgebende Verfahren zur Abklärung der Osteolysen (➤ Abb. 10.2, ➤ Abb. 10.3; pathognomonisch: „Schrotschuss-Schädel", ➤ Abb. 10.4).

Die ärztliche Therapie umfasst zytostatische Chemotherapie inklusive Kortisongabe. Bei der Sonderform des **„Smoldering-Myeloms"** besteht eine wesentlich günstigere Prognose.

Tab. 10.5 Symptome des multiplen Myeloms.

Symptom	Ursache
Anämie mit Müdigkeit, Leistungsknick	Verdrängung der Erythropoese
Infektanfälligkeit	Massenweise Produktion von (untauglichen) Antikörpern in Plasmazellnestern im Knochenmark → verminderte Produktion funktionsfähiger Antikörper
Myelomniere mit Funktionsverlust	Massives Anfluten von Paraprotein in der Niere
Knochenschmerzen	Osteolytische Herde

10.2.3 Leukämien

Leukämien sind Blutkrebserkrankungen, die von den Leukozyten bzw. ihren Abkömmlingen ausgehen. Krebserkrankungen aufgrund entarteter Erythrozyten sind nicht bekannt, da diese kernlos sind und sich nicht mehr vermehren können. Da Thrombozyten ebenso nicht vermehrungsfähige Zellen sind, sondern Bruchstücke des Megakaryozyten, sind auch sie im Prinzip nicht von Entartung bedroht, allerdings können die für die Blutbildung verantwortlichen Stammzellen (aller drei Reihen) entarten. Man fasst diese Veränderungen zusammen unter dem Begriff der **myeloproliferativen Syndrome,** die insgesamt aber selten sind.

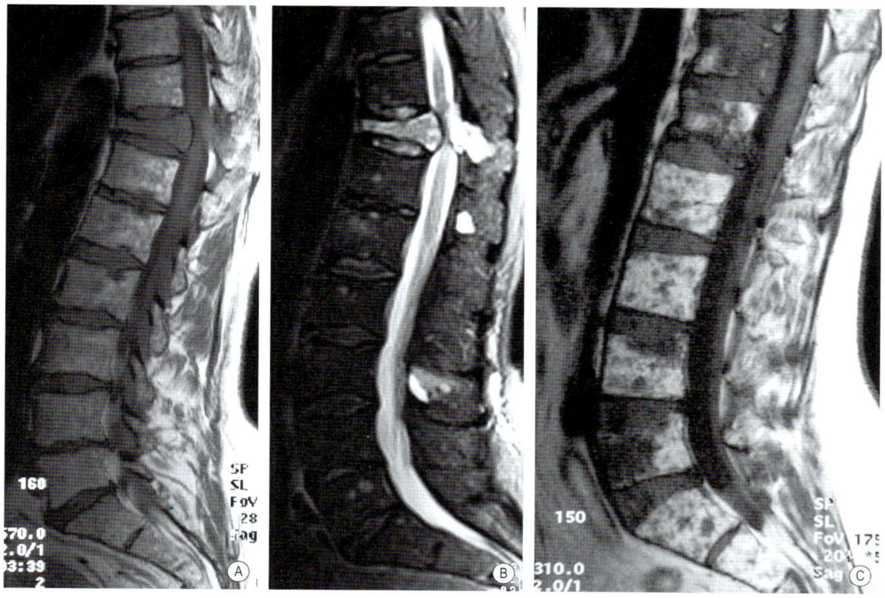

Abb. 10.2 Multiples Myelom im sagittalen T1-gewichteten MRT-Bild (a) und in der fettunterdrückten Sequenz (T2) (b). Man erkennt den kollabierten Th11 mit Kompression des Rückenmarks. Das vielfältige Muster der Knochenmarksbeteiligung ist in (c) sichtbar (T1, sagittal). [E1247]

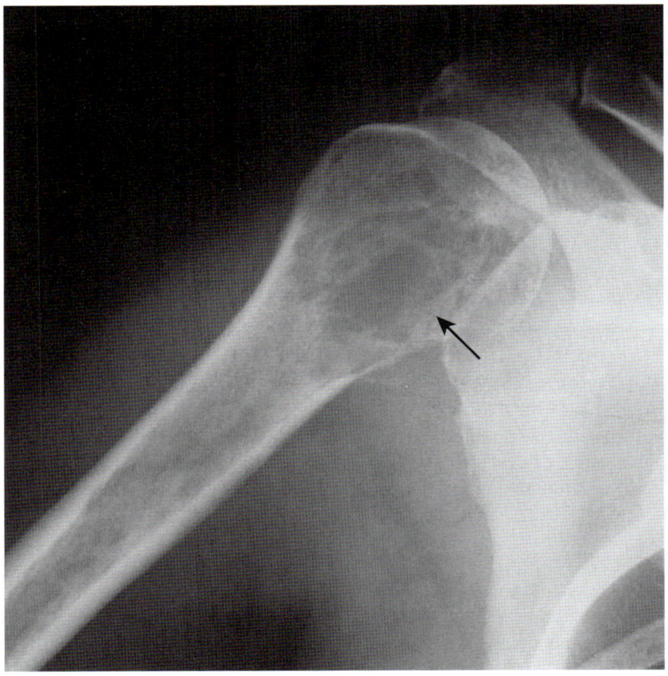

Abb. 10.3 Multiples Myelom am Humeruskopf im konventionellen Röntgen. Der Pfeil weist auf den osteolytischen Charakter hin. [E514-005]

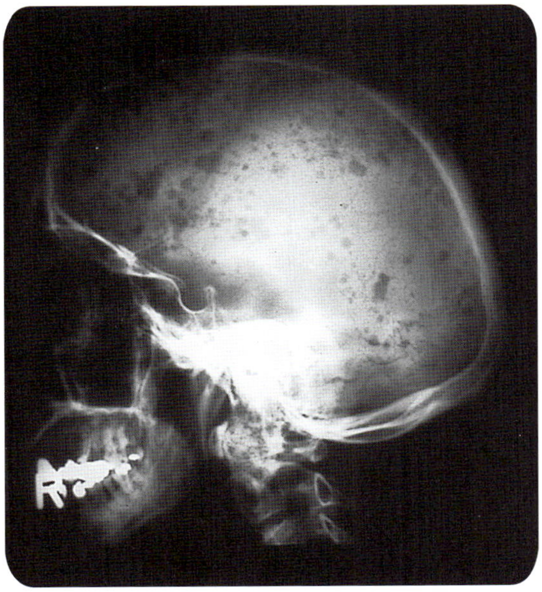

Abb. 10.4 Röntgenbild des Schädels eines Patienten mit multiplem Myelom. Man sieht einen sog. „Schrotschuss-Schädel". Beachte die einzelnen, wie ausgestanzt („durchschossen") wirkenden Osteolysen der platten Schädelknochen. [M507]

„Blutkrebs"

Krebserkrankungen des Blutes betreffen primär immer die weißen Blutkörperchen (Leukozyten) bzw. ihre Abkömmlinge. Durch überproportionale, starke Vermehrung entarteter weißer Blutkörperchen (Hyperleukozytose) kommt es aber sekundär häufig zu verminderter Produktion von Erythrozyten und Thrombozyten, da alle drei Zellreihen an gleicher Stelle im Knochenmark gebildet werden. Erythrozytopenie führt zu Anämie und Thrombozytopenie zur Blutungsneigung.

Tab. 10.6 Charakteristika der unterschiedlichen Leukämieformen.

Leukämieform	Inzidenz/Jahr	Bemerkungen
ALL	1,5/100.000	Häufigste maligne Erkrankung im Kindesalter
AML	2,5/100.000	Tritt v. a. mit zunehmenden Lebensalter auf
CLL	4/100.000	Zunehmende Inzidenz mit dem Lebensalter: 5. Dekade 5/100.000; 8. Dekade 30/100.000; m : w = 2 : 1
CML	2/100.000	Phasenweiser Krankheitsverlauf; massive Leukozytose

Die demgegenüber häufigeren **Leukämien** werden ihrerseits wiederum nach der betroffenen Zellreihe in *lymphatische* und *myeloische*, bzw. nach ihrem Verlauf in *akute* und *chronische Leukämien* unterschieden (➤ Tab. 10.6).

Ursachen *akuter Leukämien* sind neben genetischen Faktoren auch ionisierende Strahlen oder Umweltnoxen (z. B. Benzol). Die **akute lymphatische Leukämie (ALL)** ist die häufigste maligne Erkrankung im Kindesalter, die **akute myeloische (AML)** hingegen hat ihren Häufigkeitsgipfel im höheren Lebensalter.

Die Symptome erklären sich aufgrund der Affektion der drei Zellreihen: Abgeschlagenheit, Fieber, Nachtschweiß, begleitet von Infektanfälligkeit, Blässe, Dyspnoe und Müdigkeit sowie Blutungsneigung. Die Diagnose wird ärztlich aufgrund der Blutbilduntersuchung und Knochenmarksbiopsie gestellt; zur Therapie dient die Knochenmarks- und Stammzelltransplantation. Ein eindrucksvolles physiotherapeutisches Fallbeispiel einer ALL berichten von Piekartz und Zalpour (2023).

Die häufigste Leukämieform ist die **chronische lymphatische Leukämie (CLL),** deren Ätiologie bis auf eine genetische Mitbeteiligung unklar ist. In 50 % der Fälle wird die Diagnose als Zufallsbefund aufgrund einer laborchemisch erhöhten Lymphozytenzahl (Lymphozytose) gestellt. Eventuell bestehen auch klinische Zeichen wie Nachtschweiß und Leistungsminderung, Lymphknotenschwellungen und verschiedene Hauterscheinungen (z. B. Urtikaria, Pruritus, Herpes zoster/simplex, Mykosen, Erythrodermien, knotige Hautinfiltrate).

Die CLL zeigt sich häufig durch den Hautbefund

Bei Patienten im höheren Lebensalter mit Urtikaria, Pruritus, Herpes zoster/simplex, Mykosen, Erythrodermien oder knotigen Hautinfiltraten stets an das Vorliegen einer chronisch-lymphatischen Leukämie denken und eine internistische Abklärung einleiten.

Die **chronische myeloische Leukämie** (CML) hat ihren Erkrankungsgipfel in der 5. Dekade und verläuft in mehreren Phasen mit schleichendem Beginn über viele Jahre. Wegen der starken Leukozytose können leukämische Thromben auftreten, die in verschiedenen Strombahnen zu Komplikationen (z. B. Herzinfarkt) führen können. Die Diagnose der CLL und CML erfolgt hämatologisch. Therapieoptionen umfassen eine zytostatische Chemotherapie sowie Knochenmarks- und Stammzelltransplantationen.

Reflexionsfragen

1. Warum dürfen Blutentnahmen nur von Ärzten bzw. unter ärztlicher Aufsicht durchgeführt werden?
2. Welche Blutparameter kennzeichnen eine Entzündung?
3. Nennen Sie mindestens 6 Ursachen einer Anämie.
4. Unterscheiden Sie die Begriffe „Leukozytose“ und „Leukopenie“.
5. Was sind Begleitsymptome der perniziösen Anämie?
6. Was ist die Virchow-Trias?
7. Welchen Stellenwert haben die manuellen Tests auf das Vorliegen einer Phlebothrombose?
8. Wie viele Wells-Scores kennen Sie und was messen diese?
9. Was verursacht eine Hepatosplenomegalie?
10. Wie bewerten Sie den Befund „umschriebene Klopfschmerzhaftigkeit des Knochens“ – was kann zugrunde liegen?
11. Was versteht man unter B-Symptomatik?
12. Was sind die wesentlichen Charakteristika der verschiedenen Leukämieformen?

LITERATUR

El Tabei L, et al. Diagnostische Sicherheit bei tiefer Bein- und Beckenvenenthrombose in der Hausarztpraxis. Dtsch Arztebl 2012; 109(45): 761–766.
Herold G. Innere Medizin. Köln: Gerd Herold, 2012.
Hinkelthein E, Zalpour C. Diagnose- und Therapiekonzepte in der Osteopathie. 3. A. Heidelberg: Springer, 2022.
Kahn SR et al. (2011) Six-month exercise training program to treat post-thrombotic syndrome: a randomized controlled two-centre trial. Can Med Assoc J 2011; 183: 37–44.
Moerchel C, Kroeger K. Prophylaxe tiefer Bein- und Beckenvenenthrombosen. Dtsch Arztebl 2007; 104(42): A2886–A2893.
Souza JC et al. Haemophilia and exercises. Int J Sports Med. 2012; 33: 83–88.
Strong A, Karavatas SG, Reicherter EA. Recommended exercise protocol to decrease cancer-related fatigue and muscle wasting in patients with multiple myeloma: an evidence-based systematic review. Top Geriatr Rehabil 2006; 22: 172–186.
von Piekartz H, Zalpour C. Red flags erkennen – Schiefer Hals trifft auf blutendes Zahnfleisch; physiopraxis 2023; 21(9): 20–27.
Zalpour C. Anatomie Physiologie. Für die Physiotherapie. 5. A. München: Elsevier, 2022.

WEBLINKS

Zu Krebs allgemein:
http://www.krebsgesellschaft.de/pat_ka_krebsarten_uebersicht_leukaemien_lymphome,107807.html
Zu Laborwerten und ihrer Bedeutung:
http://www.laborlexikon.de/index.html

KAPITEL

11 Hormon- und Immunsystem

Silke Rossow

In diesem Kapitel werden das Hormon- und Immunsystem beschrieben. Im ersten Teil wird das Hormonsystem erklärt. Neben Definitionen und Begriffserklärungen werden die häufigsten endokrinen Pathologien mit den dazugehörenden Differenzialdiagnosen und deren spezifischen klinischen Tests erläutert. Die Thematik wird mit den zu erreichenden Lernzielen eingeleitet. Die hormonellen Erkrankungen gewinnen im physiotherapeutischen Alltag immer mehr an Bedeutung, da die Anzahl der Neuerkrankungen in der Gesellschaft weiter zunimmt. Im Anschluss an das Hormonsystem wird analog das Immunsystem beschrieben.

11.1 Das Hormonsystem

Lernziele

Nach Durcharbeiten dieses Kapitels wird der Leser

- Grundbegriffe der Endokrinologie erläutern können,
- die Symptomatik häufiger Erkrankungen des Hormonsystems kennen, mit denen Physiotherapeuten und -therapeutinnen täglich konfrontiert werden können,
- relevante Regelkreisläufe und Pathomechanismen dieser Krankheiten beschreiben können,
- Tests zur Differenzialdiagnostik und anamnestische Fragen zur Unterstützung eines Verdachts auf das Vorliegen einer noch nicht diagnostizierten Erkrankung kennen,
- eine zeitnahe von einer dringenden ärztlichen Abklärung unterscheiden können,
- wichtige epidemiologische Daten kennen,
- Normwerte und pathologische Parameter der aufgeführten Erkrankungen kennen,
- medikamentöse Therapien kennen, die physiotherapeutisch relevant sind,
- einen Überblick über die ärztliche Diagnostik und Therapie der relevantesten Erkrankungen in der Endokrinologie und deren Auswirkungen auf die Physiotherapie erhalten haben.

Die **Endokrinologie** ist die Lehre von der Sekretion der Hormone durch Drüsen und deren Störungen. Diese Wissenschaft befasst sich mit den Funktionen und der Regulation des endokrinen Systems, insbesondere mit der Pathophysiologie der Hormonproduktion und deren Wirkungen. Sie ist ein Teilgebiet der Inneren Medizin, das sich mit der Erkennung und der nichtoperativen Behandlung endokriner Erkrankungen, deren Auswirkungen auf metabolische Prozesse und Gewebe und den Stoffwechselleiden auseinandersetzt.

Das endokrine System ist ein System aus spezialisierten Organen, Geweben und Zellgruppen, das die Steuerung komplexer Körperfunktionen, wie z. B. Wachstum und Fortpflanzung, mithilfe von Botenstoffen vollzieht. Hormone sind Signal- und Botenmoleküle, die der Regulation der verschiedenen Körperfunktionen dienen. Sie können von hormonbildenden Zellen in das umliegende Gewebe (parakrine Sekretion) oder in die Blutgefäße abgegeben werden (endokrine Sekretion). Die Hormonausschüttung unterliegt teils komplizierten Regulationsmechanismen auf molekularer Ebene, die in komplexe Regelkreise eingebettet sind und über Rückkopplungsmechanismen verfügen. Hormone haben eine zeitliche begrenzte Wirkung (Halbwertszeit), z. B. durch den Abbau in Zielgeweben.

Hormone

Hormone sind chemische Substanzen, die im Körper produziert werden. Sie steuern und regulieren die Aktivität bestimmter Zellen oder Organe und werden von speziellen Drüsen produziert, wie z. B. die Schilddrüsenhormone von der Schilddrüse. Diese Botenstoffe sind für wesentliche Aktivitäten des Lebens mit verantwortlich, einschließlich der Prozesse der Verdauung, des Stoffwechsels, des Wachstums, der Fortpflanzung und der Stimmungskontrolle. Viele Hormone, wie Neurotransmitter, sind in mehr als einem physikalischen Prozess aktiv (Goodman et al. 2018).

Durch die vielfältigen Funktionen der Hormone im Organismus werden Physiotherapeuten täglich mit den Auswirkungen der Erkrankungen des Hormonsystems konfrontiert. Um die Bedeutung dieses Fachbereichs aufzeigen zu können, kann allein die Anzahl der in Deutschland an Diabetes mellitus leidenden Patienten und die Anzahl der Schilddrüsenerkrankungen herangezogen werden. Zudem gibt es viele weitere Hormone und deren Hauptbildungsorte, die pathologisch verändert sein können. ➢ Tab. 11.1 gibt einen Überblick darüber.

Tab. 11.1 Bildungsorte der Hormone

Hauptbildungsort	Hormon
Hypothalamus	Oxytocin, Adiuretin Releasing-Hormone Inhibiting-Hormone
Hypophysenvorderlappen	Thyroidea stimulierendes Hormon (TSH), adrenokortikotropes Hormon (ACTH), Follikel stimulierendes Hormon (FSH), luteinisierendes Hormon (LH), Wachstumshormon, Prolaktin
Bauchspeicheldrüse	Insulin
Schilddrüse	Thyroxin, Trijodthyronin, Kalzitonin
Nebenschilddrüse	Parathormon (PTH)
Nebennierenmark	Adrenalin, Noradrenalin (Katecholamine)
Nebennierenrinde	Kortisol, Aldosteron
Hoden	Testosteron
Eierstöcke	Östrogene, Progesteron

Grundbegriffe der Endokrinologie

Bevor weitere Pathologien diskutiert werden, werden vorab einige Grundbegriffe erklärt.
Hypoglykämie – pathologisch erniedrigter Blutzuckerspiegel
Hyperglykämie – pathologisch erhöhter Blutzuckerspiegel
Exsikkose – Abnahme des Gesamtkörperwassers
Metabolisches Syndrom – Kombination von Insulinresistenz, Hypertonie, Dyslipoproteinämie, Adipositas
Hypertonie – pathologische Erhöhung des Blutdrucks
Adipositas – Übergewicht ab einen BMI über 25 kg/m^2
Dyslipoproteinämie – Missverhältnis der Lipoproteinfraktionen im Blutserum, besonders HDL zu LDL
Cushing-Syndrom – durch erhöhte Konzentration von Cortisol im Plasma gekennzeichnetes Krankheitsbild
Hypothyreose – Schilddrüsenunterfunktion
Hyperthyreose – Schilddrüsenüberfunktion
Thyreotoxische Krise – akut beginnende, bedrohliche Exazerbation einer Hyperthyreose
Osteoporose - Knochenerkrankung mit Abnahme der Knochenmasse und Knochendichte
Polyurie – krankhaft erhöhte Urinausscheidung über 2 l/d
Polydipsie – vermehrtes Durstgefühl

11.1.1 Erkrankungen des Hormonsystems

Die Ursachen, die zur Erkrankung des endokrinen Systems führen, können, wie auch bei anderen Organsystemen, traumatisch, entzündlich, neoplastisch (Entartung), degenerativ, genetisch oder idiopathisch sein. Jedoch haben sie eines gemein: Wenn ein Defekt auftritt, wirkt dieser oft nicht nur lokal, sondern betrifft auch weitere Organe. Dies liegt an dem Wirkprinzip der Hormone, welche durch das Blut zu ihrem Zielgewebe und dort an ihre Zielzellen transportiert werden. Hier tragen sie zur Aktivierung bzw. Deaktivierung weiterer Hormone bei. Aus diesem Grund spielen die Laborwerte des Blutes zur Bestimmung des Hormonstatus bei der Erstdiagnose eine bedeutende Rolle und können eine Reihe weiterer, gezielter apparativer Maßnahmen wie zum Beispiel ein MRT nach sich ziehen, um eine Verdachtsdiagnose zu bestätigen. Wenn ein Organ nicht mehr genug Hormone produziert und ein Hormonmangel entsteht, spricht man von einer **Insuffizienz** dieses Organs (Stalla 2007).

Diabetes mellitus

Die häufigste endokrine Erkrankung ist sowohl weltweit als auch in deutschsprachigen Ländern der Diabetes mellitus. Dieser wird in verschiedene Untergruppen Typ I bis Typ IV eingeteilt. Jedoch nimmt der **Typ-II-Diabetes** die führende Stelle bei der Erkrankungshäufigkeit ein. Durch die stetig steigende Zahl der Neuerkrankungen, die unter anderem sogar bei Jugendlichen zwischen dem 12. und dem 19. Lebensjahr zu verzeichnen sind, und die teilweise lebensbedrohenden Begleiterkrankungen trägt die frühe Erkennung von Symptomen erheblich dazu bei, die Spätkomplikationen zu minimieren.

Diabetes mellitus

Diabetes mellitus (DM) ist der Überbegriff für eine Gruppe verschiedener Stoffwechselerkrankungen, die mit einem pathologisch stark erhöhten Blutzuckerspiegel einhergehen und durch einen absoluten oder relativen Insulinmangel verursacht sind.

Das Hormon **Insulin** sorgt für die Vermittlung der Glukose in die Zellen. Durch einen relativen Insulinmangel erfolgt keine oder nur eine reduzierte Aufnahme der Glukose, welches zu einem erhöhten Blutzuckerspiegel führt und unter anderem dauerhaft die Gefäße schädigt. Beim Diabetes mellitus Typ I kommt es zu einem absoluten Insulinmangel durch die Zerstörung der ß-Zellen im Pankreas (Bauchspeicheldrüse) durch Autoantikörper. Der Diabetes mellitus Typ II ist meist mit dem metabolischen Syndrom assoziiert und bei diesem Typ II kommt es zu einem relativen Insulinmangel, deren Hauptursachen die Sekretionsstörung und Insulinresistenz sind (Elam et al. 2017).

Die Prävalenz des Diabetes mellitus ist weltweit zunehmend. In Deutschland ist die Lebenszeitprävalenz manifestierter Diabetiker altersabhängig (➤ Tab. 11.2). Hiervon sind über 90 % vom Typ II des Diabetes mellitus, ca. 5 % vom Typ I des Diabetes mellitus und ca. 5 % Typ III und Typ IV.

Aufgrund der stetig wachsenden Zahlen der Neuerkrankungen mit den daraus erwachsenden Spätkomplikationen eines nicht gut eingestellten oder zu spät diagnostizierten Diabetikers steigt die Verantwortung des medizinischen Personals, Warnzeichen oder Frühsymptome des Diabetes mellitus zu erkennen und eine ärztliche Abklärung zu initiieren.

CAVE

Diabetesverdacht

Der Verdacht auf das Vorliegen eines Diabetes mellitus erfordert immer eine zeitnahe ärztliche Abklärung. Zusätzlich zu Beschwerden im neuromuskuloskelettalen System kann jeder Physiotherapeut in der täglichen Praxis mit möglichen Warnzeichen eines Diabetes mellitus konfrontiert werden:

- Erhöhte Infektanfälligkeit (Hautinfektionen, Fußpilz)
- Konzentrationsschwäche
- Schwitzen bzw. Kaltschweißigkeit
- Gewichtsverlust
- Müdigkeit
- Allgemeine Abgeschlagenheit und Leistungsabfall
- Häufiges Wasserlassen
- Gesteigertes Durstgefühl
- Sehstörung

Tab. 11.2 Häufigkeit des Diabetes mellitus (nach Herold 2017/2018)

Alter	Prozentualer Anteil manifester Diabetiker
unter 50 Jahre	2–3 %
über 60 Jahre	15 %
über 70 Jahre	22 %

Ärztliche Diagnose und Therapie des Diabetes mellitus

Im physiotherapeutischen Alltag können Therapeuten aufgrund der steigenden Anzahl von Neuerkrankungen mit dem Verdacht auf das Vorliegen eines noch nicht diagnostizierten Diabetes mellitus konfrontiert werden. Diese Situation kann sich sowohl im Erstkontakt durch das anamnestische Patientengespräch als auch bei einem Patienten mit neu auftretenden typischen Symptomen darstellen, der schon länger in der Praxis behandelt wurde. Der Verdacht sollte schnell einem Arzt mitgeteilt werden, der diesen durch entsprechende Laborparameter verifizieren kann. Hierzu dient die Messung des Nüchternblutzuckerspiegels an zwei aufeinanderfolgenden Morgen oder der HbA1c-Test. Eine zeitnahe Therapie hilft Spätkomplikationen zu reduzieren. Die Therapie richtet sich zum einem nach dem Typ des Diabetes mellitus und zum anderen nach den aktuellen Blutzuckerwerten (Araki et al. 2018).

Laborparameter und ihre Bedeutung

Normaler Blutzuckerwert nüchtern:	unter 5,6 mmol/l (100 mg/dl)
Normaler Blutzuckerwert nach dem Essen:	unter 7,8 mmol/l (140 mg/dl)
Leichte Blutzuckererhöhung nüchtern:	5,6–7,0 mmol/l (100–125 mg/dl)
Blutzuckerwert nüchtern bei Diabetes:	über 7,0 mmol/l (125 mg/dl)
Blutzuckerwert bei Hypoglykämie:	unter 2,2 mmol/l (40 mg/dl)
HbA1c (repräsentiert den Blutzuckerspiegel der letzten 2 Monate)	unter 5,7 %

Diabetestypen

Laut WHO wird der Diabetes mellitus in vier Typen unterteilt:

Typ I:

- In jungen Jahren, absoluter Insulinmangel durch immunvermittelte Zerstörung der ß-Zellen
- Nachweis von Autoantikörpern
- Polygene Vererbung 3–5 %
- Therapie: Insulintherapie durch Spritzen bzw. Pens oder neuere, unkompliziertere Insulinpumpen

Typ II:

- Im späteren Erwachsenalter, relativer Insulinmangel
- Nachweis: erhöhter Nüchternblutzucker
- Vererbung: 50 % bei einem Elternteil
- Therapie: in 5 Stufen (von Reduzierung der Kohlenhydrataufnahme + vermehrter Bewegung über orale Antidiabetika und deren Kombinationen bis zur Insulintherapie)

Typ III:

- Spezifische Ursachen: Maturity- onset Diabetes oft the Young (MODY), pankreopriver, endokriner und iatrogener Diabetes
- Nachweis: keine spezifischen Antikörper
- Autosomal-dominante Vererbung

Typ IV:

- Gestationsdiabetes (eine erstmals in der Schwangerschaft diagnostizierte Glukosetoleranzstörung, die in der Mehrzahl der Fälle nach der Beendigung der Schwangerschaft wieder verschwindet)

FALLBEISPIEL

Ein 54-jähriger, übergewichtiger Patient stellt sich aufgrund chronischer Veneninsuffizienz zur manuellen Lymphdrainage in der Praxis vor. Er sei über acht Jahre in einer anderen Praxis gewesen, in der es ihm aber n cht mehr gefalle, zumal seine Lieblingstherapeuten auch nicht mehr dort arbeiten. Durch die Anamnese erfahren Sie, dass der dreifache Familienvater schon seit seinem Studium keinen Sport mehr treibt und Vollzeit am Schreibtisch sitzt. In der Vorgeschichte zu vermerken sind ein Hypertonus und eine Dyslipoproteinämie, die beide medikamentös relativ gut eingestellt seien. Auf die Frage nach seiner aktuellen Gesundheitslage erwidert der Patient, dass er in letzter Zeit schon sehr müde und unkonzentriert sei. Außerdem bringe das Älterwerden nur mehr Zipperlein mit sich: Vor drei Wochen habe er sogar einen Fußpilz bekommen, obwohl er gar nicht im Schwimmbad gewesen sei. Fast zeitgleich sei das Phänomen aufgetaucht, dass er immer mal kurze Phasen mit Kaltschweißigkeit und Übelkeit habe. Meistens mache er dann eine kleine Pause, in der er etwas esse und eine Tasse seines gesüßten Pfefferminztees trinke, und danach gehe es ihm auch schnell wieder gut. Im Moment, wenn er so liege, fühle er sich prächtig.
Die Kaltschweißigkeit und die Übelkeit können Zeichen für Hypoglykämien sein. Der Fußpilz (➤ Abb. 11.1) weist auf eine hohe Infektanfälligkeit hin. Diese Symptome – zusammen mit seinem Übergewicht und seinem Alter – weisen auf einen Diabetes mellitus Typ II hin. Außerdem kann bei diesem Familienvater von einem metabolischen Syndrom ausgegangen werden, da aus seiner Vorgeschichte schon der Hypertonus und die Dyslipoproteinämie bekannt sind. In diesem Fall sollte dem Patienten eine zügige ärztliche Abklärung angeraten werden.

Der Begriff **Dyslipoproteinämie** wird häufig gleichbedeutend mit **Hyperlipoproteinämie** verwendet. Die Hyperlipoproteinämie bezeichnet jedoch streng genommen kein Missverhältnis, sondern eine erhöhte Konzentration von Lipoproteinen im Blutserum, während die Dyslipoproteinämie ein Missverhältnis zwischen HDL und LDL am Gesamtcholesterinspiegel bezeichnet. Jedoch liegen die Dyslipoproteinämie und die Hyperlipoproteinämie häufig gleichzeitig vor und haben die gleichen therapeutischen Konsequenzen, sodass die Unterscheidung für den klinischen Alltag wenig Relevanz hat. Bei der diabetischen Dyslipoproteinämie handelt es sich um einen integralen Bestandteil des Diabetes Typ II und des metabolischen Syndroms. Da diese Fettstoffwechselstörung erheblich zum erhöhten kardiovaskulären Risiko beiträgt, sollten ein LDL-Wert von unter 100 mg/dl, bei KHK unter 70 mg/dl, und ein HDL-Wert von über 40 mg/dl sowie ein Triglyzeridwert unter 150 mg/dl angestrebt werden (Geiß 2006, Ishibashi et al. 2018).

Akute Symptomatik beim Diabetes mellitus

Prinzipiell sind die Akutsymptome bei den einzelnen Diabetesformen sehr ähnlich. Jedoch sind die Symptome in ihrer Schwere und Dynamik zwischen den verschiedenen Typen unterschiedlich ausgeprägt. Grundsätzlich zeichnet sich der Typ-I-Diabetes eher durch

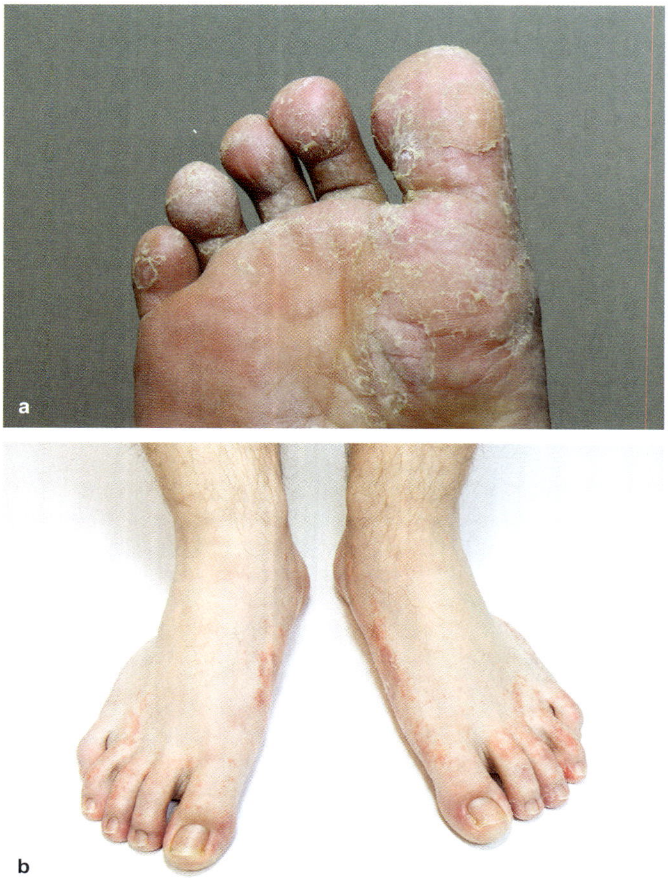

Abb. 11.1 Patient mit ausgeprägtem Fußpilz. [J808-036, J808-037]

eine starke, dynamische und der Typ-II-Diabetes eher durch eine schwache, schleichende Symptomatik aus.

Der osmotische Effekt an den Nieren und Augen führt zu:

- Polyurie (häufiges Wasserlassen)
- Polydipsie (gesteigertes Durstgefühl)
- Sehstörung (reversibler Linsenturgorverlust)

Die Glukoseverwertungsstörung führt zu:

- Gewichtsverlust
- Allgemeine Abgeschlagenheit und Leistungsabfall
- Infektanfälligkeit (Hautinfektionen, Fußpilz)

Vorboten eines hypoglykämischen Schocks sind:

- Übelkeit
- Erbrechen
- Schwitzen bzw. Kaltschweißigkeit
- Müdigkeit
- Konzentrationsschwäche
- Zittern

Anamnestische Leitfragen

Bei Verdacht auf das Vorliegen eines Diabetes mellitus sollten zusätzlich gezielte Fragen nach Veränderungen bezüglich des Trinkverhaltens, des Wasserlassens, der Sehstärke, der Infekthäufigkeit, der Konzentrationsfähigkeit, des Leistungsniveaus und des Körpergewichts in den letzten Wochen gestellt werden.

Verhalten und Symptome	Erklärung
Verändertes Trinkverhalten	Erhöhte Trinkmenge kann auf eine Polydipsie hindeuten
Vermehrtes Wasserlassen	Vermehrtes Wasserlassen kann ein Hinweis auf Polyurie sein
Sehstörungen	Sehstörung kann Ausdruck einer partiellen Turgorveränderung sein
Infektneigung	erhöhte Infektanfälligkeit gehört zu den Erstsymptomen eines DM
Konzentrationsfähigkeit	Konzentrationsschwäche entsteht durch fehlende Glukose in den Zellen
Leistungsniveau	Abnahme des Leistungsniveaus entsteht durch fehlende Glukose in den Zellen
Gewichtsverlust	Gewichtsverlust ist ein klassisches Zeichen des D. M. Typ I

Im therapeutischen Alltag ist das Motivieren der Patienten eine essenzielle Aufgabe, die von den Patienten unterschiedlich angenommen wird. Die Mehrzahl der Diabeteserkrankungen (Typ II) entwickeln sich auf dem Boden eines metabolischen Syndroms („Wohlstandssyndrom"), das unter anderem mit Bewegungsmangel einhergeht. Aufgrund dessen gehören ein regelmäßiges Training, eine konsequente Ernährungsumstellung und die Kalorienreduktion zur ersten Stufe der Therapie. Durch diese Maßnahmen lassen sich die Blutzuckerwerte bei Patienten mit einem beginnenden Diabetes deutlich reduzieren und können in den Normbereich zurückkehren. Um andere versteckte Grunderkrankungen, die einen Bewegungsmangel verursachen, wie Depression oder Hypothyreose aufzudecken, wären zusätzliche anamnestische Leitfragen diesbezüglich hilfreich.

CAVE

Neuropathie

Eine zeitnahe ärztliche Abklärung ist bei Verdacht auf Neuropathie der Füße erforderlich. Bei einem Patienten, der eine neu auftretende Neuropathie der Füße zeigt, muss auch immer an einen versteckten Diabetes mellitus gedacht werden, da Blutzuckerentgleisungen lebensbedrohlich sein können.

Klinische Tests zur Differenzialdiagnostik

Bei Verdacht auf eine diabetische Neuropathie und das diabetische Fußsyndrom immer das **Vibrationsempfinden** im Seitenvergleich testen! Ein vermindertes Vibrationsempfinden stellt ein Frühsymptom dar.

Mit dem **Stimmgabeltest** kann eindeutig ein abgeschwächtes Vibrationsempfinden detektiert werden, welches vor dem Auftreten von sensomotorischen Ausfällen auftritt (➤ Abb. 11.2). Hiermit wird ermittelt, ob und in welchem Ausmaß eine Schädigung vorliegt. Zur Durchführung des Tests wird die Stimmgabel zum Schwingen angeschlagen und auf ein peripheres Gelenk oder einen peripheren Knochen im Seitenvergleich aufgelegt. Der Patient wird aufgefordert, bei geschlossenen Augen den Zeitpunkt anzugeben, an dem er die Schwingungen der Stimmgabel nicht mehr spürt. Es muss deutlich gemacht werden, dass es nicht um den Auflagepunkt und das Druckempfinden geht, sondern um das Wahrnehmen der Schwingungen. Das Ausmaß an der 8/8 Skala lässt sich auch bei schwingender Gabel ablesen. Ein Grad unter 5 von insgesamt 8 Graduierungen, wie zum Beispiel 2/8, ist pathologisch.

Komplikationen

Die gefürchteten Spätkomplikationen werden unterteilt in Makroangiopathien und Mikroangiopathien und Folgen der erhöhten Abwehrschwäche. Zu den **Makroangiopathien** zählen unter anderem die periphere arterielle Verschlusskrankheit (paVK) oder die koronare Herzkrankheit (KHK), die zu einem Herzinfarkt führen kann und somit eine lebensbedrohende Situation darstellt. Des Weiteren können **Mikroangiopathien** wie die diabetische Nephropathie, Retinopathie, Neuropathie und das diabetische Fußsyndrom auftreten (Winker 2011).

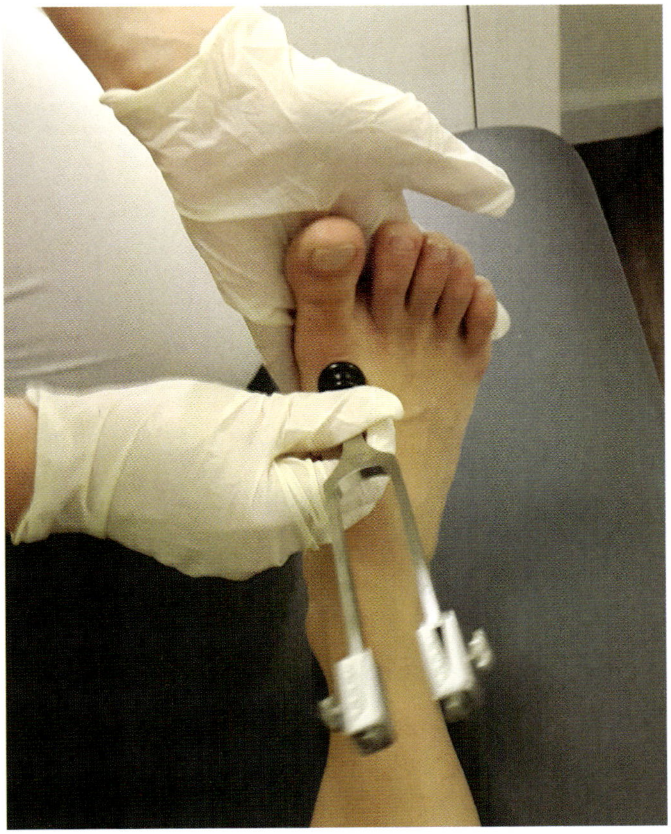

Abb. 11.2 Stimmgabeltest zur Überprüfung bei Verdacht auf Polyneuropathie des rechten Fußes. [P1344]

Merke: Mikroangiopathie, Makroangiopathie, Neuropathie und Osteopathie führen zum diabetischen Fußsyndrom.

CAVE

Blutzuckerentgleisung

Bei drohender Bewusstlosigkeit auch an eine Blutzuckerentgleisung – hypoglykämisches ketoazidotisches Koma oder hyperosmolares hyperglykämisches Koma – denken **(Notfall)!**

Das **hyperglykämische ketoazidotische Koma** kann beim Patienten mit DM Typ I im Rahmen einer Erstdiagnose auftreten. Ursache für die Ketoazidose ist der Insulinmangel, der zu Bildung von Ketonkörpern führt, die aus dem vermehrten Fettabbau stammen, da ohne Insulin die Energiegewinnung aus Glukose nicht funktioniert. Ketonkörper führen zur Übersäuerung des Blutes und können ein Koma verursachen.

Ein **hyperosmolares hyperglykämisches Koma** ist durch Blutzuckerspiegel unter 70 mg/dl gekennzeichnet und zeigt sich durch folgende Warnzeichen:

- Schwitzen und Herzrasen
- Blässe um Mund und Nase
- Heißhunger
- Zittern
- Weite Pupillen

Bei Fortschreiten der Hypoglykämie können Konzentrationsschwäche, Kopfschmerzen und Sprach- und Sehstörungen hinzukommen, die sich zu Störungen des Verhaltens (z. B. Aggressivität), der Koordination und des Bewusstseins verstärken können. Auch Krampfanfälle sind möglich. Unterzuckerungen können v. a. dann auftreten, wenn der Diabetes mit Insulin behandelt wird und die Dosis unangemessen hoch ist.

FALLBEISPIEL

Eine sehr schlanke 16-jährige Patientin kommt mit seit einer Woche anhaltenden Kopf- und Nackenschmerzen in die Physiotherapie-Praxis. Da ihr die Zeit für einen Arztbesuch fehlt, hat die Mutter ihr die Massage geschenkt und den Termin telefonisch vereinbart. Sie vermutet, dass ihre Beschwerden vom vielen Sitzen und dem Prüfungsstress kommen; sie sei auch ständig müde und schlapp. Bei der Anamnese werden keine Unfälle, Operationen oder andere chronische Krankheiten angegeben. Medikamente nehme sie – außer in den letzten zwei Tagen zweimal ASS – keine. Jedoch fallen der Nagellackentferner-Geruch sowie eine sehr trockene Haut und spröde Lippen deutlich auf. Auf gezieltes Nachfragen gibt sie auch einen vermehrten Harndrang, vermehrtes Durstgefühl und leichten Gewichtsverlust an. Außerdem fühle sie sich jetzt leicht schwindelig. Da erstens der Nagellackentferner-Geruch dem Aceton-Geruch einer Ketoazidose ähnlich ist und zweitens der häufige Harndrang und das vermehrte Durstgefühl typische Symptome eines osmotischen Effekts der Glukose an der Niere sind, erhärtet sich der Verdacht einer hyperglykämischen Ketoazidose. Dem jungen Mädchen wird erklärt, dass diese Situation dringend eine ärztliche Abklärung erfordert und die Mutter schon informiert auf dem Weg zur Praxis sei. Bis die Mutter eintrifft, wird ihr beruhigend mitgeteilt,

dass man aufgrund der späten Tageszeit den Notarzt gerufen habe. Nach der Blutdruckmessung mit einem Wert von 90/55 mmHg trifft der Arzt ein, der einen Blutzuckerwert von 280 mg/dl bestimmt. Die Patientin wird ins nächstliegende Krankenhaus gebracht. Der hohe Blutzuckerwert und die Blutdruckmessung bestätigen den Verdacht der Hyperglykämie. Zudem zeigt die Patientin weitere klassische Symptome eines beginnenden Diabetes mellitus Typ I mit Ketoazidose, wie den fauligen, säuerlichen Geruch, Exsikkose, häufigen Harndrang, vermehrtes Durstgefühl, Leistungsabfall (Schlappheit), Müdigkeit und Gewichtsverlust.
Diese Ausgangslage erfordert eine sofortige intensive medizinische Therapie, da sie zu einem lebensbedrohenden Koma führen kann. In dieser Situation sollte der Therapeut, wie im Fallbeispiel beschrieben, unter anderem auf den Allgemeinzustand, die Bewusstseinslage, die Zeichen einer Ketoazidose und Exsikkose (säuerlicher Geruch und spröde Lippen) sowie Polyurie und Dyspepsie achten.

Hypo- und Hyperthyreose

Im physiotherapeutischen Alltag kann im Erstkontakt u. a. der Verdacht auf das Vorliegen einer Schilddrüsenerkrankung entstehen, die eine ärztliche Abklärung erforderlich macht (➤ Tab. 11.3, ➤ Abb. 11.3). Die Schilddrüsenhormone fT3 und fT4 wirken in der Peripherie anregend auf das zentrale Nervensystem (ZNS), das Herz, den Stoffwechsel und den Grundumsatz. Langfristig können sich diese Botenstoffe zudem auf die Knochenstruktur auswirken, indem es bei einer Hyperthyreose durch eine negative Calciumbilanz zu einer Osteoporose kommen kann. Zudem kann das muskuloskelettale System durch Myopathien betroffen sein (Struja et al. 2017).

Merseburger Trias

Bei der immunogenen Hyperthyreose tritt in 50 % der Fälle zusätzlich zur Klinik ein Symptomkomplex auf. Zur Merseburger Trias des Morbus Basedow gehören:
1. Schwirrende Struma (strömendes Geräusch an der Schilddrüse)
2. Tachykardie (Herzrasen)
3. Exophthalmus (hervortretende Augenäpfel)

Der **Morbus Basedow** ist die häufigste Form der Hyperthyreose und zeigt sich klinisch außer mit der Merseburger Trias (schwirrende Struma, Tachykardie, Exophthalmus) auch durch ein prätibiales Myxödem und die Akropachie (Auftreibung der Zehen- und Endglieder). Frauen im mittleren Lebensalter sind am häufigsten betroffen.

CAVE

Thyreotoxikose

Bei der thyreotoxischen Krise zeigen sich alle Symptome der Schilddrüsenüberfunktion in einer sehr starken Ausprägung. Häufig wird die Krise durch eine erhöhte Jodzufuhr oder durch jodhaltiges Röntgenkontrastmittel ausgelöst. Dabei tritt die thyreotoxische Krise ungefähr eine bis vier Wochen nach der Aufnahme auf. Auch das Absetzen von Thyreostatika kann eine thyreotoxische Krise bedingen. Die Krise erfordert eine sofortige intensivmedizinische Betreuung. Unbehandelt kann sie zum Tod führen.

Tab. 11.3 Hypo- und Hyperthyreose (nach Hildebrandt und Pschyrembel 1998) [E1251]

	Hypothyreose	Hyperthyreose
Definition	Mangel an Schilddrüsenhormonen T3 und T4	Erhöhung der Schilddrüsenhormone T3 und T4
Klinik	Abgeschlagen, depressiv, antriebsarm, Obstipation, Haut trocken, Zyklusstörungen, Achillessehnenreflex abgeschwächt	Nervös, gereizt, Gewichtsverlust, Schwitzen, langfristig Osteoporose
Ursachen	Iatrogen, Autoimmunerkrankung (Hashimoto) oder Medikamente (Amiodaron, Lithium)	Morbus Basedow (Autoantikörper), Schilddrüsenautonomie
Diagnostik	TSH basal ↑, fT3 ↓, fT4 ↓, Anti-TPO-Antikörper	TSH basal ↓, Anti-fT3 ↑, Anti-fT4 ↑, TSH-AK, Sonografie, Szintigrafie
Therapie	L-Thyroxin	Thyreostatika; bei Autonomie danach Resektions-OP und/oder Radiojodtherapie

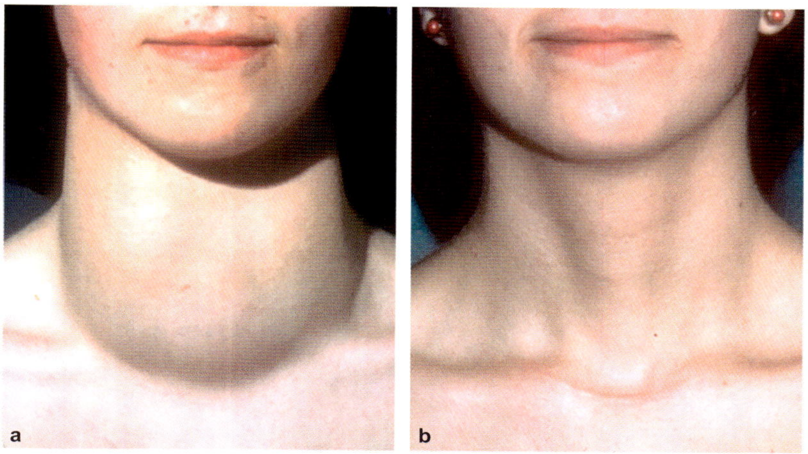

Abb. 11.3 Struma (a) vor und (b) nach Operation. [T127]

Klinische Tests zur Differenzialdiagnostik

Bei Verdacht auf Morbus Basedow immer prätibiales Myxödem und schwirrende Struma testen!

- Ein **prätibiales Myxödem** kann man testen, indem man den Daumen neben dem Schienbein ca. 10 Sekunden eindrückt und diese Delle nach einer Minute immer noch deutlich sichtbar ist.
- Um eine **schwirrende Struma** zu testen, legt man das Stethoskop auf die Schilddrüse und hört dann ein schwirrendes Geräusch.

Sind die Tests positiv, bedarf es einer ärztlichen Abklärung.

Anamnestische Leitfragen

Fragen nach Schlafstörungen, Körpergewicht, Herzrasen, Haarausfall etc.:

- Können Sie gut einschlafen und auch durchschlafen?
- Hat sich ihr Körpergewicht verändert und in welchem Zeitraum?
- Haben Sie einen ungewöhnlich schnellen Herzschlag bemerkt und seit wann?

CAVE

„Wechseljahresbeschwerden"

Patientinnen, die schon lange nicht beim Hausarzt bzw. Endokrinologen waren und permanent über Wechseljahresbeschwerden klagen, bitte zur ärztlichen Abklärung bezüglich einer Hypothyreose schicken. Die Symptomatik ist sehr ähnlich und wird häufig verwechselt.

Klinische Tests zur Differenzialdiagnostik

Achillessehnenreflex testen: Bei einer Hypothyreose ist der Achillessehnenreflex abgeschwächt. Zur Durchführung des Tests wird der Unterschenkel ventral gehalten und der Therapeut schlägt den Reflexhammer einmal auf die rechte und linke Achillessehne, um einen Seitenvergleich zu erhalten. Wenn hier kein Ausschlag, d. h. keine Plantarflexion der Füße (➤ Abb. 11.4) sichtbar ist, muss der Patellarsehnenreflex getestet werden, um eine generalisierte Areflexie auszuschließen.

Schilddrüsenkarzinome

Die häufigsten endokrinen Neoplasien sind die Malignome der Schilddrüse. Jährlich beträgt die Anzahl der Neuerkrankungen 4 von 100.000 Personen. Bei den papillären und follikulären, den differenzierten Karzinomen gibt es einen Geschlechterunterschied (weiblich zu männlich = 3 : 1), während die anaplastischen (undifferenzierten) und die medullären Karzinome keinen Geschlechterunterschied aufweisen. Die Schilddrüsenkarzinome lassen sich aufgrund ihrer verschiedenen Lokalisation einteilen und des prozentualen Anteils unterscheiden (Herold et al. 2017/2018):

1. Papilläres Karzinom ca. 60 %
2. Follikuläres Karzinom ca. 30 %

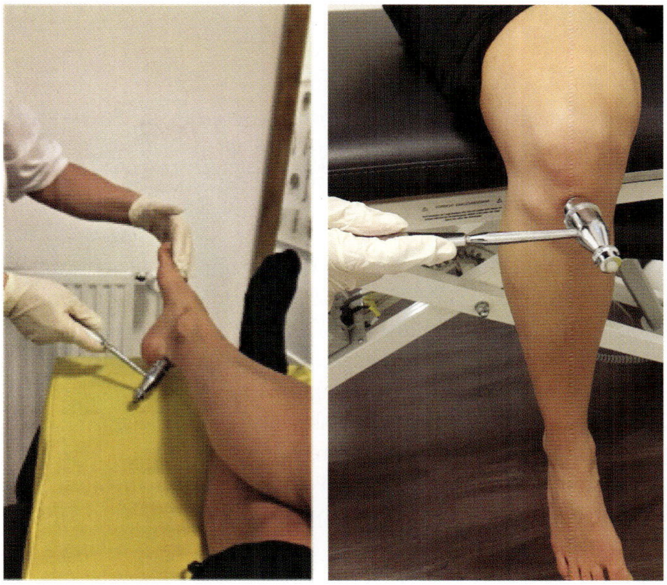

Abb. 11.4 Reflexprüfung: Test des Achillessehnenreflexes (a) und des Patellarsehnenreflexes (b). [P1344]

3. Anaplastisches Karzinom ca. 5 %
4. Medulläres Karzinom ca. 5 %

CAVE

Anzeichen für Schilddrüsenkarzinom

Eine sofortige Überweisung zum Arzt ist erforderlich, wenn der Therapeut beim Patienten eines der nachfolgenden Symptome feststellt, da sich ein Schilddrüsenkarzinom ohne vorherige Schmerzen oder Störungen innerhalb kürzester Zeit entwickeln kann:

- Strumaknoten von harter Konsistenz
- Heiserkeit ohne Grund (Recurrens-Parese)
- Geschwollene zervikale und supraklavikuläre Lymphknoten
- Persistierende Ohrenschmerzen während des Schluckens
- Derbe, höckrige Struma
- Fixierte Haut
- Hals-, Ohren- und Hinterhauptschmerzen unklarer Genese
- Stridor unklarer Genese
- Schluckbeschwerden und obere Einflussstauung
- Horner-Syndrom (Miosis, Ptosis, scheinbarer Enophthalmus)

Das **Horner-Syndrom** entsteht üblicherweise durch Lähmung der durch den Sympathikus innervierten glatten Augenmuskulatur und besteht aus drei Symptomen:

1. Miosis (temporäre Verengung der Pupille durch Kontraktion des Musculus sphincter pupillae oder verminderte Aktivität des Musculus dilatator pupillae)
2. Ptosis (Herabhängen des oberen Augenlids durch verminderte Anspannung des vom Sympathikus versorgten M. tarsalis superior)
3. Scheinbarer Enophthalmus (Zurückweichen des gesamten Orbitainhalts in die Orbitahöhle) (Traynelis et al. 2017)
   (Im englischen Sprachraum ist das dritte Symptom stattdessen die Anhydrosis, d. h. die verminderte lokale Schweißsekretion durch sympathische Hemmung.)

Cushing-Syndrom

Cushing-Syndrom

Cushing-Syndrom bezeichnet die Krankheitserscheinungen, die durch ein Überangebot von Cortisol im Blut hervorgerufen werden. Ein Hyperkortisolismus ist meistens exogen oder selten (2–3 Fälle/1 Million Einwohner/Jahr) endogen bedingt.

Die Wirkungen des Cortisols sind vielseitig und betreffen die unterschiedlichsten Kreisläufe des Organismus. Das Glukokortikoidhormon Kortisol nimmt Einfluss auf:

1. Erhöhung des Blutzuckerspiegels – Gegenspieler des Insulins (Förderung der Glukoneogenese).
2. Katabole Stoffwechsellage – Muskelabbau und Osteoporose, zusätzlich Hemmung der Kalziumresorption im Darm
3. Fettstoffwechsel – Fette aus der Peripherie werden mobilisiert, gelangen in den Blutkreislauf (Hyperlipidämie) zur Körpermitte (Stammfettsucht)
4. Blutdruck – Rückresorption von Natrium und vermehrte Ausscheidung von Kalium
5. Blutzellen – Erhöhung von Leukozyten, Thrombozyten und Erythrozyten →Thromboseneigung und Erniedrigung der Eosinophilen, Unterdrückung der allergischen Reaktionen und Lymphozyten → Unterdrückung der Immunabwehr → Infektanfälligkeit
6. Hemmung der Proliferation von Epithelien fördert die Ulzeration im Magen

Merke

Die Cushing-Schwelle beträgt bei Prednisolon 7,5 mg pro Tag!

CAVE

Die kombinierte Einnahme von NSAR und Kortison bewirkt eine 15-fache Steigerung des Magenulkus-Risikos.
Beispiel: Falls ein Therapeut von einem Patienten erfährt, dass dieser wegen seiner chronischen Erkrankung täglich ein Kortisonpräparat und wegen der akuten Schmerzen schon eine Woche lang Ibuprofen (z. B. 4 x tgl. 600 mg ohne Absprache mit dem Arzt und ohne eine Magenschutztablette) einnimmt, sollte der Patient dringend einen Arzt aufsuchen.

Der **Hyperkortisolismus** kann folgende Symptome verursachen (➤ Abb. 11.5):

- Erhöhung des Blutzuckerspiegels (Förderung des Diabetes)
- Myopathien (muskuläre Beschwerden bzw. Schmerzen)
- Stammfettsucht (rumpfbetonte Adipositas und schmale Extremitäten)
- Vollmondgesicht
- Striae rubrae (rote Dehnungsstreifen am Rumpf und an den proximalen Extremitäten)
- Pergamentartige Haut
- Thromboseneigung
- Erhöhung des Blutdrucks (Förderung eines Hypertonus)
- Infektanfälligkeit
- Akne im Gesicht

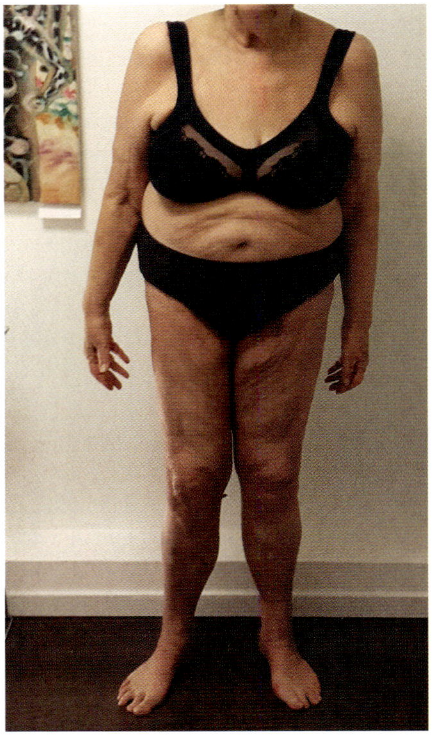

Abb. 11.5 Cushing-Syndrom. Diese Abbildung zeigt eine siebzigjährige Patientin mit Cushing-Syndrom nach Gewichtsreduktion mit schlanken Extremitäten und schon reduziertem Rumpfumfang. [P1344]

Osteoporose

Osteoporose

Bei dieser Knochenerkrankung kommt es sowohl zur Abnahme der Knochenmasse als auch zur gestörten Mikroarchitektur (Rarefizierung der Trabekelstruktur). Sie lässt sich in eine primäre und eine sekundäre Osteoporose unterteilen.

Sowohl bei der primären als auch bei der sekundären Osteoporose wird die Unterteilung aufgrund der Ursachen vorgenommen. Während die primäre Osteoporose zudem das Alter und das Geschlecht berücksichtigt und in 2 Typen eingeteilt wird, wird bei der sekundären Osteoporose die Einteilung in Endokrinopathien (Pathologien im Hormonsystem) und iatrogene Ursachen (meist medikamentös) vorgenommen.

Primäre Osteoporose	Sekundäre Osteoporose
1. *Typ I:* (postmenopausaler Typ) Deckplatteneinbrüche der Wirbelkörper (Frauen ab 50. Lebensjahr, Trabelstruktur ↓) 2. *Typ II:* (seniler Typ) Schenkelhals-, Radius-, Humerusfrakturen (Frauen und Männer ab 70. Lebensjahr gleichermaßen betroffen, Knochenmasse ↓	1. *Endokrinopathien:* – Hyperkortisolismus (z. B. Morbus Cushing) – Hyperthyreose – Hyperparathyreoidismus 2. *Iatrogen:* – Glukokortikoide (Kortisonpräparate) – Glitazine (Antidiabetika) – Protoneninhibitoren (Magenschutz)

Für den physiotherapeutischen Alltag ist die Unterteilung nicht nur aufgrund der unterschiedlichen Lokalisation der Frakturen relevant, sondern auch um den Knochenstatus ohne diagnostizierte Osteoporose besser einschätzen und darauf eingehen zu können. Weiterhin kann der Therapeut anhand der Anamnese bezüglich der Nebendiagnosen und der Medikamentenzufuhr (Art, Dauer und Höhe) prognostisch ein erhöhtes Osteoporose-Risiko einschätzen.

Die typischen pathologischen Frakturen bei der Osteoporose sind die Schenkelhalsfrakturen, die Radiusfrakturen, die Humerusfrakturen und die Deckplatteneinbrüche der Wirbelkörper.

CAVE

Schenkelhalsfraktur

Eine schnelle Mobilisation der Patienten mit einer Schenkelhalsfraktur ist essenziell, unter anderen, damit sich keine Thrombosen bilden, die wiederum eine Lungenembolie oder einen Schlaganfall verursachen können. Die Schenkelhalsfraktur hat eine Mortalität von über 10 % durch Immobilisation, postoperative Komplikationen und ähnliches.

Die *klinischen Zeichen* der Osteoporose sind:

- Rückenschmerzen
- Abnahme der Körpergröße
- Zunehmende Kyphosierung
- Tannenbaumartiges Faltenrelief
  (Durch den Höhenverlust der Wirbelkörper kommt es zur Verkürzung des Rumpfes. Dorsal bilden die Weichteile ein Faltenrelief, das als Tannenbaumphänomen beschrieben wird; ➢ Abb. 11.6.)
- Zunehmende lokale Schmerzen während der Bewegung
- Zunehmende aktive und passive endgradige Gelenkschmerzen

In der *bildgebenden Diagnostik* sind auffällig:

- Impressionsfrakturen
- Fischwirbelbildung
- Pathologische Fraktur
  (Fraktur ohne adäquates Trauma oder erkennbare Ursache [Spontanfraktur]. Hier liegt eine Destruktion der Knochensubstanz vor.)

Klinische Tests zur Differenzialdiagnostik

Das Ott-Zeichen und das Schober-Zeichen sind Funktionstests der Wirbelsäule und geben Auskunft über die Beweglichkeit der Brustwirbelsäule und der Lendenwirbelsäule. Die pathologischen Bewegungseinschränkungen können es erste oder zusätzliche Hinweise auf entsprechende Krankheitsbilder sein.

Ott-Zeichen (➢ Abb. 11.7):

1. Bei dem gerade stehenden Patienten zuerst den Dornfortsatz C7 aufsuchen und markieren. Danach das Zentimetermaß 30 cm kaudal wandern lassen, um den zweiten Punkt zu markieren.
2. Den Patienten nun maximal vorbeugen lassen und die Strecke zwischen den markierten Punkten erneut ausmessen (Norm: 30 cm/34 cm).

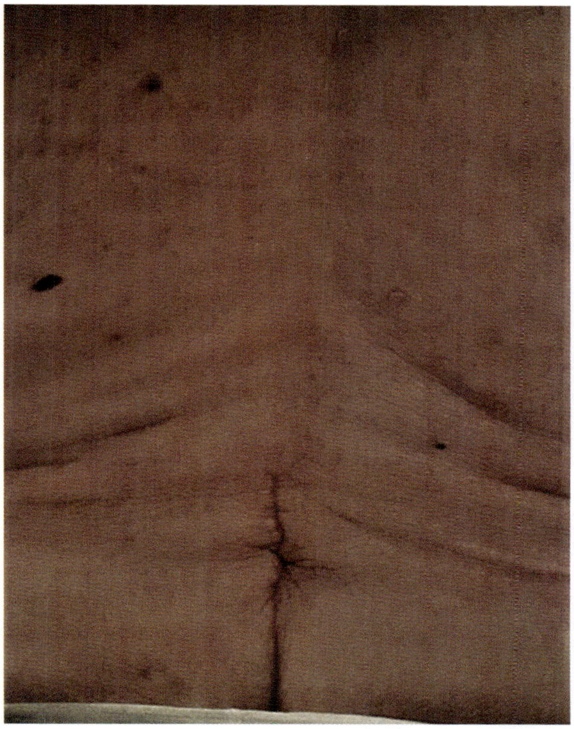

Abb. 11.6 Osteoporose im LWS-Bereich. Diese Abbildung zeigt einen 87-jährigen Patienten mit einem typischen tannenbaumartigen Faltenrelief bei Osteoporose im LWS-Bereich. [P1344]

Schober-Zeichen (➢ Abb. 11.8):

1. Bei dem gerade stehenden Patienten im Stand den Dornfortsatz S1 aufsuchen und markieren. Danach das Zentimetermaß 10 cm kranial wandern lassen, um den zweiten Punkt zu markieren.
2. Den Patienten nun maximal vorbeugen lassen und die Strecke zwischen den markierten Punkten erneut ausmessen (Norm: 10 cm/14–15 cm).

Die *Diagnostik* beruht neben der Anamnese und dem klinischen Befund auf drei Säulen:

1. Basislabor = (Knochenparameter) Calcium (Ca), Phosphat (P), alkalische Phosphatase,
2. Osteodensitometrie (DXA) = Knochendichtemessung und
3. Röntgen BWS und LWS (Veränderungen erstmals sichtbar nach einem Knochenabbau von 30 %)

(Niethard et al. 2014, Azdaki et al. 2017).

11.1.2 Zusammenfassung

Das Kapitel des Hormonsystems betrachtete die häufigsten endokrinen Erkrankungen mit besonderer Relevanz in der physiotherapeutischen Praxis. Die Veränderungen im hormonellen Regelkreislauf zeigen ihre Auswirkungen auch im größten Organsystem des menschlichen Körpers, dem Bewegungs- und Stützapparat.

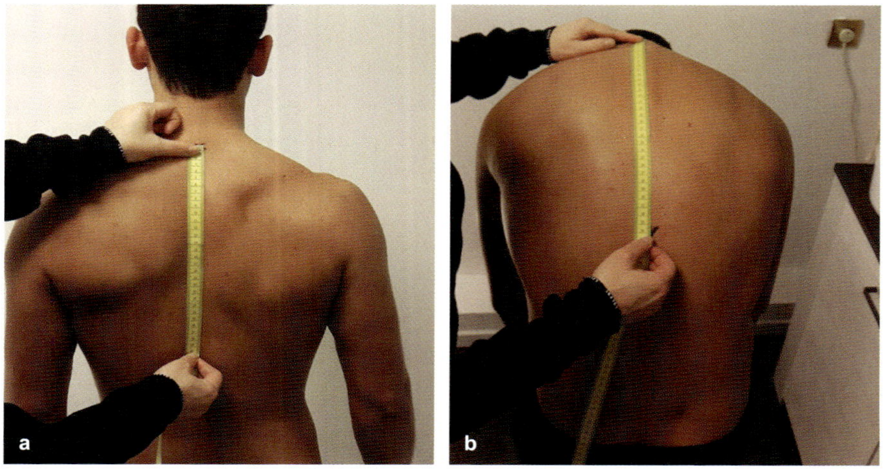

Abb. 11.7 Ott-Zeichen. Diese Abbildung zeigt einen 25-jährigen Patienten bei dem Funktionstest zur Überprüfung der BWS-Beweglichkeit. [P1344]
(a) Markierung der Punkte beim gerade stehenden Patienten.
(b) Ausmessen der Beweglichkeit.

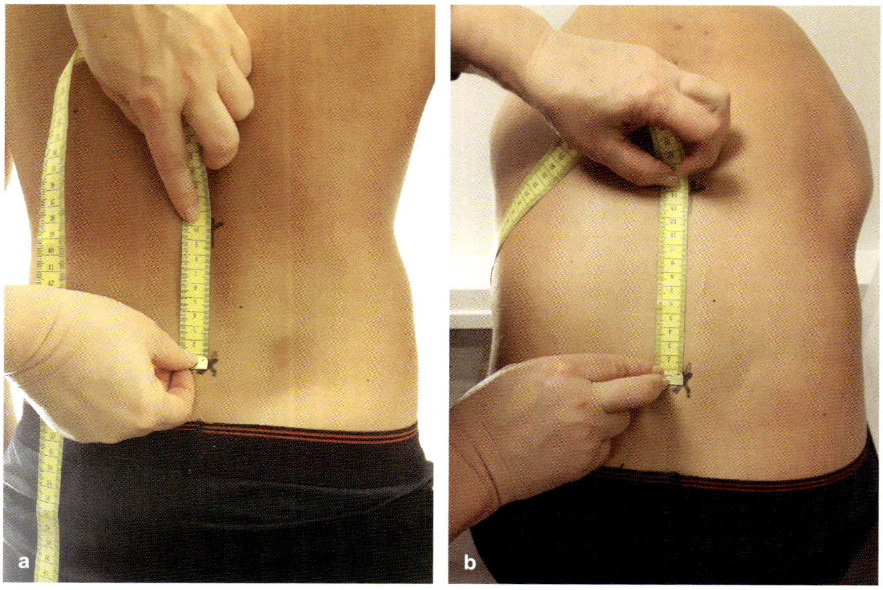

Abb. 11.8 Schober-Zeichen. Diese Abbildung zeigt einen 25-jährigen Patienten bei dem Funktionstest zur Überprüfung der LWS-Beweglichkeit. [P1344]
(a) Markierung der Punkte beim gerade stehenden Patienten.
(b) Ausmessen der Beweglichkeit.

Reflexionsfragen

1. Was ist die häufigste endokrine Erkrankung?
2. Nennen Sie mindesten drei Spätkomplikationen des Diabetes Typ I und II.
3. Welche Symptomatik kann bei einer Blutzuckerentgleisung auftreten? Nennen Sie zwei Formen.
4. Wie führt man einen Vibrationstest durch und zu welchem Zweck?
5. Welche Laborparameter bestimmt man als erstes bei einem Verdacht auf eine Schilddrüsenerkrankung?
6. Was sind die typischen Zeichen bei einem Morbus Basedow?
7. Vergleichen Sie die Symptome einer Hypothyreose mit der einer Hyperthyreose.
8. Welches sind die häufigsten endokrinen Neoplasien?
9. Nennen Sie die typischen pathologischen Frakturen der Osteoporose und ordnen Sie diese den unterschiedlichen Typen zu.
10. Beschreiben Sie 5 klinische Zeichen der Osteoporose.
11. Nennen Sie 4 Wirkungen des Cortisols.
12. Wie viel mg pro Tag beträgt die Cushing-Schwelle für Prednisolon?
13. Nennen Sie mindestens 6 Symptome des Hyperkortisolismus.

11.2 Das Immunsystem (Abwehrsystem)

Lernziele

Nach Durcharbeiten dieses Kapitels wird der Leser
- die Grundbegriffe des Immunsystems kennen,
- häufige Erkrankungen des Immunsystems und deren Symptomatik, mit denen Physiotherapeut/innen täglich konfrontiert werden können, nennen können,
- relevante Regelkreisläufe und Pathomechanismen dieser Krankheiten beschreiben können,
- Tests zur Differenzialdiagnostik und anamnestische Fragen zur Unterstützung eines Verdachts auf das Vorliegen einer noch nicht diagnostizierten Erkrankung auswählen können,
- eine zeitnahe von einer dringenden ärztlichen Abklärung unterscheiden,
- wichtige epidemiologische Daten kennen,
- Normwerte und pathologische Parameter aufgeführter Erkrankungen kennen,
- physiotherapeutisch relevante medikamentöse Therapien kennen,
- einen Überblick über die ärztliche Diagnostik und Therapie bei den relevantesten Erkrankungen in der Immunologie und über deren Auswirkungen auf die Physiotherapie geben können.

Immunsystem

Das Immunsystem ist ein hochkomplexes, aus einer Vielzahl von Zellen und Organen bestehendes System des Organismus zum Schutz vor schädlichen Mikroorganismen und Stoffen aus der Außenwelt und vor abnormen Zellen des eigenen Körpers.

11.2.1 Erkrankungen des Immunsystems

Bei Erkrankungen des Immunsystems greifen die unspezifische (angeborene) und die spezifische (erworbene) Abwehr nicht mehr ausreichend oder auf falsche Art und Weise. Innerhalb des folgenden Unterkapitels werden die häufigsten Pathologien des Immunsystems mit ihren Symptomen, Differenzialdiagnosen und Behandlungen besprochen, die für das therapeutische Berufsfeld von enormer Bedeutung sind.

AIDS und HIV-Infektion

Der bekannteste Immundefekt ist AIDS (acquired immune deficiency syndrome), das durch eine Infektion mit HIV (human immunodeficiency virus) verursacht ist.

Im physiotherapeutischen Alltag ist es wichtig, die Klinik dieser Erkrankung zu kennen und zu erkennen, da die Patienten mehr Zeit mit den Therapeuten verbringen als mit den Ärzten, sich daher ein gutes Vertrauensverhältnis aufbauen kann und der Therapeut immer mehr über die Probleme der Patienten erfährt.

Auch bei dieser Erkrankung ist es wichtig, direkt nach der Diagnosestellung mit der Therapie zu beginnen, um die Prognose erheblich zu verbessern.

Bei einer akuten HIV-Krankheit erleiden ca. 30 % der HIV-Infizierten 1 bis 6 Wochen nach der Erstinfektion ein Mononukleose-ähnliches Krankheitsbild (Pfeiffer-Drüsenfieber) mit Fieber, Lymphknotenschwellungen, Splenomegalie, Halsschmerzen, Angina tonsillaris, Exanthem, Myalgien, evtl. Diarrhö (White et al. 2018).

Infektionswege bei AIDS

- Sexuell: hohes Risiko bei Promiskuität und sog. „unsafe Sex", z.T. Urlaubsreisen
  - Homo- und Bisexualität bei Männern: 68 % aller Neuinfektionen betreffen Männer, die Sex mit Männern haben (MSM), 28 % der Infektionen geschehen bei heterosexuellem Geschlechtsverkehr.
- Intravenöser Drogenmissbrauch (bei Nadeltausch 3–4 %)
- Vertikale Übertragung von der Mutter auf das Kind ist in Deutschland durch Chemoprophylaxe, elektive Sectio caesarea (Kaiserschnitt) und Stillverzicht selten (0,6 %).

(Prozentangaben bezogen auf Neuinfektionen in Deutschland)

CAVE

Starke Myalgien

Bei Patienten mit starken Muskelschmerzen (Myalgien), auffälligen Lymphknotenschwellungen und weiteren atypischen Symptomen wie Müdigkeit, Gewichtsverlust und erhöhter Infektneigung ist vor Behandlungsbeginn immer eine ärztliche Abklärung zur veranlassen!

Epidemiologisch zählt AIDS zu den fünf häufigsten Todesursachen weltweit. In Deutschland gibt es ca. 80.000 Infizierte (männlich : weiblich = 10 : 1) (➢ Abb. 11.9).

Klinische Tests zur Differenzialdiagnostik

Bei Myalgie-Patienten muss auf geschwollene Lymphknoten unklarer Genese geachtet werden. Gepaart mit weiteren HIV-Risikofaktoren können sie ein Hinweis für eine HIV-Infektion sein

Anamnestische Leitfragen

Bei Verdacht auf eine akute HIV-Infektion sind zusätzliche anamnestische Fragen indiziert, unter anderem nach:
- Vorangegangener Halsentzündung mit Fieber
- Hautausschlag
- Diarrhö
- Allgemeiner Gesundheit: Gewichtsabnahme

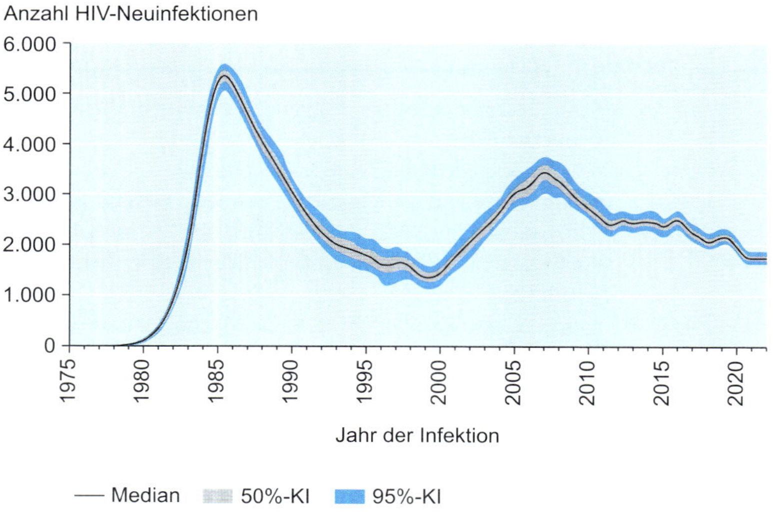

Abb. 11.9 Geschätzte Gesamtzahl der HIV-Neuinfektionen in Deutschland seit Beginn der HIV-Epidemie: 1975–2016 nach Infektionsjahr (Robert-Koch-Institut 2017). [X221-050, L231]

Rheumatoide Arthritis (chronische Polyarthritis)

FALLBEISPIEL

In die Praxis kommt eine 34-jährige Frau, die über Schmerzen im linken Kniegelenk klagt. Ihnen fällt bei der Begrüßung auf, dass sie Ihnen nur zögerlich die Hand gibt. In der Anamnese gibt sie weiterhin Schmerzen in beiden Händen an, die ihre Fingerbeweglichkeit morgens einschränken, aber nach einer Stunde werden die Finger wieder beweglicher. Die Schmerzen begannen vor ca. 8 Monaten. Beruflich sei sie sehr eingespannt und habe deshalb noch keinen Arzt aufgesucht, weil sie nicht so lange beim Arzt warten könne. Sie habe aber schon beim Orthopäden einen Termin ausgemacht – allerdings erst in eineinhalb Monaten. Da ihr das Knie aber so schmerze und sie von einer Freundin den Tipp bekommen habe, sich erstmal hier behandeln zu lassen, sei sie jetzt in die Praxis gekommen. Anamnestisch gibt sie aktuell ein allgemeines Krankheitsgefühl und leichtes Fieber an. Die Vorgeschichte ist unauffällig und es gibt auch kein traumatisches Erlebnis. Bei der körperlichen Untersuchung fällt auf, dass das Kniegelenk, die proximalen Interphalangealgelenke (PIP) und die Metakarpophalangealgelenke (MCP) gerötet, geschwollen, überwärmt und berührungsempfindlich sind. Es zeigt sich eine schmerzbedingte Einschränkung der Gelenkbeweglichkeit.
Allgemeines Krankheitsgefühl, Fieber und symmetrisch geschwollene, gerötete, überwärmte kleine Gelenke der Hand (PIP und MCP) sowie Berührungsempfindlichkeit weisen auf eine rheumatoide Arthritis (chronische Polyarthritis) hin. Aufgrund der nicht traumatischen Ursache der Knieschmerzen und der zahlreichen Begleitsymptome ist eine ärztliche Abklärung mittels Labor und bildgebender Verfahren nötig. Differenzialdiagnostisch wären u. a. die Kollagenosen (z. B. systemischer Lupus erythematodes), Vaskulitiden, Hämochromatose, Lyme-Arthritis (Borreliose), Spondylarthritiden (z. B. Morbus Bechterew), infektiöse oder reaktive Arthritis u. v. m. voneinander abzugrenzen.

Rheumatoide Arthritis

Die rheumatoide Arthritis (chronische Polyarthritis) ist eine chronische entzündliche Systemerkrankung. Im Zentrum der Entzündung steht die Synovialitis, die zur Arthritis, Bursitis und Tendovaginitis führt. Aufgrund der Systemerkrankung kann es zur Schädigung innerer Organe kommen. Unbehandelt führt die chronische Polyarthritis (RA) durch den schubweise progredienten Verlauf zu Gelenkdestruktion und Invalidität.

Die rheumatoide Arthritis ist nicht nur die häufigste Erkrankung aus dem rheumatischen Formenkreis, sondern auch die häufigste Immunerkrankung. Da sie unbehandelt bei 50 % in den nächsten 10 Jahren zur Invalidität führt, ist es entscheidend, sie rechtzeitig zu erkennen und schnellstmöglich mit Medikamenten zu behandeln. Deshalb ist es für die Physiotherapeuten wichtig, die Klinik dieses Krankheitsbilds zu kennen und zu erkennen, sowohl im Erstkontakt als auch bei chronischen Patienten, die zu ihrer Grunderkrankung noch eine RA entwickeln (Bergstra et al. 2017).

CAVE

Septische Arthritis

Bei einem Patienten mit einem geschwollenen, roten und überwärmten Gelenk, wo die Ursache noch nicht ärztlich abgeklärt wurde und der Verdacht auf eine septische Arthritis besteht, muss dieser Patient sofort aufgrund des orthopädischen Notfalls vom Arzt bei Bestätigung des Verdachts punktiert werden.

Merke: Die Hände sind die Visitenkarten eines Rheumatikers!

Im Bereich der Finger und Hände treten bei der chronischen Polyarthritis besonders viele Symptome auf. Hierzu gehören:

- Ulnardeviation (ulnares Abknicken der Metakarpophalangealgelenke [MCP])
- Schwanenhals-Deformität und Knopfloch-Deformität der Digiti II–V
- Glanzlose, brüchige Nägel
- Palmarerythem (Ausschlag an der Handinnenfläche)
- Pigmentverschiebung auf dem Handrücken
- Rötliche Halbmonde im Nagelbett im Akutstadium

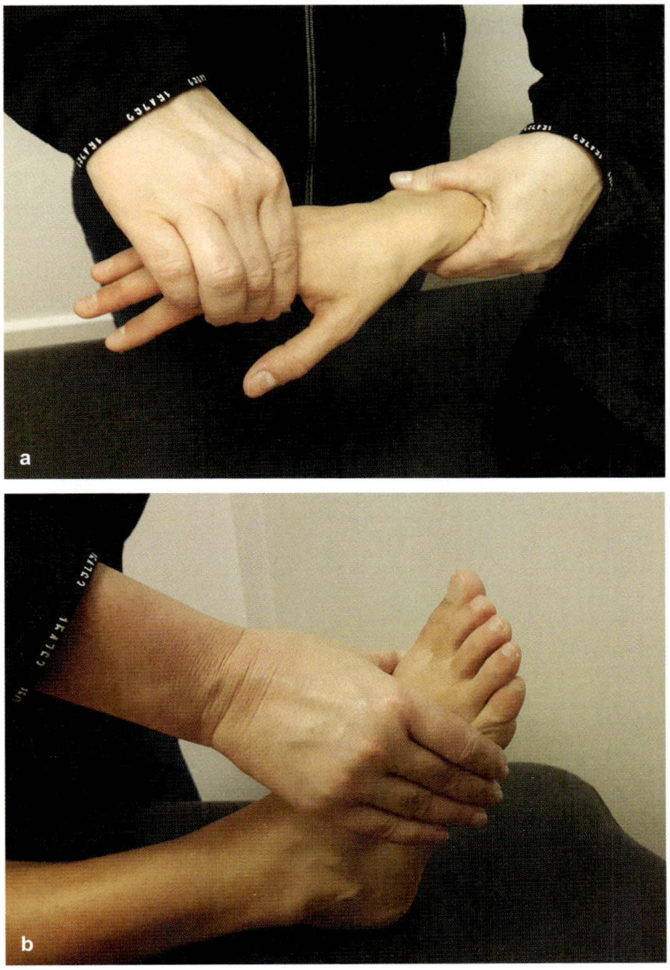

Abb. 11.10 Diese Abbildung zeigt eine 28-jährige Patientin mit Verdacht auf rheumatoide Arthritis beim Gaensslen-Test der Hand (a) und des Fußes (b). [P1344]

Klinische Tests zur Differenzialdiagnostik

Bei Verdacht auf rheumatoide Arthritis immer das **Gaensslen-Zeichen** testen!

Das Gaensslen-Zeichen ist ein schmerzhafter Hände- oder Fußdruck (➤ Abb. 11.10). Er wird auch als **Querdruckschmerz** bezeichnet.

Klinik der rheumatoiden Arthritis:

1. Unspezifische Allgemeinsymptome: Abgeschlagenheit, subfebrile Temperatur, nächtliches Schwitzen, Myalgien, Palmarerythem
2. Polyarthritis, evtl. Tendovaginitis und Bursitis: beginnt oft asymmetrisch mit einem großen Gelenk und manifestiert sich im weiteren Verlauf symmetrisch an PIPs und MCPs (Test: Gaensslen-Zeichen), Karpaltunnelsyndrom (Test: Phalen-Zeichen, Hoffmann-Tinel-Test), Sulcus-ulnaris-Syndrom, Baker-Zyste
3. Rheumaknoten (20 % der Fälle): subkutan, häufig Streckseiten der Gelenke, v. a. Ellbogengelenk
4. Nagelveränderungen: rötliche Halbmonde im Nagelbett bei akutem Schub
5. Organmanifestationen: Herz, Lunge, Leber, Nieren, Augen (trockene), Gefäße

Klinische Tests zur Differenzialdiagnostik

Bei Verdacht auf ein **Karpaltunnelsyndrom** immer Hoffmann-Tinel-Test und Phalen-Zeichen testen!

- Beim **Hoffmann-Tinel-Test** wird der Bereich des Karpaltunnels beklopft. Werden hierdurch Schmerzen ausgelöst, ist der Test positiv.
- Beim **Phalen-Zeichen** wird die Hand in maximale Palmarflexion oder Dorsalextension gebracht (➤ Abb. 11.11). Dieses Zeichen ist positiv zu werten, wenn es zum Auslösen von Beschwerden bzw. Schmerzen führt.

Bei der rheumatoiden Arthritis sind die distalen Interphalangealgelenke (DIP), die Brustwirbelsäule (BWS) und die Lendenwirbelsäule (LWS) ausgespart.

Anamnestische Leitfragen

Bei Verdacht auf eine rheumatische Erkrankung sollten zusätzlich gezielte Fragen nach der Art der Beschwerden, der Länge des Auftretens und Hinweisen auf Ursachen und Nebendiagnosen gestellt werden:

- Wie lange bestehen die Beschwerden schon?
- Sind sie schon früher aufgetreten?
- Gibt es Auslöser dafür?

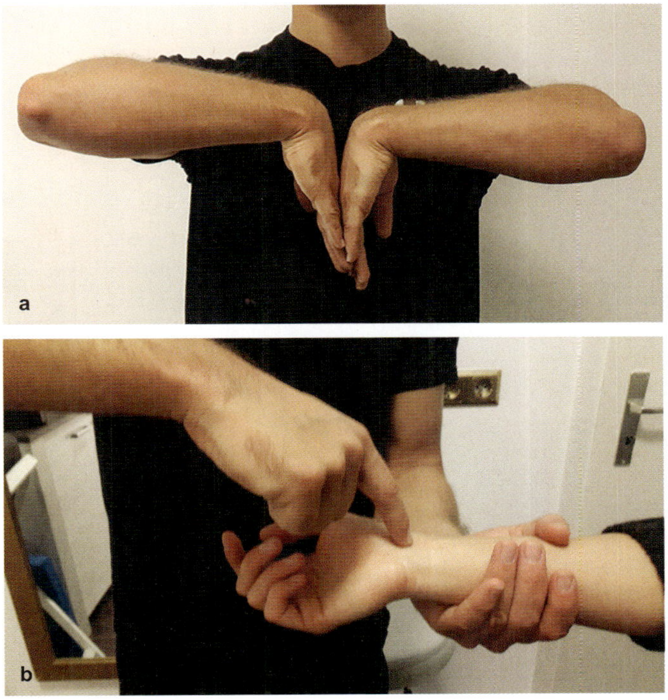

Abb. 11.11 Diese Abbildung zeigt den Phalen-Test (a) und Hoffmann-Tinel-Test (b) bei einer 28-jährigen Patientin mit Verdacht auf Karpaltunnelsyndrom. [P1344]

- Gibt es Übungen oder Positionen, die diese Beschwerden lindern und/oder aufheben?
- Wann sind die Schmerzen im Tagesverlauf am stärksten und wie lange halten sie an?
- Gibt es eine Begleitsymptomatik (weitere Beschwerden, die in einem zeitlichen Zusammenhang stehen)?
- Treten die Symptome symmetrisch oder asymmetrisch auf?
- Wie viele Gelenke sind betroffen?

Aufgrund der Zusatzfragen können schon einige Differenzialdiagnosen (➤ Tab. 11.4) ausgeschlossen werden. Zudem gibt es Hinweise auf ein akutes oder chronisches Krankheitsgeschehen und ob die Symptome eher traumatisch, psychogen, überlastungsabhängig oder iatrogen bedingt sind.

Tab. 11.4 Differenzialdiagnosen zum Symptom Gelenkschwellungen bzw. Gelenkschmerz der RA (Roy et al. 2018) [F1161-001]

Krankheitsbilder	Symptombefall
Kollagenosen	• Arthritis nicht so ausgeprägt, • Nicht erosiv • Neben charakteristischen Symptomkomplexen auch ein anderes Antikörperspektrum
Spondyloarthritiden	• Eher kein symmetrischer Befall der kleinen Gelenke, sondern hauptsächlich Rückenschmerzen
Hämochromatose	• Bei den kleinen Gelenken die MCP II und III • Pigmentierungsstörungen
Rheumatisches Fieber (in Industrieländern sehr selten)	• Stark springende Arthritis • Fieber • Hochakut, schmerzhaft, asymmetrisch und größere Gelenke
Lyme-Arthritis (Borreliose)	• Asymmetrisch und größere Gelenke (z. B. Kniegelenk)
Maligne Erkrankungen	• Können eine Arthritis hervorrufen
Septische Arthritis **(Notfall)**	• Ein Gelenk, • Erreger im Gelenkpunktat • Evtl. Hepatitis B oder C oder HIV • Junge Frauen: Parvovirus B19
Sarkoidose	• Hauptsächlich Sprunggelenke
Gicht	• Anfangs ein Gelenk • Meist Großzehengrundgelenk • Später Hände und symmetrischer Befall
Arthrose	• Nicht symmetrisch, zuerst meist Einzelbefall • Daumensattelgelenk (Rhizarthrose) • Kniegelenk (Gonarthrose) • Hüftgelenk (Koxarthrose) • Schultergelenk (Omarthrose) • Manchmal auch symmetrisch an den Händen ohne Aussparung der DIPs (Handarbeiter) • Keine Morgensteifigkeit, sondern Anlaufschmerz

Systemischer Lupus erythematodes (SLE)

Der systemische Lupus erythematodes (SLE) ist zusammen mit dem Sjögren-Syndrom die häufigste Kollagenose und zudem sowohl eine Immunerkrankung als auch eine Systemerkrankung. Beim SLE handelt sich um eine systemische Immunerkrankung der Haut und des Bindegewebes. Hierbei sind die Haut und das Gefäß-Bindegewebe-System kleinerer Organe betroffen, sodass es zu Vaskulitiden kommen kann. In der Pathogenese dieser Erkrankung finden sich Immunkomplex-Ablagerungen aus DNA, Antikörpern gegen DNA, Komplement und Fibrin-Ablagerungen.

CAVE

SLE

Wenn bei einer jungen Frau neben Muskel- und Gelenkbeschwerden folgende Symptome zusammenkommen, sollte an einen systemischen Lupus erythematodes (SLE) gedacht werden:

- Fieber
- Schwäche
- Gewichtsverlust
- Muskel- und Gelenkbeschwerden
- Tendovaginitiden
- Schmetterlingserythem
- Aphthen (oronasale Ulzerationen)
- Lichtempfindlichkeit der Haut

Spondyloarthritiden

FALLBEISPIEL

In Ihrer Praxis stellt sich ein 19-jähriger Auszubildender mit Rückenschmerzen im Bereich der unteren Lendenwirbelsäule vor. Durch die Anamnese erfahren Sie, dass die Beschwerden schleichend aufgetreten seien und schon seit einigen Wochen bestehen. In den frühen Morgenstunden seien sie am stärksten, besserten sich aber durch Umherlaufen. Der Patient fühle sich morgens besonders steif und manchmal würden die Schmerzen zwar nicht in die Beine, aber bis ins Gesäß ausstrahlen. Bei einer besonders schlimmen Attacke nehme er dann Ibuprofen, welches immer gut hilft. Bei der klinischen Untersuchung fallen Ihnen keine Sensibilitätsstörungen auf und die Muskelkraft ist auch nicht reduziert. Auf Nachfragen gibt der Patient an, dass seine beiden Fersen schmerzen, jedoch keine weiteren Gelenke. Das Rezept über manuelle Therapie und Fango habe er von seinem neuen Hausarzt bekommen und hoffe, dass seine Beschwerden damit schnell weggehen.
In der körperlichen Untersuchung zeigt sich das Schober-Maß mit 10/13 cm grenzwertig, während das Ott-Maß mit 30/33 cm normal ist. Es zeigt sich eine Druckschmerzhaftigkeit über beiden Achillessehnenansätzen und dem linken Iliosakralgelenk (ISG). Sein Vater meine, er habe solche Beschwerden auch schon so früh gehabt. Die Symptome sprechen für ein entzündliches Geschehen in der LWS. Die Symptome und die zusätzliche Beteiligung der Achillessehnenansätze könnten dafür sprechen, dass der Patient an einer axialen Spondyloarthritis leidet.

Der entzündliche Rückenschmerz einer Spondyloarthritis ist charakterisiert durch:
- Schleichenden Beginn ohne einen erklärbaren anderen Grund (z. B. Unfall, Immobilisation etc.)
- Besserung durch Bewegung, jedoch zu viel Bewegung führt zur Verschlechterung der Symptome
- Morgensteifigkeit
- Erstes Auftreten der Symptome unter dem 40. Lebensjahr,
- In der 2. Nachthälfte auftretende Schmerzen
- Besserung nach Aufstehen und Bewegung
- Alternierende Gesäßschmerzen
- Gutes Ansprechen auf NSAR

Die Spondyloarthritiden sind chronisch-entzündliche Erkrankungen, häufig mit Beteiligung des Achsenskeletts. Der **Morbus Bechterew (Spondylarthritis ankylosans)** ist mit einer Prävalenz von 1 % in Europa die häufigste Erkrankung aus dieser Gruppe. Die Spondylarthritis ankylosans führt zur Hyperkyphosierung der BWS und zur Abflachung der Lendenlordose.

Um die Verdachtsdiagnose zu bestätigen, wird folgende *Diagnostik* initiiert:
- Labor: Blutuntersuchung (CRP und BSG erhöht, Rheumafaktor negativ, HLA-B27 positiv)
- Bildgebung: Sakroiliitis im Röntgen/MRT
- Radiologische Zeichen: unregelmäßiger Gelenkspalt, Sklerosierungen, Erosionen und Ankylosen

Therapeutisch wird konsequente Physiotherapie verschrieben, bei der ein Eigenprogramm erarbeitet werden soll.

11.2.2 Zusammenfassung

Im Kapitel Immunsystem wurden die häufigsten immunologischen Erkrankungen erklärt, die für Therapeuten von relevanter Bedeutung sind. Hier wurden die Pathologien unter anderem mit Definitionen, klinischen differenzialdiagnostischen Test und anamnestischen Leitfragen erörtert (Bremander et al. 2018).

Reflexionsfragen

1. Welches ist die fünfthäufigste Todesursache weltweit?
2. Nennen Sie 3 Symptome einer akuten HIV-Infektion.
3. Wie viele HIV-Infizierte gibt es in Deutschland?
4. Wie ist das Geschlechter-Verhältnis in Deutschland bei HIV-Infizierten?
5. Nennen Sie die häufigste Immunerkrankung und die häufigste rheumatoide Erkrankung.
6. Beschreiben Sie mindestens 5 Symptome der chronischen Polyarthritis.
7. Welche Interphalangealgelenke und Wirbelsäulenabschnitte sind bei der rheumatoiden Arthritis ausgespart?
8. Welches Zeichen ist bei der RA positiv?
9. Von welchen Krankheiten muss die rheumatoide Arthritis differenzialdiagnostisch abgegrenzt werden?
10. Welches Syndrom kann mit dem Hoffmann-Tinel-Test und dem Phalen-Zeichen getestet werden?
11. Was bedeutet SLE?
12. Nennen Sie die klinischen Zeichen eines SLE.
13. Nennen Sie die bekannteste Spondylarthritis.
14. Bei welcher Erkrankung und wie werden klassischerweise die Tests nach Schober und Ott durchgeführt?

LITERATURVERZEICHNIS

Araki E, et al. Effects of pemafibrate, a novel selective PPARα modulator, on lipid and glucose metabolism in patients with type 2 diabetes and hypertriglyceridemia. A randomized, double-blind, placebo-controlled, phase 3 trial. Diabetes Care 2018; 41: 538–546.

Azdaki N, et al. Comparison between homocysteine, fibrinogen, PT, PTT, INR and CRP in male smokers with/without addiction to opium. Addict Health 2017; 9: 17–23.

Bergstra SA, et al. Evaluation of the joint distribution at disease presentation of patients with rheumatoid arthritis: a large study across continents. RMD open 2017; 3: e000568.

Bremander A, et al. The educational needs of patients with undifferentiated spondyloarthritis. Validation of the ENAT questionnaire and needs assessment. Musculoskeletal Care 2018; 16: 313–317.

Elam MB, et al. Association of fenofibrate therapy with long-term cardiovascular risk in statin-treated patients with type 2 diabetes. JAMA Cardiol 2017; 2: 370–380.

Geiß HC. Therapie der diabetischen Dyslipoproteinämie. Diabetes Stoffwechsel Herz 2006; 3: 47–54.

Herold G, et al. Innere Medizin. Eine vorlesungsorientierte Darstellung unter Berücksichtigung des Gegenstandskataloges für die Ärztliche Prüfung. Köln: Dr. Gerd Herold, 2017, 2018.

Goodman C, Heick J, Lazaro RT (eds). Differential diagnosis for physical therapists. Screening for referral. 6th ed. St. Louis MO: Elsevier, 2018.

Hildebrandt H, Pschyrembel W (Hrsg.) Pschyrembel klinisches Wörterbuch. 258. A. Berlin: de Gruyter, 1998.

Ishibashi S, et al. Efficacy and safety of pemafibrate (K-877), a selective peroxisome proliferator-activated receptor α modulator, in patients with dyslipidemia: Results from a 24-week, randomized, double blind, active-controlled, phase 3 trial. J Clin Lipidol 2018; 12: 173–184.

Niethard FU, Pfeil J, Biberthaler P (Hrsg.). Duale Reihe Orthopädie und Unfallchirurgie. 7. A. Stuttgart: Georg Thieme, 2014.

Robert-Koch-Institut. Epidemiologisches Bulletin, Nr.47, 2017.

Roy SF, et al. A rare cause of blanching red legs: cutaneous collagenous vasculopathy. Int J Dermatol 2018; 57: 349–350.

Stalla GK (Hrsg.) Therapielexikon Endokrinologie und Stoffwechselkrankheiten. Heidelberg: Springer, 2007.

Struja T, et al. Can we predict relapse in Graves' disease? Results from a systematic review and meta-analysis. Eur J Endocrinol 2017; 176: 87–97.

Traynelis VC, et al. Rare complications of cervical spine surgery: Horner's syndrome. Global Spine J 2017; 7(1 Suppl): 103S–108S.

White DAE, et al. Acute HIV discovered during routine HIV screening with HIV antigen-antibody combination tests in 9 US emergency departments. Ann Emerg Med 2018; 72: 29–40.e2.

Winker KH (Hrsg.). Facharzt Orthopädie Unfallchirurgie. 1. A. München: Urban & Fischer, 2011.

Zalpour C. Anatomie Physiologie. Für die Physiotherapie. 5. A. München: Elsevier, 2022.

WEITERFÜHRENDE LITERATUR UND WEBLINKS

www.unaids.org
www.kompetetennetz-hiv.de
www.daignet.de
www.aidsinfo.nih.gov
www.hiv.net
www.gesundheit.de/lexika/medizin-lexikon/endokrinologie
www.rki.de/DE/Content/Infekt/EpidBull/Archiv/2017/47/Tabelle
www.eje-online.org

KAPITEL

12 Das Gastrointestinalsystem

Christoff Zalpour

Lernziele

Nach Durcharbeiten dieses Kapitels kennt der Leser
- das gastrointestinale System in seiner Bedeutung und Funktionsweise,
- die Verbindungen des viszeralen Systems der Bauchorgane mit dem parietalen System über Mesenterien, Bänder und das Peritoneum,
- die topografische Einteilung des Bauchraums,
- die Vielfalt verschiedener gastrointestinaler Symptome,
- den Unterschied von somatischem und viszeralem Schmerz im Abdominalraum,
- Notfallsituationen wie beispielsweise das akute Abdomen,
- Besonderheiten des Ösophagus und seiner Erkrankungen,
- Besonderheiten des Zwerchfells und seiner Erkrankungen,
- Besonderheiten des Magens und seiner Erkrankungen,
- Besonderheiten der Leber und ihrer Erkrankungen,
- Besonderheiten der Milz und ihrer Erkrankungen,
- Besonderheiten des Dünndarms und seiner Erkrankungen,
- Besonderheiten des Pankreas und seiner Erkrankungen,
- Besonderheiten des Kolons und seiner Erkrankungen.

12.1 Einleitung

Das Gastro-Intestinal-System (GIS), auch GI-Trakt genannt, ist in seiner vielfältigen Ausprägung entwicklungsgeschichtlich betrachtet ein durchgehendes Schlauchsystem, das am Schlund (Pharynx) beginnt und sich bis zum Anus zieht. Deshalb ist auch das Innere des GI-Trakts Körperäußeres, denn Substanzen die oral aufgenommen werden befinden sich nach dem Schlucken im GI-Trakt und können dort unterschiedliche Reaktionen hervorrufen. Dies ist vergleichbar mit der Lunge, da hier eingeatmete Stoffe in den Alveolen in Kontakt mit dem Körperinneren treten können und so z. B. allergische Reaktionen, Entzündungen oder Intoxikationen hervorrufen können. Während die Lunge mit durchschnittlich 300 Millionen Alveolen eine Austauschfläche von insgesamt um 70–140 m^2 (je nach Größe des Individuums) bietet, sind es durch Oberflächenvergrößerung der Schleimhäute im GI-Trakt sogar 200–300 m^2.

Wandaufbau und Innervation

Wie das Bronchialepithel entsteht auch der gesamte GI-Trakt embryologisch aus dem zweiten Keimblatt, dem Entoderm. Bauprinzip des funktionsfähigen Verdauungstrakts ist ein 5-schichtiger Aufbau, der sich bereits im Ösophagus findet und bis zum Rektum hin nachvollziehen lässt. Die Ausprägung der einzelnen Schichten ist je nach den funktionellen Anforderungen zwar unterschiedlich, grundsätzlich aber ist der 5-schichtige Aufbau Strukturprinzip des gesamten Gastrointestinaltrakts (➤ Abb. 12.1, ➤ Abb. 12.2).

Innenliegend ist die erste Schicht (Lamina) eine Schleimhaut (Mukosa), welche die Grenze zwischen Körperinnerem und -äußerem darstellt und der funktionell eine wichtige Rolle zukommt, da nur durch sie hindurch Stoffe zur Verdauung aufgenommen (resorbiert) werden können. Für die (Rück-)Resorption bestimmter Stoffe (z. B. Vitamin-B_{12} oder Gallensäuren) stehen sogar nur ganz bestimmte Abschnitte im GI-Trakt zur Verfügung (➤ Kap. 12.2.3, ➤ Kap. 12.3). Innerhalb der **Lamina mucosa** findet sich auch eine sehr dünne Muskelschicht, welche die Eigenbewegung der Schleimhaut möglich macht.

In der dann folgenden **Lamina submucosa** aus lockerem Bindegewebe verzweigen sich arterielle, venöse und Lymphgefäße. Die nächste Schicht wird zwar als **Lamina muscularis** zusammengefasst, aber besteht eigentlich aus zwei Schichten: einer inneren Ringmuskelschicht und einer äußeren Längsmuskelschicht. Im oberen Teil der Speiseröhre besteht diese aus quergestreifter, d. h. willkürlich innervierter Muskulatur, im restlichen Teil des Verdauungstrakts dagegen ausschließlich aus glatten Muskelzellen, die folglich nur unwillkürlich aktiviert werden können.

Dafür und auch zur Steuerung der unzähligen kleinen Verdauungsdrüsen des GI-Trakts stehen zwei Plexus zur Verfügung (➤ Abb. 12.3) die in ihrer Gesamtheit auch das **enterische Nervensystem** genannt werden. Dieses System wird zwar durch das vegetative Nervensystem autonom gesteuert, bzw. moduliert, agiert aber auf lokaler Ebene völlig unabhängig. Der Parasympathikus hat über den N. vagus hier aktivierenden Einfluss, der Sympathikus wirkt über die Nn. splanchnici eher dämpfend.

Im enterischen Nervensystem sind etwa 100 Millionen Nervenzellen miteinander verschaltet, mehr als im gesamten Rückenmark! Interessanterweise sind deutlich mehr Afferenzen zum ZNS vorhanden als Efferenzen (70 : 30). Außerdem werden verschiedene Neurotransmitter im GI-Trakt produziert, wie Dopamin und Serotonin, das

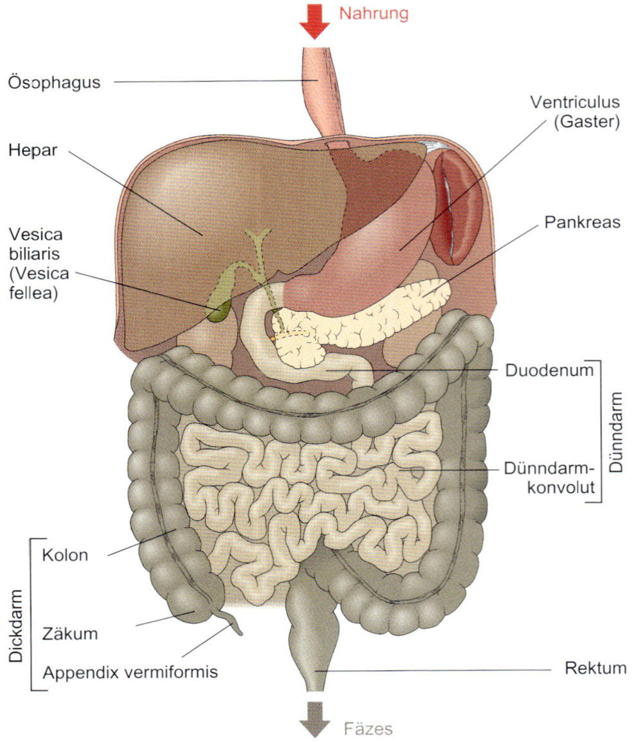

Abb. 12.1 Übersicht über die Organe des Abdomens. [L190]

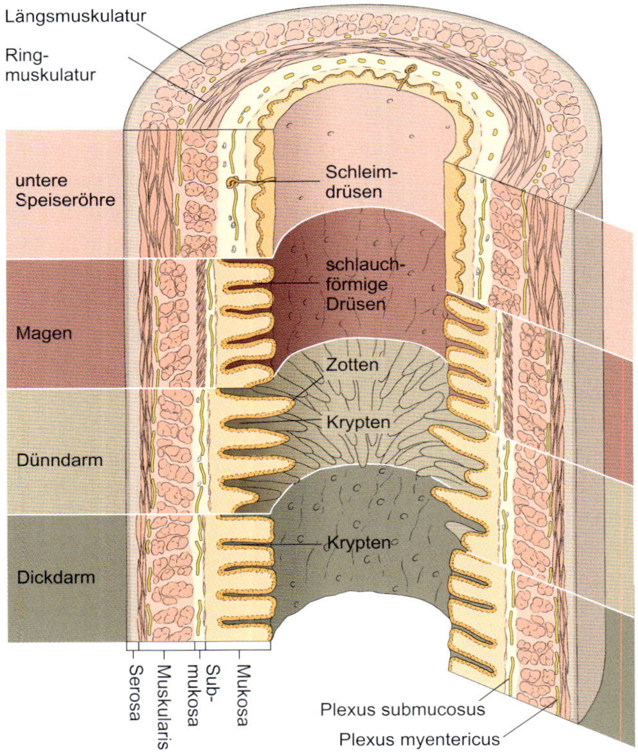

Abb. 12.2 Fünfschichtiger Aufbau des GI-Trakts. [L190]

nirgends sonst in so großer Menge (> 95 %) produziert und gelagert wird wie hier.

Störungen dieser autonomen Regulation sind für einige Erkrankungen des GIT mindestens (mit-)verantwortlich, z. B. für das Colon irritabile. Die Muskelschichten des GIT sind über die gesamte Länge gesehen erheblich, auch hier spielt regelmäßiges Training – in diesem Fall durch die Wahl der richtigen Ernährung – eine wichtige Rolle: Faserreiche Kost (z. B. frisches Obst und Gemüse) „trainiert“ die Passage von oral nach aboral erheblich mehr als breiiges Fast Food.

Das Darmrohr wird schließlich durch eine fünfte Schicht, die **Lamina serosa,** zum umgebenden (Binde-)Gewebe hin abgegrenzt. Diese Schicht ist auch dafür verantwortlich, dass sich der GI-Trakt im umgebende Gewebe bewegen kann, also gegenüber anderem Gewebe verschieblich ist. Diese Bewegungsfreiheit wird allerding dadurch eingeschränkt, dass jeder Teil des GIT durch ein dorsales **Meso** mit dem dorsalen Rumpf verbunden ist. Durch das Meso ziehen auch die entsprechende Leitungsstrukturen (Arterien, Venen, Lymphgefäße und Nerven). Durch die verschiedenen Darmdrehungen in der embryologischen Entwicklung (➤ Abb. 12.4), in deren Verlauf z. B. der Magen aus einem simplen Rohr entsteht (Einzelheiten siehe Lehrbücher der Embryologie) ergibt sich eine gemeinsame Wurzel (die sog. Radix mesenterii) der Mesenterien, an denen v. a. der Dünndarm nach dorsal fixiert ist. In den Mesenterien sind auch Vater-Pacini-Körperchen und viele freie Nervenendigungen vorhanden, welche die Schmerzempfindlichkeit der Mesenterien, insbesondere bei Zug, erklären.

Mesenterium (Meso-) und Peritoneum

Klinisch bedeutsam ist noch eine Besonderheit im GIT, die sich aus der Verbindung des viszeralen Gewebes auch zum parietalen Stützapparat ergibt, nämlich der Aufhängung des meterlangen Darmrohrs, aus dem die einzelnen Abschnitte des GIT hervorgehen. Der Magen ist nach dorsal hin durch das **Mesogastrium** mit dem dorsalen Rumpf verbunden, Dünn- und Dickdarm durch das **Mesenterium** bzw. **Mesokolon.** Nach ventral besteht nach abgeschlossener Entwicklung nicht immer ein Meso, sondern die beiden Blätter (viszerales und parietales Blatt) des sog. **Peritoneums** bilden die Peritonealhöhle. Nach Einnahme ihrer endgültigen Lage in der Peritonealhöhle werden die Bauchorgane in intra- und extraperitoneale Organe unterschieden, wobei ursprünglich intraperitoneal gelegene Organe, die dann aber schließlich extraperitoneal zu liegen kommen, als *sekundär extraperitoneal* bezeichnet werden.

Die beiden Peritonealblätter sind unterschiedlich innerviert, was auch unterschiedliche Schmerzsensationen hervorruft (s. u.).

Omentum majus und minus

Das **Omentum majus** (großes Netz; ➤ Abb. 12.5) besteht als Peritonealduplikatur aus einem parietalen (zur Bauchwand hin) und einem viszeralen (zu den Eingeweiden hin gelegenen) Blatt. Es ist am Magen und Mesocolon transversum befestigt, um wie eine Schürze vor dem Konvolut der Dünndarmschlingen zu hängen. Das Netz ist sowohl gegenüber der Vorderwand der Bauchhöhle als auch gegenüber dem Darm verschieblich. Im Inneren besteht es aus einer in-

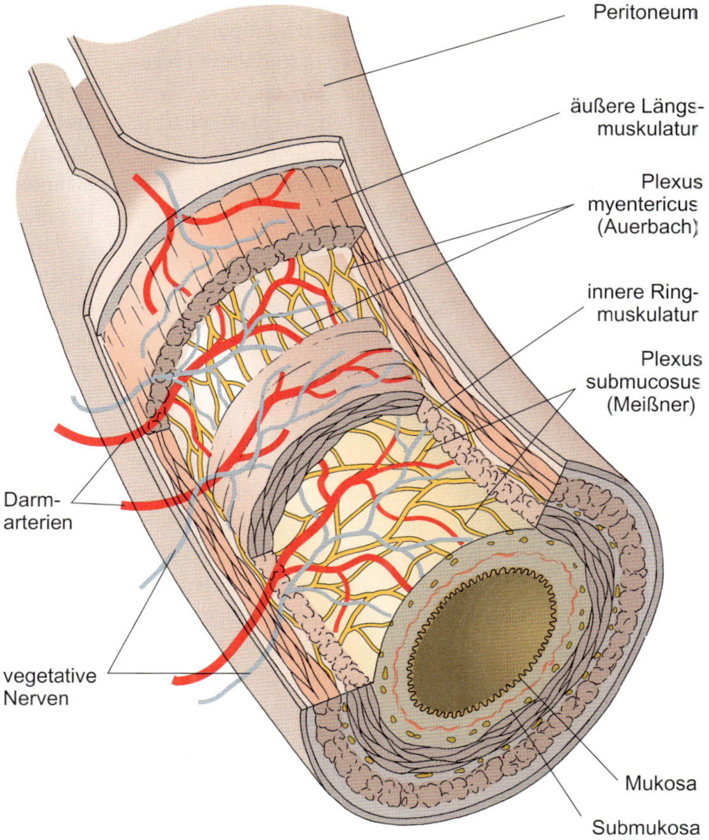

Abb. 12.3 Darstellung der Wandschichten des Gastrointestinaltrakts inklusive der beiden Plexus: Pl. myentericus (Auerbach) und Pl. submucosus (Meissner). [L190]

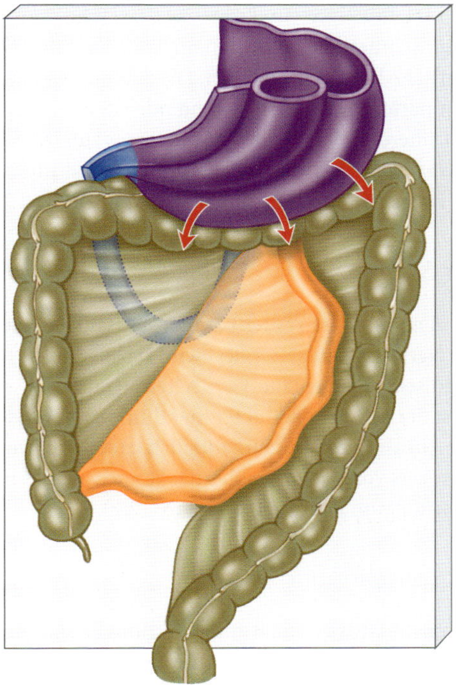

Abb. 12.4 Schematische Querschnitte durch den Magen-Darm-Trakt eines Embryos vor der Darmdrehung. [S700-L126]/[B500-T663/L238]

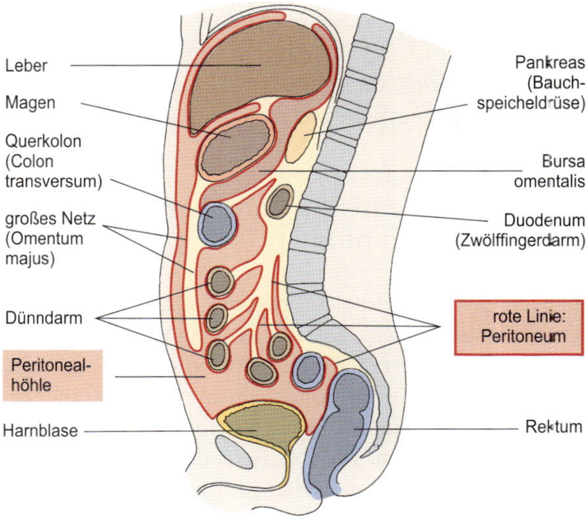

Abb. 12.5 Schematischer Paramedianschnitt zur Darstellung von Omentum majus und minus sowie den Peritonealverhältnissen. [L190]

dividuell sehr variablen Anzahl an Fettzellen, einem dichten Netzwerk von Lymphgefäßen sowie sympathischen und parasympathischen Nervenfasern. Während Lymphknoten hier fehlen, sind im Bindegewebe des Omentum majus sog. **Milchflecken** (Macula lactae) weit verbreitet. Sie enthalten immunkompetente Zellen, wie Makrophagen, B- und T-Lymphozyten, Mastzellen und Plasmazellen.

Das **Omentum minus** verbindet Leber und Magen miteinander und bildet mit diesen die Vorderwand der Bursa omentalis.

Durchblutung des GI-Trakts

Die Verdauung selber benötigt ca. 20 % der durch Nahrung aufgenommenen Energie, die vor allem für muskuläre Aktivität (Transport und Durchmischung des Speisebreis) und Sekretionsleistung verwendet wird. Demzufolge ist auch eine gute arterielle Durchblutung und eine ebensolche venöse Drainage erforderlich. Die dafür verantwortlichen arteriellen Gefäße stammen aus der Aorta abdominalis, die auf Höhe von LWK 1–2 die beiden Nierenarterien entlässt. Darüber, ziemlich direkt nach dem Durchtritt durch das Zwerchfell verlässt der **Truncus coeliacus** die Aorta und versorgt über einzelne Arterien Magen, Milz, Duodenum, Pankreas und Leber. Ebenfalls noch über dem Abgang der Aa. renales entspringt die **A. mesenterica superior,** welche das Colon ascendens und weite Teile des Colon transversum versorgt, während die weiter unten entspringende **A. mesenterica inferior** für die Versorgung von Colon descendens, Sigmoid und Rektum verantwortlich ist.

Besonderheit der Leber

Für den gesamten Organismus gilt (außer bei der Lungendurchblutung): Arterien führen O_2-reiches Blut und versorgen damit das Organ, zu dem sie ziehen und das wiederum durch entsprechende Venen drainiert wird. Auch bei der Leber gibt es daher eine A. und V. hepatica. Zusätzlich kennt der Leberhilus ein weiteres, sehr wichtiges Gefäß: die V. portae (Pfortader). Sie sammelt das venöse Blut aus dem GI-Trakt und bringt es zur größten Drüse des menschlichen Körpers, die gleichzeitig das zentrale Stoffwechselorgan darstellt: die Leber. Die V. portae ist also ein Blut zum Organ hinführendes Gefäß mit der Aufgabe, durch Resorption im GIT gewonnene Bestandteile zur Weiterverarbeitung in die Metabolik-Fabrik zu transportieren.

Die physiotherapeutische Vorgehensweise bei gastrointestinalen Symptomen

Die meisten gastrointestinalen Probleme führen Patienten nicht direkt zum Physiotherapeuten, da ihre Symptomatik sich nicht *primär* am Bewegungsapparat manifestiert. Allerdings können *sekundär* über viszerosomatische Reflexmechanismen und Veränderungen des autonomen Nervensystems auch Symptome im Bewegungsapparat deutlich werden, wie z. B. tiefe, diffuse Schmerzen, veränderte Bindegewebezonen, Faszienelastizität und auch vaskuläre Veränderungen (s. a. Arendt-Nielsen et al. 2008). Dadurch entstehen sekundäre neuromuskuloskelettale Dysfunktionen und Schmerzen. Für den Erstkontakt ist es wichtig, dass der Physiotherapeut diese Phänomene aufdeckt, um sie im Zweifelsfall einer gezielten, dann ärztlichen Diagnostik (und ggf. Behandlung) zuzuführen.

Für die Versorgung im Erstkontakt ist es außerdem wichtig, gastrointestinale Störungen zu erkennen, die unter Umständen zügige ärztliche Abklärung benötigen. In diesem Zusammenhang sei auch darauf hingewiesen, dass sich viele der als „typisch" beschriebenen Symptome z. B. in der Kardiologie auf das klinische Bild bei Männern beziehen und Frauen dagegen andere Symptome zeigen können. So zeigt sich beispielsweise ein Herzinfarkt bei Frauen eher durch Dyspnoe, Schwäche und Erschöpfung, nicht aber wie bei Männern durch retrosternalen Schmerz. Bei Frauen mit Herzinfarkt kam es aber beispielsweise einen Monat vor dessen Auftreten in 39 % zu Verdauungsstörungen (McSweeney et al. 2003; s. a. ➤ Kap. 9.4.5 ganz unten). Solche Zusammenhänge werden in der Geschlechtermedizin, die sich in den vergangenen Jahrzehnten weiter etabliert hat, untersucht und aufgedeckt (Steingart et al. 1991, Riphaus und Müller-Schilling 2019).

Gastrointestinale Symptome

Zu den Kardinalsymptomen **gastrointestinaler Symptome** Erkrankungen gehört der Bauchschmerz.

Bauchschmerz

Schmerzen unterschiedlichen Charakters im gesamten Abdomen oder in Teilen des Abdomens. Die Schmerzen können von den Bauch- und Beckenorganen, vom Peritoneum parietale, der Bauchwand, dem Zwerchfell oder dem Mesenterialansatz ausgehen.

Somatischer Schmerz

Somatischer Schmerz kann durch ein Trauma, Entzündung oder lokale chemische Reizung entstehen. Die Schmerzreize werden vom Peritoneum parietale, der Bauchwand oder dem Retroperitoneum über die Nn. intercostales und den N. phrenicus zum ZNS fortgeleitet. Ihr Charakter ist typisch: schneidend, brennend und von gleichbleibender Intensität, meist gut lokalisierbar (➤ Tab. 12.1).

Viszeraler Schmerz

Die Bauchorgane sind von einer Lamina serosa überzogen, die vom vegetativen Nervensystem innerviert wird (Splanchnikus) und gegenüber mechanischen und entzündlichen Reizen nur wenig empfindlich ist. Daher ist der Schmerzcharakter hier dumpf, bohrend und diffus. Eine exakte Lokalisation ist kaum möglich, erst dann, wenn der Entzündungsprozess von der Organoberfläche auch auf das benachbarte parietale Peritoneum übergreift (➤ Tab. 12.1).

Bauchdeckenspannung

Die Bauchmuskulatur ist nicht nur funktioneller Gegenspieler der dorsalen Rückenmuskulatur in der dorsalen Aufrichtung, sondern auch Schutzschicht der teils empfindlichen Eingeweide im Bauchraum. Bedingt durch deren Anatomie und die Verbreitungsmöglichkeiten von Entzündungen im Bauchraum bzw. deren reflektorische

Tab. 12.1 Unterschiede zwischen somatischem und viszeralem Schmerz.

	Somatischer Schmerz	Viszeraler Schmerz
Schmerzcharakter	Hell, scharf, Dauerschmerz	Krämpfe, bohrend, nagend
Lokalisation	Umschrieben, asymmetrisch, an der Stelle der peritonealen Reizung	Unbestimmt, nahe der Mittellinie
Erleichterung	Ruhe, Schonhaltung, leicht angezogene Beine	Umhergehen, sich winden
Verstärkung	Bewegung, Erschütterungen jeder Art	Ruhe
Begleitsymptome	Kontraktionen der Bauchdecke	Unruhe, Übelkeit, Erbrechen, Blässe, Schwitzen

Verschaltung ist die reflektorische **Abwehrspannung** der Bauchmuskulatur ein typisches Zeichen für eine tiefergehende Pathologie in der Bauchhöhle, insbesondere wenn die Abwehrspannung stark ausgeprägt ist. Man spricht dann auch von dem Symptom **„brettharter Bauch"**, das auf das Vorliegen eines sog. **akuten Abdomens** hinweist, das wiederum sehr vielfältige Ursachen haben kann.

CAVE

Akutes Abdomen

Leitsymptom für das akute Abdomen ist der durch reflektorische Abwehrspannung resultierende „brettharte Bauch". Auch wenn dem akuten Abdomen unterschiedliche Primärerkrankungen zugrunde liegen können, ist bei Verdacht stets eine unmittelbare ärztliche Abklärung zwingend erforderlich.

Folgende Begleitsymptome verstärken die Dringlichkeit einer sofortigen ärztlichen Abklärung:
- Fehlen von Darmgeräuschen
- Stuhl- und Windverhalten
- Brechreiz oder Erbrechen
- Hämatemesis (Bluterbrechen) oder Meläna (Teerstuhl)
- Tachykardie, fadenförmiger Puls, trockene Zunge
- Fleckige Rötung des Gesichts, eingefallene Wangen, spitze Nase (Facies hippocratica)
- Fieber und Leukozytose
- Ikterus

Das akute Abdomen ist eine Notfallindikation für weiteres intensives diagnostisches Vorgehen zur Klärung der Ursache der Beschwerden. Bildgebung und insbesondere die diagnostische minimalinvasive Bauchspiegelung (Laparoskopie) bringen häufig Klarheit, u. U. auch die explorative Laparoskopie.

Spezielle diagnostische Begriffe bei gastrointestinalen Erkrankungen

Wie das muskuloskelettale System kennt auch das GI-System spezielle Begriffe, die unter anderem in der Anamneseerhebung gefragt und in der weiterführenden Befunderhebung und ärztlichen Korrespondenz benutzt werden. In ➤ Tab. 12.2 sind diese Begriffe, die häufig Symptome sind, alphabetisch aufgelistet und kurz erklärt.

12.2 Oberbaucherkrankungen

Oberbauchbeschwerden können ganz verschiedene Erkrankungen zugrunde liegen. ➤ Tab. 12.3 zeigt eine tabellarische Übersicht mit den jeweils typischen Befunden. Allen Erkrankungen ist gemein, dass sie ärztlich vorgestellt und dort weiterbehandelt werden müssen.

12.2.1 Erkrankungen des Ösophagus

Befindet sich Nahrungsbrei im Ösophagus, hat normalerweise vorher ein Schluckvorgang stattgefunden und die Passage durch das GI-System beginnt durch eine Abfolge von verschiedenen Muskelkontraktionen in Richtung aboral. Störungen des Organs zeigen sich z. B. in Passagebehinderungen. Leitsymptom ist die Schluckstörung (Dysphagie). Aber auch Regurgitation (u. U. mit Sodbrennen), retrosternaler Schmerz und Husten können auf Erkrankungen des Ösophagus hinweisen (➤ Abb. 12.6).

Refluxkrankheit

Neudeutsch wird diese auch als GERD (engl.: gastroesophageal reflux disease) beschrieben und ist in der westlichen Welt die häufigste gutartige Erkrankung des oberen Gastrointestinaltrakts (10–20 %). Leitsymptom der Refluxkrankheit ist das Sodbrennen mit Regurgitation und retrosternalem Schmerz.

Zusätzliche Symptome sind:
- Epigastrische Schmerzen und pharyngeales Brennen
- Dysphagie (im fortgeschrittenen Stadium)
- Verstärkung der Beschwerden im Liegen und beim Bücken
- Schmerzprovokation durch Fruchtsäfte, heiße Getränke und Alkohol in konzentrierter Form

Klinische Tests zur Differenzialdiagnose

Retrosternaler Schmerz

Retrosternaler Schmerz kann nicht nur ein Symptom der *Refluxösophagitis* sein, sondern auch auf eine *akute Koronarischämie* hinweisen, die notfallmäßig behandelt werden muss. Symptomlinderung nach Positionierung gibt hier wichtige Hinweise:
- Verbesserung der Beschwerden nach Verbringung in die aufrechte Position spricht für eine Refluxkrankheit,
und umgekehrt:
- Verbesserung durch Hinlegen spricht eher für ein Koronarsyndrom, ebenso wie die positive Ansprache auf Glyceroltrinitrat-Spray (Nitrolingual akut®).

In beiden Fällen ist eine weitere ärztliche Versorgung notwendig.

Diagnostik

Die ärztliche Diagnostik setzt vor allem auf die Endoskopie und pH-Metrie des Ösophagus.

12

Tab. 12.2 Spezielle Begriffe der Pathologie gastrointestinaler Erkrankungen.

Begriff	Bedeutung	Besonderheit
Aboral	Vom Mund weg, also zum Darmausgang hin	Oral entgegengerichtet
Aszites	Bauchwassersucht	Generalisiertes Ödem
Autodigestion	Selbstverdauung	Siehe Pankreatitis
Cholangitisch	Mit einer Entzündung der Gallenwege einhergehend	
Diarrhö	Durchfall	
Dyspepsie	Epigastrische Schmerzen, Völlegefühl, Sodbrennen, Übelkeit und frühzeitiges Sättigungsgefühl	Zweithäufigstes Krankheitsbild des Magen-Darm-Trakts
Epigastrisch	Im Oberbauch	
Fistel	Von der Anatomie nicht vorgesehener Gang	z. B. durch/zur Ableitung von entzündlichem Sekret
Flatulenz	Blähung mit Entweichen von Winden	
Foetor ex ore	Mundgeruch	Häufig bei Erkrankungen des Ösophagus
Hämatemesis	Bluterbrechen	
Hypogastrisch	Im Unterbauch	
Ikterus	Gelbsucht	
Inappetenz	Appetitlosigkeit	
Intrahepatisch	Innerhalb der Leber gelegen	z. B. intrahepatischer Ikterus = Ikterusursache in der Leber selbst, z. B. durch Hepatitis
Kachexie	Auszehrung	Häufig bei Krebserkrankungen
Kolik	Krampfartiger Schmerz, an- und wieder abschwellend im Wechsel	
Kryptogen	Ungeklärter Ätiologie (eig. Wortsinn: „verborgen")	
Lithiasis	Steinleiden	Choledocholithiasis = Stein im Gallengang; Sialithiasis = Speichelsteinchen
Malabsorption	Verdauungsinsuffizienz durch Störung des Nahrungsstofftransports vom Darmlumen in die Blut- und Lymphbahnen	Zeigt sich z. B. durch: • Massenstühle (> 300 g Stuhlgewicht) • Übelriechende Fettstühle • Flatulenz • Mangelversorgung
Maldigestion	Mangelhafte Aufnahme von Nahrungsbestandteilen durch fehlende Verdauungsenzyme	Leitsymptom: rezidivierende Durchfälle
-megalie	-vergrößerung	Hepatomegalie = Lebervergrößerung; Splenomegalie = Milzvergrößerung
Meläna	Teerstuhl	Zeichen einer Blutung aus dem oberen Verdauungstrakt

Tab. 12.2 Spezielle Begriffe der Pathologie gastrointestinaler Erkrankungen. (*Forts.*)

Begriff	Bedeutung	Besonderheit
Meso-	Aufhängeband welches das Darmrohr mit Wand-Strukturen verbindet.	Das dorsale Mesogastrium verbindet den Magen mit dem ventralen Anteil der Wirbelsäule
Meteorismus	Blähbauch	
Nausea	Übelkeit	
Obstipation	Verstopfung	Englisch: constipation
Okkult	Verborgen	Okkultes Blut = Blut im Stuhl, das man aufgrund der Färbung des Stuhls nur durch Laboranalyse erkennt
Omentum majus	Syn.: großes Netz; von parietalem und viszeralem Peritoneum ausgekleidet; hängt wie eine Schürze vor den Eingeweiden des Unterbauchs	Ist an der Immunabwehr im Bauchraum beteiligt
Omentum minus	Syn.: kleines Netz; liegt zwischen der Leber und der kleinen Kurvatur des Magens bzw. dem Anfang des Duodenums	Hier verlaufen die Gefäße zur Versorgung der kleinen Kurvatur des Magens
Peritoneum	Bauchfell	Man unterscheidet ein parietales (der Innenseite der Bauchwand anliegendes) und ein viszerales (den Organen anliegendes) Blatt; sensibel innerviert ist nur das Peritoneum parietale
Posthepatisch	Der Leber nachgelagert	Z. B. posthepatischer Ikterus: Ikterusursache jenseits der Leber (in den abführenden Gallengängen)
Prähepatisch	Der Leber vorgelagert	Z. B. prähepatischer Ikterus: Ikterusursache z. B. in der Milz
Postprandial	Nach dem Essen	Z. B. postprandialer Schmerz = nach dem Essen auftretender Schmerz
Pruritus	Juckreiz	Pruritus ani = Juckreiz im Analbereich
Reflux	Rücklauf	z. B. Rücklauf von Magensäure in den Ösophagus
Regurgitation	Rückfluss von Speisebrei von der Speiseröhre in die Mundhöhle	
Steatorrhö	Fettstuhl	
Transmural	Die ganze „Wand" betreffend = durch alle Schichten gehend	z. B. bei M. Crohn; alle (5) Wandschichten sind betroffen

Tab. 12.3 Intraabdominelle Ursachen für Oberbauchschmerzen.

	Symptome/Befunde	Bemerkungen
Ulkuskrankheit	Hämatemesis (Bluterbrechen)	Hämatemesis betrifft 80–90 % aller gastrointestinalen Blutungen, sie kann aber auch bei anderen GI-Erkrankungen auftreten (z. B. Ösophagusvarizen, Tumore, Traumata)
Refluxkrankheit	Sodbrennen	Leitsymptom: Sodbrennen mit Regurgitation und retrosternalem Schmerz
Gastritis	Dyspepsie, Völlegefühl, Inappetenz, Erbrechen	Akute Gastritis: Anamnese (Exzess); chronische Gastritis: ärztlich erfolgt eine histologische Gastroskopie
Magenkarzinom	Hämatemesis	Sehr typisch ist u. a. die plötzliche Abneigung gegen Fleischverzehr
Chronische Pankreatitis	Anamnese: Alkoholkonsum	Schmerzattacken mit gürtelförmig im Oberbauch lokalisierten, *in den Rücken* ausstrahlenden Schmerzen
Pankreaskarzinom	Über lange Zeit nur unbestimmte dumpfe Schmerzen im Ober- und Mittelbauch; Angst vor Nahrungsaufnahme	Oft begleitet von psychischen Veränderungen: Schlaflosigkeit, innere Unruhe, Wesensänderungen
Leberstau, Hepatitis, Fettleber, Lebertumor	Hepatomegalie	s. a. ➤ Tab. 12.6 weiter unten
Cholezystitis	Schmerzen im rechten Oberbauch, oft nach einer Kolik	Oft begleitet von Druckschmerz und Abwehrspannung
Choledocholithiasis	Je 1/3 hat unterschiedliche Symptome	• 1/3 typische Kolik • 1/3 Dyspepsie, besonders nach fetten Speisen • 1/3 keine Symptome
Splenomegalie	Tastbare Milz = vergrößerte Milz	Die gesunde Milz liegt komplett in der Tiefe unter dem linken Rippenbogen verborgen
Kolontumor	(Okkultes) Blut im Stuhl mit Begleitsymptomen: Gewichtsverlust, Anämie, wechselnde Stuhlgewohnheiten	Diagnoseweisende Begleitsymptome anderer Ursachen von Blut im Stuhl: • Schmerzen im linken Unterbauch: Divertikel • Pruritus ani, allergische Hauterscheinungen: Parasiten • Chronische Obstipation, Juckreiz, Blutauflagerungen: Hämorrhoiden

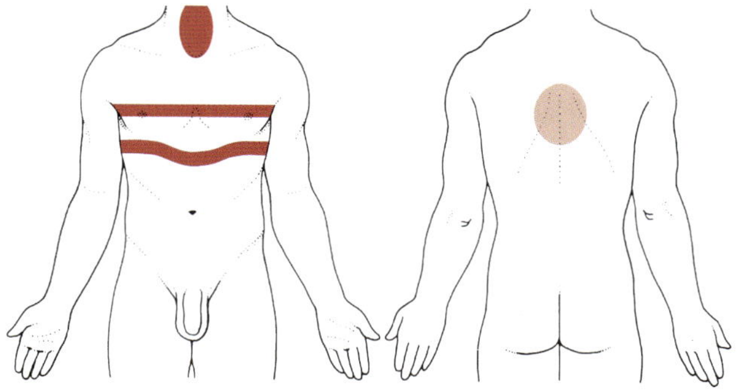

Abb. 12.6 Typische Schmerzmuster des Ösophagus mit primärem Schmerz (über die Spinalnerven Th5–Th6; dunkelrot) um das Xiphoid herum mit Ausstrahlung in den Rücken auf gleicher Höhe. Rückenschmerz kann das erste bzw. zunächst einzige Symptom eines Ösophaguskarzinoms sein! Projizierter Schmerz (blassrot) kann über die gesamte Länge des Ösophagus auftreten. Hier eingezeichnet sind nur zwei von vielen möglichen Projektionen um die Brustwand herum. [E1245]

Eine z. B. durch Reflux bedingte Ösophagus-Entzündung wird als **Ösophagitis** bezeichnet. Ist die Entzündung allergisch bedingt, z. B. bei Patienten (Frauen sind deutlich seltener betroffen) mit Asthma oder Ekzemen spricht man von einer **eosinophilen Ösophagitis.**

Therapie der Refluxkrankheit

Neben der Minimierung von Risikofaktoren (wie beispielsweise Verzicht auf säurebildende Nahrungsmittel/Medikamente, Gewichtsabnahme, Nahrungskarenz 3 h vor dem Zubettgehen) werden vor allem Medikamente eingesetzt: Protonenpumpen-Blocker oder Histamin-2-Rezeptorenblocker). Sind Speiseröhrenverengungen die Ursache, kann man mittels aufblasbaren Ballons den Ösophagus vorsichtig aufdehnen (bougieren).

Ösophagusdivertikel

Divertikel sind Aussackungen der Speiseröhrenwand, die ja ebenso 5-schichtig aufgebaut ist wie alle anderen Abschnitte des GIT.

Leitsymptom ist auch hier die Dysphagie mit u. U. Regurgitation *unverdauter* Speisen, Aspiration in die Luftröhre, Hustenreiz bei Nahrungsaufnahme und Mundgeruch (Foetor ex ore). Auch retrosternaler Druck und Schmerz kann vorkommen.

Zenker-Divertikel

Neben anderen Ursachen ist häufig (bis zu 70 %) eine anatomische Besonderheit die Ursache für Speiseröhrenaussackungen: das **Zenker-Divertikel.** Es manifestiert sich erst nach dem 50. Lebensjahr mit einem Altersgipfel bei Therapie um die 70. Streng genommen handelt es sich um ein Divertikel der dorsalen Hypopharynxwand, also des Schlunds und nicht der Speiseröhre.

Das Divertikel entsteht durch Muskelschwäche einerseits und Druckerhöhung andererseits. Die Muskulatur des dorsalen Hypopharynx wird durch die quergestreiften Fasern des M. constrictor pharyngis inferior gebildet, dessen unterer Teil auch als M. cricopharyngeus bezeichnet wird. Letzterer zeigt schräg verlaufende Muskelfasern im oberen und horizontale Fasern im unteren Anteil. Dazwischen klafft eine variabel große Lücke, die vor allem unter Druckeinfluss als Ort des geringsten Widerstands (*Locus minoris resistentiae;* entspricht hier dem sog. Kilian-Dreieck) die Ausstülpung von Mukosa und Submukosa nach dorsal begünstigt.

Therapie der Ösophagusdivertikel

Es finden ebenso chirurgische wie endoskopische Therapieverfahren Anwendung.

Tumore des Ösophagus

Grundsätzlich sind gutartige von bösartigen Tumoren zu unterscheiden (vgl. ➤ Kap. 2.3). **Leiomyome,** also benigne Tumore der glatten Muskulatur sind in der Gruppe der gutartigen am häufigsten und haben eine gute Prognose. Wie bei fast allen Ösophaguserkrankungen dominiert auch hier das Leitsymptom Dysphagie.

Die bösartigen Veränderungen an der Speiseröhre werden **Ösophaguskarzinome** genannt. Es sind entweder Plattenepithel- oder Adenokarzinome. Letztere entstehen durch eine chronische Refluxerkrankung aus der Zwischenstufe des sog. **Barrett-Ösophagus** bevorzugt im unteren Drittel der Speiseröhre. Plattenepithelkarzinome, eher im mittleren Drittel lokalisiert, sind mittlerweile etwas seltener. Sie werden mit bestimmten Noxen in Verbindung gebracht: insbesondere Alkohol, Rauchen, heiße Getränke und Nitrosamine.

Insgesamt sind Männer dreimal häufiger betroffen als Frauen, ein Häufigkeitsgipfel befindet sich zwischen 60 und 70 Jahren.

Diagnostik

Neben der Dysphagie ist auch das Druckgefühl ein häufiges Symptom; beides allerdings tritt erst so spät auf, dass bei Diagnosestellung nicht viel mehr als ein Drittel der Patienten noch operiert werden können. Vor allem die endoskopische Darstellung mit Probeentnahme von verdächtigem Gewebe (Biopsie) sichert die Diagnose.

Betroffene Patienten klagen zusätzlich über Allgemeinsymptome:

- Retrosternale Schmerzen, Rückenschmerzen
- Appetitlosigkeit und Gewichtsverlust

Es kann zu einer Infiltration von Nachbarstrukturen, u. a. auch der Wirbelkörper, kommen. Einer Skelettmetastasierung geht die der Leber als bevorzugtes Zielorgan voraus, sie ist aber nicht gänzlich ausgeschlossen, auch wenn der Tumor nicht zu denen gehört, die bevorzugt in das Skelett metastasieren.

Therapie

Häufig palliativ, wenn möglich, auch kurativ. Ein kurativer Ansatz ist vor allem dann möglich, wenn der Tumor selbst wenig fortgeschritten ist (Grading) und keine Fernmetastasen vorliegen (Staging), und die Therapie erfolgt dann chirurgisch, evtl. kombiniert mit perioperativer Chemo- bzw. Radiotherapie.

Die Prognose ist leider aufgrund der meist recht späten Diagnosestellung nicht sehr gut mit einer 5-Jahres-Überlebenszeit von ≤ 10 %. Grundsätzlich gilt: je weiter aboral die Lokalisation, desto besser die Prognose.

12.2.2 Erkrankungen des Zwerchfells

Das vom N. phrenicus (aus C3–C5) innervierte Zwerchfell trennt zwei wichtige Körperhöhlen voneinander, den Thorax und das Abdomen. Operative Eingriffe in den Thorax sind u. a. aufgrund der unterschiedlichen Druckverhältnisse risikoreicher als die im Abdomen. Bei Ösophagusbehandlungen sind manchmal sogar Zweihöhleneingriffe unvermeidbar. Durch die Muskelplatte des wichtigsten Atemmuskels ziehen bedeutende Leitungsstrukturen (Aorta, Ösophagus, V. cava inf., Nn. vagi, Ductus thoracicus u. a.).

Hiatushernie

Bei der Hiatushernie verlagern sich Anteile des Magens durch die Durchtrittsstelle im Zwerchfell, den **Hiatus oesophageus,** aus dem Abdomen in den Thorax. Häufig asymptomatisch und eher Zufallsbefund sind hingegen manche Hernien, v. a. die sog. **axialen Gleithernien,** mit Komplikationen verbunden. Symptomatisch werden sie durch gastroösophagealen Reflux (bei der axialen Gleithernie), Dyspepsie oder schmerzhafte Dysphagie (v. a. bei der paraösophagealen Hernie). Frauen sind häufiger als Männer betroffen, mit einem Altersgipfel ≥ 70 Jahre.

Als Risikofaktoren gelten Ernährungsgewohnheiten, sind die Hernien doch wesentlich häufiger in den Industrienationen als in sog. Entwicklungsländern. Konkret sind das neben dem Lebensalter eine faserarme Kost (z. B. Fast Food) und abdominelle Druckerhöhung über einen längeren Zeitraum (Schwangerschaft, Adipositas).

Diagnostik

Die ärztliche Diagnostik umfasst die Endoskopie, Röntgen und CT sowie die Manometrie und Langzeit-pH-Metrie. Es geht dabei auch um die Abschätzung der Schwere der Erkrankung und insbesondere ihrer eventuellen Operationswürdigkeit.

Das gleichzeitige Vorliegen von Hiatushernien, Divertikulose (s. u.) und Cholelithiasis (s. u.) – immerhin in 30–40 % der Fälle vorliegend – nennt man **Saint-Trias.**

Therapie

Wenn eine invasive Therapie überhaupt nötig ist, wird chirurgisch (offen oder laparoskopisch) eine **Fundoplikatio** durchgeführt. Konservativ werden medikamentöse Säurehemmer eingesetzt.

12.2.3 Erkrankungen des Magens

Entwicklungsgeschichtlich entsteht der Magen durch Drehungen aus dem 5-schichtig aufgebauten Darmrohr. Funktionell ist er durch einige Besonderheiten charakterisiert, die mit anatomischen Korrelaten einhergehen. Die **Belegzellen** in der Magenschleimhaut produzieren HCl, also Salzsäure, und den sog. **Intrinsic Factor.** Das Vorhandensein von Salzsäure ist für das stark saure Milieu im Magen (pH = 1–3) verantwortlich, das wiederum zwei Zielen dient: der Abtötung von Bakterien, die ungewollt mit der Nahrung in den Magen gelangen, und dem Aufspalten von komplexen Eiweißverbindungen (Proteinmolekülen). Da Säure aber weder im Ösophagus noch im Duodenum erwünscht ist, muss der Magen durch eine effektive Schließmuskulatur und abgestimmte, kurzfristige Öffnungen reguliert werden. Ansonsten können gastroösophagealer Reflux (s. o.) oder Duodenalulzera (s. u.) entstehen. Zum Ösophagus hin dichtet die **Kardia** den Magen als muskulärer Sphinkter ab und zum Magenausgang hin der **Pylorus.** Hauptfunktion des Magens ist die Durchmischung der Nahrung und ihre Zersetzung mittels enzymatischer Aufspaltung.

Perniziöse Anämie bzw. Vitamin-B_{12}-Mangel

Die Produktion des Intrinsic Factor hat wiederum eine spezielle Bedeutung, nämlich die Verstoffwechslung von **Cobalamin,** dem Vitamin B_{12}: Mit der Nahrung (hauptsächlich durch Fleisch, aber auch durch Milch und Eier) aufgenommenes Vitamin B_{12} kann nur in einem ganz bestimmten Bereich im GIT resorbiert werden und das auch nur, wenn es mit dem zugehörigen Transportprotein, eben dem Intrinsic Factor, eine Verbindung eingegangen ist. Die Aufnahme erfolgt in der Schleimhaut des terminalen Ileums, also dem endständigen Abschnitt des letzten Teils des Dünndarms.

Ist die Aufnahme von Vitamin B_{12} gestört, resultiert nach einer Latenzperiode von 6 bis 12 Monaten eine Anämie durch gestörte Erythrozyten-Bildung. Aber auch neurologische Probleme können auftreten, nämlich als **funikuläre Myelose,** da Vitamin-B_{12}-Mangel Entmarkungsherde im Rückenmark, vor allem in den Hinterstrangbahnen (taktile Wahrnehmung, Propriozeption), im Tractus spinocerebellaris anterior (Propriozeption) sowie in den Pyramidenbahnen (Motorik) verursacht. Der Vitamin-B_{12}-Mangel bewirkt ein Auflösen der Myelinscheiden, in selteneren Fällen auch bei peripheren Nerven. Bevorzugte Lokalisation ist das Rückenmark der HWS und BWS (siehe auch Fallbeispiel in ➤ Kap. 10.1.2).

Symptome

Die zentralen Symptome der Anämie (die ja eine Labordiagnose ist) sind Müdigkeit und Blässe (auch der Schleimhäute), die der funikulären Myelose Ausfälle der Motorik und Sensibilität. Frühsymptom sind Missempfindungen, welche als „Brennen“ von Händen und Füßen beschrieben werden und sich im weiteren (unbehandelten) Verlauf auf die gesamten Gliedmaßen ausbreiten können. Danach folgen motorische Störungen mit Lähmungen der Beine und Störung der Bewegungskoordination. Auch die Arme können betroffen sein, später auch die Blasenfunktion. Unbehandelt kommt es zur Querschnittslähmung.

Klinische Tests zur Differenzialdiagnose

Vitamin-B_{12}-Mangel

Bei Verdacht auf Vitamin-B_{12}-Mangel Motorik und Sensibilität testen sowie auf Blässe und Müdigkeit (Leistungsknick) achten. Es zeigt sich eine Schwäche der Bein-/Armmuskulatur ohne Bevorzugung umgrenzender Muskelgruppen. Reflexverhalten: Eigenreflexe zunächst gesteigert, dann abgeschwächt; pathologische Reflexe auslösbar. Gestört sind häufig auch Propriozeption und Vibrationsempfinden. Seltener sind auch psychiatrische Probleme wie Psychosen, Delir oder Depression zu beobachten.

Gründe für einen Vitamin-B_{12}-Mangel sind häufig:

- Chronischer Alkoholismus
- Vegane Ernährung
- Anorexie
- Mangelernährung bei Hochbetagten

Merke: Die neurologischen Probleme entstehen häufig noch vor den internistischen.

Diagnostik

Bei Verdacht müssen die Betroffenen einer fundierten ärztlichen Diagnostik unterzogen werden. Nur ein Drittel der Patienten mit funikulärer Myelose haben bereits eine perniziöse Anämie, da sich diese bei gleicher pathogenetischer Ursache erst später entwickelt. Deshalb ist die sorgfältige neurologische Untersuchung so wichtig. Der Schilling-Test gibt Aufschluss darüber, ob dem Körper Vitamin B_{12} oder Intrinsic Factor (IF) fehlt (Letzteres macht ja die gleichen Symptome). Gründe für das Fehlen von IF können auch Magenprobleme sein, z. B. eine chronische Gastritis (s. u.). Umgekehrt können bei regelhafter Aufnahme des Vitamins und ausreichendem IF Resorptionsprobleme im terminalen Ileum der Grund dafür sein, dass kein Vitamin B_{12} den Organismus erreicht. Dies kann z. B. durch eine Ileitis verursacht sein (s. u.).

Therapie

Fehlt das Vitamin kann man dieses substituieren, so wie es beispielsweise dauerhaft bei strengen Veganern erfolgen muss. Fehlt hingegen der IF, substituiert man beides, Vitamin und IF. Je nach Stadium der Erkrankung können evtl. Restsymptome zurückbleiben. Bei Früherkennung ist die vollständige Restitutio ad integrum möglich.

Akute Gastritis

Eine akute Gastritis kann z. B. durch Nahrungs- oder Alkoholexzesse entstehen bzw. erregerbedingt sein („verdorbener Magen“) und äußert sich mit Sodbrennen, Brechreiz, Übelkeit, Appetitlosigkeit. Die Symptome treten schnell auf und sind meist nur von kurzer Dauer, wenn der Magen geschont und die Ursache behoben wird. Die Ursachensuche und Behandlung erfolgt allgemeinmedizinisch oder gastroenterologisch.

Tab. 12.4 Intraabdominelle Ursachen für Schmerzen im Mittelbauch.

	Symptome/Befunde	Bemerkungen
Morbus Crohn	• Abdominalschmerzen • Chronische Diarrhö • Gewichtsverlust, Fieber • Entzündliche Blutveränderungen	Typische radiologische Veränderungen: Pflastersteinrelief, Fisteln, Stenosen
Enteritis	• Diffuse krampfartige Bauchschmerzen • Erbrechen, Durchfall	Ärztliche Diagnostik: Stuhlkultur
Chronische Appendizitis	• Keine Abwehrspannung • Druckschmerz erst bei tiefer Palpation	Im Gegensatz zur chronischen Appendizitis ist die akute mit typischen Symptomen verbunden (➤ Kap. 12.6.2)
Colon irritabile	• Obstipation	Das klinische Bild ist sehr vielfältig (s. a. ➤ Kap. 12.6.2)
Chronische Durchblutungsstörungen	Typische Symptomtrias: • Postprandialer Schmerz • Malabsorption • Intraabdominelles Strömungsgeräusch	In der Anamnese häufig: • Hypertonus • Diabetes mellitus • Fettstoffwechselstörung • Rauchen
Porphyrie	• Diffuser, kolikartiger Schmerz • Motorische Lähmung • Zerebrale Symptome • Tachykardie, Hypertonie • Fieber • Rötlicher Urin	Speicherkrankheit aufgrund einer Störung der Häm-Synthese; es kommt zur Kumulation und Gewebsablagerung von Porphyrinen und ihrer Vorstufen
Hämochromatose	Bei 30–40 % Abdominalschmerzen unklarer Genese	Eisenspeicherkrankheit
Bleiintoxikation	Periodische Darmkoliken mit: • Obstipation • Bleisaum am Zahnfleisch • Anämie	

CAVE

Schmerzmittel

Die Dauereinnahme bzw. eine hochdosierte Einzeleinnahme von nichtsteroidalen Antirheumatika (NSAR), z. B. Acetylsalicylsäure (Aspirin®) oder Diclofenac, kann eine akute Gastritis verursachen und zu erheblichen Blutungen führen. Bei Verdacht muss das Medikament abgesetzt werden und eine weitere ärztliche Diagnostik erfolgen

Chronische Gastritis und Ulcus ventriculi

Die chronische Gastritis ist wie die akute eine Entzündung der Magenschleimhaut. Man unterscheidet drei wichtige Formen (Typ A, B und C):

- Bei der **Autoimmungastritis** (Typ A, ca. 5 %) bildet der Körper Antikörper gegen die Belegzellen in der Magenschleimhaut. Dadurch wird weniger Säure produziert und es fehlt der Intrinsic Factor für Vitamin B_{12}. Es resultieren eine Atrophie der Magenschleimhaut, Anazidität und eine perniziöse Anämie (s. o.) sowie ein erhöhtes Entartungsrisiko für ein Magenkarzinom. Diagnostisch wird neben den üblichen Untersuchungen (Gastroskopie) u. a. auf Autoantikörper gegen die Belegzellen und gegen Intrinsic Factor getestet. Die ärztliche Therapie besteht in einer parenteralen Vitaminsubstitution.
- Die **bakterielle Gastritis** (Typ B, ca. 60 %) kommt am häufigsten vor. In einer Folge von heroischen Experimenten wiesen die australischen Wissenschaftler *Robin Warren* (Pathologe aus Perth) und *Barry Marshall* (Mikrobiologe von der University of Western Australia) in den 1980er Jahren nach, dass diese Gastritisform auf eine Infektion mit dem Bakterium *Helicobacter pylori* (Hp) zurückgeht, indem sie ein hochkonzentriertes Hp-Gemisch tranken, um dann entzückt festzustellen, dass sie daraufhin eine schwere Gastritis entwickelten. Beide Forscher wurden 2005 mit dem Nobelpreis für Medizin/Physiologie geehrt.
  Heute weiß man, dass der Erreger für 80 % aller Magen- (Ulcus ventriculi) und 90 % aller Zwölffingerdarmgeschwüre (Ulcus duodeni) ursächlich ist. Zuvor war man jahrzehntelang der Meinung, eine Gastritis entwickle sich vor allem durch Stress und falsche Ernährung. Zur Diagnose gehört eine Magenspiegelung (Gastroskopie) mit Gewinnung von Gewebeproben (Biopsie) sowie der Nachweis von *Helicobacter pylori.* Dieser kann auch durch einen ^{13}C-Atemtest erfolgen.
- Von einer **chemischen Gastritis** (Typ C, ca. 30 %) spricht man, wenn die Ursache externe Noxen sind wie beispielsweise die NSAR-Einnahme, hoher Alkoholkonsum oder inhalatives Rauchen.

Allgemeine Symptome

Oberbauchschmerzen (➤ Abb. 12.7), Übelkeit und abdominelle Missempfindungen (Völlegefühl, vermehrtes Aufstoßen, starkes Hungergefühl bei vermindertem Appetit, sowohl Nüchternschmerz als auch postprandialer Schmerz, schneller Sättigungseffekt nach Nahrungsaufnahme). Bei der Typ-A-Gastritis dominiert die Symp-

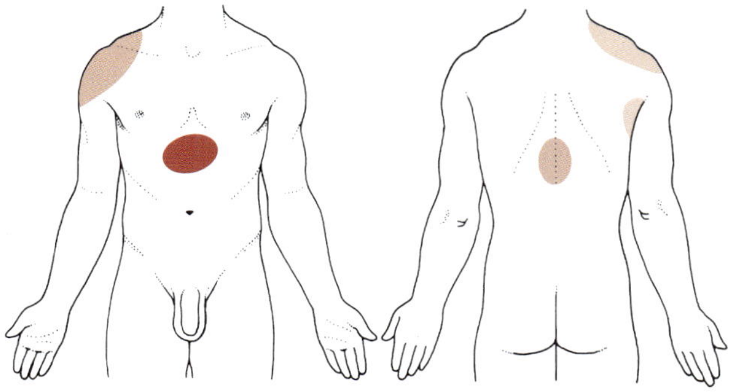

Abb. 12.7 Typisches Schmerzmuster bei Magen- und Duodenalschmerzen (dunkelrot) im Oberbauch unterhalb des Proc. xiphoideus (Epigastrium). Die Schmerzausstrahlung (blassrot) erfolgt typischerweise in die dorsale Wirbelsäule auf gleicher Höhe (Th6–Th10). Nicht ungewöhnlich ist auch eine Ausstrahlung in die rechte Schulter und den oberen Anteil des M. trapezius oder in die laterale Seite der rechte Skapula. Die Schmerzen unterschiedlicher Intensität (brennend, nagend, krampfartig) kommen in Wellen. [E1245]

tomatik des Vitamin-B_{12}-Mangels. Der B-Typ weist häufig langjährige asymptomatische Verläufe auf und macht sich nicht selten erst durch Ulkusblutungen entweder aus dem Magen (Ventriculus) oder dem Zwölffingerdarm (Duodenum) bemerkbar. Für die Typ-C-Gastritis wiederum sind Beschwerden mit wechselnder Intensität typisch. Man achte hier insbesondere auf die Medikamentenanamnese: NSAR und Glukokortikoide können gefährliche Blutungen verursachen, u. a. auch verstärkt bei gleichzeitiger Einnahme von selektiven Serotonin-Reuptake-Inhibitoren (SSRI), also Antidepressiva wie beispielsweise Prozac® (Fluoxetin) oder Zoloft® (Escitalopram).

Diagnostik

Grundsätzlich ist die (Ösophago-)Gastroskopie mit verschiedenen Biopsiemöglichkeiten richtungsweisend auch in der Abgrenzung zu bösartigen Erkrankungen. Ein Helicobacter-Nachweis gelingt durch Biopsie und histologische Untersuchung (Färbung) von verdächtigen Schleimhautbezirken, aber auch durch den Antigennachweis im Stuhl oder einen **^{13}C-Atemtest.** Hierbei wird markierter (^{13}C)-Harnstoff gegeben, der vom Hp über eine Urease gespalten wird, sodass $^{13}CO_2$ in der Ausatemluft des Befallenen messbar wird.

Therapie

Je nach Grunderkrankung: bei Typ A parenterale Vitamin-B_{12}-Substitution, bei Typ B medikamentöse Hp-Eradikation mittels Protonenpumpenhemmern und Antibiotika und bei Typ C Noxenkarenz.

Magenkarzinom

Risikofaktoren für die Entwicklung eines Magenkarzinoms, das früher in Europa deutlich häufiger vorkam, sollen nitratreiche Ernährung sowie Nikotin- und Alkoholabusus, aber auch die Besiedelung mit *Helicobacter pylori* sein. Das Karzinom bleibt klinisch über lange Zeit inapparent und manifestiert sich erst im Spätverlauf durch unspezifische (abdominelle) Beschwerden wie Speiseunverträglichkeiten mit Inappetenz, Abneigung gegen Fleisch, Gewichtsverlust, Abgeschlagenheit, Leistungsknick, Anämie, Druckgefühl und Schmerzen im Oberbauch, evtl. auch Teerstuhl. Bei fortgeschrittenen Tumoren können auch Hepatomegalie und Aszites auftreten, sowie ein tastbarer, u. U. sogar sichtbarer Virchow'scher Lymphknoten. Typisch ist die Beschwerdefreiheit bis zum Stadium der Inoperabilität.

Virchow-Drüse

Die Virchow-Drüse ist eigentlich ein vergrößerter Lymphknoten in der Fossa supraclavicularis major sinister, der letzten Station des Ductus thoracicus, bevor die Lymphe in den Angulus venosus sinister und damit in das venöse System fließt. Eine tastbare Schwellung weist auf metastatische Einschwemmungen aus Tumoren des GI-Trakts, Thorax oder Beckens hin, am häufigsten durch ein Magenkarzinom.

Männer erkranken doppelt so häufig wie Frauen (Altersgipfel > 50 Jahre bei einem mittleren Erkrankungsalter von 70–75 Jahren). Bemerkenswert ist nicht nur die epidemiologische Rückläufigkeit in Europa und den USA (was evtl. an dem geänderten Risikoverhalten liegt), sondern auch die nach wie vor deutlich höhere Prävalenz in Asien.

Metastasierung

Die Fernmetastasierung erfolgt in Leber, Lunge und Gehirn, seltener ins Skelettsystem. Auch benachbarte Strukturen können infiltriert werden, wie Ösophagus, Colon transversum, Pankreas oder das Bauchfell (in Form einer Peritonealkarzinose, d. h. eines flächigen Metastasenbefalls des Bauchfells).

Diagnostik

Die Bildgebung (Abdomensonografie, CT) gibt Hinweise, und vor allem die Endoskopie mit Probenentnahme (Biopsie) sichert die Diagnose.

Therapie

Angestrebt wird die vollständige Entfernung des Tumors (endoskopisch oder offen chirurgisch). Ob dies möglich ist, hängt vom Staging (und Grading) ab. Zur Minderung der Tumorlast werden sowohl Chemotherapie als auch Bestrahlung angewandt. Nicht selten kann nur noch palliativ therapiert werden.

Prognose

Bis auf das Magenfrühkarzinom ist die Prognose eher ungünstig mit 5-Jahres-Überlebensraten (5-JÜR) von unter 50 %, da in 60 % der Fälle die Diagnosestellung erst in einem fortgeschrittenen Stadium erfolgt. Beim Magenfrühkarzinom (ohne Lymphknoten- und Fernmetastasen) hingegen beträgt die 5-JÜR 90–95 %.

12.3 Erkrankungen der Leber

Die Leber ist die größte Drüse des Körpers und sein zentrales Stoffwechselorgan. Die durch Nahrungsaufnahme gewonnenen komplexen Nährstoffe werden im GIT gespalten und so resorptionsfähig für die Mukosa von Magen und insbesondere Dünndarm gemacht. Über das venöse System der Schleimhaut gelangen sie in die V. portae zur Weiterverarbeitung. Aus einzelnen Aminosäuren werden hier wieder Peptide und Proteine, aus Glukose dessen Speicherform Glykogen und aus dem Cholesterin der Nahrung z. B. Gallensäuren gebildet. Hier werden neben Glykogen auch fettlösliche Vitamine, Kupfer und Eisen gespeichert.

Auch für die Entgiftung sowohl körperfremder Substanzen als auch körpereigener Abbauprodukte spielt die Leber eine wichtige Rolle, indem sie die meist fettlöslichen Stoffe an hydrophile Substanzen koppelt und damit wasserlöslich und besser ausscheidbar macht. Über das System der Gallengänge, die schließlich in den Ductus choledochus und damit an der Vater'schen Papille (Papilla duodeni major) in das Duodenum münden, wird nicht nur Gallensäure transportiert, sondern auch Abfallstoffe aus der Leber entsorgt, die dann den Körper mit dem Faeces verlassen. Dieses Schicksal hat z. B. Bilirubin, das aus dem physiologischen Erythrozytenabbau entsteht (s. u., Abschnitt *Ikterus*).

Bänder der Leber

Von kranial wird die Leber vom rechten Zwerchfell bedeckt und durch mehrere Bänder an verschiedenen Strukturen der Bauchhöhle und -wand fixiert (➤ Tab. 12.5). Diese Bänder sind Duplikaturen des Peritoneums und zum Teil Überreste aus obliterierten (nachträglich verschlossenen) embryonalen Lebergefäßen. Sie sind anatomische Korrelate der engen Verbindung des parietalen mit dem viszeralen System.

Der enterohepatische Kreislauf

Das Sekret der Leber ist die Galle(nflüssigkeit). Sie wird in den insgesamt 8 Segmenten der Leber gebildet und über viele kleine Gallengänge schließlich in den **Ductus hepaticus communis** geleitet, der sich in zwei weitere Gänge aufteilt:

- Der **Ductus cysticus** leitet die Gallenflüssigkeit zur Gallenblase hin, wo sie eingedickt, also durch Wasserentzug konzentriert wird.
- Der **Ductus choledochus** stellt die Verbindung zum Dünndarm dar. An der **Papilla duodeni major** (auch **Vater'sche Papille** genannt) tritt er gemeinsam mit dem **Ductus pancreaticus** aus der Bauchspeicheldrüse ins Duodenum ein, sodass somit ein Abflusssystem für beide Drüsen (Leber und Pankreas) entsteht (➤ Abb. 12.8).

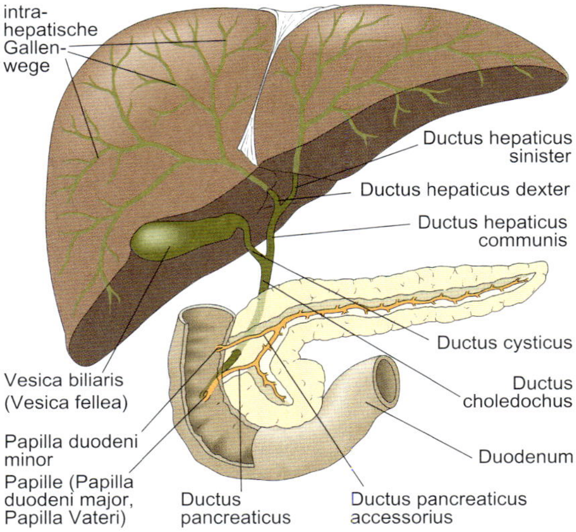

Abb. 12.8 Verlauf von Gallenwegen und Pankreasgang. [L190]

Tab. 12.5 Die Leber ist durch verschiedene Bänder mit dem parietalen System verbunden.

Band	Lage und Funktion	Verbindung mit
Lig. triangularium dextrum et sinistrum	Begrenzung der Area nuda (dort ist die Leber nicht von Peritoneum bedeckt sondern mit dem Zwerchfell verwachsen)	Diaphragma
Lig. coronarium	• Umschlag des parietalen zum viszeralen Peritoneum • Auch Umschlagfalte der Ligg. triangularia	Diaphragma
Lig. falciforme hepatis	• Bauchfellduplikatur (aus dem vorderen Teil des ventralen Mesogastriums entstanden) • Trennt an der Facies diaphragmatica makroskopisch den rechten vom linken Leberlappen • Zieht vom Lig. coronarium nach ventral	Bauchvorderwand
Lig. teres hepatis	• Trennt makroskopisch linken Leberlappen und Lobus quadratus • Entspricht dem obliterierten Rest der V. umbilicalis	Nabel (Umbilikus)
Lig. venosum	• Trennt makroskopisch linken Leberlappen und Lobus caudatus • Entspricht dem obliterierten Ductus venosus	V. portae, V. cava inferior
Lig. hepatogastricum	• Teil des Omentum minus	Magen
Lig. hepatoduodenale	• Teil des Omentum minus • Enthält V. portae hepatis, A. hepatica propria, Ductus choledochus	Duodenum

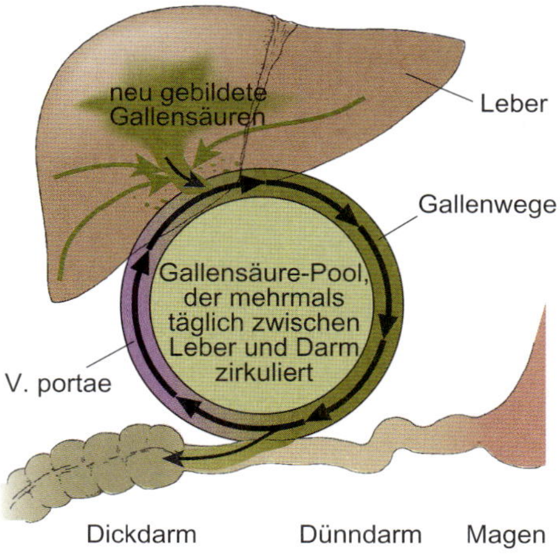

Abb. 12.9 Der enterohepatische Kreislauf. [L190]

Die Gallensäuren spielen für die Fettverdauung eine wichtige Rolle, sie verbinden sich im Dünndarm zu sog. **Mizellen,** damit fettspaltende Enzyme (Lipasen) einen besseren Angriffspunkt haben. Die Gallensäuren sind dabei so wertvoll, dass sie nicht allesamt mit dem Stuhl ausgeschieden, sondern zu etwa 90 % rückresorbiert werden. Unter Mitwirkung von Darmbakterien werden sie zu sekundären Gallensäuren umgewandelt und im letzten Teil des Dünndarms (dem terminalen Ileum) aufgenommen und über das venöse System der Pfortader zugeleitet, um in der Leber für die erneute Nutzung aktiviert zu werden (➤ Abb. 12.9).

Leberverfettung, Fettleber und Leberzirrhose

Die Leber ist das zentrale Stoffwechselorgan des Körpers, aber auch anfällig für Noxen wie Medikamente oder Genussgifte. Wenn Leberfunktionsstörungen mit morphologischen Veränderungen einhergehen, kommt es auf das Ausmaß der Funktionsstörung an, wie stark sich die Leber morphologisch verändert. Eine relativ leichte Veränderungen, die am Anfang noch reversibel ist, nennt man **Leberverfettung.** Hier wird das Leberparenchym partiell durch Fettzellen ersetzt. Wird die Belastung z. B. durch regelmäßigen überdosierten Alkoholabusus chronisch, kann eine **Fettleber** resultieren, bei der die Anzahl der durch Fettzellen ersetzen Leberzellen deutlich größer als bei der Leberverfettung ist. Wird die Leber langfristig weiter bindegewebig umgebaut, verliert das Parenchym immer mehr Funktionszellen, sodass die Organfunktion immer mehr abnimmt und eine **Leberzirrhose** entsteht.

Leberzirrhose

Chronisch-entzündliche Lebererkrankung, die durch Leberzelluntergang und -regeneration, Bindegewebsproliferation und knötchenförmige Vernarbung des Organs gekennzeichnet ist. Sie entsteht durch chronische (auch intermittierende) Noxen wie Alkohol, eine chronische Hepatitis, Speicherkrankheiten oder eine venöse Stauung.

Zeichen und Symptome bei Lebererkrankungen

Die eingeschränkte Leberfunktion führt zu einer eingeschränkten Gerinnungsfunktion, gesteigerten Blutungsneigung und dem Anstieg toxischer Stoffwechselprodukte mit der Folge einer **hepatischen Enzephalopathie.** Aber auch die Durchblutungssituation ändert sich: es entsteht eine **portale Hypertension** mit Aszitesbildung (➤ Abb. 12.10), portokavalen Umgehungskreisläufen und Splenomegalie.

Hepatomegalie

Die Hepatomegalie (Lebervergrößerung) ist ein unspezifisches Zeichen, das bei unterschiedlichsten Erkrankungen auftreten kann (➤ Tab. 12.6).

Mögliche Schmerzmuster bei Leber- und Gallenerkrankungen sind in ➤ Abb. 12.11 zusammengefasst.

Auf Lebererkrankungen weisen auch einen Reihe von Hautveränderungen hin, z. B. Juckreiz (Pruritus) oder sog. Gefäßspinnen (**Spidernävi,** Sg.: Spidernävus; ➤ Abb. 12.12), kleine Teleangiektasien, die sich z. B. im Gesicht (auch Rumpf, Handrücken) der Betroffenen zeigen und auch persistieren, wenn die Grunderkrankung behoben ist.

Vermehrte Rötung der Handinnenflächen, manchmal auch der Fußsohlen nennt man **Palmarerythem** bzw. **Plantarerythem** (➤ Abb. 12.13). Diese lebertypischen Veränderungen gehen oft auch mit Kribbeln und Pochen an Händen und Füßen einher.

Typische Veränderungen an den Nägeln, die auf eine zugrunde liegende Lebererkrankung hindeuten, sind sog. **Milchglasnägel:** Nägel bei denen der Nagelmond fehlt oder die ganz trüb-weiß sind (➤ Abb. 12.14).

Ikterus

Die Gelbsucht oder der Ikterus entsteht dann, wenn Erythrozyten abgebaut werden und roter Blutfarbstoff, der aus dem Körper ausgeschieden werden sollte, eben dort zurückbleibt, sich im Blut an-

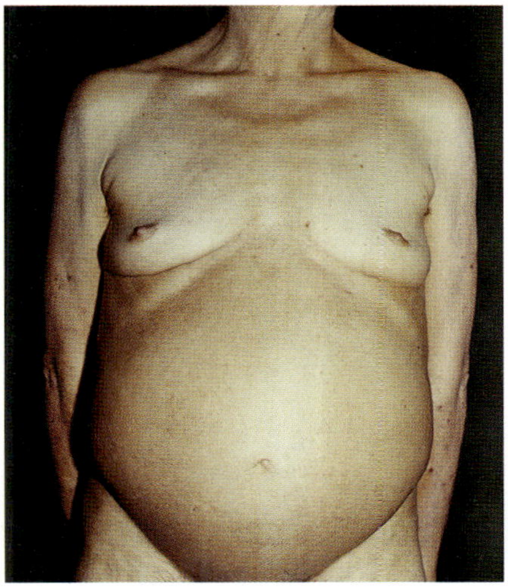

Abb. 12.10 Ausgeprägter Aszites bei einer alkoholischen Leberzirrhose. [R246]

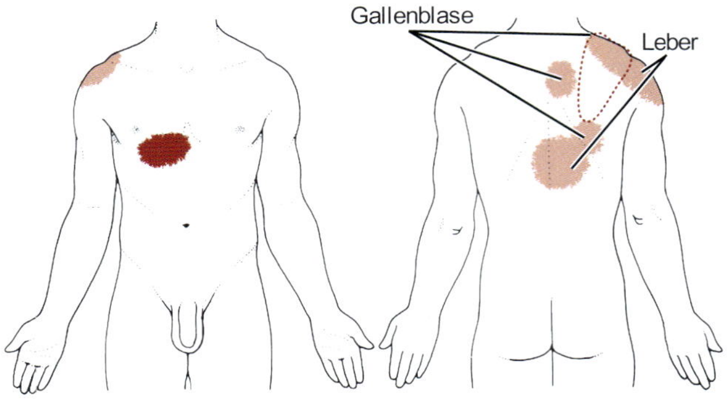

Abb. 12.11 Schmerzmuster bei Leber- und Gallenerkrankungen (dunkelrot) zeigen sich typischerweise im mittleren Epigastrium bzw. rechten oberen Quadranten des Abdomens. Die autonome Innervation von Leber und Gallenwegen erfolgt aus Th5–Th11 (alleinige Leberprobleme aus Th9). Schmerzen aus der Leber strahlen in die dorsale Wirbelsäule auf Höhe Th7–Th10 und/oder rechts der Mittellinie mit Beteiligung der rechten Schulter (N. phrenicus dexter) aus (blassrot). Dies gilt auch für die Schmerzausstrahlung von der Gallenblase, die aber auch nach rechts interskapulär bzw. nach rechts subskapulär erfolgen kann. [E1245]

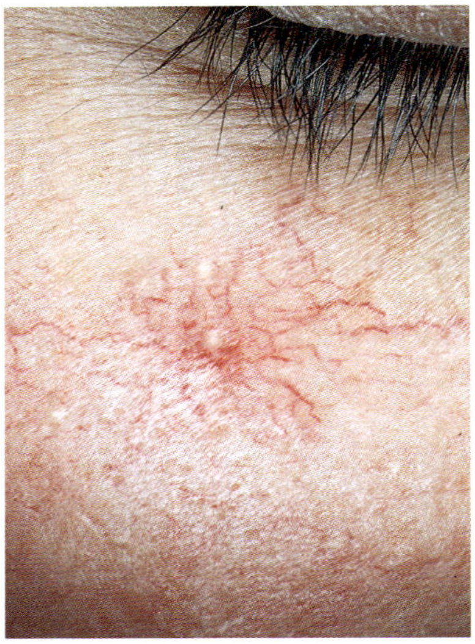

Abb. 12.12 Spidernävus unter dem Auge. [E385-001]

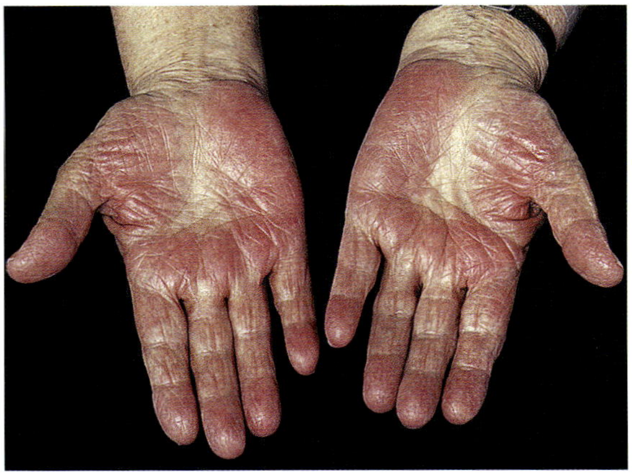

Abb. 12.13 Palmarerythem. [E1245]

Tab. 12.6 Unterschiedliche Ursachen für eine Hepatomegalie.

Ursachenart	Ursachendifferenzierung
Venöse Stauung	Akuter Leberstau: • Akute Rechtsherzinsuffizienz • Myokardinfarkt • Pericarditis constrictiva
	Chronischer Leberstau: • Lang bestehende Rechtsherzinsuffizienz
	Budd-Chiari-Syndrom (Krankheitsbild bei Verschluss der Lebervenen unterschiedlicher Genese): • Lebervenenthrombose • Polyzythämie • Osteomyelosklerose • Lokale Prozesse in der Umgebung der Lebervenen
Gallestauung	• Gallengangsobstruktion, z. B. bei Pankreaskopfkarzinom • Choledocholithiasis
Entzündliche Leberaffektion	• Virushepatitis A–E, Non A–E-Hepatitis • Infektiöse Mononukleose • Unspezifische/reaktive Hepatitis bei bakteriellen Erkrankungen, insbesondere bei Sepsis • Chronisch-aggressive und chronisch-persistierende Hepatitis • Alkohol-Hepatitis, Drogen-Hepatitis
Leberzirrhose	• Posthepatisch • Alkoholisch • Cholangitisch • Kryptogen
Fettleber	• Chron. Alkoholabusus • Überernährung • Diabetes mellitus • Hyperlipidämie • Chron. konsumierende Erkrankungen • Medikamentös-toxisch
Tumore	• Lebertumore (Karzinom, Adenom) • Gallengangskarzinome • Metastasen
Zysten	• Echinokokkus • Zystenleber

sammelt (Hyperbilirubinämie) und dadurch die Haut gelblich färbt. Besonders gut sichtbar ist das Phänomen – auch bei Menschen mit ohnehin farbiger Haut – an den Skleren (dem Weißen im Auge) (➤ Abb. 12.15).

Die Lebensdauer der kernlosen Erythrozyten liegt bei durchschnittlich ca. 120 Tagen und richtet sich nach deren Verformbarkeit, wenn sie sich, was viele Dutzend Male am Tag passiert, durch das Kapillarbett der Milz bewegen. Eine Kapillare hat einen Durchmesser von ca. 5 µm, ein Erythrozyt hingegen einen von ca. 7,5 µm; das heißt, um hindurch zu gelangen, müssen sich die roten Blutkörperchen entsprechend verformen, also besonders beweglich sein. Einmal mehr passt hier das physiotherapeutische Paradigma „Leben ist Bewegung". Lässt diese Beweglichkeit nach, werden die Zellen in der Milz „gemausert", d. h. abgebaut, allerdings nicht, ohne einen wichtigen Stoff für den Sauerstofftransport zu recyceln: das Hämoglobin, bei dessen Häm-Anteil ein zentrales Eisen-Atom (Fe^{2+}) den

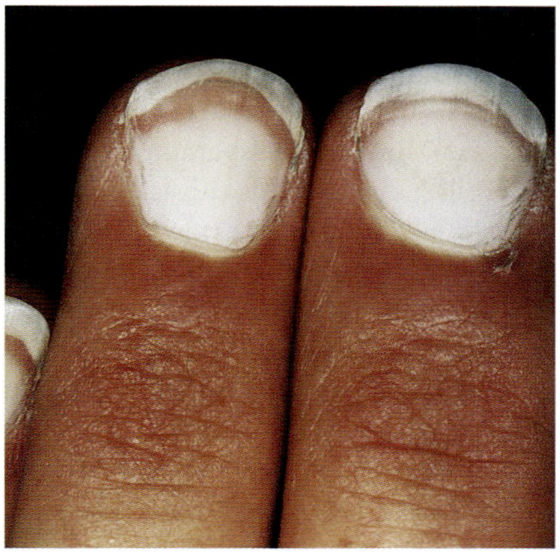

Abb. 12.14 Milchglasnägel. [E385-001]

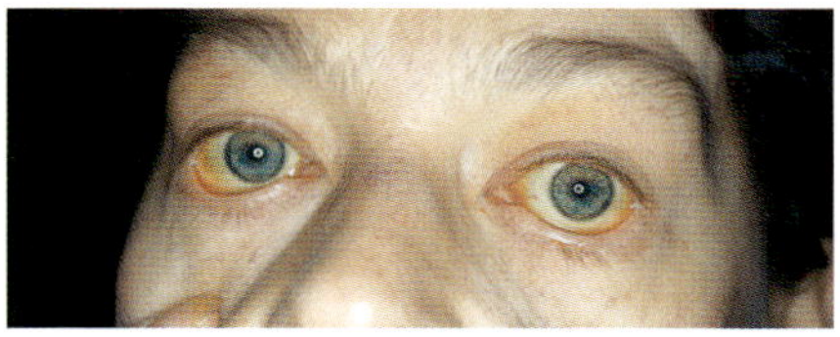

Abb. 12.15 Sklerenikterus. [R415]

wertvollsten Bestandteil darstellt. Das Eisen wird an ein Transportprotein gebunden und über die Blutbahn dem Knochenmark erneut zur Verfügung gestellt, damit es dort für die Erythropoese wiederverwendet werden kann, während der eisenfreie Molekülrest über verschiedene Zwischenschritte in der Leber zu Bilirubin abgebaut bzw. als wasserlösliches Urobilinogen über die Niere ausgeschieden wird, was dem Urin auch seine Farbe gibt. Das Bilirubin der Leber wird über das Gallensystem und damit letztlich über den Darm ausgeschieden. Dem Stuhl gibt es, ähnlich wie das Urobilinogen dem Urin, ebenfalls seine Farbe. Ohne den Bilirubin-Abbau wäre der Stuhl fast weiß.

Je nach Ursache wird ein **Ikterus** eingeteilt in prä-, intra- und posthepatische Formen:

- Liegt die Ursache vor der Leber (**prähepatisch**), kommt eine ineffektive Hämatopoese ebenso in Betracht wie eine hämolytische Anämie, Rhabdomyolyse (Auflösung von Muskulatur) oder große Hämatome.
- **Intrahepatische** Ursachen liegen im Leberstoffwechsel selbst: z. B. Gallestau (Cholestase), Leberentzündung (Hepatitis), Zirrhose oder Leberzellkarzinom.
- **Posthepatisch** sind Störungen, die sich aus einem behinderten Abfluss erklären: z. B. durch Cholelithiasis, Gallengangskarzinom, Pankreaskarzinom.

12.4 Erkrankungen der Milz

Die Milz liegt im linken Oberbauch unterhalb des Zwerchfells, hinter dem Magen und oberhalb der linken Niere etwa auf Höhe der 10. Rippe. Das 150 bis 200 g schwere Organ ist durch den unteren linken Brustkorb gut geschützt und bei physiologischer Größe nicht tastbar, wohl aber gut schallbar. Über Bänder ist sie mit Magen, linker Niere und Pankreas verbunden.

Makroskopisch besteht die Milz aus einer derben Kapsel, in der ein großes Kapillarnetz verborgen ist, die sog. „rote Pulpa" (ca. 85 %), in der die Blutmauserung stattfindet (s. a. Abschnitt *Ikterus*). Darin eingebettet liegt die „weiße Pulpa" (ca. 15 %), die zum lymphatischen System gehört. Neben dem direkten Wirken von immunkompetenten Zellen (z. B. Makrophagen, T- und B-Lymphozyten bzw. Plasmazellen) entlang der Pulpagefäße der Milz ist das Organ auch ein Reservoir für solche Zellen, die im Bedarfsfall in größerer Zahl in den gesamten Körper ausgeschüttet werden können. Ein Leben ohne Milz ist möglich, beispielsweise nach operativer Entfernung (Splenektomie), dann übernimmt die Leber Teilaufgaben der Milz. Allerdings kann eine erhöhte Infektanfälligkeit resultieren.

Milzruptur

Da das Organ gut durchblutet ist, kann ein Trauma (z. B. stumpfes Oberbauchtrauma) zum Kapselriss führen, dem eine (heftige) intraabdominelle Blutung folgen kann (s. a. Kasten). Die Diagnostik erfolgt heutzutage sicher durch eine Oberbauchsonografie. Ziel der Therapie ist es vor allem, die Blutung zu stoppen.

CAVE

Zweizeitige Milzruptur

Linksseitige stumpfe Bauch- und Flankentraumata – z. B. durch einen Fahrradsturz mit ungewolltem Anprall des Lenkers in die linke Flanke – können eine Milzruptur hervorrufen, die zweizeitig verlaufen kann: Als unmittelbare Unfallfolge kommt es zunächst zu Schmerzen, dann folgt nach einem freien Intervall von Tagen bis Wochen eine Ruptur und massive intraabdominelle Blutung. Deshalb muss bei Traumata dieser Art der Zustand der Milz sicher beurteilt und eine Ruptur ausgeschlossen werden, die u. U. tödlich verlaufen kann. Dies ist auch für PT wichtig, die bei Sportveranstaltungen ohne Arzt häufig First-line-Practitioner sind und entscheiden müssen, ob ein verletzter Sportler ärztlich vorgestellt werden muss.

Milzvergrößerung

CAVE

Milzvergrößerung

Ein Milzvergrößerung (Splenomegalie) liegt vor, wenn die Milz palpabel ist. Hier ist Vorsicht geboten, weil man meist nicht sicher den Grund für die Splenomegalie kennt. Ein zu forsches Palpieren könnte womöglich eine Ruptur auslösen. Eine bisher unbekannte Splenomegalie muss stets ärztlich abgeklärt werden.

Diagnoseweisende Begleitsymptome einer Splenomegalie sind:

- Ikterus, Arthralgien und Inappetenz → Hepatitis
- Gelenkschmerzen → rheumatische Erkrankung
- Fieber, Exanthem → Masern, Röteln
- Fieber, Herzgeräusche, Leistungsknick → Endocarditis lenta
- Tropenaufenthalt → Infektion

12.5 Erkrankungen des Pankreas

Das Pankreas, das etwa in Höhe des 1. LWK retroperitoneal eingebettet in den konkaven Teil des Duodenums liegt, besitzt einen endokrinen und einen exokrinen Anteil. Ersterer ist in Form der **Langerhans-Inseln** in den exokrinen eingebettet. Dort sind verschiedene Zelltypen für die Bildung der lebenswichtigen Hormone Insulin und Glukagon zuständig, die den Zuckerstoffwechsel regulieren (zum Diabetes mellitus siehe auch ➤ Kap. 11 *Hormon- und Immunsystem*).

Der exokrine Teil produziert täglich ca. 1,5 l Pankreassaft. Dieser wird über ein Gangsystem ausgeschieden in den **Ductus pancreaticus major,** der wiederum zusammen mit dem aus der Leber kommenden **Ductus choledochus** in den Dünndarm mündet. Der Pankreassaft enthält verschiedene Enzyme, die der Eiweiß-, Zucker- und Fettspaltung dienen, sowie Bikarbonat zur Abpufferung saurer Valenzen aus dem Magen.

Erkrankungen des Pankreas sind u. a. akute und chronische Entzündungen sowie maligne Entartung.

Akute Pankreatitis

Ursache ist fast immer entweder eine Gallenwegserkrankung (z. B. Choledocholithiasis), weshalb man in diesem Fall auch von einer *biliären Pankreatitis* spricht, oder aber ein (schwerer) Alkoholmissbrauch. Die Organschädigung bewirkt eine Freisetzung der ebendort produzierten Verdauungsenzyme, was eine gefährliche Selbstverdauung (Autodigestion) der Bauchspeicheldrüse in Gang setzt.

Anamnestische Leitfragen

Akute Pankreatitis

Leitsymptom ist (plötzlich einsetzender) gürtelförmiger, in den Rücken ausstrahlender Oberbauchschmerz (➤ Abb. 12.16) mit „gummiartiger" Konsistenz des Abdomens, oft begleitet von Übelkeit und Erbrechen.

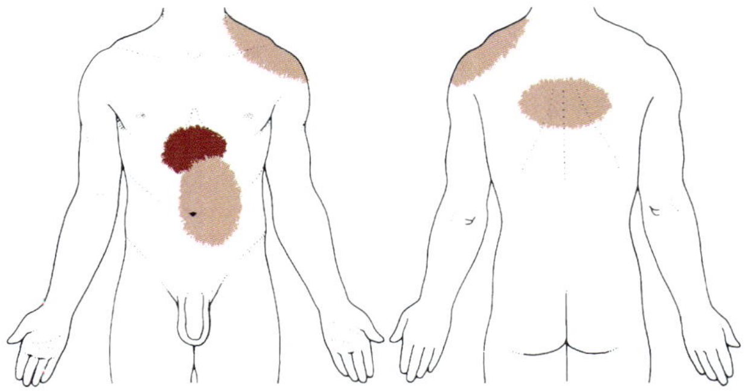

Abb. 12.16 Typische Schmerzmuster bei Pankreaserkrankungen: Pankreasschmerz (dunkelrot) an der Mittellinie bzw. im linken Epigastrium direkt unterhalb des Proc. xiphoideus, und Schmerzausstrahlung (blassrot) in die linke Schulter bzw. in die mittlere Brustwirbelsäule (Th5–Th9). Der starke Schmerz beginnt plötzlich und bleibt bestehen. Wenn die Symptome mit dem Essverhalten assoziiert sind, spricht das eher für eine Pankreatitis als ein Pankreaskarzinom. [E1245]

Diagnose

Laborchemische Bestimmung der Pankreasenzyme (Lipase > 180 U/l, Amylase), Entzündungsparameter und der Laktatdehydrogenase (LDH) als Indikator für das Absterben von Körperzellen im Blut. Prognostisch ungünstig ist ein erniedrigtes Serumkalzium (< 2,2 mmol/l). Bildgebung: Sonografie, endoskopische retrograde Cholangiopankreatikografie (ERCP), evtl. CT mit Kontrastmittel, MRT.

Diagnostisch wichtige Hautzeichen, die sich aus der intraabdominellen Ausbreitung der Nekrosen ergeben sind:

- **Cullen-Zeichen** (➤ Abb. 12.17)
- **Grey-Turner-Zeichen** (➤ Abb. 12.18)
- **Fox-Zeichen:** Das Fox-Zeichen entsteht, wenn die Ausbreitung der Nekrosen pararenal und retroperitoneal bis unter das Lig. inguinale fortschreitet.

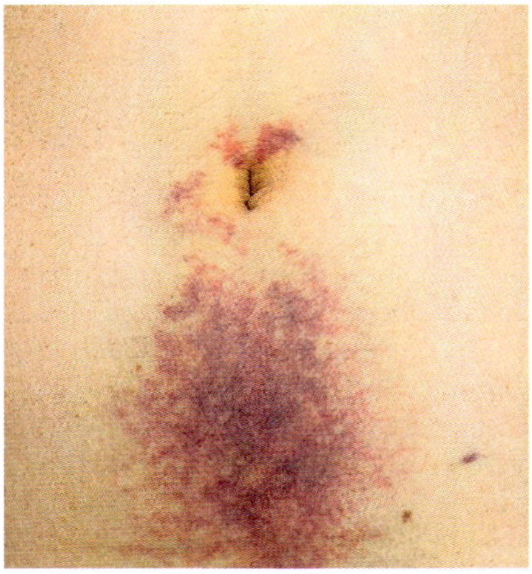

Abb. 12.17 Cullen-Zeichen: Die freigesetzten Pankreasenzyme folgen der vorderen Bauchwand entlang des Lig. gastrohepaticum und des Lig. falciforme, sodass das periumbilikale präperitoneale Fettgewebe unterblutet und nekrotisch wird. [F217-001]

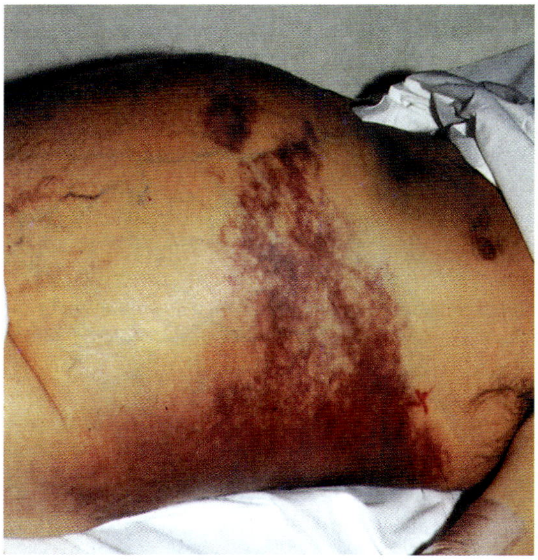

Abb. 12.18 Grey-Turner-Zeichen: Diese typischen Verfärbungen entstehen durch Ausbreitung der peripankreatischen Nekrosen vom anterioren Pararenalraum über die beiden Bänder der Nierenfaszie hin zum lateralen Rand des M. quadratus lumborum. Daraus resultieren die Unterblutungen der Haut im Flankenbereich. [M186]

Therapie

Ausgiebige Flüssigkeitssubstitution mit Analgesie und engmaschiger Überwachung (u. U. intensivmedizinisch). Bei biliärer Pankreatitis: Ursachenbeseitigung.

Chronische Pankreatitis

Die chronische Pankreatitis ist noch viel stärker als die akute Form mit schwerem Alkoholismus assoziiert. Nikotinabusus ist ein weiterer Trigger. *Leitsymptom* ist der gürtelförmige, anhaltende Oberbauchschmerz mit Ausstrahlung in die Seite und den Rücken, häufig nach Aufnahme von Nahrung, aber auch Alkohol.

Diagnostik

Labor inklusive Stuhluntersuchung auf Elastase-1-Konzentration als Marker der Pankreasfunktion; ansonsten wie bei der akuten Pankreatitis. Differenzialdiagnostisch ist ein Pankreaskarzinom auszuschließen.

Therapie

Strikte Alkohol- und Nikotinkarenz. Behandlung des Grundleidens und möglicher Komplikationen (wie z. B. Diabetes mellitus).

Pankreaskarzinom

Wie bei der Pankreatitis sind auch hier wichtige Risikofaktoren Alkohol- und Nikotinabusus. Klinisch offenbaren sich diese Tumore meist erst spät, v. a. durch Oberbauchschmerzen. Es handelt sich um den dritthäufigsten Tumor des GIT (nach Kolon- und Magen-Ca.), der frühzeitig zu Metastasen (Leber) neigt. Ein Häufigkeitsgipfel liegt zwischen dem 60. und 80. Lebensjahr ohne Geschlechtspräferenz. Unspezifischer lumbaler Rückenschmerz kann einziges Symptom der Erkrankung sein. Ist der Tumor im Pankreaskopf lokalisiert, strahlt der Schmerz häufig ins Epigastrium und nach mittelthorakal (Th5–Th9) aus, bei Lokalisation im Pankreasschwanz in die linke Schulter. Aufrechtes Sitzen und Vorbeugen geben häufig Erleichterung, können aber – prognostisch ungünstig – darauf hindeuten, dass die Erkrankung weit fortgeschritten ist.

Gallenblase und Pankreas
Als **Courvoisier-Zeichen** bezeichnet man eine prall-elastische, schmerzlose Gallenblase bei gleichzeitigem Ikterus.

Diagnostik

Bildgebung (Sonografie, CT, MRT), auch zum Staging, und Probeentnahme (z. B. durch endosonografische Feinnadelpunktion) zum Grading.

Therapie und Prognose

Je nach Ergebnis des Grading und Staging wird heutzutage in einer Tumorkonferenz darüber beraten, wie man dem betroffenen Patienten am besten helfen kann. Ein kurativer Ansatz ist beispielsweise die Whipple-OP, eine aufwendige Operation zur Entfernung des Tumorgewebes. Problematisch ist u. a., dass das Pankreasgewebe (physiologischerweise) proteolytische Säfte beinhaltet, die die körpereigenen Organe angreifen können. Wegen der Metastasierung kommt häufig auch nur noch eine palliative Versorgung in Betracht. Die Prognose ist insgesamt nicht gut (5-Jahres-Überlebensrate < 2 %).

12.6 Erkrankungen des Darms

12.6.1 Erkrankungen des Dünndarms (Intestinum tenue)

Der Dünndarm beginnt hinter dem Pylorus des Magens mit dem C-förmig gebogenen **Duodenum,** setzt sich mit dem **Jejunum** fort, um schließlich mit seinem dritten Anteil, dem **Ileum,** Anschluss an den Dickdarm zu gewinnen, von dem er durch die **Bauhin'sche Klappe** (Valvula ileocoecalis) getrennt ist. Das gesamt Dünndarm-Konvolut ist etwa 3–5 m lang und besitzt eine Austauschfläche von 200–300 m^2. Wichtige Aufgaben des Dünndarms sind der Transport, die Durchmischung und vor allem die Resorption von Nahrungsbestandteilen. Die Aufnahme bestimmter Stoffe ist sogar nur exklusiv an ganz bestimmten Abschnitten möglich: beispielsweise werden Intrinsic-Factor und Vitamin B_{12} nur im terminalen Ileum aufgenommen, und ebendort liegt auch der Resorptionsbereich der sekundären Gallensäuren im enterohepatischen Kreislauf. Maligne Entartungen sind am Dünndarm – anders als beim Dickdarm – äußerst selten. Bekannt sind hier aber z. B. entzündliche Darmerkrankungen und, zumindest in Magennähe, Ulkusleiden.

Ulcus duodeni

Ulzera entstehen durch Säureangriff auf die Schleimhaut. Im Magen ist ein pH-Wert zwischen 1 und 3 physiologisch, allerdings widersteht die Magenschleimhaut der Säure nur durch eine entsprechende Schutzschicht. Ulzera entstehen dort also aus dem Mangel an Schutz, Duodenalulzera hingegen aus zu viel Säure, die aus dem Magen mit dem Speisebrei in das sich anschließende Duodenum gelangt. Diese Säure wird physiologischerweise durch die Verdauungssäfte (Gallen- und Pankreassaft) abgepuffert. Mit jeder Öffnung des Ringmuskels am Magenausgang (Pylorus) wird die Ausschüttung der Verdauungssäfte in das Duodenum stimuliert. Bei einem Ungleichgewicht (Dysfunktion) dieses Zusammenspiels können Duodenalulzera entstehen. Ganz entscheidend ist auch hier, wie beim Magenulkus, die Besiedelung mit dem Bakterium *Helicobacter pylori* (siehe Abschnitt *Chronische Gastritis und Ulcus ventriculi* in ➤ Kap. 12.2.3).

Typisch für ein Ulcus duodeni ist der Nüchternschmerz (häufig nachts), der sich nach Nahrungsaufnahme bessert. Diagnose und Therapie sind ähnlich wie beim Magenulkus.

12.6.2 Erkrankungen des Kolons

Das Kolon besteht aus einem rechtsseitig aufsteigenden (**Colon ascendens**), einem horizontalen (**Colon transversum**) und einem linksseitig absteigenden Teil (**Colon descendens**), dem sich dann **Sigmoid** und **Rektum** anschließen. Die ersten drei Anteile werden auch **Kolonrahmen** genannt. Eine Verbindung mit dem Dünndarm besteht nur im proximalen Teil des Colon ascendens, wo die Passage des Stuhls durch eine Klappe (die **Bauhin-Klappe,** bzw. **Valvula ileocaecalis**) reguliert wird. Der kurze Kolon-Abschnitt unter dieser Klappe wird **Colon caecum** (oder **coecum**) genannt, an ihm hängt die **Appendix vermiformis,** lymphatisches Gewebe, das sich bekanntermaßen entzünden und eine schwere Peritonitis auslösen kann. Hauptfunktion des Dickdarms ist die Eindickung des Stuhls durch Entzug von (insgesamt 80–90 %) Wasser und Elektrolyten. Bedeutsam ist auch der hohe Anteil an (physiologischen) Darmbakterien, die in ihrer Gesamtheit als **Mikrobiom** offenbar eine wichtige Rolle in unserem Immunsystem spielen.

Appendizitis

Die Entzündung der Appendix vermiformis, die umgangssprachlich (und anatomisch etwas vereinfachend) auch Blinddarmentzündung genannt wird, tritt bevorzugt im Kindes-, Jugend- und jungen Erwachsenenalter auf. Sie beginnt häufig mit diffusen epigastrischen/periumbilikalen Schmerzen (viszeral), die innerhalb von (4–24) Stunden in den rechten Unterbauch wandern und dabei den Schmerzcharakter ändern (somatischer Schmerz). Das Allgemeinbefinden ist dabei meist schlecht und der Bauchschmerz von Fieber und Erbrechen begleitet. Die Jahresinzidenz liegt bei 100/100.000.

CAVE

Peritonitis

Eine akute Appendizitis (Leitsymptom: Schmerzen im rechten Unterbauch) ist die häufigste Ursache für ein **akutes Abdomen** und macht wegen der Peritonitis-Gefahr fast immer eine baldige Appendektomie unumgänglich.

Diagnostik

Auffällig ist häufig eine axillo-rektale Temperaturdifferenz von ≥ 1 °C. Im Labor fallen als Zeichen der Entzündung eine Leukozytose und CRP-Erhöhung auf. Bevorzugte Bildgebung: Sonografie. Bei der klinischen Diagnosestellung achtet man auch auf das Vorliegen sog. Appendizitis-Zeichen (➤ Tab. 12.7).

Therapie

Bei Verdacht auf eine Appendizitis muss eine unverzügliche ärztliche Diagnostik eingeleitet werden. Die Therapie besteht aus einer endoskopischen oder offen-chirurgischen Entnahme der Appendix. Wegen der Gefahr der Entwicklung einer u. U. lebensbedrohlichen Peritonitis und der vergleichsweisen Unkompliziertheit des operativen Eingriffs wird die Operationsindikation großzügig gestellt. (Das Lebenszeitrisiko, an einer Appendizitis zu erkranken, ist etwa 7–8 %, das Lebenszeitrisiko, appendektomiert zu werden, hingegen doppelt so hoch: 15 %). Die Prognose ist bei rechtzeitiger Operation sehr gut.

Tab. 12.7 Übersicht über verschiedene klinische Appendizitis-Tests (siehe auch ➤ Kap. 6.2.2).

Name	Lokalisation	Positiver Test
Druckpunkte		
McBurney-Punkt	Zwischen dem *lateralen* und *mittleren* Drittel auf der Linie zwischen SIAS und Bauchnabel	Druckpunkt schmerzhaft
Lanz-Punkt	Zwischen dem *rechten* und *mittleren* Drittel auf der Linie zwischen beiden SIAS	Druckpunkt schmerzhaft
Blumberg-Zeichen	Nach Palpation des linken Unterbauchs …	… *kontralateraler* Loslassschmerz (also im rechten Unterbauch)
Bewegungstests		
Rovsing-Zeichen	Ausstreichen des Kolons längs des Kolonrahmens in Richtung Appendix	Schmerzen im rechten Unterbauch
Psoas-Zeichen	Anheben des rechten Beins gegen Widerstand	Schmerzen im rechten Unterbauch (positiv bei einer retrozökal liegenden Appendix)
Baldwin-Zeichen	Fallenlassen des gestreckten, in Rückenlage angehobenen rechten Beins	Schmerzen in der Flanke (positiv bei einer retrozökal liegenden Appendix)

Chronische Appendizitis

Chronische Appendizitiden wurden ebenfalls beschrieben (Shah et al. 2013) und sind durch rezidivierende unklare Bauchschmerzen im rechten unteren Quadranten charakterisiert.

Colon irritabile

Auch **spastische Obstipation** oder **Reizdarmsyndrom** genannt. Es kommt zu verlängertem Verweilen des Stuhls in den Haustren des Dickdarms. Dadurch wird vermehrt Wasser resorbiert – was ja eine der Hauptaufgaben des Dickdarms ist – und Schleim produziert. So entsteht ein harter, trockener, mit Schleim überzogener Stuhl (Schafskotstuhl).

Die Hälfte aller Patienten mit chronisch-rezidivierenden Abdominalbeschwerden leiden an einem Colon irritabile. Häufig sind dies neurasthenische, vegetativ-dystone, relativ junge Patientinnen. Das Beschwerdebild ist sehr vielfältig, auch andere Ursachen müssen ausgeschlossen werden.

Symptomkonstellationen, die das Vorliegen eines *Colon irritabile* wahrscheinlich machen:

- Intermittierende Bauchschmerzen wechselnder Intensität und Lokalisation, die von Druck- und Blähungsgefühl bis zu Abdominalkoliken variieren
- Stuhlregulationsstörungen, wobei Diarrhö oder Obstipation bzw. beides im Wechsel auftreten können

- Nausea, Völlegefühl, Meteorismus, Flatulenz
- Guter Allgemeinzustand, normale Leberwerte, kein okkultes Blut oder Parasiten im Stuhl
- Kolon häufig im linken Oberbauch als druckschmerzhafter, harte Strang tastbar
- Analschmerzen: episodisches Auftreten krampfartiger Schmerzen im Rektumbereich, die wenige Minuten bis zu einer Stunde dauern können. Die Ursache ist unklar, wahrscheinlich handelt es sich um eine Sonderform des Reizkolons.

Zur differenzialdiagnostischen Abklärung ist eine ärztliche Vorstellung unerlässlich.

Kolorektales Karzinom

Die Inzidenz für kolorektale Karzinome in Deutschland beträgt etwa 60.000 pro Jahr. 90 % davon werden nach dem 55. Lebensjahr diagnostiziert. Die Lokalisation ist bei mindestens der Hälfte der Fälle im Rektum, gefolgt von Sigmoid (30 %), Colon descendens und Colon transversum (10 %) sowie Colon ascendens (10 %). Es gibt sowohl eine genetische Prädisposition wie auch beitragende Lebensstilfaktoren (Rauchen, Alkoholabusus, Adipositas und fett-/fleischreiche Kost). Protektiv sind körperliche Aktivität, schnelle Stuhlpassage und ballaststoffreiche Ernährung mit viel Obst und Gemüse sowie wenig Fleisch. Typische Frühsymptome fehlen. Hinweise können plötzliche Änderungen der Stuhlgewohnheiten und Blutbeimengungen im Stuhl (Differenzialdiagnose: Hämorrhoiden) sein. Mit bloßem Auge nicht sichtbares Blut wird **okkultes Blut** genannt, für den Nachweis existiert ein spezieller Test aus der Stuhlprobe.

Metastasierung

Bei Diagnosestellung haben 25 % der Patienten bereits Lebermetastasen. Eine Fernmetastasierung kann auch ins Skelett und das Gehirn erfolgen. Welche Gebiete betroffen sind ergibt das Staging.

Anamnestische Leitsymptome

Kolonkarzinom

Leitsymptom des Kolonkarzinoms ist die Blutung, die oft als okkulte Blutung den anderen Symptomen vorausgeht und zur Anämie führen kann.

Während rechtsseitige Karzinome häufig über lange Zeit symptomlos bleiben, da der Tumor gegenüber dem noch weichen Stuhl kein Hindernis darstellt, treten beim linksseitigen Befall oft **Stuhlunregelmäßigkeiten** auf. Stuhlunregelmäßigkeiten sind jegliche Änderungen der bisherigen Stuhlgewohnheiten. Als normal gelten Stuhlentleerungen von 3 × pro Tag bis 1× alle 3 Tage.

Weitere Symptome sind:

- Anämie
- Gewichtsverlust
- Allgemeine Müdigkeit
- Ungeklärte Temperaturen
- Unbestimmte Verdauungsstörungen

Diagnose

Digital-rektale Untersuchung und Koloskopie mit Probeentnahme (Biopsie). Für das Staging kommen verschiedene Bildgebungsverfahren zum Einsatz (Abdomensonografie, Röntgen-Thorax in zwei Ebenen).

Für das kolorektale Karzinom existiert ein **Tumormarker,** das carcinoembryonale Antigen, CEA, dessen Wert vor allem für die Verlaufskontrolle in der Nachsorge wichtig ist, nicht als Primärparameter für die Diagnosestellung.

Therapie

Besonderheit: Auch bei Vorliegen von (einzelnen, potenziell resektablen) Fernmetastasen kann beim Kolonkarzinom eine primär kurative Therapie mit Tumor- und Metastasenentfernung angestrebt werden. Das genaue Vorgehen richtet sich nach Grading und Staging der individuellen Erkrankung.

Wegen des weitgehenden Fehlens signifikanter Frühsymptome ist die **Darmkrebsvorsorge** mit koloskopischer Untersuchung essenziell. Die allgemeine Empfehlung gilt für Männer über 50 und Frauen über 55 Jahren.

12.6.3 Chronisch-entzündliche Darmerkrankungen

Zu den chronisch-entzündlichen Darmerkrankungen zählt man den **Morbus Crohn** und die **Colitis ulcerosa.** Ihnen gemein ist der wechselnde Verlauf mit Episoden akuter Beschwerden (Diarrhö und Abdominalschmerzen) und Remissionen, denen wiederum Rückfälle folgen. Als Ursache wird eine unnatürliche Immunreaktion angesehen, die ihren Ursprung in der Schleimhaut des GIT hat. Die Rolle der Darmflora (natürliche bakterielle Besiedlung der Darmschleimhaut) wird in diesem Zusammenhang erforscht. Trotz dieser Gemeinsamkeiten gibt es aber auch klare Abgrenzungen der beiden Erkrankungsentitäten voneinander (➤ Tab. 12.8).

Tab. 12.8 Vergleich der chronisch-entzündlichen Darmerkrankungen M. Crohn und Colitis ulcerosa.

	M. Crohn	Colitis ulcerosa
Organbefall	Gesamter GI-Trakt	Nur das Kolon
Ausgangspunkt der Entzündung	Meist Ileum/Zaekum	Rektum
Ausbreitung	Diskontinuierlich, asymmetrisch	Kontinuierlich, symmetrisch
Entzündungsgebiet	Transmural	Mukosa/Submukosa
Begleiterscheinungen	Stenosen, Fisteln	Selten Stenosen oder Fisteln

Morbus Crohn

Synonyme der nach dem US-amerikanischen Gastroenterologen Burrill Bernard Crohn benannten Krankheit sind die **Enterocolitis regionalis** bzw. **Ileitis terminalis.** Es handelt sich dabei um eine chronisch-entzündliche Darmerkrankung unklarer Genese, die durch einen diskontinuierlichen Befall des gesamten GIT (von Mund bis Anus) gekennzeichnet ist und dabei besonders häufig das terminale Ileum betrifft. Betroffen sind junge Erwachsene und Kinder, die über (meist nicht blutige) Durchfälle, ungewollten Gewichtsverlust und Unterbauchschmerzen rechts klagen (➤ Abb. 12.19). Die Krankheit verläuft schubweise, ist also durch akute Schübe gekennzeichnet, die von Remissionen abgelöst werden. Typische Komplikationen sind Fisteln, Abszesse und Stenosen im GIT. Die Inzidenz beträgt 7/100.000/Jahr mit einem Häufigkeitsgipfel im 15. bis 35. Lebensjahr ohne Geschlechtspräferenz. Einziger bekannter Risikofaktor ist das Rauchen. Nikotinkarenz halbiert(!) die Schubrate.

Gelenkmanifestation bei Morbus Crohn

Zu den **extraintestinalen Manifestationen,** die in 20–40 % der Fälle auftreten gehören neben Augen- (Entzündungen) und Hautbeteiligung (Erythema nodosum, Pyoderma gangraenosum) auch eine **Gelenkbeteiligung** mit peripheren Arthritiden, Spondylarthropathien und Polyarthritiden. Die Manifestation an Gelenken ist nach der Blutarmut die häufigste Begleiterkrankung in anderen Körperregionen. Die Behandlung umfasst physikalische Therapie, NSAR, aber auch hochpotente Antiinflammatorika.

Persistierende Gelenkbeschwerden bei Kindern sollten wegen ihrer vielfältigen Ursachen stets von Kinderrheumatologen abgeklärt werden.

Diagnostik

Die nicht immer auf eindeutige Parameter zurückgreifende Diagnostik umfasst sorgfältige Anamnese, Labordiagnostik, Bildgebung, insbesondere Endoskopie und Histologie.

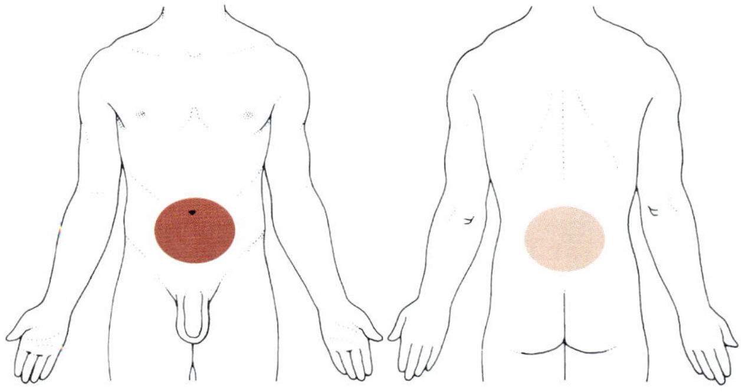

Abb. 12.19 Typisches Schmerzmuster bei Dünndarmerkrankungen, z. B. Morbus Crohn (dunkelrot) im Mittelbauch um den Bauchnabel herum (aus Th9–Th11). Die Ausstrahlung (blassrot) erfolgt auf gleicher anatomischer Höhe in den Rücken. Beachte: Der Bauchnabel liegt beim normalgewichtigen Erwachsenen auf Höhe der Bandscheibe zwischen L3 und L4. Die krampfartigen Schmerzen unterschiedlicher Intensität kommen in Wellen. [E1245]

Therapie

Wichtiges Therapieziel ist das Verhindern der Progredienz und des Wiederauftretens entzündlicher Schübe, da eine vollständige Heilung (wie bei der Colitis ulcerosa) bisher nicht möglich ist. Dazu, wie auch zur Behandlung der vielfältigen Komplikationen, stehen medikamentöse Ansätze ebenso wie chirurgische Interventionen zur Verfügung.

Wie für viele komplexe Krankheitsgrupppen und -bilder steht für M. Crohn eine S3-Leitlinie der Arbeitsgemeinschaft der Wissenschaftlichen Medizinischen Fachgesellschaften (AWMF) zur Verfügung (https://www.awmf.org/leitlinien/detail/ll/021-004.html).

Colitis ulcerosa

Die *Colitis ulcerosa* ist primär eine Erkrankung des Dickdarm, da sie stets hier ihren Anfang nimmt; sie kann sich aber kontinuierlich auch in den Dünndarm ausbreiten. Die Erkrankung tritt bei eher jungen Menschen (20–35 Jahre), aber auch zu einem zweiten Altersgipfel um 60–80 Jahre gehäuft auf. Die Inzidenz beträgt 4/100.000/Jahr. Leitsymptom sind blutig-schleimige Durchfälle, begleitet von Bauchschmerzen und Fieber.

Kausal kommen sowohl eine genetische Prädisposition als auch ein verändertes **Mikrobiom** (die individuell unterschiedliche natürliche bakterielle Besiedelung im Darm) in Betracht. Aktive Raucher genießen im Gegensatz zum M. Crohn eher einen Schutz vor der Erkrankung, hingegen sind ehemalige Raucher häufiger betroffen. Eine eiweiß- und fettreiche Ernährung gilt als Risikofaktor. Eine wichtige Rolle spielt auch die Entfernung des Wurmfortsatzes (Appendektomie): sie reduziert das Erkrankungsrisiko von Patienten vor dem 20. Lebensjahr um 70 %!

Typisch für die Erkrankung ist der Beginn im distalen Rektum mit stetiger, aufsteigender Ausbreitung von dort. Extraintestinale Symptome können an den Augen (Entzündungen) und den Gelenken vorkommen: Arthritiden, Sakroiliitis und Spondylitiden. Dies ist auch vom M. Crohn bekannt, ebenso wie die möglichen Hautbeteiligungen bei beiden Erkrankungen: Erythema nodosum und Pyoderma gangraenosum.

Diagnose

Neben der typischen Anamnese sind Labor (Entzündungsparameter, sog. pANCA) und Bildgebung (Sono, Röntgen, MRT, Endoskopie) richtungsweisend.

Therapie

Im Gegensatz zum M. Crohn existiert ein primärer Heilungsansatz. Grundsätzlich steht der medikamentösen Therapie mit Immunsuppressiva eine chirurgische mit Teilresektionen betroffener Abschnitte gegenüber. Die Erkrankung verläuft schubweise, schwere Schübe können mit Komplikationen (z. B. starken Schmerzen bei Kolonruptur oder toxischem Megakolon) einhergehen, bei denen sofortiges ärztliches Handeln unerlässlich ist. In der Begleittherapie spielen auch die vermehrte körperliche Bewegung und Stressreduktion, z. B. durch Meditation oder Yoga, eine wichtige Rolle.

12.6.4 Divertikel-Erkrankungen in Dünn- und Dickdarm

Divertikel sind Ausstülpungen der Wand von Hohlorganen, die auch im Darm vorkommen können. Man unterscheidet hier eine entwicklungsgeschichtlich bedingte Erkrankung, das **Meckel-Divertikel,** von degenerativen Veränderungen, der **Divertikulose,** die sich zu einer **Divertikulitis** mit hohem Krankheitswert weiterentwickeln kann.

Meckel-Divertikel

Bei 1–2 % der Menschen (m : w = 3 : 2) bleibt als embryonaler Überrest der **Ductus omphaloentericus** – in der Embryonalzeit die Verbindung zwischen Dottersack und Darm – zurück, der sich eigentlich in der 6. Schwangerschaftswoche hätte komplett zurückbilden sollen. Bei vermeintlicher Appendizitis ist manchmal eine Entzündung des Meckel-Divertikels Grund für die Beschwerden. Deshalb wird daraufhin ebenfalls untersucht. Das Divertikel befindet sich zwischen 30 und 100 cm proximal der Ileozökalklappe, also am Ileum.

Häufig handelt es sich um einen Zufallsbefund. Ansonsten häufig asymptomatisch, können auch schmerzlose blutige Stühle bzw. Teerstuhl auftreten. Symptomatische Meckel-Divertikulitiden werden operiert.

Divertikulose vs. Divertikulitis

Bei der „klassischen" **Divertikulose** handelt es sich um eine Dickdarmerkrankung, die evtl. auf ballaststoffarme Kost und Bewegungsmangel zurückgeht und durch multiple Pseudodivertikel gekennzeichnet ist, also Aussackungen der Dickdarmschleimhaut, die dazu führen können, dass Kotreste am Weitertransport gehindert werden. Wenn sich dadurch Entzündungen entwickeln, spricht man von einer **Divertikulitis.** Die Divertikulose kann nicht immer trennscharf vom Reizdarmsyndrom abgegrenzt werden (s. o.) und macht sich, wenn überhaupt, durch Bauchschmerzen und evtl. Stuhlunregelmäßigkeiten bemerkbar.

Die Divertikulitis hingegen zeigt sich durch akute, progredienten Schmerzen im linken Unterbauch mit Fieber und wird deshalb auch als „Linksappendizitis" bezeichnet. Weitere Symptome wie Stuhlveränderungen (sowohl Obstipation wie auch Diarrhö), Flatulenz, Übelkeit, Erbrechen und peritoneale Abwehrspannung können hinzukommen. In der weiteren ärztlichen Diagnostik spielen die Laboruntersuchung (Entzündungsparameter) und die Bildgebung (Sonografie, evtl. Kontrastmittel-CT) eine wichtige Rolle. Je nach Stadium der Erkrankung kann entweder bereits eine konservative Therapie mit Bettruhe und Antibiose Linderung verschaffen oder sogar eine operative Therapie geboten sein.

In ➤ Tab. 12.9 sind abschließend noch differenzialdiagnostisch zu erwägende Ursachen für Schmerzen im unteren Abdominalbereich zusammengestellt.

Tab. 12.9 Intraabdominelle Ursachen für Schmerzen im Unterbauch.

	Symptome/Befunde	Bemerkungen
Adnexitis/ Salpingitis	• Fieber • Unterbauchschmerz	Entzündung der Adnexe (Tuba uterina = Salpinx und Ovar)
Ovarialtumor-zyste	• Uncharakteristische Unterbauchschmerzen • Je nach Lage Blasenschmerz, Defäkationsschmerz, Rückenschmerzen • Aszites • Kachexie	
Zystitis	• Pollakisurie (Vielharnen) • Dysurie (Fehlharnen)	
Divertikulitis	• Schmerzen meist im linken Unterbauch, Krämpfe • Fieber	
Kolonkarzinom	• (Okkultes) Blut im Stuhl	Leitsymptom des Kolonkarzinoms
Darmverwachsungen	• Chronisch-rezidivierende, kolikartige, meist postprandiale Schmerzen	Anamnese: vorausgegangene Laparotomie

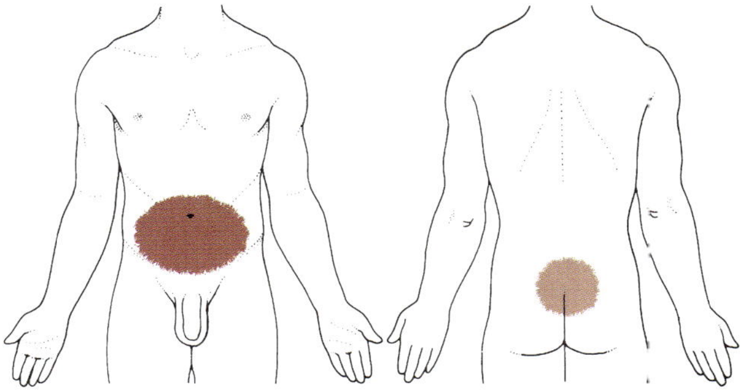

Abb. 12.20 Typische Schmerzmuster bei Dickdarmerkrankungen: Nicht gut abgrenzbarer Dickdarmschmerz kann in einem oder beiden unteren Quadranten auftreten (dunkelrot). Die Schmerzausstrahlung (blassrot) kann über dem Sakrum spürbar sein, wenn das Rektum stimuliert wird. Die entsprechende Innervation ist segmental unterschiedlich: Sympathikusfasern aus Th10–Th12 versorgen Appendix, Caecum und Colon ascendens, Fasern aus Th12–L1 das Colon transversum und Fasern aus L1–L2 das Colon descendens. [E1245]

Reflexionsfragen

1. Wie groß ist in etwa die Austauschfläche im gesamten GIT?
2. Welche Bedeutung haben Mesenterien und wie sind sie aufgebaut?
3. Was ist das Peritoneum, was das Omentum majus?
4. Wo ist der epigastrische, wo der hypogastrische Raum lokalisiert?
5. Wie ist somatischer und wie viszeraler Schmerz im Bauchraum charakterisiert?
6. Was sind (mögliche) Begleitsymptome eines akuten Abdomens?
7. Was bedeutet Hämatemesis, was Lithiasis?
8. Was ist der Unterschied zwischen Malabsorption und Maldigestion?
9. Nenne eine wichtige Differenzialdiagnose zu retrosternalem Schmerz bei Refluxösophagitis
10. Was ist eine Hiatushernie?
11. Welche Bedeutung hat Vitamin B_{12} für den Organismus – wie kann es zu Mangelerscheinungen kommen?
12. Was sind (häufige) Gründe für einen Vitamin-B_{12}-Mangel?
13. Wie werden Gastritiden unterschieden? Nenne 3 Formen.
14. Wo ist die Virchow-Drüse zu finden und welche klinische Bedeutung hat eine Vergrößerung?
15. Wie ist die Leber im Bauchraum fixiert?
16. Beschreibe den enterohepatischen Kreislauf.
17. Nenne extraabdominelle Zeichen einer Leberfunktionsstörung.
18. Wie unterscheiden sich prä-, intra- und posthepatische Gründe für einen Ikterus?
19. Was bedeutet der Begriff Zweizeitigkeit bei der Milzruptur?
20. Was ist leichter zu palpieren, eine gesunde Milz oder eine gesunde Leber?
21. Was sind chronisch-entzündliche Darmerkrankungen?
22. Welche Gelenkbeteiligungen sind bei M. Crohn bekannt?
23. Welche Symptome macht eine akute Pankreatitis üblicherweise?
24. Wie unterscheiden sich Cullen- und Grey-Turner-Zeichen?
25. Was ist das Courvoisier-Zeichen?
26. Beschreibe 3 Appendizitis-Zeichen und 3 Appendizitis-Bewegungstests.
27. Was ist der Unterschied zwischen einem Zenker- und einem Meckel-Divertikel?
28. Was ist eine Linksappendizitis?
29. Nenne Haupt- und Begleitsymptome des Colon irritabile.
30. Welche extraintestinalen Symptome sind bei der Colitis ulcerosa bekannt?
31. Was sind Stuhlunregelmäßigkeiten?

LITERATUR

Arendt-Nielsen L, Schipper KP, Dimcevski G, et al. Viscero-somatic reflexes in referred pain areas evoked by capsaicin stimulation of the human gut. Eur J Pain 2008; 12(5): 544–551.

Boissonnault WG. Examination in Physical Therapy Practice. 2nd ed. Churchill Livingstone, 1995.

McSweeney JC, Cody M, O'Sullivan P, et al. Women's early warning symptoms of acute myocardial infarction; Circulation 2003; 106(21): 2619–2623.

Riphaus A, Müller-Schilling M. Gendermedizin. Gastroenterologe 2019; 14: 70–72.

Shah SS, Gaffney RR, Dykes TM, Goldstein JP. Chronic appendicitis: an often forgotten cause of recurrent abdominal pain. Am J Med 2013; 126(1): e7–e8.

Steingart RM, Packer M, Hamm P, et al. Sex differences in the management of coronary artery disease. N Engl J Med 1991; 325: 226–230.

WEITERFÜHRENDE LITERATUR

Hehlmann A. Leitsymptome. 7. A. Elsevier Urban&Fischer, 2016.

Madisch A, Andresen V, Enck P, et al. Diagnose und Therapie der funktionellen Dyspepsie. Dtsch Arztebl 2018; 115: 222–232.

Schuchart S. Anton Biermer machte ein tückisches Leiden bekannt. Dtsch Arztebl. 2020; 117(12): 537.

Vogelsang A, Schuhmacher B, Neuhaus H. Behandlung des Zenker'schen Divertikels. Dtsch Arztebl 2008; 105(7): 120–126.

Zalpour C (2019) Muskuloskelettale Beschwerden mit internistischem oder viszeralen Hintergrund. Man Ther 2019; 23(2): 77–65.

Zylke-Menhorn V. Nobelpreis für Medizin: Der Bakterientrunk lieferte der Fachwelt den Beweis. Dtsch Arztebl 2005; 102(40): A-2665.

KAPITEL 13

Hauke Schumann

Haut: Symptome und Erkrankungen

Lernziele

Nach Durcharbeiten dieses Kapitels
- kann der Leser die zentralen Effloreszenzen an der Haut erkennen und benennen und die Begriffe und Bezeichnungen für die Beurteilung der Haut einsetzen,
- sind dem Leser häufige Differenzialdiagnosen bei schuppender Haut bekannt und wichtige Gefahrensituationen können eingeschätzt werden,
- kennt der Leser häufige Infektionen der Haut und kann die Konsequenzen für die Physiotherapie ableiten,
- sind dem Leser zentrale Warnsignale für Tumorerkrankungen der Haut bekannt und es besteht Grundlagenwissen zu Hauttumoren,
- sind dem Leser exemplarische Symptome an der Haut bekannt, die auf internistische Erkrankungen hinweisen können.

Symptome an der Haut können nach dem dominierenden klinischen Bild – z. B. Schuppung, Verfärbung, knotiges Infiltrat – oder aber nach der Pathogenese – z. B. infektiös, entzündlich, neoplastisch – geordnet werden. Im Folgenden werden deshalb sowohl die zentralen Infektionen, Tumore und entzündlichen Reaktionen der Haut vorgestellt als auch dabei gleichzeitig zentrale klinische Symptome und ihre Differenzialdiagnosen präsentiert.

Physiotherapeuten werden im Rahmen ihrer Behandlungen täglich mit Symptomen an der Haut konfrontiert und müssen beurteilen, ob Behandlungen erfolgen können, ob Gefahren für den Patienten oder die Behandelnden bestehen und ob weitergehende medizinische bzw. hautfachärztliche Schritte erfolgen sollen. Diagnosen an der Haut können in vielen Fällen bereits mit einfachen Mitteln gestellt werden. Die Inspektion der Haut erlaubt oftmals bereits das Stellen einer Verdachtsdiagnose, z. T. einer Blickdiagnose, und in Kombination mit der Palpation und der Anamnese lässt sich der Verdacht weiter eingrenzen.

CAVE

Bei allen unklaren, vor allem aber tumor- und infektverdächtigen Hautveränderungen ist eine zeitnahe hautfachärztliche Beurteilung und ggf. Therapieeinleitung notwendig.

Im Folgenden werden zentrale Symptome der Haut am Stamm und an den Extremitäten systematisch vorgestellt. Symptome, z. B. an den Schleimhäuten, Haaren und Nägeln, die Teil des Hautfachgebiets sind, werden hier nicht behandelt, da sie für den physiotherapeutischen Alltag seltener relevant sind.

13.1 Hautsymptome (Effloreszenzen)

Effloreszenz

Die Symptome an der Haut werden als Effloreszenzen (= Hautblüten) bezeichnet. Auf gesunder Haut entstehende Veränderungen werden **Primäreffloreszenzen** genannt. Wenn diese sich weiter verändern, spricht man von **Sekundäreffloreszenzen.**

Dem im Vordergrund stehenden und klinisch beobachtbaren Bild an der Haut folgend (Effloreszenzen: ➤ Tab. 13.1, ➤ Tab. 13.2) sollen die häufigen Differenzialdiagnosen und die empfohlenen Konsequenzen vorgestellt werden.

13.2 Entzündliche Hauterkrankungen

Entzündliche Reaktionen an der Haut können von außen (exogen) – z. B. im Rahmen einer Kontaktallergie (vgl. ➤ Abb. 13.3 unten) oder eines Sonnenbrands – ausgelöst sein oder von innen (endogen) hervorgerufen werden, z. B. bei einem Arzneimittelexanthem oder im Rahmen von Virusexanthemen. In manchen Fällen kommen äußere und innere Faktoren zusammen.

13.2.1 Leitsymptom: Hautrötung

Die Rötung der Haut ist das typische Bild bei entzündlichen Reaktionen. Die Weitstellung der Gefäße in der Haut führt zu einer vermehrten Durchblutung, was Rötungen hervorruft. Der Körper schafft so die Voraussetzung, den Entzündungsreiz bestmöglich zu beantworten. Die Rötung kann lokal begrenzt sein (z. B. Rötung nach Sonnenbelastung als Sonnenbrand im Gesicht) oder den gesamten Körper erfassen (wie z. B. bei schweren Arzneimittelreaktionen).

Tab. 13.1 Primäreffloreszenzen entstehen auf gesunder Haut.

Primäreffloreszenz	Beschreibung	Exemplarische Pathologie	Abbildung
Fleck (Makula)	Umschriebene Farbveränderung (im Hautniveau, deshalb nicht tastbar)	Z. B. flaches Muttermal, Sommersprosse, Rötung (z. B. bei Sonnenbrand), Hämatom	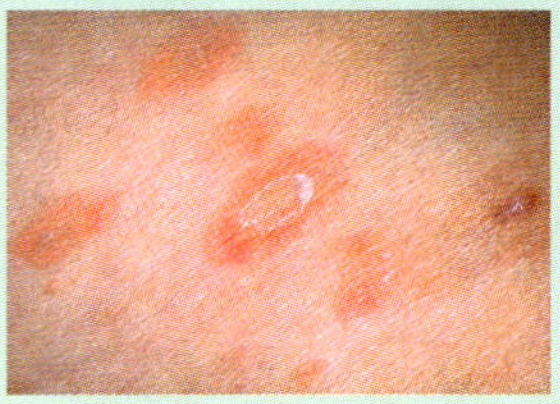
Blase (Bulla)/ Bläschen (Vesikel)	Mit Flüssigkeit gefüllter Hohlraum der Haut	Blase, z. B. nach Verbrennung (physikalisch), oder Bläschen bei Windpocken-Infektion (Varizella-Zoster-Virus)	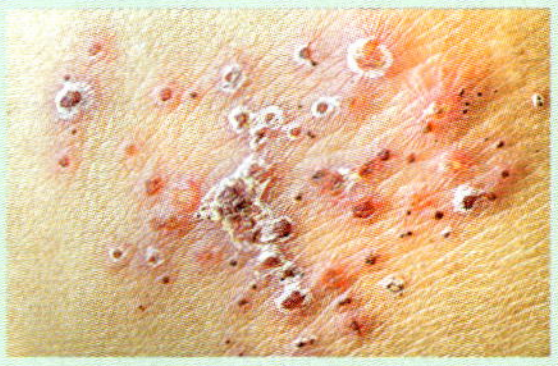
Pustel	Mit Eiter gefüllter Hohlraum der Haut	Z. B. bei Akne pustulosa oder Follikulitis (Staphylokokkeninfekt an Haarfolikeln) Nicht alle Pusteln sind keimbelastet (z. B. bei pustulöser Psoriasis)	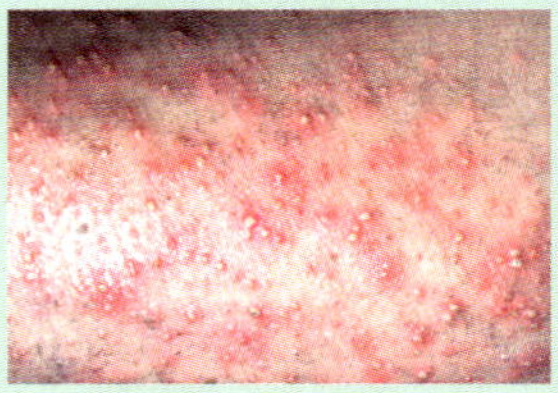
Papel/Knoten	Substanzvermehrung der Haut die kleiner als 5 mm/größer als 5 mm ist	Z. B. flache Papeln bei Lichen planus, knotiges Infiltrat bei Basalzellkarzinom	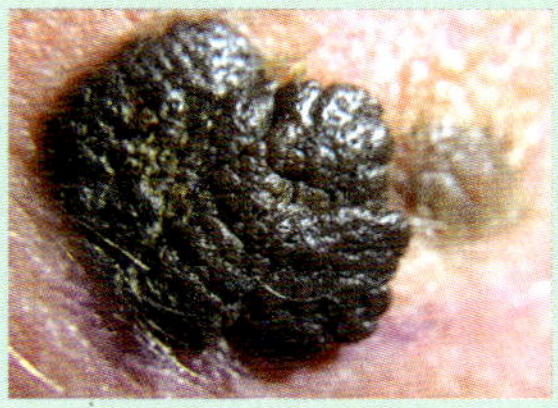
Quaddel (Urtika)	Flüchtige Schwellung der Haut	Z. B. bei Urtikaria (Nesselsucht) *Cave:* kann Frühzeichen einer anaphylaktischen Reaktion sein – Beobachtung notwendig!	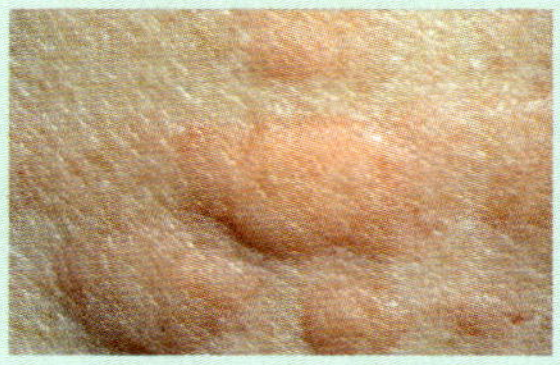

Abbildungsquellen (v. o. n. u.): [M123, G392, R299, M123, G951]

Entzündliche Rötungen an der Haut können wieder abklingen oder auch in eine Blasenbildung und Hautablösung oder Schuppenbildung münden.

Erythrodermie

Erythrodermie bezeichnet eine generalisierte Rötung der Haut. Sie stellt die maximale Ausbreitung bei verschiedenen Hauterkrankungen oder inneren Erkrankungen dar. Ursachen können z. B. kutane Lymphome, Kontaktekzeme, atopische Ekzeme, Ichthyosen, aber auch Arzneimittelreaktionen sein. Eine hautfachärztliche Einschätzung ist umgehend notwendig.

13.2.2 Leitsymptom: Quaddel

Bei einer Quaddel (Urtica) handelt es sich um eine flüchtige, meist juckende Schwellung der Haut. Sie kann nach Kontakt mit Substanzen von außen (z. B. Insektenstichen) oder von innen (z. B. Speisen, Medikamente, Infektionen) auftreten. Sie kann akut auftreten und schnell verschwinden (fast jedes Kind kennt Quaddeln nach Brennesselkontakt), es gibt aber auch eine chronische Quaddelbildung, die chronische Urtikaria.

Quaddeln treten gehäuft bei Menschen mit allergischer Prädisposition auf, z. B. wenn allergische Rhinitis oder Asthma oder atopische Dermatitis/Neurodermitis bestehen. Treten neben Quaddeln weitere Symptome vonseiten des Kreislaufs, der Atmung oder des Gastrointestinaltrakts hinzu, kann eine anaphylaktische Reaktion vorliegen.

Tab. 13.2 Sekundäreffloreszenzen entstehen auf Primäreffloreszenzen.

Sekundäreffloreszenz	Beschreibung	Exemplarische Pathologie	Abbildung
Schuppe	Verstärkte Hornschicht der Haut, die fest haftend oder lose aufliegend sein kann, von verschiedener Dicke, Größe und Farbe	Z. B. silbrig-grau, fest haftend auf verdickter Haut bei Schuppenflechte oder fein, „kleieförmig" bei Neurodermitis (atopischer Dermatitis)	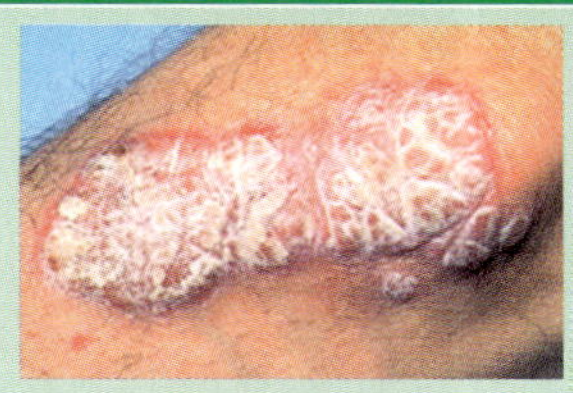
Kruste	Eingetrocknete Masse, z. B. aus Blut, Exsudaten, Eiter, Schuppen; goldgelb bei Serumkruste, braun z. B. bei Eiter-Blut-Krusten	Z. B. auf Wunden oder bei Ekzemen	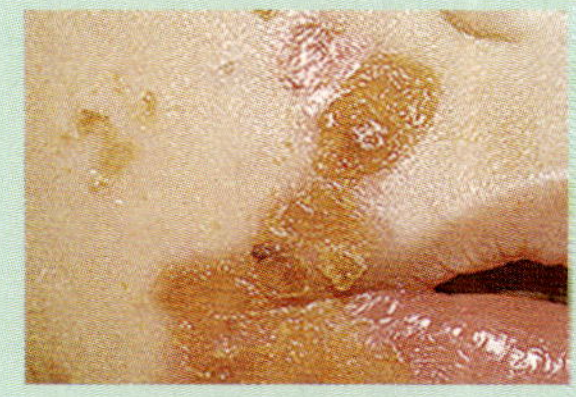
Erosion	Oberflächlicher, umschriebener Hautdefekt mit Fehlen der Epidermis, heilt narbenlos ab	Z. B. nach Aufplatzen einer Blase, bei bakteriellen Infekten oder Pilzinfektionen	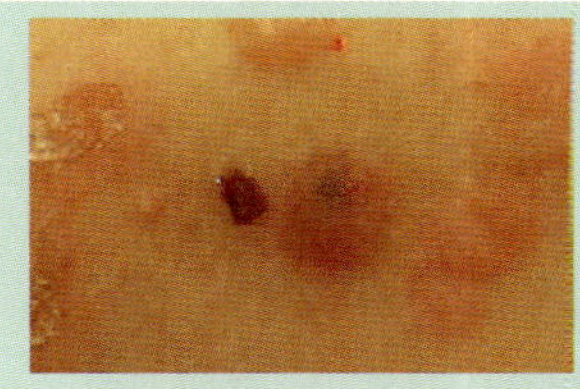
Ulkus	Hautdefekt, der in der Tiefe die Basalmembran durchbricht, Heilung meist unter Narbenbildung	Z. B. bei venöser Stauung am Knöchel oder bei fortgeschrittenen Basalzellkarzinom	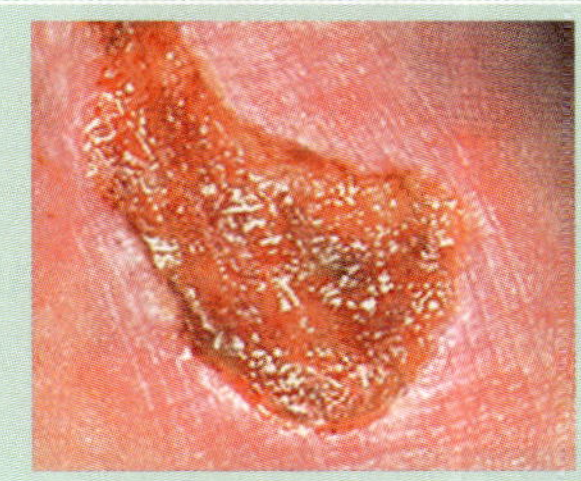

Abbildungsquellen (v. o. n. u.): [K183, M174, E385-027, M123]

CAVE

Bei Verdacht auf eine anaphylaktische Reaktion Notarzt rufen

Juckreiz und Quaddeln sind ein häufiges und unspezifisches Symptom, die aber aufmerksam machen müssen. Treten Blutdruckabfall, Pulsanstieg, Übelkeit, Erbrechen oder Atembeschwerden hinzu, besteht der Verdacht auf eine anaphylaktische Reaktion (➤ Tab. 13.3). Es muss sofort reagiert werden, um einen anaphylaktischen Schock zu vermeiden.

13.2.3 Leitsymptom: Schuppenbildung an der Haut

Sehr viele Hauterkrankungen, von Ekzemen über Infektionen bis zu Tumoren, können mit einer Schuppenbildung der Haut einhergehen. Schuppen entstehen durch die Lösung der oberen Epidermisschichten und können sehr verschieden sein: z. B. fein, fast staubförmig (kleieförmig) wie oft bei der atoptischen Dermatitis (Neurodermitis; ➤ Abb. 13.1) oder auch dick, silber-grau blätterartig wie bei der Schuppenflechte (➤ Abb. 13.2). Das Phänomen der Hautschuppung an sich ist unspezifisch. Die Unterscheidung der verschiedenen Schuppenbilder und die Beschreibung der Verteilung, Ausbreitung, Verfärbung usw. erlauben aber in vielen Fällen eine Eingrenzung der Differenzialdiagnosen (➤ Tab. 13.4).

13.2.4 Ekzeme

Ekzem

Als Ekzem bezeichnet man die akute oder chronische Entzündungsreaktion der Haut auf äußere (exogene) oder innere (endogene) Auslöser, die oft mit Schuppung, Rötung, Erosionen, Bläschen, Papeln, Juckreiz, Krustenbildung einhergeht (➤ Abb. 13.3).

Besteht ein Ekzem über eine längere Zeit, kommt es zur **Lichenifikation,** d. h. die Haut verdickt sich in einem begrenzten Areal, die Schuppung intensiviert sich, es juckt, oft bilden sich Krusten, die Haut kann hyperpigmentieren und ein Teufelskreis aus Jucken, Kratzen, Schuppen, mehr Jucken, Kratzen usw. kann beginnen.

Bei physiotherapeutischen Behandlungen verwendete Mittel können allergische oder toxische Ekzeme auslösen oder verschlimmern. Häufige Auslöser für allergische Ekzeme im Rahmen der Physiotherapie sind z. B. Massageöle, Pflegemittel, Duftstoffe (➤ Abb. 13.5). Irritativ-toxische Belastungen (➤ Abb. 13.6) können sich z. B. durch Desinfektion, Seifen, Feuchtigkeit ergeben (➤ Tab. 13.5). Beide Ekzemformen zeigen Schuppungen und Rötungen als Kernsymptome. Es ist wichtig diese Ekzeme zu erkennen, die möglichen Auslöser zu identifizieren und zu meiden.

Tab. 13.3 Klassifizierung anaphylaktischer Reaktionen (angelehnt an die Schweregrade nach Ring und Messmer 1977).

Grad	Haut	Herz-Kreislauf	Atmung	Gastrointestinaltrakt
I	Juckreiz Flush Urtikaria Angioödem	(keine Reaktion)	(keine Reaktion)	(keine Reaktion)
II	Juckreiz Flush Urtikaria Angioödem (nicht obligat)	Tachykardie Hypotonie Arrhythmie	Dysnpoe Rhinorrhö Heiserkeit	Übelkeit Krämpfe
III	Juckreiz Flush Urtikaria Angioödem (nicht obligat)	Schock	Larynxödem Bronchospasmus Zyanose	Erbrechen Defäkation
IV	Juckreiz Flush Urtikaria Angioödem (nicht obligat)	Kreislaufstillstand	Atemstillstand	Erbrechen Defäkation

Urtikaria = Nesselsucht

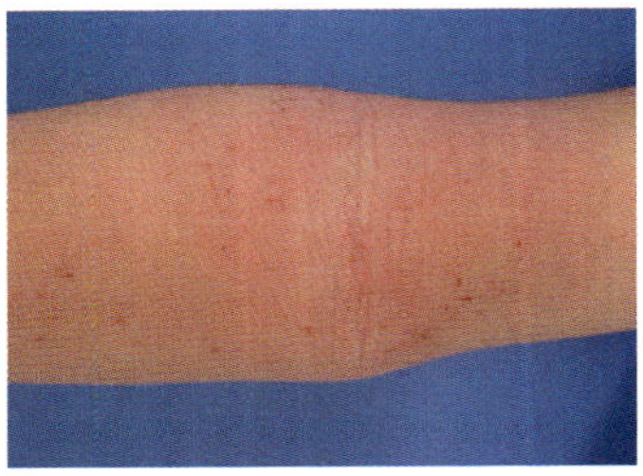

Abb. 13.1 Kleieförmige Schuppung bei atopischer Dermatitis. [M123]

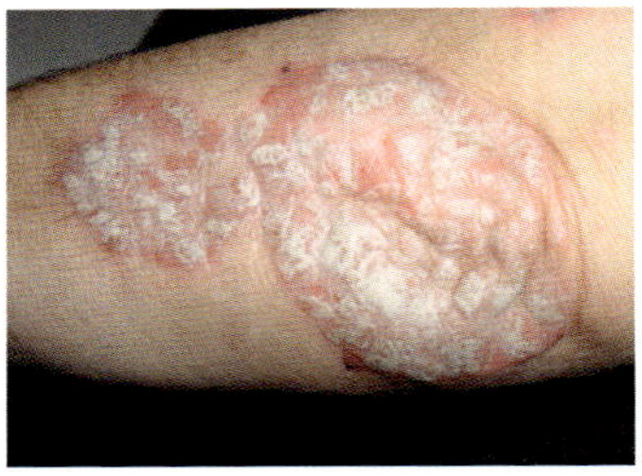

Abb. 13.2 Schuppung bei Psoriasis. [R299]

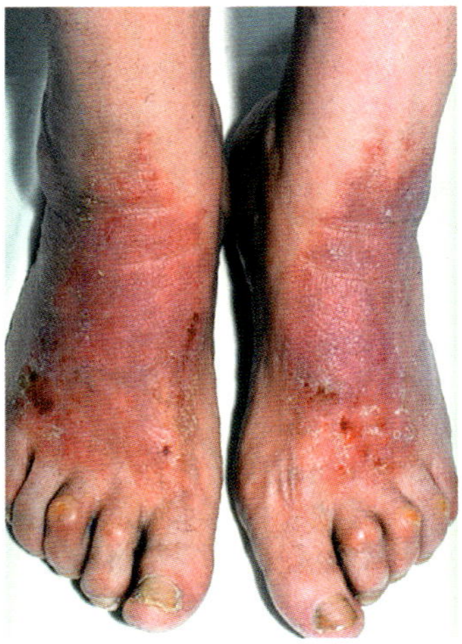

Abb. 13.3 Kontaktallergisches Ekzem. [R299]

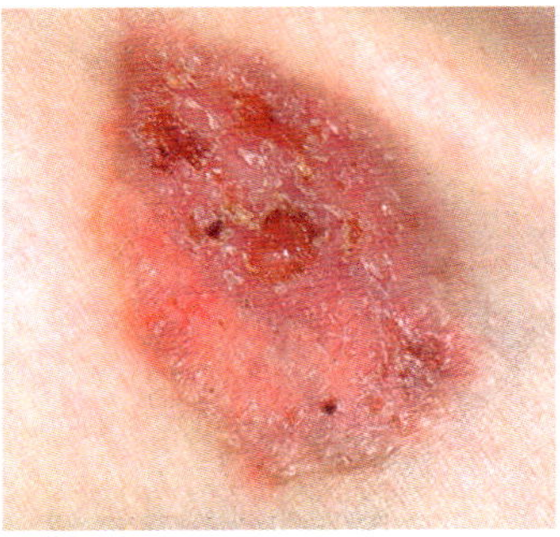

Abb. 13.4 Morbus Bowen. [R299]

FALLBEISPIEL

Ein 63-jähriger Bankangestellter kommt in die Praxis, der in den letzten 3 Jahren mehrfach physiotherapeutisch wegen typischer arthrotischer Kniebeschwerden behandelt wurde. Die Kniebeschwerden sind im Rahmen der Behandlung und bei Gewichtsreduktion inzwischen rückläufig, das Gehen macht dem Patienten immer weniger Beschwerden.
Nun sehen Sie im Rahmen der Behandlungen, dass sich eine zunehmende Rötung der Haut am Knie, eine unscharf begrenzte Schuppenbildung, kleine Erosionen, einzelne Krusten und zusätzliche Rötungen und Juckreiz am Stamm entwickelt haben. Auf gezieltes Nachfragen berichtet der Patient, dass er mehrmals täglich mit verschiedenen Cremes und Salben aus der Apotheke das Knie einreibt. Nachdem der Patient verschiedene Deos nicht mehr vertragen hatte, sei vor Jahren ein Allergietest auf dem Rücken aufgeklebt und 2 Tage später abgelesen worden. Der Test habe Kontaktallergien gegen Duftstoffe und Konservierungsmittel ergeben.
Ein Vergleich des vom Patienten vorgelegten Allergiepasses mit den von Ihm verwendeten Cremes und Salben und auch mit dem in Ihrer Praxis verwendeten Massageöl zeigt, dass in allen Präparaten Duftstoffe und zum Teil auch Konservierungsmittel enthalten sind. Sie haben den Verdacht auf ein streuendes Kontaktekzem auf verwendete Präparate und empfehlen dem Patienten, sich beim Hautfacharzt vorzustellen, um zu klären, welches Präparat Auslöser des Geschehens ist und was in Zukunft angewendet werden darf.

Tab. 13.4 Häufige Differenzialdiagnose bei Schuppenbildung an der Haut.

Beschreibung/Befund	Anordnung/Lokalisation	Verdachtsdiagnose	Hinweis/Konsequenz
Stamm und Extremitäten			
Fest haftende, silber-graue, flächige Schuppen mit scharfer Begrenzung	Oft über Ellenbogen- oder Kniestreckseiten, als Inseln (Plaques), z.T. landkartenartig verschmelzend an Stamm und Extremitäten (➤ Abb. 13.2)	Psoriasis (Schuppenflechte)	Chronische Erkrankung, meist längerfristige Therapie notwendig. Nicht oder wenig juckend. *Physiotherapie möglich, Reizung kann Bild verschlimmern.*
Feine, flächige, kleine Schuppen	Gesamte Haut flächig betroffen, z.T. in Kombination mit fischschuppenartiger Zeichnung	Ichthyose (Fischschuppenerkrankung)	Erblich, meist lebenslange Neigung zur Schuppung. *Physiotherapie möglich.*
Ringförmige, sich ausbreitende, randbetonte Schuppung	Zentrifugale Ausbreitung, zentral z.T. abheilend, oft in Hautspalten beginnend	Tinea corporis	Infektiös, Erregernachweis sinnvoll. *Schutz vor Infektion des Therapeuten (z.B. Handschuhe, Desinfektion) und vor Weitergabe der Erreger (Desinfektion von Liegen etc.) notwendig.*
Primärmedallion (Ursprungsherd), Rötungen mit z.T. nur feiner nach innen gerichteter Schuppung	In Hautspaltlinien am Stamm und an den proximalen Extremitäten	Pityriasis rosea (Röschenflechte)	Häufige Erkrankung, meist selbstlimitierend, Therapie meist nicht erforderlich. *Physiotherapie möglich.*
Schuppung auf geröteter Haut, z.T. fein, „kleieförmig", z.T. mit nässenden, verkrusteten Arealen; bei chronischem Verlauf Lichenifikation (d.h. Verdickung) der Ekzemherde	Oft in Ellbeugen, Kniekehlen, an Handgelenken, Hals, streuend am gesamten Körper (➤ Abb. 13.1)	Atopisches Ekzem (auch als Neurodermitis oder endogenes Ekzem bezeichnet)	Meist stark juckend, beginn meist in der Kindheit, dann oft rückläufig. *Physiotherapie möglich.*
Schuppung auf geröteter Haut in Kombination mit Nässen, Rissen in der Haut, Krustenbildung (Ekzem)	Scharf begrenzt (➤ Abb. 13.6)	Irritatives oder toxisches Ekzem (➤ Tab. 13.5)	Diagnose sichern. Meist juckend. *Massageöle können Auslöser sein. Hautirritative Substanzen meiden.*
	Unscharf begrenzt (➤ Abb. 13.3), z.T. mit Rötungen und Schuppungen am restlichen Körper	Kontaktallergisches Ekzem (➤ Tab. 13.5)	Auslöser feststellen, Allergietest beim Hautfacharzt. *Massageöle können Auslöser sein, Meiden der Allergene.*
Variable Schuppenplaques, meist Rötung, oft auf zigarettenpapierartig gefältelter Haut	Einzelner Herd oder Herde an multiplen Stellen, im Verlauf z.T. knotige Umwandlung und Exulzeration	Kutane T-Zell-Lymphome	Oft langsame Verläufe mit Bedarf für zurückhaltende Therapie; z.T. aggressive Verläufe, dann genaue Stadieneinteilung und hautfachärztliche Begleitung notwendig. *Physiotherapie möglich.*
Meist scharf begrenzter, bräunlichroter Herd, in der Regel schuppend, z.T. knotig, z.T. ulzerierend	In der Regel einzelner Herd (➤ Abb. 13.4)	Morbus Bowen	Intraepidermales Karzinom, ohne Therapie obligater Übergang in Plattenepithelkarzinom. Unbedingt dem Patienten die umgehende Vorstellung beim Hautarzt raten *Physiotherapie möglich.*
Hände und Füße			
Scharf begrenzte Schuppung, Risse, Hyperkeratosen (Hornverdickung)	Eher Hände als Füße, oft Handinnenfläche und Fingerzwischenräume betroffen	Kumulativ-toxisches Handekzem (➤ Tab. 13.5)	Diagnose sichern. Meist juckend. *Massageöle können Auslöser sein.*
Unscharf begrenzt schuppend, z.T. rissbildend	Oft Handrücken, Fußrücken, z.T. am Körper streuend, Arbeitshand/benutzte Hand stärker betroffen	Kontaktallergisches Handekzem	Meist stark juckend, Auslöser feststellen, Allergietest beim Hautfacharzt. *Massageöle können Auslöser sein; Meiden der Allergene.*
Scharf begrenzte Herde, oft mit Schuppung, meist tastbare Verdickung der Haut	Blick an typische Stellen (siehe oben)	Psoriasis palmoplantaris (Schuppenflechte)	Chronische Erkrankung, meist längerfristige Therapie notwendig, nicht oder wenig juckend. *Physiotherapie möglich, Reizung kann Bild verschlimmern.*
Mazerierte (aufgequollene) Schuppung der Zehenzwischenräume, z.T. Rissbildung	Z.T. Ausbreitung auf die Fußsohle, z.T. mit randständiger Schuppung	Tinea pedis (Fußpilz)	Infektiös, Erregernachweis sinnvoll. *Schutz vor Infektion des Therapeuten (z.B. Handschuhe, Desinfektion) und vor Weitergabe der Erreger (Desinfektion von Liegen etc.) notwendig.*

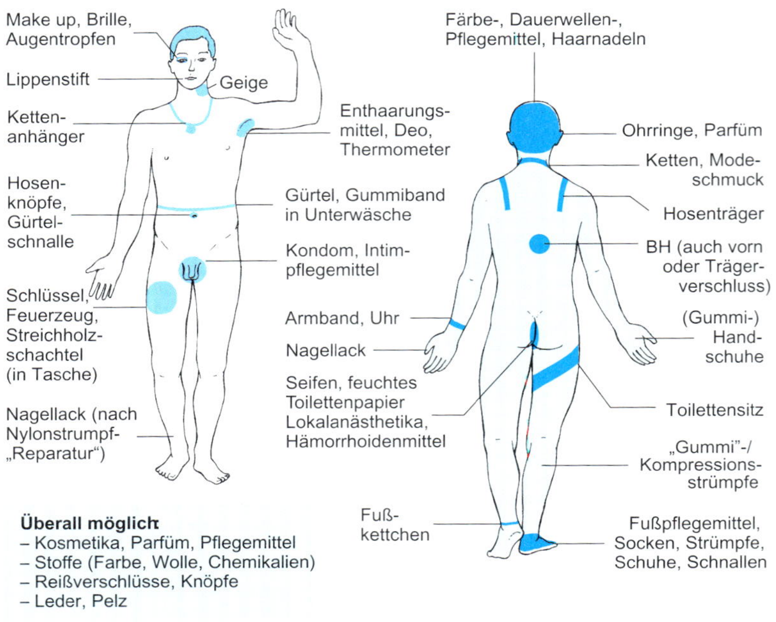

Abb. 13.5 Mögliche Ursachen allergischer Ekzeme. [R299]

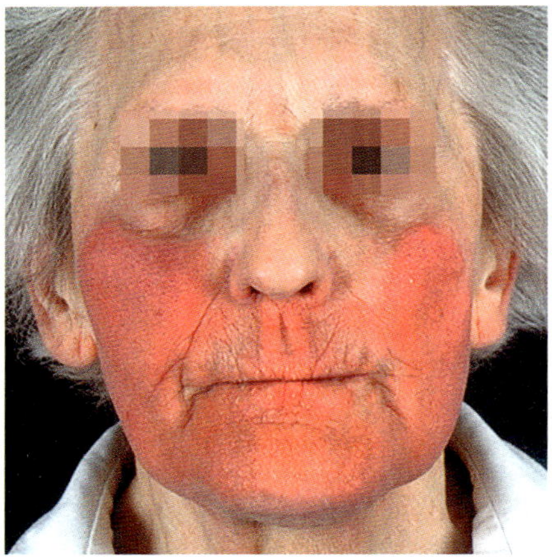

Abb. 13.6 Irritativ-toxisches Ekzem. [R299]

Klinische Tests zur Differenzialdiagnose

Abgrenzung allergischer von irritativen Ekzemen

Scharfe Begrenzung an den belasteten Stelle ohne Streureaktion am Körper spricht für eine irritativ-toxische Genese, unscharfe Begrenzung und Streureaktion eher für eine allergische Genese (Details siehe ➤ Tab. 13.5).

CAVE

Nicht alles, was schuppt, ist ein Ekzem

Ekzeme gehen in der Regel mit Schuppung einher, aber nicht alles, was schuppt, ist ein Ekzem. Auch bösartige Tumore, z. B. Lymphome oder Basaliome, sowie Infektionen, z. B. Mykosen (Tinea corporis; ➤ Abb. 13.7), können primär Schuppen zeigen und teilweise schwer von Ekzemen abgrenzbar sein.

Tab. 13.5 Auslöser, Klinik und Konsequenzen bei allergischen und irritativ-toxischen Ekzemen.

	Irritativ-toxisches Ekzem	Kontaktallergisches Ekzem
Auslöser	Auslösung durch Hautkontakt mit irritativ-toxischen Substanzen wie Desinfektionsmitteln, Seifen, Laugen, Feuchtigkeit bei z. B. Friseuren, Pflegekräften, Bäckern, Maurern, Reinigungskräften (Berufsstoffe oder private Exposition). Konzentrationsabhängige Entwicklung nach Minuten bis Stunden. Keine Allergie! Keine Streureaktion!	Verzögerte Allergie (Typ IV), Reaktion 24–72 Stunden nach dem Kontakt, zellvermittelt. Auslösung z. B. in der Axilla bei Deos/Enthaarungsmitteln, am Hals bei Schmuck, an den Händen bei Handschuhen/Arbeitsstoffen, am Kopf bei Friseurstoffen/Haarpflegemitteln, am Fuß bei Leder/Fußpflegemitteln, generalisiert bei Pflegemitteln, Parfüm, Textilien usw.
Klinik	Scharf auf die belastete Hautstelle begrenzt; rot, entzündlich, z. T. blasig, nässend.	Unscharf begrenzt, an belasteten Stellen verstärkt, da zellvermittelte Streuherde am Körper auch ohne Kontakt von außen auftreten können! Rot, schuppend, z. T. auch nässend, blasig.
Konsequenz	*Diagnose:* Anamnese der Auslöser, klinisch, ggf. Ausschluss Kontaktallergie. *Behandlung:* Meiden der Auslöser, keine Feuchtarbeit, Stärken der Hautbarriere durch Pflege, kurzfristig lokal Kortikosteroide	*Diagnose:* Anamese der Kontaktstoffe, Allergietest (Epikutantest = Pflastertest auf dem Rücken). *Behandlung:* Meiden der Allergene, kurzfristige lokal Kortikosteroide, Pflege.

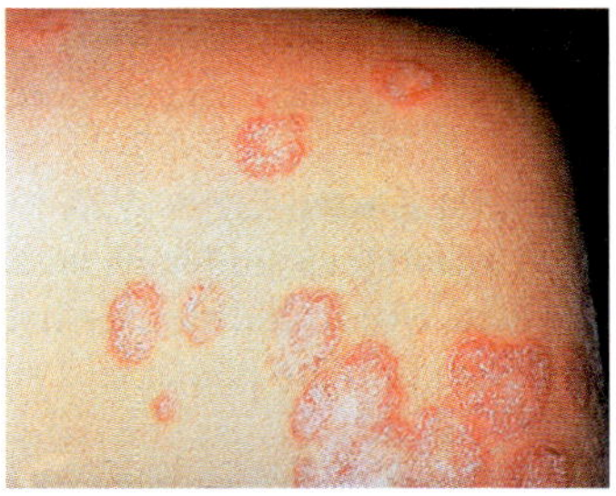

Abb. 13.7 Tinea corporis. [R299]

13.2.5 Exantheme

Exanthem

Als Exanthem bezeichnet man einen Ausschlag an der Haut. Exantheme können z. B. im Rahmen von Arzneimittelreaktionen, allergischen Reaktionen oder Infektionserkrankungen (z. B. Kinderkrankheiten) ein typisches Bild zeigen (z. B. kleinfleckig, stecknadelkopfgroße, intensiv rote Makulae bei Scharlach oder „Sternenhimmelphänomen" mit stark juckenden roten Makulae, Bläschen, Erosionen und Krusten bei den Windpocken; ➤ Abb. 13.8). Viele Exantheme sind primär nicht schuppend und nässend und zeigen daher in diesen Stadien kein Ekzembild (Exanthem ist nicht gleich Ekzem)!

13.3 Mykosen der Haut und Hautanhangsgebilde

Schuppenbildung kann auch bei Pilzinfektionen der Haut durch Dermatophyten, Hefepilze oder Schimmelpilze vorliegen. Klinisch sollte eine randbetonte, sich ausbreitende Rötung – sog. anuläre (d. h. ringförmige), am Rand schuppende Herde – am Körper an eine Infektion mit Dermatophyten denken lassen (➤ Abb. 13.7).

13.3.1 Körper und Füße

Als **Tinea corporis** wird eine Dermatophyteninfektion am Körper bezeichnet. Bei der **Tinea pedis,** dem Fußpilz, zeigen sich in der Regel zwischen den Zehen eine Schuppung, eine Rötung, Juckreiz, Risse und oft ganz typisch eine mazerierte (aufgequollene) Haut. Diese Infektion kann sich auch auf den ganzen Fuß erstrecken, mit feiner, z. T. mehlstaubartiger Schuppung, und auch hier besteht oft eine randbetonte Rötung. Die Verbreitung der Tinea erfolgt durch Dermatophyten-infizierte Hautschüppchen. Besonders gefährdet sind Menschen mit einer konsumierenden Erkrankung, Diabetes mellitus, Adipositas, starkem Schwitzen oder in einem feuchten Milieu.

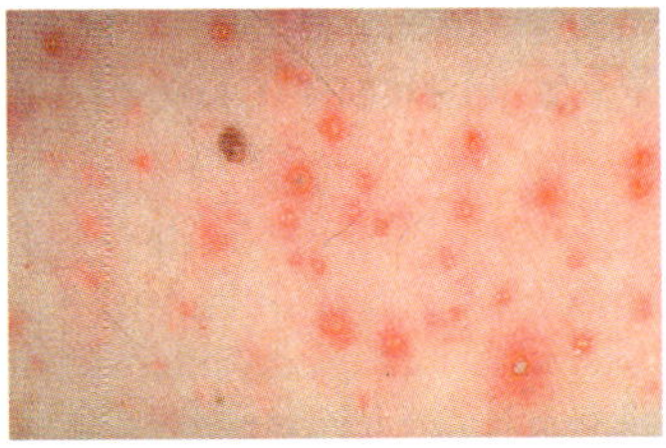

Abb. 13.8 Windpocken. [R299]

Diagnosestellung: Bei klinischem Verdacht sollte ein mykologischer Abstrich erfolgen. Bei Dermatophyten sind aber Wattetupferabstriche oft nicht ausreichend und Hautschuppen müssen in einem spezialisierten Labor direkt auf Pilznährböden verimpft werden.

Therapiemaßnahmen: Das Trockenhalten, Verwenden von kochbarer Wäsche, Desinfizieren der Haut, Schuhe usw. und schließlich Behandeln mit lokalen Antimykotika ist notwendig. Die Tinea kann in der Familie bzw. dem engen Umfeld und natürlich durch die Physiotherapie weiterverbreitet werden.

Pilzinfektionen bei der Physiotherapie

Physiotherapeuten haben die Verbreitung buchstäblich in den Händen. Sie müssen sich darüber im Klaren sein, dass Ihre Hände einen Hauptvektor für die Weitergabe in der Praxis darstellen können und deshalb mit Handschuhen bzw. einer Handdesinfektion geschützt werden müssen. Textilien wie z. B. Handtücher, Bettlaken, Kissen etc. müssen aus kochbarem Material bestehen und nach dem Patientenkontakt entsprechend gewaschen werden. Oberflächen von Liegen, Geräten etc. müssen desinfiziert werden. Patienten, die eine pilzverdächtige Hautveränderung bzw. Schuppung zeigen, müssen darüber informiert werden und es muss eine Klärung der Verdachtsdiagnose erfolgen sowie ggf. eine Therapie eingeleitet werden. Dies kann für Therapeuten und Patienten schambelastet sein. Das offene Ansprechen stellt aber für den Patienten eine Chance dar, die Infektion zu überwinden und damit möglichen Komplikationen vorzubeugen.

13.3.2 Große Hautfalten: häufige infektiöse Dermatosen

Häufige, leistenbetonte Infektionen sind die Tinea inguinalis, die Candidosis intertriginosa und das Erythrasma.

- Eine **Tinea** beginnt oft mit einer münzförmigen, schuppenden Rötung, z. B. an den Oberschenkelinnenseiten, in Körperfalten oder Axillen oder am Skrotum. Die Rötung kann sich im Verlauf ausdehnen und flächig werden, dabei kann das Zentrum abblassen. Die Tinea wird durch Dermatophyten verursacht.
- Die **Candidosis intertriginosa** zeigt oft flächige Rötungen und es entwickeln sich Erosionen, welche nässen können. Teilweise finden sich kleine Pusteln. Es können kleine Satellitenherde auftreten. Eine Randbetonung und Schuppung ist seltener. Durch kleine Risse dringen bei der Candidosis Hefen in die Haut ein. Beim Säugling zeigt sich eine Candidose oft als typische **Windeldermatitis** (➤ Abb. 13.9).
- Beim **Erythrasma** verursachen Corynebakterien rötliche, z. T. bräunliche, scharf begrenzte Flecken, meist nur feine Schuppung, z. T. finden sich Erosionen und Nässen.

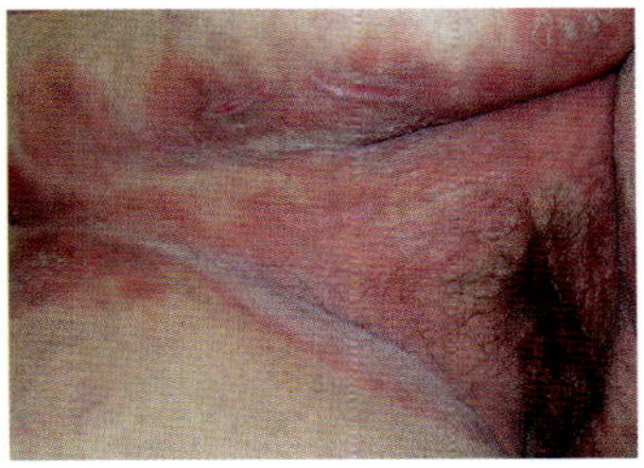

Abb. 13.9 Windeldermatitis. [R299]

Diagnose: Der Keimnachweis mittels Abstrichs steht bei der Tinea und Candidosis im Vordergrund. Beim Erythrasma kann ein Klebestreifen-Abrisspräparat angefertigt bzw. eine karminrote Färbung im Wood-Licht nachgewiesen werden.

Therapiemaßnahmen: Im Vordergrund stehen das Trockenhalten der Körperfalten, Tragen von luftiger Kleidung, Gewichtsreduktion, die Desinfektion der Haut und eine Behandlung mit lokalen Antimykotika bei Candidosis und Tinea bzw. mit Antiseptika bei Erythrasma.

Differenzialdiagnostisch muss bei Körperfalten-betonten Dermatosen z. B. an Kontaktallergien (unter anderem auf Deos und Kosmetika) oder auch an eine inverse Schuppenflechte gedacht werden.

13.4 Virale Hauterkrankungen und Relevanz für die Praxis

Das Spektrum der viralen und bakteriellen Hauterkrankungen ist groß. Exemplarische und im direkten Hautkontakt übertragbare Infektionen werden im Folgenden behandelt.

Humanes Papillomavirus (HPV)

Die Infektion mit humanen Papillomaviren (HPV) verursacht die häufigen und in der Regel gutartigen gewöhnlichen Warzen (Verrucae vulgares), meist in der Kindheit und Jugend und vor allem an Händen und Füßen auftretende hautfarbene bis weißlich-gelbe, zerklüftete, z. T. beetartig konfluierende derbe Papeln und Knoten. Die Infektion erfolgt in Feuchtbereichen (Duschen, Schwimmbädern etc.) und wird durch Schwitzen oder atopische, trockene Haut begünstigt. Massive Formen treten bei immunsupprimierten Transplantatempfängern auf. Auch maligne Hauttumore können eine „warzenartiges" Bild zeigen, weshalb bei allen unklaren Herden eine hautfachärztliche Begutachtung, eventuell mit Hautbiopsie, notwendig ist.

Allgemeinmaßnahmen und Therapie: Öffentliche Duschen und Schwimmbäder sollten nur mit Sandalen genutzt werden, Füße und Zehenzwischenräume sind gut abzutrocknen, ggf. ist die Haut zu desinfizieren. Das Meiden von Arbeit im feuchtkalten Milieu ist sinnvoll. Da eine spontane Rückbildung in den ersten 6 Monaten in mehr als 50 % der Fälle zu erwarten ist, zielt die Behandlung vor allem auf therapieresistente, schmerzhafte, funktionsbeeinträchtigende und progrediente Warzen ab. Das therapeutische Spektrum reicht wegen der hohen Spontanheilungsrate von Suggestionsverfahren und homöopathischen Mitteln bis hin zu gewebezerstörenden Verfahren (Vereisung, Abtragung, Verätzung, hornauflösende Präparate) und immunmodulatorischen Interventionen (Steigerung der lokalen immunologischen Reaktion).

Herpes simplex (HSV)

Infektionen mit Herpes-simplex-Viren treten als Tröpfcheninfektion (primär) oder als endogene Reinfektion aus vorbestehenden Herden (sekundär) und oft z. B. an Lippen, Nase oder Mundschleimhaut auf. Klinisch fallen meist kleine Bläschen und Krusten auf.

Für Physiotherapeuten ist dabei essenziell zu wissen, dass bei Menschen mit einer Neurodermitis/atopischen Dermatitis z. B. durch eine Physiotherapie generalisierte und damit massiv beeinträchtigende Herpesekzeme, Fieber und Juckreiz ausgelöst werden können. Auch Neugeborene und Immungeschwächte sind besonders gefährdet und können gefährliche Meningoenzephalitiden und Augenbeteiligung entwickeln.

Varizella-Zoster-Virus (VZV)

VZV-Infektionen sind hoch ansteckend – sie verbreiten sich „wie mit dem Wind" und sind deshalb als Windpocken bekannt. Das typische klinische Bild eines Primärinfekts ist ein Exanthem mit Bläschen und Krusten, die sich aus stark juckenden Flecken und Papeln entwickeln. Das Nebeneinander der verschiedenen Stadien (Fleck bis abgetrocknetes Bläschen) ist typisch und wird auch als „Sternenhimmelphänomen" bezeichnet (➤ Abb. 13.8).

Für die Physiotherapie sind die endogenen Reinfektionen (Herpes Zoster/Gürtelrose) besonders relevant. Nach durchgemachter Windpockeninfektion können vor allem bei geschwächter Abwehrlage, im Rahmen von Tumorerkrankungen und im höheren Lebensalter VZV-Viren reaktiviert werden. Die Viren breiten sich in einem Nervensegment aus, sodass sich am Stamm ein gürtelförmiges Bild aus Krusten, gruppiert stehenden Bläschen und Rötungen zeigt. Die z. T. massiven neuropathischen Schmerzen im betroffenen Nervensegment werden dabei teilweise nicht als Zoster-assoziiert erkannt. Neben den akuten Zosterneuralgien im Rahmen der meist sichtbaren Infektion sind die chronischen **postzosterischen Neuralgien** gefürchtet, die Monate bis Jahre nach dem Zoster persistieren können und von anderen neuropathischen Schmerzen abzugrenzen sind.

Allgemeinmaßnahmen und Therapie: Solange Bläschen und Krusten vorhanden sind, ist sowohl bei den Windpocken als auch beim Herpes Zoster von einer Infektiosität auszugehen und die Physiotherapie ein möglicher Vektor für die Verbreitung. Neben einer prophylaktischen Schutzimpfung sind bei eingetretener Infektion die Juckreizstillung, Desinfektion, abtrocknende lokale Maßnahmen und – meist nur bei schweren Verläufen und Befall von Hirnnerven – eine systemische antivirale Therapie notwendig. Essenziell ist eine frühe und sehr konsequente Schmerztherapie bei neuralgiformen Schmerzen, bevor ein „Schmerzgedächtnis" entwickelt wird.

FALLBEISPIEL

Es stellt sich eine 87-jährige Frau wegen sehr heftiger, einschießender, stechender Schmerzen ausschließlich lateral und ventral am rechten Rippenbogen (Th9/10) bei Ihnen vor. Vom Hausarzt, mit dem Sie schon längere Zeit gut zusammenarbeiten, wurde eine manuelle Therapie verordnet. Die Patientin berichtet: „Erst fing es mit diesen Schmerzen an, dann kamen die Rötung und die Bläschen rechts am Brustkorb dazu, und der Hausarzt hat mir wegen einer Gürtelrose Tabletten und eine Lösung zum Auftragen rezeptiert. Die Gürtelrose ist ja jetzt weg, aber der Schmerz wird einfach nicht besser."

Sie haben den Verdacht auf postzosterische Neuralgien Th9/10 rechts. Sie halten mit dem Hausarzt Rücksprache, ob diese Differenzialdiagnose in Frage kommt und was zur Intensivierung der Schmerzmedikation möglich ist.

13.5 Bakterielle Hauterkrankungen

Bakterielle Infektionen der Haut können unter anderem follikulär gebunden sein (Follikulitis, Furunkel), flächig die Haut befallen (Impetigo contagiosa) oder sich in den Lymphspalten der Haut ausbreiten (Erysipel).

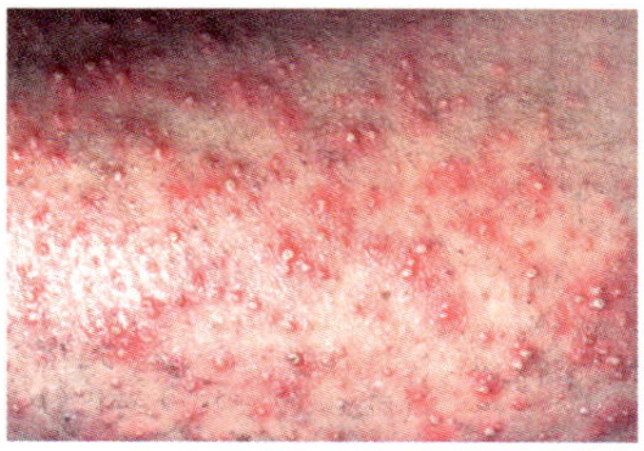

Abb. 13.10 Follikulitis. [R299]

Follikulitis

Die Follikulitis zeigt multiple, meist stecknadelkopfgroße Pusteln an den Haarfollikeln, z. T. mit rotem entzündlichem Rand (➤ Abb. 13.10) – oft an Extremitäten oder Gesäß, aber auch im Gesicht (z. B. Bart) und am Kopf –, die sich beetartig ausbreiten. In der Regel ist sie durch Staphylokokken verursacht, die bei mangelnder Hygiene oder Verwendung von fettigen Externa (z. B. Massageölen oder Berufsfetten) oder durch Kontakt mit Bädern und Whirlpools begünstigt auftreten. Therapeutisch steht eine Hautreinigung, antiseptische Behandlung und Meidung von Ölen im Vordergrund. Nach Vorliegen der Resistenzbestimmung sind Antibiotikagaben bei ausbleibendem Therapieerfolg sinnvoll.

Furunkel

Ein Furunkel stellt eine abszedierende, einschmelzende Entzündung eines Follikels und des umgebenden Gewebes meist durch Staphylokokkus aureus dar. Aus einer Pustel entwickelt sich eine zunehmende Schwellung, es können Fieber und Abgeschlagenheit hinzutreten, und das Einschmelzen des Gewebes führt zu einem fluktuierenden (weich eindrückbaren) Hohlraum. Verschmelzen mehrere Furunkel spricht man von Karbunkeln.

Oberschenkelinnenseite, Gesäß, Nacken und Gesicht sind häufiger betroffen. Es besteht die Gefahr einer Sepsis d. h. einer systemischen und dann potenziell vital bedrohlichen Infektion. Therapeutisch sind die Eröffnung eines reifen Furunkels, die antiseptische Spülung und die Antibiotikagabe indiziert. Wenn Furunkel/Abszesse im Gesichts- und Kopfbereich bestehen, droht eine Sinus-cavernosus-Thrombose und Meningitis.

Impetigo contagiosa

Bei der Impetigo contagiosa handelt es sich um eine oberflächliche Hautinfektion, die meist durch Streptokokken der Gruppe A oder durch Staphylokokkus aureus verursacht wird. Es sind vor allem Kinder betroffen und die Ausbreitung der hoch ansteckenden Keime kann in Kindergärten und Institutionen endemisch auftreten.

Klinisch zeigen sich typische honiggelbe Krusten, z. T. kleine Blasen, z. T. größere schlaffe Blasen und Erosionen oft im Gesicht, aber auch an Händen und Extremitäten. Besonders Kinder mit einer atopischen Dermatitis/Neurodermitis sind häufiger betroffen. Therapeutisch stehen die konsequente Säuberung und antiseptische Behandlung sowie bei großflächigen Herden und Allgemeinsymptomen eine Antibiotikagabe im Vordergrund.

Erysipel

Das Erysipel wird durch eine akute, flächenhafte Ausbreitung in der Regel von betahämolysierenden Streptokokken in den Lymphspalten und interstitiell in der oberflächlichen Haut verursacht. Klinisch zeigt sich eine scharf begrenzte Rötung und Überwärmung, die mit Schüttelfrost und Fieber einhergehen kann. Eintrittspforte sind kleine Hautdefekte, z. B. Interdigitalmykosen oder Risse (z. B. im Rahmen von Ekzemen). Komplizierte Verläufe können zur flächigen Blasenbildung und Nekrosenbildung der Haut führen. Die Diagnose wird primär klinisch gestellt, da die Keime durch einen Abstrich in der Regel nicht nachweisbar sind.

Neben der Bettruhe (bei Erysipel an den Extremitäten) bzw. Sprechverbot (bei Erysipel im Gesicht), sind Kompressionstherapien, Lymphdrainage, Massagen etc. in den akuten Phasen kontraindiziert, da eine Streuung der Keime dadurch begünstigt wird. Eine systemische Antibiotikatherapie ist essenziell, gelegentlich muss diese intravenös und stationär erfolgen. Symptomatisch kommen Schmerztherapien, kühlende Umschläge und fiebersenkende Mittel zum Einsatz. Nach Abklingen der akuten Infektion können Lymphstauungen entstehen, die erkannt und konsequent lymphologisch therapiert werden müssen.

13.6 Leitsymptom: Farbänderung der Haut

Die umschriebene oder flächige Farbänderung der Haut ist typisch für eine Reihe von Hauterkrankungen. Eine Rötung deutet oft auf entzündliche Prozesse hin (z. B. Ekzeme, Infektionen – s. o.), Braun- oder Schwarzverfärbung kann unter anderem bei Pigmentmalen und malignen Melanomen gefunden werden, und Blauverfärbungen gibt es z. B. bei zyanotischen Situationen (Sauerstoffmangel). Die ➤ Tab. 13.6 und ➤ Tab. 13.7 geben eine Übersicht über häufige und typische Farbveränderungen der Haut.

13.6.1 Symptome an der Haut bei inneren Erkrankungen

Tab. 13.6 Symptome an der Haut bei inneren Erkrankungen.

Symptom/Befund	Differenzialdiagnosen
Purpura (Hauteinblutung): stecknadelkopfgroße, gestreute Rötungen	Gerinnungsstörung (z. B. Thrombozytopenie) oder Gefäßschaden (z. B. im Rahmen einer Vaskulitis)
Ikterus: Gelbverfärbung der Haut und Skleren	Z. B. Hepatitis, Leberzirrhose, Lebertumor, Hämolyse, familiäre Konstitution; gelbbraune Verfärbung bei Niereninsuffizienz
Blässe	Z. B. Anämie, Blutverlust, Perfusionsstörung (z. B. bei arteriellem Verschluss), Hypotonie; oft in Kombination mit livider oder marmorierter Haut (siehe Zyanose)
Zyanose: blau-livide, oft kühle Haut, Schleimhaut, Lippen	Mangelnde Sauerstoffsättigung: zentral z. B. bei pulmonaler Insuffizienz, peripher z. B. bei Herzinsuffizienz oder Perfusionsstörung im Rahmen eines arteriellen Gefäßverschlusses
Flächige Verfärbungen	Morbus Addison, Porphyrie, chronisches Nierenversagen u. a.

Tab. 13.7 Differenzialdiagnosen für dunkel pigmentierte Herde.

Beschreibung/Befund	Anordnung/Lokalisation	Verdachtsdiagnose	Hinweis *Konsequenz*
Tiefschwarz, asymmetrischer Herd, unregelmäßig begrenzt, z. T. weiße Aufhellung (Regression), verschiedene Brauntöne	Am gesamten Körper möglich	Malignes Melanom	Bei Verdacht direkt hautfachärztliche Abklärung. *ABCDE Regel anwenden, Exzision und Tumorstaging notwendig!*
Gleichmäßig braun, symmetrisch, scharf begrenzt	Am gesamten Körper möglich	Nävuszellnävus	Langes Bestehen, z. T. seit der Kindheit. *Kontrollen notwendig, sekundäre Melanomentwicklung möglich.*
Braun-schwarz, scharf begrenzt, warzenartige, z. T. gepunzte Oberfläche, Pseudohornzysten (keine Pigmentzellen!)	Nie in den Leisten, sonst gesamter Körper	Seborrhoische Keratose (sog. „Alterswarze")	Nach dem 50. Lebensjahr, harmlos, Abgrenzung zum Melanom für Laien z. T. schwierig. *Im Zweifel Einschätzung beim Hautfacharzt.*
Perlschnurartige Knötchen, z. T. feine Gefäßzeichnung, einzelne oder flächige braune Anteile (keine Pigmentzellen!)	Meist auf den „Sonnenterrassen" (Gesicht, Nase, Ohren)	Pigmentiertes Basalzellkarzinom	Invasiv wachsend, nicht metastasierend. *Exzision im Gesunden notwendig.*

13.6.2 Hauttumore

CAVE

ABCDE-Regel konsequent anwenden!

Klinische Tests zur Differenzialdiagnose

ABCDE-Regel zur Beurteilung von Pigmentmalen

A	Asymmetrie:	auffällig sind Unregelmäßigkeiten
B	Begrenzung:	auffällig sind unscharfe, diffuse Grenzen
C	Colorit:	verschiedene Farbanteile (schwarz, braun, grau), vor allem auch Entfärbungen sind verdächtig
D	Durchmesser:	alles über 5 mm ist verdächtig
E	Erhabenheit:	knotige, tastbare Herde brauchen Aufmerksamkeit

Die ABCDE-Regel ist relativ unspezifisch, da auch harmlose Tumore, z. B. seborrhoische Keratosen, nach dieser Regel leicht als auffällig eingestuft werden können. Grundsätzlich sollte aber lieber ein Patient „zu viel" zum Hautarzt zur Begutachtung eines Pigmentmals geschickt werden, als dass ein Melanom übersehen wird.

Hauttumore lassen sich neben der Einteilung in gutartig und bösartig z. B. auch nach den im Vordergrund stehenden Zellpolulationen einteilen, z. B. in epidermale und mesenchymale Zellen oder Gefäßproliferationen. Bei den gutartigen und relativ häufigen Hautumoren sind z. B. Pigmentmale (Nävi), Fibrome (Bindegewebsvermehrung), Zysten (oft Retentionszysten von follikulären Strukturen), Gefäßtumore (z. B. Hämangiome, Feuermale) exemplarisch zu nennen. Bei den bösartigen Hauttumoren wird oft zwischen „weißem" und „schwarzem Hautkrebs" unterschieden, wobei pigmentbildende Zellen den „schwarzen Haukrebs", das maligne Melanom, verursachen. Epidermale Zellen verursachen Basalzellkarzinome und Plattenepithelkarzinome den weißen Hautkrebs.

Im Folgenden sollen die zentralen klinischen Zeichen für häufige bösartige Hauttumore vorgestellt werden, die von Physiotherapeuten im Rahmen der Behandlung als mögliche erste professionelle Instanz erkannt und der weiteren Diagnostik zugeführt werden müssen. Auch über den therapeutischen Zugang zu Lokalisationen wie Rücken, Nacken, distale Extremitäten usw. stellen Physiotherapeuten den möglichen ersten Filter dar, um in diesen Bereichen Tumore zu erkennen, lange bevor die Patienten selber Symptome bemerken.

Basalzellkarzinom

Das Basalzellkarzinom (Synonym: **Basaliom**) stellt einen der häufigsten bösartigen Tumore der Menschen dar. Basaliome wachsen lokal zerstörerisch und werden durch lebenslange UV-Schädigung (Sonne, Solarien) oder chemisch-physikalische Schädigung (Bestrahlung, Verbrennung, Chemikalien) der Haut begünstigt. Eine Metastasierung erfolgt in der Regel nicht, aber die Tumore können von der Haut aus in alle Gewebe (Knochen, Hirnhäute, Organe etc.) eindringen. Prädilektionsstellen sind die sog. „Sonnenterrassen" Nase, Ohrmuschel, Wange und Schädel, aber auch der Rumpf.

Klinisch fallen kleine Knoten mit perlschnurartigem Randwall und kleinen Gefäßerweiterungen (Teleangiektasien) auf (➤ Abb. 13.11), z. T. mit schuppenden Anteilen, z. T. exulzerierend, z. T. pigmentiert. Bei einzelnen sehr oberflächlichen Basaliomen kommt teilweise eine Laserabtragung, lokale Chemotherapie oder lokale immunstimmulierende Therapien infrage. Da ein Weiterwachsen in der Tiefe übersehen werden könnte, ist aber in der Regel die schnittrandkontrollierte Operation im Gesunden anzustreben. Je früher ein Basaliom erkannt wird, desto kleinflächiger kann der Tumor entfernt werden.

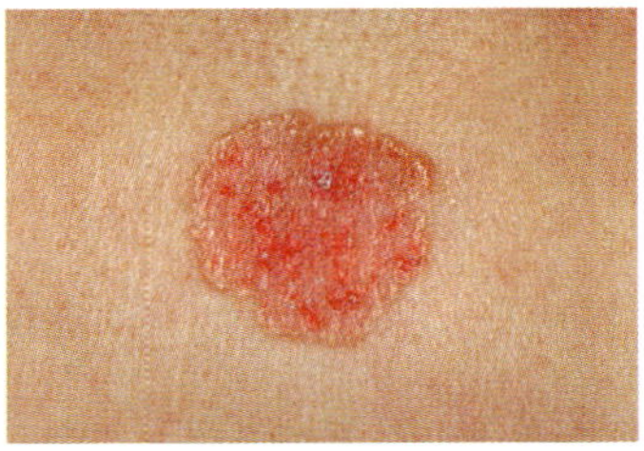

Abb. 13.11 Basaliom. [M123]

Plattenepithelkarzinom

Das Plattenepithelkarzinom (Synonym: **spinozelluläres Karzinom**) ist der zweithäufigste bösartige Hauttumor bei Hellhäutigen und tritt vor allem im Bereich der Sonnenterrassen (z. B. Nasen, Ohren, Wangen) auf, da UV-Schäden den Hauptrisikofaktor darstellen. Weitere Risikokonstellationen sind eine Immunsupression nach Organtransplantation, Bestrahlung, HPV-Infektion und/oder chronische Wunden. Klinisch können frühe Formen als Ekzeme fehlinterpretiert werden. Sobald knotige, unscharf begrenzte oder exulzerierende Herde auftreten, ist die klinische Verdachtsdiagnose einfacher zu stellen. Die Therapie erfolgt stadiengerecht, d. h. in frühen Stadien durch eine operative Entfernung im Gesunden (schnittrandkontrollierten Exzision) sowie ggf. die Exzision befallener Lymphknoten, Bestrahlung und teilweise Chemotherapie.

Malignes Melanom

Maligne Melanome gehen aus Pigment bildenden Zellen hervor, die primär in unauffälliger Haut oder sekundär in Pigmentmalen (Nävi) entstehen können. Vor allem Menschen mit heller Haut sind mit steigender Inzidenz betroffen. Das klinische Bild reicht von flachen braunen bis schwarzen, z. T. aber auch pigmentfreien Bereichen (Regressionszone) (➤ Abb. 13.12a) bis zu schwarzen, knotigen und z. T. exulzerierenden Tumoren (➤ Abb. 13.12b). Das klinische Risiko kann entsprechend der ABCDE-Regel eingeschätzt werden und muss dann unbedingt durch eine fachärztliche Begutachtung und ggf. Exzision untermauert werden.

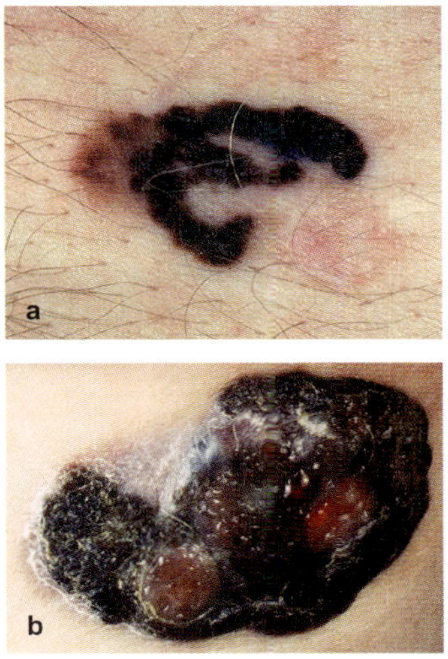

Abb. 13.12 Erscheinungsformen maligner Melanome. [R299]

Die Therapie bei Melanomen erfolgt stadienangepasst. Nach Diagnosesicherung durch Exzision des Tumors im Ganzen (in toto) wird je nach Eindringtiefe der bösartigen Pigmentzellen und Ergebnissen des Stagings eine erweiterte Operation mit Sicherheitsabstand vom Primärtumor und z. T. die Entfernung des Schildwächterlymphknotens notwendig. Ergänzend zur Operation kommen immunstimmulierende Therapien, Chemotherapien und Antikörpertherapien infrage.

Reflexionsfragen

1. Was sind typische Primär- und Sekundäreffloreszenzen an der Haut? Nennen Sie Beispiele für Hauterkrankungen mit diesen Effloreszenzen.
2. Welche klinischen Zeichen sprechen für eine anaphylaktische Reaktion?
3. Was kennzeichnet ein Ekzem und welche häufigen Ursachen gibt es?
4. Wie lässt sich ein irritativ-toxisches Ekzem von einem kontaktallergischen Ekzem unterscheiden?
5. Was sind zentrale Maßnahmen, um Pilzinfektionen in der physiotherapeutischen Praxis zu verhindern?
6. Wieso treten postzosterische Neuralgien segmental auf?
7. Welche inneren Erkrankungen können als Ursache infrage kommen, wenn sich eine Purpura entwickelt?
8. Wo sind Basalzellkarzinome besonders häufig lokalisiert, und wieso ist das so?
9. Was sind nach der ABCDE-Regel die Auffälligkeiten von Pigmentmalen?

LITERATUR

Dirschka T, Hartwig R, Oster-Schmidt C. Klinikleitfaden Dermatologie. 3. Aufl. München: Urban & Fischer, 2011.

Goodman CC, Snyder TEK. Differential Diagnosis for Physical Therapists. 5th ed. St. Louis: Elsevier Saunders, 2013.

Ring J, Messmer K. Incidence and severity of anaphylactoid reactions to colloid volume substitutes. Lancet 1977; 1: 466–469.

Streit M, Braathen LR. (2001) Therapie von Warzen. Schweiz Med Forum 2001; 34: 839–847.

WEBLINKS

Hauterkrankungen allgemein:
www.enzyklopaedie-dermatologie.de/
Exemplarische Bilder nach Diagnosen und Körperregionen:
http://www.dermis.net

KAPITEL

14 Urogenitalsystem

Silke von der Heide

Lernziele

Nach Durcharbeiten dieses Kapitels wird der Leser
- die Grundsymptome, -begriffe und -erkrankungen des Beckenbodens kennen,
- die Bedeutung der Beckenbodenanamnese verstehen,
- die Bedeutung der physiotherapeutischen Beckenbodenuntersuchung erkennen,
- juristische Rahmenbedingungen kennen,
- die wesentlichen Pathomechanismen der Symptome verstehen,
- exemplarisch häufige Erkrankungen kennen und verstehen,
- krankheitsbezogene epidemiologische Daten kennen,
- entscheiden können, ob eine ärztliche Abklärung indiziert ist oder eine physiotherapeutische Behandlung erlaubt oder indiziert ist.

Physiotherapeutische Diagnostik am Beckenboden

Zur physiotherapeutischen Diagnostik im Bereich des Beckenbodens gehört nicht nur die Anamnese. Mindestvoraussetzung ist – wie bei jedem anderen Bereich des Körpers auch – eine Inspektion und Palpation des Gewebes. Hierbei ist zwischen äußerlicher Inspektion und Palpation und innerer Inspektion und Palpation zu differenzieren. Während die innere Inspektion vorwiegend der ärztlichen Diagnostik zuzuordnen ist, ist es bei der inneren Palpation zur Beurteilung der Muskelfunktion und der Lage der Organe nach gesundem Menschenverstand nicht so einfach gelagert. In den Leitlinien zur Therapie bei Beckenbodendysfunktion finden sich eindeutige Empfehlungen zur vaginalen/analen Palpation und zum Biofeedback mittels Ultraschall. Physiotherapeuten beurteilen Muskeln und anderes Gewebe – wie geht eine Beurteilung ohne Palpation oder Inspektion?

CAVE

Invasive Untersuchungen

Ärzte sind durch ihre Approbation berechtigt, Patienten mit deren Einwilligung („informed consent") in Körperhöhlen zu untersuchen. Wie ist es bei Physiotherapeuten? Die vaginale/anorektale Untersuchung sowie die funktionelle Ultraschalluntersuchung mit visuellem Biofeedback sollte ebenfalls nur mit der Einwilligung des Patienten geschehen. Es ist juristisch dringend empfohlen, diese Einwilligung schriftlich zu dokumentieren.

Ggf. sollten zudem männliche Therapeuten, wie männliche Ärzte auch, darauf achten, dass sich bei der Untersuchung einer Frau noch eine weitere weibliche Person im Raum befindet. Dies soll den männlichen Therapeuten/Arzt – und die Patientin – davor schützen, jeglichen Formen von sexuellen Verdächtigungen ausgesetzt zu sein. Gleiches gilt umgekehrt.

14.1 Symptome und Funktionsstörungen bei Erkrankungen im Urogenitalsystem

Bestimmte Symptome oder Funktionsstörungen bei Erkrankungen im Urogenitalsystem lösen bei Patienten Fragen oder einen Leidensdruck aus. In diesem Kapitel geht es um Befunde und Diagnosen, bei denen physiotherapeutische Kompetenz tatsächlich ursächlich verändern oder begleitend unterstützen kann oder eben keine Behandlungsoption darstellt. Zu unterscheiden sind die Leitsymptome:
- Schmerzen
- Funktionsstörungen/Dysfunktionen wie Harninkontinenz, Harndrang und Harnverhalt
- andere Symptome und Veränderungen

Häufig vermischen sich auch Symptome und Funktionsstörungen.

14.1.1 Schmerzen

Schmerzen können in spezifische und unspezifische Formen eingeteilt werden. Den spezifischen liegen konkrete Ursachen zugrunde, den unspezifischen nicht. Als Erstdifferenzierung ist es sinnvoll, zwischen akuten Schmerzen und chronischen Schmerzen zu unterscheiden. Jedoch können beide Schmerzformen auch Notfälle darstellen, die ggf. unmittelbar einer Abklärung in der Notaufnahme oder beim Facharzt bedürfen, da Schmerzen auch lebensbedrohlich sein können.

FALLBEISPIEL

Eine Patientin kommt mit Rückenschmerzen zu Ihnen. Sie habe seit Tagen Schmerzen beim Gehen und auch das Anheben des Beins sei inzwischen so schmerzhaft, dass sie sich kaum richtig die Schuhe anziehen könne. Vorgeschichtlich, berichtet sie, habe sie in letzter Zeit häufig Harnwegsbeschwerden gehabt und der Infekt sei auch mit Antibiotika nicht richtig in den Griff zu bekommen. Seit gestern habe sie nun auch Flankenschmerzen

und sie fühle sich schlapp. Sie sei auch ein wenig überarbeitet, deswegen würde ihr eine Behandlung nun sicher guttun. Auf die Frage, ob Veränderungen oder Besonderheiten an den Organen bekannt seien, sagt sie, dass sie aufgrund einer anderen medizinischen Vorgeschichte (Analgetikaabusus) eine eingeschränkte Nierenfunktion habe.
Bei der Untersuchung finden Sie in der aktiven wie auch passiven Prüfung eine stark schmerzhaft eingeschränkte Hüftbeweglichkeit, vor allem in Flexion und Extension, sowie einen starken Druckschmerz im Iliopsoas. Bei der Untersuchung des Allgemeinzustands zeigt sich eine leichte Temperaturerhöhung, ein Puls von 92/min, ein Blutdruck von 100/60 mmHg sowie eine Atemfrequenz von 22/min. Zudem besteht ein Blasendruckschmerz und der Flankenklopftest ist positiv.

- Was tun Sie?

Bei dieser Patientin mit Red Flags wie Abgeschlagenheit, Flankenschmerzen und Flankenklopfschmerz, Druckschmerz über dem Iliopsoas sowie erhöhter Atem- und Pulsfrequenz besteht der Verdacht auf eine Nierenbeckenentzündung, evtl. mit beginnender septischer Generalisierung und perinephritischem Psoasabszess. Daher muss umgehend eine ärztliche Abklärung und Behandlung erfolgen. Im beschriebenen Fall wäre sogar ein Transport mit Begleitung (Rettungswagen) in die zuständige Notaufnahme zu veranlassen.

CAVE

Allgemeinsymptome bei Rückenschmerzen

Treten Allgemeinsymptome wie Fieber, Appetitlosigkeit, Kopfschmerz, Abgeschlagenheit, Übelkeit im Zusammenhang mit akuten Schmerzen im Rücken auf, so muss an eine Entzündung der Urogenitalorgane, insbesondere der Nieren gedacht werden.

Spezifische Schmerzen

Die Organe des Beckenbodens können in drei Kompartimente eingeteilt werden, das vordere, mittlere und hintere Kompartiment.

Vorderes Kompartiment: Harnröhre, Blase, Prostata, Penis

Harnwegsinfektionen gehören zu den häufigen Gründen für einen Arztbesuch. Eine **untere Harnwegsinfektion** (Zystitis) wird angenommen, wenn sich die akuten Symptome nur auf den unteren Harntrakt beziehen, dazu gehören Schmerzen beim Wasserlassen (Algurie), imperativer Harndrang, Pollakisurie, Schmerzen oberhalb der Symphyse (AWMF 2017). Eine **obere Harnwegsinfektion** (Pyelonephritis) sollte dann angenommen werden, wenn sich bei den akuten Symptomen z. B. auch ein Flankenschmerz, ein klopfschmerzhaftes Nierenlager und/oder Fieber (> 38 °C) finden (AWMF 2017).

Sämtliche Organe im vorderen Bereich können Schmerzen auslösen. Zur Differenzierung siehe ➤ Kap. 14.2. Auch an eine **interstitielle Zystitis** sollte gedacht werden, weil sie mit den Symptomen Schmerzen (Blase, Urethra, Perineum) beim Wasserlassen und in Ruhe und häufiger Harndrang leicht mit einer akuten Entzündung verwechselt wird und oft erst nach längerer Zeit richtig diagnostiziert wird.

Eine akute Zystitis kann mit dem Acute Cystitis Score (ACSS) mittels eines Fragebogens aus 18 Fragen erfasst und differenziert werden. Der Bogen enthält 6 Fragen zur Symptomatik, 4 Fragen zur Differenzialdiagnose, 3 Fragen zur Lebensqualität und 5 Fragen zu Begleitumständen.

Mittleres Kompartiment: Uterus, Ovarien und Vaginalbereich

Erkrankungen der Geschlechtsorgane können zu Schmerzen im Unterbauch und Beckenboden mit unterschiedlicher Intensität und Schmerzcharakter führen. Man unterscheidet zwischen äußeren (Klitoris, Vulva, Schamlippen) und inneren (Vagina, Uterus, Tuben und Ovarien) Geschlechtsorganen.

Schmerzen machen etwa 10 % der Arztgänge zum Gynäkologen aus (KV Sachsen Anhalt 2011). Vorwiegend handelt es sich um Menstruationsbeschwerden und entzündlich bedingte Vulva- und Vaginabeschwerden. Leicht darunter liegt die Anteile der Bauch- und Beckenschmerzen, aber auch der Schmerzen beim Geschlechtsverkehr. Zur Differenzierung siehe ➤ Kap. 14.2.

Hinteres Kompartiment: Rektum und Analbereich

Erkrankungen im hinteren Kompartiment, im Anorektalbereich, können spezifische lokale Schmerzen auslösen. Als besondere Risikofaktoren gelten Schwangerschaft und Geburt, vor allem in Kombination mit Obstipation. Das Vorhandensein von Obstipation und Diarrhö spielt für Schmerzen und Beckenbodendysfunktionen eine wichtige Rolle (s. a. ➤ Kap. 12.6.2 *Colon irritabile,* ➤ Kap. 6.2.1 *Os coccygis,* ➤ Tab. 6.17).

Anamnestische Leitfragen

Bei Schmerzen sollte im Rahmen der Anamnese immer auf die *Vorgeschichte* Bezug genommen und nach *weiteren Symptomen* gefragt werden. Chronische Schmerzen können auf dem Boden akuter Schmerzen entstehen und müssen immer im *Gesamtkontext* analysiert werden. Eine Entzündung der Harnröhre kann z. B. Ausdruck einer *Zweiterkrankung* nach gastrointestinalem Infekt sein (Morbus Reiter mit der Symptomentrias Urethritis–Arthritis–Konjunktivitis; s. a. ➤ Kap. 16.2.3).

Insbesondere maligne Entartungen der Organe sollten grundsätzlich mit der Frage nach den B-Symptomen (Fieber, Nachtschweiß, Gewichtsverlust), aber auch mit Fragen nach tumorspezifischen Hintergründen (z. B. Familienanamnese, Exposition von Noxen, Verdauungsbeschwerden, ungewöhnliche Blutungen) aktiv abgefragt werden. Bei der Befunderhebung ist insbesondere auf vergrößerte Lymphknoten zu achten.

Unspezifische Schmerzen

Da die Beckenbodenorgane verschiedene Funktionen zu erfüllen haben (Ausscheidung, Fortpflanzung, Sexualität) und sowohl vom vegetativen als auch vom willkürlichen Nervensystem beeinflusst werden, ist auch die Anfälligkeit des Beckenbodenbereichs für Schmerzmanifestationen verständlich.

Die Schmerzmanifestation kann sich im organisch-lokalisierbaren (urologischen, gynäkologischen, anorektalen) Bereich befinden, eine Begleitsymptomatik einer systemischen Erkrankung sein, oder auch unspezifisch und nicht unmittelbar greifbar.

Chronische Unterbauchschmerzen

Eine einheitliche internationale Definition zum chronischen Unterbauchschmerz (chronic pelvic pain, CPP) liegt derzeit nicht vor. Dies ist auf die Komplexität dieses Krankheitsbilds mit variierender Symptomatik und Verursachung zurückzuführen (AWMF 2022). Ebenso gilt dies für chronische Beckenbodenschmerzen, die sich in der Diagnose chronischer Unterbauschmerzen verbergen können.
Finden sich keine somatischen Ursachen, so lauten die Diagnosen: Lokalisation + „Schmerzsyndrom" oder Lokalisation + „-pathie".

Selbst ein versierter, spezialisierter Beckenboden-Physiotherapeut, dem als diagnostische Möglichkeiten die Anamnese, die Inspektion von Körper und äußerem Genitalbereich sowie die Fähigkeit, intravaginal und/oder intraanal zu palpieren, zur Verfügung stehen, sollte sich die Frage stellen, wann er ohne vorherige Abklärung durch einen Arzt bei Unterbauchschmerzen behandeln kann. Die ärztliche Diagnostik ist mittels Blutentnahme, innerer Inspektion (z. B. Zystoskopie, Kolposkopie), Sonografie, MRT, Röntgen, CT und Urodynamik deutlich breiter gefächert!

Differenzialdiagnostische Überlegungen finden sich in > Kap. 14.2.

14.1.2 Dysfunktionen

Dysfunktionen liegen entweder ernsthafte Erkrankungen zugrunde oder sie sind durch das Ungleichgewicht von neuromuskulären und faszialen Funktionen (mit)verursacht. Hierzu sei auf die entsprechenden Leitlinien der AWMF verwiesen:

1. Harninkontinenz
2. Harndrang mit und ohne Inkontinenz
3. Harnverhalt

Inkontinenz von Harn und Stuhl

Inkontinenzformen und Epidemiologie

Sowohl bei der Harn- als auch bei der Stuhlinkontinenz sind alle Jahrgänge betroffen. Bei Kindern werden die Blasen- und Darmdysfunktion auch **Enuresis** und **Enkopresis** genannt.

Es gibt verschiedene Erscheinungsformen der Harninkontinenz. Für die Blase sind die Belastungsinkontinenz (40 %) sowie die Dranginkontinenz (16 %) die führenden Formen. Sie können auch zusammen auftreten in Form einer Mischinkontinenz (38 %) (Hunskaar et al. 2004). Zu weiteren Formen gehören die Überlaufinkontinenz, die Reflexinkontinenz sowie die extraurethrale Inkontinenz. Diese gilt es zu differenzieren. Die Inkontinenzhäufigkeit nimmt mit dem Alter stark zu (Goepel et al. 2010).

Klinische Tests Differenzialdiagnose

Ein Miktionsprotokoll hilft zur Differenzierung der Inkontinenzform.

Belastungsinkontinenz

Die Belastungsinkontinenz ist gekennzeichnet durch das Symptom „Harnverlust während körperlicher Anstrengung, ohne Harndrang zu verspüren".

Anamnestische Leitfragen

Zu erfragende Begleit- oder Risikofaktoren der Belastungsinkontinenz:
Schwangerschaft, Geburt (Verletzungen, unzureichende Rückbildung), Hormonsituation (wenig Östrogen), Hustenerkrankungen (Asthma, COPD, …), Rauchen, schwere körperliche Arbeit, Sport (Trampolinspringen), angeborene Bindegewebsschwäche, Übergewicht und Ernährung, Verstopfung, Bestrahlung, Operationen (Prostataentfernung, Hysterektomie).

Pathophysiologische Differenzialdiagnosen siehe > Kap. 14.2.

Extraurethrale/Extraanale Inkontinenz

Der Harn- oder Stuhlabgang erfolgt durch andere Öffnungen als die Harnröhre oder den Darm. Die extraurethrale/-anale Inkontinenz kann angeboren oder erworben sein und muss durch einen Facharzt abgeklärt werden.

Eine Fistel ist eine nicht natürlich vorbestehende, röhren- oder röhrennetzartige Verbindung zwischen einem inneren Hohlorgan und anderen Organen oder der Körperoberfläche (z. B. eine Blasen-Scheiden-Fistel oder eine Blasen-Darm-Fistel). Da der Harn oder Stuhl über diese Fisteln ungehindert und ohne einen Verschlussmechanismus abfließen kann, geht kontinuierlich Urin/Stuhl verloren oder es kommt zu postdefäkalem Stuhlschmieren/-abgang. Abszessbildungen sind möglich.

Anamnestische Leitfragen

Zu erfragenden Begleit- oder Risikofaktoren von Fisteln:
Postoperativ, nach Geburt, Chemotherapie oder Bestrahlung, bei chronisch-entzündlichen Erkrankungen (chronische/interstitielle Zystitis, Morbus Crohn, Colitis ulcerosa, Sigmadivertikulitis, …).

Reflexinkontinenz – neurogene Blasendysfunktion

Bei kontinenten Menschen ist die Funktionalität zwischen Sympathikus und Parasympathikus ausgewogen. Für den Blasenverschluss gilt, dass unter Sympathikuseinfluss die Blase in Ruhe und die Harnröhre verschlossen ist.

Bei der Reflexinkontinenz ist dieser empfindliche Mechanismus gestört. Sie ist laut der ICS (International Continence Society) definiert als „Verlust von Urin durch Detrusorhyperaktivität oder durch eine unwillkürliche Entspannung des urethralen Verschlusssystems in Abwesenheit eines Entleerungsdrangs" (Abrams 2005). Teilweise spüren Betroffene eine volle Blase nicht mehr. Die Blasenentleerung erfolgt zum Teil nicht mehr willentlich, sondern als Reflex. Die Folge ist, dass Harn unwillkürlich in unterschiedlichen Intervallen und verschiedenen Mengen abgeht.

Zur Anamnese und Ursachen siehe ➤ Kap. 14.2.3 *Nerven und Psyche*).

Klinische Tests Differenzialdiagnose

Klinisch lässt sich bei Verdacht auf eine supranukleäre Läsion eine reflektorische Detrusorkontraktion möglicherweise mechanisch durch Beklopfen, Husten, Reizung der Hautareale anogenital oder am Oberschenkel provozieren, ggf. ist der Babinski-Reflex positiv.

Harndrang mit und ohne Inkontinenz

Das Syndrom der **überaktiven Blase** oder **Drangblase** (engl.: overactive bladder, OAB) ist nach der Nomenklatur der ICS definiert durch einen „imperativen Harndrang, der die betroffene Person veranlasst, unmittelbar eine Toilette aufzusuchen". Die Miktionsfrequenz muss für die OAB bei mindestens 8 x pro 24 Stunden liegen. Es wird unterschieden zwischen der OAB mit Inkontinenz („OAB wet") und ohne Inkontinenz („OAB dry"). Definitionsgemäß darf einer OAB keine lokale, metabolische, neurologische oder endokrine Pathologie zugrunde liegen. Die Harnmenge in 24 Stunden muss normal sein (max. 2,8 Liter).

Symptome sind Pollakisurie, Nykturie und imperativer Harndrang mit oder ohne Inkontinenz. Die Ursachen einer Drangproblematik können unterhalb der Blase, auf Ebene der Blase oder auf Ebene der neurogenen Afferenz oder Efferenz liegen. Ist eine Obstruktion, wie zum Beispiel bei einer Prostatahyperplasie, die Ursache, kann dies auch eine Drangproblematik im Sinne einer Überlaufinkontinenz verursachen. Zur Differenzialdiagnostik der Ursachen siehe ➤ Kap. 14.2.

Verhalt von Harn oder Stuhl

Detrusor-Sphinkter-Dyssynergie

Die Detrusor-Sphinkter-Dyssynergie (DSD) ist eine Blasenfunktionsstörung, bei der das Zusammenwirken von Blasentonus und Harnröhrenverschlusstonus bei der Blasenentleerung gestört ist. Ursächlich ist eine Dyskoordination im neuromuskulären Zusammenspiel.

Überlaufinkontinenz/Chronische Harnretention

Die Überlaufinkontinenz ist die häufigste Inkontinenzform von Männern. Frauen leiden eher selten daran.

Definitionen

- **Akuter Harnverhalt** = Unfähigkeit, die gefüllte Blase zu leeren
- **Oligurie** = Urinausscheidung unter 500 ml/24 h
- **Anurie** = Urinausscheidung unter 100 ml/24 h; bei der Differenzialdiagnostik ist für die richtige Therapie die Differenzierung zwischen prärenaler, infrarenaler und vor allem postrenaler Anurie wichtig.

FALLBEISPIEL

Ein 65-jähriger Mann ist nach einer Prostatakarzinom-OP mit Lymphadenektomie und Radiatio bei Ihnen wegen Lymphstauungsproblemen in Behandlung. Der Patient berichtet, er habe in letzter Zeit an Gewicht zugenommen, fühle sich schlapp und habe oft Kopfschmerzen. Auf Nachfrage nach seiner Blasenfunktion berichtet er, er könne nicht so gut Wasserlassen, es brauche seine Zeit und er habe das Gefühl, dass er nicht alles herausbekomme. Deshalb habe er schon einen Termin bei seinem Urologen in vier Wochen. Seit einigen Tagen habe er Kopfschmerzen und einen komischen Juckreiz.

Die körperliche Untersuchung ergibt: Abdomen: Palpationsschmerz suprasymphyseal, Perkussionschall gedämpft. Beine: Die Umfangsmaße sind im Vergleich zu den letzten Messungen größer geworden, die verordneten Kompressionsstrümpfe, die initial gut passten, sind nun zu eng. Sie schicken den Patienten zur Toilette zur Miktion. Viel Wasser kann er nicht lassen. Danach palpieren Sie wieder die Harnblase. Diese ist weiterhin gefüllt.

- Was tun Sie?

Sie schicken den Mann sofort in die nächste urologische Notaufnahme mit folgendem Begleitschreiben: V. a. akuten Harnverhalt bei V. a. infravesikaler Blasenobstruktion nach Prostata-Ca.-OP und konsekutiver Bestrahlung.

In der Folge einer **chronischen Harnretention** kann es zur Niereninsuffizienz und Urämie kommen. Urämiesymptome sind allgemeine Mattigkeit, Übelkeit, Erbrechen, Durchfall, Juckreiz, zentralnervöse Störungen (Kopfschmerzen, Somnolenz, Krampfanfall, Parästhesien, Missempfindungen), Herzprobleme (Herzrhythmusstörungen, Herzinsuffizienz, Perikarditis). Durch die aufgehobene Nierenfunktion werden Substanzen wie Kreatinin, Harnsäure, Harnstoff, Natrium, Kalium und schlussendlich Wasser nicht ausgeschieden und verbleiben im Kreislauf. Die Folgen sind Ödeme (vor allem in Beinen, Lunge, Hirn), Übersäuerung und Hyperkaliämie mit lebensbedrohlichen Herzrhythmusstörungen.

CAVE

Harnverhalt/Anurie

Ein Harnverhalt kann mit oder ganz ohne klinische Symptome auftreten. Auch ohne Symptome ist aber ein Harnverhalt mit Anurie ein Notfall, es kann sich ein akutes Nierenversagen oder eine chronische Niereninsuffizienz entwickeln.

14.1.3 Sonstige Symptome und Veränderungen

Senkungsbeschwerden

Senkungsbeschwerden (➤ Abb. 14.1) äußern sich oft als Druck- oder Zuggefühl oder als unangenehmes Gefühl, weil da „was sei" oder „was störe". Senkungsbeschwerden sind nicht unbedingt Schmerzen, kommen oft vor und sind ein wichtiges physiotherapeutisches

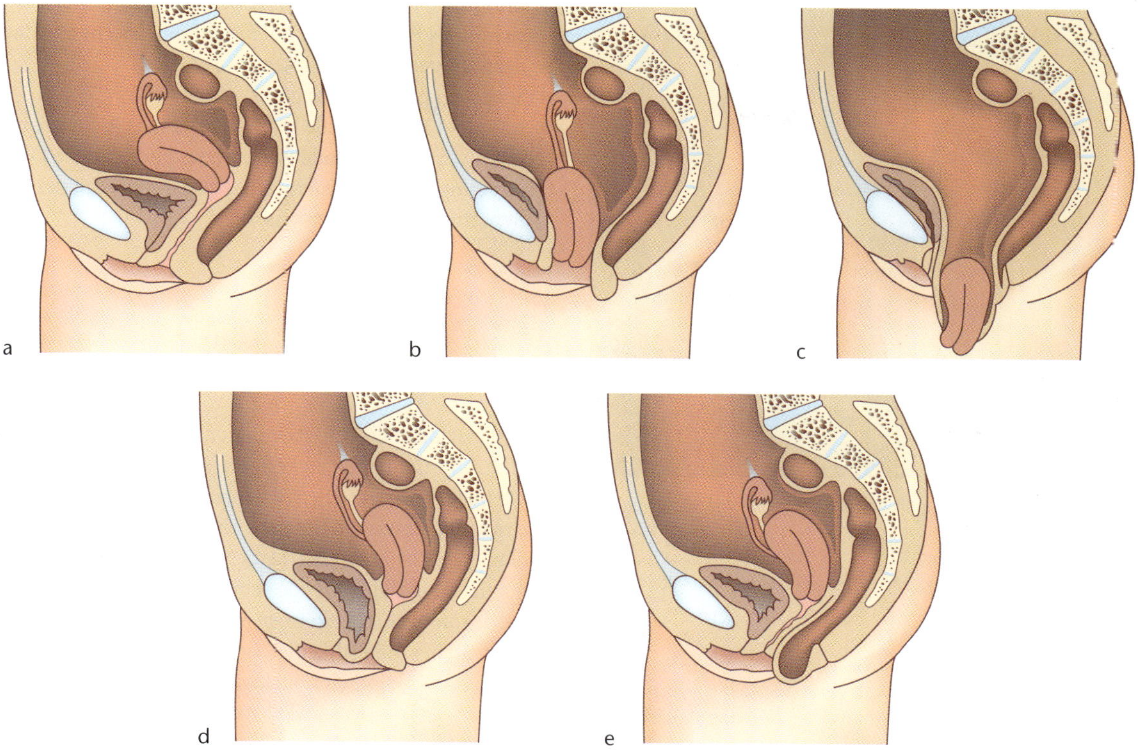

Abb. 14.1 Senkungen im Beckenboden. [R384] (a) zeigt einen normalen Befund im Beckenboden. Hinter der Symphyse liegen Blase, Uterus und Darm in normaler Topografie. (b) zeigt eine Uterussenkung, (c) einen sehr ausgeprägten Prolaps, (d) eine Senkung der Blase und (e) eine Senkung des Darms.

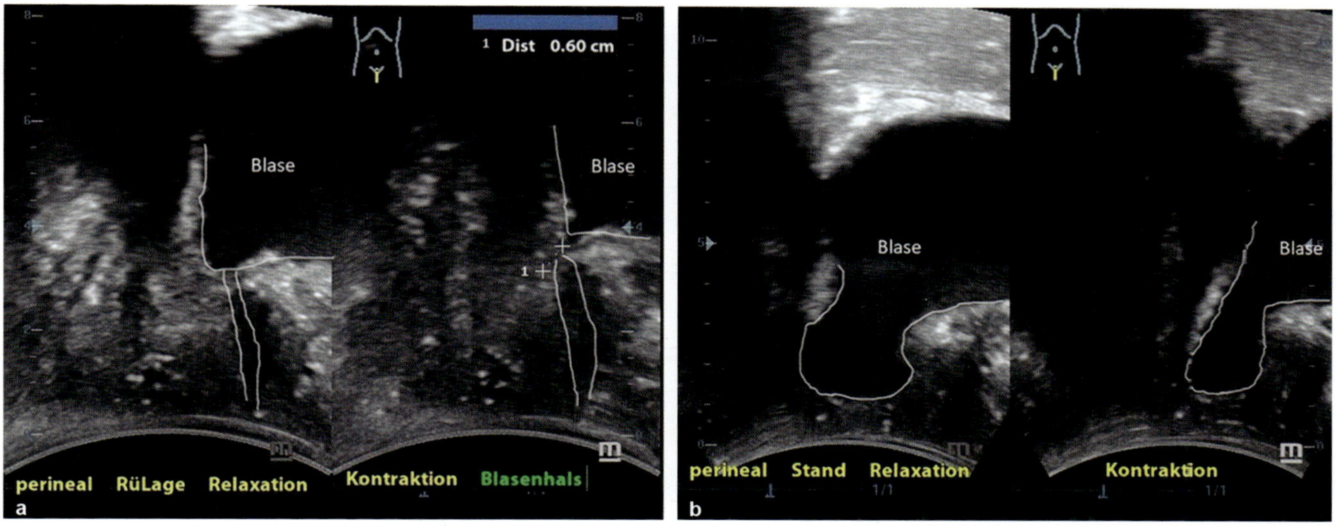

Abb. 14.2 Blasensenkung im Stehen. Die Abbildungen zeigen Ultraschallaufnahmen einer Frau in Bildrichtung von perineal-sagittal (mit freundlicher Genehmigung von A. Köwing). [O719]
a) Rückenlage, Doppelbild in Ruhe/Relaxation und bei Kontraktion. Es zeigt sich eine gute Beckenbodenfunktion der Muskulatur, die zu einer Hebung des Blasenhalses von 6 mm Bewegungsweg führt.
b) Zustand im Stehen in Ruhe/Relaxation und bei Kontraktion: Hier zeigt sich in Ruhe/Relaxation und bei Kontraktion eine Senkung, die auch durch Kontraktion nicht mehr effektiv mit einer Hebung des Blasenhalses behoben werden kann (Sanduhrphänomen).

Thema, deswegen sind Senkungsbeschwerden gut von Schmerzen zu differenzieren. Die Beschwerden treten oft abhängig von Belastungen und Tageszeiten auf und sind im Stehen und Gehen ausgeprägter als im Liegen (➤ Abb. 14.2).

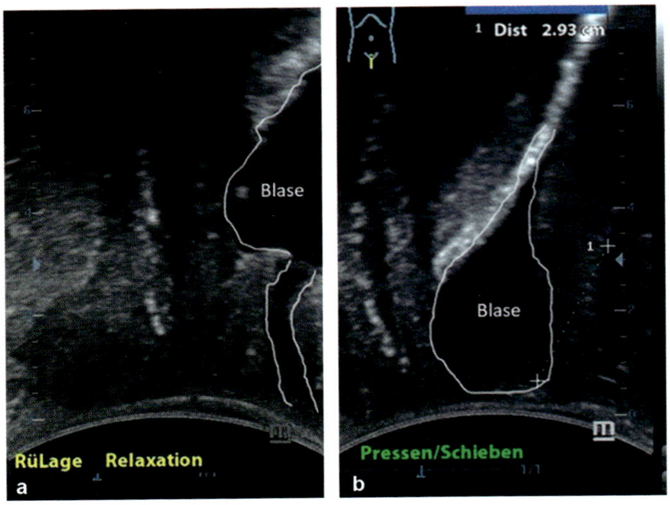

Abb. 14.3 Traktionszystozele (mit freundlicher Genehmigung von A. Köwing). [O719]
(a) zeigt die Blase in Ruhe/Relaxation und
(b) die Blase unter Bauchdruckerhöhung beim Pressen im Ultraschallbild in der Perspektive von perineal-sagittal.

Descensus genitalis

Als Descensus genitalis wird das Tiefertreten der Scheide und des Uterus bezeichnet. Das Tiefertreten bis zum Hymenalsaum wird im deutschsprachigen Raum allgemein als **Deszensus,** ein Tiefertreten über den Hymenalsaum hinaus als **Prolaps** definiert. Einteilung in Grad I–IV.

Zelen (Aussackungen)

Verschiedene Organe können im Becken eine sogenannte Zele entwickeln. Vor allem bei Frauen nach Schwangerschaft und Geburt sind diese Senkungsprobleme ausgeprägt, da die Scheidenregion mit dem Hiatus genitalis eine Schwachstelle des Beckenbodens darstellt. Zelen können weiter differenziert werden (➤ Kasten) und treten oft erst bei Bauchdruckerhöhungen zum Vorschein.

Formen von Zelen

- **Zystozele:** Senkung der Blase in Richtung Scheide
  - Bei einer **Traktionszystozele** senkt sich der Blasenhals und der Blasenboden (➤ Abb. 14.3).
  - Bei einer **Pulsionszystozele** senkt sich nur der Blasenboden.
- **Enterozele:** Aussackung des Dünndarms zwischen hinterer Vaginalwand und Enddarm
- **Rektozele:** Aussackung des Enddarms auf die hintere Vaginalwand

14.1.4 Symptombezogene Red Flags

Während bei den bisher beschriebenen Beschwerden die Sinnhaftigkeit einer Physiotherapie nicht ausgeschlossen ist, gibt es doch weitere Symptome im Bereich des Beckenbodens, die initial immer einer Abklärung durch einen Arzt bedürfen. Diese Symptome oder Veränderungen sind:

- Sichtbare Veränderungen im Gewebe: z. B. Haut, Umfangsvermehrung, die nicht durch Ernährung erklärt ist
- Blutungen jeglicher Art: z. B. Schmier- und Zwischenblutungen, sichtbares Blut im Urin oder Stuhl, übelriechender Ausfluss
- Schaumiger Urin (= Proteinurie)
- Schmerzen bei Schwangeren
- Impotenz und sexuelle Dysfunktionen: z. B. Priapismus, Klitorismus, Sterilität, Hodenschmerzen und sexuelle Dysfunktionen mit einigen Ausnahmen (z. B. Dyspareunie auf dem Boden eines hypertonen Beckenbodens)

14.2 Pathophysiologie und Differenzialdiagnosen

Differenzialdiagnostisch ist es eine enorme Aufgabe, alle Erkrankungen und Zusammenhänge zu kennen, die auf den Unterbauch und den Beckenboden wirken. Hierfür haben Mediziner unterschiedliche Facharztrichtungen wie die Bereiche Urologie, Gynäkologie, Geburtshilfe, Proktologie. Ein differenziertes Screening für alle mögliche Erkrankungen aufzubauen und auf alles einzugehen, würde den Umfang dieses Kapitels sprengen. Hier können daher nur die Grundlagen differenzialdiagnostischer Möglichkeiten für Funktionsstörungen wie Schmerzen, Harnverhalt/-inkontinenz, Jucken, Brennen, Taubheit dargelegt werden.

14.2.1 Immun- und Hormonsystem

Das Immunsystem besteht aus unseren Abwehrzellen, die vornehmlich in Blut und Lymphe durch unseren Körper zirkulieren und externe oder interne Erreger abwehren oder auch sich durch Fehlsteuerung gegen körpereigene Strukturen richten (➤ Kap. 10).

Eng mit dem Immunsystem in Zusammenhang steht unser Hormon- und Enzymsystem (➤ Kap. 11). Auch hier kann es durch externe und interne pathophysiologische Prozesse zu Schmerzen und Dysfunktionen im Beckenbereich kommen. Diese immunologischen und Stoffwechselprozesse gehen nicht selten auch mit Entzündungen des Gewebes einher (➤ Tab. 14.1).

Leitfragen und Befunde zu immunologischen Erkrankungen

Anamnestische Leitfragen

Anamnestisch können folgende Fragen auf Red-Flag-Symptome hinweisen:

- Allgemeinzustand: Fieber, Nachtschweiß, Gewichtsverlust, Abgeschlagenheit (Tumor)
- Schmerzen oder Entzündungszeichen in anderen Gelenken (Rheuma)
- Ausbleiben der Mensis (Schwangerschaft)
- Zyklusabhängige Schmerzen (Endometriose)
- Verdauungsbeschwerden
- Unverträglichkeiten (Darm)
- Vorgeschichte: Sind o. g. Erkrankungen bekannt oder in Behandlung?

Tab. 14.1 Pathophysiologische Ursachen immunologischer Art

Einteilung nach Ort / *Einteilung nach Genese*	Vorderes Kompartiment (Harnröhre, Blase, Prostata, Penis)	Mittleres Kompartiment (Uterus, Ovarien, Vaginalbereich)	Hinteres Kompartiment (Rektum, Analbereich)
Immunologisch (Blut, Lymphe, Abwehrzellen, …)	Tumore und Metastasen	Tumore und Metastasen	Tumore und Metastasen
			Ekzeme
Rheumatologische Erkrankungen (auch Vaskulitiden, Sklerodermie, Dermatomyositis)	Morbus Reiter	Morbus Behçet	Morbus Crohn, Colitis ulcerosa, Morbus Bechterew (ISG)
Stoffwechsel (Hormone, Hyperplasie, Enzyme, Schwangerschaft)	Steine (Blase, Harnleiter), benigne Prostatahyperplasie (BPH)	Verkalkte Drüsen, eingeblutete, stielgedrehte, rupturierte Zysten	Kotsteine, Intoleranzen und Unverträglichkeiten
Östrogenreduktion	Postmenopausale Schleimhautatrophie	Postmenopausale Schleimhautatrophie	Postmenopausale Schleimhautatrophie
Sonstige	Endometriose	Endometriose	Endometriose

Tab. 14.2 Pathophysiologische Ursachen von Entzündungen und Verletzungen

Einteilung nach Ort / *Einteilung nach Genese*	Vorderes Kompartiment (Harnröhre, Blase, Prostata, Penis)	Mittleres Kompartiment (Uterus, Ovarien, Vaginalbereich)	Hinteres Kompartiment (Rektum, Analbereich)
Entzündlich (bakteriell, viral, Pilze, …)	Infekte, Interstitielle Zystitis (atyp.)	Fisteln	Abszesse, Fissuren
Auch sexuell übertragbare Infektionen (Chlamydien, Lues, HIV, …)	Alle Organe, auch Haut und Schleimhaut (-itis, -mykose)		
Mechanisch (Östrogenmangel/zu starke Druckbelastung)	Honeymoon-Zystitis, Zystitis	Unsachgemäßge Pessarverwendung	
Mechanisch (Verletzungen, fasziale Vernarbungen) *- nach OP* *- nach Geburt* *- nach Verletzungen*	Verminderte Blasencompliance	Gewalt, Missbrauch	Fissuren, Prellungen, Frakturen Hämorrhoiden, Prolaps, Stenosen Sphinkterdefekte, Analverkehr
Genetisch	Fehlanlage (Atresie, Spina bifida, …)	Fehlanlage (Atresie, Spina bifida, …)	Fehlanlage (Atresie, Spina bifida, …)

Im Beckenbodenbefund können vor allem Hautveränderungen: (Ekzeme, Aphthen, …), Palpationsschmerzen lokal (nicht muskulär) auf Red Flags hinweisen.

CAVE

Schwangerschaft

Bei Frauen im gebärfähigen Alter bei Unterbauch- oder Leistenschmerzen auch an Schwangerschaft denken (insbes. Eileiterschwangerschaft).

14.2.2 Entzündungen und Verletzungen

Entzündungen können viraler, bakterieller und mechanischer Genese sein und alle Organe im kleinen Becken betreffen. Auch Infektionen durch Pilze können Schmerzen oder Dysfunktionen bewirken (➤ Tab. 14.2).

Strukturelle und funktionelle Folgen – Obstruktion

Eine Entzündung kann zu einer Obstruktion eines Gewebes, eine Obstruktion kann zu Harn-/Stuhlverhalt oder zu einer Überlaufinkontinenz oder zu Schmerzen führen.

Als Obstruktionsursachen kommen auch infrage: Harnsteine in der Blase, Harnröhrenstenose, -striktur, -entzündung (u. a. Gonorrhö), Prostatahypertrophie (benigne) und Prostatakarzinom, Prostatitis, Operation (Prostata, Netze und Bänder [z. B. Tension-free Vaginal Tape, TVT]), Gebärmuttersenkung mit „Quetschhahnphänomen", Myom, Harnsteine in der Harnröhre, Blasenhalstumor, Harnröhrenklappe, - divertikel, -polypen, -prolaps, Phimose (Vorhautverengung), Lichen sclerosus et atrophicus, Detrusorblockade postoperativ/postpartal (Sectio, PDA) nach spinaler/epi-/periduraler Anästhesie, neurogene Erkrankungen mit Hyperaktivität des N. pudendus oder Minderinnervation des N. pelvicus (Bandscheibenvorfall, multiple Sklerose, Detrusor-Sphinkter-Dyssynergie mit muskulärem Hypertonus der Beckenbodenmuskulatur), Tumor oder Prolaps im Rektumbereich.

Leitfragen und Befunde zu Entzündungen

Anamnestische Leitfragen

Anamnestisch können folgende Faktoren auf Red-Flag-Symptome für Entzündungen und Verletzungen hinweisen:
- Verletzungen, Operationen, Geburten
- Postmenopausale Östrogenreduktion und sexuelle Praktiken
- Die Frage nach der Gesundheit des Sexualpartners ist unter medizinischem Aspekt bei Einordnung von speziellen Konstellationen sicherlich richtig, aber aus Sicht eines Physiotherapeuten eher wagemutig.
- Vorgeschichte: Sind o. g. Erkrankungen bekannt oder in Behandlung?

Im Beckenbodenbefund können folgende Auffälligkeiten auf Red Flags hinweisen:
- Hautveränderungen (z. B. Narben), lokale Entzündungszeichen
- Unspezifische Schmerzen
- Im Miktionsprotokoll nur kleine Harnvolumina

14.2.3 Nerven und Psyche

Da der Beckenboden sowohl vom vegetativen Nervensystem (Sympathikus und Parasympathikus) als auch vom willkürlichen System (N. pudendus) innerviert ist, ist hier aus diagnostischer und therapeutischer Sicht eine intensive Betrachtungsweise erforderlich. Da Nerven häufig als Nerven und Gefäßbündel verlaufen, wird in diesem Kontext die Durchblutung gleich mitbeleuchtet. Nervenschädigungen können aus lokalen Entzündungen oder Durchblutungsstörungen oder aus zentralen Erkrankungen resultieren.

Neuronale lokale Ursachen

Lokale neuronale Schäden können peripher des sakralen Miktionszentrums oder im sakralen Miktionszentrum S2–S4 liegen.
- Periphere Schädigung: Auswirkung ist eine Detrusorhyperreflexie mit erhöhter Miktionsfrequenz (= autonome Blase).
- Schädigung im Miktionszentrum: hypotone Blase und verminderte Innervation der somatischen Beckenbodenmuskulatur.

Ursächlich kann eine Überdehnung des N. pudendus zugrunde liegen (durch Obstipation und Pressen beim Stuhlgang, Schwangerschaft, vaginale Geburten, DM, PNP, Operationen/Verletzungen im kleinen Becken, …).

Neurogene Kompression/Entzündungen oder periphere Erkrankungen können zu Spastik und/oder Parese des Detrusors, des Levator ani oder der Sphinkteren führen.

Eine funktionelle oder strukturelle Durchblutungsstörung der Gefäße im kleinen Becken (z. B. bei pAVK, Diabetes mellitus) ist bei Anismus, Vaginismus (Dyspareunie) zu erwägen. Ramakers und van Lunsen 2012 beschreiben, dass bei einem dysharmonischen Sexualleben ohne Orgasmus eine insuffiziente Blutfüllung der Gefäße im kleinen Becken bzw. eine schmerzhafte klonische (statt dynamische) Kontraktion auf dem Boden eines muskulären Hypertonus vorhanden ist.

FALLBEISPIEL

(Aus der Sendung: Abenteuer Diagnose, EinsPlus, 02.10.2011)
Inhaltsangabe: Bei der Fahndung nach der rettenden Diagnose geht es in der Medizin zu wie in einem Kriminalfall. Und das oft unter großem Zeitdruck. So auch im Fall von Dieter L.: Innerhalb kürzester Zeit bekommt der rüstige Rentner enorme Probleme mit dem Gedächtnis. „Alzheimer" heißt der erste, schreckliche Verdacht. Doch plötzlich versagen auch noch seine Beine ihren Dienst, dann verliert er die Kontrolle über die Blase. Während die Ärzte immer verzweifelter nach der Ursache der Erkrankung fahnden, muss die Familie machtlos zusehen, wie Dieter L. immer schwächer wird. Dann die überraschende Lösung: Der rettende Hinweis kommt aus dem Universitätsklinikum Greifswald.
- Welche dringende Verdachtsdiagnose liegt hier vor?
- Welcher Facharzt sollte aufgesucht werden?
- Welche Diagnostik sollte zügig eingeleitet werden?

Aufgrund der Symptomentrias kognitive Verschlechterung + Gangunsicherheit/Sturzneigung + Inkontinenz (Reflex- oder Dranginkontinenz) besteht der dringende Verdacht auf einen Normaldruckhydrozephalus. Ein Neurologe oder eine neurochirurgische Abteilung muss aufgesucht werden. Diagnostisch ist ein cCT oder cMRT erforderlich. Hier werden die erweiterten Liquorräume sichtbar. Therapie: therapeutische Liquorpunktion/-drainage (Spinal Tap Test), ggf. ventrikuloperitoneale oder -atriale Shuntoperation.

Zentrale Ursachen

Wichtige Ätiologien und Häufigkeiten supranukleärer Läsionen oberhalb von S2 mit Detrusorüberaktivität (DÜ) und Detrusor-Sphinkter-Dyssynergie (DSD) finden sich in den aktuellen Leitlinien wie folgt (AWMF 2020):
- Detrusorüberaktivität mit den Symptomen: Pollakisurie, Nykturie, häufiges bis ständiges und äußerst unangenehmes Harndranggefühl (Urgency) bis zur Ausbildung einer Dranginkontinenz. Epidemiologie: Zentrale degenerative Erkrankungen wie Morbus Parkinson (27–70 % der Patienten, in Abhängigkeit vom Krankheitsstadium), multiple Sklerose (50–90 % nach längerem Krankheitsverlauf), demenzielle Syndrome (10–90 % in Abhängigkeit von Ätiologie und Krankheitsstadium), zerebrovaskuläre Ereignisse (20–50 %).
- Detrusor-Sphinkter-Dyssynergie mit den Symptomen: häufig unterbrochener Harnstrahl und Startschwierigkeiten. Epidemiologie: Klassischerweise Folge einer Rückenmarksverletzung, aber auch bei Patienten mit Multisystematrophie (bis zu 50 %) sowie multipler Sklerose (6–30 %) oder konnatal (ca. 50 % der Patienten, z. B. bei Myelomeningozele).
- Hypokontraktiler Detrusor mit den Symptomen: schwacher Harnstrahl, Restharngefühl, rezidivierende Harnwegsinfektionen. Epidemiologie: Polyneuropathie (20–40 %), Bandscheibenprolaps (6–18 %), Erkrankungen des kleinen Beckens, Guillain-Barré-Syndrom (30 %), CIDP, multiple Sklerose (bis zu 20 %), iatrogen nach Operationen (vor allem nach Rektumresektion und Hysterektomie bei 10–60 %).

Auch der Normaldruckhydrozephalus (50 %) (Kiefer und Unterberg 2012) stellt eine Ursache dar.

CAVE
Eine Beckenbodendysfunktion kann eine Erstmanifestation einer neurologischen Erkrankung darstellen. Bitte hier die erweiterte neurologische Anamnese beachten!

Psychische Ursachen und Symptome

Sowohl bei Männern als auch Frauen finden sich Einflüsse von der Psyche auf den Beckenboden, wie zum Beispiel Stress jeglicher Art, auch in Form von Partnerproblemen, Sexualproblemen, Gewalt, Missbrauch und Konflikten. Aus psychosomatischer Sicht wird eine Harninkontinenz bei Frauen häufig als Ausdruck von psychischen (z. B. Stress) oder psychosozialen Problemen angesehen, die oft mit vielfältigen anderen Störungen, z. B. Schmerzen beim Geschlechtsverkehr, Rückenproblemen und Kopfschmerzen, verbunden sind (Niederstadt et al. 2007).

Menschen mit chronischen Schmerzen leiden in der Regel oft stark unter gleichzeitigen psychischen Erkrankungen wie Depression, Angstzuständen, Persönlichkeitsstörungen und/oder Medikamentenge- und -missbrauch (Kaplan et al 1994). Eine mögliche Erklärung für die spezifische Lokalisierung von Schmerzsyndromen im Unterleib und Becken ergibt sich daraus, dass nachweislich die Hyperaktivität des Beckenbodens als das Konditionieren eines funktionellen Abwehrmechanismus gegen Bedrohung zu verstehen ist (van der Velde und Everaerd 2001). Mit der Definition des Syndroms des hyperaktiven Beckenbodens (engl.: hyperactive pelvic floor syndrome, HPFS) wurde aufgrund einer Durchsicht verfügbarer wissenschaftlicher Daten und gestützt auf klinische Beobachtungen ein konzeptioneller theoretischer Rahmen zum Verständnis der Pathogenese von Problemen mit hyperaktivem Beckenboden geschaffen (van Lunsen und Ramakers 2002). Somit ergeben sich Empfehlungen zum Umgang mit Beckenbodenschmerzen und -dysfunktionen (Carriere 2012; siehe auch Website der Deutsche Gesellschaft für Psychosomatische Frauenheilkunde, www.dgpfg.de).

14.2.4 Medikamentös bedingte Symptome

Da der Beckenbodenbereich einer Fülle von synaptischen und stoffwechselphysiologischen Vorgängen unterworfen ist, kann dieses System durch eine Vielzahl von Medikamenten auch beeinflusst werden.

Ursächlich spielen hier folgende Erkrankungen und deren Medikation eine Rolle: Bluthochdruck, Schmerzen, Depression, Angst, Schlafstörungen, Parkinson. Eine Zuordnung zu den erhobenen Befunden kann mittels der Wirkbeschreibung der einzelnen Medikamente gelingen. Im Nebenwirkungsspektrum zeigen sich Inkontinenz, Drang und/oder Verhalt.

14.2.5 Prozedere

Welcher Patient ist für eine Behandlung im First Contact geeignet?

Bei Schmerzen und Dysfunktionen im Beckenbereich sollte immer dann eine ärztliche Abklärung erfolgen, wenn keine Befunde und Diagnosen vorhanden sind, wo physiotherapeutische Kompetenz ursächlich verändern oder begleitend unterstützen kann oder nicht alleinig heilbringend ist – mit anderen Worten: wenn die Therapie nicht den Erfolg bringt, den sie haben sollte. Aber wann ist der richtige Zeitpunkt? Nach der Anamnese, nach der Untersuchung, nach wieviel Therapien? Und: Welcher Arzt ist der richtige? Als grundsätzliche Empfehlung gilt: Bitte primär immer zum Hausarzt (oder in die Notaufnahme) schicken, dennoch bereits auf den Fachbereich verweisen.

- V. a. lokales Geschehen = Urologe/Gynäkologe/Proktologe
- V. a. systemisches Geschehen = Rheumatologe/Internist/Orthopäde/Physikalische und Rehabilitative Medizin/Neurologie

Reflexionsfragen

1. Was ist bei der Befunderhebung am Beckenboden aus physiotherapeutischer Sicht zu beachten?
2. Welche Leitfragen sind zur Tumordifferenzialdiagnostik zu stellen?
3. Was sind Hauptursachen bei Flankenschmerzen, die einer sofortigen ärztlichen Abklärung bedürfen?
4. Was sind Risikofaktoren für Schmerzen (analoge Frage zu Inkontinenz und Harnverhalt), die zu einer physiotherapeutischen Behandlung führen können und bei welchen Erkrankungen treten dieses Symptome auch auf, die aber einer ärztlichen Abklärung bedürfen?

LITERATUR

Abrams P, Cardozo L, Khoury S, Wein A (2005): Incontinence, Basics and evaluation, Vol 1, edition 2005: http://www.icsoffice.org/Publications/ICI_3/v1.pdf/chap10.pdf

AWMF. Epidemiologie, Diagnostik, Therapie, Prävention und Management unkomplizierter, bakterieller, ambulant erworbener Harnwegsinfektionen bei erwachsenen Patienten. S3-Leitlinie Nr. 043/044, Aktualisierung 04/2017. https://register.awmf.org/assets/guidelines/043-044k_S3_Harnwegsinfektionen_2017-05.pdf.

AWMF. Chronischer Unterbauchschmerz der Frau. 2k-Leitlinie Nr. 016/001, Version 05/2022. https://register.awmf.org/assets/guidelines/043-044k_S3_Harnwegsinfektionen_2017-05.pdf.

AWMF. Diagnostik und Therapie von neurogenen Blasenstörungen. S1-Leitlinie Nr. 030/121, Version 06/2020. https://register.awmf.org/assets/guidelines/030-121l_S1_Diagnostik-Therapie-Neurogene-Blasenstoerungen_2020-06.pdf.

Hunskaar S, Lose G, Sykes D, Voss S. The prevalence of urinary incontinence in women in four European countries. BJU International 2004; 93(3): 324–330.

Kaplan HI, Sadock BJ, Grebb JA. Kaplan's and Saddock's Synopsis of Psychiatry. 7th ed. Baltimore: Williams and Wilkins, 1994.
Kiefer M, Unterberg A. Differenzialdiagnose und Therapie des Normaldruckhydrozephalus, Dtsch Arztebl 2012; 109(1–2): 16–26.
Niederstadt C, Gabler E, Füsgen I. Harninkontinenz. Gesundheitsberichterstattung des Bundes, Heft 39. Berlin: Robert Koch Institut/Statistisches Bundesamt, 2007. https://edoc.rki.de/bitstream/handle/176904/3191/26Herxag1MT4M_31.pdf?sequence=1&isAllowed=y.
Ramakers MJ, van Lunsen RHW. Psychosoziale Einflüsse. In: Carrière B (Hrsg). Beckenboden. 2. A. Thieme 2012.
van Lunsen HW, Ramakers MJ (2002): The hyperactive pelvic floor syndrome (HPFS). Psychosomatic and psycho-sexual aspects of hyperactive pelvic floor disorders with co-morbidity of uro-gynaecological, gastro-intestinal and sexual symptomatology. Acta Endoscopia 2002; 32(3): 275–285.
van der Velde J, Everaerd W. The relationship between involuntary pelvic floor muscle activity, muscle awareness and experienced threat in women with and without vaginismus. Behav Res Ther 2001; 39: 395.

WEBLINKS

Arbeitsgemeinschaft der Wissenschaftlichen Medizinischen Fachgesellschaften (AWMF). Leitlinien: Belastungsharninkontinenz der Frau/Chronischer Unterbauchschmerz/Descensus genitalis/Endometriose/Unkomplizierte Harnwegsinfektionen/Neurogene Blasenstörungen/Überaktive Blase. www.awmf.org.
Goepel M, et al. Urinary incontinence in the elderly. Dtsch Arztebl Int 2010; 107(30): 531–536. https://www.aerzteblatt.de/archiv/77668/Harninkontinenz-im-Alter.
Deutsche Gesellschaft für Psychosomatische Frauenheilkunde: www.dgpfg.de.
Kassenärztliche Vereinigung Sachsen Anhalt.
https://www.kvsa.de/fileadmin/user_upload/PDF/Praxis/Verordnungsmanagement/Diagnosestatistiken/20120913_Report_Gynaekologen_20111.pdf.
Robert Koch Institut: https://www.rki.de/DE/Content/Gesundheitsmonitoring/Gesundheitsberichterstattung/GBEDownloadsB/frauenbericht/05_Gesundheit_aelterer_Frauen.pdf?__blob=publicationFile.

WEITERFÜHRENDE LITERATUR

Carrière B. Beckenboden. 2. A. Stuttgart: Thieme, 2012.
Kiechle (2011): Gynäkologie und Geburtshilfe, Elsevier, 2011, 2. Auflage
Henscher U. Physiotherapie in der Gynäkologie. 1. A. Thieme, 2022.
International Continence Society: http://www.icsoffice.org/Publications/Publications.aspx.
Zwergel U. Facharztprüfung Urologie. 1. A. Elsevier, 2008.

KAPITEL

15 Psyche und Psychosomatik

Tobias Erhardt

Lernziele

Nach Durcharbeiten dieses Kapitels wird der Leser
- entscheiden können, ob eine ärztliche Abklärung notwendig oder eine physiotherapeutische Behandlung erlaubt ist,
- die Psychologie als wichtige Bezugswissenschaft der Physiotherapie erkennen,
- Grundbegriffe der Psychologie und Psychiatrie verstehen,
- ein Verständnis für psychische und psychosomatische Störungen entwickeln,
- neue Handlungsstrategien im Umgang mit klinischen Patienten einsetzen können,
- ein Verständnis für die bio-psycho-soziale Perspektive entwickeln,
- die Wichtigkeit einer partizipativen Entscheidungsfindung verstehen.

15.1 Psychologie als Bezugswissenschaft der Physiotherapie

Die Psychologie ist eine *Bezugswissenschaft* der Physiotherapie (➤ Abb. 15.1). Dabei geht es um die Bedeutung für den theoretischen Diskurs, die Theorie- und Modellbildung sowie die physiotherapeutische Praxis (Bollert et al. 2009). Um beim physiotherapeutischen Erstkontakt ein Sachproblem zu lösen, müssen Therapeuten die Psychologie und Psychiatrie kennen. Sie können dadurch ihre klinischen Entscheidungen und Interventionen fundierter begründen.

Die Psychologie ist eine Bezugswissenschaft der Physiotherapie.

Was ist Psychologie?

Die Psychologie ist eine eigenständige empirische Wissenschaft. Sie forscht nach allgemeinen Gesetzmäßigkeiten psychischer Strukturen und Prozesse. Dadurch vereint sie Elemente der Geisteswissenschaften, Sozial- bzw. Naturwissenschaften. Die Psychologie ist definiert als *„wissenschaftliche Untersuchung des Verhaltens von Individuen und ihren mentalen Prozessen“* (Gerrig 2015). Fetchenhauer (2017) beschreibt sie als Lehre vom Erleben und Verhalten des Menschen. Damit sind beobachtbare und nichtbeobachtbare Aktivitäten des Menschen gemeint: Berühren, Sprechen, Lachen, die Kontraktion von Skelettmuskulatur und die Herztätigkeit sind Beispiele dafür. Zum Verhalten gehören Gewohnheiten wie Bewegung und Ernährung (Lisbach und Zacharopoulus 2007).

Die Physiotherapie orientiert sich an den Organ- und Funktionssystemen des Menschen und integriert das Erleben und Verhalten in ihr *„Neues Denkmodell“* (Hüter-Becker 2005). Physiotherapeuten erkennen im klinischen Erstkontakt Abweichungen von Verhalten. Sie konstatieren, ob eine Behandlung möglich, kontraindiziert oder eine vorherige ärztliche bzw. psychologische Abklärung erforderlich ist. ➤ Abb. 15.2 gibt eine Übersicht über die Funktionskreise, in denen Physiotherapie ihre Wirkung entfaltet.

Physiotherapeuten orientieren sich am Erleben und Verhalten des Menschen. Sie erkennen, ob eine Behandlung möglich, kontraindiziert oder eine vorherige ärztliche bzw. psychologische Abklärung erforderlich ist.

Ziele der Psychologie

Der Mensch wird von inneren und äußeren Faktoren geprägt. *„Denn was innen, das ist außen“* (Bischof 2014). Die Analyse des menschlichen Denkens, Fühlens und Handelns gelingt, wenn die inneren Ereignisse nach außen gelangen. Neben genetischen, neurologischen und physiologischen Faktoren ist die Wechselwirkung mit der Umwelt von besonderer Bedeutung. Das Ziel der Psychologie ist die Offenlegung mentaler Prozesse. Dadurch verstehen wir den Menschen besser. Beobachtung, Beschreibung, Erklärung, Vorhersage und Kontrolle von Verhalten sind die Grundlagen psychologischen Handelns.

Das Ziel der Psychologie ist die Offenlegung mentaler Prozesse.

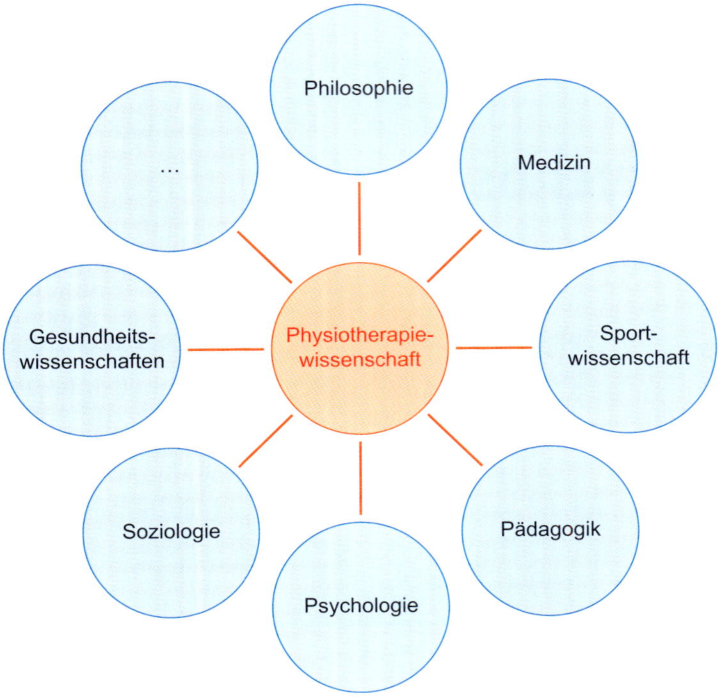

Abb. 15.1 Potenzielle Bezugswissenschaften einer zu etablierenden Physiotherapiewissenschaft (aus Bollert et al. 2009). [F842-003, L231]

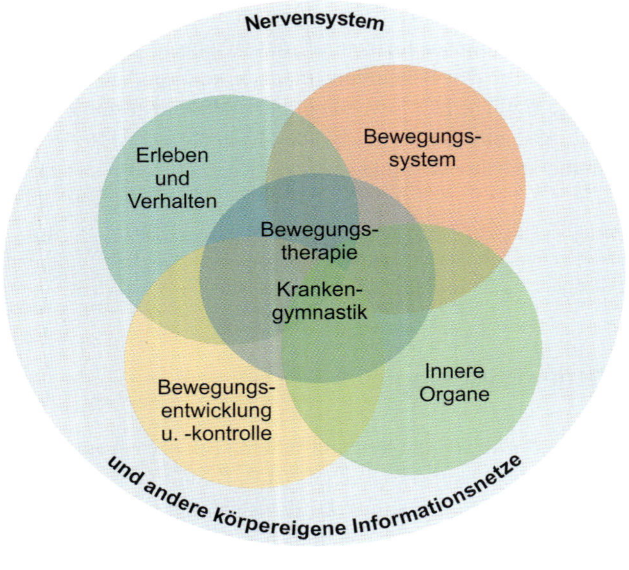

Abb. 15.2 Funktionskreise, in denen Physiotherapie wirkt. [L231]

Wichtige psychologische Grundbegriffe

Um den Menschen besser zu verstehen, ist es Psychologen wichtig, das Individuum im Kontext seiner physischen und sozialen Umwelt zu betrachten. **Verhalten, Wahrnehmung, Bewusstsein, Lernen, Motivation** und **Emotion** sind wichtige Grundbegriffe der Psychologie, Was steckt dahinter? Welche Bedeutung können sie für Physiotherapeuten haben?

Verhalten

Aktivitäten, durch die sich der Organismus an seine Umwelt anpasst.

FALLBEISPIEL

In die Praxis kommt ein 29-jähriger Mann, der seit sechs Monaten an Schmerzen in der Lendenwirbelsäule leidet. Er ist zurzeit ohne Beschäftigung und wohnt noch bei seinem 62-jährigen Vater. Dieser wurde vor 10 Jahren wegen chronischer Rückenschmerzen in der LWS vorzeitig berentet. Nach Aussagen des Sohnes hat der Vater ob seiner Beschwerden schon lange resigniert und sich mit der Erkrankung abgefunden. Es fehlen ihm adäquate Bewältigungsstrategien im Umgang mit seinen Rückenschmerzen.
Während der Funktionsuntersuchung und des Clinical-Reasoning-Prozesses integriert der Physiotherapeut diese Informationen in seine Entscheidungsfindung. Der Sohn scheint dem Risiko ausgesetzt, durch Nachahmungslernen Teile des väterlichen Verhaltens als führende Symptome zu übernehmen. Verhaltensaspekte wie Motivation und positive Verstärkung sind dem Physiotherapeuten bei der weiteren Behandlung des 29-jährigen Mannes deshalb besonders wichtig.

Wahrnehmung

Objekte und Ereignisse begreifen, sie sinnlich empfinden und identifizieren.

FALLBEISPIEL

Der 54-jährige Patient aus Lateinamerika spricht beim Erstkontakt von intermittierenden Kopf-, Gehirn- und Seelenschmerzen. Der Physiotherapeut berücksichtigt in seinem Denkprozess die detaillierte Schmerzwahrnehmung und deren Schilderung von Menschen aus anderen Kulturkreisen. „*Pain is a ubiquitous feature of human experience*" (Kleinmann et al. 1992). Der Schmerz kann auf unterschiedlichen analytischen Ebenen als Leitsymptom wahrgenommen werden. Er muss dort fachspezifisch untersucht, identifiziert und behandelt werden.

Bewusstsein

Zustand des Erkennens von inneren Ereignissen und der äußeren Umwelt.

FALLBEISPIEL

Eine 46-jährige Patientin kommt nach einem vorderen Kreuzbandriss am rechten Knie und einer operativen Versorgung in die Praxis. Sie ist zeitlich und räumlich orientiert, reflektiert den Sachverhalt sehr detailliert, reagiert adäquat auf Ansprache, zeigt eine klare Denkfähigkeit sowie ein erwartetes Handlungsvermögen. Sie ist sich der Notwendigkeit einer Physiotherapie bewusst, ist motiviert und bringt sich aktiv in den Therapieprozess ein. Der Physiotherapeut beginnt nach Untersuchung und gemeinsamer Entscheidungsfindung mit der individuellen Behandlung der Patientin.

Lernen

Erfahrungsgeleiteter Prozess, der in eine Veränderung des Verhaltens übergeht.

FALLBEISPIEL

Eine 59-jährige Verkäuferin hat Schmerzen in der linken Hüfte. Es wurde eine primäre Koxarthrose diagnostiziert. Die Patientin muss in ihrem Arbeitsalltag lange stehen. Das ist ihr unangenehm. Der Physiotherapeut führt in der Praxis eine Funktionsuntersuchung durch. Er analysiert mit der Patientin das Bewegungsverhalten, ihre Körpersprache und Körperhaltung am Arbeitsplatz und in der Freizeit. Sie erarbeiten gemeinsam ein Übungsprogramm zur Entlastung und Mobilisation der Hüfte. Dabei geht es auch um die Überwindung von Handlungsbarrieren (Volition) und die Realisierung der Absicht (Intention), ein neues Bewegungsverhalten zu erlernen und in den Alltag zu integrieren. Die Lernvoraussetzungen der Patientin wie Informationen wahrnehmen, enkodieren, speichern und abrufen (Gedächtnis und Kognition) sind für die folgende Physiotherapie ideal.

Motivation

Dient der Initiierung, Richtungsgebung und Aufrechterhaltung physischer und psychischer Aktivitäten des Patienten und Therapeuten.

FALLBEISPIEL

Der 16-jährige, impulsive Schüler ist ein erfolgreicher Leichtathlet auf Landesebene. Er kommt mit einer schmerzhaften Reizung der Patellasehne in die Physiotherapiepraxis und will zeitnah in den Sport zurückkehren. Seine Motivation und Absicht, den Therapieprozess zu unterstützen, ist zu Beginn der Therapie sehr hoch. Das stärkt zunächst auch die Handlungsbereitschaft des Therapeuten. Doch der Schüler setzt sich zunehmend unter Druck. Der Heilungsverlauf geht ihm nicht schnell genug. Er beginnt sich selbst zu verurteilen, ist launisch, leicht reizbar und äußert Zweifel an der Diagnose und Therapie. Die anfängliche gesunde Motivation wird zum psychosozialen Stress und der Patient zeigt ein professionell abzuklärendes Verhalten. Die Symptome könnten nach ICD-10 F60–F69 auf Persönlichkeits- und Verhaltensstörungen hinweisen. Der Physiotherapeut sucht deshalb das Gespräch mit dem Patienten und schlägt neben der Physiotherapie eine professionelle fachpsychotherapeutische Abklärung vor.

Emotionen

Komplexes Muster körperlicher und mentaler Veränderungen; gelten als Antwort auf eine persönlich bedeutsame Situation (z. B. Glück, Trauer, Angst, Erregung etc.).

FALLBEISPIEL

Die 26-jährige Patientin ist sehr traurig. Sie hat vor einem halben Jahr ihren Ehemann bei einem Autounfall verloren und leidet durch ständige Wiedererinnerungen (Flashbacks) unter diesem traumatischen Ereignis. Sie saß im Auto mit dabei, die Erinnerung holt sie ständig ein. Dies führt zu Beeinträchtigungen in biologischen, psychischen und sozialen Funktionsbereichen. Die junge Frau hat intermittierende Schmerzen im linken Bereich der Brustwirbelsäule. Alle ärztlichen Befunde und physiotherapeutischen Funktionsuntersuchungen sind negativ. Eine Psychotherapie (Traumatherapie) läuft parallel. Das Gefühlserleben der Patientin und die Auswirkungen dieser traurigen Situation prägen diese Behandlung auf besondere Art und Weise. Die Symptome deuten nach ICD-10 F43.1 auf eine posttraumatische Belastungsstörung (PTBS) hin. Ein interdisziplinärer Austausch mit dem behandelnden Psychotherapeuten kann für die Patientin und die weitere Physiotherapie hilfreich sein.

Wichtige Grundbegriffe der Psychologie sind Verhalten, Wahrnehmung, Bewusstsein, Lernen, Motivation und Emotion.

15.2 Was ist Psychosomatik?

Die Psychosomatik analysiert die Wechselwirkungen körperlicher, seelischer und sozialer Prozesse in der Genese, im Verlauf und der Bewältigung von Krankheiten (Fritzsche und Wirsching 2020). Körper und Seele gelten als Einheit. Körperliche Leiden, exemplarisch chronische Schmerzen, können als Ausdrucksform psychischer Probleme interpretiert werden. Es muss kein kausaler Zusammenhang zwischen psychischer Störung und körperlicher Krankheit bestehen. Dieses würde zu einem Verständnis führen, bei dem es Krankheiten mit körperlichen und psychischen Ursachen gibt (Fritzsche und Wirsching 2021). Eine solche Differenzierung und Abgrenzung ist aufgrund von Mischformen nicht immer möglich. Bei den Diagnosekriterien nach ICD-10 werden die **Somatisierungsstörungen,** die anhaltende **somatoforme Schmerzstörung** und die **hypochondrische Störung** unterschieden.

Testverfahren: AMDP-System (AMDP 2023).

Differenzierung somatoformer Störungen

Patienten in der physiotherapeutischen Praxis können trotz fehlender organischer Ursachen körperliche Beschwerden empfinden. Meist fehlt der klare Befund. Somatoforme Störungen können Teil einer Depression oder Angststörung sein.

Betroffene leiden an Beschwerden, die durch den tatsächlichen Gesundheitszustand nicht völlig erklärt werden können.

Die Einteilung nachgeformter körperlicher Beschwerden wird nach ICD-10 vorgenommen (https://www.dimdi.de/static/de/klassifikationen/icd/icd-10-gm/kode-suche/htmlgm2019/block-f40-f48.htm):
Somatoforme Störungen (ICD-10 F45):

- F45.0 Somatisierungsstörungen sind gekennzeichnet durch häufig wechselnde körperliche Symptome, die wenigstens zwei Jahre bestehen.

- F45.1 Undifferenzierte Somatisierungsstörungen sind dann vorhanden, wenn körperliche Beschwerden zahlreich, unterschiedlich, aber auch hartnäckig sind. Dabei ist das klinische Bild einer Somatisierungsstörung unvollständig.
- F45.2 Hypochondrische Störungen sind geprägt durch eine Beschäftigung mit der Möglichkeit, an einer oder mehreren schweren bzw. fortschreitenden körperlichen Krankheiten zu leiden.
- F45.3 Somatoforme autonome Funktionsstörungen werden von betroffenen Personen so geschildert, als basierten sie auf der körperlichen Krankheit eines Systems bzw. eines Organs, welches weitgehend oder vollständig vegetativ innerviert und kontrolliert wird. Beispiele dafür sind das kardiovaskuläre, gastrointestinale, respiratorische oder urogenitale System.
- F45.4 Anhaltende Schmerzstörungen zeigen sich durch vorherrschende Beschwerden mit andauernden, schweren und quälenden Schmerzen, die durch einen physiologischen Prozess oder eine körperliche Störung nicht hinreichend begründet und erklärt werden können.
- F45.8 Sonstige somatoforme Störungen beinhalten alle anderen Störungen der Wahrnehmung, Körperfunktion und des Krankheitsverhaltens, die nicht durch das vegetative Nervensystem vermittelt werden, auf spezifische Teile oder Systeme des Körpers begrenzt sind und mit belastenden Ereignissen oder Problemen in enger Verbindung stehen.

Testverfahren: SOMS-Screening für Somatoforme Störungen (Rief et al. 2008)

Dissoziative Störungen (ICD-10 F44) können mit Entfremdung, Depersonalisation, Gedächtnisverlust und Fluchtverhalten einhergehen. Traumatische Ereignisse können ihnen zugrunde liegen.

Testverfahren: FDS-Fragebogen zu Dissoziativen Symptomen (Spitzer et al. 2021).

Konversionsstörungen (ICD-10 F44) können Arme, Beine, Gehör und Augen betreffen. Die Körperregionen sind in der Funktion eingeschränkt. Lähmungen, Gangstörungen und Ohnmacht bringen verdrängte Konflikte zum Ausdruck.

Testverfahren: IDCL Internationale Diagnosen Checklisten ICD-10 und ICD-10 Symptom Checkliste für psychische Störungen (SCL) (Hiller et al. 1995, 1997).

FALLBEISPIEL

In die Praxis kommt der 54-jährige Patient, seit 15 Jahren Gebäudemanager eines mittelständischen Unternehmens, mit mannigfaltigem Schmerzsyndrom. Anfangs auf die Brust- und Lendenwirbelsäule beschränkt, später übergehend auf Arme und Beine. Er fühle sich „gequält", wirkt beim Erstkontakt im Affekt gereizt und leicht ablenkbar. Der Schmerz belaste ihn und präge den Alltag. Der Patient springt im Gespräch hin und her, berichtet von wechselnder Medikation. Der Hausarzt seines Vertrauens und der Orthopäde haben bei der Untersuchung vor zwei Jahren beide eine altersgemäße Abnutzung der Wirbelsäule, speziell in der Lendenwirbelsäule, diagnostiziert. Erst im Laufe des Gesprächs benennt der Betroffene die Scheidung der Ehefrau und die aktuelle Angst vor dem Stellenabbau in der Firma als den Beginn der kontinuierlichen Schmerzepisode. Diese emotionsgeladene Schilderung vernimmt der Physiotherapeut mit besonderer Aufmerksamkeit. Auf die Nachfrage nach Bewältigungsstrategien gibt der 54-jährige Patient an, Bewegung aus Angst vor einer Verschlimmerung zu vermeiden und eine körperliche Schonung zu bevorzugen.

Durch die fehlenden organischen Befunde sowie die Ergebnisse der physiotherapeutischen Funktionsuntersuchung und Schmerzanamnese entsteht der Verdacht, es könne sich um eine somatoforme Störung handeln. Der Physiotherapeut nimmt, nach Einwilligung des Patienten, Kontakt mit dem langjährigen Hausarzt auf und schildert ihm seine Wahrnehmung. Der 54-jährige Patient begibt sich nach dem interdisziplinären Austausch und der ärztlichen Diagnose wegen einer somatoformen Schmerzstörung in eine begleitende fachpsychotherapeutische Behandlung. Die Physiotherapie kann weiter fortgesetzt werden.

Testverfahren: SOMS-Screening für Somatoforme Störungen (Rief et al. 2008).

Klinische Diagnosekriterien der somatoformen Schmerzstörung nach ICD-10

- Schwerer, belastender Schmerz ohne relevante organische Ursache, der mindestens sechs Monate lang an den meisten Tagen besteht und den Alltag prägt
- Diagnosestellung erfolgt nur, wenn der Schmerz das klinische Bild beherrscht und keine weiteren relevanten Somatisierungssymptome vorliegen
- Schmerz tritt in Verbindung mit psychosozialen Problemen oder emotionalen Konflikten auf

15.3 Merkmale psychischer und psychosomatischer Erkrankungen

Die Symptome psychischer Störungen manifestieren sich auf unterschiedlichen Ebenen. Physiotherapeuten sollen im Erstkontakt mit dem Patienten auf folgende Merkmale achten und Abweichungen ärztlich oder psychotherapeutisch abklären lassen:

- *Orientierung und Bewusstseinslage:* Störungen können auf eine Beeinträchtigung von Hirnfunktionen hinweisen. Alkohol- bzw. Drogenentzug, Durchblutungsstörungen, Schlaganfall, Schädelhirntrauma etc. können kausal erwogen werden.
- *Interaktion (Kontakt):* Wie ist Ihr erster Eindruck? Wie erscheint der Patient? Welche Gefühle löst er bei Ihnen aus? Ist er zugewandt, misstrauisch oder ängstlich? Welche Art der Übertragung und Gegenübertragung erfolgt?
- *Stimme:* Gibt es Abweichungen beim Klang oder der Sprachmelodie? Bringt der Patient eine unverhältnismäßige Freude, Trauer oder Wut zum Ausdruck?
- *Verhalten, Emotionalität, Wahrnehmung und Denken:* Hier geht es um die Haltung, Bewegung, Mimik, Wachheit und Stimmung des Patienten. Gibt es eine veränderte Psychomotorik? Kommt es zur Euphorie oder zu einer völligen Erstarrung?
- Spricht der Patient mit nicht vorhandenen Personen? Gibt es Übersteigerungen oder als lebensecht empfundene Wahrnehmungen ohne realen Stimulus?

FALLBEISPIEL

In die Praxis kommt ein 21-jähriger Patient mit Schmerzen im Schulter-Nacken-Bereich. Der junge Mann macht im Anamnesegespräch einen unruhigen Eindruck. Angaben zu seiner Person, Alter, Wohnort, Tageszeit sind korrekt. Es fällt ihm jedoch, schwer ruhig zu sitzen und sich zu konzentrieren. Während des Gesprächs verliert er mehrmals den roten Faden und antwortet nicht oder nicht nachvollziehbar auf gestellte Fragen. Einmal dreht er sich abrupt um und unterbricht das Gespräch. Auf Nachfrage antwortet er mit veränderter Sprachmelodie, eine Stimme habe ihm mitgeteilt, er solle die Physiotherapiepraxis verlassen, man wolle ihn zur Rede stellen. Der Patient wirkt einerseits bewusstseinsklar und orientiert, andererseits zeigt er deutliche Denkstörungen und Konzentrationsschwächen. Ein deutliches Signal ist die Wahrnehmung einer fremden Stimme. Nach Einschätzung des Physiotherapeuten könnte es sich um eine schizophrene Psychose handeln. Der Therapeut versucht weiter das Vertrauen des Patienten zu gewinnen und vor allem keine Diskussionen über den Realitätsgehalt des Erlebten und Geschilderten zu führen. Da hier eine Eigengefährdung für den Patienten nicht ausgeschlossen ist und eine neue Gesundheitsbedrohung besteht, bricht der Physiotherapeut die Behandlung ab. Darüber hinaus sucht er den direkten Kontakt mit nahen Angehörigen und informiert sofort telefonisch den Hausarzt. Dieser empfiehlt eine umgehende Vorstellung in der Ambulanz.
Testverfahren: ESI-Eppendorfer Schizophrenie-Inventar (Maß et al. 2001)

CAVE

Schizophrenie

Schizophrenie ist eine psychische Störung. Sie ist gekennzeichnet durch den Verlust der integrierten Persönlichkeit, Rückzug aus der Realität, emotionale Störungen und Beeinträchtigungen der Denkprozesse. Wenn diese Zeichen vorhanden sind, ist eine sofortige fachpsychotherapeutische Abklärung erforderlich.

Klinische Diagnosekriterien der Schizophrenie nach ICD-10

1. Ich-Störungen (z. B. Gedankenlautwerden, Gedankeneingebung)
2. Inhaltliche Denkstörungen (z. B. Wahnwahrnehmung, Gefühl des Gemachten)
3. Akustische Halluzinationen (z. B. das Hören anderer Stimmen)
4. Anhaltender, unrealistischer und bizarrer Wahn
5. Anhaltende Halluzinationen
6. Formale Denkstörungen (z. B. Gedankenabreißen, Zerfahrenheit)
7. Katatone Symptome (z. B. Erregung, Negativismus)
8. Negative Symptome (z. B. Apathie, Sprachverarmung)
9. Veränderungen des Verhaltens (z. B. Ziellosigkeit, Trägheit)

15.4 Was ist Psychotherapie?

Psychotherapie

Psychotherapie bietet Hilfe bei Störungen des Denkens, Fühlens, Erlebens und Handelns. Dazu zählen psychische Störungen wie Ängste, Depressionen, Essstörungen, Verhaltensstörungen bei Kindern und Jugendlichen, Süchte und Zwänge (https://vpp.org/patienten/psychotherapie.html).
Psychotherapie ist eine Interaktion zwischen einem oder mehreren Patienten/Therapeuten. Ziel ist die Behandlung von Verhaltensstörungen oder Leidenszuständen mit psychologischen Mitteln (Strotzka 1984). Patient und Therapeut erarbeiten dazu ein gemeinsames Ziel. Dazu gehören, unter Berücksichtigung der Lebenssituation und den existierenden Beziehungen, eine Symptomminderung, Änderung der Persönlichkeitsstruktur oder die Erarbeitung neuer Verhaltensweisen.

Wer darf psychotherapeutisch praktizieren?

Der Begriff der Psychotherapie ist gesetzlich geschützt. Psychotherapie darf ausüben, wer nach Beendigung des Studiums der Psychologie, Medizin oder Pädagogik eine Zusatzausbildung in den anerkannten Verfahren absolviert hat. Ärzte mit Zusatzausbildung in Psychotherapie besitzen einen Facharzt- oder einen Weiterbildungstitel. Psychologische Psychotherapeuten sowie Kinder- und Jugendlichen-Psychotherapeuten erhalten eine Approbation für ihre Berufszulassung.

Wer gesetzlich Krankenversicherte behandeln möchte, muss dafür von der Kassenärztlichen Vereinigung zugelassen werden.

Psychotherapie ausüben dürfen:
- Psychologische Psychotherapeuten
- Kinder- und Jugendlichen-Psychotherapeuten
- Ärztliche Psychotherapeuten
- Fachärzte für Psychiatrie und Psychotherapie
- Fachärzte für Psychosomatik und Psychotherapie
- Therapeuten mit Psychotherapie-Erlaubnis nach dem Heilpraktiker-Gesetz

Säulen der Psychotherapie

Psychotherapie basiert auf mehreren Säulen (Fritzsche und Wirsching 2021). Ein Teil der Wirkungen geht auf allgemeine Einflüsse zurück. Techniken und patientenspezifische Faktoren haben einen geringeren Einfluss auf die Wirksamkeit von Psychotherapie. Relevante Größen einer gelingenden Intervention sind:
- Therapeutische Beziehung zwischen Patient und Therapeut
- Veränderte Einsichten und neue Erfahrungen des Patienten
- Veränderung von Denken, Fühlen und Handeln
- Umsetzung der Handlungen in den Alltag
- Ressourcenaktivierung

Evidenzbasierte Psychotherapie

Evidenzbasierte Methoden sind die Psychoanalyse, die kognitive Verhaltenstherapie, die Paar- und Familientherapie und die klientenzentrierte Gesprächspsychotherapie (https://www.g-ba.de/downloads/62-492-2400/PT-RL_2020-11-20_iK-2021-02-18.pdf, 2021).

- Die **analytische Psychotherapie** integriert Therapieformen, welche mit der neurotischen Symptomatik den Konfliktstoff und die zugrunde liegende neurotische Struktur des Patienten behandeln und den therapeutischen Prozess mit Unterstützung der Übertragungs-, Gegenübertragungs- und Widerstandsanalyse und unter Nutzung regressiver Prozesse in Gang setzen.
- Die **tiefenpsychologisch fundierte Psychotherapie** beinhaltet Therapieformen, mit denen die unbewusste Psychodynamik aktuell wirksamer neurotischer Konflikte und struktureller Störungen unter Beachtung von Übertragung, Gegenübertragung und Widerstand therapiert werden.

- Die **Verhaltenstherapie** umfasst Verfahren, die vorwiegend auf der Basis der Lern- und Sozialpsychologie generiert worden sind. Unter den Begriff „Verhalten“ fallen dabei beobachtbare Verhaltensweisen sowie kognitive, emotionale, motivationale und physiologische Vorgänge.
- Die **Systemische Therapie** richtet die Perspektive auf den sozialen Kontext psychischer Störungen und misst dem interpersonellen Kontext eine Relevanz bei. Die Symptome werden als kontraproduktiver Lösungsversuch psychosozialer und psychischer Probleme verstanden, welche wechselseitig durch intrapsychische, biologisch-somatische sowie interpersonelle Prozesse beeinflusst sind.

Testverfahren finden Sie im Testkatalog 2023 der *Testzentrale Göttingen* (www.testzentrale.de).

Weitere Infos zur evidenzbasierten Psychotherapie und zu Leitlinien finden Sie bei der *Deutschen Gesellschaft für Psychologie* unter www.dgps.de sowie der *Deutschen Gesellschaft für Psychosomatische Medizin und Ärztliche Psychotherapie* unter https://www.dgpm.de/.

Bio-psycho-soziale Perspektive in der Therapie

Um im Erstkontakt adäquat handeln zu können, müssen Physiotherapeuten bei ihren Patienten die Wechselwirkungen zwischen körperlichen, seelischen und sozialen Prozessen erkennen und im Patientenkontakt Fragen beantworten (Egger 2020):

- An welchen Punkten der Krankheitsentstehung oder des Heilungsprozesses haben biopsychosoziale Faktoren welchen Einfluss?
- Sind sie vernachlässigbar oder prozesssteuernd?
- In welchen Phasen der Krankheit zeigen diese Variablen auf welche Weise ihre Wirkung?
- Ist in dieser Situation eine physiotherapeutische Behandlung möglich oder kontraindiziert?

Mit dem biopsychosozialen Modell (Goodman 1991) lässt sich die Beziehung zwischen Leib und Seele paradigmatisch beschreiben. Das Modell berücksichtigt neben naturwissenschaftlich bestimmbaren auch die psychischen Faktoren, das Verhalten, Denken und Fühlen. Auch gesellschaftliche oder kulturelle Einflüsse, Umweltbedingungen sowie familiäre oder berufliche Konstellationen werden integriert.

15.5 Beziehung zwischen Patient und Physiotherapeut

Patient und Therapeut agieren aus unterschiedlichen sozialen Positionen und Rollen heraus. Die Grundprinzipien dieser Handlungsorientierung sind allgemeine Werte und soziale Normen (Borgetto und Siegel 2009). Vertrauen, Empathie und das miteinander Sprechen sind neben Fachwissen wichtige Grundlagen erfolgreicher Therapie. Wer mit dem Patienten eine gemeinsame Lösung sucht, hat die besseren Therapieergebnisse.

Vertrauen, Empathie, Kommunikation und Fachwissen sind die entscheidenden Grundlagen einer erfolgreichen Therapie.

Gestaltungsmöglichkeit Adherence

Compliance ist das Ausmaß der Kooperation des Patienten. Dabei ist er eher in der passiven Rolle. Der Physiotherapeut stimmt seine Vorstellung von Therapie auf die Wünsche des Patienten ab. **Adherence (Adhärenz)** hingegen sieht den Patienten zunehmend aktiv. Er ist unabhängig von therapeutischen Instruktionen und gestaltet den Therapieprozess mit (Leventhal 1993). Adherence akzentuiert die aktive und verantwortungsvolle Rolle des Patienten in der Therapie. *„Adherence is the extent to which a person's behaviour – taking medication, following a diet, and/or executing lifestyle changes – corresponds with agreed recommendations from a health care provider”* (WHO 2003).

Bei Patienten mit Störungen bzw. Erkrankungen aus dem Bereich der Psychologie/Psychiatrie kann es zu einer Non-Compliance und einer Non-Adherence kommen. Dazu gehören z. B. Ablehnung, Unterbrechung der Therapie oder eine bisherige inadäquate Behandlung mit biopsychosozialen Spätfolgen. Um die Therapieempfehlung einzuhalten, braucht es zwischen Patient und Therapeut die Suche nach der gemeinsamen Entscheidung, d. h. eine partizipative Entscheidungsfindung.

Gestaltungsmöglichkeit partizipative Entscheidungsfindung

Physiotherapeuten sind in Deutschland (noch) keine First Contact Practitioner (FCP). Nach dem Urteil des Bundesverwaltungsgerichts aus dem Jahre 2009 ermöglicht es eine sektorale Heilpraktikererlaubnis, einen FCP-Status zu erlangen. Die gemeinsame Entscheidungsfindung wird bisher meist auf der Ebene zwischen Arzt und Patient diskutiert (Borgetto und Siegel 2009). Sie zielt darauf ab, über eine gemeinsam getroffene Übereinkunft zu einer passenden Therapie zu gelangen (➤ Abb. 15.3). Beide Akteure stellen und beantworten Fragen. Der informierte Patient kann selbst über seine Gesundheit mitentscheiden. Paternalistisches oder informatives Agieren werden abgelöst.

Partizipative Entscheidungsfindung (PEF) wird definiert als *„ein Interaktionsprozess mit dem Ziel, unter gleichberechtigter aktiver Beteiligung von Patient und Arzt auf Basis geteilter Information zu einer gemeinsam verantworteten Übereinkunft zu kommen“* (Härter 2004).

Nach Charles et al. (1997) ist partizipative Entscheidungsfindung folgendermaßen charakterisiert:

- *„Shared decision making involves at least two participants – the physician and the patient.”*
- *„Both parties (physician and patient) take steps to participate in the process of treatment decision making.“*
- *„Information sharing is a prerequisite to shared decision-making.“*
- *„A treatment decision is made and both parties agree to the decision.“*

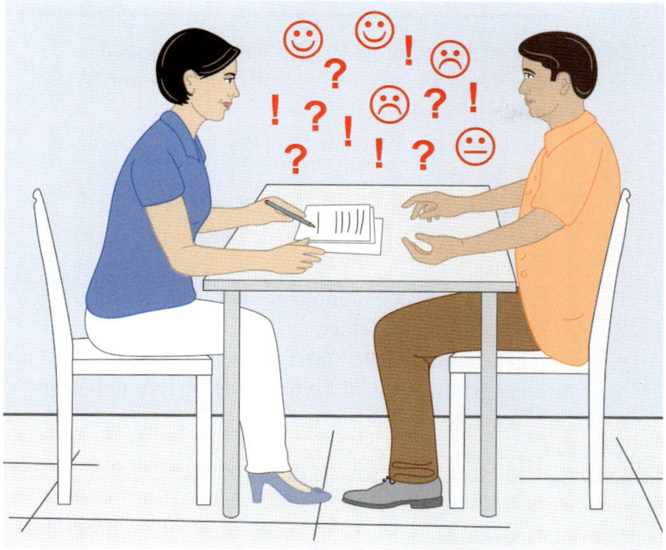

Abb. 15.3 Partizipative Entscheidungsfindung. [L231]

Eine Orientierung an diesem Modell scheint für Physiotherapeuten sinnvoll, auch wenn die ärztliche Verordnung einer Therapie meist noch vorausgeht. Geuter (2006) geht davon aus, dass zeitliche und finanzielle Ressourcen eingespart und die Lebensqualität verbessert werden kann.

Wer mit dem Patienten gemeinsam nach Lösungen sucht, hat die besseren Therapieergebnisse.

Worauf soll der Physiotherapeut beim Erstkontakt achten?

Wichtig ist beim Erstkontakt das Beachten bzw. Erfragen und Erkennen der Yellow- und Red Flags durch den Physiotherapeuten. **Yellow Flags** gelten als Risikofaktoren für einen ungünstigen Verlauf, **Red Flags** als Warnsignal für einen vermeidbaren und gefährlichen Verlauf. **Green Flags** wiederum gelten als positive Schutzfaktoren.

In den S3-Leitlinien der *Deutschen Gesellschaft für Psychosomatische Medizin und Ärztliche Psychotherapie e. V.* sowie weiterer medizinischer Fachgesellschaften werden dazu Orientierungshilfen für Patienten mit funktionellen Körperbeschwerden formuliert (➤ Tab. 15.1).

Beim Erstkontakt ist das Beachten bzw. Erfragen der Yellow und Red Flags besonders wichtig.

Tab. 15.1 Green, Yellow und Red Flags (aus: Henningsen et al. 2018). [W1275-001]

Schutzfaktoren für günstigen Verlauf („Green Flags")	• Funktionale Gedanken und Einstellungen, z. B. positive Lebenseinstellung, Humor, Selbstbewusstsein • Aktive Bewältigungsstrategien, z. B. sportliche Betätigung, aber auch Genuss-und Entspannungsfähigkeit • Individuelle Ressourcen, z. B. Hobbies, soziales Engagement, berufliche Pläne • Keine oder geringe psychosoziale Belastung, z. B. stabile Bindungen, gute soziale Unterstützung, gute Lebens-und Arbeitsbedingungen • Keine psychische Komorbidität • Weitgehend erhaltene Funktionsfähigkeit, z. B. Berufstätigkeit oder Sozialkontakte • Tragfähige Arzt-Patient-Beziehung • Biopsychosozialer Behandlungsansatz mit Vermittlung von Zuversicht und positiven Bewältigungsstrategien, unter Vermeidung unnötiger Diagnostik und Therapie
Indikatoren/ Risikofaktoren für schwereren Verlauf („Yellow Flags")	• Mehrere Beschwerden (polysymptomatischer Verlauf) • Häufige bzw. anhaltende Beschwerden (ohne oder nur mit seltenen beschwerdefreien Intervallen) • Dysfunktionale Gedanken und Einstellungen z. B. Katastrophisieren, Hilf-/Hoffnungslosigkeit, Angst-Vermeidungs-Überzeugungen, hohe gesundheitsbezogene Angst • Passives, überaktives oder suppressives Verhalten, z. B. ausgeprägtes Schon- und Vermeidungsverhalten, beharrliche Arbeitsamkeit/Durchhalteverhalten, hohes Inanspruchnahmeverhalten • Mäßige bis hohe psychosoziale (einschließlich berufs-/arbeitsplatzbezogener) Belastung, z. B. Distress (negativer Stress), Niedergeschlagenheit, Zukunftsängste, Gefühl der Einsamkeit oder Über-/Unterforderung • Psychische Komorbidität (v. a. Depressionen, Angststörungen, Suchterkrankungen, Traumafolgestörungen) • Deutlich reduzierte Funktionsfähigkeit, z. B. Arbeitsunfähigkeit, sozialer Rückzug, körperliche Dekonditionierung • Behandler-Patient-Beziehung wird von beiden Seiten als „schwierig" erlebt • „Iatrogene Somatisierung" bzw. „Chronifizierung" durch Nocebo-Botschaften, Passivierung, unnötige Diagnostik und Therapie
Warnhinweise („Red Flags")	• Selbstgefährdung bis hin zu Suizidalität (z. B. massive Mangelernährung/Untergewicht, schwere körperliche Folgeschäden von Schonung wie Kontrakturen, Selbstmordgedanken und -pläne) • Gefährdung durch andere, z. B. durch Ärzte, meist durch fehlende oder ungeeignete Behandlungen (z. B. Vorenthaltung notwendiger Therapien körperlicher Begleiterkrankungen, Mangelsyndrome durch Ausleittherapien, hochriskante invasive Therapien wie nicht indizierte Operationen) • Besonders schwere psychische Komorbidität (z. B. völliger Rückzug bei Angsterkrankungen oder Depressionen) • Warnsignale bekannter körperlicher Erkrankungen (z. B. Blut im Stuhl bei Magen-Darm-Beschwerden, B-Symptomatik bei Erschöpfung, Probleme mit Stuhlgang oder Wasserlassen bei Rückenschmerzen)

Reflexionsfragen

1. Welche Bedeutung hat die Psychologie für die klinische Physiotherapie?
2. Nennen Sie wesentliche Grundbegriffe der Psychologie und konstruieren Sie jeweils ein physiotherapeutisches Fallbeispiel dazu. Wie gehen Sie als Physiotherapeut bei Abweichungen von der Norm vor? Begründen Sie!
3. Beschreiben Sie den Begriff der Somatisierung.
4. Zählen Sie 3 Diagnosekriterien einer somatoformen Schmerzstörung auf.
5. Sie haben einen Patienten mit unspezifischen Rückenschmerzen und hegen während des Anamnesegesprächs einen Verdacht auf Schizophrenie. Wie gehen Sie vor? Begründen Sie!
6. Auf welchen Ebenen können sich psychische Störungen manifestieren? Worauf achten Sie im Erstkontakt?
7. Im Laufe einer Behandlungsserie entwickeln Sie einen zunehmenden Verdacht auf eine Persönlichkeitsstörung. Wie gehen Sie mit dem Patienten um?
8. Wer darf in Deutschland qualifizierte Psychotherapie durchführen?
9. Welche Psychotherapieformen gelten als evidenzbasiert?
10. Beschreiben Sie die bio-psycho-soziale Perspektive in der Physiotherapie.
11. Worin unterscheiden sich Compliance und Adherence?
12. Konstruieren Sie ein physiotherapeutisches Fallbeispiel für eine gelungene partizipative Entscheidungsfindung.
13. Sie haben einen Patienten mit unspezifischen, funktionellen und somatoformen Körperbeschwerden im Erstkontakt: Welche Red Flags beachten und erfragen Sie?

LITERATUR

Arbeitsgemeinschaft für Methodik und Dokumentation in der Psychiatrie (AMDP) (Hg). Das AMDP-System. Manual zur Dokumentation des psychischen Befundes in Psychiatrie, Psychotherapie und Psychosomatik. Göttingen: Hogrefe, 2023.

Bischof N. Psychologie; 3. A. Stuttgart: Kohlhammer, 2014.

Bollert G et al. Bezugswissenschaften der Physiotherapie – Pädagogik und Psychologie. physioscience 2009; 3: 124–132.

Borgetto B, Siegel A. Gesellschaftliche Rahmenbedingungen der Ergotherapie, Logopädie und Physiotherapie. 1. A. Bern: Hans Huber, 2009.

Charles C, Gafni A, Whelan T. Shared decision making in the medical encounter: what does it mean? (or it takes at least two to tango). Soc Sci Med 1997; 44: 681–692.

Egger JW (2005) Das biopsychosoziale Krankheitsmodell – Grundzüge eines wissenschaftlich begründeten ganzheitlichen Verständnisses von Krankheit. Psycholog Med 2005; 2(16): 3–12.

Fetchenhauer D. Psychologie. 2. A. München: Vahlen, 2017.

Fritzsche K, Wirsching M. Psychosomatische Medizin und Psychotherapie. 2. Aufl. Heidelberg: Springer, 2020.

Geißendörfer J, Höhn A. Medizinische Psychologie und Soziologie. München: Elsevier, 2007.

Gerrig RJ. Psychologie. 20. A. München: Pearson Education, 2008.

Geuter G. Der Patient als Co-Therapeut: Partizipative Entscheidungsfindung. physiopraxis 2006; 4(07/08): 59–63.

Goodmann A. Organic unity theory. The mind-body problem revisited. Am J Psychiat 1991; 148: 553–563.

Härter M. Shared decision making – from the point of view of patients, physicians and health politics is set in place. Z Arztl Fortbild Qualitatssich 2004; 98: 89–92.

Henningsen P, et al. S3-Leitlinie „Funktionelle Körperbeschwerden". AWMF-Reg.-Nr. 051-001. AWMF-Online, 2018. https://www.awmf.org/uploads/tx_szleitlinien/051-001l_S3_Funktionelle_Koerperbeschwerden_2018-11.pdf.

Hiller W, Zaudig M, Mombour W. Internationale Diagnosen Checklisten für ICD-10 und ICD-10 Symptom Checkliste für psychische Störungen (SCL) von der Weltgesundheitsorganisation (WHO). Göttingen: Hogrefe: 1995.

Hiller W, Zaudig M, Mombour W. Internationale Diagnosen Checklisten (IDCL) für DSM-IV und ICD-10. Göttingen: Hogrefe, 1997.

Hüter-Becker A. Das neue Denkmodell in der Physiotherapie. Stuttgart: Thieme, 2005.

Leventhal H. Theories of compliance and turning necessities into preferences: application to adolescent health action. In: Krasnegor NA et al. Developmental aspects of health behaviour. New Jersey: Lawrence Erlbaum Associates, 1993.

Lisbach B, Zacharopoulus M. Gesundheitsbewusstes Verhalten fördern. 1. A. München: Elsevier, 2007.

Kleinmann A et al. Pain as a human experience. Berkeley: University of California Press, 1992: 1–28.

Maß R, Haasen C, Wolf K. Das Eppendorfer Schizophrenie-Inventar (ESI). Entwicklung und Evaluation eines Fragebogens zur Erfassung charakteristischer Selbstwahrnehmungen kognitiver Dysfunktionen schizophren Erkrankter. https://www.testzentrale.de/shop/eppendorfer-schizophrenie-inventar.html, 2001.

Rief W, Hiller W, Heuser J. SOMS - Das Screening für Somatoforme Störungen. Göttingen: Hogrefe, 2008.

Spitzer C, Stieglitz RD, Freyberger H. Fragebogen zu Dissoziativen Symptomen (FDS). Göttingen: Hogrefe, 2021.

Strotzka H. Psychologie und Tiefenpsychologie. Wien: Springer, 1984.

World Health Organization (WHO). Adherence to Longterm Therapies: Evidence for Action. Genf: WHO, 2003.

WEITERFÜHRENDE LITERATUR

Bengel, J, Mittag, O. Psychologie in der medizinischen Rehabilitation. Berlin: Springer, 2020.

Falkai P, Laux G, Deister A, Möller HJ. Duale Reihe Psychiatrie, Psychosomatik und Psychotherapie. Stuttgart: Thieme, 2021.

Hüter-Becker A, Dölken M. Physiotherapie in der Psychiatrie. Stuttgart: Thieme, 2004.

Pavk T, Brüne M. Checkliste Psychiatrie und Psychotherapie. Stuttgart: Thieme, 2021.

Schuntermann, MF. Einführung in die ICF. Landsberg: ecomed, 2022.

WEBLINKS

https://www.bfarm.de/DE/Kodiersysteme/Klassifikationen/ICD/ICD-10-GM/_node.html

https://www.dgpm.de/

www.dgps.de

https://www.dimdi.de/static/de/klassifikationen/icd/icd-10-gm/kode-suche/htmlgm2019/block-f40-f48.htm

https://register.awmf.org/de/leitlinien/detail/051-001

www.testzentrale.de

https://vpp.org/patienten/psychotherapie.html

https://www.g-ba.de/richtlinien/20/ (2020)

KAPITEL

16 Syndromale Systemerkrankungen

Christoff Zalpour

Lernziele

Nach Durcharbeiten dieses Kapitels wird der Leser
- Beispiele für die Verwendung der Begriffe „Syndrom" bzw. „Morbus" besser verstehen und auch jeweilige Unterschiedsmerkmale kennen,
- wichtige im Erstkontakt häufiger vorkommende Syndrome genauer kennenlernen,
- sich anhand von Fallbeispielen den theoretischen Bezug der Syndromlehre hinsichtlich konkreter Krankheitsfälle anschaulich machen können,
- den Zusammenhang von seltenen Erkrankungen und Syndromen herstellen können.

Die Begriffe **Syndrom** und **Morbus** werden häufig bei Krankheitsbezeichnungen gebraucht, wobei nicht immer eindeutig ist, warum manche Krankheiten als „X-Syndrom" oder „Morbus Y" bezeichnet werden und andere nicht. Grundsätzlich gilt allerdings inzwischen: Krankheitsnamen sollen möglichst schon im Namen die zugrunde liegende Pathologie beschreiben und nicht Eigennamen (Eponyme) sein. Statt *Morbus Bechterew* (benannt nach dem Erstbeschreiber Wladimir Michailowitsch Bechterew, einem russischen Neurologen und Neurophysiologen) soll besser der Begriff *Spondylitis ankylosans* (von gr. *spondylos* = Wirbel mit dem Suffix -itis = entzündlich und gr. *ankylos* = gebogen, gebeugt) verwendet werden, da dieser das konkrete Krankheitsgeschehen ausdrückt.

Dies gilt im Übrigen auch unabhängig von den Voran- oder Hintanstellungen „Morbus" bzw. „Syndrom". Die Krankheit *Multiple Sklerose,* beispielsweise, wird treffsicherer mit *Encephalomyelitis disseminata* beschrieben und letztere Bezeichnung soll deshalb auch stattdessen verwendet werden.

Syndrom

Als Syndrom bezeichnet man eine bestimmte Konstellation von Symptomen, Anomalien oder Befunden, die vermutlich durch die gleiche Ursache bedingt sind und immer oder häufig zusammen auftreten. Ein Syndrom kann eine Gruppe von Erkrankungen, eine eigenständige Erkrankung oder einen Symptomenkomplex ohne Krankheitswert darstellen.
Manchmal werden Syndrome nach ihrem Erstbeschreiber (Entdecker) benannt, wie beispielsweise das *Down-Syndrom,* das auf John Langdon Down, einen englischen Arzt aus dem 19. Jahrhundert zurückgeht, der sich als Anstaltsarzt sehr für die Verbesserung der Behindertenfürsorge einsetzte und ein revolutionäres Bildungskonzept für die Betroffenen erarbeitete. Oder aber es wird ein Symptomkomplex unterschiedlicher Ursache als funktionelle Störung zusammengefasst, wie beim *Reizdarmsyndrom,* das sich durch abdominelle Schmerzen, Blähungen und/oder veränderte Stuhlgewohnheiten äußert.

Morbus

Morbus (lat.) bedeutet Krankheit und ein Krankheitsbild mit diesem Namen ist durch spezifische Symptome gekennzeichnet, die eine differenzialdiagnostische Abgrenzung möglich machen. Traditionell wird der Begriff Morbus durch den Eigennamen desjenigen ergänzt, der die Erkrankung erstbeschrieben bzw. publik gemacht hat, wie beispielsweise beim *Morbus Basedow,* der auf den Arzt Carl Adolph von Basedow zurückgeht und eine Form der Hyperthyreose mit Symptomen kennzeichnet, die nach Basedows damaligem Wirkort auch als *Merseburger Trias* bekannt sind: Exophthalmus, Struma und Tachykardie.

16.1 Syndrom oder Morbus?

Die Begriffe Morbus oder Syndrom beschreiben also beide Krankheiten bzw. Gesundheitsstörungen, haben aber etwas unterschiedliche Bedeutungen: Mit Morbus wird meist eine definierte Krankheit benannt, die durch eindeutige Symptome gekennzeichnet ist, während ein Syndrom zwar durch das Vorliegen einer Reihe bestimmter Symptome charakterisiert ist, aber aufgrund verschiedener Ursachen zustande kommen kann. Allerdings scheint die Wahl der Bezeichnung, Syndrom oder Morbus, manchmal willkürlich zu sein und ist nicht selten einfach historisch bedingt.

Beispiel Hyperkortisolismus (s. a. ➤ Kap. 11.1.1): Ein Zuviel von Kortison im Organismus kann verschieden Ursachen haben:
- Eine körpereigene Überproduktion in der Nebennierenrinde durch Anfluten des relevanten stimulierenden Hormons ACTH (adrenokortikotropes Hormon) aus der Adenohypophyse, z. B. ausgelöst durch einen Hypophysentumor. Dies nennt man auch *Morbus Cushing,* nach seinem Erstbeschreiber Harvey Cushing (1869–1939), der als Neurochirurg am Johns-Hopkins-Hospital in Baltimore sein Fach durch die Einführung streng wissenschaftlicher Methodik revolutionierte. Unter anderem senkte er so die postoperative Letalität von zuvor 90 % auf 7 %. Für

seine literarische Tätigkeit erhielt er den in den Literaturwissenschaften überaus wichtige Pulitzer-Preis. (Siehe auch Abschnitt „Paraneoplasien" in ➤ Kap. 2.3 sowie ➤ Abb. 2.6.)
- Oder die externe Gabe von Kortison als Medikament (z. B. Prednisolon). Wird hier über die sog. Cushing-Schwelle hinaus dosiert, entsteht ein *Cushing-Syndrom*, das ein gleiches klinisches Erscheinungsbild, aber eine andere Ursache hat.

Allerdings unterscheiden manche auch das Cushing-Syndrom als endogene und exogene Variante. Das endogene Cushing-Syndrom entspricht dann dem Morbus Cushing

16.2 Syndrom: Bezeichnung für eine Gruppe von Erkrankungen

Gerade in der muskuloskelettalen Physiotherapie sind aus der ärztlichen Nomenklatur Syndrombezeichnungen gebräuchlich, die gar kein spezifisches Krankheitsbild kennzeichnen sondern eher eine (meist schmerzhafte) Region, die wiederum aus vielfältigen Gründen symptomatisch sein kann und deshalb auch erst dann wirksam behandelt werden kann, wenn die zugrunde liegende Diagnose gestellt ist. Schon Hippokrates von Kos, der vor 2400 Jahren die Medizin systematisierte, hat den Leitsatz aufgestellt „ohne (korrekte) Diagnose keine (zielgerichtete) Therapie". Um so verwunderlicher, dass sich in der modernen Medizin z. B. ein „Wirbelsäulensyndrom" begrifflich festsetzen konnte. Hinter diesem „Syndrom" stecken in Wirklichkeit ja vielfältige Ursachen, die differenzialdiagnostisch herausgefunden werden müssen, um dann auch spezifisch behandelt werden zu können. Dies machen sehr häufig Physiotherapeuten. Erst durch ihre differenzialdiagnostische Abwägung, welche Strukturen hier zu welchen spezifischen Funktionsstörungen führen, kann eine sinnvolle (Physio-)Therapie eingeleitet werden.

Solche „Wirbelsäulensyndrome" werden dann je nach Lokalisation „LWS-", „HWS-", oder „BWS-Syndrom" genannt und nicht selten von den Ärzten selbst als Verlegenheitsdiagnose angesehen.

Ähnlich verhält es sich auch mit dem „Schulter-Arm-Syndrom": Eine Bewegungsstörung im Bereich von Schulter und Arm kann ganz unterschiedliche Ursachen haben. Etwas vornehmer wird manchmal auch von einer „Zervikobrachialgie" gesprochen, was dasselbe meint. Erst die genaue Klärung der Ursachen ermöglicht eine zielgerichtete Therapie. Infrage kommen (wie übrigens auch beim „HWS-Syndrom") unter anderem:
- Bandscheibenvorfall
- Spondylose (degenerative Veränderung der Wirbel)
- Spondylarthrose (degenerative Veränderung der Wirbelgelenke)
- Unkovertebralarthrose (degenerativer Verschleiß des Proc. uncinatus und der unteren Abschlussplatte des kranial angrenzenden Wirbelkörpers)
- Muskelatrophie der Halsmuskulatur
- Tumorbefall des Plexus brachialis
- Karpaltunnelsyndrom
- Neurinom der versorgenden Nerven
- Komplexes regionales Schmerzsyndrom
- Meningeosis neoplastica (Metastasierung maligner Zellen im Bereich der Hirnhäute, nicht selten z. B. bei Mamma- oder Bronchialkarzinomen sowie malignen Melanomen, Lymphomen und Leukämien)

16.2.1 Syndrome, die den Begriff im Namen tragen

FALLBEISPIEL

In die Praxis kommt ein 27-jähriger schlaksiger junger Mann auf Empfehlung seiner Freundin, die Sie schon öfter wegen Rückenbeschwerden erfolgreich behandelt haben. Sie sehen den Patienten zum ersten Mal und er gibt in der Anamnese an, bisher noch nie ärztliche oder physiotherapeutische Hilfe gesucht zu haben. Es plagen auch ihn Rückenschmerzen, die sich vor allem interskapulär bemerkbar machen. Bei der klinischen Untersuchung fallen die Überstreckbarkeit fast aller Gelenke ebenso auf wie das äußerliche Erscheinungsbild eines sehr schlanken, hochgewachsenen Mannes mit langen, dünnen Fingern und nur gering ausgeprägter Muskulatur. Diese Befundkonstellation lässt Sie an ein Marfan-Syndrom denken, von dem Sie wissen, dass es neben den muskuloskelettalen auch mit ernsthaften kardiovaskulären Problemen einhergehen kann (s. a. ➤ Kap. 9.2.5). Da die Beschwerden der thorakalen Wirbelsäule aneurysmatisch bedingt sein können und der Patient bisher weder hausärztlich noch kardiologisch vorstellig war, sehen Sie von einer physiotherapeutischen Behandlung ab und empfehlen die dringende kardiovaskuläre Abklärung als Voraussetzung für eine spätere physiotherapeutische Behandlung.

Marfan-Syndrom

Das Marfan-Syndrom ist eine Bindegewebserkrankung, die autosomal-dominant vererbt wird. Erstmals beschrieben hat sie 1896 der Kinderarzt Dr. Antoine Marfan. Er nannte sie „Dolichostenomelie" (gr. *dolichos* = lang, *steno* = eng, *melos* = Glied) nach ihrem wesentlichen klinischen Merkmal: den auffallend langen und dünnen Extremitäten. Weitere Erscheinungsmerkmale manifestieren sich am Bewegungsapparat, dem kardiovaskulären System und den Augen (➤ Abb. 16.1).

Der Name Marfan-Syndrom wurde erst eine Generation später, nämlich 1931 von holländischen Ärzten eingeführt. Syndromal erschien die Erkrankungen deswegen, weil bei ihrer Entdeckung der zugrunde liegende Pathomechanismus unklar war.

Klinische Zeichen des Marfan-Syndroms

Am Bewegungsapparat:
- Langer, schlanker Körperbau mit auffällig langen Extremitäten und Fingern (Arachnodaktylie = „Spinnenfingrigkeit")
- Trichterbrust (Pectus excavatum) bzw. Hühnerbrust (Pectus carinatum)
- Hyperelastizität der Gelenke
- Skoliose
- Protrusio acetabuli
- Habituelle Luxationen (v. a. der Patella und der Schulter)

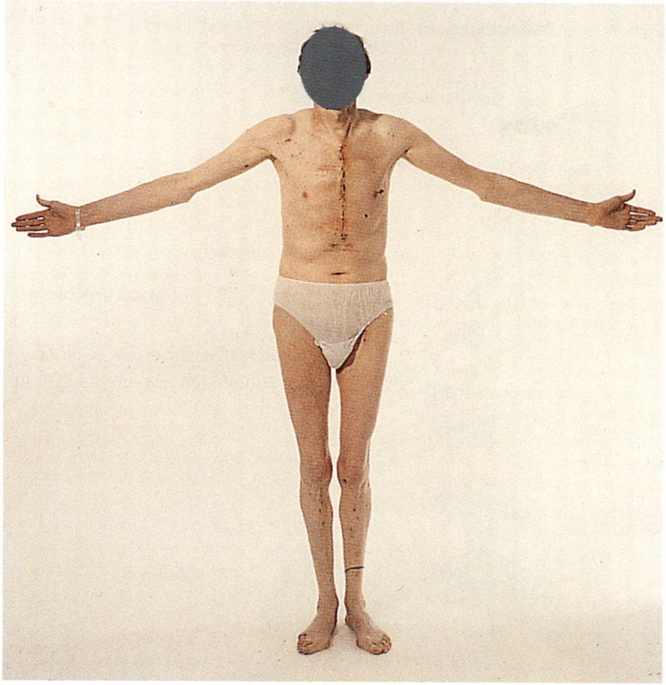

Abb. 16.1 Marfan-Syndrom. [R246]

Kardiovaskulär:

- Aortenaneurysma u. Aortendissektion (v. a. der Aorta ascendens)
- Herzklappeninsuffizienzen (Aorten-, Mitral- und Trikuspidalklappeninsuffizienz)

Ophthalmologisch:

- Linsenschlottern
- Kurzsichtigkeit
- Netzhautablösung

CAVE

Kardiovaskuläre Beteiligung beim Marfan-Syndrom

Patienten mit laxen Gelenken und typischem Habitus (sehr schlank, hochgewachsen mit geringer Muskulatur und langen, dünnen Extremitäten) können unter dem Marfan-Syndrom leiden, das u. a. mit kardiovaskulären Komplikationen an den Herzklappen und insbesondere der thorakalen Aorta einhergeht. Die physiotherapeutische Behandlung sollte nur erfolgen, wenn die Patienten regelmäßig kardiovaskulär kontrolliert werden.

Trotz der sehr vielfältigen Symptomatik gibt es natürlich einen zugrunde liegenden Mechanismus, der die Verschiedenheit des Auftretens erklärt: es handelt sich um eine Störung der Mikrofibrillen-Synthese. Mikrofibrillen sind Bestandteil sowohl kollagener wie auch retikulärer und elastischer Fasern, also wichtiger Komponenten der extrazellulären Matrix des Bindegewebes. Durch eine entweder vererbte oder spontane Mutation auf dem Chromosom 15 entsteht eine Störung, die mit einer Qualitätsminderung des Bindegewebes einhergeht und somit alle oben gelisteten Symptome erklärt. Eine kausale Therapie ist nicht bekannt. Bei der symptomatischen Therapie ist es wichtig, das Vorliegen des Marfan-Syndroms aufzudecken, damit die notwendigen regelmäßigen Kontrollen der Manifestationsgebiete (insbesondere kardiologisch, ophthalmologisch und orthopädisch) erfolgen können.

HINWEIS

Neben dem Marfan-Syndrom beruht auch das *Ehlers-Danlos-Syndrom* auf einer Kollagenstörung und geht mit entsprechenden Symptomen einher: Überstreckbarkeit der Gelenke, Überdehnbarkeit des Bindegewebes und auch der Haut (Cutis elastica).

Horner-Syndrom – Pancoast-Tumor

Das Horner-Syndrom manifestiert sich am Auge und ist dadurch leicht schon *prima vista,* also auf den ersten Blick erkennbar (➤ Abb. 16.2). Die Gründe können vielfältig sein und schließen z. B. das Vorliegen eines Lungenspitzentumors (Pancoast-Tumor) ein. Das Syndrom äußert sich durch drei (deswegen Trias) voneinander unterscheidbare Symptome (siehe auch Abschnitt zum Horner-Syndrom in ➤ Kap. 11.1.1). Wenn raumfordernde Prozess am Hals auf das in Höhe von Th1 liegende Ganglion stellatum drücken, das zum sympathischen Grenzstrang gehört, wird die sympathische Information unterdrückt, sodass beim Auge die parasympathischen Impulse überwiegen. Dies führt zum Ausfall des M. dilatator pupillae (→ Miosis) und des M. tarsalis superior (→ Ptosis) sowie zum (scheinbaren) Zurückfallen des Bulbus (Pseudoenophthalmus).

FALLBEISPIEL

Erstmalig sehen Sie einen 63-jährigen Patienten, der auf Empfehlung seines Bruders wegen rechtsseitiger Schulterschmerzen zu Ihnen kommt, die auch in den Arm ausstrahlen. Der Patient, der Rechtshänder ist, arbeitet als selbstständiger Gastwirt und hat seit ca. 6 Wochen zunehmende Schmerzen bei der Verrichtung seiner üblichen Tätigkeiten, außerdem spürt er manchmal ein merkwürdiges Kribbeln an der Unterseite des rechten Unterarms und gibt an, nicht mehr so „richtig zupacken" zu können. Er sei bisher immer gesund gewesen, war nie beim Arzt und auch sonst ist sein anamnestischer Befund unauffällig bis auf gewohnheitsmäßiges Rauchen seit dem Beginn seiner Selbstständigkeit vor ca. 40 Jahren.

Noch bevor Sie den Patienten körperlich untersuchen, fällt Ihnen sein „merkwürdiger" Blick auf (➤ Abb. 16.2), der bei genauerem Hinsehen einen Unterschied der Pupillengröße (rechts kleiner als links) sowie auch ein hängendes Augenlid auf der rechten Seite offenbart. Zudem wirkt der rechte Augapfel gegenüber dem linken wie nach hinten gefallen: Miosis, Ptosis, Enophthalmus, also ein Horner-Syndrom. Zusammen mit dem Nikotinabusus, der auf Nachfrage 60 Pack-Years ausmacht, wird schnell deutlich, dass ärztlicherseits ein Lungenspitzentumor ausgeschlossen werden muss, der häufig mit Schulter- und Oberarmschmerzen einhergeht und auch Grund für das Horner-Syndrom sein kann, wenn die Wucherung auf das Ganglion stellatum drückt (➤ Abb. 16.3).

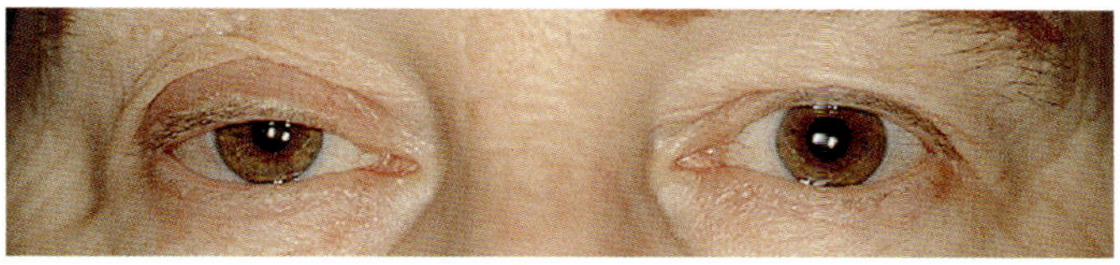

Abb. 16.2 Horner-Syndrom mit Miosis, Ptosis und (Pseudo-)Enophthalmus rechts. [E394]

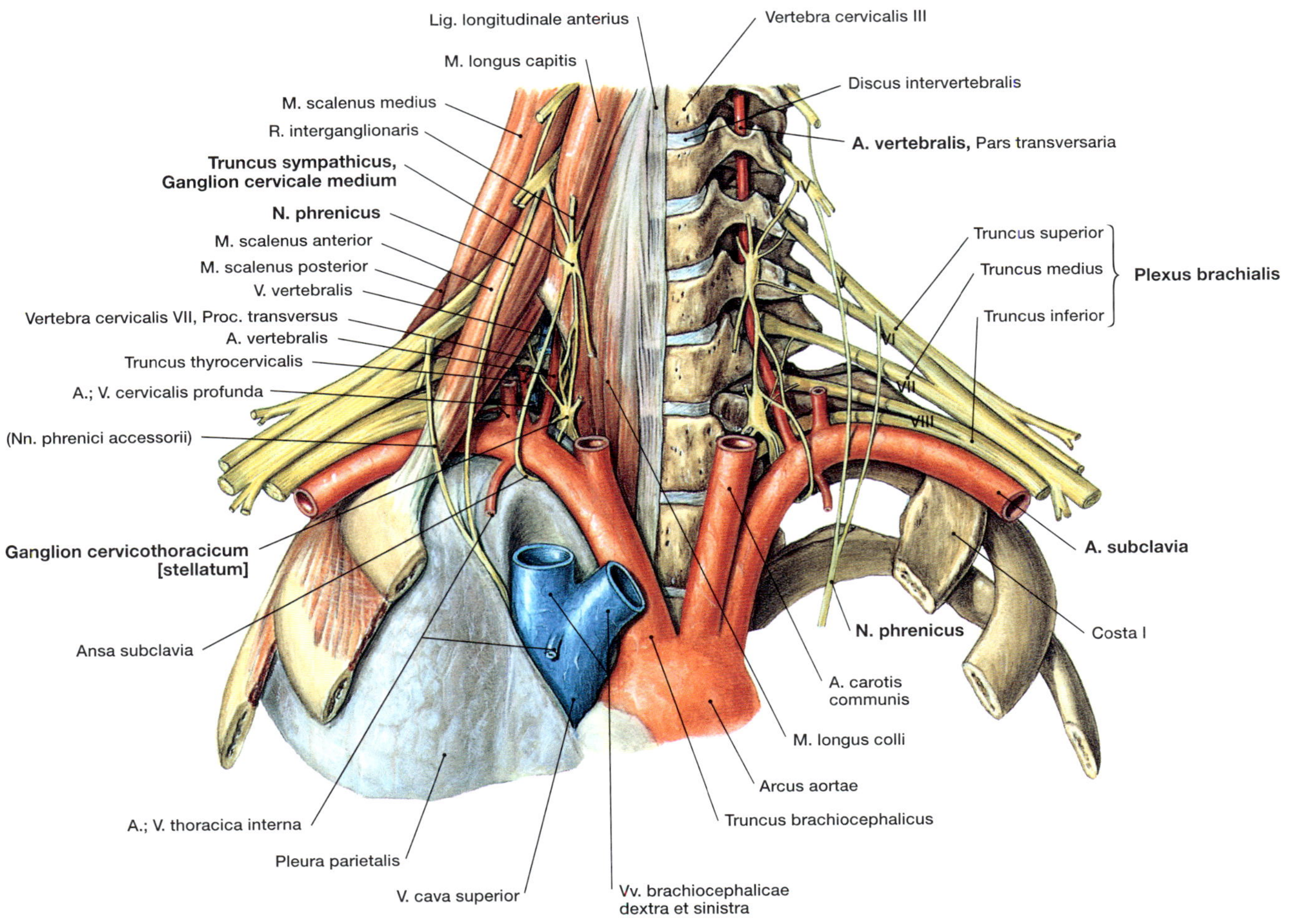

Abb. 16.3 Topografische Beziehung des Ganglion stellatum zur Lungenspitze und den umgebenden Halsstrukturen. [S700]

Da auf weitere Nachfrage auch eine deutliche pulmonale Belastungseinschränkung angegeben wird, die in den letzten Woche zugenommen habe, verzichten Sie vorerst auf eine weitergehende muskuloskelettale Untersuchung und raten zunächst die umgehende internistische Vorstellung zum Ausschluss eines malignen Geschehens der Lunge an.
Im weiteren Verlauf erfahren Sie dann durch den Bruder des Patienten die ärztliche Diagnose: Pancoast-Tumor in der rechten Lungenspitze, der umgehend operiert wurde.

Tumore der Lungenspitze wurden durch den Radiologen *Henry Pancoast* 1932 erstmalig beschrieben und werden seitdem ihm zu Ehren auch so benannt. Die Gesamtheit ihrer Symptome wird auch als Pancoast-Syndrom wie folgt zusammengefasst:

- Schmerzen in Schulter/Arm
- Schmerzen an der Thoraxwand
- Parästhesien am Unterarm
- Parese/Atrophie der Handmuskeln
- Obere Einflussstauung (venöse Abflussbehinderung)
- Horner-Syndrom

Häufig werden die betroffenen Patienten zunächst orthopädisch oder neurologisch behandelt, bevor eine entsprechende Bildgebung und weiterführende Untersuchung erfolgt. Physiotherapeuten im Erstkontakt sollen auch hier besonders wachsam sein, da die frühzeitige Diagnosestellung die Prognose deutlich verbessert.

Außer dem Pancoast-Tumor gibt es natürlich auch andere Gründe, warum ein Horner-Syndrom auftreten kann, z. B.:

- Bei einer Dissektion der A. carotis (meist aufgrund hochgradiger Arteriosklerose)
- Neuroblastom (hochmaligner Tumor bei Kindern, der vom sympathischen Grenzstrang oder dem Nebennierenmark ausgeht)
- Schilddrüsenkarzinom
- Syringomyelie (flüssigkeitsgefüllte Höhle im Rückenmark, meist zervikal/thorakal aufgrund angeborener Anomalien, z. B. der Skoliose, bzw. erworben durch Traumata/ZNS-Tumore)

Reiter-Syndrom – reaktive Arthritis

„Can't see, can't pee, can't climb a tree." Nicht nur der Merksatz zur Symptomatik des Reiter-Syndroms ist uncharmant, sondern vielmehr noch ist die Rolle seines Namensgebers eng mit den massiven medizinethischen Ungeheuerlichkeiten des deutschen Nationalsozialismus verbunden. Der Hygieniker und Bakteriologe Hans Reiter war auch Präsident des Reichsgesundheitsamts und maßgeblich an der Umsetzung der Euthanasie beteiligt, dem gezielten Töten von Behinderten.

Das Reiter-Syndrom, bzw. – wie man es auch nennt, um den Namensgeber nicht weiter zu ehren – die **reaktive Arthritis** ist eine Folgeerkrankung nach einer gastrointestinalen bzw. urogenitalen Infektion und durch drei Symptome (die sog. **Reiter-Trias**) gekennzeichnet:

- Arthritis
- Urethritis
- Konjunktivitis bzw. Iritis

Insbesondere bei Patienten, die HLA-B27-positiv sind (wie unter anderem auch die meisten Personen, die an einem Morbus Bechterew leiden), tritt die reaktive Arthritis 2–6 Wochen nach Primärinfektionen wie oben beschrieben auf.

Die akute Gelenkbeteiligung ist dabei häufig asymmetrisch und nur auf ein oder wenige Gelenke beschränkt. Meist sind die großen Gelenke der unteren Extremität betroffen (Knie, Sprunggelenke), aber auch Brust- und Lendenwirbelsäule und das ISG, seltener Zehen-, Hand- und Fingergelenke oder Halswirbel. Die Beschwerden können wandern.

Die reaktive Arthritis kann auch ohne die Symptome an Auge und Harnröhre auftreten; andererseits können die Symptome der Trias, wenn sie alle vorhanden sind, auch von einem weiteren dermatologischen Symptom, einer psoriasiformen Hautveränderung (Keratoderma blenorrhagicum; ➤ Abb. 16.4), begleitet werden (dann als **Reiter-Tetrade** zusammengefasst). Außerdem werden weitere als Begleitsymptome klassifizierte Beschwerden beobachtet: Fieber, evtl. Gewichtsverlust, Sakroiliitis, Enthesiopathien, orale Aphthen u. a.

Bei Verdacht auf das Vorliegen einer reaktiven Arthritis muss eine ärztliche Abklärung erfolgen.

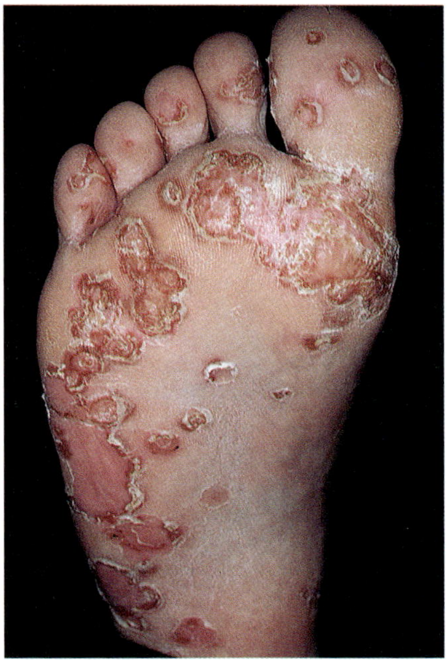

Abb. 16.4 Keratoderma blenorrhagicum bei reaktiver Arthritis. [E385-001]

16.2.2 Syndrome, die den Begriff nicht im Namen tragen

Das Ganze wird noch verwirrender, weil in der Medizin auch typisch syndromale Erkrankungen bekannt sind, die man gar nicht (mehr) als „Syndrom“ bezeichnet. Syndromal sind sie deshalb, weil sie durch sehr typische Symptome gekennzeichnet sind, die sich an ganz unterschiedlichen Organsystemen (gleichzeitig) manifestieren können und deren Auftreten man – solange die zugrunde liegende Ursache nicht pathophysiologisch aufgeklärt ist – ätiologisch nicht erklären kann. Ein gutes Beispiel dafür ist die perniziöse Anämie, die aufgrund ihrer (unterschiedlichen) Ursachen mit gastrointestinalen wie auch mit neurologischen Symptomen einhergehen kann.

Vitamin-B_{12}-Mangel(-Syndrom)

Ein Vitamin-B_{12}-Mangel kann nach einer gewissen Latenzzeit sowohl zu einer Anämie (sog. perniziöse Anämie) wie auch zu einer Polyneuropathie führen.

Die perniziöse Anämie war früher auch als **Morbus Biermer** bekannt, nach dem Erstbeschreiber und Namensgeber, Prof. Dr. Anton Biermer (1827–1892), einem Schüler Rudolf Virchows, der als Pathologe in Bern und Zürich in leitender Funktion arbeitete, dann lange in Breslau als Direktor der medizinischen Klinik tätig war und u. a. auch in der klinischen Ausbildung große Anerkennung erlangte (Schuchart 2020). Er hatte über fünf Jahre insgesamt 15 Patienten im Alter von 18 bis 52 Jahren beobachtet, die an Blässe, gelblichem Hautkolorit, Herzrasen, Schwäche, Gewichtsverlust und gastrointestinalen Beschwerden litten und, bis auf einen, alle starben.

Die Erkrankung nannte er „perniziöse“, also bösartige Anämie. Besonders schicksalhaft erscheint es auch heute noch, dass nach 38jähriger Ehe seine Frau und Mutter der fünf Söhne an eben der Erkrankung stirbt, die ihr Mann erstmalig entdeckt und erstbeschrieben hat. „Bösartig“ war sie deshalb, weil man ihre Ursache nicht kannte und deshalb auch keine wirksame Therapie entwickeln konnte. Die Ursache hat später ein anderer Pathologe herausgefunden: der US-Amerikaner George Whipple, der 1920 mit anämischen Hunden experimentierte und herausfand, dass deren Hämoglobinbildung durch eine Diät mit Leber angeregt wird. Er wurde dafür – zusammen mit William Murphy und George Minot – 1934 mit dem Nobelpreis geehrt.

Aber erst 1948 gelang es erstmals, eine dunkelrote, kristalline Substanz zu isolieren: das Cobalamin (Vitamin B_{12}). Denn das ist das Besondere der perniziösen Anämie: sie entsteht durch einen Vitamin-B_{12}-Mangel. Dafür ist noch bedeutend, dass die Aufnahme dieses Vitamins an das Vorhandensein des sog. Intrinsic Factor gebunden ist. So können ursächlich sowohl bestimmte Erkrankungen des Magens und des Dünndarms (weil die Aufnahme von Vitamin-B_{12}, gebunden an den Intrinsic Factor, nur an einer bestimmten Stelle, dem terminalen Ileum erfolgt) als auch Ernährungsgewohnheiten eine Rolle spielen (weitere Einzelheiten siehe ➤ Kap. 10.1.2 und ➤ Kap. 12.2.3).

Demenz

Auch die Demenz kann als Syndrom angesehen werden, in dem Sinne, dass die Symptomatik aus verschiedenen Symptomen besteht, für deren Entstehung wiederum unterschiedliche Auslöser in Frage kommen. Charakteristisch ist der zunehmende Abbau kognitiver wie emotionaler und damit verbunden auch sozialer Fähigkeiten, mit dem Leitsymptom der Gedächtnisstörung. Zunächst lassen die Merkfähigkeit und andere Funktionen des Kurzzeitgedächtnisses nach, später auch die Orientierungsfähigkeit. Bekannte und unterscheidbare Demenzformen sind zum Beispiel die Alzheimer-Demenz, die vaskuläre Demenz, das Korsakow-Syndrom (Demenz durch starken und fortgesetzten Alkoholabusus) oder die Demenz, die im Zusammenhang mit der Parkinson-Krankheit entstehen kann.

Für Physiotherapeuten sind u. a. auch die motorischen Auswirkungen bedeutsam: Zunehmende Unbeweglichkeit, insbesondere auch Auffälligkeiten des Gangs. Dieser kann kleinschrittiger, schlurfender und breitbeiniger werden. Bereits eine Verlangsamung des Gangs kann ein Frühsymptom für eine beginnende Demenz sein. Auch ein früher Verdacht auf das Vorliegen einer Demenz sollte zur ärztlichen Abklärung führen.

16.3 Syndrome und seltene Erkrankungen

Sog. *seltene Erkrankungen* sind solche, die maximal eine unter 2.000 Personen betreffen. Die häufigste unter den Seltenen ist die Mukoviszidose, die auch zystische Fibrose genannt wird. Viele dieser Erkrankungen werden auch als Syndrome aufgefasst. Eine Liste findet sich z. B. bei Wikipedia: https://de.wikipedia.org/wiki/Kategorie:Seltene_Krankheit.

Die Vielfältigkeit der *Syndrome,* sowohl häufiger als auch seltener, wird deutlich, wenn man sich z. B. unter https://flexikon.doccheck.com/de/Liste_der_Syndrome die geläufigsten Syndrome anzeigen lässt. Die Eintragungen sind im Hypertext-Format, d. h. durch das Anklicken der Symptomnamen wird man zu weiterführenden Informationen geleitet. Im vorliegenden Kapitel konnte aus Platzgründen nur auf einige wenige Syndrome eingegangen werden, die am ehesten im physiotherapeutischen Erstkontakt ein Rolle spielen können bzw. idealtypisch für die verwendete Nomenklatur sind. Je nach dem Spezialgebiet, in dem man sich möglicherweise als Physiotherapeut im Erstkontakt bewegt, hat man mit bestimmten (auch selteneren) Syndromen häufiger zu tun. Die o. g. Listen wie auch entsprechende spezielle Lehrbücher helfen zur ersten Orientierung.

Reflexionsfragen

1. Warum nennt man nicht jede Ansammlung von Symptomen ein Syndrom?
2. Wie unterscheiden sich die Begriffe „Syndrom“ und „Morbus“?
3. Nennen Sie 10 verschiedene typische Symptome des Marfan-Syndroms.
4. Was ist der Unterschied zwischen einem Morbus Cushing und einem Cushing-Syndrom?
5. Wie spezifisch sind die unterschiedlichen Wirbelsäulensyndrome?
6. Welcher Zusammenhang besteht zwischen dem Horner-Syndrom und einem Pancoast-Tumor?
7. Welche weiteren Symptome, außer dem „Horner“, können Patienten mit einem Pancoast-Tumor auch noch haben?
8. Welche Symptomtrias gehört zum Reiter-Syndrom?
9. Was ist die Reiter-Tetrade?
10. Welche zusätzlichen Symptome können beim Reiter-Syndrom noch auftreten?
11. Wie entsteht eine perniziöse Anämie?

LITERATUR

Braun J, Genth E. Stellungnahme der Deutschen Gesellschaft für Rheumatologie (DGRh) zu den nationalsozialistischen Verbrechen an jüdischen Kollegen; Zeitschrift für Rheumatologie 2010; 69: 770–771.
Göring HD. Carl Adolph von Basedow (1799–1854): Eine Krankheit trägt seinen Namen; Dtsch Arztebl 2014; 111(15): A-637.
Hoetzenecker K, Klepetko W. Pancoast-Tumoren; Interdisziplinäre Onkologie 2013; 5(1): 37–40.
Loriaux LD. Diagnosis and differential diagnosis of Cushing's Syndrome. N Engl J Med 2018; 376(15): 1451–1459.
Schuchart S. Berühmte Entdecker von Krankheiten: Anton Biermer machte ein tückisches Leiden bekannt; Dtsch Arztbl 2020; 117(12): U3.
Schuchart S. Berühmte Entdecker von Krankheiten: John Langdon Down glaubte an die heilende Kraft des Lernens; Dtsch Arztebl 2018; 115(38): 68
Schuchart S. Harvey Cushing begründete die moderne Hirnchirurgie. Dtsch Arztebl 2018; 115(31/32): 92.

WEITERFÜHRENDE LITERATUR

MSD Sharp & Dohme (Hrsg). Das MSD Manual der Diagnostik und Therapie. 7. Aufl. München: Elsevier Urban&Fischer, 2007 (siehe auch https://www.msdmanuals.com).
Liste der Syndrome bei DocCheck Flexikon:
https://flexikon.doccheck.com/de/Liste_der_Syndrome.

KAPITEL 17

Peter Glatthaar

Notfälle in der physiotherapeutischen Praxis

Lernziele

Nach Durcharbeiten dieses Kapitels kann der Leser Notfallsituationen erkennen, beurteilen und die erforderlichen Maßnahmen ergreifen. Außerdem kennt er
- sofort lebensrettende Maßnahmen am Unfallort – Basic Life Support (BLS),
- die Unterscheidung in leichtere und schwerere Notfälle:
  - vegetativ,
  - traumatologisch,
  - kardiozirkulatorisch,
  - neurologisch,
  - metabolisch,
- grundlegende Vitalzeichen, den Glasgow Coma Scale (GCS) und
- organisatorische Voraussetzungen sowie gesetzliche Regelungen für Erste-Hilfe-Maßnahmen im Betrieb.

Die WHO (World Health Organisation) hat alle Menschen dieser Welt dazu aufgefordert, sich in Erste-Hilfe-Maßnahmen ausbilden zu lassen. Jeder Mensch hat die sittliche Pflicht zum Helfen. Der Ersthelfer ist – im Notfall – das allererste Glied der Rettungskette. Physiotherapeuten und Ärzte werden durch ihre Ausbildung als Ersthelfer angesehen (DRK 2014).

- Das Ergebnis einer Umfrage im Jahr 2002 unter deutschen Staatsbürgern zeigt: 35 Millionen Bürger unseres Landes haben Bedenken, Erste Hilfe zu leisten. 25 Millionen würden warten, ob nicht ein anderer hilft, bzw. 28 Millionen halten die Erste Hilfe für eine Sache der Profis (ADAC 2005).
- *„Im Jahre 2017 trauen sich nur in 34 Prozent der lebensbedrohlichen Notfälle Ersthelfer eine Reanimation bis zum Eintreffen des Notarztes zu."* Das geht aus aktuellen Daten der *Deutschen Gesellschaft für Anästhesiologie und Intensivmedizin* (DGAI) hervor, erklärte DGAI-Präsidiumsmitglied Jan-Thorsten Gräsner (3.5.2017).

Erleichtert wird das Helfen durch verschiedene Algorithmen wie Basic Life Support (BLS) oder das A-B-C-(D-E)-Schema. Zur Zeit tritt der Begriff BLS in den Vordergrund und löst den früher gebräuchlichen Begriff „A-B-C-(D-E)-Schema" ab (Sudowe 2007, Helfen 2012, Peters et al. 2012).

Basic Life Support (BLS)

Unter Basic Life Support versteht man die Durchführung lebensrettender Sofortmaßnahmen in Notfallsituationen. Diese umfassen die Sicherung der lebenswichtigen Funktionen wie Atmung und Kreislauf und die Reanimation im Rahmen der Ersten Hilfe (German Resuscitation Council 2015).

A-B-C-D-E-Schema

Die Besonderheit am A-B-C-D-E-Schema ist der Wechsel zwischen diagnostischen und therapeutischen Anteilen. A-B-C-D-E steht für: **A**irway (Fremdkörperentfernung aus dem Mund-Rachen-Raum – **B**reathing (Kontrolle der Atemfrequenz und Thoraxhebung) – **C**ompression (Kompression des Brustkorbs) – **D**isability (Vitalzeichen und Glasgow-Coma-Scale) – **E**xposure & Environment (komplette Entkleidung, Bodycheck).

17.1 Erkennen – Überlegend entscheiden – Handeln

… ist die DRK-Prämisse für die Erste Hilfe.

17.1.1 Erkennen

Notfälle können immer auftreten. In der Praxis, beim Hausbesuch oder auch vor der Praxis. In Herzsportgruppen spricht man von 1 : 60.000 Personen-Stunden mit einem reanimationspflichtigen Notfall. Risikopatient ist jeder, der neu in der Therapie ist und neue Anforderungen mitbringt.

Für uns Physiotherapeuten bedeutet es, genau hinzusehen und hinzuhören. Falls der Patient über Luftnot in Ruhe klagt oder sagt: „Mir geht es nicht gut", ist die Therapie sofort abzubrechen. Kümmern Sie sich um den Patienten, bleiben Sie bei ihm, sprechen ihn an und sagen Sie bitte sofort anderen Umstehenden oder Mitarbeitern Bescheid (Nägele 2017).

Potenziell negative Auswirkungen können Physiotherapie und Sport (z. B. KG-Gerät) hervorrufen bei Patienten mit Herz-Kreislauf-

Erkrankungen wie Ischämie, Arrhythmie oder bekannter Druckbelastung der Gefäße sowie bei Patienten mit Fieber und/oder auch mit Antibiotikaeinnahme. Der beste Schutz ist hier: keine PT, kein Sport bis 3 Tage nach Abklingen der Symptome oder der Medikamenteneinnahme (Umfrage Reha-Sportgruppe 2015 in Hamburg).

Sehen, Hören und Fühlen sind die Grundvoraussetzungen des Retters

Das ist einfach gesagt, aber bei diesem ersten Erkennen entsteht eine ungewohnte Unterbrechung des Alltags. Aufregung oder Hektik und damit verbunden auch unangenehme Gefühle oder Unsicherheiten können aufkommen. Hier entstehen die meisten Fehler. *„In der Ruhe liegt die Kraft“*, dieses alte Sprichwort hat hier die erste Priorität. Die Aufregung des Retters verhindert ein überlegtes Vorgehen.

Die Rettungskette beginnt bei Ihnen selbst. Inzwischen wird in Minuten und Sekunden gemessen, welcher Vorgang der Rettungskette am längsten braucht (Semmel 2016, DRK 2014, Helfen 2012). In den meisten Städten ist innerhalb von 10 Minuten ein Rettungswagen vor Ort.

17

Hektik und schlechte Organisation verbrauchen die meiste wertvolle Zeit. Für einen Notfall mit Herz-Kreislauf-Stillstand und kardiopulmonaler Reanimation (CPR) stehen maximal 3–4 Minuten zur Verfügung, bevor das zentrale Nervensystem (ZNS) eine irreversible Sauerstoffmangelschädigung erleidet.

Bei lebensbedrohlichen Notfällen gilt das Motto *„Time is muscle“*: Je schneller es zur kardiopulmonalen Reanimation kommt, desto größer ist die Chance, dass der Herzmuskel gerettet wird (Stierle 2017).

Wie lassen sich einfache von lebensbedrohlichen Notfällen unterscheiden?

Nicht jeder Notfall „liegt auf der Erde oder hat einen sichtbaren Blutverlust“.

Eine Synkope mit Bewusstlosigkeit ist zu Beginn nicht von einem lebensbedrohlichen Notfall zu unterscheiden. Hier ist die Unterscheidung anhand der Dauer möglich. Synkopen dauern zumeist 15–20 Sekunden, und dann ist der Patient wieder ansprechbar und verfügt wieder über alle Vitalfunktionen (➤ Kap. 17.3).

Anamnestische Leitfragen

Wie erkenne ich einen lebensbedrohlichen, kardiozirkulatorischen Notfall?

- Gibt es eine sichtbare, pulsierende Blutung?
- Ist der Patient ansprechbar oder treffe ich auf einen plötzlich tief bewusstlosen Menschen?
- Kann sich der Patient auf den Beinen halten? Bricht der Patient vor mir zusammen?
- Besteht schwere Atemnot oder Todesangst?
- Hat der Patient heftigen Brust- oder Magenschmerz mit Ausstrahlungen?

Laut Statistik ist bei knapp 50 % der Notfälle ein kardiozirkulatorischer Hintergrund, z. B. Kammerflimmern zu vermuten (German Resuscitation Council 2015).

17.1.2 Überlegend entscheiden

Wenn Sie nichts erkennen, ist im Zweifel immer die Reanimation einzuleiten. *„Der Patient meldet sich schon, wenn es ihm nicht passt“* (Stierle 2017).

- Die ersten 20 Sekunden beginnen mit der Sicherung des Notfallortes, der Rettung und der Organisation.
- Tief durchatmen! Ruhe bewahren! Keine Hektik! (5 Sek.)
- Sind Sie alleine oder können Sie in wenigen Sekunden Hilfe herbeiholen? (5 Sek.)
- Rufen Sie nach weiteren Helfern. (3 Sek.)
- Einer behält die Übersicht. (5 Sek.)
- Schicken Sie Nichthelfer weg. (5 Sek.)
- Lebensbedrohliche Umstände erkennen.
- „Treat first, what kills first.“
- Telefon griffbereit legen.

Die Sicherung des Notfallortes ist unabdingbar zum Eigenschutz und zum Schutz des Notfallopfers. Gleichzeitig kann anderen Bescheid gegeben werden. Eine Person übernimmt die Kontrolle und Übersicht. Zur Sicherung des Notfallortes kann die Führungsperson die Nichthelfer einsetzen. Dadurch schicken sie die unbeteiligten Nichthelfer weg. Eventuell muss das Opfer an einen sicheren Ort gebracht werden (Semmel 2016).

- Kennt jeder Helfer den Standort, an dem der Notfalleinsatz stattfindet? Gerade in unbekannten Gegenden, z. B. bei einem Hausbesuch, ist der Orientierungssinn gefordert.
- Weiß der Helfer, wie der Rettungswagen an den Unfallort heranfahren kann?
- Ist ein Telefon oder ein geladenes Mobiltelefon griffbereit? Kennt jeder die Aktivierung der Freisprechfunktion?

17.1.3 Handeln

Basic Life Support (BLS)

Bei einer bewusstlos aufgefundenen Person:

- Legen Sie oder transportieren Sie das Notfallopfer auf eine harte Unterlage oder den harten Fußboden.
- Sprechen Sie das Notfallopfer laut an.
- Setzen Sie Schmerzreize auf das Brustbein oder kneifen Sie in den Oberarm.
- Können Sie Atemgeräusche hören, indem sie Ihr Ohr an den Mund des Patienten halten? Spüren Sie Atembewegungen am Brustkorb oder Bauch des Patienten? (5–10 Sek.)
- Fühlen Sie mit ihrer eigenen Wange, ob ein Atemhauch zu spüren ist (Achtung: Eine Schnappatmung des Notfallpatienten ist keine eigenständige Atmung).
- Jetzt erfolgt die Kontrolle der Atemwege, indem Sie den Mund des Patienten öffnen und die Atemwege betrachten. Ist ein Fremdkörper zu sehen?
- Entfernen Sie ggf. den/die Fremdkörper.
- Handschuhe sind hilfreich, aber kein „Muss“ bei der Wiederbelebung.

- Es gibt Situationen, in denen kein Freimachen der Atemwege möglich ist: Blutungen, Erbrochenes oder andere Dinge können es dem Ersthelfer unmöglich machen, die Atemwege freizumachen (German Resuscitation Council 2015, Semmel 2016).

CAVE

Nichtansprechbarer Patient!

Wenn ein Patient nicht auf Ansprache und Schmerzreize reagiert, ist von einem **lebensbedrohlichen Notfall** auszugehen.

In jedem lebensbedrohlichen Notfall ist die Tel. 112 zu wählen!

- Dies ist die Notrufnummer der Feuerwehr in Deutschland und sie ist lebensrettend.
- Voraussetzung sind ein funktionierendes Telefon oder das geladene Diensthandy mit Freisprecheinrichtung.
- Die 6 x „W"- Fragen sind wegweisend:
  - Wo ist der Notfall passiert?
  - Wer meldet?
  - Was ist passiert?
  - Wie viele Personen sind verletzt (Geschädigte)?
  - Welche Verletzung(en)/Erkrankungen sind ersichtlich?
  - Warten auf Rückfragen der Rettungsstelle.

FALLBEISPIEL

Ein 77-jähriger Patient erhält aufgrund eines Schlaganfalls Physiotherapie auf neurologischer Grundlage. Die Behandlung verläuft ohne Zwischenfälle. Als der Patient die Praxis verlassen will, ruft eine andere Patientin, die im Wartezimmer wartet: *„Hallo, hier ist ein Patient, der schwankt. Ist hier jemand?"* Zwei Therapeuten verlassen umgehend ihre Behandlungsräume und gehen ins Wartezimmer. Sie sehen, dass der 77-jährige Patient vor Ihnen langsam zusammenbricht, greifen ein und können gerade noch verhindern, dass der Patient ungeschützt auf den Boden fällt. In diesem Moment kommt die Ehefrau des Patienten in die Praxis und fängt laut an zu lamentieren. Sie ist ganz weiß im Gesicht und erschrocken über ihren am Boden liegenden Ehemann. Eine Therapeutin erkennt die Situation und übernimmt die „Führung" am Unfallort. Als erstes bittet sie ihren PT-Kollegen, sich um die laut klagende Ehefrau zu kümmern und sie in einen anderen Raum zu führen, gleichzeitig bittet sie die andere Patientin, Platz zu machen und das Wartezimmer zu verlassen. Ein weiterer Therapeut kommt wegen des ungewöhnlichen Lärms ins Wartezimmer. Die Therapeutin bückt sich zu dem am Boden liegenden Patienten, spricht ihn an und klopft ihm auf die Wangen. Der Patient antwortet mit undeutlichen Lauten. Daraufhin bittet die Therapeutin den 3.Therapeuten, das Telefon zu holen, und wählt die 112. Sie bleibt am Boden sitzen und überprüft die Atmung, indem sie ihre Wange zum Mund des Patienten führt. Sie spürt einen Atemhauch und sieht, dass der Brustkorb sich etwas bewegt. Gleichzeitig tastet sie nach dem Puls. Die Rettungsstelle der Feuerwehr fragt sie am Telefon nach dem Unfallort, nach dem Ersthelfer und den örtlichen Gegebenheiten. Weiter fragt die Rettungstelle, ob die Ersthelferin Unterstützung am Telefon braucht. Die Ersthelferin berichtet von ihren ersten Eindrücken – kaum ansprechbar, Atmung vorhanden und sie sei nicht alleine. Die Rettungstelle schätzt den Fall nach den Aussagen der Physiotherapeutin als Notfall ein und fordert einen Rettungswagen an. Die Ersthelferin wird gebeten, bei der leblosen Person zu bleiben, die Atmung zu beobachten und den Puls zu kontrollieren; weiterhin solle sich eine Person vor der Eingangstür positionieren, damit der Rettungswagen schnell den Notfallort findet. Die den Notfall führende Kollegin bittet den 3. PT-Kollegen zur Straße zu gehen und den Notfallwagen auf sich aufmerksam zu machen. Bis zum Eintreffen des Wagens misst sie den Puls, den Blutdruck und schreibt einen kurzen Notfall-Unfallbericht. Die wichtigsten Anamnesedaten mit Medikamenten und die vorhergehende PT-Behandlung werden notiert. Ebenso notiert sie, dass der Patient nicht unkontolliert gestürzt ist und von Anfang an eine Atmung festgestellt wurde. Die eintreffenden Rettungskräfte finden den Patienten mit Spontanatmung, einem Puls von 60/min und einem Blutdruck von 90/60 mmHg vor. Sie bedanken sich für die mustergültige Betreuung und den Übergabebogen mit den Patientendaten, transportieren den Patienten ins nächstgelegene Krankenhaus und nehmen seine Ehefrau als Begleiterin mit.

Bei großer Aufregung leitet die Leitstelle der Feuerwehr durch alle Fragen und den Basic Life Support (BLS). Benutzen Sie die Freisprechfunktion. Das ist beruhigend bei der Ein-Helfer-Methode. Die Notfall-Apps für Mobiltelefone sind im Einsatz nicht praktisch, da man beide Hände für den Patienten braucht und nicht das Handy bedienen kann. Auch das Pulstasten ist im Notfall schwierig. Der erste Blick auf einen Patienten gibt einem häufig wertvolle Hinweise auf dessen Zustand. Die Hautbeschaffenheit und Hautfarbe (rosig oder fahl) geben Aufschluss über die Perfusion des Patienten (Semmel 2016).

Einsatz der Herzdruckmassage (HDM)

Gleichzeitig mit dem Notruf erfolgt jetzt die **Herzdruckmassage (HDM) im Rhythmus 30 : 2** (30 x HDM und 2 Beatmungen) durch Kompression des Brustbeins. Die HDM darf nur durch 2 Beatmungen unterbrochen werden. Sie erfolgt bis der Rettungswagen (RTW) eintrifft.

Es gilt die Regel, dass die **Reanimation möglichst sofort beginnen** soll: der Patient, der wieder zu sich kommt, ist der gerettete Patient.

Die Herzdruckmassage (HDM) soll zur Durchblutung der lebenswichtigen Organe (Gehirn) eingesetzt werden. Sie erfolgt durch die Kompression des Brustbeins und damit des Herzmuskels.
- Es werden 2 Hände mit den Handballen übereinander auf das Brustbein gelegt. Die Arme bleiben durchgestreckt (➤ Abb. 17.1).
- Die Kompression soll in der Mitte des Brustbeins mit einer Eindringtiefe von 5–6 cm durchgeführt werden (German Resuscitation Council 2015).
- Ist man zu zweit, soll man sich bei der Herzdruckmassage abwechseln: Eine Person führt die 30 HDM durch, die zweite Person beatmet zwei Mal („30 : 2").
- Der weniger beanspruchte Helfer beobachtet die Umgebung und eine Uhr. Dazu zählt er die Kompressionen bis 30, dann gibt er das Kommando: „Ich beatme 2 Mal", und es geht sofort weiter mit der Kompression. Sie darf nicht unterbrochen werden, außer durch die 2 Beatmungen. Der nächste Wechsel erfolgt nach 2 Minuten.
- Die Helfer sollen sich bei der HDM und Beatmung abwechseln, damit ihnen genug Kraft bleibt für die anstrengende HDM. Der Wechsel erfolgt mit klarer und lauter Ansage: „Wechsel" und muss schnell und unverzüglich erfolgen.
- Nach jedem Druck ist eine kurze komplette Entlastung des Brustkorbs nötig, ohne dabei die Hände vom Brustkorb zu nehmen.
- Nach 2 Minuten ist man schweißgebadet und nach 15 Minuten am Rande der Erschöpfung.
- Es ist eine Frequenz von 100 HDM/min anzustreben. Diese Frequenz entspricht dem Rhythmus der Songs „Staying alive" oder „Highway to hell" (Stierle 2017).

17

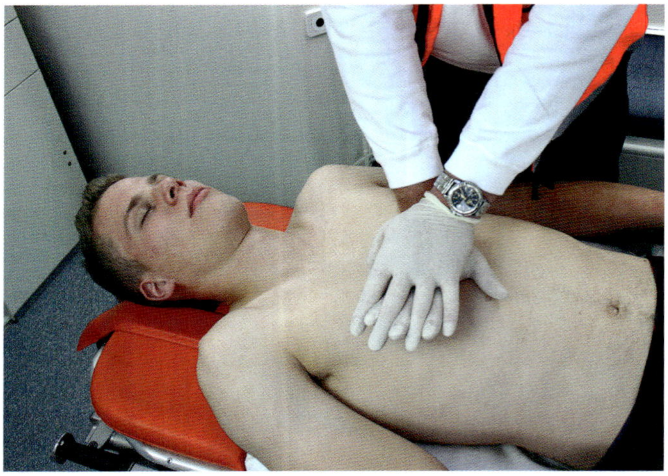

Abb. 17.1 Herzdruckmassage. [L241]

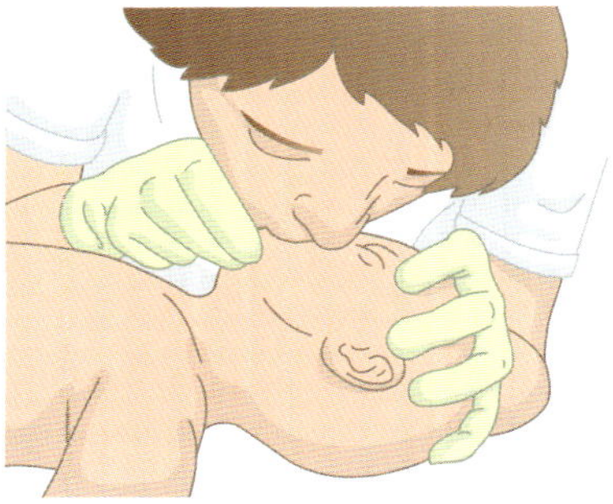

Abb. 17.2 Beatmung „Mund-zu-Mund" oder „Mund-zu-Nase". [L138]

Die Beatmung von „Mund zu Mund" ist einfacher als jene von „Mund zu Nase" und soll 1 Sekunde dauern (➤ Abb. 17.2). Zur Kontrolle wird der Thorax beobachtet: Hebt sich der Thorax, wenn ich den Patienten beatme? Am besten erfolgt die Beatmung in seitlicher Sitzposition.

Es gibt Situationen, in denen den Nothelfern kein Freimachen der Atemwege möglich ist. In diesem Falle genügt die Kompression 100 x/min mit gleichzeitiger Überstreckung des Kopfes bis zum Eintreffen des RTW. **Die HDM ist wichtiger als die Beatmung** (German Resuscitation Council 2015, Helfen 2012).

Was ist das Ziel der Herzdruckmassage?

Durch die Kompression des Brustbeins wird die Aufgabe des Herzens übernommen, die Herzkammern zu füllen und zu leeren. Hierdurch kann sich die Überlebensrate verdoppeln bis vervierfachen. Man kann ca. 1/3 des normalen Herz-Zeit-Volumens erreichen. Die Perfusion des Herzens verbessert sich mit der Erhöhung der Kardiokompressionsfrequenz (HDM-Frequenz) (German Resuscitation Council 2015).

Einsatz eines automatisierten externen Defibrillators (AED)

Steht in kürzester Zeit ein z. B. durch eine zweite Person organisierbarer **automatisierter externer Defibrillator** (AED, auch *Laiendefibrillator* oder kurz *Laien-Defi* genannt) zur Verfügung, ist dieser einzusetzen. Der AED ist ein medizinisches Gerät, das Stromstöße abgibt. Er funktioniert selbsterklärend und den Anweisungen ist Folge zu leisten. Aufgrund der Bau- und Funktionsweise sind automatisierte externe Defibrillatoren besonders für Laienhelfer geeignet (Flake et al. 2012).

Der Einsatz eines AEDs kann wie folgt vor sich gehen:
- Die Kleidung wird schnell entfernt (z. B. Hemd aufreißen) und gleichzeitig erfolgt weiter die Herzdruckmassage (HDM) ohne Unterbrechung.
- Der AED gibt alle weiteren Anweisungen:
  – Bei der Defibrillation müssen die Hände des Helfers zwingend vom Notfallopfer genommen werden.
  – Der Defibrillationsschock erfolgt automatisch.
  – Danach braucht der AED meist 5 Sekunden, um zu sagen, dass die Herzdruckmassage (HDM) fortgesetzt werden soll.

Man geht davon aus, dass bei ca. 50 % der kardiovaskulären Notfälle ein Kammerflimmern vorliegt. Dies ist das Hauptaufgabengebiet eines automatisierten externen Defibrillators (Nägele 2017).

Was ist das Ziel des Einsatzes eines AEDs?

Innerhalb von 3 bis 5 Minuten nach einem Herz-Kreislauf-Stillstand kann eine Defibrillation die Überlebensrate um 50 bis 70 % erhöhen. Der Einsatz der Herzdruckmassage ist die grundlegende Maßnahme bis zum Eintreffen eines automatisierten externen Defibrillators durch einen Zweithelfer oder eines Rettungswagens (N. N. 2015).

Stabile Seitenlagerung

Bei Wiedereinsetzen des Herzschlags und der Atmung erfolgt das Drehen in die stabile Seitenlage und die Überstreckung des Kopfes nach hinten. Dies dient dem Schutz der Atemwege bei bewusstlosen, spontan atmenden Patienten. Der Ersthelfer muss weiter am Patienten verbleiben und dabei in kurzen Abständen (30 Sek.) Atem und Puls kontrollieren, bis der RTW kommt. In stabiler Seitenlage ist es schwieriger, die Atmung zu kontrollieren. Deswegen ist erhöhte Aufmerksamkeit des Helfers nötig (Flake et al. 2012, Zylka-Menhorn 2017).

Insgesamt lässt sich feststellen: Unverzüglich eingeleitete Wiederbelebungsmaßnahmen können die Überlebensrate bei Kreislaufstillstand verdoppeln bis vervierfachen. Pro Minute, die bis zur kardiopulmonalen Reanimation (CPR) verstreicht, verringert sich die Überlebenswahrscheinlichkeit um ca. 10 % (German Resuscitation Council 2015, Blom et al. 2014, Hasselqvist-Ax et al. 2015).

In Deutschland liegt in der Stadt die durchschnittliche Dauer der Ersthelfer-Maßnahmen bis zum Eintreffen eines Rettungswagens (RTW) bei 8 bis 11 Minuten, in ländlichen Regionen stellt sich dies anders dar.

- Merken Sie sich die Telefonnummer 112!
- Üben Sie in Ihrer Praxis die notwendigen Maßnahmen und Abläufe einer kardiopulmonalen Reanimation (CPR) 1 x/Jahr!
- Erkundigen Sie sich, wo der nächste automatisierte externe Defibrillator (AED) steht!
- Beginnen Sie bei unklarer Bewusstseinslage mit der kardiopulmonalen Reanimation (CPR) !
- Machen Sie sich bewusst, dass die meisten Patienten durch die Laienreanimation überleben!

17.1.4 Probleme beim Handeln

Das erste Problem beim Helfen im Notfall ist der Helfer selbst. Aufregung, Unterbrechung der gewohnten Routine und damit aufkommender Stress verhindern zügiges und überlegtes Handeln.

Im ersten Moment sprechen Beobachter des Notfalls z. B. von versicherungsrechtlichen Dingen. Praxisinhaber befürchten z. B. die Unterbrechung der Arbeit und den damit einhergehenden Verdienstverlust. Beobachter geben Tipps, die nicht zielführend sind. Gehen sie bestimmt, aber freundlich vor und verweisen Sie darauf, dass die Erstversorgung des Notfallopfers Vorrang hat. Sagen Sie Umstehenden, dass sie Ausschau nach dem Rettungswagen halten sollen. Juristisch angreifbar sind nur das ‚Nichtstun' und die Fehlbehandlung jenseits des eigenen Fachgebiets (Albrecht 2011, Stierle 2017).

Bei Eintreffen des RTWs ist es hilfreich, der Besatzung des Rettungswagens eine Patientenakte – eventuell mit Telefonnummer von Angehörigen – oder einen schriftlichen Kurzbefund des Notfalls in Stichworten zu übergeben. Bitte fertigen Sie nach der Erstversorgung immer ein Protokoll an. Beschreiben Sie, wie Sie selbst die Vorgänge gesehen haben und was Sie selbst bis zum Eintreffen der Rettungskräfte unternommen haben (Fröse 2011).

17.2 Die Unterscheidung in leichte und schwere Notfälle

Notfallkategorien:
- Vegetativ
- Traumatologisch
- Kardiozirkulatorisch
- Neurologisch
- Metabolisch

17.2.1 Der vegetative Notfall: die Synkope

Zu den häufigsten Notfällen gehören leichtere vegetative Notfälle, wie die Synkope, und schwerere Notfälle mit kardiozirkulatorischer Dysfunktion. Die Synkope ist nicht leicht von lebensbedrohlichen Notfällen (➤ Kap. 17.2.3) zu unterscheiden.

Synkope

Die Synkope ist eine plötzlich einsetzende, vorübergehende Bewusstlosigkeit von maximal 20 Sekunden Dauer. Die Patienten können sich nicht mehr gegen die Schwerkraft aufrecht halten.

Anamnestische Leitfragen

- Wie lange dauert die Bewusstlosigkeit?
- Beginnt die Bewusstlosigkeit mit vegetativen Zeichen wie Schwindel, Blässe oder Übelkeit?

Synkopen sind häufig bei Kindern, Jugendlichen oder Älteren anzutreffen. Man geht von einer Minderdurchblutung des ZNS aus. Eine Synkope kann mit Bewusstseinsstörungen verwechselt werden, die auf einer kardiozirkulatorischen (Kammerflimmern, Herzinfarkt), neurologischen (Krampfanfall), psychogenen oder metabolischen (Unterzuckerung) Ursache beruhen. Die Synkope wird umgangssprachlich als Kreislaufkollaps, Blackout oder Ohnmacht bezeichnet. Sie ist nicht reanimationspflichtig. Es sind keine spezifischen Maßnahmen nötig (Pozza 2006).

Bei einer Synkope gilt es sofort unterstützend einzugreifen. Das Auffangen und die Lagerung des Patienten stehen dabei im Vordergrund. Die Gefahr besteht für die Patienten durch eine beginnende Bewusstlosigkeit, die zum unkontrollierten Sturz führen kann. Hieraus können sich Verletzungen ergeben. Ein schnelle Lagerung mit erhöhten Beinen (Lymphdrainagekeil; ➤ Abb. 17.3) mit dem gleichzeitigen Angebot, die Füße zu bewegen (Wadenpumpe) und ein Glas Wasser zu sich zu nehmen, ist als Erste Hilfe zumeist ausreichend. Ein Puls von 50–100/min ist hier als noch normal anzusehen. Eine weitergehende ärztliche Untersuchung gibt dem Patienten Aufschluss über mögliche Ursachen der Synkope.

17.2.2 Traumatologischer Notfall

Die meist leichteren Notfälle betreffen den orthopädisch-traumatologischen Bereich. Stürze, Verrenkungen, Verstauchungen, Frakturen oder kleinere Blutungen stehen hier im Vordergrund. Einfache Stürze von der Therapiebank kommen häufiger vor (Nägele 2017).

Die Untersuchung dieser Patienten erfolgt mithilfe eines Bodychecks. Dieser hilft bei der Abklärung auf schwerere Verletzungen (Schmidt und Maisch 2010, Semmel 2016).

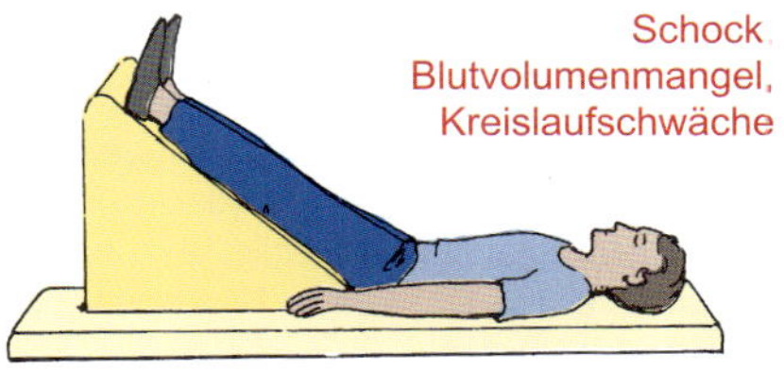

Abb. 17.3 Lagerung mit hochgestellten Beinen. [L190]

17

Anamnestische Leitfragen

- Haben Sie gesehen, wie der Patient gestürzt ist?
- Kann der Patienten auf einen Gegenstand gefallen sein?
- Ist der Patient ansprechbar oder nicht ansprechbar?
- Hat der Patient einen funktionierenden Kreislauf und Spontanatmung?

CAVE

Bauchtrauma!

Gefährlich sind stumpfe Gegenstände, die plötzlich ohne Bauchdeckenspannung in den Bauchraum drücken.

Wichtige Regeln während eines traumatischen Notfalls

- Lassen Sie den Patienten alle Extremitäten und die Wirbelsäule endgradig aktiv bewegen. Vergessen sie keine Bewegungsrichtung. Kombinieren Sie Bewegungen, z. B. in Flexion und Rotation. Klopfen Sie die Wirbelsäule und die Nieren ab.
- Ein gestürzter, sich nicht wohlfühlender, schlecht ansprechbarer Patient sollte als erstes in die stabile Seitenlage gebracht werden. Dann erfolgt ein Bodycheck in Seitenlage: Tasten Sie den Kopf und den Hals vorsichtig, aber zielgerichtet ab.
- Klopfen Sie mit einem Reflexhammer oder mit der Faust die Wirbelsäule ab. Bei unklarem Geschehen (Verdacht auf Wirbelsäulenverletzung) bitte diese Lage beibehalten. Ansonsten kommt es zu einer Umlagerung in Rückenlage, danach werden systematisch Brust, Bauch, Becken, Arme und Beine untersucht.
- Die Messungen von Blutdruck (RR) und Puls sind obligatorisch.
- Bei unklarem Untersuchungsergebnis mit Schmerzen ist auch jetzt die Notrufnummer der Feuerwehr, die 112, zu wählen. Fordern Sie zusätzlich den Patienten auf, sich als Notfall in ärztliche Behandlung zu begeben.
- Bei schweren Stürzen (über 1 m Höhenunterschied, z. B. von der Treppe) auf das Becken oder die Hüfte kann es zu einem großen Blutverlust kommen. Diese Blutung ist nicht sichtbar; das Blut versickert im Oberschenkel. Der Blutverlust kann bis zu 2,5 Liter betragen. Er ist über die Messung der Vitalparameter – Atmung, Puls, Blutdruck (RR) – zu erkennen (siehe ➤ Kap. 17.3 *Vitalzeichen*).
- Bei einem Sturz aus einer Höhe > 1 m und entsprechenden unklaren Schmerzen oder Schwellungen müssen sich die Patienten einer radiologischen Untersuchung unterziehen. Patienten mit Verrenkungen, Verstauchungen oder sogar Frakturen brauchen Beistand. Es kann durch die Schmerzen und die unklare Situation eine Verschlimmerung des Zustands erfolgen. Puls-, Atem- und Blutdruckkontrolle können Aufschluss über eine sich anbahnende Verschlechterung der Vitalzeichen geben.
- Diese Notfallsituationen können sich aufgrund von Medikamenten, die die Patienten einnehmen, verkomplizieren. Blutverdünnende Medikamente, wie z. B. neue orale Antikoagulanzien (NOAKs), Clopidogrel oder ASS können die Blutungszeit verlängern. Es kann zu Einblutungen in Muskeln oder Gelenke kommen.
- Bei der Einnahme von Schmerzmedikamenten ist der empfundene Schmerz geringer und dies kann zu einer unklaren Diagnose führen.
- Sichere Frakturzeichen: abnormale Beweglichkeit, hör- und fühlbare Krepitation (Knochenreiben), Dislokation (Fehlstellung), sichtbare Fragmente bei offenen Brüchen.
- Sichere Luxationszeichen: Fehlstellung und Deformation der normalen Gelenkstellungen, leere Gelenkpfanne.
- Unsichere Fraktur- und Luxationszeichen: Schmerzen, Schwellungen, Prellmarken und Hämatome, Bewegungseinschränkung.

Nach der Untersuchung des Patienten ist zu entscheiden, welche Maßnahmen ergriffen werden sollen.

- Patienten mit sicheren Fraktur- und Luxationszeichen müssen umgehend in die Notaufnahme eines Krankenhauses und in ärztliche Behandlung.
- Der Anruf bei der „112" mit Angabe des erhobenen Befundes ist zielführend.
- Bleiben Sie bis zum Eintreffen des Rettungswagens beim Patienten.
- Patienten mit unsicheren Frakturzeichen, die klar ansprechbar sind, sollen sich in ärztliche oder radiologische Behandlung begeben.

Blutungen

Blutungen müssen umgehend gestoppt werden. Dazu gehört ein vorschriftsmäßig gefüllter Verbandskasten mit Kompressen und Bandagen. Eine oder mehrere Kompressen werden als Ganzes über die Blutung gelegt und eine Bandage wird kräftig um die Verletzungsstelle gewickelt.

Als Ersthelfer darf man sich nicht von einer eventuellen Blutlache abschrecken lassen. Gerade bei Kopfplatzwunden oder Nasenbluten entstehen diese schnell.

Fordern Sie zusätzlich den Patienten auf, sich als Notfall in ärztliche Behandlung zu begeben.

FALLBEISPIEL

Vom Wartezimmer führt eine Glastür zu den Behandlungsräumen der Physiotherapiepraxis. Ein 70-jähriger Patient will nach der Behandlung das Wartezimmer verlassen und läuft frontal gegen die Glastür. Er hat sie nicht gesehen, obwohl er sie ca. 30 Sekunden vorher selbst geöffnet und wieder geschlossen hatte. Das Brillenglas zerbricht, es kommt zu einer Schnittverletzung an der Augenbraue und der Patient bekommt Nasenbluten. Er schreit auf. Ein Therapeut verlässt den Behandlungsraum. Das Blut des Patienten tropft auf sein Hemd, seine Hose und den Fußboden.

Geistesgegenwärtig holt der Therapeut mehrere Nasenschlitztücher aus dem Behandlungsraum. Sie dienen normalerweise als Hygienemaßnahme auf der Behandlungsbank bei Behandlungen der Patienten. Mit diesen Tüchern stillt der Therapeut die Blutungen. Der Patient beschwert sich lautstark, dass die Glastür nicht zu erkennen ist und dass die Praxis für den Schaden zuständig ist. Der Therapeut versucht den Patienten zu beruhigen, gibt ihm für kurze Zeit die Tücher selbst in die Hand und holt den Verbandskasten. Er zieht sich Einmalhandschuhe an, entnimmt dem Verbandskasten mehrere Kompressen und drückt sie auf die Schnittwunde und gleichzeitig die Nase, bis die Blutungen gestoppt sind. Gleichzeitig redet er ihm gut zu, bis der Patient sich beruhigt hat.

Der Therapeut misst einmal den Puls. Eine neu hinzukommende Patientin wird gebeten im Behandlungsraum Platz zu nehmen. Den Abschluss bildet eine Kompresse, die mit einem Pflaster verklebt wird, und ein Pfropfen wird in die Nase gelegt. Dann ruft der Therapeut den nächsten Unfallarzt an und benachrichtigt ihn über den Vorfall. Anschließend ruft er ein Taxi und bittet den Patienten, diesen Unfallarzt aufzusuchen.

Praxistipp: Erkundigen Sie sich bitte, wo der Verbandskasten Ihrer Physiotherapiepraxis steht, wo Einmalhandschuhe zu finden sind und wo dieTelefonnummer des nächsten Unfallarztes notiert ist.

Nasenbluten

Diese Blutung sieht auf den ersten Blick sehr bedrohlich aus, ist es aber nicht. Eine kalte Eispackung in den Nacken und ein Pfropfen, gedreht aus einem Tempotaschentuch, in die Nase helfen für das erste, die Wunde zu stillen.

Verschütten sie bitte einmal 0,1 l Wasser auf den Fußboden. Sie werden erstaunt sein, wie groß die Lache ist (German Resuscitation Council 2015).

17.2.3 Kardiozirkulatorischer Notfall bei ansprechbaren Patienten

Ursache für den kardiozirkulatorischen Notfall sind bekannte Herzerkrankungen mit den Symptomen Kaltschweißigkeit, Thoraxschmerz und Todesangst. Atemgeräusche (Rasseln, Giemen) und Halsvenenstauung sind zusätzliche Anzeichen. Die Unterscheidung zum vegetativen Notfall ist möglich über die Hautfarbe, das Schmerzgeschehen und die Atmungsschwierigkeit.

- Hier ist die erste Maßnahme, im Gegensatz zu anderen Notfällen, den Patienten in eine sitzende oder halbsitzende Position zu bringen. Der Patient bekommt in dieser Position leichter Luft. Die „Schocklage" ist hier kontraindiziert.
- Entfernen Sie bitte beengende Kleidung.
- Rufen sie die 112.
- Atemfrequenz, Puls- und Blutdruckkontrolle sind die Methoden der Wahl zur Abschätzung der Dysfunktion.
- Bitte bleiben Sie bis zum Eintreffen des Rettungsdienstes beim Patienten. Es kann zu plötzlichen Verschlechterungen kommen.

CAVE

Lagerung bei kardiozirkulatorischem Notfall!

Menschen mit Todesangst und schwerer Atemnot dürfen *nicht* in liegende Position mit hochgestellten Beinen gebracht werden.
Es würde zu einem Überangebot von Volumen für das geschädigte Herz-Kreislauf-System kommen. Das Herz ist nicht fähig, dieses Volumen zu transportieren. Die halbsitzende Position (➤ Abb. 17.4) zur Volumenreduktion und der menschliche Beistand zur Angstbewältigung sind zielführende Sofortmaßnahmen.

Klinische Tests zur Differenzialdiagnose

Die **Synkope** (der vegetative Notfall) ist „etwas Stilles", der Patient sackt weg und kommt nach kurzer Zeit (meist nach 15–20 Sekunden) wieder zu sich.

Im Unterschied dazu kann der **kardiozirkulatorische Schock** mit Geräuschen (Rasseln, Giemen), mit Halsvenenstauung, Atemnot oder Todesangst verbunden sein. Der Patient bleibt in diesem „Schockzustand"; auch nach 30 Sekunden oder 1 Minute bleiben Luftnot oder Todesangst.

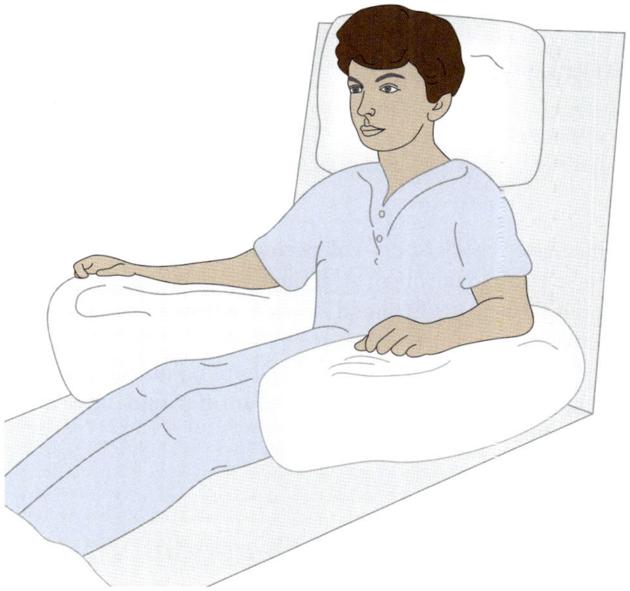

Abb. 17.4 Der Herzpatient bekommt in der halbsitzenden Lage besser Luft. [L231, M554]

17.2.4 Neurologische Notfälle

Diese Patienten haben eine sichtbare Atmung und damit ein Kreislaufsystem mit Herzschlag und Pumpleistung. Neurologische Anzeichen sind der Verlust der **Vigilanz,** der **Links-Rechts-Vergleich** (Hemiplegie) mit eventueller einseitiger Lähmung und Kraftminderung der Gesichtsmuskulatur oder der Extremitäten. **Querschnittszeichen** sind z. B. Paresen oder unkontrollierter Urin- oder Stuhlabgang (Helfen 2012).

- Die Tel Nr. 112 ist auch hier lebensrettend.
- Beim bewusstlosen Patienten mit Anzeichen von neurologischen Symptomen kommt der Glasgow Coma Scale zum Einsatz (➤ Kap. 17.3.3) (Sudowe 2007).
- Der unverzügliche Transport in das nächstgelegene Krankenhaus (am besten mit Stroke Unit) ist notwendig.

17.2.5 Metabolischer, hypoglykämischer Notfall

Bekannte Diabetiker können „unterzuckern". Nach starker, körperlicher Belastung, nach zu geringer Nahrungsaufnahme oder durch Wechselwirkung mit Medikamenten kann es zu Unruhe, Verwirrtheit, Muskelzittern oder Schweißausbruch kommen. Im Frühstadium sind starke Reizbarkeit oder Heißhunger die ersten Indizien. Die Basismaßnahme beim ansprechbaren Patienten sind 100 bis 200 ml Apfelschorle oder Traubenzucker Beim bewusstlosen Patienten, der über Atmung und Puls verfügt, ist die stabile Seitenlage notwendig.

17.2.6 Schockbedingter Notfall

Was ist ein Schock?

Der Schock ist eine Kreislaufstörung mit Verminderung der Blutzirkulation in den Kapillaren. Dies führt zu Sauerstoffunterversorgung im Gewebe und zu allerletzt zu einem Stoffwechselversagen.

Der häufigste Schock ist der **Volumenmangelschock.** Verminderte Flüssigkeitsaufnahme durch zu geringe Getränkezufuhr in Verbindung mit Fieber, Durchfall und Erbrechen können zu Blässe, Kaltschweißigkeit und Unruhe führen.

Zu den ersten Basismaßnahmen gehören, Puls und Blutdruck messen, den Patienten beruhigen, 112 anrufen und die Beine des Patienten hochlegen.

17.3 Kenntnisse grundlegender Vitalzeichen

17.3.1 Normwerte der Vitalzeichen

- Puls: 60–80/min, gleichmäßig
- Atmung: 8–12 Atemzüge/min, gleichmäßig
- Blutdruck: systolisch: 100–130 mmHg, diastolisch: 60–85 mmHg
- Temperatur: 36,5–37,0 °C (Flake/Bert 2011)

Für Babys, Kleinkinder und Kinder gelten abweichende, höhere Werte.

Rosige Haut gilt als Anzeichen für gleichmäßige Durchblutung: Der einfache Test ist die **Fingernagelprobe:** innerhalb einer Sekunde soll sich das Gewebe unterhalb des Fingernagels nach einem kräftigen Druck auf das Nagelbett wieder mit Blut füllen. Falls das nicht geschieht, liegt eine Minderdurchblutung vor.

17.3.2 Schockindex

Schockindex

Der Schockindex beschreibt das Verhältnis von Puls zu systolischem Blutdruck (Normwert: 0,6):

$$Schockindex = \frac{Puls}{RR_{syst}}$$

Bei einem von Puls von 80/min und einem systolischen Blutdruck (RR_{syst}) von 130 mmHg ergibt sich ein Wert von ca. 0,6. Steigt der Index über 1, wird es für den Patienten gefährlich (z. B. Puls 120 : RR_{syst} 120 = 1,0.

17.3.3 Glasgow Coma Scale

Der Glasgow Coma Scale (GCS; ➤ Tab. 17.1) dient zur Abklärung der Bewusstseinslage. Der GCS schätzt die Bewusstseinsstörung ein. Für drei Vitalzeichen sind auf einer Skala insgesamt maximal 15 Punkte zu erreichen (Teasdale und Jennett 1974).

Tab. 17.1 Glasgow Coma Scale (GCS). [F210-010]

Vitalzeichen	Reaktion	Punktzahl
Öffnen der Augen	Spontan	4
	Nach Aufforderung	3
	Auf Schmerzreiz	2
	Nicht	1
Bewegung	Nach Aufforderung	6
	Gezielte Abwehrbewegung	5
	Ungezielte Abwehrbewegung	4
	Beugebewegungen	3
	Streckbewegungen	2
	Keine	1
Sprache	Orientiert, klar	5
	Verwirrt	4
	Einzelne Wörter	3
	Einzelne Laute	2
	Keine	1

- Augenöffnung: max. vier Punkte
- Verbale Reaktion: max. fünf Punkte
- Motorische Bewegungsreaktion auf Schmerzreize: max. sechs Punkte

17.4 Organisatorische und gesetzliche Voraussetzungen für Erste-Hilfe-Maßnahmen in der Praxis

Es ist hilfreich für jede Physiotherapiepraxis, die gesetzlichen und organistorischen Voraussetzungen bei Eintreffen eines Notfalls zu kennen und zu erfüllen. In jedem Notfall erweisen sich das Vorhandensein und der Einsatz von vorgehaltenen Hilfsmitteln als hilfreich für das Notfallopfer. Außerdem gibt es jedem Mitarbeiter zusätzliche Sicherheit, in den Notfallsituationen zielgerichtet zu reagieren.

- Haben Sie entsprechende Poster und Plakate an einer für alle sichtbaren Stelle im Betrieb aufgehängt?
- Ist in jeder Praxis ein vorschriftsmäßiger Verbandskasten vorhanden?
- Entspricht der Inhalt des Verbandskastens der DIN-Norm (DIN 13157)?
- Kennt jeder Helfer im Betrieb die Lage des Verbandskastens?
- Existiert eine Berufshaftpflicht für die Praxis?
- Verfügen die Therapieliegen über eine gesetzlich vorgeschriebene Motorsicherung?
- Kennen Sie die gesetzlich geregelte Mindestanzahl der Ersthelfer im Betrieb?
  - Bei 2 bis 20 anwesenden Versicherten ein Ersthelfer, bei mehr als 20 anwesenden Versicherten 10 % der Zahl der Anwesenden
- Kennen Sie die Ersthelferausbildung über 8 Doppelstunden?
- Wiederholen Sie alle zwei Jahre die Ersthelferausbildung mit 4 Doppelstunden?

(DGUV 2014a, b, BfArM 2004, Fröse 2011)

17.5 Schlusswort

Trauen Sie sich zu, Verantwortung zu übernehmen! Ergreifen Sie die Initiative!
Physiotherapeuten haben – wie alle Menschen – die Pflicht, erste Hilfe zu leisten. Physiotherapeuten werden aufgrund ihrer Ausbildung als Ersthelfer angesehen.
Erkennen Sie einen lebensbedrohlichen Notfall und starten Sie mit den lebensrettenden Sofortmaßnahmen: **Ruhe bewahren,** die Feuerwehr mit **112** benachrichtigen und gleichzeitig die **Herzdruckmassage** einleiten!
Beachten Sie den kardiozirkulatorischen Notfall! Hier sollen die Beine *nicht* hochgelagert werden.
Die meisten Patienten überleben durch Laienreanimation.

Reflexionsfragen

1. Wie ist die Telefonnummer bei lebensrettenden Maßnahmen am Unfallort?
2. Was ist die allererste Aktion bei nicht ansprechbaren Notfallopfern und unklaren Situationen in Ihrer Physiotherapiepraxis?
3. Was machen sie als Nächstes bei nicht ansprechbaren Notfallopfern?
4. Mit welcher Frequenz muss eine Herzdruckmassage erfolgen?
5. Wodurch kann eine Herzdruckmassage unterbrochen werden?
6. Wie ist das Verhätnis von Herzdruckmassage und Beatmung?
7. Welche Untersuchungstechniken kennen Sie bei ansprechbaren gestürzten Patienten?
8. Was sind unklare Frakturzeichen?
9. Was unternehmen Sie bei ansprechbaren Patienten mit unklaren Frakturzeichen?
10. Was unternehmen sie bei Nasenbluten?

LITERATUR

ADAC. Hilfe – wo bleibt die Hilfsbereitschaft? ADACsignale August 2005; 26. https://www.adac.de/_mmm/pdf/Signale_07_05_45185.pdf.

Albrecht C, Kassenärztliche Vereinigung HH. Notfallmanagement in der Praxis. KVH-Journal 2011; 12: 5–8. http://www.kvhh.net/media/public/db/media/1/2009/10/45/kvh_journal_12-2011_web.pdf.

Blom MT et al. Improved survival after out-of-hospital cardiac arrest and use of automated external defibrillators. Circulation 2014; 130: 1868–1875.

Bundesamt für Arzneimittel und Medizinprodukte (BfArM). BfArM-Bewertung bezüglich automatisch höhenverstellbarer Therapieliegen. Referenz-Nr. 913/0704b, 02. August 2004. https://www.bfarm.de/SharedDocs/Risikoinformationen/Medizinprodukte/DE/therapieliegen.html.

Deutsche Gesetzliche Unfallversicherung (DGUV). Erste-Hilfe-Material, 2014a. www.dguv.de/medien/fb-erstehilfe/de/sachgebiet/eh_material/liste_eh_material.pdf.

Deutsche Gesetzliche Unfallversicherung (DGUV). Grundsätze der Prävention, 2014b. publikationen.dguv.de/dguv/pdf/10002/100-001.pdf.

Deutsches Rotes Kreuz (DRK). Erste Hilfe leicht gemacht, 2014. http://fachpublika.de/Lernbroschuere-Erste-Hilfe-leicht-gemacht.

Flake F, Bert A (Hrsg.). Leitfaden Rettungsdienst. 5. A. München: Elsevier Urban & Fischer, 2011.

Flake F, Runggaldier K, Semmel T (Hrsg.). Arbeitstechniken A–Z für den Rettungsdienst. 2. A. München: Elsevier Urban & Fischer, 2012.

Fröse S. Was Sie zu Bereitschaftsdiensten und Notfällen in der ambulanten Pflege wissen sollten. Hannover: Schlüter, 2011.

German Resuscitation Council e.V. (GRC). Reanimation 2015 – Leitlinien kompakt. 1. A. Ulm: Deutscher Rat für Wiederbelebung – German Resuscitation Council e.V., 2015. https://www.grc-org.de/downloads/Leitlinien-2015-Kompakt.pdf

Hasselqvist-Ax I et al. Early cardiopulmonary resuscitation in out-of-hospital cardiac arrest. N Engl J Med 2015; 372(24): 2307–2315.

Helfen T. Basics Notfall- und Rettungsmedizin. 2. A. München: Elsevier Urban & Fischer, 2012.

Nägele H. Notfälle in der Herzgruppe. Hamburg, 13. September, 2017.

N. N. Neue Leitlinien zur Laien-Reanimation: Erste Hilfe mit Smartphone. 18. Oktober 2015. https://www.aerzteblatt.de/nachrichten/64500/Neue-Leitlinien-zur-Laien-Reanimation-Erste-Hilfe-mit-Smartphone.

Peters O, Runggaldier K, Schlechtriemen T. Algorithmen im Rettungsdienst: Die 28 wichtigsten Notfälle. 4. A. München: Elsevier Urban & Fischer, 2012.

Pozza RD. Synkope im Kindes- und Jugendalter. Monatsschr Kinderheilk 2006; 154: 583–593.

Schmidt GN, Maisch S. Themenblock 2 QB Notfallmedizin 2010.

Semmel T. ABCDE - die Beurteilung von Notfallpatienten. 2. A. München: Elsevier Urban & Fischer, 2016.

Stierle D, Hamburger Ärztekammer. Das 1&1 der Reanimation. Hamburg, 13. September, 2017.

Sudowe H. Professionell handeln im Rettungsdienst: das Trainingsbuch. 1. A. München: Elsevier Urban & Fischer, 2007.

Teasdale G, Jennett B. Assessment of coma and impaired consciousness. A practical scale. Lancet 1974; 2(7872), 81–84.

Zylka-Menhorn V. Stabile Seitenlage: Nicht unbedingt lebensrettend. Dtsch Arztebl 2017; 114: A-1049. https://www.aerzteblatt.de/archiv/189105/Stabile-Seitenlage-Nicht-unbedingt-lebensrettend.

KAPITEL

18 Besondere Gruppen von Patienten: Musiker

Malika Damian-Lichtenberg, Carolina Lares Jaffé, Christoff Zalpour

Lernziele

Nach Durcharbeiten dieses Kapitels
- hat der Leser einen Einblick in die physiotherapeutische Behandlung des Musikerpatienten bekommen,
- kennt der Leser die wichtigsten musikermedizinischen Fachbegriffe in ihrer Bedeutung und ist in der Lage, diese zu definieren, voneinander abzugrenzen und im Hinblick auf die differenzialdiagnostische Praxis anzuwenden,
- kann der Leser für die Musikerphysiotherapie relevante Erkrankungen hinsichtlich ihres Auftretens besser einschätzen und sein Clinical Reasoning darauf ausrichten.

18.1 Musikergesundheit

Musik als Therapiemittel wird bereits seit Langem angewandt. Aber dass das Musizieren selbst auch krank machen kann und Musiker gezielter Therapien bedürfen, wurde lange Zeit nicht wahrgenommen. Musiker werden jedoch mit vielen potenziell gesundheitsschädigenden Faktoren konfrontiert. So haben selbst die meisten jungen Berufsmusiker schon zwischen zehn- und achtzehntausend Stunden auf ihrem Instrument geübt. In dieser Zeit nehmen sie oft stereotype Haltungsmuster ein, mit repetitiven, schnellen und sehr präzisen Bewegungsabläufen. Denen werden zu selten ausgleichende Bewegungen entgegengesetzt, sodass Musiker einem hohen Risiko ausgesetzt sind, im Laufe ihres Berufslebens spielbedingte muskuloskelettale Beschwerden zu entwickeln (➤ Kasten). Ist der Musiker dadurch nicht mehr in der Lage, sein Instrument zu spielen, kann das gravierende Auswirkungen auf die musikalische Karriere haben.

Mediziner, Physiologen und Therapeuten richten daher inzwischen vermehrt ihre Aufmerksamkeit auf die spezifischen körperlichen Probleme von Musikern, die im Zusammenhang mit dem Instrumentalspiel stehen.

Arbeitsspektrum

Das Arbeitsspektrum von Musikern ist breit, und je nach Arbeitsauftrag und beruflicher Orientierung können sich ganz unterschiedliche und individuelle Arbeitsbedingungen ergeben. Musiziert wird z. B. in Konzertsälen (Bühne, Orchestergraben), in Musiktheatern, in Hörfunk- und Fernsehstudios, auf improvisierten Veranstaltungsbühnen, in Probenräumen oder beim Üben in häuslicher Umgebung. Ungünstige äußere Bedingungen in Bezug auf Bestuhlung, Raumklima, Lautstärke, räumliche Enge, Beleuchtung, schlechte Lesbarkeit der Noten (Kopien), Reisen (psychosoziale Belastung) sowie das Instrument (Größe, Form, Gewicht) und Zubehör (Kinnhalter und Schulterstütze beim Streicher, Fingerstütze beim Blasinstrument, Fußbank beim Gitarristen, Klavierhocker) können einen starken Einfluss auf die körperliche und seelische Verfassung des Musikers haben. Hinzu kommt der Druck durch die steigenden Anforderungen an das technische Können und die Virtuosität professioneller Musiker im Zuge einer zunehmenden weltweiten Konkurrenz.

Epidemiologie

Nach Angaben in zahlreichen Studien sind ca. 75–80 % aller spielbedingten Probleme an Muskeln, Sehnen, Gelenken oder Bändern lokalisiert. Die Hauptproblematiken sind Schulter- und/oder Nackenschmerzen (von denen 70 % aller Streicher, aber auch Gitarristen, Pianisten und Flötisten betroffen sind) sowie Beschwerden des oberen Rückens und der oberen Extremität. Die Problematik wird häufig durch Verwendung von überholtem Instrumentalzubehör verstärkt. Ein Beispiel ist der Halsgurt beim ca. 6 kg schweren Fagott, der die Nacken- und Halswirbelsäulenpartien stark belastet und durch einen Rucksackgurt oder eine flexible Lastunterstützung (➤ Abb. 18.1) ersetzt werden könnte. Effektive Unterstützungssysteme für Blech- und Holzblasinstrumente stellt z. B. die finnische Fa. Ergobrass her (ergobrass com).

Ist das Instrument zudem noch besonders groß und schwer, wie es bei einigen Bratschen der Fall ist, kommt es häufig zu muskulären Verspannungssyndromen im Schulter- und Oberarmbereich sowie zu Verschleiß der Schultergelenksstrukturen. Nicht optimal angepasste Kinnhalter und Schulterstützen verstärken die linksseitige Position des Kopfes und tragen somit zur Symptomatik bei.

Spielbedingte muskuloskelettale Beschwerden

Der Begriff der „spielbedingten muskuloskelettalen Beschwerden" (playing-related musculoskeletal disorders, PRMD) wurde von Zaza und Farewell (1997) geprägt, um diese spezifische physische Problematik bei Musikern durch das Instrumentalspiel hervorzuheben.

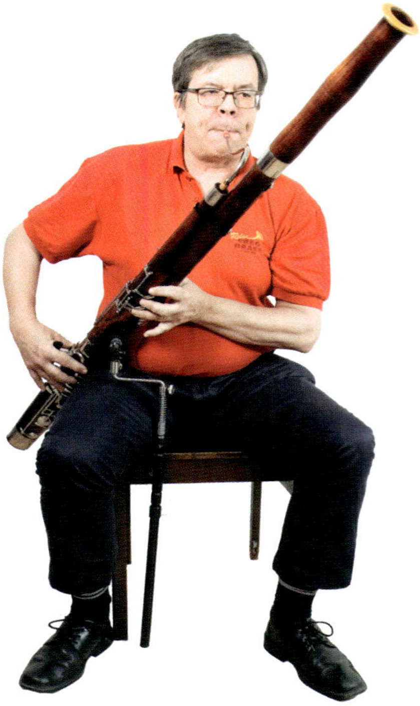

Abb. 18.1 Technische Unterstützung zu ergonomischerem Spiel bei Blasinstrumenten. [V1027]

18

Musikermedizin und -physiotherapie beinhaltet die Prävention, Diagnose und Therapie von Überlastungsbeschwerden bzw. Erkrankungen als Folge des Instrumentalspiels und Singens bei Musikschülern, Musikstudenten und Berufsmusikern. Wie bei der Betreuung von Sportlern sind beide Berufsgruppen – Mediziner und Physiotherapeuten – mit ihrer jeweiligen fachlichen Expertise gefragt.

18.2 Besonderheiten der physiotherapeutischen Befunderhebung bei Musikern

Die Befunderhebung muss sich von den generellen Aspekten der physiotherapeutischen Evaluation der Patienten um musikerspezifische Parameter erweitern. Eine Haltungs- und Bewegungsanalyse während des Spielens (oder des Singens) ist somit eine Voraussetzung für die ausführliche Befunderhebung bei einem Musiker.

Die Physiotherapeuten sollten idealerweise selbst über gute Instrumentalkenntnisse verfügen, um die Auswirkung des Instruments auf Haltung, Bewegungsausmaß, Verletzungsmuster und ergonomische Anpassungen zu kennen.

Die Besonderheit der musikerphysiotherapeutischen Behandlung ist es, neben der Therapie der Beschwerden auch Strategien und Techniken für ein gesundes Üben zu entwickeln. Aus der Anamnese wird abgeleitet, ob die Schmerzen/Beschwerden einen Zusammenhang mit dem Musizieren (Instrumentalspiel oder Singen) haben, z. B. wenn sie beim oder unmittelbar nach dem Musizieren auftreten.

Anamnestische Leitfragen

Instrumentenspezifische Fragen

- Welche Instrumente werden gespielt? Welches primär?
- Hat ein Instrumentenwechsel stattgefunden?
- Wie wird das Instrument transportiert (Koffer, weiche Tragetasche, Rucksack)?
- Wurden ergonomische Anpassungen am Instrument vorgenommen?
- Werden Hilfsmittel verwendet (Halsgurt, Kinnstütze, Fußbank)?
- Welche Spieltechniken werden angewendet (z. B. Gitarre: Anschlagshand; Zupfen, Schlagen, Dämpfen, Perkussiv)?

Fragen zum Spiel- und Übeverhalten

- Übedauer (pro Tag, pro Woche; im Sitzen/Stehen; zeitliche Aufteilung (Spiel/Pause))?
- Wärmt sich der Musiker vor dem Spielen auf und nachher ab?
- Hat sich das Spiel- bzw. Übeverhalten aktuell geändert, haben Übezeiten besonders zugenommen?

Ausbildungsspezifische Fragen

- In welchem Alter wurde mit dem Musizieren begonnen?
- Befürwortet der Lehrer ein abwechslungsreiches Repertoire?
- Hat aktuell ein Lehrerwechsel stattgefunden? Wenn ja, hat sich auch die Technik geändert?

Fragen zum Repertoire

- Welche Art von Musik spielt der Musiker überwiegend (Klassik, Rock, Jazz)?
- Kommt es bei bestimmten Stücken, Spieltechniken, Spielsituationen zu Beschwerden?
- Hat sich das Leistungsniveau/Repertoire aktuell geändert?

Arbeitsplatzspezifische Fragen

- Wie sieht der berufliche Lebenslauf des Musikers aus, aktuelle Tätigkeit?
- In welcher Ensembleform spielt der Musiker (Orchester, Band)?
- Wie sind die Arbeitsbedingungen (Reisen, Bestuhlung, Räumlichkeiten)?
- Ist der Musiker festangestellt, freiberuflich oder selbstständig tätig?
- Tritt der Musiker regelmäßig auf, ist er Schüler/Student, Musiklehrer?
- Hat der Musiker psychischen Stress (Konkurrenzdruck, hohe Konzertdichte, Auftrittsangst)?

Fragen zur allgemeine Lebenssituation des Musikers

- Hat der Musiker noch andere Jobs?
- Hat er Familie?
- Welche Hobbies hat der Musiker (insbesondere interessant: Sport, Entspannungsübungen, Körpertechniken)?

CAVE
Die Psychosomatik ist bei dieser Patientengruppe speziell zu berücksichtigen.

Neben den üblichen Fragen zur Schmerzsymptomatik (wie z. B. Schmerzauftreten, Schmerzdauer, Schmerzqualität) kann die Intensität der Schmerzen zum einen durch eine visuelle Analogskala (VAS, 0–10), aber auch durch die musikerspezifische **Functional Grading of Severity of Injury Scale nach Fry** (1986) abgefragt werden.

- *Grad 1:* Der Schmerz begrenzt sich auf eine Körperseite und tritt beim Instrumentalspiel auf.
- *Grad 2:* Der Schmerz tritt auf beiden Körperseiten oder an weiteren Körperstellen bei hoher Belastung auf, z. T. mit Koordinationsstörungen.
- *Grad 3:* Der Schmerz besteht auch unabhängig vom Spielen. Auch andere Tätigkeiten sind durch die Koordinationsstörungen und den Kraftverlust beeinträchtigt.
- *Grad 4:* Der Schmerz besteht in Ruhe, in der Nacht oder beides. Der Musiker hat Schmerzen bei nahezu allen Aktivitäten mit dem betroffenen Körperteil, einschließlich der Aktivitäten des täglichen Lebens (ADL). Schon eine normale Belastung ist eine große Herausforderung.
- *Grad 5:* Der Musiker hat (z. B.) keine funktionsfähige Hand mehr. Die Karriere des Musikers ist beendet oder ernsthaft gefährdet.

Musikspezifischer Sichtbefund

Ergonomische Aspekte am Instrument:
- Relation des Instruments zur Anatomie des Körpers
- Beurteilung der Hilfsmittel wie Kinnhalter, Schulterstütze, Fußbank, Gurt, Mundstück, Fingerstütze
- Position: Stand und/oder Sitz (ggf. Art des Stuhls, Sitzhöhe, ggf. Sitzkissen)

Dynamische Befundung beim Musizieren:
- Haltung (symmetrische vs. asymmetrische Positionen)
- Gelenkstellungen und -beweglichkeit (ROM)
- Insb. Fingerbeweglichkeit (Feinmotorik, Grifftechnik)
- Ggf. Daumendruck (Haltefunktion)
- Koordination
- Muskeltonus
- Kompensationsmechanismen

Relevante Auffälligkeiten beim Spielen folgender Passagen:
- Schnelle/langsame
- Schwierige/leichte
- Laute/leise
- Im Staccato/Spiccato

Wenn die Antworten auf die Anamnesefragen und die Befundung keinen Zusammenhang zwischen den Beschwerden/Schmerzen und dem Instrumentalspiel erkennen lassen, folgt eine übliche physiotherapeutische Untersuchung.

18.3 Neuromuskuloskelettale Probleme bei Musikern

Mögliche Erkrankungen:
- Nervenkompressionssyndrome: N. radialis, N. ulnaris, N. medianus (z. B. Karpaltunnelsyndrom), N. trigeminus, N. facialis
- Tendopathien
- De Quervain-Tenosynovitis (Tendovaginitis)
- Thoracic-Outlet-Syndrom
- Zervikale Wurzelreiz- und Kompressionssyndrome
- Neuropathische Schmerzen
- Chronisch-degenerative Erkrankungen
- Ganglien
- Dupuytren-Kontraktur
- Hypermobilitätssyndrom
- Hypersensibilität der Fingerkuppen
- Verminderung der Fingerspreizfähigkeit
- Osteoarthritis und andere rheumatische Erkrankungen
- Chronische, belastungsabhängige myofasziale Schmerzen
- Zerebrovaskuläre ischämische Störungen durch das Instrumentalspiel
- Fokale Dystonie (s. u.)

Schmerzen im Bereich der Schulter – Überlastung

Überlastungssyndrome entstehen durch ein Ungleichgewicht zwischen der Belastung durch das Instrumentalspiel und der körperlichen Belastbarkeit. Das sogenannte **Overuse-Syndrom** betrifft überwiegend die obere Extremität und den Schultergürtel, gelegentlich aber auch den Rumpf mit Becken und Wirbelsäule.

Schulterprobleme mit Schmerzen als Nebensymptom sind mit die häufigsten Beschwerden beim Musikerpatienten (ein Drittel aller Fälle, die zum Arzt gehen). Die häufigsten Erkrankungen sind Impingementsyndrom, Läsionen der Rotatorenmanschette oder der Bizepssehne, Degeneration des Akromioklavikulargelenks, Instabilität des Glenohumeralgelenks sowie ausstrahlende Schmerzen mit Ursache in der Halswirbelsäule.

Schmerzen im Bereich von Hand und Unterarm – Nervenkompression

Im Bereich des Ellbogens und Handgelenks entstehen oftmals Verengungen der Nervenkanäle. Grund hierfür sind Schwellungen und Spannungen des Gewebes durch konstanten Druck aufgrund lange eingenommener einschränkender Haltungen (sehr häufig vor allem an der linken Hand bei Streichern und Gitarristen). Durch die Kompression der Nerven wird die Sauerstoffversorgung reduziert, woraus eine Funktionsstörung (Parästhesien, reduzierte Kraft) der Extremitäten bzw. Finger resultiert.

Risikofaktoren

- Inadäquate körperliche Voraussetzungen (Trainingszustand)
- Ungünstige anatomische Konstitution oder Größe des Instruments
- Fehlerhafte Körperbewegung und Körperhaltung beim Spielen oder Singen
- Ungünstige Instrumental- oder Gesangstechnik
- Plötzliche Steigerung der Gesamtspieldauer
- Ungeeignete musikalische Übegewohnheiten und Übekonzepte
- Veränderungen des Instruments oder Repertoires
- Unzureichende Rehabilitation nach früheren Erkrankungen
- Belastende außermusikalische Aktivitäten
- Geschlechtsbezogene Faktoren mit einer Benachteiligung von Musikerinnen
- Nicht optimierte Qualität des Instruments
- Ungünstige Umweltfaktoren

FALLBEISPIEL

Eine 41-jährige Orchester-Violinistin stellte sich mit linksseitigen Schulterschmerzen und starken Verspannungen der Schulter-Nacken-Muskulatur vor. Nach einer ausführlichen Anamnese erfolgte eine Befundung am Instrument, die eine ergonomisch ungünstige Haltung der Halswirbelsäule und des linken Schultergürtels zeigte. Durch die gleichzeitig dynamische und statische Belastung der rechten Schulter sowie die Überkopfbewegung beim Spielen der tiefen Saiten kann es bei Violinisten zu einer Einengung der Supraspinatussehne kommen. Zudem besteht beim Violinespielen eine statische Dauerbelastung der linken Seite mit endgradiger Außenrotation des Schultergelenks und extremer Auswärtsdrehung des Unterarms. Hierdurch hatten sich bei der Patientin ein Hypertonus der gesamten Schulter-Nacken-Muskulatur mit myofaszialen Schmerzpunkten und eine Bewegungseinschränkung der HWS in Richtung Lateralflexion nach rechts entwickelt.
Bedingt wurde die ungünstige Haltung der Halswirbelsäule und der Schulter durch die viel zu flache Kinnstütze, die sich die Musikerin vor Jahren zugelegt und angewöhnt hatte. Sie bemerkte zwar selbst, dass sie beim Musizieren die linke Schulter extrem hochzog, um die Violine gut halten zu können; von allen Kinnstützen, die sie ausprobiert hatte, war ihr diese jedoch am bequemsten. Mit dem Sortiment an Kinnhaltern der Musikerin wurden verschiedenste Einstellungen beim Violinenspiel getestet und es wurde versucht, die individuelle Konstitution an die Ergonomie des Instruments anzupassen, indem letztendlich die Kinnstütze ausgesucht wurde, die den optimalen Abstand zwischen Schulter und Ohr bot und die Halswirbelsäule am wenigsten in eine starke Lateralflexion zwang.
Die Musikerin probierte die neue Halteposition zwei Wochen lang aus und der anschließende Re-Befund zeigte, dass die neue Haltung die Schmerzsymptomatik der linken Schulter in der kurzen Zeit schon deutlich verringern konnte. Begleitend wurden in der Therapie manuelle Mobilisationen des Schultergürtels und der Halswirbelsäule sowie detonisierende Techniken durchgeführt. Die Violinistin sollte außerdem zuhause kräftigende und dehnende Übungen für den Schultergürtel und die obere Wirbelsäule sowie Übungen zur Haltungsschulung durchführen. Im Therapieverlauf konnten die Stabilität des Schultergürtels und das Körperbewusstsein deutlich verbessert werden. Der Musikerin wurde es möglich, in immer längeren Spielabschnitten schmerzfrei zu musizieren.

Wichtig zu differenzieren sind Schäden der Nervenwurzel (Bandscheibenproblematik). So kann z. B. die einseitige Drehung der Halswirbelsäule, um die Violine zwischen Schulter und Kinn stabil zu halten, nach jahrelanger Belastung einen Bandscheibenvorfall verursachen.

CAVE

Bandscheibenvorfall

Bei Verdacht muss vor einer physiotherapeutischen Behandlung eine ärztliche Untersuchung (MRT) erfolgen. Die bekannten Red Flags sollten immer beachtet werden, bevor eine physiotherapeutische Behandlung fortgeführt wird.

Weitere mögliche berufsspezifische Erkrankungen bei Musikern:

- Dentale und kieferorthopädische Probleme:
  - Zahnfehlstellungen (Bläser)
  - Bruxismus (Zähneknirschen) → myofaszialer Kopf- und Gesichtsschmerz
  - Kraniomandibuläre Dysfunktion
- HNO:
  - Hörschäden (Schwerhörigkeit, Tinnitus, Hyperakusis)
  - Pharyngeale und laryngeale Beschwerden (Bläser und Sänger)
- Weitere:
  - Schäden am Auge (Sehstörungen)
  - Chronische Hauterkrankungen (z. B. „Geigerknoten“ oder „Fiddler‘s neck“, eine Sonderform der Acne mechanica; ➢ Abb. 18.2)
  - Psychische Erkrankungen (Auftrittsangst/Bühnenangst, Depression)
  - Suchterkrankungen

Fokale Dystonie

Fokale Dystonie

Die fokale Dystonie, auch **„Musikerkrampf“** genannt, ist eine neurologische Musikererkrankung, die durch den Verlust der feinmotorischen Kontrolle bei routinemäßigen Bewegungsabläufen am Instrument gekennzeichnet ist. Dies kann einen entscheidenden Einfluss auf das Musizieren und somit auf die Karriere eines Musikers haben. Neben den Koordinationsstörungen kann primär ein Schwächegefühl an Arm, Hand oder betroffenen Fingern auftreten, ohne Schmerzen und spontane Mitbewegungen unbeteiligter Finger. Bei Bläsern kann die Lippen-, Mund- und Kiefermuskulatur betroffen sein und es kommt zu einer **Ansatzdystonie** (Embouchure-Dystonie), die sich durch subtile Unzulänglichkeiten der Tongebung zeigt. Bei Sängern kann die Kehlkopfmuskulatur betroffen sein. Der sehr selten auftretende **fokale Tremor** ist eine Sonderform der fokalen Dystonie.

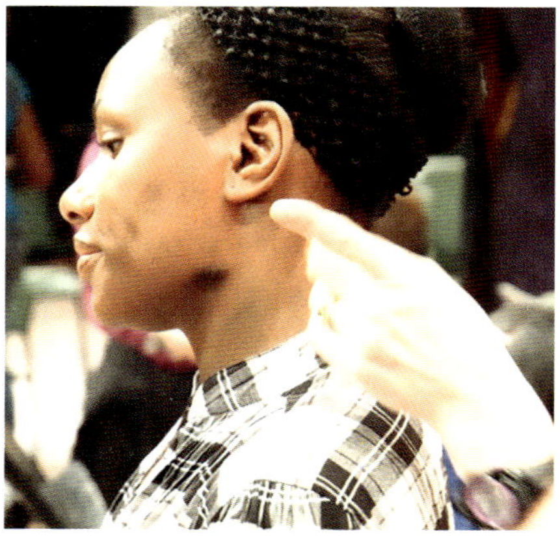

Abb. 18.2 Typischer Geigerknoten bei einer Violinistin. [P1346]

18

Differenzialdiagnose der fokalen Dystonie:

- Handchirurgische Erkrankungen (wie Ringbandstenose der Fingerbeuger)
- Basalganglienerkrankungen (wie hypokinetisches Parkinson-Syndrom oder Thalamusgliom/Wilson-Krankheit)
- Myofasziale und neuropathische Schmerzen
- Psychische Erkrankungen
- Insbesondere bei Bläsern: Überlastungsverletzungen und Muskelfaserrisse des M. orbicularis oris
- „Musicians cramp" vs. „Writers cramp"

Risikofaktoren:

- Schlechte Körperhaltung am Instrument
- Instrumentalspiel mit übermäßigem Kraftaufwand, verkrampftes Spiel
- Erschöpfendes technisches Üben
- Häufige Lehrerwechsel oder Technikumstellungen, Wechsel des Instruments
- Übertriebene Analyse der Bewegungsabläufe
- Hypermobilität, Bindegewebsschwäche
- Musiker mit einem hohen Leistungs- und Perfektionsanspruch

Behandlung:

- Entlastung der Muskulatur
- Körperwahrnehmungstraining
- Änderung der Spieltechnik, Neu-Erlernen („Retraining"), Instrumentenwechsel oder Veränderungen am Instrument
- Rhythmisches Koordinationstraining
- Basistraining FBL (nach Klein-Vogelbach)
- Feinmotorisches Training
- Entspannungsübungen
- Therapie mit Muskelrelaxantien
- Psychotherapie

FALLBEISPIEL

Ein weiterer Fall instrumentenspezifischer Überlastung zeigte sich bei einem 40-jährigen Berufsgitarristen (Klassik) mit der Diagnose „fokale Dystonie der rechten Hand". Seit zwei Jahren leidet der Patient unter dem Verlust der Kontrolle des Mittelfingers beim Spielen der Gitarre. Der Finger rollt sich unwillkürlich unter der Hand ein. Es liegt kein Trauma vor und der Musiker gibt an, keine Schmerzen oder sonstige motorische Einschränkungen bei Alltagsaktivitäten zu haben. Er habe jedoch in den letzten vier Jahren unter hohem Stress gelebt, mit wenig Pausen, wenig Schlaf und selten Sport getrieben. Seit einem halben Jahr gibt der Patient keine Konzerte mehr. Es erfolgte zunächst eine Behandlung mit Botulinum-Toxin A ohne spürbare Verbesserung. Eine Ruhigstellung des Fingers mittels einer Schiene wurde vom Patient abgelehnt.

Bei der Untersuchung am Instrument im Sitzen mit Fußbank zeigte der Patient eine deutlich hypotone Rückenmuskulatur, eine kyphotische Haltung des Oberkörpers mit stark flektiertem Brustkorb und leicht gekippten Becken. Der Unterarm stützte sich am Korpus der Gitarre ab und das Handgelenk stand in einer extrem pronierten und flektierten Position, sodass eine optimale Positionierung des Handgelenks und der Finger auf den Saiten beeinträchtigt war. Ebenfalls beeinträchtigt diese Haltung die Durchblutung des Schulter-Arm-Komplexes. Ein reduziertes Bewegungsausmaß zeigte sich in einem eingeschränkten Schürzengriff.

Die physiotherapeutische Behandlung begann mit der Detonisierung der rechten Arm-, Schulter- und Brustmuskulatur, speziell auch der langen Fingerflexoren und -extensoren. Dazu wurden Dehnungen und Übungen auf der Faszienrolle gezeigt und Kräftigungsübungen für die tiefe Haltemuskulatur des Rumpfes.

Ein wichtiger Bestandteil der Therapie einer fokalen Dystonie ist ein fokussiertes Training des Körperbewusstseins. Das Wiederholen physiologisch richtiger Bewegungen und das Vermeiden von Haltungsfehlern soll das Umlernen auf eine gesunde Spieltechnik fördern. So begann der Patient zusätzlich zur Physiotherapie eine Retraining-Therapie an der Gitarre und lernte Körperwahrnehmungs- und Entspannungsmethoden (Alexandertechnik, Yoga).

Im Verlauf eines Jahres verbesserte sich das Körperbewusstsein, der Musiker zeigte durch die Kräftigung der Rumpfmuskulatur eine aufrechtere Haltung am Instrument und eine erhöhte Gelenkmobilität der oberen Extremität. An der dystonischen Hand wurde leider nur eine geringe Verbesserung erreicht; daher beschloss der Patient sich beruflich umzuorientieren und seine Nebentätigkeit als Komponist hauptberuflich auszuüben.

Ursachen für die Entstehung der fokalen Dystonie waren in diesem Falle vermutlich das übermäßige Üben ohne ausreichende Erholung über Jahre und die unergonomische Körperhaltung während des Instrumentalspiels. Dies führte zu einer Überlastung des Bewegungsapparats und zu muskulären Dysbalancen bei der Haltearbeit. Ein weiterer wichtiger Faktor war sicher auch der emotionale Stress bei der Überschreitung der eigenen Grenzen. Deshalb ist neben der physiotherapeutischen Behandlung der fokalen Dystonie auch eine psychotherapeutische Begleitung ausschlaggebend. Wichtig ist bei diesem Krankheitsbild zudem, die Behandlung in enger Absprache mit einem Musikermediziner durchzuführen. Alleine die richtige Diagnosestellung erfordert schon spezielle musikermedizinische Fachkenntnisse.

Reflexionsfragen

1. Was ist unter dem Begriff „spielbedingte muskuloskelettale Beschwerden" zu verstehen?
2. Was ist beim Befund eines Musikers zu beachten?
3. Nennen Sie typische musikerspezifische Krankheitsbilder.
4. Erklären Sie die fokale Dystonie.
5. Wie ist die *Functional Grading of Severity of Injury Scale* nach Fry (1986) aufgebaut?
6. Was sind typische Risikofaktoren für die Entwicklung neuromuskuloskelettaler Probleme bei Musikern?

18

LITERATUR

Ackermann BJ. Chapter 13 - Therapeutic management on the injured musician. In: Satalof RT, Brandfonbrener AG, Lederman RJ (eds). Performing Arts Medicine, 3rd ed. Narberth, PA, USA: Science & Medicine, 2010, pp. 247–270.

Affolter Helbling J, Zalpour C. Kapitel 2 – Ein Schritt nach vorne, zwei zurück. In: von Piekartz H, Zalpour C (Hg). Red Flags erkennen – Differenzialdiagnostik in der muskuloskelettalen Physiotherapie. Stuttgart: Thieme, 2023, S. 42–47.

Altenmüller E, Jabusch HC. Fokale Dystonie. In: Spahn C, Richter B, Altenmüller E (Hg). MusikerMedizin – Diagnostik, Therapie und Prävention von musikerspezifischen Erkrankungen, Stuttgart: Schattauer Verlag, 2011, S. 205–214.

Avermann F, Möller D, Zalpour C. Physiotherapeutic consulting hour for performing artists. Sports Exercise Physio 2022; 1: 15–19.

Ballenberger N, Möller D, Zalpour C. Musculoskeletal health complaints and corresponding risk factors among music students: study process, analysis strategies and interim results from a prospective cohort study. Med Probl Perform Art 2018; 33(3): 164–177.

Ballenberger N, Avermann F, Zalpour C. Musculoskeletal health complaints and associated risk factors in freshmen music students. Int J Environ Res Public Health 2023; 20: 3169. www.doi.org/10.3390/ijerph20043169.

Böckelmann I, Schneyer B. Arbeitsbedingte Belastungen und Erkrankungen von Musikern. Arbeitsmed Sozialmed Umweltmed 2009; 44(4): 237–242.

Brandfonbrener A. Epidemiology and risk factors. In: Tubiana R, Amadio PC (eds). Medical Problems of the Instrumentalist Musician. London: Martin Dunitz Ltd, 2000, p. 640.

Cryns N, Schemmann H, Zalpour C, von Piekartz H (2021) Are there differences in abdominal muscle function in female singers with and without voice disorders? – An observational study. J Voice 2021; May 18.

Damian M, Zalpour C. Trigger point treatment with radial shock waves in musicians with nonspecific shoulder-neck pain: Data from a special physio outpatient clinic for musicians. Med Probl Perform Art 2011; 26(4): 211–217.

Dommerholt J. Performing arts medicine – Instrumentalist musicians. Part I: General considerations. J Bodyw Mov Ther 2009; 13(4): 311–319.

Dommerholt J. Performing arts medicine – Instrumentalist musicians. Part II: Examination. J Bodyw Mov Ther 2010; 14(1): 65–72.

Fishbein M, et al. Medical problems among ICSOM musicians: Overview of a National Survey. Med Probl Perform Art 1988; 3(1): 1–8.

Fry HJH. Incidence of overuse syndrom in the symphony orchestra. Med Probl Perform Art 1986; 1(1): 51–55.

Klein-Vogelbach S, Lahme A, Spirgi-Gantert I. Musikinstrument und Körperhaltung. Berlin–Heidelberg: Springer, 2000.

Herrmann N, Just M, Zalpour C, Möller D. Musculoskeletal and psychological assessments used in quantitatively based studies about musicians' health in brass players: a systematic literature review. J Bodyw Mov Ther 2021; 28: 376–390.

Lahme A. Überlastungsbeschwerden bei Berufsmusikern. Das Orchester 2014; 2(04): 27–31.

Lahme A, Klein-Vogelbach S, Spirgi-Gantert I. Berufsbedingte Erkrankungen bei Musikern. Berlin–Heidelberg: Springer Verlag, 2000.

McKenzie AL, et al. Differences in physical characteristics and response to rehabilitation for patients with hand dystonia: musicians' cramp compared to writers' cramp. J Hand Ther 2009; 22(2): 172–181.

Möller D, Ballenberger N, Ackermann B, Zalpour C. Potential relevance of altered muscle activity and fatigue in the development of performance-related musculoskeletal injuries in high string musicians, Medical Problems of Performing Artists 2018; 33(3): 147–155.

Möller D, Ballenberger N, Zalpour C. The German version of the Musculoskeletal Pain Intensity and Interference Questionnaire for Musicians (MPI-IQM-G): Translation and validation in professional orchestral musicians. Musculoskelet Sci Pract 2018; 37: 1–7.

Rensing N, Schemmann H, Zalpour C. Musculoskeletal demands in violin and viola playing – a literature review. Med Probl Perform Art 2008; 33(4): 265–274.

Schemmann H, Rensing N, Zalpour C. musculoskeletal assessments used in quantitatively based studies about posture and movement in high string players: a systematic review. Med Probl Perform Art 2018; 33(1): 56–64.

Spahn C, Richter B, Altenmüller E. MusikerMedizin, Diagnostik, Therapie und Prävention von musikerspezifischen Erkrankungen. Stuttgart: Schattauer Verlag, 2011.

Schuppert M, Altenmüller E. Berufsspezifische Erkrankungen bei Musikern. Das Orchester 2000; 5: 24–29.

Thunemann K. Probleme des Fagottspiels. In: Wagner C (Hg). Medizinische Probleme bei Instrumentalisten. Ursachen und Prävention. Lilienthal b. Bremen: Laaber Verlag, 1995, S. 115–120.

Türk-Espitalier A. Musiker in Bewegung. 100 Übungen mit und ohne Instrument. Frankfurt am Main: Musikverlag Zimmermann, 2008.

Wolf E, et al. Marker-based method for analyzing the three-dimensional upper body kinematics of violonists and violists. Med Probl Perform Art 2019; 34(4): 179–190.

Wolf E, et al. Marker-based method for analyzing the three-dimensional upper body kinematics of violinists: reproducibility. Med Probl Perform Art 2022; 374(3): 176–191.

Zalpour C. Muskuloskelettale Beschwerden: MusikerInnen als besondere Patientengruppe in der Physio-, insbesondere Manualtherapie. ZAEN-Magazin 2020; 12(3): 20–25.

Zalpour C, Ballenberger N, Avermann F. A physiotherapeutic approach to musicians' health – data from 614 patients from a physiotherapy clinic for musicians (INAP/O). Front Psychol 2021; 12: 10 June. www.frontiersin.org/articles/10.3389/fpsyg.2021.568684/full.

Zalpour C. Muskuloskelettale Therapie bei Musikerinnen und Musikern. msk – muskuloskelettale Physiotherapie 2022; 26(1): 15–20.

Zaza C, Farewell VT. Musicians' playing-related musculoskeletal disorders. An examination of risk factors. Am J Industr Med 1997; 32(3): 292–300.

WEBTIPPS

Deutsche Gesellschaft für Musikphysiologie und Musikermedizin e.V.: www.dgfmm.org.

Österreichische Gesellschaft für Musikphysiologie und Musikermedizin, ÖGfMM: https://oegfmm.at.

Performing Arts Medicine Association, PAMA: https://artsmed.org.

KAPITEL

19 Besondere Patientengruppen: Sportler

Sandra Renfordt

Lernziele

Nach Durcharbeiten dieses Kapitels wird der Leser
- typische Zeichen und Symptome einer Sportverletzung einordnen und in sein Clinical Reasoning integrieren können,
- typische Sportverletzungen und ihre Red Flags kennen und
- entsprechende differenzialdiagnostische Test kennen und ausführen können.

In der physiotherapeutischen Betreuung von Sportlern sind häufig wichtige Entscheidungen zu treffen. Vor allem in einer Erstkontaktsituation nach einem akuten Trauma muss der Physiotherapeut erkennen können, ob der Sportler eine schwere Verletzung erlitten hat, welche einer ärztlichen Diagnostik oder Therapie bedarf. Aber auch im Rahmen einer physiotherapeutischen Behandlung bzw. bei der Rehabilitation müssen Komplikationen im Behandlungsverlauf erkannt und auftretende Red Flags identifiziert werden können.

Dieses Kapitel liefert dem Leser zunächst eine Beschreibung bezüglich eines fachgerechten physiotherapeutischen Vorgehens in der Erstversorgungssituation allgemein. Anschließend stellt es Möglichkeiten zur Identifikation schwerer Sportverletzungen vor. Abschließend werden typische Red Flags beleuchtet, die sich im Rehabilitationskontext von Sportverletzungen ergeben können und differenzialdiagnostisch erfasst werden müssen.

19.1 Sportverletzungen

Sportverletzungen können als Verletzungen mit oder ohne Fremdeinwirkung verstanden werden, die sich Sportler bei der Ausübung ihres Sports zuziehen. Eine einheitliche Begriffsdefinition dazu fehlt bisher (Arvinen-Barrow und Walker 2013). Schätzungen zufolge ist in Deutschland mit rund zwei Millionen Sportverletzungen pro Jahr zu rechnen (Bouillon und Windhagen 2014). Bezogen auf die Gesamtheit der Sportverletzungen ist die untere Extremität mit etwa 60 % am häufigsten betroffen. Die obere Extremität folgt mit ca. 30 %, Kopf und Rumpfbereich machen etwa 10 % aus. Sportartbedingt kommt es dabei zu großen Unterschieden. Nach der Datenlage der VBG aus dem Jahr 2014 machen im Fußball beispielsweise Kopf- und Halsverletzungen ca. 7 % der Verletzungen aus, während es im Eishockey 21,5 % sind (VBG 2014).

CAVE

Berufssportler

Bei Leistungssportlern, welche berufsgenossenschaftlich versichert sind, kann es sich um ein **meldepflichtiges Ereignis** handeln, welches einen Bericht des **Durchgangsarztes** erfordert.

Sportverletzungen können plötzlich auftreten, aber auch chronisch im Sinne einer langsamen bzw. schleichenden Entwicklung entstehen. Grundsätzlich liegt ein Missverhältnis von Belastung und Belastbarkeit zugrunde, sodass es zu einer belegbaren, funktionseinschränkenden Läsion von Körperstrukturen kommt. Insbesondere die reduzierte Belastbarkeit infolge wiederkehrender Fehlbelastung und/oder hoher bzw. repetitiver Belastung spielt eine große Rolle. Es kommt dabei zu (mikroskopisch) kleinen Verletzungen im Bewegungsapparat, die nicht bemerkt bzw. nicht (adäquat) berücksichtigt werden. Studien zeigen, dass eine inadäquate Bewegungsqualität das Risiko für Sportverletzungen sowie sportinduzierte Beschwerden erhöht (z. B. Hewett et al. 2010).

Abhängig von der Art des Traumas (bzw. der Überbeanspruchung der Körpergewebe) sowie von der dadurch geschädigten Körperstruktur erweisen sich Sportverletzungen als unterschiedlich folgenreich. Eine einheitliche Definition von Schweregraden existiert nicht. In Anlehnung an Seidel und Tittel (2014) kann zur groben Orientierung eine Einteilung in leichte, mittelschwere und schwere Sportverletzungen vorgenommen werden, welche insbesondere auf der Dauer der Sportkarenz beruht.

Dauer von Sportverletzungen

Zur groben Orientierung kann eine Einteilung in
- **leichte Sportverletzungen** mit ca. einer Woche Sportausfall (z. B. leichte Prellung oder Muskelverhärtung),
- **mittelschwere Sportverletzungen** mit bis zu 6 Wochen Sportausfall (z. B. kleiner Muskelfaserriss, reine Außenbandverletzung im OSG ohne Komplikationen) und
- **schwere Sportverletzungen** mit Ausfall von mehr als 6 Wochen (z. B. Achillessehnenriss, Kreuzbandruptur)

vorgenommen werden (Seidel und Tittel 2014).

Der Großteil der Verletzungen wird als leicht und mittelschwer eingestuft. Sie haben in der Regel eine gute Prognose hinsichtlich einer Rückkehr zum Sport auf einem Leistungslevel, welches vor der Verletzung gegeben war (Pre-Injury-Level). Die schweren Verletzungen, wie z. B. Kreuzbandrupturen, haben hingegen eine eher ungünstige Prognose.

Hinsichtlich des physiotherapeutischen Vorgehens bei der Begleitung von Sportlern im präventiven, diagnostischen oder rehabilitativen Kontext existieren keine allgemeingültigen Standards. Insbesondere die adäquate physiotherapeutische Diagnostik einer möglichen Verletzung und die Entscheidungsfindung hinsichtlich des weiteren Vorgehens – ob z. B. bildgebende Verfahren oder andere ärztliche Interventionen nötig werden, ob eine physiotherapeutische Betreuung bzw. Behandlung angemessen ist oder ob der Sportler direkt weitermachen kann – hängt zum großen Teil vom Erfahrungswissen des Therapeuten ab.

19.1.1 Erstversorgung allgemein

Oftmals ist direkt nach dem Unfall keine Aussage über die betroffene Struktur und die Art der Verletzung möglich, da aufgrund der Schmerzsituation oder der psychoemotionalen Belastung mit zentral gesteuerter schmerzhemmender Komponente entsprechende Test- und Untersuchungsverfahren nicht angewendet werden können und/oder deren Aussagekraft erheblich beeinträchtigt ist. In jedem Fall muss jedoch bei Vorhandensein von Zeichen einer akuten Verletzung eine fachgerechte Erstversorgung erfolgen, denn sie bildet den Grundstein für die Heilung.

Allgemeine Zeichen einer akuten Verletzung sind:
- Plötzlich auftretender starker Schmerz
- Schwellung
- Unfähigkeit zur Gewichtsübernahme auf die untere Extremität
- Extreme Abwehrspannung
- Extreme Muskelschwäche
- Eingeschränkte oder abnorme Gelenkbeweglichkeit
- Sichtbare, plötzlich auftretende Dislokation von Gelenken oder Achsfehlstellungen der Knochen

Solange die Haut nicht (mit)verletzt ist, sollte eine **Erstversorgung nach dem PRICE-Schema** erfolgen. Ist eine offene Wunde entstanden, müssen die **Regeln des Wundmanagements** (s. u.) eingehalten werden.

PRICE-Schema

(nach Boissonnault 2011)

Protection	= Schutz der verletzten Strukturen (beinhaltet ggf. auch das Anlegen von Verbänden oder Orthesen)
Rest	= Entlastung und Schonung der verletzten Strukturen
Ice	= adäquate Kühlung des verletzten Gebietes, z. B. mit Eiswasser
Compression	= Kompression der verletzten Gewebe mit elastischen Bandagen, um die Ödembildung zu minimieren
Elevation	= Hochlagern der verletzten Extremität

In der Erstversorgung hat sich eine **Kombination von Kühlung und Kompression** bewährt. So kann das Eiswasser bzw. das kalte Wasser über den Kompressionsverband gegeben werden und diesen durchtränken. Das Übergießen sollte wiederholt geschehen, damit eine konstante Kühlung gewährleistet ist. Ein massives Herunterkühlen des Gewebes, z. B. über die Applikation von Eisspray etc., birgt einerseits die Gefahr von Hautverbrennungen und Nervenschädigungen oberflächlicher Nerven und behindert andererseits die notwendigen physiologischen Vorgänge der ersten Wundheilungsphase.

Da die für die Wundheilung wichtige Zellmigration sowie der Stoffwechsel und -transport auch durch eine dauerhafte Kompression negativ beeinträchtigt werden können, sollte zudem der **Kompressionsverband nach etwa 20 Minuten abgenommen** und nach weiteren etwa zwei Minuten erneut angelegt werden. Dieser Wechsel kann mehrfach durchgeführt werden.

CAVE

Vegetative Reaktionen

Ein Unfallereignis und insbesondere die damit einhergehende Schmerzerfahrung sind stets von vegetativen Reaktionen begleitet. Je nach biologischer, psychologischer, emotionaler und sozialer Situation können diese Reaktionen unterschiedlich ausfallen. So kann es zu einer überschießenden sympathischen oder auch parasympathischen Reaktion kommen. Beides wirkt sich in unterschiedlicher Form negativ aus. Der behandelnde Therapeut muss Ruhe und Sicherheit ausstrahlen und je nach beobachteten Zeichen (Zittern, Schweißausbrüche, erweiterte Pupillen etc.) entweder den Sympathikotonus dämpfen oder bei parasympathisch dominierter Reaktion (Blässe, Übelkeit, Ohnmacht etc.) kreislaufstabilisierende Maßnahmen anwenden (s. a. ➤ Kap. 17.2.1).

19.1.2 Red Flags in der Differenzialdiagnostik nach Traumaereignis

Viele leichte und einige mittelschwere Sportverletzungen wie Muskelzerrungen, Prellungen oder isolierte Außenbandrupturen im Sprunggelenk benötigen keine ärztliche Diagnostik oder Intervention. Sie können vom Physiotherapeuten erkannt und behandelt werden, soweit die Zeichen und Symptome einen normalen Wundheilungsverlauf anzeigen (vgl. ➤ Kap. 19.2).

FALLBEISPIEL

Verdacht auf Kniegelenksfraktur und Schädel-Hirn-Verletzung

Bei einem Fußballspiel in der Bezirksliga kommt es zu einem folgenreichen Ereignis. Eine hohe Flanke wird von der Seite Richtung Strafraum geschlagen. Ein Angreifer sowie ein Verteidiger laufen mit Blick auf den Ball und mit hohem Tempo aufeinander zu. Sie springen hoch und wollen einen Kopfball spielen, was keinem von beiden gelingt. Stattdessen treffen ihre Köpfe in der Luft mit hoher Wucht aufeinander. Während sich der Angreifende nach der Landung den Kopf reibt, knickt der Verteidiger bei der Landung ein, stürzt und bleibt regungslos am Boden liegen.

Der Physiotherapeut greift sich sein Equipment und rennt los. Als er bei dem am Boden liegenden Spieler ankommt, fällt dessen verdrehte Körperhaltung sowie eine stark blutende Wunde am Kopf auf. Der Spieler ist zunächst nicht ansprechbar, kommt dann aber wieder zu Bewusstsein und gibt heftige Knieschmerzen an. Die stark blutende Kopfwunde bemerkt er erst, als das Blut auf seine Hand tropft. Der Physiotherapeut versorgt die Kopfwunde notdürftig und möchte den Spieler am Spielfeldrand weiter untersuchen. Der Sportler gibt an, wegen der Knieschmerzen nicht auftreten zu können. Bei dem Versuch, ihn mithilfe zweier Mitspieler zu stützen, fällt auf, dass seine Rumpf- und Armkraftfähigkeiten beeinträchtigt sind.

Am Spielfeldrand zeigt der Sportler Zeichen von Desorientierung, indem er wiederholt fragt, was denn eigentlich passiert sei, und er über den Verband an seinem Kopf erstaunt ist. Die Überprüfung der Vitalzeichen ergibt eine hohe Pulsfrequenz mit gleichzeitig herabgesetzter Atemfrequenz. Sowohl die Ottawa Knee Rules als auch Klopftests am rechten Knie sind positiv. Aufgrund des Verdachts auf eine Schädel-Hirn-Verletzung mit Erhöhung des intrakraniellen Drucks sowie auf eine Fraktur im Bereich des Kniegelenks entscheidet sich der Physiotherapeut, einen Rettungswagen zu rufen.

Besteht der **Verdacht auf eine schwerwiegende Sportverletzung,** muss der Sportler nach der adäquaten Erstversorgung direkt an den Arzt verwiesen werden, da diese Verletzungen u. a. eine bildgebende sowie weiterführende Diagnostik erfordern und z. T. operativ versorgt werden müssen. Zu diesen Verletzungen gehören allgemein

- Frakturen und Fissuren (inkl. Ausriss- und Luxationsfrakturen),
- traumatische Gelenkluxationen,
- Nervenverletzungen, bzw. Schädigungen des Nervensystems (zentral und peripher)
- sowie einige spezielle Weichteilverletzungen wie z. B.
  - Kreuzbandverletzungen,
  - Knorpel- (inkl. Labrum-), Meniskus- und Diskusschaden,
  - Syndesmosenverletzung des oberen Sprunggelenks (OSG),
  - Muskel- und Sehnenrupturen und
  - tiefe bzw. stark blutende Hautverletzungen, die einer Wundnaht bedürfen (vgl. ➤ Tab. 19.1).

Klinische Tests zur Differenzialdiagnose

Gefäße und Nerven überprüfen: DMS-Schema

Grundsätzlich sollte nach einem Trauma stets

- die **D**urchblutung (D) durch Pulskontrolle und Hautfärbung,
- die **M**otorik (M) über Kraft- und ggf. Reflextests sowie
- die **S**ensibilität (S) bezüglich Berührungs- und Schmerzempfinden

distal des verletzten Bereichs überprüft werden, um begleitende Gefäß- und Nervenverletzungen nicht zu übersehen.

Frakturen

Eine Fraktur erkennen bzw. einen begründeten Verdacht auf eine Fraktur formulieren zu können, ist in der Erstkontaktsituation essenziell. Es gibt einige sichere Frakturzeichen, die eine Fraktur als solche schnell identifizieren lassen. Zu diesen sicheren **Frakturzeichen** gehören:

- Sichtbare Dislokationen und Achsfehlstellungen
- Stufenbildungen innerhalb der Knochenkontur
- Abnorme Beweglichkeit
- Krepitationen
- Sichtbare, aus der Wunde ragende Knochenteile bei offenen Frakturen

Liegt eines dieser Zeichen vor, muss der Sportler nach Erstversorgung in die ärztliche Betreuung überwiesen werden.

Häufig allerdings ist die Situation nicht derartig eindeutig. Aufgrund des Unfallereignisses oder der Schmerzangabe des Sportlers allein können keine definitiven Rückschlüsse auf das Vorliegen einer Fraktur gezogen werden. Dolor (Schmerzen), Rubor (Hautverfärbung bzw. -rötung), Tumor (Schwellung), Calor (Überwärmung) und Functio laesa (eingeschränkte Funktionsfähigkeit) zählen zu den unsicheren Frakturzeichen. Liegen diese Symptome einzeln oder in Kombination vor, sollten zunächst weitere Screening- bzw. Untersuchungsschritte vor Ort erfolgen, die den Verdacht auf eine Fraktur erhärten können und damit die Notwendigkeit einer Bildgebung anzeigen.

Da frakturiertes Knochengewebe auf Vibration, Druck und Bewegung höchst schmerzempfindlich reagiert, gehören der **Klopftest** (➤ Abb. 19.1), der **Vibrationstest** (➤ Abb. 19.2) sowie der **Fulkrumtest** (➤ Abb. 19.3; insbesondere bei V. a. Ermüdungsfraktur) zu den Untersuchungsschritten. Überdies wird der Schall innerhalb von frakturierten Knochen schlechter weitergeleitet als in nicht frakturierten Knochen. Es können daher sogenannte **Perkussionstests** (➤ Abb. 19.4) durchgeführt werden, die vor allem bei Verdacht auf Frakturen an langen Röhrenknochen Einsatz finden.

Klinische Tests zur Differenzialdiagnose

Frakturscreening

Zunächst werden die Tests an der nicht betroffenen Seite ausgeführt, um die Ergebnisse im Seitenvergleich interpretieren zu können.

- **Klopftest** (➤ Abb. 19.1): Anschlagen des Knochens mithilfe eines Reflexhammers
- **Vibrationstest** (➤ Abb. 19.2): eine Stimmgabel (z. B. C-64-Hz) anschlagen und auf den Knochen aufsetzen
- **Fulkrumtest** (➤ Abb. 19.3): Erzeugen einer Biegespannung im langen Röhrenknochen
  → Der Verdacht auf eine Fraktur erhärtet sich hierbei, wenn durch die Testung ein starker Schmerz erzeugt wird.
- **Perkussionstest** (➤ Abb. 19.4): Stethoskop an einem Ende des Knochens anlegen und den Knochen mithilfe eines Reflexhammers anschlagen. Im Seitenvergleich ergeben sich bei Vorliegen einer Fraktur Unterschiede in der Schallausbreitung. Dieser Test kann auch über ein bis zwei Gelenke hinweg ausgeführt werden.

Für das Kniegelenk, für Sprunggelenk und Fuß sowie für Wirbelsäulentraumata existieren zudem spezielle Untersuchungsregeln bzw. Richtlinien, welche die Entscheidungsfindung bezüglich einer erforderlichen Röntgenuntersuchung erleichtern. Die **Ottawa Ankle and Foot Rules,** die **Ottawa Knee Rules** sowie die **Pittsburgh Decision Rules** (➤ Abb. 19.5) und die **Canadian C-Spine Rules** (➤ Abb. 19.6) zeigen eine hohe bis sehr hohe Sensitivität für Frakturen.

Tab. 19.1 Red Flags nach akutem Trauma identifizieren.

Schwerwiegende Sportverletzung	Zeichen/Symptome	Screening/Assessments
Fraktur	*Sichere Frakturzeichen:* • Sichtbare Dislokationen und Achsfehlstellungen • Stufenbildungen innerhalb der Knochenkontur • Abnorme Beweglichkeit • Krepitationen • Sichtbare, aus der Wunde ragende Knochenteile bei offenen Frakturen *Hinweise auf Fraktur:* • Minimale Belastungsfähigkeit *oder* • Belastungsunfähigkeit, gepaart mit starken Schmerzen	• Klopftest • Vibrationstest • Fulkrumtest • Perkussionstest • Ottawa Ankle Rules • Ottawa Foot Rules • Ottawa Knee Rules • Pittsburgh Decision Rules • Canadian C-Spine Rules
Luxation/Subluxation	• Fehlstellung, „leere Pfanne" • Federnde Fixation • Bewegungsunfähigkeit • Schmerzen • Schonhaltung und Schwellung • Plötzliche Bewegungseinschränkung in eine Richtung → Hinweis auf Subluxation	• Inspektion • Palpation • Endgefühl
Schädel-Hirn-Trauma	• Schwindel, Benommenheit, Kopfschmerz • Übelkeit, Erbrechen • Bewusstseinsverlust • Gleichgewichts- und Koordinationsprobleme, verlangsamte Motorik • Amnesie, kognitive Dysfunktion, Desorientierung, Konzentrationsschwächen • Verschwommenes Sehen, evtl. Doppelbilder • Teilnahmsloser Blick • Photophobie, Tinnitus, undeutliche bzw. verwaschene Sprache • Gesteigerte Emotionalität • Ausfluss von Zerebrospinalflüssigkeit (Liquor) aus Nase oder Ohren • Hämatome um die Augen oder hinter den Ohren	• Beschwerdeanamnese • Beobachtung des Verhaltens des Sportlers • Überprüfung von Orientierung, Konzentration, Stütz- und Haltemotorik, Balance und Gleichgewicht sowie Zielmotorik • Vitalzeichen prüfen: – Puls – Atemfrequenz – Blutdruck
Verletzungen des peripheren Nervensystems	• Herabgesetzter Muskeltonus • Hyporeflexie • Kraftlosigkeit • Taubheit und/oder Kribbelgefühl • Stechender oder brennender Schmerz entlang einer neuralen Struktur und/oder in ihrem Versorgungsgebiet	• Tests auf Ästhesie und Algesie • Myotom- bzw. Krafttests • Reflextests • Test der neuralen Mobilität
Knorpelschäden (inkl. Meniskus-, Labrum- und Diskusschaden)	• Klick-Geräusche und Einklemmungsphänomene während der Bewegung • Intraartikuläre Schwellung • Verlust des aktiven und passiven Bewegungsausmaßes • Schmerzen im Bereich des Gelenkspalts • Federnder Stopp und Instabilitätsgefühl	Je nach Körperregion z. B.: • McMurray-, Thessaly- und Apley-Test → Menisci • Schubladentest und Talar-Tilt-Test → OSG
Kreuzbandruptur	• Schmerzen und/oder unsicheres Gefühl im Knie *Ggf. zusätzlich:* • Bewegungseinschränkungen • Intraartikulärer Erguss • Kraftdefizite (aufgrund zentraler Inhibitionsmechanismen)	Z. B.: • Schubladentests • Lachmann-Test • Pivot-Shift-Test • Dorsales Durchhangzeichen • Aktiver-M.-quadriceps-Test
Syndesmosenverletzung	• Minimale Belastungsfähigkeit *oder* • Belastungsunfähigkeit, gepaart mit starken Schmerzen	• Squeeze-Test
Komplette Muskel- und Sehnenrupturen	• Plötzlicher Funktionsausfall der entsprechenden Muskulatur während einer Aktivität/Belastung • „Schlaggefühl", welches mit kurzem, stechendem Schmerz im Moment der Verletzung einhergeht • Auseinanderklaffen der Ruptur-Enden • Hämatom	• Inspektion und Palpation • Je nach Körperregion spezifische Testung, z. B. Thompson-Test → Achillessehne
Akute Arthritis, Hämarthros	• Sofortige Schwellung des Gelenks nach Verletzung • Ggf. schnell und deutlich sichtbare Verfärbungen	• Inspektion • Palpation • Je nach Körperregion spezielle Tests, z. B. Tanzende Patella → Kniegelenk
Hautverletzungen	• Starke Blutung • Pulsierender Blutfluss weist auf arterielle Verletzung hin	• Inspektion

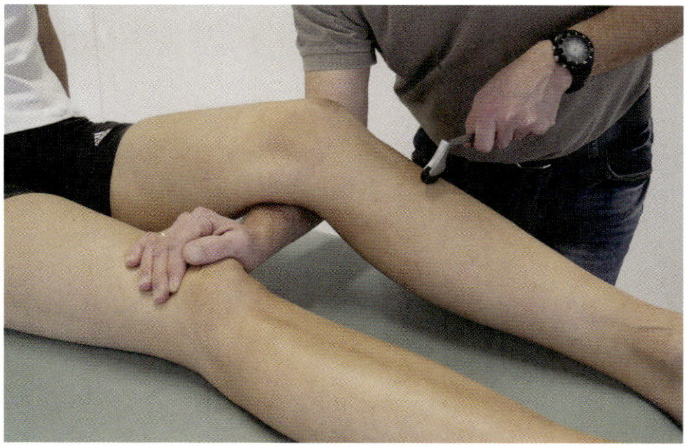

Abb. 19.1 Klopftest. Bei Verdacht auf distale Tibiafraktur wird die Tibia im proximalen Bereich mittels Reflexhammer angeschlagen. [P1355]

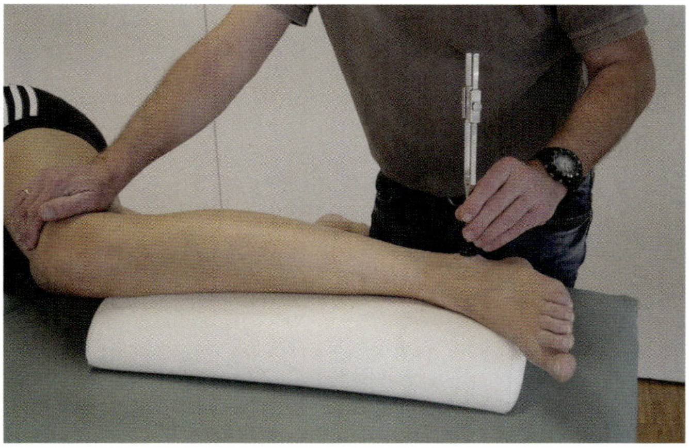

Abb. 19.2 Vibrationstest. Bei Verdacht auf Fibulafraktur wird die Stimmgabel angeschlagen und an den Malleolus lateralis angelegt. [P1355]

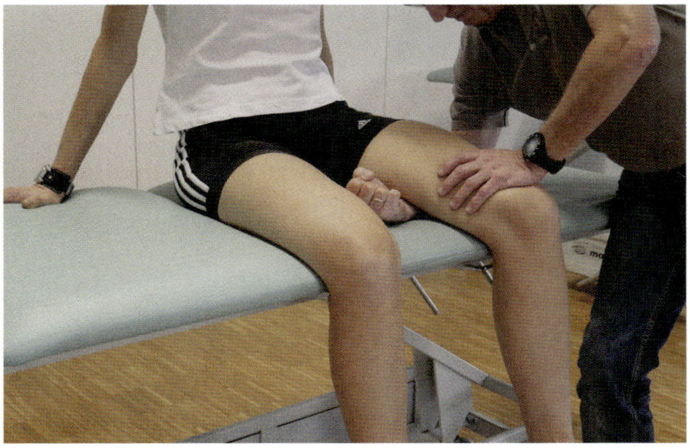

Abb. 19.3 Fulkrumtest. Bei Verdacht auf Femurfraktur wird der Unterarm des Therapeuten unter den mittleren Bereich des Femurs gelegt. Distal davon wird ein Druck von ventral auf das Femur gegeben, sodass eine Biegespannung im Femur entsteht. [P1355]

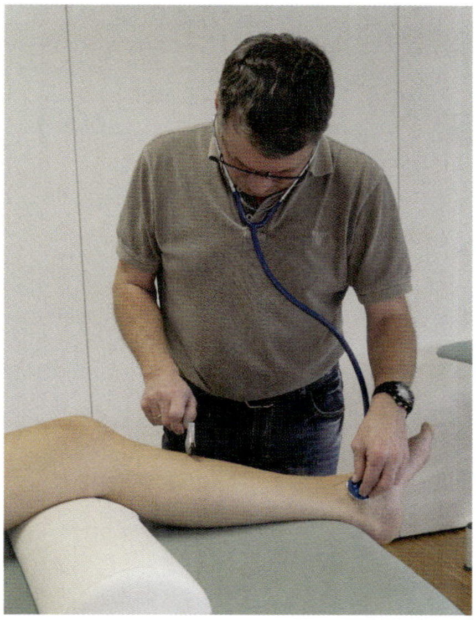

Abb. 19.4 Perkussionstest. Bei Verdacht auf Tibiafraktur wird das Stethoskop am distalen Ende der Tibia (Malleolus medialis) angelegt und die Tibia im proximalen Bereich mittels eines Reflexhammers angeschlagen. [P1355]

Klinische Tests zur Differenzialdiagnose

Ottawa Rules

Die Ottawa Rules dienen mit einer Sensitivität von 85–100 % dem klinischen Ausschluss von Frakturen. Mithilfe ihrer Anwendung wird die Anzahl von unnötigen Röntgenaufnahmen um 30–40 % reduziert.

Die **Ottawa Ankle and Foot Rules** besagen, dass nach einem Unfallereignis, welches das Sprunggelenk bzw. den Fuß in Mitleidenschaft gezogen hat, eine Röntgenaufnahme nur indiziert ist, wenn der Patient mindestens eines der folgenden fünf Zeichen aufweist:

- Unvermögen, innerhalb der ersten Stunde nach der Verletzung bei der Untersuchung 4 Schritte auf dem verletzten Fuß zu gehen
- Druckschmerz entlang der distalen 6 cm des hinteren Randes der Tibia und/oder der medialen Fläche des Malleolus medialis
- Druckschmerz entlang der distalen 6 cm des hinteren Randes der Fibula und/oder der lateralen Fläche des Malleolus lateralis
- Druckschmerz an der Basis des Os metatarsale V
- Druckschmerz am Os naviculare

Die **Ottawa Knee Rules** besagen, dass nach einem Unfallereignis, welches das Kniegelenk in Mitleidenschaft gezogen, hat eine Röntgenaufnahme nur indiziert ist, wenn der Patient mindestens eines der folgenden fünf Zeichen aufweist:

- Alter über 55 Jahre
- Unvermögen, innerhalb der ersten Stunde nach der Verletzung bei der Untersuchung 4 Schritte auf dem verletzten Bein zu gehen
- Isolierter Palpationsschmerz auf der Patella und um die Patella herum
- Palpationsschmerz im Bereich des Caput fibulae
- Weniger als 90° Knieflexion möglich

19

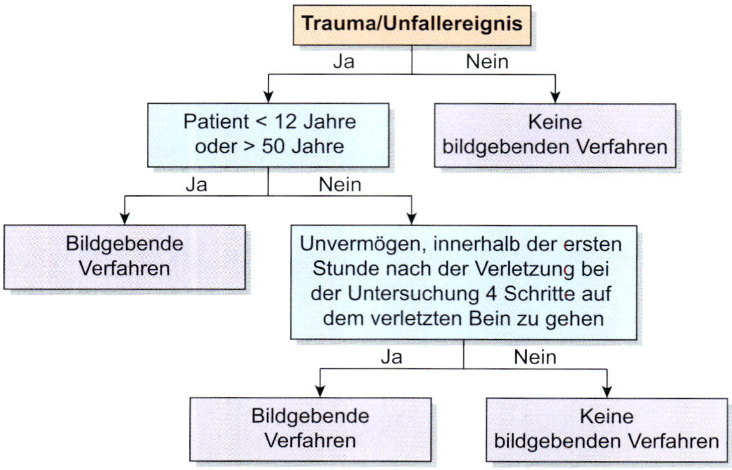

Abb. 19.5 Pittsburgh Decision Rules. [F1158-001]

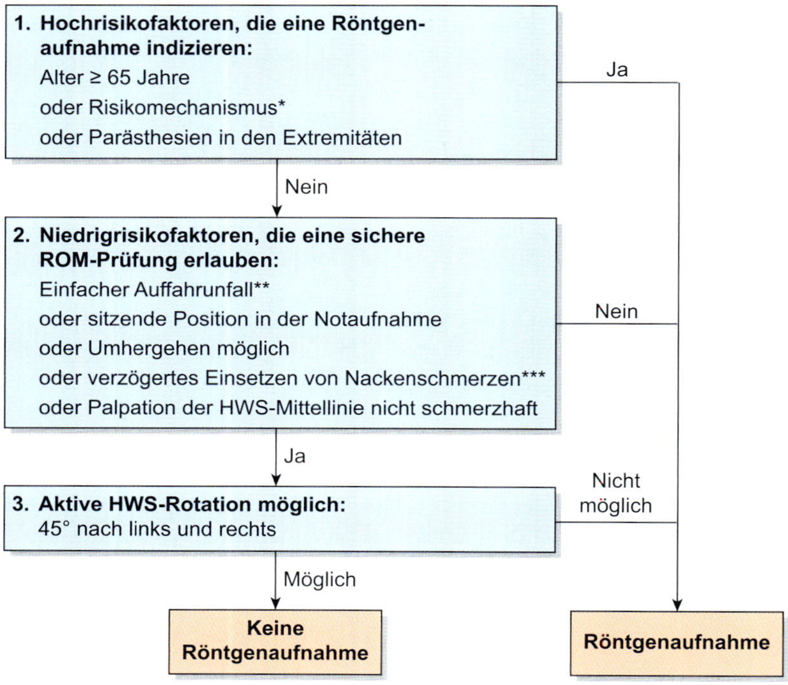

Abb. 19.6 Canadian C-Spine Rules: zur Entscheidung über die Durchführung von Röntgenaufnahmen bei wachen und stabilen Traumapatienten (GCS = 15) mit möglicher HWS-Verletzung. [F857-008]
*Risikomechanismen: Sturz aus einer Höhe ≥ 1 m/5 Stufen; axiale Krafteinwirkung auf den Kopf (z. B. Kopfsprung/Sturzflug); Unfall im Fahrzeug mit hoher Geschwindigkeit (> 100 km/h), Überschlag, Herausgeschleudert werden; Unfall im Camping-/Wohnmobil; Zusammenstoß auf dem Fahrrad.
**Ein einfacher Auffahrunfall liegt nicht vor, wenn das Fahrzeug in den Gegenverkehr geschoben wird, bei Auffahren eines Busses oder LKWs, bei Überschlag, bei Auffahren eines Fahrzeugs mit hoher Geschwindigkeit.
***D. h., unmittelbar nach dem Unfall traten keine Nackenschmerzen auf.

Traumatische Luxationen

Bei traumatischen **Luxationen** kommt es zum kompletten Kontaktverlust der Gelenkpartner nach Zerreißung von Kapsel- und Bandstrukturen; eine **Subluxation** ist eine unvollständige Luxation. Die traumatische Luxation mit vollständiger Diskontinuität der betroffenen Gelenkpartner gehört zu den schweren Sportverletzungen. In einigen Fällen sind zusätzlich das Nervensystem und/oder die Blutgefäße mitbetroffen, indem sie entweder selbst rupturiert sind oder von anderen Strukturen komprimiert werden. Beides gilt als Notfallsituation und bedarf der sofortigen ärztlichen Behandlung.

Klinische Tests zur Differenzialdiagnose

Typische Symptome einer traumatischen Luxation

Bei einer traumatischen Luxation sind in der Regel die gelenkumgebenden Weichteile verletzt. Typische Symptome sind die Fehlstellung, eine sogenannte „leere Pfanne", eine federnde Fixation sowie Schmerzen, Schonhaltung und Schwellung.

Die Therapie besteht aus der Analgesie, einer geschlossene Reposition, evtl. unter Narkose, durch Zug-Gegenzug und Bewegung. Versagt dieses Vorgehen oder liegen begleitende Frakturen vor, sollte operiert und offen reponiert werden. Eine anschließende Ruhigstellung (Dauer abhängig von Verletzungsgrad und Versorgungsform) und frühfunktionelle Rehabilitation sind obligat.

Schädel-(Hirn-)Trauma

CAVE

Beteiligung des Nervensystems

Eine Verletzung des Nervensystems, ob zentral oder peripher, gilt immer als Notfallsituation und bedarf der ärztlichen Behandlung sowie ggf. weiterführender Bildgebung und/oder Monitoring bzw. Behandlung.

Stürze auf den Kopf oder auch ein Zusammenprall können Traumata verursachen, welche von leichten Gehirnerschütterungen bis zu lebensbedrohlichen Situationen reichen. Typische Zeichen eines akuten Schädel-Hirn-Traumas sind:

- Schwindel, Benommenheit, Kopfschmerz
- Übelkeit, Erbrechen
- Bewusstseinsverlust
- Gleichgewichts- und Koordinationsprobleme, verlangsamte Motorik
- Amnesie, kognitive Dysfunktion, Desorientierung, Konzentrationsschwäche
- Verschwommenes Sehen oder Doppelbilder
- Teilnahmsloser Blick
- Photophobie, Tinnitus, undeutliche bzw. verwaschene Sprache
- Gesteigerte Emotionalität

Zum **Screening nach Schädeltrauma** gehört also neben der Beschwerdeanamnese und Beobachtung des Verhaltens des Sportlers die Überprüfung von Orientierung, Konzentration, Stütz- und Haltemotorik, Balance und Gleichgewicht sowie Zielmotorik.

Die Zeichen und Symptome variieren je nach verletztem **Hirngebiet.** Kognitive Aspekte der Bewegungskontrolle, des Gedächtnisses, des Bewusstseins, der Sprache, des Geschmacks, des Sehens, des Hörens etc. sind im *Großhirn* (Zerebrum) verortet. Im *Kleinhirn* (Zerebellum) liegen u. a. die Koordination und Integration motorischer Aspekte sowie die Gleichgewichtsregulation. Im *Thalamus* (Dienzephalon) werden z. B. die Körpertemperatur und die Emotionskontrolle reguliert. Der *Hirnstamm* mit Medulla oblongata, Pons und Mesenzephalon reguliert u. a. die generelle Aufmerksamkeitsfähigkeit, Atem- und Herzfrequenz sowie den peripheren Blutfluss.

Klinische Tests zur Differenzialdiagnose

Vitalzeichen prüfen

Es ist nach einem Schädeltrauma überaus sinnvoll, die Vitalzeichen mit Puls, Atemfrequenz, und Blutdruck wiederholt zu prüfen. Eine deutliche Änderung der Pulsfrequenz (> 150/min) oder der Pulsstabilität sowie eine deutliche Verringerung der Atemfrequenz können auf eine **Erhöhung des intrakraniellen Drucks** hinweisen.

CAVE

Liquor, Blutung und Hämatome

- Ein Ausfluss von Zerebrospinalflüssigkeit (Liquor) aus der Nase oder den Ohren weist auf einen **Schädelbasisbruch** hin. Die Flüssigkeit kann dabei auch mit Blut vermischt sein.
- **Subarachnoidalblutungen** gehen häufig mit blutigem Liquorfluss aus der Nase einher.
- **Hämatome um die Augen oder hinter den Ohren** geben Hinweise auf mögliche Schädelfrakturen.

Insbesondere die extrazerebralen Blutungen (epidural, subdural sowie subarachnoidale Blutungen, welche als mögliche Komplikationen mit einer Fraktur einhergehen können, müssen schnell erkannt und behandelt werden. Sie können zu dauerhaften Behinderungen oder zum Tod führen. Die **arterielle Epiduralblutung** (meist durch Riss der A. meningea media verursacht) stellt dabei die größte Gefahr dar und wird auch als **„Talk-and-Die-Syndrom"** bezeichnet. Der raumfordernde Prozess der arteriellen Blutung drückt die Dura mater nach innen, was unbehandelt zur Verlagerung des Hirns mit Einengung des Hirnstamms führt. Die arterielle Epiduralblutung ist mit < 1 % Vorkommen selten, hat allerdings auch bei adäquater Versorgung eine Mortalität von 15–20 %. Die Therapie beinhaltet die Trepanation, d. h. eine Druckentlastung über eine Eröffnung des Schädelknochens.

CAVE

„Talk-and-Die-Syndrom"

Das Problem einer arteriellen Epiduralblutung liegt darin, dass nach dem Trauma häufig ein symptomfreies oder -armes Intervall für Minuten bis Stunden folgt, was die Einschätzung der Verletzung erheblich erschwert. Im Anschluss daran entwickeln sich die Symptome (Übelkeit, Erbrechen Bewusstlosigkeit und ggf. Herzkreislaufversagen) rapide.

Periphere Nervenverletzungen und Rückenmarksschädigung

Bei peripheren Nervenverletzungen sind die **unteren Motoneurone** der Nervenwurzeln, des Plexus oder der peripheren Nerven betroffen. Typische motorische Symptome sind ipsilateral herabgesetzter Muskeltonus, Hyporeflexie und Kraftlosigkeit der zugehörigen Muskulatur, z. B. bei Verletzung der Nervenwurzel C7 eine Schwäche der Ellbogenextension (Myotom M. triceps brachii oder aber bei Verletzung des N. radialis Schwäche im M. triceps brachii) sowie vor allem in den Hand- und Fingerextensoren. Neben einem scharfen, stechenden oder brennenden Schmerz entlang der neuralen Struktur und in ihrem Versorgungsgebiet treten sensibel zumeist Taubheit und/oder Kribbeln auf.

Eine entsprechende neurologische Untersuchung mit Tests auf Ästhesie und Algesie, Myotom- bzw. Krafttests sowie Reflextests kann vom Physiotherapeuten durchgeführt werden, dennoch muss der Sportler bei Verdacht auf eine neurogene Schädigung stets an den Arzt überwiesen werden (weitere Informationen siehe ➤ Kap. 7).

RÜCKENMARKSVERLETZUNG UND VERLETZUNG DES GANGLION STELLATUM

Treten Symptome bilateral auf, besteht der Verdacht auf eine Rückenmarksläsion. Insbesondere bei Traumata von Nacken- und Schultergürtelbereich sollte ein starker Nackenschmerz beachtet werden, welcher ebenfalls auf eine Rückenmarksverletzung hinweisen kann.

In extremen Fällen kann bei einem Nackentrauma durch (begleitende) Verletzung des Ganglion stellatum (erstes Grenzstrangganglion des sympathischen Nervensystems) ein **Horner-Syndrom** mit ipsilateral hängendem Augenlid (Ptosis), Pupillenverengung (Miosis) und fehlender Schweißsekretion (Anhidrose) ausgelöst werden.

Sowohl Rückenmarksverletzungen als auch Verletzungen des sympathischen Grenzstrangs sind medizinische Notfälle.

Ausgesuchte Weichteilverletzungen

Schwere Sportverletzungen wie Knorpelschäden (inklusive Meniskus-, Labrum- und Diskusschaden), Kreuzbandrupturen, Syndesmosenverletzung des oberen Sprunggelenks (OSG) sowie komplette Muskel- und Sehnenrupturen gehören in ärztliche Hand.

In der Literatur sowie in der klinischen Anwendung existieren viele Tests für die unterschiedlichen Körperbereiche, die dabei helfen können, eine solche Verletzung zu erkennen. Einige Assessments werden sehr kontrovers diskutiert, wie beispielsweise bezüglich Kreuzband- und Meniskusverletzungen. Klar ist, dass erst die Anwendung mehrerer Tests sowie die korrekte Interpretation der Ergebnisse zu einem exakteren Ergebnis führt.

Insbesondere Klickgeräusche und Einklemmungsphänomene während der Bewegung sowie intraartikuläre Schwellung, Verlust des aktiven und passiven Bewegungsausmaßes, Schmerzen im Bereich des Gelenkspalts, ein federnder Stopp und Instabilitätsgefühl erhärten den Verdacht auf einen Knorpelschaden. Eine MRT-Untersuchung ist das Mittel der Wahl zur Diagnose dieser Verletzungen.

Aufgrund der Häufigkeit der Verletzungen werden in ➤ Tab. 19.2 einige wichtige Tests für die untere Extremität zusammengefasst.

Klinische Tests zur Differenzialdiagnose

Syndesmosentests

Aufgrund der Häufigkeit von Verletzungen der Sprunggelenksregion und der Wichtigkeit, hierbei eine Verletzung der Syndesmosenbänder identifizieren zu können, werden an dieser Stelle der Squeeze-Test und der Varus-Klick-Test vorgestellt.

Squeeze-Test

Der Patient liegt in Rückenlage mit angestelltem Bein. Tibia und Fibula der betroffenen Seite werden im mittleren bis proximalen Drittel des Unterschenkels zusammengedrückt (➤ Abb. 19.7); dabei driften die beiden Knochen distal auseinander. Diese Bewegung wird von den Ligg. tibiofibularia (Syndesmose) verhindert. Ist eine Bewegung sichtbar und/oder treten Schmerzen im Bereich der Syndesmose auf, besteht ein begründeter Verdacht auf eine Syndesmosenverletzung.

Verifikation des Ergebnisses: Im Tubersitz bereitet schon das Abstellen des rechten Beins Schmerzen. Wenn unter passiver Stabilisation der Malleolengabel eine deutliche Schmerzreduktion zu erreichen und eine Belastung der betroffenen Extremität möglich ist, besteht ein begründeter Verdacht auf eine Syndesmosenverletzung (➤ Abb. 19.8).

Varus-Klick-Test

Das obere Sprunggelenk wird in maximal mögliche Dorsalextension eingestellt und fixiert. Der Therapeut umgreift mit beiden Händen Kalkaneus und Talus, und gibt einen impulsartigen Varusstress auf Kalkaneus und Talus. Ist bei der Rückbewegung in die Nullstellung ein Klickgeräusch zu hören, erhärtet sich der Verdacht auf eine Verletzung der Syndesmosenbänder (➤ Abb. 19.9).

Tab. 19.2 Ausgesuchte Tests für Knie- und Sprunggelenk (nach Day et al. 2013).

Assessment	Untersuchte Struktur	Sensitivität	Spezifität
Vordere-Schublade-Test	Vorderes Kreuzband	Hoch	Hoch
Lachmann-Test	Vorderes Kreuzband	K.A.	K.A.
Pivot-Shift-Test	Vorderes Kreuzband	Mittel	Hoch
Dorsales Durchhangzeichen	Hinteres Kreuzband	Hoch	Hoch
Hintere-Schublade-Test	Hinteres Kreuzband	Mittel	Hoch
Aktiver-M.-quadriceps-Test	Hinteres Kreuzband	Mittel	Mittel bis hoch
Innenbandstresstest	Mediales Kollateralband	Hoch	K.A.
Außenbandstresstest	Laterales Kollateralband	Niedrig	K.A.
McMurray-Test	Meniskus	Mäßig bis mittel	Mittel bis hoch
Thessaly-Test	Meniskus	Mittel bis hoch	Hoch bis mittel
Apley-Test	Meniskus	Schlecht	Hoch
Gelenkspalt-Druckschmerztest	Meniskus	Mäßig	Mäßig
Vordere-Schublade-Test	Bänder des OSG	Mittel	Mäßig
Talar-Tilt-Test	Bänder des OSG	K.A.	K.A.
Syndesmosis-Squeeze-Test	Syndesmosenbänder	Schlecht	Hoch
Thompson-Test	Funktion Achillessehne	Hoch	Hoch

K.A. = Keine Angabe

19

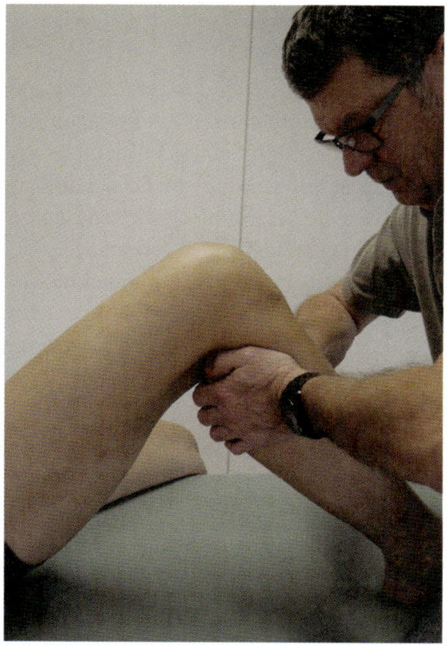

Abb. 19.7 Syndesmosentest: Squeeze-Test, proximaler Griff: Fibula und Tibia der rechten Seite werden im proximalen Drittel des Unterschenkels zusammengedrückt. [P1355]

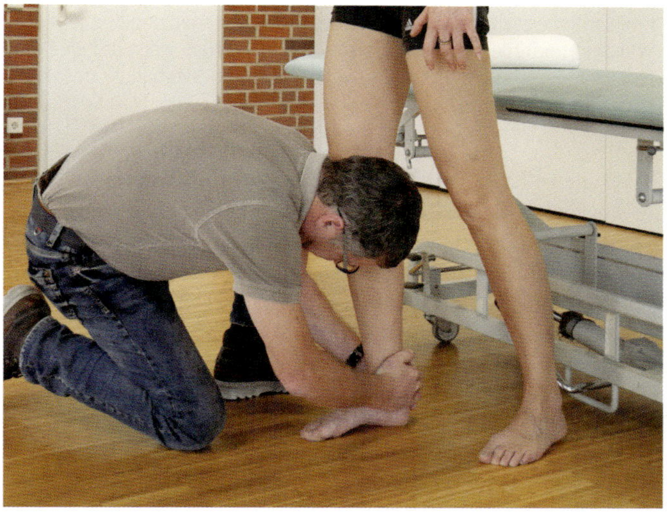

Abb. 19.8 Syndesmosentest: Squeeze-Test, Verifikation: Durch Zusammendrücken des distalen Tibia- und Fibulaendes auf Höhe der Syndesmosenbänder kommt es zu einer Schmerzreduktion und es ist unter dieser Stabilisation ggf. sogar ein Belasten der Extremität möglich. [P1355]

Komplette Muskel- und Sehnenrupturen

Komplette Muskel- und/oder Sehnenrupturen zeigen sich in der Regel in einem plötzlichen Funktionsausfall der entsprechenden Muskulatur während einer Aktivität/Belastung. Zudem berichtet der Sportler häufig von einem „Schlaggefühl", welches mit einem kurzen, stechenden Schmerz im Moment der Verletzung einhergeht. Typischerweise ist ein Auseinanderklaffen der Ruptur-Enden sicht- und/oder tastbar. Durch das Zerreißen kleinerer Blutgefäße sowie der Faszien entsteht ein (sichtbares) Hämatom. Nach einer adäquaten Erstversorgung nach dem PRICE-Schema (➤ Kap. 19.1.1) muss der Sportler an einen Arzt überwiesen werden.

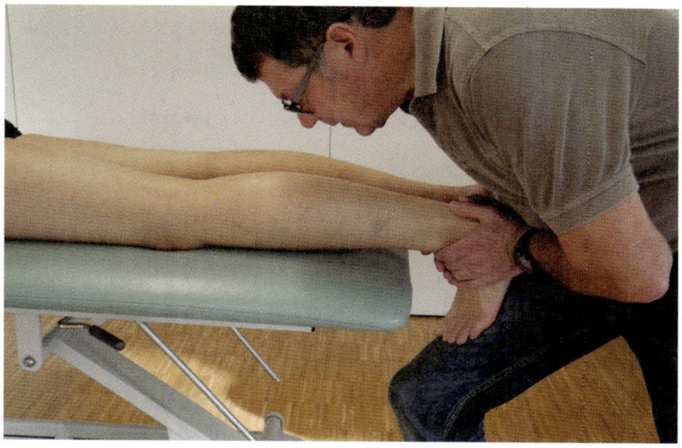

Abb. 19.9 Syndesmosentest: Varus-Klick-Test aus Bauchlage: Das obere Sprunggelenk wird in maximal möglicher Dorsalextension fixiert und der Therapeut gibt impulsartig einen Varusstress auf Kalkaneus und Talus. Ist bei der Rückbewegung in die Nullstellung ein Klickgeräusch zu hören, erhärtet sich der Verdacht auf eine Verletzung der Syndesmosenbänder. [P1355]

19.1.3 Red Flags in der Differenzialdiagnostik bei chronischen Entzündungen von Strukturen des Bewegungsapparates

Chronische Entzündungen von Strukturen des Bewegungsapparates bzw. rezidivierende Beschwerden bei Sportlern haben ihre Ursache häufig in Fehl- oder Überbelastung. Dabei kann der Auslöser auch an einer weiter entfernten Stelle liegen. So kann beispielsweise eine fehlende Rumpfstabilität mit Abduktorenschwäche im Hüftgelenk die Fußgewölbe extrem belasten, sodass die Wadenmuskulatur kompensatorisch überaktiv ist und sich eine dauerhafte Achillessehnenreizung ergibt. Insbesondere Laufsportler, Sportler mit häufigen Sprungbelastungen (Volleyball, Basketball) oder häufigen, schnellen Richtungswechseln (Squash, Fußball) sind davon betroffen. Hier ist die Kenntnis von biomechanischen, sensomotorischen, genetischen und trainingstherapeutischen Zusammenhängen essenziell, sowohl in der Diagnostik als auch in der Behandlung.

Allerdings können auch systemische Erkrankungen wie u. a. Diabetes mellitus und Erkrankungen des rheumatischen Formenkreises oder auch Funktionsstörungen des Gastrointestinaltrakts zugrunde liegen. Häufig sind diese Erkrankungen dem Sportler (noch) nicht bekannt. Leidet ein Sportler unter wiederkehrenden Problemen oder chronischen Entzündungen am Bewegungsapparat oder verläuft die Wundheilung nach akutem Trauma abweichend bzw. deutlich verzögert, muss eine adäquate Untersuchung, ein Screening des Organsystems bzw. ein Review of Systems erfolgen. Bei entsprechenden Hinweisen muss der Sportler an den Facharzt überwiesen werden (siehe auch ➤ Kap. 6).

19

Typische Symptome der chronischen Entzündung

- Schmerzen bei der Ausführung der sportlichen Aktivität
- Stumpfer, konstanter Ruheschmerz
- Schwellung bzw. Aufquellung von Gewebe
- Druckdolenzen

19.2 Verletzungen, die von Physiotherapeuten klinisch diagnostiziert werden können

In der physiotherapeutischen Betreuung von Sportlern ist im Rahmen der Differenzialdiagnostik und der Entscheidungsfindung, ob eine ärztliche Behandlung erforderlich ist, nicht nur die akute Verletzungssituation relevant. Viele leichte und mittelschwere Verletzungen können vom Physiotherapeuten klinisch diagnostiziert und anschließend fachgerecht behandelt werden. Zu diesen Verletzungen gehören:

- Hautverletzungen
- Prellungen
- Ausgesuchte Verletzungen des Kapsel-Band-Apparats (z. B. des OSG)
- Muskel- und Sehnenverletzungen

Die adäquate Begleitung bzw. Unterstützung der physiologischen Wundheilungsphasen unter Beachtung aller biomechanischen, sensomotorischen sowie psychosozialen Faktoren gilt als wichtiger Aspekt auf dem Weg zurück zum Sport. Der Physiotherapeut hat zudem stets die Pflicht, sich eines normalen und optimalen Heilungsverlaufs zu versichern. Abweichungen müssen erkannt und adäquat analysiert werden, denn grundsätzlich können auch im Behandlungsverlauf jederzeit Red Flags entstehen.

CAVE

Abweichungen im Heilungsverlauf

Ergeben sich Abweichungen vom erwarteten Verlauf oder weisen die Zeichen und Symptome im späteren Behandlungsverlauf auf eine schwerwiegende Problematik wie z. B. ein Kompartment-Syndrom, eine Myositis ossificans circumscripta oder eine chronische Entzündung hin, muss der Physiotherapeut die Situation adäquat analysieren und den Sportler ggf. an den Arzt verweisen.

Insbesondere unerwartete Zeichen und Symptome wie z. B.

- persistierende und/oder wiederkehrende Schmerzen höherer und hoher Intensität,
- anhaltende bzw. rezidivierende Schwellungen,
- persistierende oder rezidivierende Bewegungseinschränkungen,
- Verminderung von Kraftfähigkeiten sowie
- Beschwerdemuster, die nicht zu dem ursprünglichen Krankheitsbild passen,

müssen exakt untersucht und analysiert werden und der Sportler ggf. an andere medizinische Fachbereiche überwiesen werden.

Auftretende Schmerzen und Schwellungen sind im Rahmen der Rehabilitation nicht immer gleich als Red Flag zu werten. Nach einer geplanten Belastungssteigerung kann es durchaus zu einer entsprechenden Gewebereaktion kommen. Halten die Symptome allerdings mehr als 24–48 Stunden an, ist eine Umfangzunahme von mehr als 2 cm festzustellen und/oder eine Temperaturdifferenz von mehr als 2 °C zur nicht betroffenen Seite zu messen, sollten die Symptome als Red Flag angesehen werden (vgl. Keller et al. 2016).

Hautverletzungen

Physiotherapeuten, die Sportler oder eine Mannschaft betreuen, sind nicht selten nur auf Verletzungen des Bewegungsapparates vorbereitet; daher besteht die größte Schwierigkeit in der Versorgung von Hautverletzungen bei Sportlern häufig im Fehlen des entsprechenden Verbandsmaterials sowie der Handschuhe. Die Ausrüstung sollte daher stets auch einen gebräuchlichen Verbandskasten enthalten.

Die grundlegenden Regeln des **Wundmanagements in der Erstversorgung** können wie folgt zusammengefasst werden:

1. Die Wunde und das umgebende Gewebe vor weiteren Verletzungen schützen
2. Zug und andere mechanische Krafteinwirkungen auf die Wunde und das umliegende Gewebe vermeiden
3. Die Zahl der pathogenen Mikroorganismen (Keime, Bakterien etc.) in und vor allem um die Wunde herum reduzieren bzw. möglichst gering halten

Durch das Einhalten dieser Regeln werden optimale Voraussetzungen zur Wundheilung geschaffen. Damit einhergehend wird ebenfalls die Narbenbildung reduziert.

CAVE

Tiefe bzw. stark blutende Hautverletzungen

Je nach Größe und Tiefe des Hautdefekts sind zeitnah weitere ärztliche Interventionen wie der Ausschluss begleitender Verletzungen oder eine Wundnaht erforderlich. Ein **pulsierender Blutfluss** weist auf eine arterielle Verletzung hin und bedarf sofort eines Druckverbands sowie anschließender Überweisung zum Arzt.

Da bei allen offenen Wunden die **Gefahr der Kontamination** durch die Umgebung besteht, sollte der Behandelnde bei der Erstversorgung in jedem Fall Handschuhe tragen. Die Wunde muss stets steril abgedeckt und durch die Anlage von Pflastern (z. B. Klammerpflaster) und Verbänden zudem vor einwirkenden mechanischen Kräften geschützt werden. Das kann auch die Anlage von Tapeverbänden beinhalten.

Der Behandelnde selbst sowie Personen in der Nähe müssen außerdem **vor austretendem Blut geschützt** werden, was neben dem Tragen von Handschuhen ggf. auch das Anlegen von Schutzbrille, Kittel und/oder Masken erforderlich machen kann.

CAVE

Zeitfenster für Wundnaht

Im Falle einer notwendigen Wundnaht sollte ein Zeitfenster von **vier bis sechs Stunden** nach Verletzung nicht überschritten werden.

Prellungen

Prellungen kommen im Sport sehr häufig vor, sind gleichzeitig allerdings selten ein Grund zur Unterbrechung der sportlichen Tätigkeit. Sie entstehen durch ein stumpfes Trauma, welches eine Blutung in darunterliegenden Geweben wie Muskeln, anderen Weichteilen oder der Knochenhaut auslöst. Die Haut ist dabei nicht verletzt. Subkutane Blutungen bzw. Hämatome können je nach Lokalisation der Blutung sofort oder auch deutlich verzögert (bis zu Wochen später) sichtbar werden.

Einteilung der Schweregrade bei Prellung

Prellungen können nach der Einschränkung des Bewegungsausmaßes (ROM) der angrenzenden Gelenke in leicht bzw. mild, mittelgradig und schwer eingeteilt werden. Wenn in den angrenzenden Gelenken
- mindestens 2/3 des normalen ROM erreicht werden, gilt die Prellung als leicht/mild,
- 1/3 bis 2/3 des normalen ROM erreicht werden gilt die Prellung als mittelgradig,
- weniger als 1/3 des normalen ROM erreicht werden, gilt die Prellung als schwer (Boissonault 2011).

Die Erstversorgung einer Prellung, welche eine deutliche Beeinträchtigung der sensomotorischen Leistungsfähigkeit nach sich zieht und daher zur Unterbrechung der sportlichen Tätigkeit führt, sollte nach dem PRICE-Schema (➤ Kap. 19.1.1) verlaufen.

Während des Heilungsverlaufs können sich z. B. aufgrund einer unangepassten Belastungssteigerung Komplikationen wie das **Kompartment-Syndrom** oder eine **Myositis ossificans circumscripta** entwickeln. Bei Verdacht auf eine dieser Komplikationen muss der Patient an den Arzt verwiesen werden.

Kompartment-Syndrom

Bei einem Kompartment-Syndrom kommt es zu einem Druckanstieg in einer Muskelloge (Kompartiment), häufig im Bereich des Unterschenkels (z. B. der Tibialis-anterior-Loge). Ursächlich hierfür sind Einblutungen (z. B. bei Fraktur), Ödeme, Schwellunge, zu feste Verbände und Tapeanlagen. In der Folge kommt es zur Muskelischämie sowie später zu Muskelnekrosen und Nervenschädigungen.

Leitsymptome des Kompartment-Syndroms sind ein therapieresistenter Schmerz und eine palpatorisch sehr harte Muskelloge. Häufig kommt es zusätzlich zum Pulsausfall distal des betroffenen Bereichs sowie zu neurologischen Ausfällen mit Sensibilitätsstörungen und motorischen Schwächen im Versorgungsgebiet der entsprechenden peripheren Nerven.

Die *Ersttherapie* besteht aus Hochlagern, Kühlen, ggf. Verbands- bzw. Tapelockerung. In akuten Fällen, z. B. bei Vorliegen von Sensibilitätsstörungen und motorischer Schwäche, wird zur Druckentlastung eine Notfallfasziotomie durchgeführt.

Es ist entscheidend, das Kompartment-Syndrom frühzeitig zu erkennen, denn je länger die Druckerhöhung besteht, desto eher besteht die Gefahr von irreversiblen Muskelnekrosen und neurologischen Ausfällen.

Myositis ossificans circumscripta

Synonyme: heterotope Ossifikation, Muskelverknöcherung
Hierbei handelt es sich um eine lokal begrenzte, gutartige, langsam fortschreitende dystrophische Verkalkung mit Bildung von spongiösem Knochengewebe in der quergestreiften Muskulatur, in Sehnen und Gelenkkapseln nach Traumen, Frakturen, neurologischen Erkrankungen oder aus unbekannter Ursache.

Die Myositis ossificans circumscripta stellt eine Komplikation bei Prellungen sowie seltener bei Einblutungen in das Muskelgewebe dar. Sie geht meist mit Bewegungseinschränkungen und Schmerzen im betroffenen Abschnitt einher, kann aber auch asymptomatisch sein. In der Muskulatur ist eine deutliche tumorähnliche Verhärtung zu palpieren, welche häufig druckdolent ist.

Die *Diagnose* erfolgt anamnestisch, klinisch und radiologisch. Ist für den Bereich der tumorähnlichen Verhärtung ein vorausgegangenes Trauma bekannt, ist dies richtungsweisend. Erst etwa acht Wochen nach dem Trauma zeigen sich im Nativröntgenbild wolkige oder streifenförmige Verschattungen innerhalb des Muskelverlaufs oder um das entsprechende Gelenk. Eine *Differenzialdiagnose* ist das parosteale oder juxtakortikale **Osteosarkom.** Eine Biopsie zur histologischen Untersuchung sollte in unklaren Fällen in Betracht gezogen werden.

Therapeutisch sollte der Muskel während der Entstehung möglichst geschont werden, da Übungen, Massagen und massive Mobilisationen das Fortschreiten der Ossifikation fördern. Bei bestehenden Beschwerden kann frühestens ein Jahr nach Trauma eine Resektion durchgeführt werden (vollständige Ausreifung abwarten, hohe Rezidivrate bei zu früher Resektion). Empfohlen wird die gleichzeitige Behandlung mit Prostaglandinsynthesehemmern.

Isolierte Bandverletzungen

Bandrupturen und Kapselverletzungen sind häufige Sportverletzungen. Erfährt das Kapsel-Band-Gewebe eine zu hohe mechanische Zugbelastung (bezüglich Intensität, Beschleunigung und/oder Dauer), kommt es zur Verletzung. Oft ist es ein Umknickereignis, welches zu einer Traumatisierung des Gewebes führt.

Es werden drei Grade von isolierten Bandverletzungen unterschieden (➤ Tab. 19.3).

CAVE

Heranwachsende

Da bei Heranwachsenden die Epiphysenfugen noch nicht geschlossen sind, besteht bei Ihnen eine erhöhte Gefahr von Ausrissfrakturen. Zum sicheren Ausschluss einer solchen Fraktur sollte eine bildgebende Diagnostik durchgeführt werden.

Typische Zeichen und Symptome einer Bandverletzung sind:
- Geräusch oder Gefühl eines „Plopp" bei der Verletzung
- Unfähigkeit zur Gewichtsübernahme, meist aufgrund von Schmerz
- Eingeschränktes Bewegungsausmaß
- Schwellung

Tab. 19.3 Schweregrade von Bandrupturen (nach Boissonnault 2011)

Grad 1	Leicht	Dehnung der Fasern ohne Änderung der Laxität
Grad 2	Mittelgradig	Mikrorisse innerhalb einiger Fasern mit Änderung der Laxität
Grad 3	Schwer	Teil- oder Komplettruptur

- Reflektorische Muskelinhibition insbesondere der Muskeln, welche in die Verletzungsrichtung arbeiten (bei Supinationstrauma im OSG z. B. M. tibialis anterior)
- Reflektorischer Hypertonus insbesondere der Muskeln, welche der Verletzungsrichtung entgegenwirken (bei Supinationstrauma im OSG z. B. Mm. peronei)

Kombinierte Kapsel-Band-Verletzungen

Viele gelenkstabilisierende Bänder sind mit der Gelenkkapsel verwachsen und somit tritt häufig eine Kombination von Band- und Kapselverletzung auf. Ist die Kapsel mitrupturiert und insbesondere die **Membrana synovialis** als gut durchblutete Struktur verletzt, kommt es zu einer schnellen Schwellung und in der Regel auch Verfärbung aufgrund von Einblutungen in oberflächlicheres Gewebe; ggf. kann zudem ein **Hämarthros** (blutiger Gelenkerguss) entstehen. Es wird **vermehrt Synovialflüssigkeit** produziert und der intraartikuläre Druck erhöht sich. Es folgt eine Immunreaktion, bei der es zu einer vermehrten Einwanderung von Leukozyten in das Gelenk kommt, welche u. a. entzündungsfördernde Zytokine wie z. B. Interleukin-1 freisetzen.

Sowohl das ursprüngliche Trauma als auch die intraartikuläre Druckerhöhung führen zu einer Zerstörung von Synovialzellen. Aus diesen zerstörten Zellen gelangen zudem u. a. lysosomale Enzyme, welche den Knorpel angreifen, in die Synovialflüssigkeit.

Solange eine solche Entzündungsreaktion innerhalb des Gelenks vorliegt (Arthritis) bzw. der intraartikuläre Druck stark erhöht ist (und somit Synovialzellen zerstört), sollte demnach die mechanische Belastung möglichst gering gehalten werden, um dem vermehrten Knorpelabrieb vorzubeugen. Abgeriebene Knorpelzellen tragen ihrerseits zur Verlängerung einer Entzündungsreaktion bei.

19

CAVE

Belastung bei Arthritis

Im Fall einer Arthritis mit intraartikulärer Druckerhöhung durch Gelenkerguss (blutig oder unblutig) ist eine längere Entlastung des Gelenks notwendig als bei Vorliegen einer reinen Bandruptur ohne Verletzung von Kapselgewebe. Die Schmerzangabe kann als ein Kontrollparameter genutzt werden, es sei denn, der Patient nimmt schmerzhemmende Medikamente ein.

Eine Kapsel-Band-Verletzung ohne Begleitverletzungen wie Ausrissfrakturen oder Knorpelödem etc. kann in der Regel physiotherapeutisch versorgt werden. Neben der fachgerechten Erstversorgung nach dem PRICE-Schema ist die adäquate Begleitung der Wundheilungsphasen mit Überprüfung des erwarteten Verlaufs obligat. Entsprechen die Zeichen und Symptome des Patienten nicht den Erwartungen, muss der Physiotherapeut den abweichenden Heilungsverlauf analysieren bzw. interpretieren und den Patienten ggf. in die ärztliche Betreuung überweisen.

Verletzungen der muskulotendinösen Einheit

Der sogenannten muskulotendinösen Einheit sind vier Elemente zugehörig:
- Muskel
- Muskel-Sehnen-Übergang
- Sehne
- Sehnen-Knochen-Übergang

Meist sind es abrupte, exzessive oder wiederholte Muskelkontraktionen, welche die Belastbarkeit des Gewebes überschreiten und so zur Verletzung führen. Jedes Element kann dabei von der Verletzung betroffen sein. Die Schwere reicht von Mikrorissen in den Geweben bis zur kompletten Ruptur. Eine komplette Ruptur oder eine große Teilruptur gilt als Red Flag und wurde oben beschrieben.

Allgemeine Zeichen und Symptome einer Verletzung der muskulotendinösen Einheit sind:
- Schmerz (Dehnungs- oder Belastungs- bzw. Kontraktionsschmerz)
- Ödembildung bzw. Aufquellung des umgebenden Gewebes
- Druckdolenz
- Muskelspasmen oder -krämpfe
- Muskelschwäche

Die Differenzialdiagnostik der vier Elemente gelingt über ein fachgerechtes Clinical Reasoning.

Besonderheit Muskelverletzungen

Verletzungen der Muskulatur sind bei Sportlern überaus häufig. Dabei ist zu beachten, dass mit steigendem Leistungsniveau insbesondere des sensomotorischen Systems das Risiko für Verletzungen sinkt. Ein adäquates Aufwärmen sowie ein entsprechendes Cool-Down kann das Risiko für Verletzungen zusätzlich minimieren. Dennoch kommt es immer wieder vor allem zu Muskelverletzungen. Bei nicht fachgerechter Begleitung kann die dadurch bedingte Sportkarenz deutlich verlängert sein.

Ursachen für Muskelverletzungen können sein:
- Fehlende/ungenügende Regeneration
- Ermüdung
- Statische Muskelfehlbelastung
- Verkürzte/hypertone Muskulatur
- Mangelnde intra- und intermuskuläre Koordination
- Dehydration/Elektrolytmangel
- Mangelhafter Trainingszustand
- Externe Störgrößen
- Reduzierte Belastbarkeit (Krankheit, Stress, …)
- Überschreitung der Belastungsgrenzen

Physiotherapeutische Differenzialdiagnostik der Muskelverletzungen (➤ Tab. 19.4)

Die Symptome der **ermüdungsbedingten Muskelverhärtung (Grad I a)** äußern sich in einem Ziehen und zunehmenden Spannungsgefühl bis hin zu zunehmendem stechendem Schmerz bei anhaltender Belastung. Sie können auch verzögert innerhalb von 24 Stunden nach Belastung auftreten. Im Seitenvergleich ist ein hypertoner und druck-

Tab. 19.4 Klassifizierung von Muskelverletzungen (nach Müller-Wohlfahrt et al. 2010).

Grad I a	Ermüdungsbedingte Muskelverhärtung	Muskelverhärtung aufgrund Überbelastung und Ermüdung
Grad I b	Neurogen bedingte Muskelverhärtung	Muskelverhärtung aufgrund Funktionsstörung im Bereich der Wirbelsäule oder der Iliosakralgelenke
Grad II	Zerrung/neuromuskuläre Zerrung	Riss einiger weniger Fasern bei intakter Faszie
Grad III a	Muskelfaserriss (≤ 5 mm Querausdehnung)	Riss einer größeren Anzahl von Fasern bei intakter Faszie
Grad III b	Muskelbündelriss (> 5 mm Querausdehnung)	Riss einer großen Anzahl von Fasern mit partiellem Riss der Faszie
Grad IV	Totale Ruptur	Kompletter Riss eines Muskels und seiner Faszie

dolenter Muskelstrang ohne ödematöse Aufquellung zu palpieren. Der Druckschmerz ist dumpf, breitflächig und erträglich. Betroffen ist zumeist ein Teilabschnitt oder der gesamte Muskel.

Die Symptome der **neurogenen Muskelverhärtung (Grad I b)** äußern sich ebenfalls in einem Ziehen und zunehmendem Spannungsgefühl bis hin zu zunehmendem stechendem Schmerz, allerdings bei hoher Belastung. Im Seitenvergleich ist ein hypertoner Muskelstrang mit einem Flüssigkeitspolster zwischen Muskel und Faszie zu palpieren. Nicht selten kommt es zu einer Allodynie über dem verletzten Bereich. Betroffen ist zumeist ein Teilabschnitt oder der gesamte Muskel.

Die Beschwerden einer **Zerrung (Grad II)** entwickeln sich langsam. Bei Belastung treten ziehende, krampfartige Schmerzen auf, Kraft- und Dehnfähigkeit sind eingeschränkt und schmerzhaft. Der Tonus ist im Läsionsgebiet lokal erhöht, was als spindelförmige Verdickung ohne Strukturunterbrechung im Bereich der Verletzung (zumeist zusammen mit einer ödematösen Verquellung) zu ertasten ist. Es ist kein Hämatom vorhanden. Die Leistungsfähigkeit des Muskels ist primär gestört und vorsichtige Dehnung führt zur Linderung der Beschwerden. Die typische Lokalisation ist der Muskelbauch.

Bei den **Graden III a und b (Muskelfaser- bzw. Muskelbündelriss)** treten die Beschwerden plötzlich und vor allem bei schneller Aktivität auf. Der Schmerz ist heftig und einschießend, beim Muskelbündelriss auch messerstichartig, und ist häufig von einem reißenden Gefühl begleitet. Kraft- und Dehnfähigkeit sind deutlich eingeschränkt und im Läsionsgebiet ist eine weiche, schwammige sowie druckdolente Delle zu palpieren (reflektorische Inhibition der lokalen Muskelaktivität). Der Tonus der umliegenden Synergisten ist deutlich erhöht. Während beim Muskelfaserriss (Grad III a) kein Hämatom zu sehen ist, da die Faszie nicht verletzt wurde, ist das Hämatom bei einem Muskelbündelriss (Grad III b) meist deutlich zu erkennen. Eine typische Lokalisation ist der Muskel-Sehnen-Übergang.

Ein plötzlicher Schmerz mit komplettem Funktionsausfall während einer Aktivität weist auf einen **kompletten Muskelriss** und somit eine Verletzung des **Grads IV** hin. Häufig wird auch ein begleitendes Schlaggefühl beschrieben. Danach ist der Schmerz in Ruhe eher dumpf und steigt in der Intensität bei Belastung (bzw. dem Versuch zu bewegen). Der Defekt ist über ein Auseinanderweichen der Rupturenden sicht- und/oder tastbar, zudem kommt es zu einem Hämatom. Eine typische Lokalisation ist der Muskel-Sehnen-Übergang.

Heilungszeiten und Belastung bei Muskelverletzungen

Die Zeiten der einzelnen Heilungsphasen sind vom Verletzungsgrad abhängig. Die Dauer der einzelnen Phasen sind nach van den Berg (2003):

- Entzündungsphase 0.–4. Tag
- Proliferationsphase 4.–21. Tag
- Umbauphase ab 21. Tag

Grundsätzlich sollte aber stets die individuelle Situation des Sportlers analysiert werden, bevor eine Entscheidung bezüglich der Rückkehr zum Training und zum Sport getroffen werden kann. Die hier angegebenen Zeiten dienen daher nur der groben Orientierung und gelten unter der Voraussetzung einer ungestörten Wundheilung.

CAVE

Kein Trauma provozieren!

Bei der Therapie von Muskelverletzungen ist zu beachten, ob eine intra- oder intermuskuläre Blutung vorliegt. Durch die Einblutung kommt es zur Kompression der Blutgefäße und die Blutung wird dadurch gestillt. Jetzt darf kein erneutes Trauma auftreten, um nicht weiteres Einbluten zu provozieren und z. B. ein Kompartment-Syndrom hervorzurufen.

Unter adäquater Behandlung ist bei *Verhärtungen* nach 3 bis 5 Tagen mit der vollen Leistungsfähigkeit zu rechnen, bei einer *Zerrung* ist die volle Leistungsfähigkeit nach 10–14 Tagen zu erwarten. Bei kleinen *Muskelfaserrissen* gilt dagegen der Zeitraum vom 10. bis 14. Tag z. T. als sehr gefährlich: Die Beschwerden gehen deutlich zurück, das Gewebe ist aber noch nicht belastbar genug. Eine langsame Belastungssteigerung ist notwendig, die Intensität ist in dieser Zeit wenig bedeutsam. Im Vordergrund sollte die koordinative Schulung stehen. Für den Beginn haben sich zyklische Trainingsformen bewährt.

Ein *Muskelbündelriss* benötigt eine etwa sechswöchige angepasste Therapie. Bei einer *Totalruptur* muss von ärztlicher Seite über OP oder konservative Therapie entschieden werden. Der Behandlungsaufbau orientiert sich an den Prinzipien der Wundheilung. Insgesamt muss mit einer Regeneration von mindestens 12–16 Wochen gerechnet werden. Über den Einstieg in das Training, Trainingsaufbau und -inhalt sowie die Rückkehr zum Sport muss individuell entschieden werden.

19.3 Fazit

Die physiotherapeutische Betreuung von Sportlern erweist sich als höchst verantwortungsvolle Aufgabe. Der Stellenwert der Differenzialdiagnostik kann dabei nicht genug betont werden. Ob nach einer akuten Verletzung, im Rahmen der physiotherapeutischen Behandlung oder in der Rehabilitation ist es essenziell, Zeichen und Symptome korrekt zuordnen sowie adäquate Assessments durchführen zu können. Erst dadurch wird eine sichere, individuelle Entscheidungsfindung zum Wohle des Sportlers möglich. Mit diesem Kapitel ist dazu eine wichtige Grundlage gelegt.

19

Reflexionsfragen

1. Welche Sportverletzungen zählen zu den Red Flags?
2. Nennen Sie Möglichkeiten, wie Sie einen Verdacht auf eine Fraktur prüfen können.
3. Beschreiben Sie das Screening nach Schädel-Hirn-Trauma.
4. Nennen Sie Symptome einer Verletzung von peripheren Nerven.
5. Beschreiben Sie eine optimale Erstversorgung eines Inversionstraumas. Bedenken Sie dabei auch ggf. auftretende vegetative Reaktionen.
6. Nennen Sie die Ursachen und Symptome eines sich entwickelnden Kompartment-Syndroms sowie einer Myositis ossificans circumscripta.
7. Erklären Sie, warum nach kleinen Muskelfaserrissen der Zeitraum 10.–14. Tag als problematisch gilt.

LITERATUR

Arvinen-Barrow M, Walker N. The Psychology of Sport Injury and Rehabilitation. Abingdon: Routledge, 2013, ISBN: 978-0-415-69589-3.

Boissonnault WG. Primary care for the physical therapist - Examination and triage. 2nd ed. Philadelphia: Elsevier Saunders, 2011.

Bouillon B, Windhagen H. Verletzungen bei Sportlern. Neues zu Diagnostik und Therapie häufiger Sportverletzungen. Chirurg 2014; 85: 852–853.

Day R, Fox J, Paul-Taylor G. Neuromuskuloskelettale Tests. Ein Handbuch für Physiotherapeuten. München: Elsevier Urban & Fischer, 2013.

Hewett TE et al. Understanding and preventing ACL injuries: current biomechanical and epidemiologic considerations - update 2010. N Am J Sports Phys Ther 2010; 5: 234–251.

Keller M et al. Der Return to Activity Algorithmus für die untere Extremität – ein Fallbeispiel. Manuelle Ther 2016; 20: 19–28.

Lüdtke K, Grauel L, Laube D. Screening in der Physiotherapie. Das Flaggen-System - Warnsignale erkennen. Stuttgart: Thieme, 2015.

Müller-Wohlfahrt HW, Ueblacker P, Hänsel L. Muskelverletzungen im Sport. Stuttgart: Thieme, 2010.

Sarwark JF (ed). Essentials of Musculoskeletal Care. 4th ed. Rosemont IL: American Academy of Orthopaedic Surgeons, 2010.

Seidel EJ, Tittel K. Kreuzbandverletzungen im Frauensport. Manuelle Med 2014; 52: 123–130.

van den Berg F (Hrsg.). Angewandte Physiologie. Bd. 1: Das Bindegewebe des Bewegungsapparates verstehen und beeinflussen. Stuttgart: Thieme, 2003.

van den Berg F (Hrsg.). Angewandte Physiologie. Bd. 3: Training, Therapie und Test. Stuttgart: Thieme, 2007.

Verwaltungs-Berufsgenossenschaft (VBG). Daten und Fakten zum bezahlten Sport. 11. Symposium Hochleistungssport, 17. November 2014. http://www.vbg.de/SharedDocs/Medien-Center/DE/Faltblatt/Pressemeldungen/151116_Daten_Fakten_bez_Sport_2014-fin.pdf?__blob=publicationFile&v=1.

WEITERFÜHRENDE LITERATUR

Zalpour C (2022) Differentialdiagnose, Medical Screening und das Flaggensystem in der Sportphysiotherapie; Sportphysio (10):164–170, DOI 10.1055/a-1875-3266

Zalpour C & von Piekartz H (2022) Situationen am Spielfeldrand - Handlungsoptionen für Physiotherapeuten; Sportphysio (10):171–182, DOI 10.1055/a-1875-3222

Griefahn A, Perschk M (2022) Red Flags erkennen – zwei ähnliche Verletzungen mit unterschiedlichen Folgen; Sportphysio (10):183–188, DOI 10.1055/a-1875-3194

WEBLINKS

http://www.physio-pedia.com/Fulcrum_Test
http://www.physiotutors.com/assessment/knee-assessment/knee-fracture/
http://www.physiotutors.com/assessment/ankle-assessment/ankle-fracture/

KAPITEL

20

Marco Kauert

Besondere Patientengruppen: Kinder

Lernziele

Nach Durcharbeiten des Kapitels wird der Leser
- die wichtigsten Primitivreaktionen kennen,
- Meilensteine der kindlichen Entwicklung im 1. Lebensjahr kennen,
- die Inhalte des Infektionsschutzgesetzes, insbesondere § 1 und § 4, und die wichtigsten pädiatrischen Infektionskrankheiten kennen.

20.1 Primitivreflexe

Primitivreflexe sind im Neugeborenenalter bei der Beurteilung der neurologischen Entwicklung sehr hilfreich. Sie sollten auch physiotherapeutisch im entsprechenden Altersabschnitt geprüft werden. Es handelt sich um eine Vielzahl von Reflexen und Bewegungsautomatismen, die in den ersten Lebenswochen und -monaten physiologisch nachweisbar sind und mit zunehmender Ausreifung des zentralen Nervensystems verschwinden (➤ Tab. 20.1).

CAVE

Auffällige Primitivreaktionen

Das Fehlen, eine Asymmetrie oder ein zu langes Persistieren dieser Reflexe (besser: Reaktionen) sprechen für das Vorliegen einer Hirnschädigung.

20.2 Meilensteine der Entwicklung im 1. Lebensjahr

Die kindliche Entwicklung ist unter anderem ein aktiver Interaktionsprozess des Organismus mit seiner Umwelt. Hierdurch findet ein individueller, adaptiver und variabler Verlauf statt.

Trimenon

Entwicklungsabschnitte des 1. Lebensjahres werden in Trimena erfasst, also Zeiträumen von jeweils 3 Monaten (= 1 Trimenon).

Erstes Trimenon

Im ersten Trimenon kann das Kind aus *Bauchlage* nach 6 Wochen erstmals Gegenstände optisch fixieren und muss sich zur Blickfelderweiterung gegen die Schwerkraft aufrichten: es kommt zum asymmetrischen Unterarmstütz. Am Ende des ersten Trimenons ist der **symmetrische Ellbogenstütz** erreicht.

CAVE

Ist der symmetrische Ellbogenstütz mit 6 Monaten nicht erreicht, liegt eine abklärungsbedürftige Entwicklungsverzögerung vor.

Im ersten Trimenon folgt das Neugeborene aus *Rückenlage* mit 6 Wochen einem angebotenen Reiz und beginnt optisch zu fixieren. Die Rückenlage ist immer noch instabil und unsicher, dies äußert sich in Massenbewegungen. Diese Phase dauert von der 6. bis zur 8. Woche und wird als **dystone Phase** bezeichnet. Die **Fechterstellung** bringt für das Neugeborene den ersten Lösungsansatz, wenn das Neugeborene den Kopf zur Seite dreht und der Schwerpunkt sich zu dieser Seite verlagert. Am Ende des ersten Trimenons ist die Rückenlage stabil und symmetrisch. Die **Hand-Hand-Koordination** und **Hand-Mund-Augen-Koordination** kommen hinzu.

CAVE

Ist die stabile, symmetrische Rückenlage mit 6 Monaten nicht erreicht, liegt eine abklärungsbedürftige Entwicklungsverzögerung vor.

Zweites Trimenon

Im zweiten Trimenon geht der symmetrische Ellbogenstütz in *Bauchlage* über zur Verlagerung auf einen Ellenbogen. Das Bein wird auf der Gesichtsseite gebeugt, und so ist mit 4,5 Monaten der Einzelellbogenstütz erreicht. Mit 6 Monaten folgen dann der **symmetrische Handstütz** und das „Schwimmen".

Im zweiten Trimenon ist die stabile *Rückenlage* die Voraussetzung für die Entwicklung der Greiffunktion, zunächst mit **ulnarem Greifen** bis zur Mittellinie (3–4 Monate) und danach mit **radialem Greifen** über die Mittellinie hinaus (5 Monate). Gleichzeitig findet hier die **Hand-Fuß-Koordination** statt. Mit 6 Monaten dreht sich das Kind aus der Rückenlage in die Bauchlage.

Tab. 20.1 Primitivreaktionen und deren Ablauf (nach Muntau 2007). [R135-004]

Primitivreflex	Ablauf	Zeitlicher Rahmen
Saugreaktion	Saugen bei Berühren der Lippen	Bis zum 3. Monat
Suchreaktion	Mund öffnen und Hinwenden des Kopfes bei Berühren der Wange	Bis zum 3. Monat
Handgreifreaktion	Fingerbeugung bei Bestreichen der Handinnenflächen	Bis zum 6. Monat
Fußgreifreaktion	Zehenbeugung bei Bestreichen der Fußsohle	Bis zum 11. Monat
Schreitphänomen	Schreitbewegungen bei Berühren der Unterfläche	Bis zum 2. Monat
Galant-Rückgratreaktion	Bestreichen des Rückens seitlich der Wirbelsäule führt zu Wirbelsäulenflexion mit der Konkavität zur gereizten Seite	Bis zum 3.–6. Monat
Asymmetrische tonische Halsreaktion	Seitwärtsdrehung des Kopfes führt zu Streckung von Arm und Bein auf der Gesichtsseite und zur Beugung von Arm und Bein auf der Hinterkopfseite: „Fechterstellung"	Bis zum 6. Monat
Symmetrische tonische Halsreaktion	Kopfbeugung führt zu Beugung der Arme und Streckung der Beine, Kopfstreckung führt zu Streckung der Arme und Beugung der Beine	Bis zum 6. Monat
Moro-Reaktion	Erschütterung der Unterlage oder rasches Senken des in Rückenlage gehaltenen Kindes führt zu einer Mundöffnung mit anschließendem Hochreißen der Arme und Spreizen der Finger (Phase I). Abschließend wird der Mund geschlossen, die Finger führen einen Faustschluss durch und die Arme werden vor der Brust zusammengeführt (Phase II). Bei einer ausgeprägten Moro-Reaktion kann es zusätzlich zu einer Beugung der Beine im Hüftbereich kommen.	Bis zum 3.–6. Monat

Drittes Trimenon

Im dritten Trimenon schiebt sich das Kind in *Bauchlage* aus dem symmetrischen Handstütz auf die Knie und erlernt so den **Vierfüßlerstand,** der zunächst nur eine Gewichtsverlagerung von kaudal nach kranial und zurück erlaubt, das sogenannte **Rocking.** Aus dem Handstütz entwickelt sich der Einzelhandstütz, und aus dem Einzelhandstütz kommt das Kind mit etwa 7,5 Monaten in den schrägen Sitz, den sogenannten **Zwergensitz.** Im Anschluss folgt aus dem Einzelellbogenstütz die Drehung aus Bauchlage in Rückenlage. Ebenfalls aus dem symmetrischen Ellbogenstütz heraus kann sich das Kind mit 7 Monaten drehen und zeigt das sogenannte Kreisrutschen oder **Pivoting.** Mit 8 Monaten sollte das Kind robben können und mit 9 Monaten krabbeln (aus dem Vierfüßlerstand).

CAVE

Kann das Kind sich mit 12 Monaten nicht selbstständig von der Bauchlage in die Rückenlage drehen, liegt eine abklärungsbedürftige Entwicklungsverzögerung vor!
Kommt das Kind mit 12 Monaten nicht selbstständig in den Langsitz, liegt eine abklärungsbedürftige Entwicklungsverzögerung vor.

Im dritten Trimenon entwickelt sich die Greiffunktion aus der *Rückenlage* mit zunehmender Stabilität weiter und mit 8 Monaten ist die **Hand-Fuß-Mund-Koordination** erreicht. Mit 9 Monaten öffnet das Kind die Hand willkürlich und erfreut sich an Wegwerfspielen. Hinzu kommen der **Pinzettengriff** mit 9 Monaten und der **Zangengriff** mit 10 Monaten.

Viertes Trimenon

Im vierten Trimenon aus *Bauchlage* kommt es mit etwa 10 Monaten zur **Vertikalisierung** des Kindes, der Fußgreifreflex muss zu diesem Zeitpunkt erloschen sein. Das Kind erprobt die vertikale Fortbewegung im Sinne seitlicher Schritte, 60 % aller Kinder machen ab 12 Monaten erste Schritte.

CAVE

Kann das Kind mit 18 Monaten nicht frei gehen, liegt eine abklärungsbedürftige Entwicklungsverzögerung vor.

20.3 Infektionskrankheiten

20.3.1 Infektionsschutzgesetz

Das *Gesetz zur Verhütung und Bekämpfung von Infektionskrankheiten beim Menschen (Infektionsschutzgesetz – IfSG)* hat den in § 1 verankerten Zweck, *„übertragbaren Krankheiten beim Menschen vorzubeugen, Infektionen frühzeitig zu erkennen und ihre Weiterverbreitung zu verhindern"*.

In § 4 sind die Aufgaben des Robert Koch-Institutes benannt. Hiernach hat das Robert Koch-Institut im Rahmen dieses Gesetzes die Aufgabe, Konzeptionen zur **Vorbeugung** übertragbarer Krankheiten sowie zur **frühzeitigen Erkennung** und **Verhinderung der Weiterverbreitung von Infektionen** zu entwickeln. Die Entwicklung und Durchführung epidemiologischer und laborgestützter Analysen sowie Forschung zu Ursache, Diagnostik und Prävention übertragbarer Krankheiten schließt dies ein.

In § 6 sind die Erkrankungen aufgeführt, die dem Gesundheitsamt (sowie ggf. weiteren Stellen) zu melden sind (sog. **meldepflichtige Erkrankungen**). Nach § 8 sind neben den Ärzten auch „Angehörige eines anderen Heil- oder Pflegeberufs, der für die Berufsausübung oder die Führung der Berufsbezeichnung eine staatlich geregelte Ausbildung oder Anerkennung erfordert" – also auch Physiotherapeuten – zur Meldung verpflichtet, und zwar in den meisten Fällen schon bei einem *Verdacht* auf das Vorliegen einer der meldepflichtigen Er-

20

krankungen. Die Vorgehensweise für die Meldung ist in den einzelnen Bundesländern unterschiedlich und kann beim zuständigen Gesundheitsamt erfragt werden.

Aktuelle Informationen in Bezug auf (unter anderem) meldepflichtige Krankheiten finden Sie unter www.rki.de, Informationen zum Infektionsschutzgesetz (IfSG) unter www.rki.de/DE/Content/Infekt/IfSG/ifsg_node.html.

20.3.2 Infektionskrankheiten nach IfSG

Infektionskrankheiten werden in **virale** (Hand-Fuß-Mund-Krankheit, Masern, Mumps, Pfeifer-Drüsenfieber, Poliomyelitis, Ringelröteln, Röteln, Windpocken u. a.) und **bakterielle Infektionskrankheiten** (Diphtherie, Keuchhusten, Scharlach, Tetanus, Tuberkulose u. a.) unterteilt. Aktuelle Fallzahlen zu einigen der unten aufgeführten Infektionskrankheiten und weitere epidemiologische Kenngrößen finden Sie im aktuellen *Infektionsepidemiologischen Jahrbuch* des Robert Koch-Instituts unter www.rki.de/jahrbuch.

Hand-Fuß-Mund-Krankheit

Die Hand-Fuß-Mund-Krankheit (Hand-Fuß-Mund-Exanthem, falsche Maul- und Klauenseuche) ist eine *viral* bedingte, von Enteroviren hervorgerufene, weltweit vorkommende, hoch ansteckende und deshalb epidemisch auftretende Infektionskrankheit. Sie betrifft vor allem Kinder, aber in seltenen Fällen auch Erwachsene mit einer Inkubationszeit von 3 bis 7 (maximal 35) Tagen. Die Übertragung findet von Mensch zu Mensch durch Kontakt mit **Körperflüssigkeiten** wie Speichel, Tröpfchen und dem Sekret aus Bläschen oder fäkal-oral statt.

Die Hand-Mund-Fuß-Krankheit beginnt meist mit Halsschmerzen und Fieber, danach kommt es zu **schmerzhaften Ulzera** auf der Mundschleimhaut. An Handflächen und Fußsohlen kommt es im Anschluss zu juckender Blasenbildung (➤ Abb. 20.1). Eine spezifische Therapie steht nicht zur Verfügung, lediglich eine **symptomatische Behandlung** ist möglich. Laut dem Robert Koch-Institut lassen sich jährlich zwischen 80.000 und 140.000 diagnostizierte Erkrankungen abschätzen.

Für die Hand-Fuß-Mund-Krankheit besteht *keine Meldepflicht,* aber es besteht *ein Behandlungsverbot.*

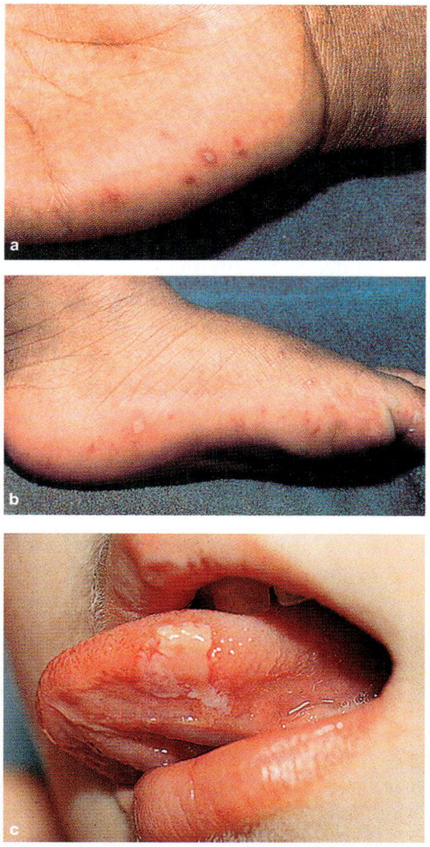

Abb. 20.1 Hand-Fuß-Mund-Krankheit: Blasenbildung an den Handflächen, Fußsohlen und Mundschleimhaut. [E422-001]

Masern

Masern (Morbilli) ist eine durch das Masernvirus hervorgerufene *Viruserkrankung* mit Hautausschlag und einer Inkubationszeit von 10 bis 14 Tagen. Die Übertragung findet durch eine **Tröpfcheninfektion** mit Nasen-/Rachensekret statt.

Die Erkrankung geht mit Fieber (38–39 °C) und katarrhalischen Symptomen (Husten, Schnupfen, Bindehautentzündung), Konjunktivitis, Koplik-Flecken (➤ Abb. 20.2), bräunlichroten konfluierenden Flecken, Fieberabfall und kleieförmiger Abschuppung der Haut einher. Vorsicht ist geboten, da es bei Masern auch zu Masernenzephalitis

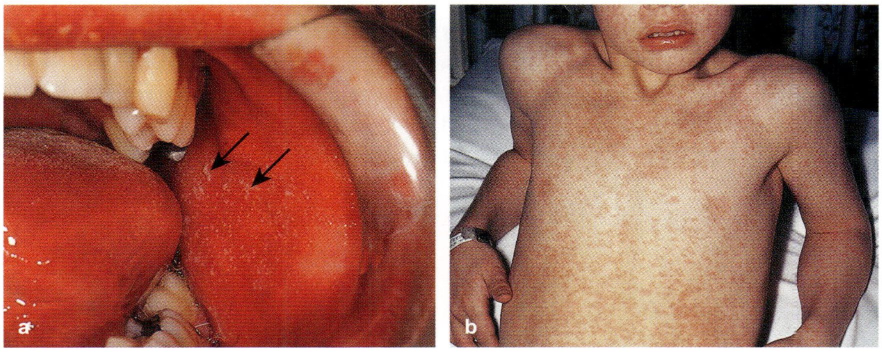

Abb. 20.2 Masern: Koplik-Flecken: weiße Punkte auf der Schleimhaut von Wangen und Lippen. [E499-002]

und Otitis media als Komplikationen kommen kann. Die *Therapie* besteht aus Bettruhe, vorbeugend ist eine **Impfung** möglich.

Laut dem Robert Koch-Institut (RKI) ist die gemeldete Häufigkeit der Masernerkrankungen durch die seit etwa 40 Jahren praktizierte Impfung im Vergleich zur Vorimpfära deutlich zurückgegangen. Es ist nach dem RKI jedoch davon auszugehen, dass die Zahl der tatsächlichen Erkrankungen höher ist, da ein Teil der Erkrankten vermutlich nicht vom Arzt behandelt wird und andererseits nicht jede ärztlich behandelte Erkrankung zur Meldung kommt. 2019 wurden dem Robert Koch-Institut 515 Fälle gemeldet, und laut dem österreichischen Bundesministerium für Arbeit, Soziales, Gesundheit und Konsumentenschutz gab es zwischen dem 1. Januar 2017 und dem 31. Dezember 2017 europaweit 37 Todesfälle infolge einer Masernerkrankung. Im Jahr 2020 ging die Anzahl der gemeldeten Masernfälle drastisch (auf 76) zurück, laut RKI höchstwahrscheinlich als Nebeneffekt der globalen Maßnahmen zur Eindämmung der COVID-19-Pandemie, zum Teil vielleicht auch durch die ab März 2020 geltende Masern-Impfpflicht für Kinder in Gemeinschaftseinrichtungen (Tagesstätten, Kindergärten, Schulen).

Für Masern besteht *eine Meldepflicht* und *ein Behandlungsverbot.*

FALLBEISPIEL

Ein 20-jähriger betritt Ihre Praxis laut eigener Aussage mit Husten, Schnupfen und einer Bindehautentzündung. Bei einer genaueren Inspektion ihrerseits fallen bräunlich-rote Flecken und stark verquollene Augen auf. Auf Nachfrage gibt der Mann an, dass er Fieber habe und das Krankheitsgefühl in den letzten Tagen immer stärker geworden sei. Bei Ihnen erhärtet sich der Verdacht einer Maserninfektion und sie legen dem jungen Mann die Abklärung durch einen niedergelassenen Arzt nahe.
Der Hausarzt äußert ebenfalls den Verdacht auf Masern und serologisch kann durch den Nachweis von Masern-IgM-Antikörpern die Diagnose bestätigt werden. Dem jungen Mann wird strenge Bettruhe verordnet und im Verlauf kommt es zu einer allgemeinen Besserung der Symptomatik.

20

Mumps

Mumps (Parotitis epidemica) ist eine durch das Mumpsvirus hervorgerufene akute, *viral* bedingte Allgemeinerkrankung mit Schwellung der Ohrspeicheldrüse. Bei Mumps beträgt die Inkubationszeit 2–3 Wochen und übertragen wird das Virus durch **Tröpfcheninfektion** (Nasen-/Rachensekret).

Mumps geht einher mit Müdigkeit, Fieber und – wie oben bereits erwähnt – Anschwellen der Ohrspeicheldrüsen. Die Erkrankung klingt meist nach einer Woche wieder ab, nur selten kommt es zu Komplikationen wie Meningitis oder Hodenentzündung (➤ Abb. 20.3). Eine **Impfung** ist möglich, ansonsten wird nach Bedarf therapiert. Aus dem Jahr 2019 meldet das Robert Koch-Institut 593 Fälle. Zu aktuellen Zahlen siehe www.rki.de/jahrbuch.

Für Mumps besteht *eine Meldepflicht* und *ein Behandlungsverbot.*

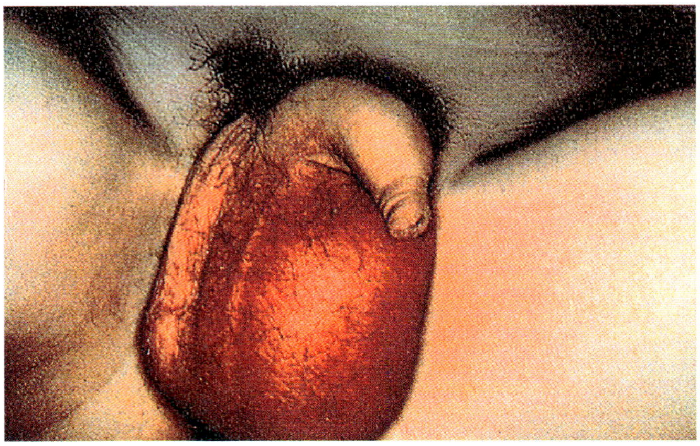

Abb. 20.3 Mumps: Hodenentzündung links nach Mumps. [R132]

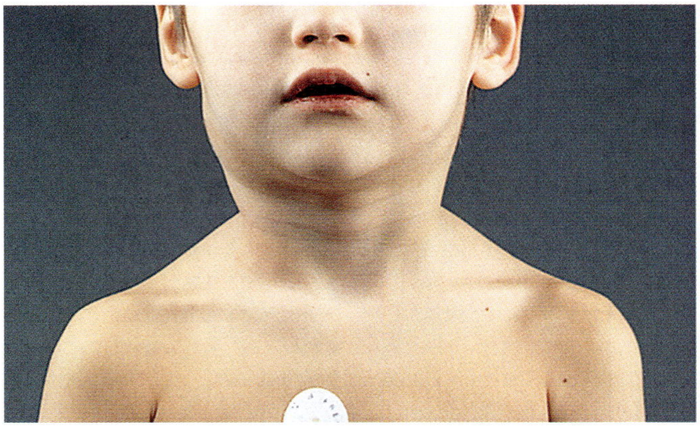

Abb. 20.4 Pfeiffer-Drüsenfieber: Halslymphknotenschwellung. [T701]

Pfeiffer-Drüsenfieber

Pfeiffer-Drüsenfieber (Mononucleosis infectiosa, infektiöse Mononukleose) ist eine akut auftretende, fieberhafte Infektionskrankheit des lymphatischen Gewebes, die typischerweise mit einer Angina und mit generalisierter Lymphknotenschwellung einhergeht. Der Erreger ist das **Epstein-Barr-Virus.** Das Pfeiffer-Drüsenfieber hat eine Inkubationszeit von 5 bis 21 Tagen und wird durch **Tröpfcheninfektion** (Speichel) übertragen.

Die **febrile Verlaufsform** kommt vor allem bei Kindern vor, einhergehend mit Fieber und Lymphknotenschwellung (➤ Abb. 20.4). Die **anginöse Verlaufsform** (Monozytenangina) hingegen kommt eher bei jungen Erwachsenen vor, einher geht sie mit Tonsillitis. Meningitis, Nephritis, Rhinitis und Sinusitis sind als Komplikationen zu nennen. Die Häufigkeit des Auftretens vom Pfeiffer-Drüsenfieber wird vom Robert Koch-Institut nicht benannt.

Für das Pfeiffer-Drüsenfieber besteht *keine Meldepflicht* und *kein Behandlungsverbot.*

Poliomyelitis

Die Poliomyelitis (spinale Kinderlähmung, Heine-Medin-Krankheit) ist eine akute *virale* Infektionskrankheit, die durch Polioviren hervorgerufen wird. Poliomyelitis wird **fäkal-oral** durch Schmierinfektion/Tröpfcheninfektion übertragen und die Inkubationszeit beträgt 7–9 Tage.

Die Erkrankung beginnt mit dem Vorläuferstadium, in dem es zu Fieber und katarrhalischen Symptomen kommt. Es folgt eine fieberfreie Latenzphase von 1–2 Tagen. Im nachfolgenden meningitischen Stadium kommt es zu Fieber, Kopfschmerzen, Nackensteifigkeit, Berührungsempfindlichkeit. Im Lähmungsstadium kommt es zum 2. Fiebergipfel, es ist die spinale Verlaufsform mit Lähmungen. In der Reparationsphase kommt es zur Rückbildung der Lähmung. In Komplikationsfällen können Restlähmungen bleiben. Eine **Impfung** ist möglich und die Erkrankung wird bei Bedarf rein symptomatisch behandelt. Die letzte in Deutschland erworbene Erkrankung an Poliomyelitis durch ein Wildvirus wurde laut Robert Koch-Institut 1990 erfasst. In Zusammenhang mit dem Polio-Lebendimpfstoff kam es jedoch in Deutschland jährlich zu ein bis zwei Vakzine-assoziierten paralytischen Poliomyelitis-Erkrankungen, so das Robert Koch-Institut. Aus diesem Grunde wird seit ca. 20 Jahren ein inaktivierter Impfstoff verwendet.

Es besteht *eine Meldepflicht* und *ein Behandlungsverbot* für Poliomyelitis.

Ringelröteln

Ringelröteln (Erythema infectiosum acutum) ist eine harmlose *Virusinfektion* mit Hautausschlag. Sie wird durch das Parvovirus hervorgerufen und durch **Tröpfcheninfektion** (Rachensekret) übertragen. Die Inkubationszeit beträgt 7–14 Tage.

Es kommt zu schmetterlingsförmiger Rötung im Gesicht, wobei Mund und Nase frei bleiben. Hautausschlag tritt bevorzugt an den Streckseiten von Armen und Beinen auf, er ist zunächst rot, dann bläulich-rot (➤ Abb. 20.5). Es gibt keine Komplikationen und eine Behandlung erübrigt sich meistens, da die Krankheit spontan ausheilt. Genaue Zahlen zur Häufigkeit des Auftretens liegen nicht vor.

Bei Ringelröteln besteht *keine Meldepflicht* und *kein Behandlungsverbot.*

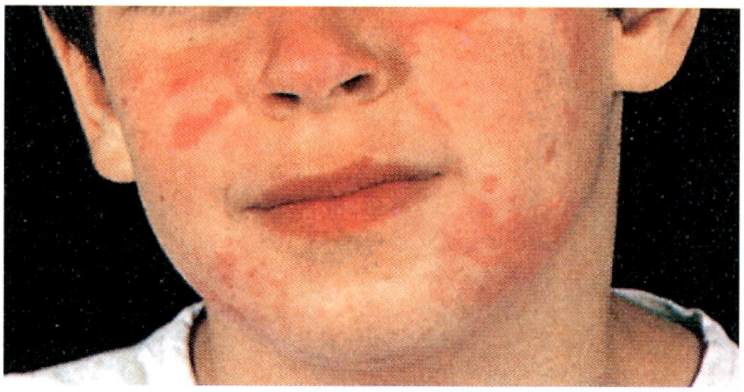

Abb. 20.5 Ringelröteln: typisches girlandenförmiges Exanthem. [R236]

Röteln

Röteln (Rubeola, Rubella) ist eine harmlose *Viruserkrankung,* außer bei Schwangeren. Sie wird durch das Rubellavirus ausgelöst, durch **Tröpfcheninfektion** (Nasen-/Rachensekret) übertragen und hat eine Inkubationszeit von 14–18 Tagen.

Röteln beginnt mit geringen katarrhalischen Symptomen, mäßigem Fieber, klein- bis mittelfleckigem Ausschlag, zartrosa bis hellrot, nicht konfluierend und meist hinter den Ohren beginnend (➤ Abb. 20.6). Lymphknotenschwellungen gibt es besonders im Hals-/Nackenbereich und Arthritis sowie leichte Enzephalitis gehören zu den Komplikationen. Es ist eine **Impfung** möglich. Dem Robert Koch-Institut werden jährlich etwa 20 akute Rötelnerkrankungen übermittelt (2019: 18 Fälle), über die Hälfte der Betroffenen sind über 20 Jahre alt.

Bei Röteln besteht *eine Meldepflicht;* dies gilt auch für die Rötelnembryopathie, eine vorgeburtliche Schädigung des Kindes als Folge einer Rötelninfektion der Mutter während der Schwangerschaft. Ebenso besteht *ein Behandlungsverbot.*

Windpocken

Windpocken (Varizellen) ist eine hoch ansteckende, durch das Varizella-Zoster-Virus ausgelöste *virale* Allgemeinerkrankung mit Bläschenbildung. Windpocken werden durch **Tröpfcheninfektion,** auch über mehrere Meter Entfernung, oder durch direkte Kontakt-/Schmierinfektion übertragen und haben eine Inkubationszeit von 8–28 Tagen.

Es kommt zu kleinen, rötlichen Papeln oder zu einer Abfolge roter Fleck – Papel – Bläschen – Pustel – Kruste (➤ Abb. 20.7) und dann zu starkem Jucken der Bläschen. Enzephalitis und Sekundärinfektionen sowie Nephritis sind als Komplikationen zu nennen. Selten muss man drastische Maßnahmen ergreifen, sondern eher den Juckreiz durch kühle Umschläge lindern. Eine **Impfung** ist möglich. Vor der allgemeinen Impfempfehlung waren in Deutschland ca. 750.000 Erkrankungen pro Jahr zu erwarten, so das Robert Koch-Institut. Seit

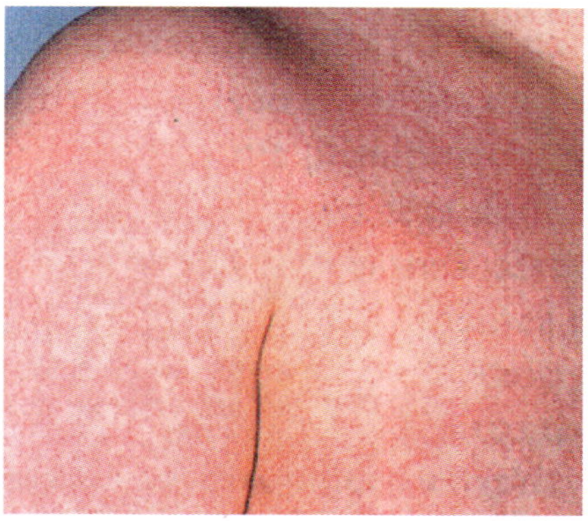

Abb. 20.6 Röteln: Exanthem. [C113]

20

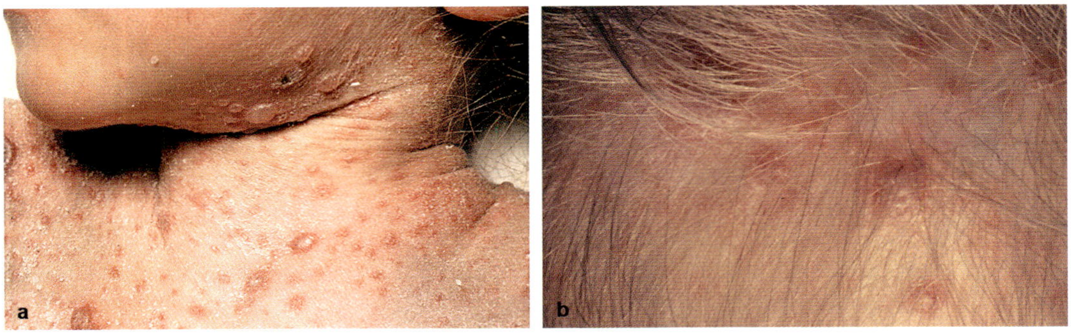

Abb. 20.7 Windpocken: roter Fleck – Papel – Bläschen – Pustel – Kruste, auch die behaarte Kopfhaut ist betroffen. [T409]

Einführung der allgemeinen Impfempfehlung wird ein Rückgang von 95 % verzeichnet, insgesamt kam es 2019 zu 22.676 Fällen.

Bei Windpocken besteht *eine Meldepflicht* und *ein Behandlungsverbot.*

FALLBEISPIEL

Ein 5-jähriger Junge hat laut der Mutter in der vergangenen Nacht kleine rötliche Papeln am Oberkörper und Fieber um 38,8 °C entwickelt. Bei ihrem Sichtbefund fällt auf, dass der Junge einen starken Juckreiz an den mittlerweile vorhanden roten Flecken, Papeln, Bläschen, Pusteln und Krusten entwickelt hat. Daraufhin schicken Sie die Mutter mit dem Jungen zum Kinderarzt. Dieser stellt die Diagnose Windpocken. Die Eltern werden vom Kinderarzt darauf hingewiesen, dass es in den nächsten Tagen zu noch mehr juckenden Bläschen kommen kann. Der Junge darf keinen Kontakt zu Personen haben, welche noch keine Windpocken hatten, und soll dem Kindergarten fernbleiben, bis die letzten Bläschen verkrustet sind. Zur Linderung sollen die Eltern kühlende Umschläge verwenden und bei Bedarf Paracetamol verabreichen.

Diphtherie

Diphtherie ist eine durch das *Corynebacterium diphtheriae* (sporenloses Stäbchenbakterium) ausgelöste akute Lokalinfektion der Schleimhäute, vor allem des Nasen- und Rachenraums. Die Inkubationszeit bei Diphtherie beträgt 2–5 Tage, die Übertragung erfolgt durch **Tröpfcheninfektion,** wobei auch eine **Schmierinfektion** über erkrankte Hautareale möglich ist.

Diphtherieformen

Rachendiphtherie: 50 % aller Diphtherie-Erkrankungen. Anfangs kommt es zu Kopfschmerzen, dann Abgeschlagenheit und zu einem starken Krankheitsgefühl, wobei der gesamte Rachen gerötet ist. Gleichzeitig fällt ein weißlich-gelber, von den Gaumenmandeln auf den Gaumen und in den Rachen übergehender Belag auf (➤ Abb. 20.8).
Nasendiphtherie: Hiervon sind vor allem Säuglinge und Kleinkinder betroffen, blutig-eitriger Schnupfen mit meist subfebrilen Temperaturen und Appetitlosigkeit.
Kehlkopfdiphtherie: Man unterscheidet sekundäre (Ausweitung der Nasen-/Rachendiphtherie) und primäre Kehlkopfdiphtherie (Kinder 2.–5. Lebensjahr mit trockenem, bellendem Husten [Krupp-Husten] und zunehmender Heiserkeit).

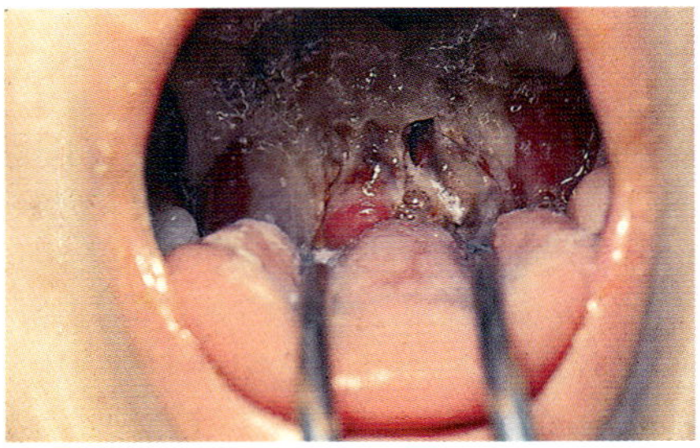

Abb. 20.8 Diphtherie: grauweiße Beläge an den Tonsillen. [T409]

Hautdiphtherie: Es sind Haut, Wunden, Ohren, Augenbindehäute, Vulva und bei Neugeborenen die Nabelschnur betroffen.
Progrediente Diphtherie: Ausbreiten der Erkrankung ausgehend von Nase/Rachen.
Toxische (maligne) Diphtherie: Der gesamte Organismus ist von Toxinen überschwemmt.

Es kann bei der progredienten und toxischen Diphtherie zu einer Myokarditis, Nephritis oder zu einer Nervenentzündung kommen. Bei der Kehlkopfdiphtherie kommt es in seltenen Fällen zum Ersticken. Es findet bei der Diphtherie eine Serumtherapie mit Antitoxinen, Antibiotikagabe statt. Der Patient sollte strikte Bettruhe einhalten und es finden tägliche Auskultationen statt. Eine häufige EKG-Kontrolle ist sinnvoll. Im Zeitraum von 2001 bis 2019 (2019 = 15) wurden insgesamt 118 von einem toxinbildenden Corynebakterium ausgelöste Diphtherie-Fälle an das Robert Koch-Institut übermittelt. Die Tendenz ist zunehmend, und der wahrscheinliche Infektionsort liegt in vielen Fällen in Deutschland.

Bei Diphtherie bestehen *ein Behandlungsverbot* und *eine Meldepflicht* bei Verdacht, Erkrankung und Tod.

Keuchhusten

Keuchhusten (Pertussis) ist eine *bakteriell* bedingte, durch *Bordetella pertussis* ausgelöste, Allgemeinerkrankung mit stakkatoartigen Hustenanfällen und ziehender Einatmung (inspiratorischer Stridor). Die Inkubationszeit liegt bei Keuchhusten zwischen 7 und 14 Tagen, übertragen wird die Erkrankung durch **Tröpfcheninfektion** (Speichel).

20

Meist äußert sich Keuchhusten mit trockenem Husten, der vor allem nachts auftritt und in stakkatoartige (kurze, starke) Hustenanfälle mit keuchendem Einatmen (inspiratorischer Stridor) übergeht. Es kommt außerdem zur Verkrampfung der Stimmritze und gefährlichen Atemstillständen, diese können bei Kleinkindern auch zum Tod führen (siehe aktuelle Zahlen unter www.rki.de). Außerdem kann es zu Bronchiektasen und Otitis media kommen. Bei Säuglingen gibt man Antibiotika, sonst viel frische Luft. Die bundesweite Inzidenz lag bei 12,5 Erkrankungen pro 100.000 Einwohner, so die Zahlen aus dem Jahr 2019 des Robert Koch-Instituts.

Es besteht bei Keuchhusten *eine Meldepflicht* und *ein Behandlungsverbot.*

Scharlach

Scharlach ist eine durch **β-hämolysierende Streptokokken** der Gruppe A ausgelöste Sonderform der Streptokokkenangina mit Ausschlag. Die Inkubationszeit bei Scharlach beträgt 3–4 Tage und übertragen wird die Erkrankung durch **Tröpfcheninfektion** (Nasen-/Rachensekret).

Typisch für Scharlach sind plötzliches hohes Fieber und die „Himbeerzunge" (➤ Abb. 20.9), ebenso wie die schmetterlingsförmige Rötung im Gesicht, die „Milchbart" genannt wird. Der Hautausschlag ist dichtstehend, blassrosa und sehr kleinfleckig. Es kann bei Scharlach zu einer Myokarditis oder einer interstitiellen Nephritis kommen. Neben Bettruhe, Mundhygiene mit desinfizierenden Substanzen und kalten Wickeln zur Linderung wird mit **Penicillin** behandelt. Hier gibt es keine genauen Angaben zur Häufigkeit des Auftretens.

Bei Scharlach besteht (in den meisten Bundesländern) *keine Meldepflicht,* aber *ein Behandlungsverbot.*

Tetanus

Tetanus ist eine durch das Stäbchenbakterium *Clostridium tetani* ausgelöste Erkrankung des Zentralnervensystem, die mit Muskelsteifheit und Muskelkrämpfen einhergeht. Es ist eine eine schwere, oft tödliche Erkrankung. Die Inkubationszeit beträgt 4–28 Tage (selten mehrere Monate) und die Erkrankung wird **von Umwelt zu Mensch** übertragen, vor allem über **Tiermist oder Staub.** Eine Ansteckungsgefahr von Mensch zu Mensch besteht nicht. Es kommt zu Fieber, Kribbeln,

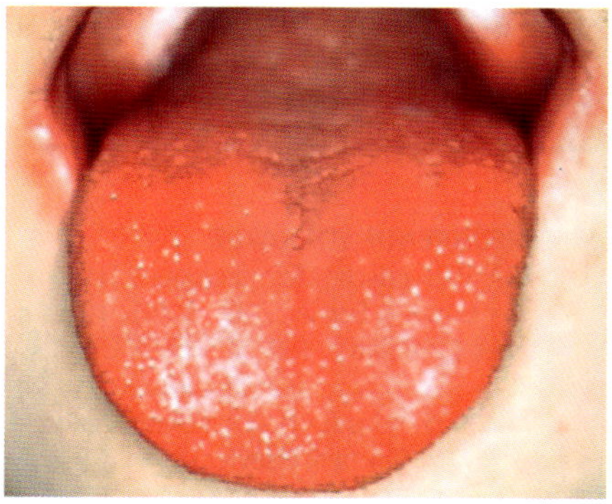

Abb. 20.9 Scharlach: Himbeerzunge. [R356]

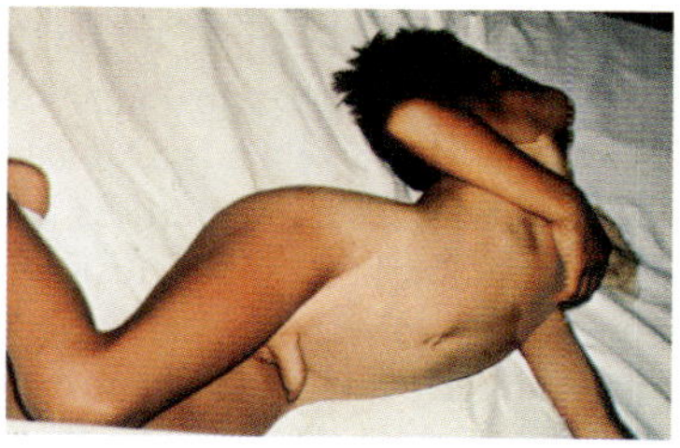

Abb. 20.10 Tetanus: Opisthotonus. [E1235]

Kopfschmerzen, gesteigerten Reflexen, Kieferklemme (Trismus), Starre der mimischen Gesichtsmuskulatur (Risus sardonicus), Überstreckung von Kopf und Nacken (Opisthotonus; ➤ Abb. 20.10). Hinzu kommt ein Auslösen der Krämpfe durch geringste optische und akustische Reize und die Gefahr des **Erstickens.** Teilweise kann es zu Atemlähmung, Pneumonie, Kreisverlaufversagen, Muskelverkürzungen, Gelenkversteifungen und Kyphosen kommen.

CAVE

Laboruntersuchungen sollten bei Tetanus hinsichtlich des Ausschlusses von Vergiftungen, vor allem Strychninvergiftungen, aber auch Botulismus, Tollwut, Meningitis und Enzephalitis gemacht werden.

Bei Tetanus findet eine frühzeitige lebenswichtige **Antitoxingabe** statt. Eine **Impfung** ist möglich. In Deutschland ist dank umfassender Impfungen eine Tetanusinzidenz von unter 15 Erkrankungsfällen jährlich zu verzeichnen, und dies überwiegend bei älteren Erwachsenen, so das Robert Koch-Institut.

Eine Meldepflicht und *ein Behandlungsverbot gilt nicht* bei Tetanus.

Tuberkulose

Tuberkulose ist eine durch *Mycobacterium tuberculosis* ausgelöste *bakterielle* Infektionskrankheit, die grundsätzlich akut, subakut, chronisch oder symptomfrei verlaufen kann.

Meist ist eine chronische Lungentuberkulose vorzufinden (➤ Abb. 20.11), es kann aber auch zu einem Befall von Lymph-

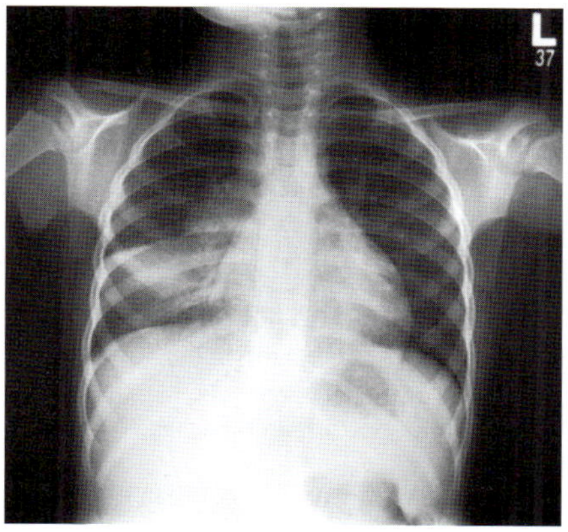

Abb. 20.11 Tuberkulose: Röntgen-Thorax: vergrößerte Hiluslymphknoten, pulmonale Infiltrate und Pleuraerguss rechts bei einem Kleinkind mit Fieber und Husten bei Tuberkulose. [G809]

20

knoten, Bronchien, Pleura, Knochen, Urogenitaltrakt, Zentralnervensystem und Magen-Darm-Kanal kommen. Die Inkubationszeit beträgt 4–12 Wochen, selten 1–6 Monate und die Übertragung findet über **Tröpfcheninfektion** statt. Es kommt zu Abgeschlagenheit, rascher Ermüdbarkeit, Appetitlosigkeit, Gewichtsabnahme, subfebrilen Temperaturen mit Nachtschweiß und trockenem Reizhusten. Eine generalisierte Tuberkulose kann bei schlechter Abwehrlage durch das Eindringen des Erregers in die Blut- und/oder Lymphbahn entstehen. Die Patienten werden meist mit **Antituberkulotika** versorgt und unter **Quarantäne** gesetzt. Für das Jahr 2019 nennt das Robert Koch-Institut 4.791 Fälle. Der Anteil erfolgreicher Behandlungen lag 2018 bei 81,2 % und blieb damit unter dem WHO-Ziel (90 %), so das Robert Koch-Institut weiter.

Bei Tuberkulose besteht *eine Meldepflicht* und *ein Behandlungsverbot.*

20.4 Differenzialdiagnostik Hüftschnupfen – Morbus Perthes

Coxitis fugax – Morbus Perthes

Coxitis fugax („Hüftschnupfen") tritt oft nach einer Erkältung oder einer Infektion des Verdauungstraktes auf und zeichnet sich aus durch eine Funktionseinschränkung der Hüfte, die mit Schmerzen und gehäuft mit einem Gelenkerguss einhergeht.
Morbus Perthes ist eine Durchblutungsstörung des Hüftkopfs mit Funktionseinschränkung und Schmerzen.

Bei **Coxitis fugax** klagen Kinder sehr häufig über *Knieschmerzen.* Die Schmerzen in der Hüfte sind teilweise so stark, dass die betroffenen Kinder nicht nur *stark hinken,* sondern sehr oft gar nicht laufen wollen. Zur Häufigkeit der Coxitis fugax sind keine genauen Daten vorhanden. Coxitis fugax tritt meist einseitig auf. Zur Besserung sollte Bettruhe eingehalten werden und eine vorübergehende Antiphlogistikagabe. Eine weiterreichende Therapie ist im Allgemeinen nicht erforderlich, da die Beschwerden nach ein paar Tagen oder 1–2 Wochen wieder verschwinden.

CAVE
Knieschmerzen beim Kleinkind sind immer auf eine Affektion der Hüften verdächtig.

Bei **Morbus Perthes** ist die Schmerzsymptomatik der Hüfte(n) gering, aber es kommt ebenfalls zum *Hinken.* Die Perthes-Erkrankung tritt gehäuft *beidseits* auf. Die Bewegungseinschränkung ist vor allem in den *Rotationsbewegungen,* aber auch in der *Abduktion* deutlich. *Jungen* sind von Morbus Perthes viermal häufiger betroffen als Mädchen. Die Häufigkeit beträgt ca. 1 Perthes-Erkrankung pro 10.000 Kinder.

Morbus Perthes läuft immer nach dem gleichen Schema ab und kann bis zu mehreren Jahren dauern. Morbus Perthes kann starke bleibende Veränderungen der Hüfte(n) hervorrufen.

Die *Therapie* des Morbus Perthes birgt eine Vielfalt von therapeutischen Möglichkeiten. Die Behandlung hat als Ziel, ein normal geformtes, frei bewegliches Gelenk zu erhalten und vor sekundären Schädigungen zu schützen. Die Beweglichkeit sollte durch physiotherapeutische Maßnahmen weitestgehend normalisiert werden, auch wenn hierdurch eine knöcherne Veränderung nicht aufgehalten werden kann. Bei einer Perthes-Erkrankung werden Kinder unter 6 Jahren nur in Ausnahmefällen operiert. Da sich bei einer bereits eingetretenen lateralen Verkalkung die Einstellung des Hüftkopfs nur noch schwer verbessern lässt, ist die Wahl des Zeitpunkts einer Operation immens wichtig. Generell gilt: Je früher die Erkrankung auftritt, desto besser die Prognose. Die Perthes-Erkrankung verläuft bei Mädchen meist ungünstiger als bei Jungen, was wahrscheinlich auf die kürzere Remodellierungsphase bis zum Abschluss des Wachstums bei Mädchen zurückzuführen ist.

Eine endgültige Differenzialdiagnose *Coxitis fugax* contra *Morbus Perthes* kann nur durch eine **Magnetresonanztomografie** erfolgen.

FALLBEISPIEL
Ein 6-jähriges Mädchen kommt vom Spielen nach Hause und klagt über Schmerzen in der linken Hüftregion. Bei der Vorstellung in Ihrer Praxis zeigt sie ein leichtes Hinken. Eine kürzlich durchgemachte Erkältung oder Infektion des Verdauungstraktes wird auf Ihre Nachfrage hin verneint. Bei der Untersuchung der Hüftgelenke zeigt sich eine deutliche Einschränkung in der Rotation und Abduktion. Sie empfehlen einen Besuch beim Orthopäden wegen des Verdachts auf einen Morbus Perthes. Die Diagnose bestätigt sich bei der vom Orthopäden veranlassten Magnetresonanztomografie.

Reflexionsfragen

1. Beschreiben Sie kurz, wie die Moro-Reaktion abläuft und in welchem zeitlichen Rahmen sie auslösbar ist.
2. Nennen Sie die Meilensteine der kindlichen Entwicklung im zweiten Trimenon des ersten Lebensjahrs aus Bauchlage.
3. Was ist in § 4 des Infektionsschutzgesetzes verankert?
4. Was ist in § 6 des Infektionsschutzgesetzes verankert?
5. Beschreiben Sie Masern.
6. Beschreiben Sie Mumps.
7. Beschreiben Sie Röteln.
8. Beschreiben Sie Scharlach.
9. Beschreiben Sie kurz den Unterschied zwischen Coxitis fugax und Morbus Perthes.

LITERATUR

Mayatepek E. Pädiatrie. 1. A. München: Elsevier Urban & Fischer, 2007: S. 30–31, 302, 317, 882–886.
Muntau AC. Intensivkurs Pädiatrie. 4. A. München: Elsevier Urban & Fischer, 2007: S. 514.
Richter I. Atlas für Heilpraktiker. 2. A. München: Elsevier Urban & Fischer, 2005.
Richter I. Lehrbuch für Heilpraktiker – Medizinische und juristische Fakten. 6. A. München: Elsevier Urban & Fischer, 2007: S. 17.

WEITERFÜHRENDE LITERATUR

Cohen BA. Pädiatrische Dermatologie – Lehrbuch und Atlas. 2. A. München: Elsevier Urban & Fischer, 2007: S. 115, 181–182, 184, 186–187.
Mayatepek E. Pädiatrie. 1. A. München: Elsevier Urban & Fischer, 2007: S. 36–38.
Richter I. (2005) Atlas für Heilpraktiker (Anatomie – Physiologie – Krankheitsbilder). 2. A. München: Elsevier Urban & Fischer: S. 534–538, 546–551.
Zalpour C (Hrsg.). Anatomie Physiologie. Für die Physiotherapie. 5. A. München: Elsevier Urban&Fischer, 2022: S. 619 ff.

III Zusätzliche Diagnostik

KAPITEL

21 Bildgebung

Andreas Saleh, Sandra Renfordt

Lernziele

Nach Durcharbeiten dieses Kapitels wird der Leser
- einschätzen können, inwiefern Ergebnisse bildgebender Verfahren in das Clinical Reasoning einbezogen werden können,
- die bildgebenden Verfahren und deren spezifische Nomenklatur kennen,
- Funktionsweise, Nutzen und Risiken der bildgebenden Verfahren kennen sowie deren Möglichkeiten und Grenzen einschätzen können,
- die Standardröntgeneinstellungen für die verschiedenen Körperregionen kennen,
- anhand illustrierter Beispiele einen Eindruck gewonnen haben, wie sich verschiedene bildgebende Verfahren gegenseitig ergänzen.

21.1 Einleitung

FALLBEISPIEL

Die untypische Koxarthrose

(in Anlehnung an Boissonnault 2015)
Eine 73-jährige Patientin kommt mit der Diagnose Koxarthrose Grad I zur Physiotherapie. Sie zeigt ein deutlich ausgeprägtes Schonhinken links und gibt eine Schwere im Bein an (muss beide Arme zu Hilfe nehmen, um es im Sitzen anzuheben), zudem bei jedem Schritt sowie beim Hinlegen oder Socken anziehen starke, stechende Schmerzen im linken Oberschenkel. Die Kraftwerte sind mit MFT 2 deutlich eingeschränkt. Zwei Wochen zuvor war nach einer Röntgenuntersuchung die beginnende Koxarthrose diagnostiziert worden, die Beschwerden waren kaum ausgeprägt. Es wurde festgelegt, dass die Patientin nach ihrem geplanten 7-tägigen Wanderurlaub mit Physiotherapie beginnen sollte. Während des Urlaubs steigerten sich die Beschwerden extrem, ohne dass es zu einem Sturz o. Ä. gekommen wäre. Die Patientin war nicht erneut beim Arzt.
Schon die bisherigen Befunde passen nicht zu der Diagnose Koxarthrose Grad I, weitere Befunddaten lassen den Verdacht auf eine Fraktur aufkommen. Es wird entschieden, die Patientin nicht weiter zu behandeln. Nach Rücksprache mit dem Hausarzt wird eine MRT-Untersuchung durchgeführt, die eine ältere, nicht dislozierte mediale Schenkelhalsfraktur zeigt.

Aufgrund steigender Verfügbarkeit bildgebender Verfahren sowie des steten computertechnischen Fortschritts hat die Bildgebung fundamentale Bedeutung für die klinische Diagnostik und die Ableitung von Therapiemaßnahmen erlangt. Auch in der Physiotherapie nimmt die Bedeutung deutlich zu, wobei insbesondere gegenüber den Untersuchungsergebnissen eine kritische Haltung eingenommen werden muss. Ein unreflektierter Umgang kann zu physiotherapeutisch-diagnostischen, -prognostischen sowie -therapeutischen Fehlentscheidungen führen. Es ist unerlässlich, die Fragestellung zu kennen, unter der eine bildgebende Diagnostik durchgeführt wurde/wird, denn es kann nur das zur Darstellung gelangen, wonach gesucht wird. Ergebnisse bildgebender Untersuchungen sollten stets im Kontext von untersuchter Fragestellung, Symptomen und Befundaufnahme betrachtet werden.

21.2 Bildgebung und Clinical Reasoning

Ergebnisse bildgebender Verfahren sind in der Physiotherapie zum einen relevant, wenn sich dadurch das weitere Vorgehen im physiotherapeutischen Prozess deutlich ändert und z. B. Prognosen oder Behandlungsstrategien modifiziert werden müssen. Zum anderen werden sie wichtig, wenn eine andere medizinische Behandlung wie z. B. eine Operation indiziert sein könnte. Lehnt der Patient eine Operation allerdings rigoros ab, muss der Sinn der Bildgebung wiederum in Frage gestellt werden.

Ob eine Bildgebung im Einzelfall nötig wird, muss aus der Analyse unterschiedlicher Informationen abgeleitet werden (Krankengeschichte, allgemeines und spezielles Screening, Ergebnisse der körperlichen Untersuchung sowie ggf. Reaktionen der Patienten auf physiotherapeutische Interventionen). Gibt es nach Analyse der Informationen keine Hinweise auf unerkannte ernsthafte Pathologien und kann eine begründete physiotherapeutische Diagnose sowie eine adäquate Prognose mit fundiertem, zielgerichtetem Therapieplan aufgestellt werden, besteht zunächst keine Notwendigkeit für eine Bildgebung. Gibt es dagegen aus der Analyse der Befunddaten und/oder während des therapeutischen Prozesses Hinweise auf unerkannte bzw. unbekannte Infektionen, Neoplasmen und Tumore, Frakturen, Entzündungen, systemische Erkrankungen, Cauda-equina-Syndrom oder sonstige neurologische Problemstellungen, muss diesen weiter nachgegangen werden. In diesem Kontext ist eine adäquate Bildgebung selbstverständlich unerlässlich.

Liegen schon Untersuchungsergebnisse aus bildgebenden Verfahren vor, müssen diese fachgerecht in das Clinical Reasoning einbezogen werden. Physiotherapeutische und radiologische Befunde müssen zusammenpassen und dürfen nie einzeln betrachtet werden. Der Interpretation der Symptome des Patienten sollte dabei stets eine gewisse Führungsrolle zukommen.

Stolperfallen der Bildgebung im Clinical Reasoning

CAVE

Falle Nr. 1

Veränderungen, die sich in der Bildgebung zeigen, dürfen nicht sofort mit der Ursache von Beschwerden gleichgesetzt werden.

In Studien an beschwerdefreien Personen konnten bei 25 bis 50 % der Teilnehmer mittels bildgebender Verfahren degenerative Veränderungen, Bandscheibenschäden und Bandscheibenvorfälle an einem oder mehreren Bewegungssegmenten nachgewiesen werden. Somit könnten z. B. entsprechende MRT-Ergebnisse bei Patienten mit lumbalen Rückenschmerzen oder Lumbalgien und ausstrahlenden Beschwerden in die untere Extremität Zufallsbefunde sein, die nichts mit der aktuellen Situation zu tun haben.

Bei einer Diagnosestellung ohne eine gründliche klinische bzw. physiotherapeutische Untersuchung mit anschließender Analyse der Informationen ist die Wahrscheinlichkeit recht hoch, eine falsche Ursache für die Beschwerden anzunehmen und eine inadäquate Behandlung durchzuführen. Zudem kann sich ein solches Vorgehen negativ auf die Compliance des Patienten auswirken, wenn auch er eine falsche Vorstellung von seiner Situation entwickelt (Jensen et al. 1994, Boissonnault 2011).

CAVE

Falle Nr. 2

Nicht selten stellen sich schmerzhafte Regionen in der Bildgebung als vollkommen normal dar. Es könnte sich dann z. B. um einen projizierten Schmerz aus einem anderen Körperbereich handeln, der zunächst eingehend untersucht werden sollte. Bei einer Entscheidung zu (weiterer) radiologischer Abklärung kann dann ein präziser Untersuchungsauftrag gegeben werden.

FALLBEISPIEL

Das Knie ist nicht die Ursache

(in Anlehnung an Deyle in Boissonnault 2011)
Ein 23-jähriger Soldat kommt mit Hüft- und Kniebeschwerden zur ärztlichen Untersuchung. Er kann sich den Ursprung der Schmerzen nicht erklären, gibt jedoch an, ein ungewöhnliches und anstrengendes tägliches Training absolviert zu haben. Aufgrund erster Untersuchungsergebnisse wird die erste Diagnose „Quadrizepszerrung" gestellt, körperliche Schonung sowie entzündungshemmende Medikamente werden verordnet. Die Schmerzen nehmen in der ersten Woche in der Hüfte ab und im Knie zu. Über die nächsten Wochen wechseln die Beschwerden – unabhängig von Medikamenten – bezüglich der Intensität wie auch der Lokalisation. Ein Röntgenbild der Knieregion sowie eine anschließende MRT-Untersuchung zeigen keine Auffälligkeiten. „Retropatellares Syndrom" und „Tensor-Syndrom" sind weitere ärztlich gestellte Diagnosen und der junge Mann wird zur Physiotherapie überwiesen.
Nach der Anamnese vermutet die Physiotherapeutin eine fortgeleitete Problematik aus der Lenden- oder Beckenregion. Sie untersucht die LWS, das ISG, das Becken, sowie die Hüft- und Kniegelenke gründlich. Sämtliche Bewegungsuntersuchungen sowie schmerzprovozierende Manöver bleiben ohne Befund, was gegen ein mechanisch-nozizeptives Geschehen spricht. Ihr fällt zudem bei der Palpation eine nicht identifizierbare Masse am rechten Os ilium auf. Sie kontaktiert den überweisenden Arzt. Nach Darlegung der Untersuchungsergebnisse und ihrer Schlussfolgerung, dass hier kein nozizeptives Geschehen vorliegt (Red Flag bei den zugrunde liegenden Diagnosen), bittet sie um Unterstützung für das weitere Vorgehen. Vor allem die nicht identifizierbare Masse am rechten Os ilium mache ihr Sorgen. Der Arzt veranlasst daraufhin ein weiteres MRT der Hüft- und Beckenregion, welches ein Chondrosarkom zeigt.

CAVE

Falle Nr. 3

Eine schmerzhafte Region kann in der Bildgebung auch dann als normal interpretiert werden, wenn kein Referred Pain ursächlich ist. Begründet ist dies z. B. im „Übersehen" einer Veränderung oder aber in einer inadäquaten Sensitivität der Bildgebung für die vorliegende Pathologie.

FALLBEISPIEL

Das untypische Schleudertrauma

(in Anlehnung an Deyle in Boissonnault 2011)
Ein 33-jähriger Familienvater geht zwei Tage nach einem Auffahrunfall zum Hausarzt, da er unter zunehmenden Schmerzen im Halswirbelsäulenbereich leidet. Auch die Beweglichkeit ist mittlerweile deutlich schmerzhaft eingeschränkt. Neurologische Zeichen liegen nicht vor. Ein Röntgenbild, welches direkt nach dem Unfall angefertigt wurde, zeigte laut den behandelnden Ärzten keine Auffälligkeiten, sodass ein Schleudertrauma Grad 1 diagnostiziert wurde. Der Hausarzt überweist den Patienten zur Physiotherapie.
Nach eingehender Anamnese sowie umfassender, wenn auch vorsichtiger körperlicher Befunderhebung stellt sich die Kopfgelenksregion als relativ unauffällig dar, einzig das primär stabilisierende Muskelsystem ist im kraniozervikalen Bereich sowohl in der Wahrnehmung als auch in der Ausdauerfähigkeit leicht eingeschränkt. Im Bereich der unteren HWS allerdings zeigen sich einige Auffälligkeiten, wie eine lokale und schmerzhafte Bewegungsstörung sowie eine lokal begrenzte, aber deutliche Muskelverhärtung, welche sich auf vorsichtige Behandlungsansätze noch verstärken. Der Physiotherapeut kontaktiert den überweisenden Arzt, schildert ihm seine Untersuchungsergebnisse und stellt die Frage, ob auf dem Röntgenbild auch der untere Teil der HWS dargestellt und als unauffällig beurteilt wurde. Der Hausarzt leitet eine erneute Begutachtung der Bilder ein. Bei der Betrachtung der unteren HWS kann eine Anomalität der Lamina von C5 erkannt werden. In der folgenden CT-Untersuchung stellt sich eine klare *Laminafraktur* von C5 dar. Die behandelnden Ärzte auf der Unfallstation des Krankenhauses hatten sich vermutlich zu sehr auf die typische Region der oberen HWS konzentriert und die Veränderung im unteren Bereich „übersehen".

CAVE

Falle Nr. 4

Wenn in einer physiotherapeutischen Handlungssituation – z. B. bei Vorliegen von Red Flags – eine externe Entscheidungshilfe gebraucht wird, dann sollte eine adäquate Bildgebung erfolgen. Es müssen geeignete Verfahren zur Darstellung der verdächtigen Problematik gewählt und der zu untersuchende Körperabschnitt begründet definiert werden.

FALLBEISPIEL

Die verkannte Stressfraktur

(aus Ryder und Deyle 2009)
Eine 46-jährige Laufsportlerin wird mit Sprunggelenksbeschwerden vier Wochen nach Inversionstrauma zur Physiotherapie überwiesen. Nach anfänglicher Besserung hatten sich die Symptome verschlimmert, als sie versuchte, wieder zu laufen. Die Patientin hat eine Brustkrebserkrankung in der Vorgeschichte, das Gesundheits-Screening ist ansonsten unauffällig. Die Befundergebnisse des Physiotherapeuten geben Hinweise auf eine Fibulafraktur. Die daraufhin durchgeführte Röntgenuntersuchung zeigt eine leichte kortikale Unregelmäßigkeit an der palpatorisch auffälligsten Stelle, die vom Radiologen als „alte Fraktur" interpretiert wird. Aufgrund der ungewöhnlichen aktuellen Symptomatik und der leichten Auffälligkeit wird eine Szintigrafie durchgeführt, welche eine erhöhte metabolische Aktivität im beschriebenen Bereich aufzeigt. Eine anschließende MRT-Untersuchung ergibt eine Stressfraktur der Fibula.

21.3 Methoden der Bildgebung

Im Folgenden werden zunächst die wichtigsten bildgebenden Verfahren zur Untersuchung des Bewegungsapparates allgemein vorgestellt und anschließend wichtige Aspekte der Bildgebung einzelner Körperregionen präsentiert.

21.3.1 Ultraschall

Ultraschallbilder werden mit Schall erzeugt, den das menschliche Ohr nicht hören kann (daher die Bezeichnung „Ultra"-Schall). Die Schallwellen werden in dem Schallkopf generiert, den der Untersucher in der Hand hält und auf den zu untersuchenden Körperbereich auflegt. Schallköpfe unterscheiden sich nach ihrer Geometrie und nach der ausgestrahlten Schallwellenfrequenz. Für die Ultraschalluntersuchung (Synonym: Sonografie, Echografie) des Bewegungsapparats werden meist **Linearschallköpfe** mit Frequenzen zwischen 5 und 10 MHz verwendet. Damit der Schall in den Körper eindringen kann, wird der Schallkopf durch Ultraschallgel an den Körper angekoppelt. Die Ultraschallbilder werden „real-time", d. h. in **Echtzeit** produziert. Es bietet sich so die Möglichkeit zur dynamischen Untersuchung, d. h. der Patient kann ein Körperteil bewegen und diese Bewegung wird in „real-time" sichtbar.

In allen Körperregionen gibt es sogenannte **Standardschnitte,** das sind Positionen, auf die der Schallkopf vom Untersucher nach einer erlernten Vorschrift aufgesetzt wird. Das Bild, das dabei entsteht, ist typisch und dem Untersucher aus Lehrbüchern, Kursen und der täglichen Praxis so gut bekannt, dass er es mit allen anatomischen Strukturen aufmalen kann. Von diesem Standardschnitt ausgehend kann der Schallkopf in alle Richtungen abgewinkelt werden, wodurch Schnittbilder neben dem Standardschnitt sichtbar werden. Durch systematisches Durchfächern des Körperteils wird schließlich die gesamte Untersuchungsregion als Volumen erfasst. Die einzelnen Schnitte werden dabei im Kopf des Untersuchers zusammengesetzt.

Ultraschallgeräte verwenden keine anderen Techniken als Schall. Die Untersuchung ist daher nicht schädlich und kann selbst bei Schwangeren, Babys und ungeborenen Kindern beliebig lange durchgeführt und wiederholt werden.

Ultraschall kann Knochen nicht ausreichend durchdringen, sodass die Oberfläche des Knochens im Ultraschallbild als weiße Linie (sog. Kompakta-Reflex) dargestellt wird und dahinter das Bild schwarz bleibt. Häufig kann man dieses Phänomen nutzen, z. B. um Frakturen als „Aufwerfung" des Kompakta-Reflexes zu erkennen (➤ Abb. 21.1). Bei sehr komplexen Strukturen, wie z. B. der Wirbelsäule, werfen die knöchernen Elemente aber solche Schatten, dass die Gesamtheit der Struktur nicht mehr erkennbar ist. Der Ultraschall ist daher an der Wirbelsäule in der Regel nicht sinnvoll anwendbar, jedoch an allen großen Gelenken, Muskulatur und Sehnen.

FALLBEISPIEL

Die Schmerzursache lokalisieren

Ein 17 Monate alter Bub schont das linke Bein. Bei Kindern in diesem Alter ist durch Befragung und klinische Untersuchung schwierig herauszufinden, an welchem Teil des Beins die Schmerzen entstehen. Aus Gründen des Strahlenschutzes wird das gesamte Bein zuerst sonografisch untersucht, um dann gezielt die Region zu röntgen, von der der Schmerz ausgeht. Sonografisch zeigt sich am linken Bein eine Aufwerfung der Kompakta der distalen Tibiametaphyse (➤ Abb. 21.1b). Das daraufhin angefertigte Röntgenbild (➤ Abb. 21.1a) zeigt eine Wulstfraktur der Tibia an der Stelle, die sich im Sonografiebild als auffällig darstellte.

21.3.2 Röntgen

1895 entdeckte Wilhelm Conrad Röntgen die später nach ihm benannten Strahlen, die er selbst „X-Strahlen" nannte. Im angloamerikanischen Raum werden Röntgenuntersuchungen daher *„X-ray"* genannt. Röntgenstrahlen werden in einer Röntgenröhre, einem Bauteil des Röntgengeräts, erzeugt. Die Schwächung der Strahlen durch das zu untersuchende Objekt wurde früher auf einem Röntgenfilm abgebildet. Mittlerweile wurden die Filme durch die Digitaltechnik verdrängt. Ist das Röntgenbild digital aufgenommen, wird das als „Digitale Radiografie" bezeichnet.

Röntgenstrahlen zählen zu den ionisierenden Strahlen, d. h., sie besitzen genügend Energie, um Elektronen aus Atomen oder Molekülen herauszulösen. Dadurch haben sie das Potenzial, dem Patienten zu schaden und z. B. im weiteren Verlauf des Lebens eine Tumorerkrankung auszulösen. Es existiert keine Schwellendosis, also keine Dosis ionisierender Strahlung, die sicher unbedenklich ist; daher sollte stets so wenig Strahlung wie möglich und nur so viel wie nötig verwendet werden (**ALARA-Prinzip:** *„as low as reasonably achievable"*). Vor *jeder* Untersuchung mit ionisierender Strahlung muss der mögliche Nutzen der Untersuchung gegen den potenziellen Schaden abgewogen werden.

In vielen Situationen ist die Röntgenuntersuchung des Bewegungsapparats Routine, die o. g. Abwägung fällt leicht. Beispielsweise bei Verdacht auf eine Fraktur des Hand- oder Sprunggelenks ist auch bei Kindern oder Schwangeren eine Röntgenuntersuchung erforderlich.

Röntgenuntersuchungen des Bewegungsapparats stellen in erster Linie die Knochen dar und sind vor allem zur Diagnostik von Frakturen und Luxationen, seltener zur Diagnostik von Stoffwechselstörungen oder Entwicklungsstörungen des Knochens angezeigt. Weichteile werden nicht abgebildet oder sind nur sehr grob und indirekt erkennbar.

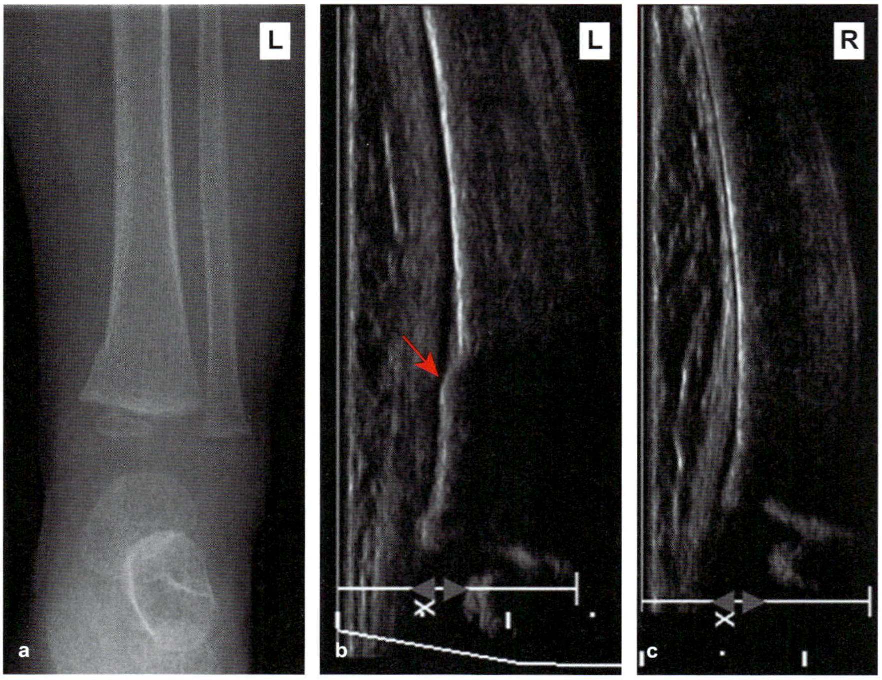

Abb. 21.1 Wulstfraktur beim Kleinkind. [T1354]
a) Das Röntgenbild zeigt die Fraktur der linken distalen Tibiametaphyse. b) Sonografisch stellt sich eine Aufwerfung der Kompakta der distalen Tibiametaphyse dar (Pfeil). Unterbrochen ist die Kompakta nicht, weil es sich um eine typische inkomplette Fraktur des Wachstumsalters (Wulstfraktur) handelt. c) Der Vergleich mit der asymptomatischen Gegenseite zeigt den normalen Sonografiebefund rechts mit glatter Kompakta.

FALLBEISPIEL

Die „verborgene" Patellaluxation

Ein 13-jähriges Mädchen hat sich das rechte Knie verdreht. Die Röntgenuntersuchung des Kniegelenks zeigt keine knöcherne Verletzung, ergibt jedoch Hinweise auf einen Gelenkerguss (➤ Abb. 21.2a,b). Die Schmerzen persistieren und sind vor allem medial lokalisiert. Ein Riss des Innenmeniskus wird angenommen und ein MRT durchgeführt (➤ Abb. 21.2c). Dort zeigt sich ein typisches Verletzungsmuster: Der Gelenkerguss bestätigt sich und ist als *hämorrhagisch* erkennbar. An der medialen Patella und am lateralen Femurkondylus zeigt sich jeweils ein Kontusionsödem. Das mediale Retinakulum und ein Verstärkungsband, das mediale patellofemorale Ligament (MPFL), welches zur Stabilisierung der Patella wesentlich beiträgt, sind gerissen. Das MRT zeigt also einen Zustand nach Patellaluxation, bei dem die Patella nach lateral luxiert und mit ihrer medialen Kontur am lateralen Femurkondylus angeschlagen ist; dadurch sind die Kontusionsödeme entstanden. Der ligamentäre Halteapparat ist dabei zerrissen. Durch die ligamentäre und knöcherne Verletzung ist es zu einem hämorrhagischen Gelenkerguss gekommen. Bei dem Unfall ist die Patella sofort wieder in ihr Gleitlager gesprungen, sodass die Luxation von der Patientin, umstehenden Personen und dem erstversorgenden Arzt unbemerkt blieb. Der Innenmeniskus war nicht verletzt.

21.3.3 Computertomografie

Bereits wenige Wochen nach Entdeckung der Röntgenstrahlen wurde im Feuilleton der *Frankfurter Zeitung* der Wunsch formuliert, mithilfe von Röntgenstrahlen nicht nur Projektionsradiografien anzufertigen, sondern auch **Schichtaufnahmen** (Schnittbilder, Tomografien) zu machen. Praktikabel wurde dies durch die Entwicklung der Computertechnik in den 1970er Jahren. Prinzip des Verfahrens ist es, einen Patienten zu röntgen und die Schwächung der Strahlen nicht mit einem Röntgenfilm zu messen, sondern mit einem elektronischen Detektor. Röntgenröhre und Detektor sind gegenüberliegend in dem Gehäuse des CT-Gerätes verbaut, in dessen runde Öffnung der Patient geschoben wird. Diesen (im Vergleich zum MRT) kurzen Ringtunnel nennt man **Gantry.** Röntgenröhre und Detektor rotieren um den Patienten herum und erzeugen so aus allen Winkeln Schwächungsdaten. Der Computer errechnet daraus ein (Schnitt-)Bild. Heute sind in der westlichen Welt praktisch nur noch Mehrschichtspiral-CT-Scanner im Einsatz, die 1998 eingeführt wurden. Bei modernen Hochleistungs-CT-Geräten rotieren Röntgenröhre und Detektor in weniger als 0,5 Sekunden einmal um den Patienten, während gleichzeitig der Tisch, auf dem der Patient liegt, kontinuierlich durch die Gantry fährt. Auf diese Art können bis über 70 cm Patientenlänge pro Sekunde als Volumendatensatz gescannt und nachträglich Schnittbilder in allen Ebenen rekonstruiert werden (sog. **multiplanare Rekonstruktionen,** MPRs).

CAVE

Patienten verstehen oft nur „Röhre"

Patienten verwechseln häufig CT und MRT. Wenn Patienten sagen, sie hätten ein CT bekommen, haben sie in Wirklichkeit häufig ein MRT bekommen, und umgekehrt. Bei beiden Untersuchungen liegen die Patienten auf einem Untersuchungstisch und werden in eine Gantry gefahren (die Röhre, die beim CT kurz und beim MRT lang ist). Dass die verwendete Technik von CT und MRT sowie die Absicht der Untersuchung und deren Aussagekraft grundverschieden sind, können Patienten häufig nicht differenzieren.

CT-Untersuchungen sind aus der modernen Medizin nicht mehr wegzudenken und unverzichtbar z. B. bei der Versorgung von Schwerstverletzten, zum Staging von Patienten mit Tumorerkrankungen, bei Lungenerkrankungen oder dem akuten Abdomen. Da die Computertomografie ein Röntgenverfahren ist, welches im Vergleich zu kon-

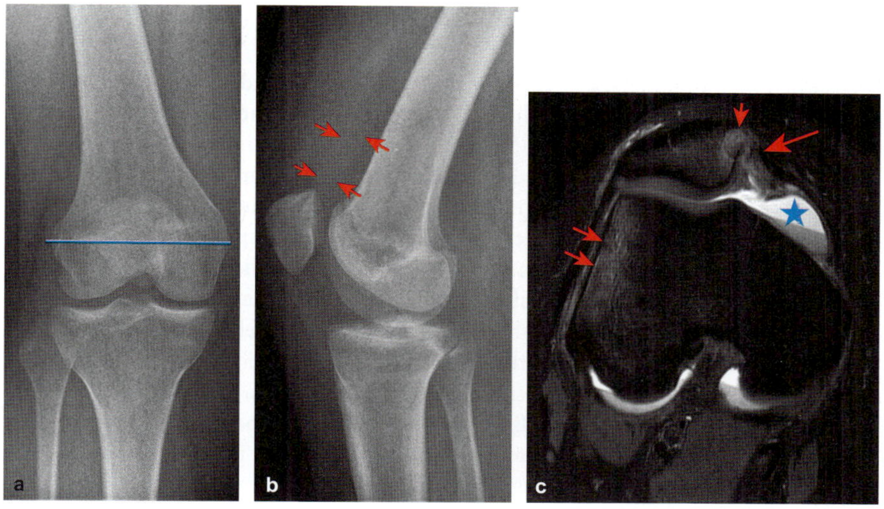

Abb. 21.2 Zustand nach Patellaluxation. [T1354]
a, b) Röntgenuntersuchung des Kniegelenks im anterior-posterioren (a. p.) und seitlichen Strahlengang. Im seitlichen Bild (b) weist eine Verdichtung in Projektion auf den suprapatellaren Rezessus (Pfeile) auf einen Gelenkerguss hin. c) MRT: transversaler Schnitt (Syn.: Querschnitt, axialer Schnitt) in der Höhe, in der in Bild (a) die blaue Linie eingezeichnet ist. Das Bild ist durch eine flüssigkeitssensitive Sequenz (fettunterdrückte Protonenwichtung) entstanden. Hämorrhagischer Gelenkerguss (*) mit Spiegelbildung durch Sedimentation von Erythrozyten. Kontusionsödem an der medialen Patella (kurzer Pfeil) und am lateralen Femurkondylus (Doppelpfeil). Ruptur des medialen Retinakulums und medialen patellofemoralen Ligaments (MPFL) (langer Pfeil).

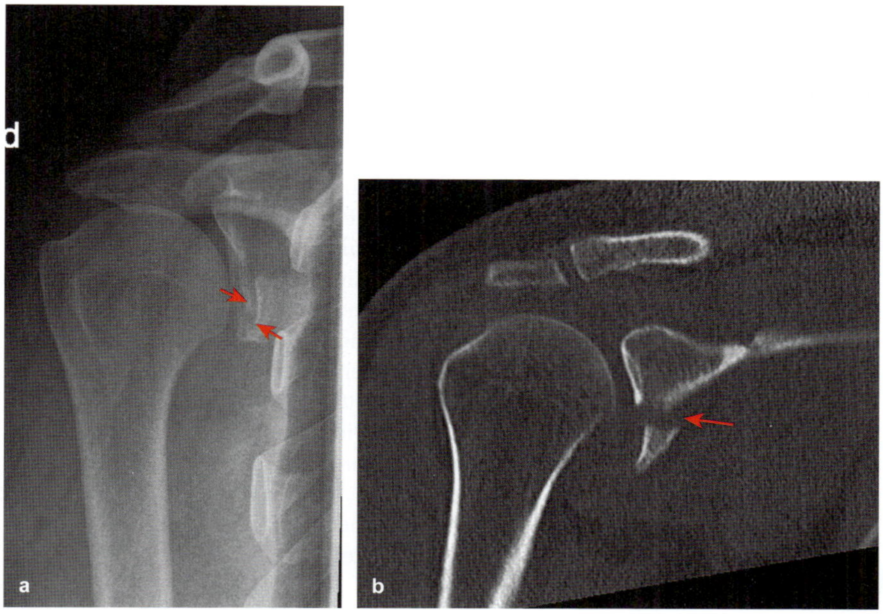

Abb. 21.3 Glenoidfraktur. [T1354]
a) Im konventionellen Röntgenbild zeigt sich eine leicht zu übersehene Doppelkontur am Glenoid (Pfeile).
b) Das CT zeigt in der koronaren MPR (b) deutlich die Absprengung des antero-inferioren Glenoids. Der Pfeil in Bild b markiert den Frakturspalt.

ventionellen Röntgenbildern eine höhere Strahlendosis appliziert, ist das oben erläuterte ALARA-Prinzip hier sehr wichtig. Die Höhe der Strahlendosis ist von der Fragestellung abhängig und kann am Gerät eingestellt werden. Bei Routinedarstellungen (z. B. der Wirbelsäule) wird bei einer Computertomografie etwa das Zehnfache der Dosis einer Röntgenuntersuchung verwendet. Die Indikation zu einer CT-Untersuchung bei einem Kind sollte immer von einem Kinderradiologen überprüft werden.

Im Bereich der muskuloskelettalen Radiologie kommt die Computertomografie vor allem an der Wirbelsäule und zur Frakturdiagnostik zum Einsatz. Die überlagerungsfreie Darstellung ermöglicht die Diagnose von konventionell-radiologisch okkulten Frakturen und bei komplexen Frakturen kann die Fragmentstellung gut dargestellt werden.

FALLBEISPIEL

Die „leicht zu übersehene" Glenoidfraktur

Ein 55-jähriger Patient ist auf die rechte Schulter gestürzt und hat nun dort und am Ellbogen Schmerzen. Im konventionellen Röntgenbild (➤ Abb. 21.3a) wird erst erst bei der Nachbefundung durch einen erfahrenen Radiologen eine Doppelkontur am Glenoid entdeckt. Das daraufhin durchgeführte CT (➤ Abb. 21.3b) zeigt eine deutlich dehiszente Absprengung des antero-inferioren Glenoids (Pfeil).

CT ODER MRT

Wenn eine CT-Untersuchung durch eine MRT-Untersuchung (s. u.) ersetzt werden kann, dann sollte das in der Regel auch geschehen, da MR-Geräte keine ionisierenden Strahlen verwenden. Eine Bandscheibendiagnostik mittels CT durchzuführen ist fast immer falsch; zum einen wegen der potenziell schädlichen Strahlung, zum anderen ist die Aussagekraft der CT bei dieser Frage geringer als die der MRT.

21.3.4 Kernspintomografie

Die Kernspintomografie ist das Verfahren, das Patienten als „die Röhre" oder kurz „Kernspin" bezeichnen. Synonyma sind **Magnetresonanztomografie (MRT),** engl. Magnetic Resonance Imaging (MRI) oder, in Deutschland selten, Nuclear Magnetic Resonance (NMR). Wie an dem Wortteil -tomografie zu erkennen, werden auch bei dieser Untersuchung Schnittbilder erzeugt. Die Kernspintomografie verwendet jedoch keine Röntgenstrahlen, ist nicht schädlich und kann selbst bei Schwangeren, Babys und ungeborenen Kindern beliebig oft wiederholt werden. Grundlage ist ein starkes Magnetfeld, welches im Inneren der Röhre am stärksten ist und dort die vom Hersteller angegebene Feldstärke aufweist (z. B. 1,5 Tesla oder 3 Tesla).

Zur Bildgebung werden ausschließlich die **Wasserstoffprotonen** des Patienten genutzt. Sie sind das häufigste chemische Element im menschlichen Körper und besitzen das stärkste magnetische Moment, welches durch ihre Eigenschaft, sich um sich selbst zu drehen, zustande kommt (der sog. **Spin,** von engl. *to spin:* sich drehen). Man kann sich die Protonen des Patienten als kleine Magneten vorstellen. Normalerweise zeigen alle Magnetfeldvektoren der Protonen in verschiedene, zufällige Richtungen. Legt sich der Patient dann „in die Röhre" und setzt sich ihrem Magnetfeld aus, richten sich alle seine Protonen entlang des Magnetfelds im Kernspintomografen neu aus. Dieses Magnetfeld ist nur dazu da, alle Protonen des Patienten in eine Richtung zu drehen. Jetzt wird der Patient, bzw. seine Protonen, mit Radiowellen „beschossen". Einen solchen Schuss nennt man Puls. Da zur Erzeugung von MRT-Bildern sehr viele Pulse hintereinander geschaltet werden, spricht man von der **Pulssequenz.** Durch die Radiowellen werden die Protonen aus ihrer durch das Magnetfeld eingenommen Richtung ausgelenkt, nach Abschalten der Radiowellen kehren sie wieder in ihre Position entlang des Magnetfelds zurück, und zwar je nach Gewebe in unterschiedlicher Art. Dieses Zurückkehren der Protonen, man spricht von **„Echo",** wird mit einer **Spule** gemessen. Die Spulen sind technisch gesehen Antennen, die so nah wie möglich an den Körperteil gebracht werden, welcher untersucht werden soll. Häufig werden „*Birdcage*-Spulen" verwendet, die im Aussehen an einen Vogelkäfig erinnern.

Die Kernspintomografie ist fast immer das aussagekräftigste Verfahren zur Diagnostik des Bewegungsapparats. Sind nach einer Röntgenuntersuchung noch Fragen offen, ist die MRT zumeist das Verfahren der Wahl.

Bei Patienten mit Klaustrophobie kann die MRT problematisch sein. Psychologische Hilfen (z. B. eine Winkelbrille, mit der man die Füße sehen bzw. aus der Röhre herausschauen kann), pharmakologische Hilfen (z. B. Benzodiazepine zur Anxiolyse und Sedierung) oder eine Untersuchung in einem offenen MRT ermöglichen häufig dennoch die Durchführung.

CAVE

MRT und Implantate

Bei Patienten mit implantierten Geräten oder Materialien muss in der radiologischen Einrichtung geklärt werden, ob eine MRT-Untersuchung möglich ist. Meistens ist die Frage komplex und selten durch den Zuweiser zu beantworten.

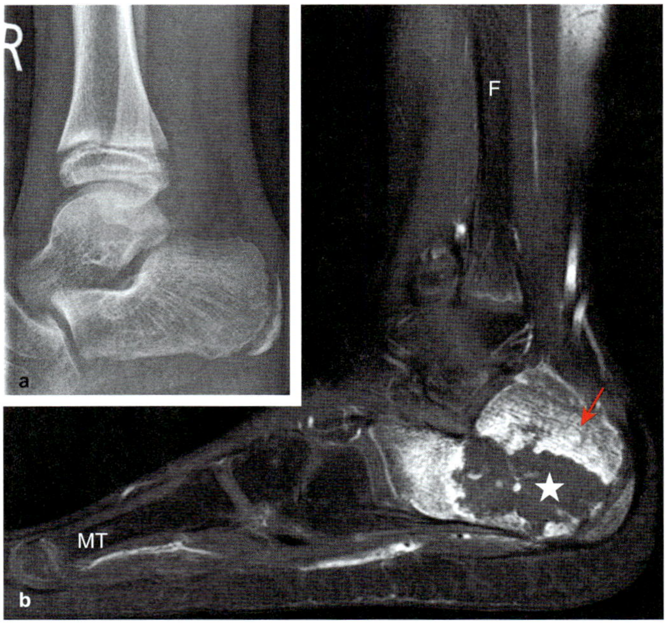

Abb. 21.4 Osteomyelitis. [T1354]
a) Röntgenbild des Rückfußes ohne Auffälligkeiten. b) MRT: In der abgebildeten fettunterdrückten Sequenz nach Kontrastmittelgabe zeigt sich eine massive Kontrastmittelanreicherung – erkennbar an dem hohen Signal (Pfeil, vgl. normales Signal in anderen Knochen, z. B. Fibula [F] oder Mittelfußknochen [MT]) – und eine zentrale Destruktion des Kalkaneus (*).

Gelenkprothesen und Materialien zur Osteosynthese (Marknägel, Schrauben, Platten) sind niemals eine Kontraindikation gegen ein MRT. Ein Fixateur externe, welcher ausschließlich aus Titan besteht, ist ebenfalls unproblematisch; ein Fixateur mit ferromagnetischen Bestandteilen ist allerdings eine absolute Kontraindikation. Herzschrittmacher und Defibrillatoren galten früher als absolute Kontraindikation. Mittlerweile können die meisten Patienten mit Herzschrittmachern im MRT untersucht werden, wenn auch mit sehr hohem Aufwand.

FALLBEISPIEL

Der „unauffällige" Fersenschmerz

Ein 11-jähriger Bub klagt über rechtsseitige Fersenschmerzen ohne Trauma. Das Röntgenbild des Rückfußes ist unauffällig (➤ Abb. 21.4a). Aufgrund der Diskrepanz zwischen den ausgeprägten Beschwerden und dem unauffälligen Röntgenbefund wird ein MRT durchgeführt und zeigt eine massive Kontrastmittelanreicherung des Kalkaneus (➤ Abb. 21.4b). Zentral ist der Kalkaneus bereits durch eine Osteomyelitis destruiert, ohne dass man dies in dem Röntgenbild erkennen könnte. Unter Antibiotikatherapie bessern sich die Schmerzen rasch, das MRT normalisiert sich (nicht abgebildet).

21.3.5 Szintigrafie

Die Szintigrafie (lat. *scintilla* = Funke) ist keine Methode der Radiologie, sondern der Nuklearmedizin. In der Nuklearmedizin wird, im Gegensatz zur Radiologie, mit offenen Nukliden gearbeitet. Das bedeutet, für die szintigrafische Untersuchung werden dem Patienten radioaktiv markierte Präparate, sogenannte **Radiopharmaka,** inji-

21

ziert, welche sich dann in bestimmten Zielorganen (z. B. Knochen, Schilddrüse, Lunge, Nieren, Lymphknoten) anreichern. Mit einem speziellen Gerät, in das die Patienten hineingelegt werden oder das an die Patienten herangebracht wird **(Gammakamera),** können diese Zielorgane untersucht und krankhafte Nuklidanreicherungen von normalen (physiologischen) **Anreicherungen** unterschieden werden.

Das vorwiegend verwendete radioaktive Element **(Radionuklid)** ist dabei **Technetium-99 m,** ein künstlich hergestelltes Nuklid, welches günstige Strahlungseigenschaften aufweist und für den Patienten meist eine nur geringe Strahlenbelastung verursacht. Beim radioaktiven Zerfall von Technetium entsteht eine Licht- (= Photonen-) Strahlung, auch Gammastrahlung genannt, die mit einer speziellen Kamera, der sogenannten **Gammakamera,** aufgenommen und elektronisch in Bildpixel umgewandelt wird.

In der Nuklearmedizin nimmt der Patient ein radioaktives Medikament auf und wird dadurch selbst zur Strahlenquelle. In der *diagnostischen* Nuklearmedizin ist diese Strahlung für Kontaktpersonen unbedenklich, da sie minimal ist. Nur bei bestimmten Verfahren der *therapeutischen* Nuklearmedizin emittieren Patienten so viel Strahlung, dass sie auf speziellen nuklearmedizinischen Therapiestationen isoliert werden.
Röntgenverfahren haben nichts mit Radioaktivität zu tun, durch Röntgen oder CT wird ein Patient nicht zur Strahlenquelle.

Für den Bewegungsapparat sind die Skelettszintigrafie und die Radiosynoviorthese häufig angewendete Methoden. Die **Skelettszintigrafie** ist eine diagnostische Methode, die meistens zur Suche von Tochtergeschwülsten (Filiae, Metastasen) eines bösartigen Tumors eingesetzt wird, z. B. bei Prostatakarzinom oder Mammakarzinom.

Die **Radiosynoviorthese (RSO)** ist ein nuklearmedizinisches Therapieverfahren, bei dem ein Radiopharmakon zum Zwecke der Schmerztherapie in ein chronisch entzündetes Gelenk hineingespritzt wird, etwa bei rheumatoider Arthritis oder bei Arthrose. Die Strahlung im Gelenk zerstört die Gelenkinnenhaut (Synovialis) und wirkt dadurch schmerzlindernd. Der englische Begriff *radiation synovectomy* ist daher sehr viel treffender als die deutsche Bezeichnung. Die RSO ist ein Therapieverfahren, welches ambulant durchgeführt werden darf, die Patienten müssen nicht isoliert werden.

21.4 Bildgebung nach Körperregionen

Wirbelsäule

Standardverfahren zur bildgebenden Diagnostik der Wirbelsäule ist für alle Abschnitte die Röntgenuntersuchung in zwei Ebenen (a. p. und seitlich). Dabei müssen die *Aufnahmen im Stehen* angefertigt werden, sofern der Patient stehen kann. Die Stellung der Wirbelkörper zueinander, das sog. **Alignment,** wird durch Haltung und Körpergewicht bestimmt. Eine eventuelle Störung kann bei einer Aufnahme im Liegen maskiert sein. CT- und MRT-Aufnahmen werden im Liegen gemacht und die Patienten zudem bequem gelagert (z. B. mit Knierolle), was zu einer Entlordosierung der LWS führt. Die Krümmung der Wirbelsäule ist nur auf Röntgenaufnahmen im Stehen nicht artefiziell. **Funktionsaufnahmen** der Wirbelsäule (Inklination und Reklination) sind daher auch nur im Stehen sinn- und wertvoll. Schrägaufnahmen der Wirbelsäule werden nicht mehr durchgeführt; sind nach der Beurteilung der Standardebenen noch Fragen offen, wird eine CT- und/ oder eine MRT-Untersuchung angeschlossen.

FALLBEISPIEL

Notwendige Anschlussuntersuchungen

Ein 82-jähriger Patient wird wegen Nackenschmerzen chirotherapeutisch und mit Injektionen behandelt. Wegen progredienter Schmerzen wird der Patient zum Ausschluss eines Bandscheibenvorfalls in die Klinik eingewiesen. Das Röntgenbild ist unübersichtlich und schwer zu interpretieren: Bei C5/6 zeigt sich ein angulärer Knick, dessen Ursache und funktionelle Bedeutung unklar bleibt (➤ Abb. 21.5a). Bei der weitergehenden Diagnostik zeigt sich im CT in der sagittalen MPR eine Versteifung der HWS durch eine Verknöcherung des vorderen Längsbands (➤ Abb. 21.5b).
Bei der Mobilisierung der Wirbelkörper gegeneinander, wie hier (chirotherapeutisch) geschehen, ist das verknöcherte Längsband gebrochen und dadurch eine instabile Fraktur der HWS bei C5/6 mit Luxation der kleinen Wirbelgelenke und Bildung eines intraspinalen epiduralen Hämatoms entstanden.

Nur ein MRT kann zuverlässig das *Rückenmark* und die *Spinalnerven* darstellen, sodass bei neurologischen Funktionsstörungen spinaler Ursache immer ein MRT indiziert ist. Das CT kann manchmal die knöchernen Elemente besser darstellen und ist daher Standard bei *traumatologischen* Fragestellungen. Zur *Bandscheibendiagnostik* ist die MRT die Methode der Wahl. Ein CT wird nur dann durchgeführt, wenn es Kontraindikationen gegen ein MRT gibt.

Eine Spezialuntersuchung, die praktisch ausschließlich im Fachgebiet der Kinderorthopädie sinnvoll ist und sehr häufig angewendet wird, sind **Wirbelsäulenganzaufnahmen.** Nicht mit jedem Röntgengerät können solche Aufnahmen angefertigt werden. Kein Detektor ist groß genug, um die gesamte Wirbelsäule mit einer Aufnahme abzubilden. Es werden daher mithilfe eines speziellen Rasterwandstativs mehrere Aufnahmen gemacht und diese elektronisch „zusammengenäht" (man spricht von **Stitching-Aufnahmen**). Die Wirbelsäulenganzaufnahmen dienen der Beurteilung der Wirbelsäulenkrümmung und werden daher obligat im Stehen angefertigt. Im seitlichen Strahlengang kann man vor allem die Kyphose der BWS, im p. a.-Strahlengang vor allem die Skoliose beurteilen (➤ Abb. 21.6).

Becken und Hüfte

Im Erwachsenenalter ist die **„Beckenübersicht",** d. h. eine Röntgenuntersuchung des Beckens im a. p.-Strahlengang, für traumatische und nicht traumatische Fragestellungen die Basisdiagnostik, häufig ergänzt durch eine „Hüfte axial", die nach einem Hamburger Radiologen benannte **„Lauenstein-Aufnahme".** Beckenfrakturen, Frakturen des proximalen Femurs, degenerative Veränderungen der Hüft- und Iliosakralgelenke lassen sich auf diesen Aufnahmen meist so gut darstellen, dass weitere Diagnostik nicht erforderlich ist. Es gibt eine Vielzahl von Spezialaufnahmen des Beckens, die aber nicht mehr durchgeführt werden. Falls nach den zwei Standardaufnahmen noch Fragen offen sind, wird eine CT- und/oder MRT-Untersuchung

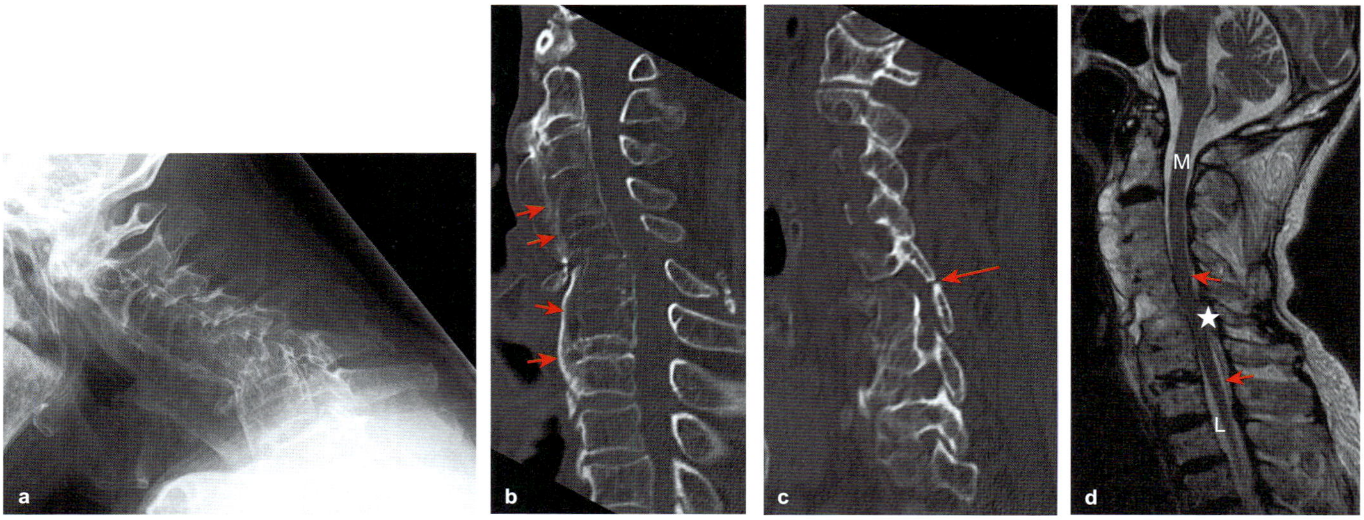

Abb. 21.5 HWS-Fraktur. [T1354] a) Im Röntgenbild zeigt sich ein angulärer Knick der Halswirbelsäule in Höhe C5/C6. b) + c) Im CT (sagittale MPR) zeigt sich, dass die HWS durch eine Verknöcherung des vorderen Längsbands versteift ist (b, kurze Pfeile). Auf Höhe C5/C6 findet sich eine Diskontinuität im verknöcherten Längsband, es besteht eine instabile HWS-Fraktur mit Luxation der kleinen Wirbelgelenke (c, Pfeil). d) Das MRT (hier: T2-Wichtung, sagittal) zeigt an der Frakturstelle ein intraspinales epidurales Hämatom (*), welches das zervikale Myelon (M) komprimiert. Die Pfeile zeigen auf die Grenzlinie zwischen Liquor (homogen signalreich) und epiduralem Hämatom (inhomogen signalreich).

angeschlossen. Dabei geht es meist um konventionell-radiologisch okkulte Frakturen, Osteonekrosen des Hüftkopfs und Überlastungssyndrome.

FALLBEISPIEL

Die unerkannte Sakrumfraktur

Eine 73-jährige Patientin stürzt auf dem Weg zur Toilette auf das Gesäß und hat fortan Schmerzen am Steißbein. Der Hausarzt veranlasst daher eine Röntgenuntersuchung (➤ Abb. 21.7a,b). Eine Fraktur ist auf den Röntgenbildern nicht zu erkennen. Wegen der klassischen Anamnese und Klinik ergänzt der Radiologe ein MRT (➤ Abb. 21.7c), welches eine ausgedehnte Fraktur des Os sacrum zeigt. Unter konservativer Behandlung bricht das Sakrum weiter ein (➤ Abb. 21.7d), daher wird schließlich CT-gesteuert das Becken verschraubt und Knochenzement über die (Hohl-)Schrauben in das Sakrum eingebracht (➤ Abb. 21.7e).

Im *Säuglingsalter* wird die Hüfte routinemäßig *sonografiert,* um Hüftreifungsstörungen zu erkennen. Im Kindes- und Jugendalter ist die Sonografie immer noch die erste anzuwendende bildgebende Methode, deren Wert vor allem in der zuverlässigen Diagnose des Hüftgelenksergusses liegt, meist im Rahmen eines „Hüftschnupfens", der Coxitis fugax (➤ Kap. 20.4). In jedem Fall ist bei Säuglingen, Kindern und Jugendlichen die MRT die Methode der Wahl zur weiterführenden Diagnostik nach dem Ultraschall. Falls kein Trauma und keine Überlastung vorliegt, müssen bei Kindern mit Hüftschmerzen vor allem ein Morbus Perthes (➤ Kap. 20.4) und eine Epiphysiolysis capitis femoris (ECF) ausgeschlossen werden.

FALLBEISPIEL

Der falsche Befund

Ein 12-jähriges Mädchen klagt über Hüftschmerzen rechts. Nach drei Monaten wird ein MRT angefertigt (➤ Abb. 21.8), welches als „ausgeheilte ECF" befundet wird. Der Befund ist falsch, die Formulierung offenbart, dass der Radiologe die Krankheit Epiphysiolysis capitis femoris (ECF) nicht verstanden hat. Der radiologische Befundbericht ist in sich widersprüchlich. Eine abgerutschte Epiphyse bei offener Fuge kann nicht „ausgeheilt" sein. Aufgrund des radiologischen Fehlbefunds wird Physiotherapie durchgeführt, die Beschwerden bessern sich nicht. Die Mutter sucht eine Kinderorthopädie auf. Bei der Begutachtung der MRT-Bilder durch die Kinderradiologin fällt sofort auf, dass die Epiphysenfuge rechts viel weiter ist als links, und der Vergleich mit der gesunden linken Gegenseite zeigt, dass die rechte Epiphyse nach dorsal abgerutscht ist. Die Patientin wird operiert und dadurch beschwerdefrei.

Knie

Standarduntersuchung des Kniegelenks ist die Röntgenuntersuchung im a. p. Strahlengang und seitlich, ggf. ergänzt durch eine Tangentialaufnahme der Patella. Sind diese Aufnahmen trotz persistierender Beschwerden unauffällig, wird eine MRT-Aufnahme zum Ausschluss eines Kniebinnenschadens angeschlossen. Rupturen der Kreuzbänder, Kollateralbänder, Menisken, Sehnen und andere Schäden an Knorpel, Bändern und Weichteilen können nicht auf Röntgen-, wohl aber auf MRT-Bildern erkannt werden (➤ Abb. 21.2).

Oberes Sprunggelenk

Die Röntgenuntersuchung des oberen Sprunggelenks ist bei Schmerzen mit und ohne vorangegangenes Trauma die erste radiologische

21

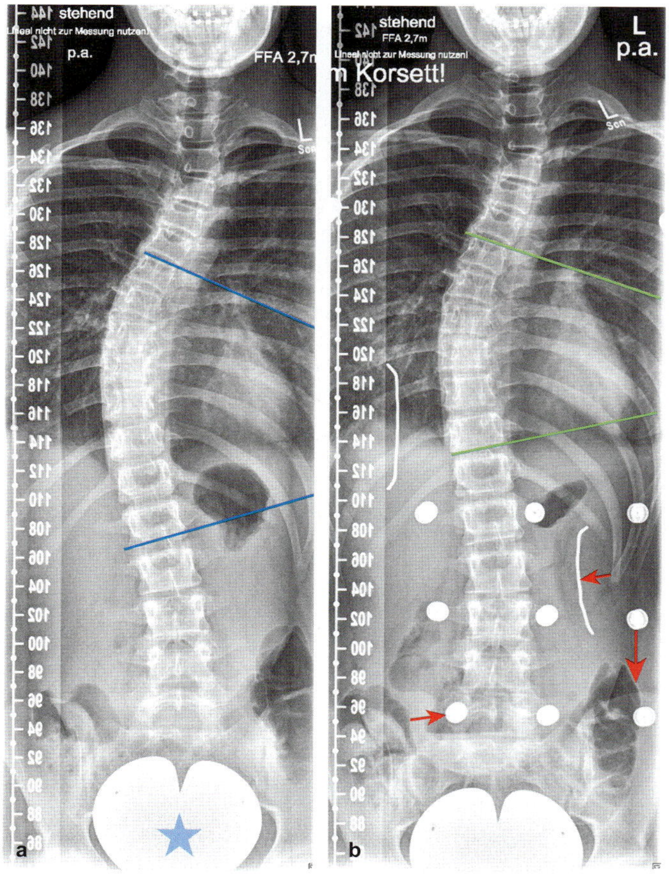

Abb. 21.6 Skoliose. [T1354] a) 12-jährige Patientin mit rechtskonvexer thorakaler Skoliose von 42° nach **Cobb** (die Tangenten der **Scheitelwirbel** (blau) bilden einen Winkel von 42°). b) Aufnahme mit anliegendem Korsett (die Elemente des Korsetts sind exemplarisch mit kleinen Pfeilen gekennzeichnet). Es kommt zu einer partiellen Korrektur der Skoliose durch das Korsett, der Cobb-Winkel beträgt mit Korsett 30° (die Tangenten der Scheitelwirbel sind grün). Die knöcherne Beckenkammapophyse ist noch nicht erkennbar (großer Pfeil). Man bezeichnet das als **Risser-Stadium** 0. Diese Stadieneinteilung (benannt nach dem amerikanischen Orthopäden Joseph C. Risser) dient dazu, die Skelettreife auf Wirbelsäulenganzaufnahmen abzuschätzen. Die Apophysen am Beckenkamm erscheinen ca. vier Monate nach dem Höhepunkt des pubertären Wachstumsschubs, der bei Mädchen etwa zeitgleich mit der Menarche erfolgt.

Untersuchung. Es wird stets eine seitliche Aufnahme und als zweite Ebene meistens eine a. p. Aufnahme mit 20° Innenrotation angefertigt. Vielerorts sind drei Ebenen Standard, die dritte Ebene ist dann eine streng a. p. eingestellte Aufnahme.

Gehaltene Aufnahmen zur Prüfung von Bandstabilität werden von Chirurgen teilweise noch gefordert, sollten aber nicht mehr durchgeführt werden, da diese Aufnahmen extrem schmerzhaft sind und ein MRT viel mehr Information liefert. Das MRT kann die Integrität der Bandstrukturen (z. B. Außenbänder, Syndesmose) klären und es ist die wichtigste Methode bei nicht traumatischen Fragestellungen. Bei komplexen Frakturen ist zur präoperativen Planung ein CT angezeigt.

FALLBEISPIEL

Beurteilung einer osteochondralen Läsion

Ein 9-jähriger Bub kollidiert als Radfahrer mit einem PKW. Zunächst dominieren Schmerzen im Oberschenkel durch eine Prellung mit Hämatom. Erst nachdem die Oberschenkelverletzung ausgeheilt ist, fallen bei Wiederaufnahme der Belastung des Beins Schmerzen im OSG auf. Über der Kapsel des OSG ist eine Schwellung tastbar. Im Röntgenbild fünf Monate nach dem Unfall (➤ Abb. 21.9c) zeigt sich eine osteochondrale Läsion am Talus. Um einen Eindruck von der Vitalität des Dissekats zu bekommen und den Knorpel zu beurteilen, wird ein MRT durchgeführt (➤ Abb. 21.9a,b). Der Befund zeigt, dass das Dissekat geschädigt, aber noch vital ist. Das Dissekat wird mit einem K-Draht angebohrt. Zehn Monate später ist im Röntgenbild keine osteochondrale Läsion mehr erkennbar (➤ Abb. 21.9f) und im MRT ist die Läsion fast vollständig ausgeheilt (➤ Abb. 21.9d,e).

Fuß

Radiologische Diagnostik der Füße beginnt in der Regel mit einer Röntgenuntersuchung. Nach einem Trauma wird der Fuß zur Übersichtsdarstellung der Fußwurzelknochen einschließlich Mittelfußknochen und Zehen a. p. (bedeutet hier: Strahlengang dorsoplantar) sowie schräg geröntgt. Dies ist auch die Standarduntersuchung bei degenerativen und rheumatischen Fragestellungen. Diese Untersuchung in zwei Ebenen ist für solche Fragestellungen meistens ausreichend, weitere Bildgebung ist in der Regel nicht erforderlich. Allerdings ist der Rückfuß dabei nur schlecht zu beurteilen. Er wird im seitlichen Strahlengang sowie in einer Spezialaufnahme des Kalkaneus axial dargestellt. Bei Nachweis einer Fraktur wird praktisch immer ein CT angeschlossen, um die meist komplexe Fraktur exakt darzustellen und die Operation planen zu können. Dazu wird die Möglichkeit der sekundären Bildrekonstruktion genutzt, das bedeutet, man rekonstruiert verschiedene Ebenen (z. B. sagittal und koronar) oder auch eine dreidimensionale Ansicht.

Zur Darstellung von Fußdeformitäten bei kinderorthopädischen und orthopädischen Fragestellungen, wird der Fuß unter Belastung im Stehen a. p. und seitlich geröntgt. Bei manchen Fragestellungen werden Funktionsuntersuchungen angefertigt. Dabei wird z. B. in maximaler Plantarflexion geröntgt, um zu schauen, ob eine Fehlstellung der Fußknochen zueinander fixiert ist oder die Artikulation der Knochen durch die Gelenkposition beeinflusst wird (➤ Abb. 21.10).

Wenn pathologische Veränderungen des Fußes vermutet werden und die Röntgenuntersuchung unauffällig ist, wird in der Regel eine MRT-Untersuchung durchgeführt, die für viele pathologische Prozesse, wie z. B. Überlastungsschäden, entzündliche Veränderungen und Osteonekrosen, wesentlich sensitiver ist als die Röntgenuntersuchung (➤ Abb. 21.4).

Schultergürtel und Schulter

Ähnlich wie in anderen Regionen ist nach Trauma primär die Röntgenuntersuchung anzuwenden, komplexe Frakturen werden zur präoperativen Planung häufig noch mittels CT untersucht. Mehr als in anderen Körperregionen steht an der Schulter aber die Kernspintomografie im Vordergrund. Die Vielzahl von Weichteilstrukturen

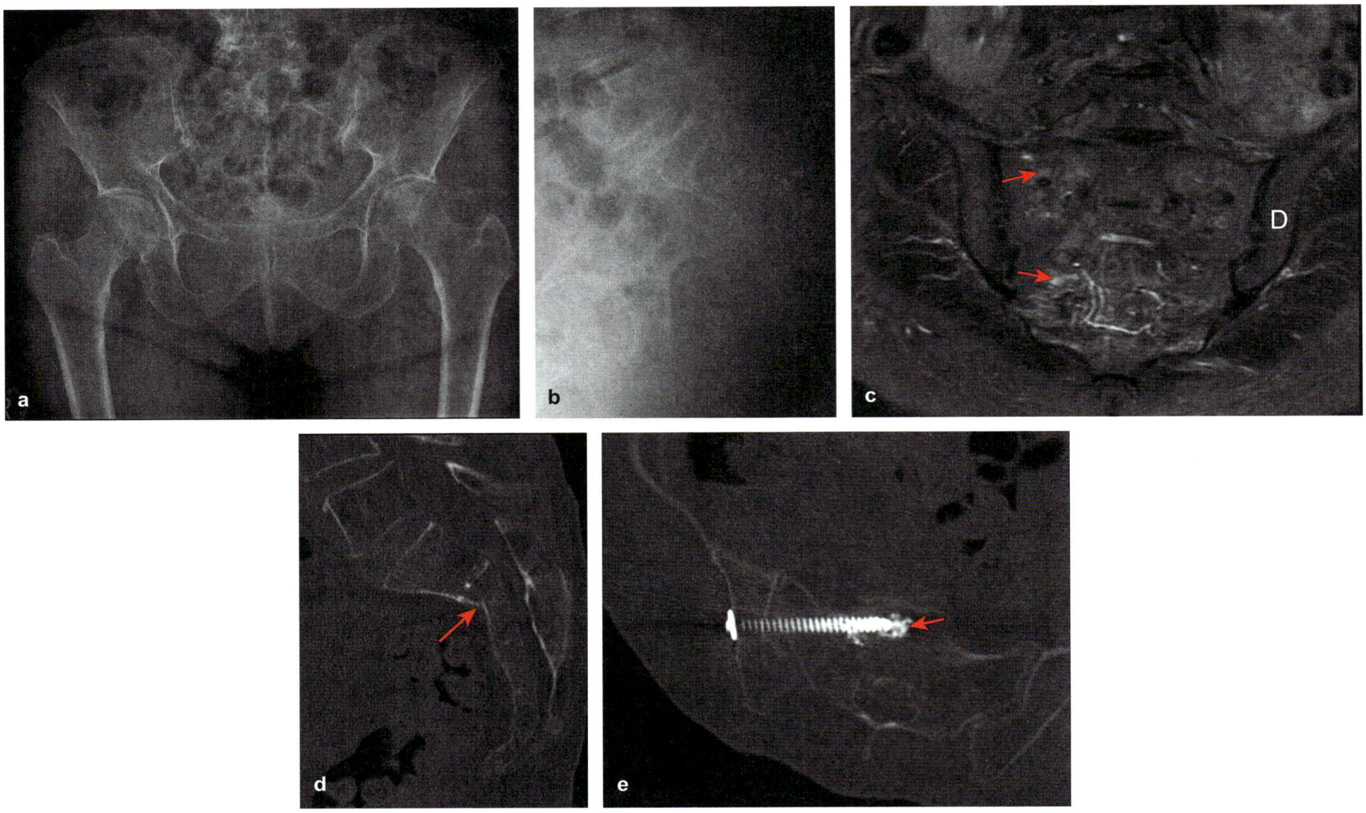

Abb. 21.7 Sakrumfraktur. [T1354]
a) Beckenübersichtsaufnahme und b) Sakrumaufnahme seitlich ohne Frakturnachweis. c) Das MRT (flüssigkeitssensitive parakoronare Schichten) zeigt multiple (exemplarisch pfeilmarkierte) Signalanhebungen, erkennbar im Vergleich mit dem physiologischen Darmbein (D), im Sinne einer ausgedehnte Fraktur des Os sacrum. d) Weiterer Einbruch des Sakrums (Pfeil in Bild d, vgl. mit b). e) Stabilisierung durch (Hohl-)Schrauben und Knochenzement (Pfeil).

an der Schulter, deren Verletzung, Verschleiß oder Entzündung unterschiedliche therapeutische Konsequenzen hat, bedingt den hohen Stellenwert der MRT an der Schulter. Am häufigsten werden Schulter-MRT-Untersuchungen eingesetzt, um die Rotatorenmanschette, das Labrum glenoidale, den Bizepsanker sowie die Gelenkkapsel zu beurteilen (➤ Abb. 21.3 und ➤ Abb. 21.11).

FALLBEISPIEL

Die therapieresistente Schulter

Eine 48-jährige Patientin wird aufgrund einer Zervikobrachialgie mit Bewegungseinschränkungen physiotherapeutisch behandelt. Auf mobilisierende Maßnahmen reagiert sie wiederholt mit zunehmender Schultersteife und deutlicher Schmerzzunahme. Ein MRT, das die Gründe für den untypischen Verlauf erhellen soll, zeigt eine massive Verdickung der Gelenkkapsel sowie eine Verdickung und Kontrastmittelanreicherung der Bursa subtendinea m. subscapularis (➤ Abb. 21.11b). Es handelt sich um das typische Bild einer Capsulitis adhaesiva (Syn.: **Frozen Shoulder**).

Ellbogen

Die meisten Fragestellungen am Ellbogen lassen sich mit einer Röntgenuntersuchung klären. Nur selten sind Ultraschall, CT oder MRT-Untersuchungen erforderlich. Als Standard wird der Ellbogen im a. p. und seitlichen Strahlengang geröntgt. Aufgrund der Vielzahl der Knochenkerne im Ellbogenbereich kann vor allem beim wachsenden Skelett die Interpretation der Röntgenbilder herausfordernd sein. Häufiger als in anderen Körperregionen kommt es dann zu Fehldiagnosen, z. B. wird eine Luxation des proximalen Radius bei einer Ulnaschaftfraktur (sog. **Monteggia-Fraktur**) übersehen.

Als weiterführende Diagnostik ist bei Kindern zuerst der Ultraschall anzuwenden. Die MRT kommt v. a. bei Überlastungssyndromen zum Einsatz sowie nach Ellbogenluxationen zur Diagnose ligamentärer Verletzungen, zur Klärung einer Instabilität oder Operationsindikation.

Handgelenk und Hand

Wie am Ellbogen lassen sich die meisten Fragestellungen am Handgelenk sowie an der Hand mit einer Röntgenuntersuchung klären. Das Handgelenk wird als Standard im a. p. und seitlichen Strahlengang, die Hand dagegen a. p. und in „Zitherspielerposition" geröntgt. Spezialaufnahmen sind durch großzügigere Indikation von CT und/oder MRT seltener geworden. Eine weitergehende Diagnostik wird meistens angeschlossen, wenn nach einem Trauma Schmerzen persistieren. Häufig ist dann das MRT zielführend. Neben okkulten Frakturen von Handwurzelknochen kann das MRT insbesondere auch ligamentäre Zerreißungen mit Instabilität und ggf. Luxation der

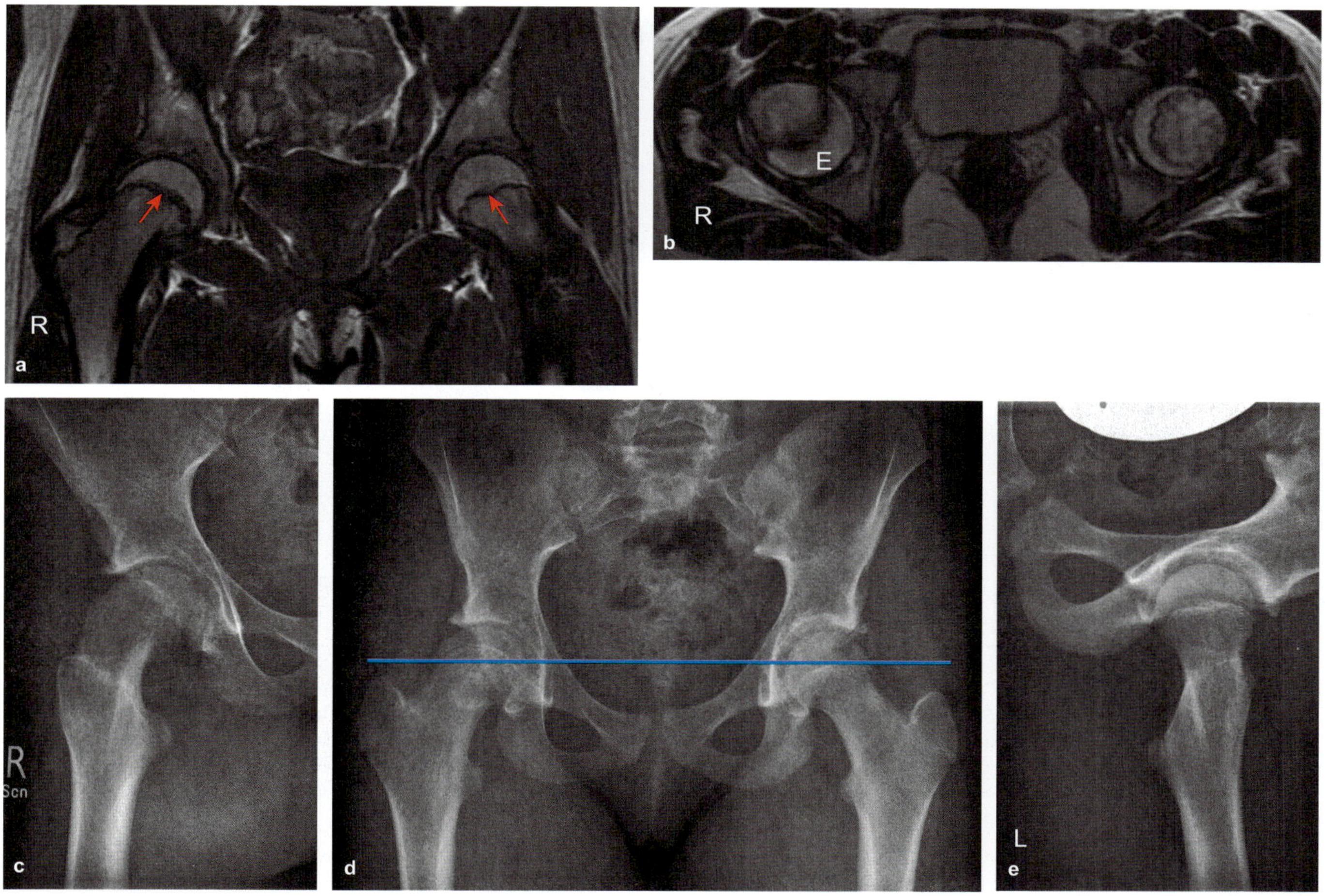

Abb. 21.8 Epiphysiolysis capitis femoris. [T1354]
a + b) MRT drei Monate nach Beschwerdebeginn. Im Koronarschnitt (a) stellt sich die rechte Epiphysenfuge im Seitenvergleich deutlich erweitert dar (Pfeile), der Transversalschnitt zeigt, dass die rechte Epiphyse (E) nach dorsal abgerutscht ist; daher stellt sich die Epiphyse auch im koronaren MRT-Bild (a) asymmetrisch dar. d) Auch in der Beckenübersicht ist die Epiphyse asymmetrisch. (Die blaue Linie zeigt das Niveau des Transversalschnitts in Bild b.) c + e) Sehr deutlich wird der Befund in der axialen Aufnahme des rechten Hüftgelenks (c) im Vergleich zum linken (e).

Handwurzel diagnostizieren. Sehr häufig bei persistierenden Handgelenksschmerzen nach Trauma ist eine Verletzung des **triangulären fibrocartilaginären Complex (TFCC).** Damit ist die Gesamtheit der Strukturen gemeint, welche das Ulnokarpalgelenk stabilsieren, also der Meniscus ulnocarpalis und alle umgebenden Ligamente (➢ Abb. 21.12).

FALLBEISPIEL

Weichteilverletzungen identifizieren

Bei einem 48-jährigen Patienten wird nach einem Fahrradsturz eine proximale Radiusfraktur festgestellt. Daneben bestehen eine Schwellung und Schmerzen am ipsilateralen Handgelenk ohne röntgenologischen Nachweis einer Fraktur; somit wird die Indikation zum MRT gestellt bei V. a. Essex-Lopresti-Verletzung (proximale Radiusfraktur, Ruptur der Membrana interossea antebrachii, Luxation im distalen Radioulnargelenk). Das Vollbild einer Essex-Lopresti-Verletzung zeigt sich im MRT nicht, wohl aber eine traumatische Verletzung des TFCC Typ Palmer 1b und ein Erguss im distalen Radioulnargelenk.

21

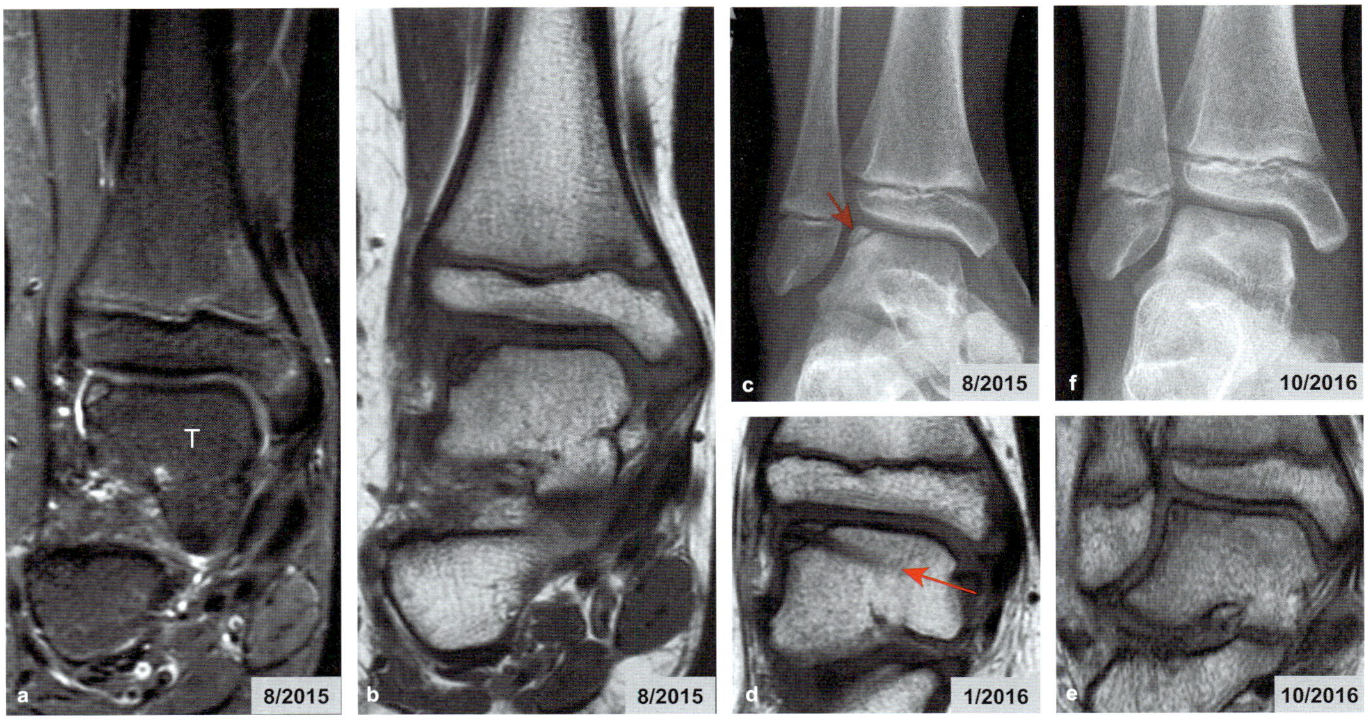

Abb. 21.9 Osteochondrale Läsion. [T1354] Die Röntgenaufnahme 5 Monate nach dem Unfall (c) zeigt eine osteochondrale Läsion an der lateralen Talusschulter (Pfeil). Im flüssigkeitssensitiven MRT (Koronarschnitt) zeigt sich keine Flüssigkeit zwischen Dissekat („Maus") und Mausbett. Diese wäre als signalreicher (heller) Streifen erkennbar und würde anzeigen, dass das Dissekat kurz davor ist, sich als freier Gelenkkörper abzulösen (T = Talus). Das Dissekat ist auf den flüssigkeitssensitiven Bildern (a) signalreich und im T1-Bild (b) signalarm. Im MRT nach Anbohrung des Dissekats (d) ist der Bohrkanal erkennbar. Zehn Monate später ist im Röntgenbild keine osteochondrale Läsion mehr erkennbar (f), auch der MRT-Befund hat sich fast vollständig normalisiert (e).

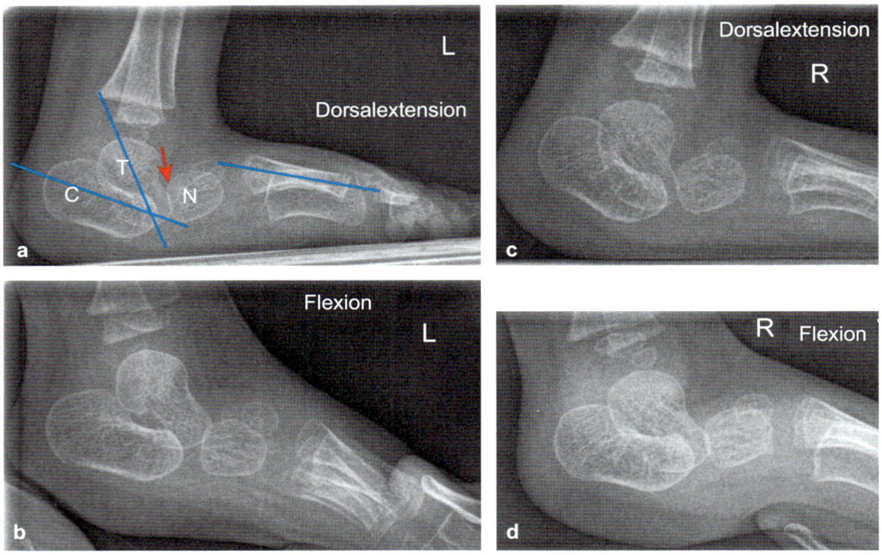

Abb. 21.10 Die OP-Indikation klären. [T1354] 25 Monate alter Bub mit beidseitigem Talus verticalis, einer angeborenen Fußdeformität. Das seitliche Röntgenbild in Dorsalextension (a) zeigt die Luxation im Talonavikulargelenk (Pfeil). Die Aufnahme in maximaler Plantarflexion (b) zeigt für den linken Fuß eine verbesserte Artikulation zwischen Talus und Os naviculare mit deutlicher Annäherung der Achsen von Talus und Metatarsalia. Hingegen gibt es beim rechten Fuß (Bild c und d) praktisch keinen Unterschied zwischen Dorsalextension und Flexion, somit liegt eine fixierte Fehlstellung und damit OP-Indikation vor.

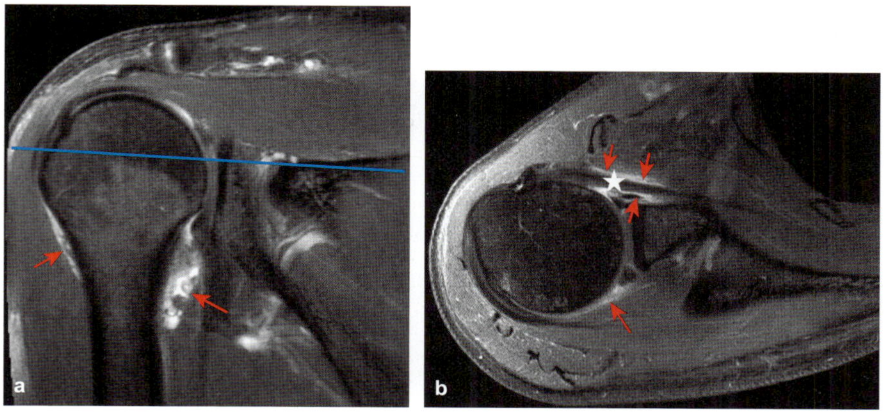

Abb. 21.11 Frozen Shoulder. [T1354] a) Im parakoronaren, fettunterdrückten protonengewichteten Bild zeigt die MRT eine massive Verdickung der Gelenkkapsel, vor allem im Bereich der axillären Umschlagsfalte (großer Pfeil), aber auch lateral (kleiner Pfeil). Die blaue Linie zeigt das Niveau des Tansversalschnitts in Bild (b). b) Fettunterdrückte, axiale T1-Bilder nach Kontrastmittelgabe zeigen eine Verdickung und Kontrastmittelanreicherung der Bursa subtendinea m. subscapularis (kleine Pfeile) und der dorsalen Gelenkkapsel (großer Pfeil). Die Sehne des M. subscapularis ist mit einem * gekennzeichnet.

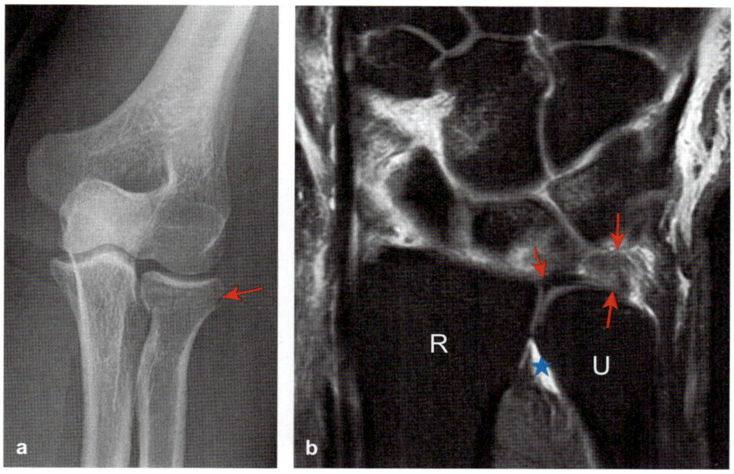

Abb. 21.12 Proximale Radiusfraktur und traumatische Verletzung des TFCC. [T1354] a) Monofragmentäre, extraartikuläre Radiushalsfraktur ohne relevante Dislokation. b) Traumatische Verletzung des TFCC Typ Palmer 1b. Die radiale Anheftung des Discus triangularis ist intakt (kleiner Pfeil), die ulnare Anheftung ist komplett abgerissen; an der Stelle der ulnaren Anheftung ist ein aufgerollter und eingebluteter Klumpen erkennbar (große Pfeile). U = Ulna. R = Radius. * = Erguss im distalen Radioulnargelenk.

Reflexionsfragen

1. Nennen Sie Situationen, in denen eine bildgebende Untersuchung unerlässlich ist.
2. Welche Stolperfallen kennen Sie bezüglich bildgebender Verfahren im physiotherapeutischen Prozess?
3. Welche bildgebenden Verfahren kennen Sie?
4. Nennen Sie zwei Standardindikationen für eine CT-Untersuchung.
5. Welche Risiken der CT-Untersuchung kennen Sie?
6. Beschreiben Sie die Funktionsweise der MRT-Untersuchung.
7. Welchen Fragestellungen wird mithilfe der Szintigrafie nachgegangen?
8. Warum sollte eine Röntgenuntersuchung der LWS im Stehen durchgeführt werden?
9. Welches Verfahren kann die Vitalität eines Gelenkdissekats beurteilen?
10. Für welche pathologischen Prozesse ist die MRT wesentlich sensitiver als die Röntgenuntersuchung?

LITERATUR

Boissonnault WG. Primary care for the physical therapist. Philadelphia: Elsevier Saunders, 2011.

Boissonnault WG. Screenen oder nicht screenen – gar keine Frage. Manuelle Therapie 2015; 19: 65–70.

Deyle GD. Musculoskeletal imaging in physical therapist practice. J Orthop Sports Phys Ther 2005; 35: 708–721.

Jensen MC et al. Magnetic resonance imaging of the lumbar spine in people without back pain. N Engl J Med 1994; 331: 69–73.

Ryder M, Deyle GD. Differential diagnosis of fibular pain in a patient with a history of breast cancer. J Orthop Sports Phys Ther 2009; 39: 230.

WEITERFÜHRENDE LITERATUR

Greenspan A. Skelettradiologie: Orthopädie, Traumatologie, Rheumatologie, Onkologie. 6. A. München: Elsevier Urban & Fischer, 2017.

Bohndorf K, Imhof H. Radiologische Diagnostik der Knochen und Gelenke. 4. A. Stuttgart: Georg Thieme Verlag, 2017.

KAPITEL

22

Peter Glatthaar

Kleine Pharmakologie

Lernziele

Nach Durcharbeiten dieses Kapitels wird der Leser
- die Wirkungsweise verschiedener Medikamente kennen,
- wissen, wie die Schmerzmedikation nach dem WHO-Schema erfolgt,
- einschätzen können, welche Medikamente für welchen Schmerzmechanismus geeignet sind,
- erläutern können, wie sich Schmerzmedikation und Physiotherapie ergänzen,
- einen Überblick haben, welche Medikamente bei welchen Krankheiten am häufigsten verschrieben werden,
- wissen, welche Medikamente und Nebenwirkungen Einfluss auf das Ziel und die Prognose der physiotherapeutischen Therapie haben können.

22.1 Wirkungsweise von Medikamenten

Medikamente und deren Wirkung zu verstehen ist eine besondere Herausforderung für Physiotherapeuten. Selbst im Pharmakologiestudium kann ein Mensch nicht alles über alle anwendbaren Medikamente und ihre Wirkung lernen. Eine kurze Systematisierung der Medikamente in Schmerzmittel und andere häufig verschriebene Medikamente verschafft eine Übersicht. Einige Grundprinzipien der Medikamentenwirkung, wie die Pharmakodynamik und Pharmakokinetik, sollen zu Beginn kurz dargestellt werden.

Pharmakodynamik

Bei der Pharmakodynamik geht es um die Frage: Was macht der Wirkstoff mit dem Organismus?

Die meisten Wirkstoffe wirken spezifisch. Fast alle Arzneimittelwirkungen beruhen auf einigen wenigen Wirkmechanismen. Man unterscheidet:
- Wechselwirkung mit Rezeptoren, z. B. Blockade von Adrenozeptoren durch Sympatholytika (Betablocker)
- Beeinflussung der Enzymaktivität, z. B. Erniedrigung der Konzentration von Angiotensin II durch ACE-Hemmer oder die Hemmung der Cyclooxygenasen durch NSAR (Ibuprofen)
- Beeinflussung spannungsabhängiger Ionenkanäle, z. B. Blockieren der Resorptionskanäle durch Calciumkanalblocker
- Beeinflussung von Transportsystemen, z. B. Hemmung der Protonen-Kalium-Pumpe durch Magenschutzmittel
- Hemmung von Biosynthesen in Mikroorganismen, z. B. Hemmung der bakteriellen Zellwandsynthese durch β-Lactam-Antibiotika

Pharmakokinetik

Bei der Pharmakokinetik geht es um die Frage: Was macht der Organismus mit dem Wirkstoff? Im Speziellen handelt es sich um die Aufnahme des Arzneistoffs (Resorption), um die Verteilung im Körper (Distribution), um den biochemischen Um- und Abbau (Metabolisierung) sowie um die Ausscheidung (Exkretion). Hierfür wird der Begriff ***LADME*** (Abkürzung aus dem Englischen) verwendet. Er beschreibt die Gesamtheit dieser Prozesse:
- *Liberation* – Wirkstofffreisetzung, entweder direkt oder verzögert
- *Absorption* – Aufnahme in die Blutbahn über die Schleimhäute des Magen-Darm-Trakts (Tabletten, Säfte, Kapseln) einschließlich des Rektums (Zäpfchen) oder über die Haut (z. B. Salben)
- *Distribution* – Verteilung im Organismus; treibende Kraft des Transportvorgangs ist das Konzentrationsgefälle zwischen den verschiedenen Verteilungsräumen.
- *Metabolism* – Verstoffwechselung; Reaktionsprodukte der Stoffwechselreaktionen bezeichnet man als Metaboliten eines Arzneistoffs. Hauptort der Metabolisierung ist die Leber. Inhaltsstoffe, wie z. B. von Grapefruitsaft blockieren bestimmte Enzyme des Cytochrom-P450-Komplexes in der Leber. Dadurch wird der Abbau von vielen Medikamenten verzögert.
- *Excretion* – Ausscheidung; erfolgt zum größten Teil über die Nieren

22.2 Schmerztherapie

22.2.1 Das WHO-Stufenschema zur Behandlung von Schmerzen

Jeder Patient hat das Recht auf Schmerzbehandlung, damit er seine alltäglichen Aktivitäten (ADL) besser bewältigen kann.

Die Weltgesundheitsorganisation (WHO) spricht von einem Stufenschema bei der medikamentösen Schmerztherapie (➤ Abb. 22.1). Begonnen wird auf der Stufe 1 mit **nichtsteroidalen Antirheumatika (NSAR).** Bei unzureichender Wirksamkeit der NSAR kann die medikamentöse Schmerztherapie über die Stufe 2 mit **schwachen Opiaten** bis zur Stufe 3 mit **starken Opiaten** gesteigert werden. Ergänzend können auf jeder Stufe NSAR, Physiotherapie und **Komedikamente (Koanalgetika)** verschrieben werden.

NSAR

NSAR sind peripher wirksame, nichtsteroidale Antirheumatika, die schmerz-, entzündungs- und fieberhemmend wirken und Einfluss auf die Blutgerinnung (Thrombozyten) haben. Außerdem hemmen sie das Enzym Cyclooxygenase (COX) und die Synthese von Prostaglandinen. Verschiedene NSAR sollen nicht nebeneinander eingenommen werden.

Ein ärztliches Rezept für Medikamente richtet sich nach folgenden Vorgaben:

- Eine Medikamentenverordnung soll sich nach dem WHO-Schema gegen Schmerz richten.
- NSAR, Komedikamente, schwache sowie starke Opiate und Physiotherapie (PT) stehen zur Erlangung der Schmerzfreiheit zur Verfügung.
- Die Verordnung soll das vorrangig schmerzende Gewebe beruhigen (z. B. bei neuropathischem Schmerz).
- Die Verordnung richtet sich nach dem zugrunde liegenden Schmerzmechanismus (➤ Abb. 22.2).

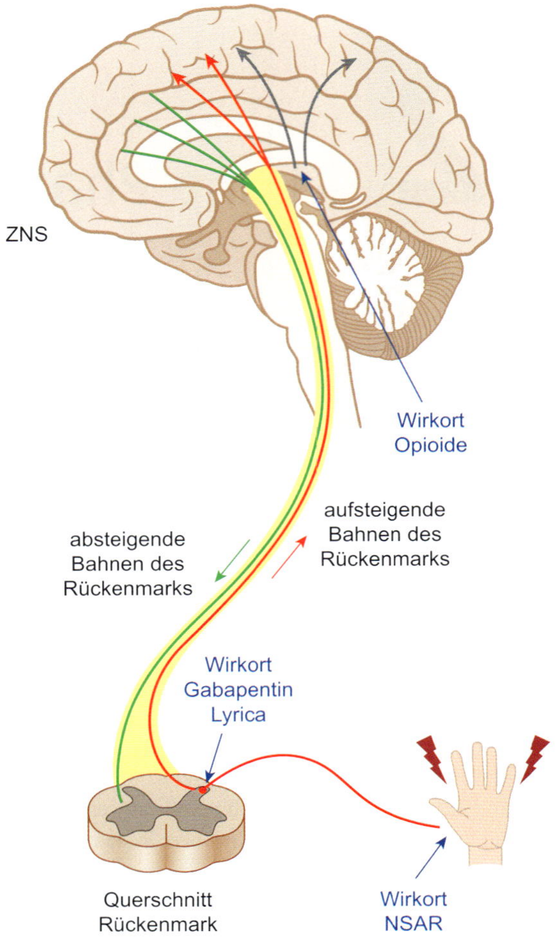

Abb. 22.2 Therapierelevante Analgetika und deren Wirkungsorte. [M1297, O721, L231]

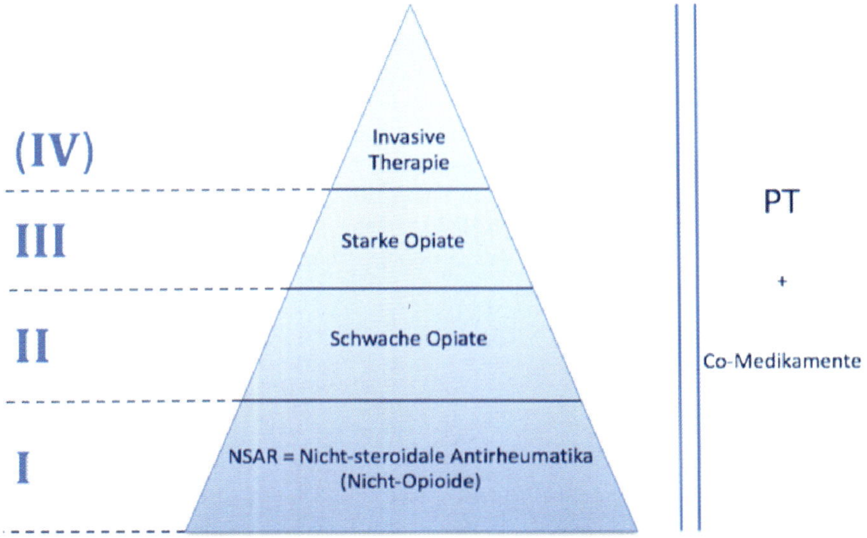

Abb. 22.1 WHO-Stufenschema der Schmerztherapie (WHO 1996). [A400]

- Die Verordnung richtet sich nach dem Wirkprinzip des Analgetikums (entzündungs- und/oder schmerzhemmend).
- Die Verordnung beachtet die Nebenerkrankungen des Patienten: Hier stehen die inneren Erkrankungen im Vordergrund.
- Die weitere Auswahl der Medikamente richtet sich nach den unerwünschten Medikamentenwirkungen (Nebenwirkungen [NW]). Stehen diese Nebenwirkungen konträr zu den inneren Erkrankungen des Patienten und könnten diese verstärken?
- Keine Verordnung von verschiedenen nichtsteroidalen Antirheumatika (NSAR) auf derselben WHO-Stufe.
- Keine Verordnung von verschiedenen Opiaten auf derselben WHO-Stufe.
- Keine Verordnung nach Bedarf, sondern Aufrechterhaltung eines Wirkstoffspiegels.
- Es ist möglich, Medikamente aus verschiedenen WHO-Stufen (NSAR, Komedikamente und schwache Opiate) nebeneinander zu verordnen.
- Es gilt das Wirtschaftlichkeitsprinzip (BÄK 2017).

Bei chronischen unspezifischen Schmerzen bzw. Schmerzen mit Schmerzmechanismen, die dem Verarbeitungs- und/oder Outputsystem zugeordnet werden (➤ Kap. 1.3.1), ist Physiotherapie ein zentraler Pfeiler der Schmerztherapie. Medikamente wie nichtsteroidale Antirheumatika (NSAR) sind hier nur unzureichend wirksam.

WHO-Stufenschema: Stufe 1

Auf Stufe 1 des WHO-Schemas kommen **NSAR** zum Einsatz. Sie sollen an den auslösenden Schmerzmechanismus (Inputproblem) in Dosis und Wirkung angepasst sein. Ohne Rezept erhältliche Schmerzmittel, wie Ibuprofen 400 mg oder Diclofenac 25 mg, sind zur Behandlung von leichten bis mittelstarken Schmerzen zugelassen. Sie sollen ohne ärztliche Untersuchung der Schmerzursache nur 2–3 Tage hintereinander und nur bis zu einer festgelegten Tageshöchstdosis eingenommen werden.

FALLBEISPIEL

Ein klassisches Beispiel ist der akute Knieschmerz eines 25-jährigen Mannes nach einem Fußballspiel, mit VAS 5/10 und leichter Schwellung. Eine Verordnung über Diclofenac 2 x 50 mg/Tag oder Ibuprofen 3 x 600 mg/Tag für 3 oder 7 Tage ist eine medikamentöse Therapieoption. Schmerz- und Schwellungsrückgang sind die ersten Zeichen der Therapiewirkung. Ein Absetzen der NSAR ist ohne langsames Ausschleichen möglich.

Synonyme für NSAR sind **Nicht-Opioid-Analgetika** oder **peripher wirksame Schmerzmittel** wie Aspirin® (ASS), Paracetamol (PCM), Ibuprofen (Ibu®), Diclofenac (Voltaren®), Naproxen, Coxibe (Arcoxia®, Celebrex®) oder Metamizol (Novalgin®). Als einziges NSAR kann Metamizol neben anderen NSAR verschrieben werden. Die Indikation ist akuter oder chronischer starker Schmerz, soweit andere therapeutische Maßnahmen nicht indiziert sind.

Die Maximaldosen für NSAR betragen z. B.: Diclofenac 150 mg pro Tag oder Ibuprofen 2400 mg pro Tag oder Metamizol 3 x 30 Tropfen pro Tag.

CAVE

Nebenwirkungen

Die Nebenwirkungen von **Metamizol** (Novalgin®) sind sehr selten, aber möglicherweise lebensbedrohlich. Es handelt sich hier unter anderem um die **Agranulozytose,** den Ausfall der körpereigenen Abwehr. Ein Patient, der trotz Metamizol-Einnahme Halsschmerzen oder Fieber entwickelt, muss sich umgehend in ärztliche Behandlung begeben. Für Metamizol (Novalgin®) besteht eine strenge Indikation bei Schmerzen: **Nur bei Nichtansprechen anderer Schmerzmittel** (Arzneimittelkommision der Dt. Ärzteschaft 2017) soll es verordnet werden.
Die Nebenwirkungen der anderen NSAR betreffen in der Hauptsache Herz, Magen, Leber, Niere oder Blutgerinnung. Dies muss in der Anamnese abgefragt werden.

WHO-Stufenschema Stufe 2

Auf Stufe 2 kommen **schwache, niedrigpotente Opiate (Opioide)** zum Einsatz, z. B. Tramal oder Codein. Die Nebenwirkungen der schwachen Opiate sind zentraler Art: Benommenheit, Schwindel, Übelkeit. Eventuell ist ein Autofahr- oder Maschinenführverbot erforderlich.

WHO-Stufenschema Stufe 3

Auf Stufe 3 kommen **starke Opiate** zum Einsatz, z. B. Morphium, Oxygesic® oder Fentanylpflaster. Dafür ist ein Betäubungsmittelrezept (BTM-Rezept) nötig. Die Nebenwirkungen der starken Opiate sind auch zentraler Art und stärker als bei schwachen Opiaten: Benommenheit, Schwindel, Übelkeit. Gefährlich sind die Atemdepression und die Abhängingkeits- bzw. Suchtgefahr. In den USA wurde nachgewiesen, dass der übermäßige Schmerzmittelgebrauch von starken Opiaten zur Abhängigkeit führt.

„*Die Krise begann mit opioidhaltigen Schmerzmitteln, die Ärzte seit den 90er-Jahren immer freizügiger verschrieben. Auf die Schmerzmittel folgte Heroin, das billig auf dem schwarzen Markt zu bekommen war, und nach dem Heroin kamen synthetische Opioide wie Fentanyl und seine chemischen Verwandten*“ (Sabine Adler, DLF, 31.12.2019; vgl. auch Glaeske 2022).

Die Arzneimittelfirma Perdue wurde verklagt und muss Milliarden als Schadensersatz zahlen. Das von ihr hergerstellte starke Opiat OxyContin® ist eine der Ursachen für die Opioidkrise. Die USA haben seit dem Jahr 2000 durch die Opioid-Krise so viele Menschen verloren, wie für das Land im Zweiten Weltkrieg gefallen sind. Das Weiße Haus schrieb in einer Pressemitteilung 2017, dass in diesem Jahr täglich rund 130 Opioid-Süchtige gestorben seien.

CAVE

Opiatanwendung

- Keine Opiatverschreibung bei leichten bis mittleren Schmerzen.
- Zur Linderung chronischer unspezifischer Rückenschmerzen sind starke Opiate nur kurzfristig empfohlen.

WHO-Stufenschema Stufe 4

Auf Stufe 4 kommen weiterführende **invasive Methoden** zum Einsatz, wie Medikamentenpumpen, Ganglionblockaden, peridurale Therapie oder Operationen wie z. B. eine Nervendurchtrennung.

FALLBEISPIEL

Ein 41 Jahre alter Patient stellt sich vor und berichtet von tiefsitzenden Rückenschmerzen (VAS 7/10; ➤ Abb. 22.3), die seit Wochen ins Gesäß ausstrahlen. Er sitzt viel und dabei schmerzt es nach 15 bis 30 Minuten mehr; Umhergehen beruhigt den Schmerz. Er kann sich keinen Grund für die Schmerzen erklären.

Die Anamnese ergibt: Beruf sitzend seit 15 Jahren, kein Sport mehr, verheiratet, zwei kleine Kinder, unterschiedliche Stresssituationen im Berufsleben, BMI 27, keine inneren Krankheiten, keine Allergien, keine Schwindelattacken, keine Abwehrschwäche, der Gesundheitszustand ist bis auf die Schmerzen gut. Der Patient nahm Schmerzmedikamente seiner Frau, die ihm kurzfristig halfen. Nachts nimmt der Schmerz zu.

Folgende Fragen ergeben sich:

- Welches Schmerzmuster/welcher Schmerzmechanismus liegt vor?
- Welches klinische Muster liegt vor?
- Was kann die Schmerzen reduzieren?

Für das weitere Vorgehen zur Anamnese und zur Medikamentenverordnung empfehlen sich ein Schmerzfragebogen (z. B. PainDetect) und die VAS-Schmerzskala zur Abklärung des Schmerzmusters.

Die weitere Untersuchung ergibt ein LWS-Flexions-/Extensionsmuster mit Schmerzzunahme bei Flexion. Zusätzlich zeigt sich bei Nackenflexion ein positiver Straight Leg Raise Test und ein Druckschmerz an der LWS, ca. L4/5 li., muskulär, faszial und am Facettgelenk, der den ausstrahlenden Schmerz verstärkt.

Als Arbeitshypothese ergibt sich ein akutes, peripheres Schmerzmuster mit „Mixed Pain". Dies wird dem Input-Schmerzmechanismus zugeordnet. Die Verdachtsdiagnose könnte Reizung des N. ischiadicus lauten, mit eventuellem Bandscheibenvorfall. Die daraus resultierende „Entzündungssuppe" (inflammatory soup) könnte den Nachtschmerz erklären. Hierbei kommt es durch Bradykinin, Histamin, emigrierte Granulozyten und Prostaglandine zu einer Nozizeptorreizung. Auch schlafende Nozizeptoren werden vor dem Hintergrund eines sauren Milieus mit erniedrigtem pH-Wert sensibilisiert. Die Dysfunktionen der Muskeln, Faszien, Gelenke oder Nerven können den peripheren Schmerz unterhalten.

Der Patient erhält als Therapie PT, MT und eine Medikation:

- Dreimal täglich Ibuprofen 600 mg – gegen die Entzündung und den Schmerz
- Einmal täglich Gabapentin (Neurontin®) 600 mg (Aufdosierung möglich) – gegen neuropathischen Schmerz
- Bei starken Schmerzen: dreimal täglich 20 Tropfen Novalgin® – gegen Schmerzen; dreimal 20 Tropfen Tramal® (bei Schmerzspitzen)

Warum wurde nach inneren Krankheiten, Allergien, Schwindelattacken, Abwehrschwäche und gutem Gesundheitszustand gefragt? Diese Fragen und die entsprechenden Antworten haben Einfluss auf die Medikamentenverordnung. Durch sorgfältige Abklärung ergibt sich nicht nur die Verordnung, sondern auch das Wiederabsetzen der Medikamente bei eventuellen Nebenwirkungen (NW). Die Physiotherapie und die Medikamente sollen erträgliche Activities of Daily Living (ADL) ermöglichen.

22.2.2 Komedikamente

Sie sind eine eigene medikamentöse Therapieoption. Dazu zählen Antidepressiva, Antiepileptika und Glukokortikoide. (Den Glukokortikoiden ist im Folgenden ein eigener Abschnitt gewidmet.) Komedikamente können als Koanalgetika zu NSAR und Opiaten oder alleine angewendet werden.

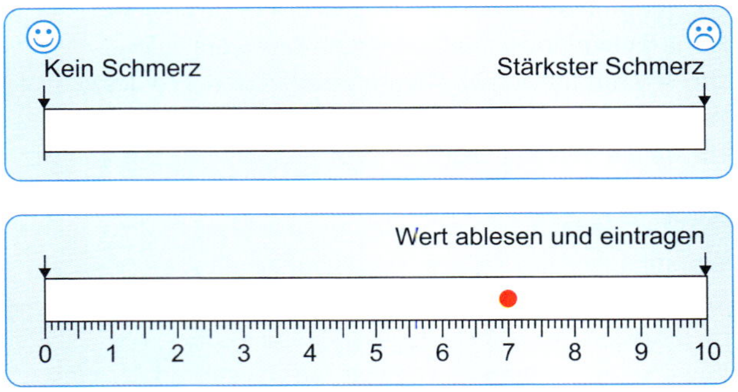

Abb. 22.3 VAS-Schmerzskala. [L157]

Wirkungen der **Antidepressiva** wie z. B. Amitriptylin (Saroten®) oder Citalopram sind die Stimulation schmerzhemmender deszendierender Zentren zur Schmerzdistanzierung, die Lösung von Depressionen und die Verringerung von NSAR-Dosen zur Schmerzreduzierung. Die Nebenwirkungen sind zentraler Art, wie Benommenheit, Schwindel oder auch Gewichtszunahme. Eine gewünschte Nebenwirkung ist hier z. B. die Müdigkeit bei abendlicher Einnahme des Antidepressivums Amitriptylin (Saroten®).

Antiepileptika, wie Pregabalin (Lyrica®) oder Gabapentin (Neurontin®), werden bei neuropathischem Schmerz eingesetzt. Hierbei ist die Wirkung von Lyrica® umstritten. Die Nebenwirkungen sind zentraler Art, wie Müdigkeit, Schwindel oder bei Lyrica® auch Suchtgefahr oder Abhängigkeitspotenzial.

Glukokortikoide – Kortison

Ein wichtiges und weit verbreitetes Komedikament ist das Kortison.

Kortison

Kortison ist ein Steroid aus der Gruppe der Glukokortikoide. Es wird auch als steroidales Antirheumatikum bezeichnet. Es kommt in natürlicher Form im menschlichen Körper vor (Kortisol).

Kortison hemmt Entzündungsreaktionen auf nahezu allen Ebenen, indem es den Zellstoffwechsel der beteiligten Zellen steuert. Es unterdrückt die Produktion entzündungsfördernder Botenstoffe in den Immunzellen. Die maximale Produktion (ca. 8–25 mg/Tag) erfolgt in den frühen Morgenstunden. Es zählt zu den katabolen Steroiden, d. h. es mobilisiert die im Körper gespeicherten Ressourcen. Kortison kann zu den Komedikamenten gezählt werden und kann in zweiter Linie als Schmerzmedikament wirken. Es unterdrückt die körpereigene Abwehr (Immunsupression). In Stresssituationen produziert der Mensch dieses Hormon vermehrt, um Infektionen, Traumata oder Ödeme zu bewältigen. Etwa 0,5 % der westlichen Bevölkerung nehmen täglich Kortikoide ein (Kaiser et al. 2016). Die verwendeten Glukokortikoide

(z. B. Prednisolon, Betamethason, Dexamethason, Triamcinolon) sind chemisch veränderte Abkömmlinge des Hormons „Kortisol".

Kortison hat einen sehr großen Einsatzbereich, z. B.:

- Asthma bronchiale: als Spray
- Neurodermitis, Ekzem: als Salbe
- Rheuma: als Tablette
- Morbus Crohn
- Multiple Sklerose
- Autoimmunkrankheiten, z. B. rheumatoide Arthritis, Autoimmunhepatitis
- Transplantationen
- Immunsuppression
- Akute Nervenwurzelreizung
- Akute Schulterrotatorenmanschettenreizung, Bursitis: als Spritze

Durch die vielfältigen Wirkung des Kortisons auf allen Ebenen des Zellstoffwechsels kommt es auch zu vielen Nebenwirkungen. Schnell einsetzende Symptome bei der Einnahme von Kortison können sein: Gesichtsrötung, Flüssigkeitseinlagerungen im Gewebe („Aufschwemmen" oder „Vollmondgesicht"), Stammfettsucht oder eine Blutdruckerhöhung. Häufig (1–10 %) entwickeln Patienten diese Symptome.

Bei akuten Erkrankungen (1–3 Wochen) kann Kortison z. B. als Stoßtherapie bei einem rheumatischen Schub angewandt werden. Es ist dann fast frei von Nebenwirkungen.

Als Spritze wirkt es schnell und stark entzündungshemmend. So wird es als Schmerzmittel eingesetzt. Insgesamt kann der Einsatz von Kortisonspritzen unterschiedlich bewertet werden. Bei einer Epikondylopathie wird von ihrem Einsatz abgeraten, bei Gonarthrose ist der Nutzen unklar, bei leichtem bis mittelschwerem Karpaltunnelsyndrom ist ein kurzfristiger Erfolg von einem Monat zu erwarten. Obsolet ist die Spritze an den Sehnenansatz, da es bei 1–5 % der Patienten zu Rupturen nach der ersten bzw. zweiten Spritze kommen kann.

Zusammenfassend kann man sagen, dass die unerwünschten Nebenwirkungen von Kortison hauptsächlich von zwei Faktoren abhängen: erstens von der Dauer der Therapie und zweitens von der Kortisonmenge („Kortison-Dosis"). Bei langfristiger Kortisoneinnahme soll die Tagesdosis von 5 mg eines Kortisonpräparats wie Prednison oder Prednisolon (z. B. 5 mg Decortin® oder Decortin® H) nicht überschritten werden.

Nebenwirkungen von Kortison

- Fettgewebsnekrose
- Übergewicht
- Fettgewebeansammlung am Rumpf, im Nacken und im Gesicht
- Höhere Anfälligkeit für Infekte
- Muskelschwäche
- Osteoporose
- Hyperglykämie (Diabetes mellitus)
- Hautatrophie
- Striae rubrae
- Katarakt (grauer Star – Trübung der Augenlinse)
- Wachstumsstörungen
- Psychische Veränderungen (Euphorie, Unruhe, Aggressivität, Schlafstörungen, Appetitsteigerung)
- Kortison und NSAR: 15fach erhöhte Ulkusgefahr

FALLBEISPIEL

Starke Schmerzen, Verdacht auf Entzündung

Eine Frau, 70 Jahre alt, hat seit einem Tag starke Schmerzen an der linken Schulter. Sie hat kaum geschlafen, weitere Vorerkrankungen sind nicht bekannt. Sie hält die linke Schulter in Schonhaltung. Es sind in alle Richtungen nur minimale Bewegungen möglich, mit VAS 8/10. Der Bereich am Akromion erscheint bei Berührung links wärmer als rechts.
Es erfolgt daraufhin eine Messung mit einem Oberflächentemperaturmessgerät am Akromion, über dem vorderen Deltoideusbereich und axillär, jeweils im Vergleich links und rechts. Dabei ergibt sich ein messbarer Unterschied von 3° am Akromion (links 35°: rechts 32°), axillär besteht kein Temperaturunterschied. Die Lymphknotenuntersuchung ergibt Folgendes: Axillär links sind Lymphknoten tastbar mit Durchmessern unter 10 mm, an der rechten Schulter und in der Hals-Nacken-Region sind keine Lymphknoten tastbar.
Es liegt der Verdacht einer entzündeten Gelenkstruktur nahe. Genaueres klärt eine Ultraschalluntersuchung der Schulter: Dabei wird eine Bursitis subacromialis identifiziert. Durch die unter Ultraschall gesetzte Kortisoninjektion ist die Patientin noch abends weitgehend schmerzfrei. Die Erwärmung geht einen Tag später zurück.

CAVE

Es ist schwierig, Medikamente und deren Wirkstoffgruppen am Namen zu erkennen. Für Paracetamol (PCM) oder Kortison gibt es Hunderte von Handelsnamen. Über ihm nicht bekannte Medikamente seiner Patienten informiert sich der Therapeut am besten vor, während oder nach der Therapie im Internet.

22.3 Häufig verordnete Medikamente

In Deutschland wurden 2021 für ca. 46,6 Milliarden Euro Medikamente zulasten der gesetzlichen Krankenversucherung verordnet. Für Physiotherapie werden ca. 8 Milliarden Euro ausgegeben (Schmitt und Wende 2022). Zu den am häufigsten verordneten Medikamenten zählen laut dem Barmer Arzneimittelreport (Grandt und Schubert 2016, Grandt et al. 2022) Schmerzmittel (NSAR), Magenschutzmittel, Schilddrüsenmittel und Medikamente gegen das metabolische Syndrom (➤ Tab. 22.1).

Kopfschmerztabletten sind die meistverkauften Arzneimittel überhaupt (frei verkäufliche und verordnete zusammengerechnet). Unter den 20 meistverkauften Medikamenten in Deutschland finden sich 2015 fünf Schmerzmittel (Statista 2022, Apotheke AdHoc 2022). Es gab 2010 ca. 7 Millionen Tagesdosen NSAR, die zulasten der gesetzlichen Versicherungen verordnet wurden, also für fast 10 % der deutschen Bevölkerung (wobei sich die Frage stellt, ob die Patienten die verordneten Schmerzmittel tatsächlich einnehmen). Außerdem wurden in Deutschland im Jahre 2011 150 Millionen Packungen Schmerzmittel verkauft, wovon nur 35 Millionen verordnet wurden. Diese Schmerzmittel für mäßige bis mittelstarke Schmerzen sind in kleineren Dosen frei verkäuflich als OTC-Medikamente („over the counter" = über den Tresen).

Mit zunehmendem Alter steigt die **Polymedikation** (drei oder mehr Medikamente), z. B. von 23 % bei den 50- bis 60-Jährigen bis auf 70 % bei den 80-Jährigen.

Erwachsene im Alter von über 65 Jahren machen zwar nur etwa ein Viertel (29 %) der gesetzlich Versicherten bei der Barmer GEK aus, bekommen aber knapp 60 % des Verordnungsvolumens. Dabei

Tab. 22.1 Rangfolge der meistverkauften Arzneimittel in Anlehnung an den Arzneimittelreport der Barmer GEK (Grandt/Schubert 2022)

Rangplatz	Medikamentenart	Wirkstoff	Patienten mit Verordnung (Anzahl)	Patienten (Prozent)
1	Schmerz	Ibuprofen	1.546.396	17,55
2	Schmerz	Metamizol	1.175.076	13,34
3	Magenschutz	Pantoprazol	1.145.922	13,00
4	Schilddrüse	Levothyroxin-Natrium	1.006.723	11,42
5	Metabolisches Syndrom (Herz: ACE-Hemmer)	Ramipril	800.697	9,09
6	Metabolisches Syndrom (Herz: Betablocker)	Bisoprolol	770.850	8,75

Medikationsplan

Seite 1 von 1

für: Dr. **Michaela** Freifrau von **Musterhausen** geb. am: **13.12.1936**
ausgedruckt von:
Dr. Manfred Überall Gew.: 85 kg
Hauptstraße 55, 01234 Am Ort Geschl.: w
Tel: 04562-12345 Allerg./Unv.: Penicillin
E-Mail: m.ue@praxis-ueberall.de ausgedruckt: 01.04.2023 12:00

Wirkstoff	Handelsname	Stärke	Form	morgens	mittags	abends	zur Nacht	Einheit	Hinweise	Grund
Ramipril		5 mg	Tabl	1	0	0	0	Stück	während der Mahlzeit	Bluthochdruck
Hydrochlorothiazid	HCT 1A PHARMA 25 MG TABL	25 mg	Tabl	1	0	0	0	Stück	während der Mahlzeit	Bluthochdruck
Clopidogrel	PLAVIX	75 mg	Tabl	0	0	1	0	Stück	während der Mahlzeit	art. Verschluss
Simvastatin	SIMVA BASICS 20 mg	20 mg	Tabl	0	0	1	0	Stück	nach der Mahlzeit	erhöhte Blutfette
Insulin-Isophan	PROTAPHANE PENFILL ZAM	300 IE/3 ml	Ampulle	20	0	10	0	IE	subkutan	Diabetes
Bedarfsmedikation										
Glyceroltrinitrat (Nitrogylcerin)	NITROLINGUAL Spray	0,4 mg	Spray	max. 3				Hub	akut	Herzschmerzen
Diphenhydramin	VIVINOX SLEEP SCHLAFTAB ST	50 mg	Tabl	0	0	0	1	Stück	bei Bedarf	Schlaflosigkeit
Kombipräparat	SINUPRET EXTRACT		Tabl	1	1	1	0	Stück		Erkältung/ Nasennebenhöhlen
zeitlich befristet anzuwendende Medikamente										
Cefaclor	CEFACLOR STADA 500 mg	500 mg	Kapsel	1	1	1	0	Stück	alle 8 Stunden einnehmen	Nebenhöhlenentzündung
	Sofort mit Einnahme beginnen, für 10 Tage (bis 10.03.2023)									

Wichtige Angaben

Bitte messen Sie Ihren Blutdruck täglich!

Für Vollständigkeit und Aktualität des Medikationsplans wird keine Gewähr übernommen
de-DE-Version 2.7
"Medikationsplan-Factory" ihr EDV-Partner

Abb. 22.4 Seit 1.10.2016 ist ein Medikationsplan für Patienten vorgeschrieben, die mehr als drei Medikamente einnehmen (BÄK 2016). [W181]

handelt es sich um alle Arten von Medikamenten. Für ältere Patienten über 65 Jahre wurde die **Priscus-Liste** entwickelt (Holt et al. 2011). Sie enthält 83 Wirkstoffe, auf die im Alter möglichst verzichtet werden sollte. Gerade die NSAR sollten im Alter sehr reduziert eingesetzt werden, da Nieren und Leber des älteren Körpers nur noch eingeschränkt arbeiten.

Anamnestische Leitfragen

Welche Medikamente nimmt der Patient ein?
Nimmt er sie nach Medikationsplan ein (➤ Abb. 22.4)?
Nimmt er sie ohne ärztliche Verordnung ein?
Haben diese Medikamente Einfluss auf die physiotherapeutische Behandlung?

Im vorhergehenden Abschnitt wurden die meistverschriebenen Medikamente in Deutschland beschrieben. Zu diesen Medikamenten passen die am häufigsten diagnostizierten Krankheiten in Deutschland, wie muskuloskelettale Erkrankungen, das metabolische Syndrom, Infektionskrankheiten, Schilddrüsenerkrankungen, Bauchbeschwerden und depressive Syndrome. Patienten, die sich in physiotherapeutischer Behandlung befinden, nehmen wegen dieser Krankheiten häufig ärztlich verordnete Medikamente ein.

Die Indikationen, die eine Leistung der Physiotherapie auslösen, liegen laut Barmer-Heilmittelreport ganz überwiegend im Bereich der Erkrankungen der Wirbelsäule (mehr als 40 Prozent) und der Stütz- und Bewegungsorgane (Schmitt und Wende 2022, Waltersbacher 2023).

Im folgenden Absatz werden die häufigsten Krankheitsbilder aufgezählt, mit denen Patienten eine Physiotherapiepraxis aufsuchen. Dazu gehören: neuromuskuloskelettale Krankheiten, Schmerzkrankheit, Migräne, Osteoporose, das metabolische Syndrom, Speiseröhren- und Magenerkrankungen, rheumatoide Arthritis, Autoimmunerkrankungen und Krebs, Blutgerinnungsstörungen, Schilddrüsenerkrankungen und Medikamente, die muskuloskelettale Symptome imitieren.

22.4 Häufige Krankheitsbilder und deren medikamentöse Therapie

Neuromuskuloskelettale Krankheiten und Schmerzkrankheit

In ➤ Kap. 22.2 wurde als Beispiel eine neuromuskuloskelettale Krankheit und ihre Therapie beschrieben. Dieselben Medikamente – NSAR, Komedikamente und Opiate stehen zur Behandlung der Schmerzkrankheit zur Verfügung. Man geht in Deutschland je nach Literaturquelle von drei bis zehn Millionen Patienten mit chronischen Schmerzen aus. Für die Behandlung dieser Patienten ziehen Ärzte, Physiotherapeuten, Psychologen und Pflegekräfte in einem interdisziplinären Ansatz an einem Strang. Die multimodale Schmerztherapie ist hier führend (Maybaum 2019).

Der Nutzen von Muskelrelaxantien bei Nacken- und Rückenschmerzen oder erhöhtem schmerzhaften Muskeltonus erscheint nicht hinreichend belegt, auch wenn verschiedene Leitlinien diese zur kurzfristigen Anwendung als Reservemittel empfehlen. Tetrazepam (Musaril®) ist wegen tödlicher Hautschäden seit 2013 in Deutschland vom Markt genommen.

Migräne

Bei Migräne dominiert häufig einseitiger, pochender Kopfschmerz über 4 bis 72 Stunden mit Übelkeit und weiteren Symptomen wie Lärm- und Lichtempfindlichkeit. NSAR und Triptane werden, einzeln oder zusammen, zur Therapie der akuten Migräne eingesetzt. Sie wirken bei mehr als der Hälfte der Menschen (Diener et al. 2019). Häufige Nebenwirkungen sind Schwindelgefühl, Kribbeln, Übelkeit.

Bei mehr als drei Migräneattacken im Monat sollte eine Migräneprophylaxe begonnen werden. Die medikamentöse Therapie umschließt Betablocker, Antiepileptika, Antidepressiva vor dem Hintergrund einer multimodalen Therapie mit Entspannungsverfahren, Ausdauertraining und Verhaltenstherapie (Diener et al. 2019).

Osteoporose

Die Behandlung der Osteoporose umfasst verschiedene Komponenten (Dachverband Osteologie 2017):

- Bisphosphonate, z. B. Alendronat
- Selektive Östrogen-Rezeptor-Modulatoren (SERM – selective estrogen receptor modulators)
- Humane monoklonale Antikörper, z. B. Prolia®
- Vitamin D3 und Calcium
- Sonnenlicht für 30 Minuten täglich für ein Körperteil

Diese Medikamente helfen auch zur Prävention der Osteoporose, die sich durch eine Abnahme der Knochendichte kennzeichnet. Bisphosphonate werden auch bei Knochen- und Calciumstoffwechselkrankheiten und bei Knochenschmerzen durch Metastasen verordnet.

Häufige Nebenwirkungen von Bisphosphonaten sind Gelenk-, Glieder- und Muskelschmerzen, grippeähnliche Symptome oder Magenschmerzen. Sehr seltene Nebenwirkungen sind Knochennekrosen im Kieferbereich (z. B. bei intravenöser Bisphosphonatgabe in hohen Dosen und über einen längeren Zeitraum).

CAVE

Mobilisierung bei Osteoporose

Bei Patienten, die an Osteoporose leiden, verbieten sich kräftige Mobilisierungen und Manipulationen an der Wirbelsäule oder den Rippen.

Metabolisches Syndrom

Etwa 30 % der Bevölkerung Deutschlands leidet am metabolischen Syndrom. Es charakterisiert sich durch:

- Abdominelle Fettleibigkeit
- Bluthochdruck > 130/85 mmHg
- Fettstoffwechselstörung
- Glukosekonzentration > 100 mg/dl (Diabetes mellitus Typ 2)

Eine kleine Auswahl von Medikamenten:

- Ramipril (Angiotensin-convertierendes-Enzym(ACE)-Hemmer – zur Blutdrucksenkung)
- Simvastatin (Cholesterinsenker aus der Gruppe der Statine)
- Bisoprolol (Betablocker zur Blutdrucksenkung)
- Amlodipin (Calciumkanalblocker zur Blutdrucksenkung)
- Metformin (zur Regulierung des nicht insulinabhängigen Diabetes mellitus Typ 2)
- Insulin (zur Regulierung des insulinabhängigen Diabetes mellitus Typ 2)
- Gliptine (z. B. Sitagliptin) (zur Regulierung des Blutzuckerspiegels)

Eine kleine Auswahl der *Nebenwirkungen* beim Einsatz dieser Medikamente:

- Bei Herzmedikamenten wie ACE-Hemmern: Reizhusten

- Bei Herzmedikamenten wie Betablockern: Benommenheit
- Bei Medikamenten zur Behandlung von Fettstoffwechselstörungen, wie Statinen: Muskelschmerzen
- Bei Diabetesmedikamenten: Gewichtszunahme

Speiseröhren- und Magenerkrankungen

Pantoprazol oder Omeprazol werden zur Therapie von Sodbrennen als Magenschutzmittel eingesetzt. Weitere Indikationen sind ventrale oder dorsale Thoraxschmerzen, Magen- und Zwölffingerdarmgeschwür oder Schutz vor Magenbluten, das durch andere Arzneien verursacht werden könnte.

Nebenwirkungen (häufig): Magenbeschwerden, Mangel an Vitamin B_{12}, Interaktion mit Herzmedikamenten (Betablockern).

Rheumatoide Arthritis

- Anfänglich wird mit NSAR oder einer Kortison-Stoßtherapie behandelt: z. B. 250–100–25–25–25–25–5 mg (Kaiser et al. 2010)
- MTX (Methotrexat) einmal wöchentlich
- Neuere Medikamente (Biologika) wie zum Beispiel TNF-alpha-Blocker (Humira®)
- DMARD (disease modifying antirheumatic drugs)
- DCARD (disease controlling antirheumatic drugs)

Diese Medikamente dienen der Eindämmung von chronischen Entzündungen vor dem Hintergrund der Autoimmunkrankheit, an denen ca. 1,5 Millionen Personen in Deutschland leiden.

DCARD sind eine völlig neue Medikamentenklasse (neue Biopharmazeutika, Biologika) zur Behandlung rheumatischer Erkrankungen. DCARD sind Medikamente, die in der Lage sind, die Krankheitsaktivität komplett zu kontrollieren und das Fortschreiten der Erkrankung vollständig zu hemmen. Bislang wurden alle „Basismedikamente" als DMARD registriert (disease modifying antirheumatic drugs – krankheitsmodifizierende Medikamente, zum Beispiel MTX). Nicht nur bei rheumatoider Arthritis, Psoriasis oder multipler Sklerose, sondern auch bei onkologischen Erkrankungen werden sowohl DMARD als auch DCARD eingesetzt.

Unter der Behandlung mit DCARD wie Etanercept (Enbrel®, Humira®) oder Infliximab (Remicade®) kann es zu einem völligen Stillstand der Erkrankung kommen. *Nebenwirkungen:* siehe Autoimmunerkrankungen

22

Autoimmunerkrankungen oder Krebs

DCARD werden zur Therapie von Autoimmunerkrankungen oder Krebs verordnet. Sie haben durch die Immunsupression systemische Auswirkungen auf den ganzen Körper und lösen als *Nebenwirkungen* häufig Muskel-, Gelenk- und Kopfschmerzen, Müdigkeit und schwere grippeähnliche Symptome aus.

Blutgerinnungsstörungen

Antikoagulantien werden direkt vor und nach einer Operation und bei Bettlägerigkeit (> 16 Stunden am Tag) mit dem Ziel verordnet, Thrombosen oder Lungenembolien vorzubeugen. Häufig werden sie auch bei Herzrhythmusstörungen eingesetzt. Es gibt die direkte Hemmung der Gerinnungsfaktoren im Plasma mit Thrombozytenaggregationshemmern: Acetylsalicylsäure (ASS 100) oder Clopidogrel. Die indirekten Antikoagulantien sind die Vitamin-K-Antagonisten Phenprocoumon (Marcumar®) und Heparin. Neuere orale Antikoagulantien sind Apixaban, Dabigatran (Pradaxa®) und Rivaroxaban (Xarelto®).

Nebenwirkungen: Etwa 375 Arzneimittel interagieren mit Marcumar, darunter NSAR, bestimmte Antibiotika, Magenschutzmittel (Omeprazol), Schilddrüsenhormone und viele mehr. 50 Prozent der Interaktionen werden als schwerwiegend klassifiziert. Die Antibabypille, Rauchen und Langstreckenflüge können die Wirkung von Antikoagulantien verändern.

CAVE

Antikoagulantien

Patienten, die Antikoagulantien einnehmen, bekommen als Nebenwirkung schneller blaue Flecken bei manueller Therapie. Die meisten Patienten wissen über diese Nebenwirkungen Bescheid. Bei Verletzungen oder Injektionen kommt es schneller zu Blutungen. Vor geplanten Eingriffen soll die Antikoagulation je nach Medikament fünf bis zehn Tage vorher beendet werden.

Schilddrüsenerkrankungen

Die Therapie von Schilddrüsenerkrankungen erfolgt durch den Ersatz des fehlenden Hormons Thyroxin wie z. B. Levothyroxin-Natrium (Euthyrox®).

Nebenwirkungen: Herzklopfen mit Engegefühl in der Brust, Muskelschwäche, Hitzegefühl, übermäßiges Schwitzen, Zittern.

Welche Medikamente imitieren Muskel-, Gelenk- oder Kopfschmerzen?

Die Unterscheidung zwischen einem unspezifischen muskuloskelettalen Schmerzsyndrom und einem medikamenteninduzierten Schmerzsyndrom ist nicht einfach. Unspezifische Schmerzen im Schulterbereich oder im Becken-, Lenden- oder Hüftbereich ähneln den Schmerzen, die im Allgemeinen als „Schulter-Arm-Syndrom" oder als „unspezifische Rückenschmerzen" bekannt sind. Die Ursache dieser Schmerzen kann in einer medikamentösen Therapie liegen.

Hierzu zählen z. B. folgende Medikamente:

- Statine (Cholesterinsenker): häufig (1–10 %)
- Gliptine (Medikamente zur Behandlung von Diabetes mellitus Typ 2): häufig
- Betainterferon (Betaferon®)
- Antibiotika (zum Beispiel Fluorchinolone – Gyrasehemmer) zeigen als seltene Nebenwirkung (< 1 %) eine zusätzliche periphere Neuro- oder Tendinopathie

Tab. 22.2 Übliche Häufigkeitsangaben zu Nebenwirkungen

Sehr häufig (sh)	> 1 von 10	≥ 10 %
Häufig (h)	1 bis 10 von 100	≥ 1 % bis < 10 %
Gelegentlich (g)	1 bis 10 von 1.000	≥ 0,1 % bis < 1 %
Selten (s)	1 bis 10 von 10.000	≥ 0,01 % bis < 0,1 %
Sehr selten (ss)	< 1 von 10.000	< 0,01 %
Nicht bekannt (nb)	Häufigkeit auf Grundlage der verfügbaren Daten nicht abschätzbar	

- Biologica (DMARD und DCARD): häufig
- Kopfschmerzmedikamente (NSAR): Schmerzmittelinduzierte Kopfschmerzen können bei einer Einnahme der Kopfschmerzmittel an mehr als zehn Tagen im Monat vermutet werden.

Die meisten Medikamente haben Nebenwirkungen. Interessant für Physiotherapeuten und Patienten sind die Häufigkeit der Nebenwirkungen und deren Einfluss auf die Physiotherapie. Die Nebenwirkungshäufigkeit ist bei Medikamentenverordnungen zu beachten. ➤ Tab. 22.2 gibt eine Übersicht. Die Wirkungen und Nebenwirkungen der Medikamente haben in gelegentlichen Fällen Einfluss auf die physiotherapeutische Therapie. Beispiele dazu sind:

- NSAR-Einnahme mit der Nebenwirkung Magenschmerz oder Nierenschwäche. Hier empfiehlt sich kein Rumpfstabilisations- oder Ausdauertraining.
- Bei Kortisonbehandlung mit der Nebenwirkung Osteoporose verbieten sich kräftige Gelenkmanipulationen. Bei Kortisonspritzen soll für 1–2 Tage Ruhe am Ort der Injektion sein.
- Die Einnahme von zentral wirksamen Medikamenten führt sehr häufig zu Nebenwirkungen wie Schwindel und Benommenheit. Hier wären Therapien zur Propriozeptionsföderung – wie z. B. Therapiekreisel – kontraindiziert.

Die meisten Patienten wissen bei längerer Einnahme von Medikamenten gut über die Nebenwirkungen Bescheid und sagen, welche Therapie für sie jeweils möglich ist.

Anamnestische Leitfragen

- Liegt eine medikamenteninduzierte Schmerzsymptomatik vor?
- Klingt diese nach dem Absetzen der Medikamente ab?
- Verhindern Nebenwirkungen von Medikamenten eine physiotherapeutische Intervention?

CAVE

Fragen Sie Patienten nach dem Beginn ihrer Symptome. In einigen Fällen lässt sich zwischen dem Beginn der Symptome und der Medikamenteneinnahme ein Zusammenhang herstellen.

22.5 Zusammenfassung

Für jeden Patienten empfiehlt sich eine individualisierte Verschreibung zur Schmerzreduzierung und Gesunderhaltung. Die Heilkunst liegt in der Abwägung aller genannten Parameter, wie Hauptproblem, Nebendiagnosen und den persönlichen Zielen des Patienten. Außerdem ergibt sich die Arzneimittelverordnung aufgrund der Nebenwirkungen der Medikamente und der persönlichen Schmerzverarbeitung. Jedes Medikament hat Nebenwirkungen. Gerade bei Patienten mit langwierigen neuromuskuloskelettalen Problemen empfehlen Leitlinien ein multimodales Vorgehen.

LITERATUR

Apotheke AdHoc 2022. https://www.apotheke-adhoc.de/mediathek/detail/wirkstoff-ranking-das-sind-die-am-haeufigsten-verordneten-arzneistoffe/.

arznei-telegramm. Therapiekritik: Muskelrelaxanzien bei schmerzhaften Muskelverspannungen? a-t 2013; 44: 29–30. https://www.arznei-telegramm.de/html/2013_03/1303029_01.html.

Bischoff HP, Heisel J, Locher H (Hrsg.). Praxis der konservativen Orthopädie. Stuttgart: Thieme, 2009.

Brechtel T, Grandt D, Kossak N (Hrsg.). Barmer GEK Heil- und Hilfsmittelreport 2016. Barmer GEK-Edition, Schriftenreihe zur Gesundheitsanalyse, Bd. 41. Siegburg: Asgard Verlagsservice, 2016. https://www.barmer.de/resource/blob/1029586/a6a48386ab57c7c566b58166a86d75bf/pdf-barmer-gek-heil-und-hilfsmittelreport-2016-data.pdf.

Bundesärztekammer (BÄK). Bundeseinheitlicher Medikationsplan nach § 31a SGB V. 2016. https://www.bundesaerztekammer.de/fileadmin/user_upload/downloads/pdf-Ordner/Telematik/BMP201605.pdf.

Bundesärztekammer (BÄK), Kassenärztliche Bundesvereinigung (KBV), Arbeitsgemeinschaft der Wissenschaftlichen Medizinischen Fachgesellschaften (AWMF). Nationale VersorgungsLeitlinie Nicht-spezifischer Kreuzschmerz – Langfassung. 2. Aufl., 2017. https://www.leitlinien.de/themen/kreuzschmerz/2-auflage/.

Chaparro LE et al. Opioids compared to placebo or other treatments for chronic low-back pain. Cochrane Database Syst Rev 2013; (8): CD004959.

Dachverband Osteologie (DVO). Prophylaxe, Diagnostik und Therapie der Osteoporose bei postmenopausalen Frauen und bei Männern. AWMF-Register-Nr.: 183/001. Dachverband Osteologie e.V., 2017. http://dv-osteologie.org/uploads/Leitlinie%202017/Finale%20Version%20Leitlinie%20Osteoporose%202017_end.pdf.

Diener HC, Gaul C, Kropp P. Therapie der Migräneattacke und Prophylaxe der Migräne. S1-Leitlinie, 2018. AWMF-Register-Nr. 030/057. Deutsche Gesellschaft für Neurologie, 2019. www.dgn.org/leitlinien, https://www.awmf.org/uploads/tx_szleitlinien/030-057l_S1_Migraene-Therapie_2019-10.pdf.

Glaeske G. Opioidreport 2022. https://www.hkk.de/fileadmin/dateien/allgemeines_uebergeordnet/reports/gesundheitsreports/2022_foliensatz_hkk_gesundheitsreport_opioide_aktualisiert.pdf.

Grandt D, Schubert I. BARMER GEK Arzneimittelreport. Berlin: Barmer GEK, 2016. https://www.barmer.de/presse/infothek/studien-und-reports/arzneimittelreporte/report-2016-38486.

Grandt D, Lappe V, Schubert I. BARMER Arzneimittelreport 2022. Schriftenreihe zur Gesundheitsanalyse – Band 36. Berlin: Barmer GEK, 2022. https://www.barmer.de/resource/blob/1138136/c95292f9376da884d3a5de65092c092f/download-report-data.pdf.

Holt S, Schmiedl S, Thürmann PA. Gesundheit im Alter 2007 – Priscus-Liste, 2011. http://priscus.net/content.php?menuid=43&pos=-7&sid=6b767430383735363534303031343537343336313535&kvt0875654001457436155=07ddca70f0ee8675af1aedf8e733f3bb.

22

Institut für Qualität und Wirtschaftlichkeit im Gesundheitswesen (IQWiG). Gesundheitsinformation: Rezeptfreie Schmerzmittel sicher anwenden. 06.04.2016. https://www.gesundheitsinformation.de/rezeptfreie-schmerzmittel-sicher-anwenden.2321.de.html?part=meddrei-ld.

Kaiser H, Keyßer G, Kley HK (Hrsg.). Cortisontherapie in der Rheumatologie. Stuttgart: Thieme, 2010.

Knorr H. Nebenwirkungen von Medikamenten an Muskel, Gelenk und Nerv – Drei Fallberichte. manuelletherapie 2016; 20: 172–177.

Laube D. Medikamentöse Schmerztherapie. manuelletherapie 2016; 20: 164–171.

Maybaum T. Versorgung von Chronikern: Vertrag zur multimodalen Schmerztherapie erarbeitet. Dtsch Arztebl 2019; 116(25): A-1250/B-1026/C-1014.

Mühlbauer B. Fortbildungsveranstaltung der AkdÄ in Kooperation mit der KVH und der Ärztekammer Hamburg, 22.04.2017, Kursnr. 17V0009.

Mutschler E et al. (Hrsg.). Arzneimittelwirkungen: Lehrbuch der Pharmakologie und Toxikologie – mit einführenden Kapiteln in die Anatomie, Physiologie und Pathophysiologie. 9. A. Stuttgart: Wissenschaftliche Verlagsgesellschaft, 2008.

Schmerzklinik Kiel. Kopfschmerzmittelgebrauch in Deutschland, 27.02.2013. http://www.schmerzklinik.de/2013/02/16/lebensmittel-migraene-und-kopfschmerzmittel/.

Schmitt N, Wende D. Heilmittelreport 2022. Berlin: BARMER Institut für Gesundheitssystemforschung (bifg), 2023. https://www.bifg.de/publikationen/reporte/heil-und-hilfsmittelreport-2022.

Statista.com 2022. https://de.statista.com/statistik/daten/studie/152841/umfrage/arzneimittelausgaben-der-gesetzlichen-krankenversicherung-seit-1999/.

Sucker-Sket K. Techniker Krankenkasse: Schilddrüsenhormone: Verordnungen steigen deutlich. DAZ Online, 2015. https://www.deutsche-apotheker-zeitung.de/news/artikel/2015/09/22/schilddrusenhormone-verordnungen-steigen-deutlich.

Trelle S et al. Cardiovascular safety of non-steroidal anti-inflammatory drugs: network meta-analysis. BMJ 2011; 342: c7086.

Waltersbacher A. Heilmittelbericht 2022/2023. Ergotherapie, Sprachtherapie, Physiotherapie, Podologie. Berlin: Wissenschaftliches Institut der AOK (WIdO), 2023.

World Health Organisation (WHO) (ed.). (1996). Cancer pain relief: with a guide to opioid availability. 2nd ed. Geneva: WHO, 1996.

World Health Organisation (WHO). WHO Model List of Essential Medicines, March 2017. http://www.who.int/entity/medicines/publications/essentialmedicines/20th_EML2017_FINAL_amendedAug2017.pdf?ua=1.

Register